"十二五"职业教育国家规划教材

经全国职业教育教材审定委员会审定

供护理、涉外护理、助产等专业使用

案例版™

内科护理学

（第二版）

U0262423

主　　编　夏泉源　　刘士生　　肖晓燕

副 主 编　王昆蓉　　江领群　　冯志伟　　廖俊廉

编　　者　（按姓氏汉语拼音排序）

陈文芳（井冈山大学护理学院）　　　　　王昆蓉（成都大学医护学院）

封木忠（南昌大学抚州医学分院）　　　　魏春平（通辽职业学院）

冯志伟（忻州职业技术学院）　　　　　　吴　蓓（江苏联合职业技术学院南通卫生

高晓阳（淮阴卫生高等职业技术学校）　　　　　　分院）

韩良洁（南通市第三人民医院）　　　　　夏泉源（上海建桥学院）

江领群（重庆医药高等专科学校）　　　　肖晓燕（大同大学医学院）

李安安（山东医学高等专科学校）　　　　曾志励（广西医科大学护理学院）

廖俊廉（广西中医学院护理学院）　　　　赵　珊（雅安职业技术学院）

刘士生（唐山职业技术学院）　　　　　　钟　锋（嘉应学院医学院）

马宜龙（雅安职业技术学院）　　　　　　周　丹（南通卫生高等职业技术学校）

孙冬雪（上海欧华职业技术学院）

编写秘书　周　丹

科学出版社

北 京

内 容 简 介

　　《内科护理学》是全国高职高专医药院校课程改革规划教材之一,全书分 10 章,内容包括内科各系统疾病患者的护理和传染病患者的护理等,以及案例 35 例,目标检测题 520 题,书末附实训指导、教学大纲等。教材内容准确、结构新颖、图文并茂、重点突出,反映医学和护理的新知识和新技术。

　　本书可供高职高专护理、涉外护理、助产等专业使用,也可供其他教育层次的学生和临床护理工作者学习和参考。

图书在版编目(CIP)数据

内科护理学 / 夏泉源,刘士生,肖晓燕主编 . —2 版 . —北京:科学出版社,2013.3

"十二五"职业教育国家规划教材

ISBN 978-7-03-036940-6

Ⅰ. 内… Ⅱ. ①夏… ②刘… ③肖… Ⅲ. ①内科学–护理学–高等职业教育–教材 Ⅳ. R473.5

中国版本图书馆 CIP 数据核字(2013)第 042286 号

责任编辑:邱 波 / 责任校对:郑金红
责任印制:赵 博 / 封面设计:范璧合

科学出版社 出版

北京东黄城根北街 16 号

邮政编码:100717

http://www.sciencep.com

北京市文林印务有限公司 印刷

科学出版社发行 各地新华书店经销

*

2010 年 7 月第 一 版　　开本:787×1092 1/16
2013 年 3 月第 二 版　　印张:29
2018 年 1 月第十五次印刷　字数:697 000

定价:58.00 元

(如有印装质量问题,我社负责调换)

第二版前言

内科护理学是一门重要的临床护理学科,在临床护理学中占有极其重要的位置,是其他临床护理学科的基础,其阐述的内容具有普遍的指导意义。

教育部《关于全面提高高等职业教育教学质量的若干意见》中明确指出,高等职业教育必须"以服务为宗旨,以就业为导向,走产学结合的发展道路",《中共中央国务院关于深化教育改革全面推进素质教育的决定》中提出,"在全社会实行学业证书和执业资格证书并重的制度"。这两个文件为我国高等护理职业教育的发展指明了方向。本着培养 21 世纪高素质劳动者和高级护理技术专门人才这一总目标出发,本书的编写,坚持"以就业为导向、以能力为本位、以发展技能为核心"的职业教育理念,以适应岗位需要为目标,突出应用性、实践性为原则,紧密结合护士执业资格考试大纲,组织和编写教学内容。

第二版教材在保持原书风格的基础上,对教学内容和结构进行了修订,力求做到既符合教学规律,便于教师教、学生学,又满足"学业证书和执业资格证书并重"的"双证书"社会需求。

1. 教材内容坚持"三基"(基础理论、基本知识、基本技能)、"五性"(思想性、科学性、先进性、启发性、适用性),以"必需、够用"为原则,简化医学基础知识,加强护理实践内容,既反映医学和护理学的新知识和新技术,又立足于培养目标,加强针对性和应用性,以应用为主旨和特征把握教学内容的深度、广度,突出护理教材的特色。

2. 实施教学内容的结构改革,每一节"疾病患者的护理"的教学内容,在按护理程序的基本框架编写的基础上,对重点内容注"考点",最后将本节内容概括性地小结为"重点提示",以帮助学生掌握关键知识,减轻学习负担。每一章"重点疾病"节前提供 1 个典型案例,以个案情景导入课程内容,节后有该案例的护理分析,供学生复习思考,体现理论联系实际的教学理念。书中设置必要的知识链接,以拓展学生的知识面。

3. 按照护士执业资格考试大纲的要求,增加了 12 种疾病(急性气管-支气管炎、亚急性感染性心内膜炎、心肌病、心包炎、胃癌、肠结核、血友病、单纯性甲状腺肿、甲状腺功能减退、痛风、骨质疏松症、三叉神经痛)患者的护理。

4. 各系统疾病的诊疗护理技术,分别附于相关的"疾病患者的护理"节之后,使其与该节的教学内容结合得更加紧密;书末附实训指导,以提高理论联系实际的效果;编写了教学课件,提供教学需要。

5. 每章章末所列的目标检测题,按国家护士执业考试的要求进行了调整,删除了 B 型题,减少了 A_1 型题的题量,增加了 A_2、A_3、A_4 型题的题量,并以 A_1/A_2 型题和 A_3/A_4 型题的格式进行排列。以帮助学生自我检测学习效果和适应国家护士执业资格考试的要求。

本教材主要供高专、高职护理专业学生使用,也可供其他层次的护理专业学生和临床护理工作者使用和参考。

本教材在修订过程中,除了继续得到全国 16 所高等院校的大力支持和科学出版社的具体指导帮助外,南通第三人民医院韩良洁主任护师也参与了本教材的修订工作,对此一并表示诚挚的感谢。由于编者的能力和水平所限,加之改革的框架结构是初步尝试,教材中难免存在不足和疏漏之处,恳请使用本教材的同仁和学生提出宝贵的指正意见,以求再版时改进和完善。

编 者

2012 年 12 月 12 日

第一版前言

内科护理学是一门重要的临床护理学科,在临床护理学中占有极其重要的位置,是其他临床护理学科的基础,其阐述的内容具有普遍的指导意义。

从培养面向 21 世纪高素质劳动者和高级护理技术专门人才这一总目标出发,本书的编写,本着"以就业为导向、以能力为本位、以发展技能为核心"的职教理念,以适应岗位需要为目标,突出应用性、实践性的原则编写和组织教学内容。本书对教学内容的结构进行了改革和探索,目的是达到教学目标,便于教师教和学生学。

1.教材内容坚持"三基"(基础理论、基本知识、基本技能)、"五性"(思想性、科学性、先进性、启发性、适用性),既反映医学和护理学的新知识和新技术,又立足于培养目标,加强针对性和应用性,以应用为主旨和特征把握教学内容的深广度,突出护理教材的特色。

2.实施教学内容的结构改革,每一节"疾病患者的护理"的教学内容,在按护理程序的基本框架编写的基础上,对重点内容注"考点提示",最后将本节内容概括性地小结为"重点提示",以帮助学生掌握关键知识,减轻学习负担。每一章"重点疾病"节前提供 1 个典型案例,以个案情景导入课程内容,节后有该案例的护理分析,供学生复习思考,体现理论联系实际的教学理念。书中设置必要的知识链接,以拓展学生的知识面,每章末列自测选择题,以帮助学生自我检测学习效果,也可让学生适应国家护士执业资格考试的要求。

3.各系统疾病的诊疗护理技术,分别附于相关的"疾病患者的护理"节之后,使其与该节的教学内容结合得更加紧密;书末附临床见习指导,以提高理论联系实际的效果;编写了教学课件,提供教学需要。

本教材主要供高职、高专护理专业学生使用,也可供其他层次的护理专业学生和临床护理工作者使用和参考。

本教材编写过程中,得到了全国 18 所高等院校的大力支持,得到了科学出版社的具体指导和帮助,全体编委都以认真负责的态度参与了编写工作,对此一并表示诚挚的感谢。由于编者的能力和水平所限,加之改革的框架结构是初步尝试,教材中难免存在错误和疏漏之处,恳请使用本教材的同仁和学生提出宝贵的指正意见,以求再版时改进和完善。

编 者
2010 年 5 月

目　　录

第1章 绪 论

内科护理学是介绍内科常见疾病的病因、发病机制、临床表现、治疗、护理、预防等相关知识和技能，以减轻患者痛苦、促进康复、增进健康的一门重要的临床护理学科。内科护理学在临床护理学中占有极其重要的位置，与其他临床护理学科有着密切的联系，是各门临床护理学科的基础，阐述的内容具有普遍的指导意义。

随着医学模式的转变、现代护理理念的建立和整体护理观的形成，内科临床护理工作正日新月异地发生着质和量的变化，内科护理学内容也在不断地更新和拓展，内科护士的角色作用和素质要求必将扩展和提高。

一、内科护理学的进展

随着现代医学科学向深度、广度方面发展和基础医学、临床医学的深入研究，以及循证医学的发展，对内科疾病的病因和发病机制有了进一步的认识，临床诊断和治疗水平有了显著的提高，进而促进了内科护理学的发展。

1. 护理理念全面更新 医学模式由"生物医学模式"向"生物-心理-社会医学模式"的转变，促使护理理念全面更新，确立了"以人的健康为中心"的现代护理理念。护理对象由"患者"转变为整体的"人"，护理内容由"疾病护理"扩展到"整体护理"，护理措施由"减轻病痛"转变为"心身康复"，护理目标由"恢复健康"发展到"增进健康"，护理工作场所由"医院"延伸到"社区"，护理教育由单层次"中专教育"发展到"中专、高职高专、本科、硕士、博士、博士后"多层次教育体制，内科护士的角色已从单一"治疗者"发展为"护理者、协作者、教育者、代言者、管理者、研究者"，由此对21世纪的护理工作者提出了新的挑战。

2. 护理内容日益丰富 内科护理学是一门与内科学相辅相成的、独立的实践性专业学科。内科学的发展对建立内科护理学理论体系，丰富内科护理学知识技能，提高内科护理服务质量和开创内科护理学新局面起了积极的推动作用。内科学的发展也丰富了内科护理学的工作内容，如心、肺、脑的电子监护系统用于危重患者病情的持续监测，丰富了内科重症监护的护理干预内容；血液净化技术的不断改进，心脏介入性诊断和治疗技术的进展，促进了相应的术前、术中、术后护理方案的完善；心血管病、糖尿病、慢性支气管炎、恶性肿瘤等疾病的发生与生活方式、环境因素有关，给内科护理工作者带来了新的健康教育研究课题。因此，包括组成护理四大基本要素"人、健康、环境、护理"在内的各项内科护理科研工作，将会蓬勃开展。

3. 护理服务深入社区 随着人类对健康需求的提高、现代生活方式的影响和老年社会的到来，老年病、慢性疾病、不良行为和不良生活方式引起的疾病日益增多，人们对社区和家庭护理的需求也逐渐增多。内科护理工作必然从医院向社区、家庭扩展，内科护士走出医院深入社区开展社区和家庭护理工作，社区护理、健康教育、保健指导将成为内科护士在社区工作中必须实施的新的重要内容，是内科护理学的重要进展。

4. 心理疏导受到重视 多数内科疾病病程较长、易反复发作或迁延不愈，病情危重者则需住进监护病房进行监护治疗，患者易产生各种心理障碍，出现焦虑、抑郁、悲观、恐惧等心理反应，不良的心理反应又可影响疾病的康复。内科护士必须清楚地认识到心理疏导对疾病康复具有至关重要的作用,掌握心理疏导的技能。在开展护理工作时,不仅要对患者进行精心治疗和疏导,还应积极主动地和患者沟通,真诚、热情地关爱患者,针对患者不同的心理反应,做好精神调适,使患者保持良好的心理状态。

二、内科护理学的内容

从培养面向 21 世纪高素质劳动者和高级护理技术专门人才这一总目标出发,本书的编写,本着"以就业为导向、以能力为本位、以发展技能为核心"的职业教育理念,以适应岗位需要为目标,突出应用性、实践性的原则编写教学大纲、组织教学内容,以利于实施"工学结合、校企结合"的教学模式,最终达到"实现全民健康"的目标。内科护理学的知识体系具有整体性强、涉及领域广的特点,内容涵盖呼吸、循环、消化、泌尿、血液、内分泌与代谢疾病、风湿性疾病、神经系统疾病和传染病患者的护理。本书对教学内容的结构进行了改革和探索,其基本结构是:每一系统疾病患者的护理列为一章,每章第 1 节为该系统常见症状的护理,第 2 节开始为该系统具体疾病患者的护理,其后附相关的诊疗护理技术,以利于教学和学习。每一节的教学内容基本上按护理程序的框架编写,重点内容有考点提示,最后有该节内容的重点提示,以帮助学生掌握关键知识,减轻学习负担。每章的重点疾病,在节前提供 1 个典型案例,节后有该案例的护理分析,体现理论联系实际的教学理念。为拓展学生的知识面,书中增加了必要的知识链接。每章末尾列有目标检测题,既有利于学生自我检测学习效果,又可让学生适应护士执业资格考试的要求。

三、内科护理学的学习要求

学习内科护理学的目的是使学生能正确运用内科护理学的理论、知识和技能,采用护理程序的方法为护理对象提供整体护理以解决健康问题,为维护和增进人民健康、发展护理事业做出努力。要达到这一目的,必须以教学目标为导向,坚持理论与实践相结合的原则。

内科护理学的教学方法包括课堂讲授和临床见习。课堂讲授时,必须和临床护理病例讨论相结合,应用现代化的教学手段开展教学活动;在临床见习的实践教学过程中,培养学生对学习、实践中遇到的问题具有独立思考的能力和树立尊重患者、关爱患者,以患者为中心的服务观点,方能使学生更好地理解、掌握护理评估的方法、常见内科疾病的临床经过、患者存在的护理问题和应用护理知识、技能为患者开展整体护理服务。

通过本课程的学习,要求学生能够达到如下目标:①确立"以人的健康为中心"的护理理念,强化整体护理观,养成自觉按照护理程序进行思维,认真、热情、主动实施护理措施的工作意识。②树立全心全意为护理对象服务的思想,养成关心、爱护、尊重护理对象的行为意识,表现出对患者的高度责任心、同情心和爱心。③具有刻苦勤奋的学习态度,严谨求实的工作作风,团结协作的工作精神,稳定的心理素质,良好的环境适应能力和较强的创新意识,在学习和实践中培养良好的敬业精神和职业道德。④了解内科常见病的基本医学知识,掌握内科常见病患者的主要护理措施和健康教育知识,具有对护理对象进行护理评估和应用护理程序实施整体护理的能力。⑤了解常见内科急危重症患者的急救原则,能配合医生对急危重症患者进行初步应急处理和抢救。⑥具有实施内科常用护理操作技术的能力。

四、内科护士的素质要求

21 世纪的内科护士承担着多项角色,必须具备各种优秀的素质,才能适应人类对健康日益增高的需求和护理事业的发展。

1. **职业道德素质** 具有高尚的道德情操,正确的人生观和价值观,全心全意为人民服务的思想和自尊、自爱、自强、自制的品质。热爱护理工作,忠于职守,热爱集体,与其他医护人员互敬互助、团结合作。以圣洁仁爱的心灵和无私的奉献精神,真心对待、尊重关爱患者,建立良好的护患关系。勤恳敬业、工作认真、严谨细致,谨言慎行,尽自己的所能和所有满足患者合理的康复需求。

2. 专业和文化素质 21世纪的护士必须具有合理的知识结构,包括系统完整的护理专业理论知识和熟练的护理操作技能,必需的基础医学和临床医学的基本理论知识,自然科学、社会科学、人文科学等多学科知识和外语、电子计算机应用技能,以及敏锐的观察能力和综合、分析、判断能力,护理教育和护理科研能力等。具备了这些专业和文化素质,才能熟练运用护理程序对护理对象实施整体护理,解决患者身心两方面的健康问题。

3. 身体心理素质 具有健美的体魄和良好的职业形象,着装整洁素雅、举止端庄大方、动作轻盈敏捷、话语亲切真诚,呈现温和、善良、仁爱的良好形象;具有健康的心理,情绪稳定、乐观向上、胸怀豁达,同仁间相互尊重、团结协作,建立良好的人际关系;具有高度的责任心、勇于开拓进取和较强的适应能力、应变能力、自控能力,不断自我完善、自我发展。

(夏泉源)

第2章 呼吸系统疾病患者的护理

呼吸系统主要由呼吸道和肺组成,呼吸道包括上呼吸道(鼻、咽、喉)和下呼吸道(环状软骨以下的气管、支气管至呼吸细支气管末端),为气体进出的通道,上呼吸道具有对吸入的气体起加温、湿润和过滤作用,呼吸细支气管、肺泡管、肺泡囊为膜性气道,具有气体交换功能;肺泡周围有丰富的毛细血管网,是气体交换的场所,肺泡总面积有 $100m^2$,平时只有 1/20 的肺泡进行气体交换,具有巨大的呼吸储备力。肺有肺循环和支气管循环的双重血液供应,肺循环执行气体交换功能,有低压、低阻、高容量的特征,支气管循环是体循环的一部分,为气道和脏层胸膜的营养血管。胸膜腔(呈负压,平静呼气末为 $-5 \sim -3cmH_2O$,平静吸气末为 $-10 \sim -5cmH_2O$)、胸廓及膈等,是维护呼吸运动的必要装置。

呼吸系统的主要功能是维持机体与外环境之间的气体交换,吸入氧气排出二氧化碳;呼吸系统的防御功能,包括呼吸道黏液、纤毛的黏附、沉着、过滤等机械清除功能,肺泡内巨噬细胞的吞噬功能,呼吸道分泌的 IgA、溶菌酶、干扰素等的灭菌及中和病毒活性的作用;呼吸系统尚有维持酸碱平衡、调节水盐代谢和激活、合成、释放、灭活某些生物活性物质或激素的功能。

呼吸的调节是通过呼吸中枢控制(延髓产生基本呼吸节律、脑桥呼吸调整中枢促使吸气向呼气转换、大脑皮质可对呼吸随意控制)、肺牵张反射调节和化学性调节完成的。化学性调节作用具有重要的生理和临床意义,缺氧通过外周化学感受器颈动脉窦对呼吸起兴奋作用,使通气增强;CO_2 主要通过对中枢化学感受器的刺激维持和调节呼吸运动,$PaCO_2$ 急剧升高时,肺通气量明显增加,直至呼吸中枢抑制点,而 $PaCO_2$ 缓慢升高时,中枢化学感受器对 $PaCO_2$ 不敏感,呼吸运动的调节主要依靠缺氧对外周化学感受器的刺激作用完成。

呼吸道与外界相通,外环境中各种微生物、蛋白变应原、有害气体和无机粉尘等,可进入呼吸道及肺而致病。由于大气污染、吸烟、理化因子刺激、生物因子吸入和人口老龄化等因素,以及感染病原变异和耐药性的增加,我国慢性支气管炎、阻塞性肺气肿、支气管哮喘、肺结核、肺癌等的发病率明显增加,在农村(不包括肺癌)列第 1 位、在城市列第 3 位;呼吸系统疾病大多为慢性病程、肺功能逐渐损害,最终可致残,甚者危及生命,呼吸系统疾病的防治任务十分艰巨。

第1节 常见症状的护理

一、咳嗽与咳痰

(一)概述

咳嗽(cough)是一种反射性防御动作,可借以清除呼吸道分泌物和气道内的异物。频繁、剧烈的咳嗽对人体不利,可影响工作与休息,甚至诱发呼吸道出血和自发性气胸。

咳痰(expectoration)是借助支气管黏膜上皮纤毛运动、支气管平滑肌的收缩及咳嗽反射,将气管、支气管黏膜或肺泡的分泌物从口腔排出体外的动作。

（二）护理评估

1. 病因

（1）呼吸系统疾病：呼吸系统感染性疾病如支气管炎、肺炎、肺结核、胸膜炎等，是引起咳嗽、咳痰最常见的原因；此外，支气管哮喘、过敏性鼻炎等变态反应性疾病，咽峡炎、喉结核、喉癌，呼吸系统及纵隔肿瘤，异物、花粉、粉尘、刺激性气体、过冷或过热的空气等理化刺激因素，均可引起咳嗽、咳痰。

（2）循环系统疾病：如冠心病、高血压性心脏病、风湿性心瓣膜病、心肌炎及心肌病等所致的肺淤血、肺水肿。

（3）其他：累及呼吸系统的传染病（如麻疹等）、寄生虫病（如肺阿米巴病等）和全身性疾病（如系统性红斑狼疮等）等。

2. 临床表现

（1）咳嗽的特征：①干咳（咳嗽无痰）或刺激性咳嗽：见于上呼吸道炎症、气管异物、胸膜炎、支气管肿瘤等。②慢性连续性咳嗽：见于慢性支气管炎、支气管扩张、肺脓肿和空洞型肺结核等。③突发性咳嗽：见于气管异物、吸入刺激性气体等。④发作性咳嗽：见于百日咳、支气管内膜结核及咳嗽变异型哮喘等。⑤夜间咳嗽加剧：见于左心衰竭、肺结核。⑥咳嗽声音嘶哑：见于声带炎症或肿瘤压迫喉返神经。⑦金属音咳嗽：见于支气管肺癌、纵隔肿瘤、主动脉瘤等压迫气管。⑧鸡鸣样咳嗽：见于百日咳、会厌炎及喉炎等。

（2）痰液的性质：①白色黏液痰：见于急性支气管炎、支气管哮喘、肺炎链球菌肺炎初期等。②黄色脓性痰：见于慢性支气管炎急性发作期、支气管扩张、肺脓肿，且常于变动体位时咳嗽加剧、排痰量较多。③铁锈色痰：见于典型肺炎球链菌肺炎。④黄绿色痰：见于铜绿假单胞菌感染。⑤痰中带血：见于肺结核、支气管肺癌等。⑥脓血痰：见于葡萄球菌肺炎、支气管肺癌。⑦粉红色泡沫痰：见于急性肺水肿。⑧恶臭痰：提示厌氧菌感染。

（3）伴随症状：①伴发热：见于呼吸道感染、肺结核等。②伴胸痛：见于肺炎、胸膜炎、支气管肺癌、自发性气胸等。③伴咯血：见于肺结核、支气管扩张、支气管肺癌、二尖瓣狭窄等。④伴呼吸困难：见于气管异物、支气管哮喘、肺气肿、重症肺炎、肺结核、肺淤血、肺水肿等。

考点：咳嗽的特征和痰液的性质

（三）主要护理诊断及合作性问题

清理呼吸道无效　与痰量多且痰液黏稠、咳嗽无力或意识障碍有关。

（四）护理措施

1. 一般护理　①保持病室环境整洁舒适、空气新鲜流通、合适的室温（18～22℃）和湿度（50%～70%）。②给以足够热量和高蛋白、高维生素饮食，避免油腻和辛辣等刺激性食物，少量多餐，必要时静脉补充营养。③鼓励多饮水，每日饮水量在 1500ml 以上，以利于痰液稀释和排出。

2. 协助排痰　①指导有效咳嗽和排痰：适用于神志清醒但咳嗽效果差的患者。②湿化呼吸道：可稀释痰液、利于痰液排出，适用于痰液黏稠而致排痰困难者。方法有超声雾化吸入法，蒸汽吸入法，环甲膜穿刺等。③胸部叩击与胸壁震荡：适用于久病体弱、长期卧床、排痰无力者；禁用于未经引流的气胸、肋骨骨折和有咯血、低血压、肺水肿、病理性骨折史等患者。④体位引流：利用重力作用使肺、支气管内的分泌物排出体外的治疗方法。适用于痰液量较多、呼吸功能尚好者，禁用于呼吸功能不全、有明显呼吸困难和发绀者，近1～2周内有大咯血史者，严重心血管疾病或年老体弱不能耐受体位引流者。⑤机械吸痰：经患者的口、鼻腔、气管或气管切开处，进行适时有效地负压吸痰，有助于保持呼吸道通畅。适用于无力咳出黏稠痰液，意识不清或排痰困难者。

考点：协助排痰

3. 用药护理　按医嘱使用镇咳药、祛痰药、支气管舒张药、糖皮质激素、抗菌药等，注意观察疗效和副作用。

4. **病情观察**　密切观察咳嗽、咳痰病情的变化,特别应注意观察痰液能否顺利排出,详细记录痰液的性质、量和颜色,正确采集痰液标本(痰液标本的采集以自然咳痰法最为常用,以取清晨痰液为宜,采集前用清水漱口并将第 1 口痰弃去,以防唾液和上呼吸道分泌物污染;也可在鼻腔护理后,用无菌集痰器的抽痰管经鼻腔插入抽取适量痰液;也可用环甲膜穿刺法或经纤维支气管镜防污染双套管毛刷进行采样)并及时送检;对咳大量脓痰者,注意观察有无窒息的发生。

二、咯　　血

(一) 概述

咯血(hemoptysis)是指喉及喉部以下呼吸道和肺组织出血,经口排出的表现。大咯血可并发窒息、失血性休克。

(二) 护理评估

1. **病因**

(1) **呼吸系统疾病**:咯血的常见原因,尤以肺结核最常见,其他见于支气管扩张、肺炎、支气管肺癌、慢性支气管炎、肺脓肿等。

(2) **心血管疾病**:见于风湿性心瓣膜病二尖瓣狭窄、急性肺水肿等。

(3) **其他**:见于血液病、系统性红斑狼疮、钩端螺旋体病、肾出血热综合征等。

2. **临床表现**

> **考点**:咯血量分度和窒息表现

(1) **一般表现**:咯血前常有喉痒、胸闷、咳嗽等先兆症状,咯血多为鲜红色。根据咯血量分为:①少量咯血,24h 咯血量<100ml,或仅表现为痰中带血;②中等量咯血,24h 咯血量 100～500ml;③大量咯血,24h 咯血量>500ml 或 1 次咯血量在 300ml 以上,咯出满口鲜血或短时间内咯血不止,常伴呛咳、脉速、出冷汗、呼吸急促、面色苍白、紧张不安和恐惧感。

(2) **并发症**:①窒息:易发生于极度衰竭、无力咳嗽、应用镇静、镇咳药及精神极度紧张的急性大咯血患者。表现为大咯血过程中,咯血突然减少或终止,出现气促、胸闷、烦躁不安或紧张、恐惧、大汗淋漓、颜面青紫,重者出现意识障碍。②失血性休克:大咯血后,出现脉搏增快、血压下降、四肢湿冷、烦躁不安、少尿等。

(三) 主要护理诊断及合作性问题

1. **恐惧**　与突然咯血和大量咯血有关。

2. **潜在并发症**　窒息。

(四) 护理措施

1. **一般护理**　①休息与活动:保持病室安静、卧床休息,避免不必要的交谈,大量咯血时应绝对卧床休息,协助患者取患侧卧位,以利于健侧通气。②饮食护理:大量咯血者暂禁食,小量咯血者宜进少量凉或温的流质饮食,避免饮用浓茶、咖啡、酒等刺激性饮料;多饮水及多食富纤维素食物,以保持大便通畅,防止因用力排便而加重或诱发咯血。③心理护理:陪伴、安慰患者,解释放松心情有利于止血,防止因紧张、恐惧而引起声门痉挛,鼓励患者轻轻咳出积在气管内的血液,必要时按医嘱给予镇静剂,解除紧张情绪。

2. **用药护理**　按医嘱使用止血药物、补液、输血,输液速度不宜过快,以免肺循环压力增高,再次引起血管破裂而咯血。

> **考点**:一般护理和窒息的抢救配合

3. **病情观察**　记录咯血量;密切观察患者的表情、意识,有无胸闷、烦躁不安、气急、面色苍白、口唇发绀、大汗淋漓等窒息先兆症状;定期监测体温、心率、呼吸、血压及尿量的改变。

4. **窒息的抢救配合**　①准备好吸引器、氧气、鼻导管、气管切开包、止血药、呼吸兴奋剂、升压药等抢救设备和药品。②抢救的首要措施是解除呼吸道阻塞,迅速挖出或吸出口、咽、喉、鼻部血块,置患者于头低脚高俯卧位,轻拍背部以利于血块排出,必要时,配合医生行气管插管或气管切开。

三、肺源性呼吸困难

(一)概述

呼吸困难(dyspnea)是指患者自觉空气不足,呼吸费力,客观检查有呼吸频率、深度与节律的异常,严重者出现鼻翼扇动、张口呼吸或端坐呼吸。肺源性呼吸困难(pulmonary dyspnea)是指呼吸系统疾病引起的通气、换气功能障碍,导致缺氧和(或)二氧化碳潴留而出现的呼吸困难。

(二)护理评估

1. 病因

(1)呼吸系统阻塞性疾病:如慢性支气管炎、阻塞性肺气肿、支气管哮喘,喉、气管、支气管的炎症、水肿、肿瘤或异物等。

(2)肺部疾病:如肺炎、肺脓肿、肺结核、肺不张等。

(3)胸廓疾病:如气胸、大量胸腔积液、严重胸廓畸形等。

(4)其他:如神经肌肉疾病、药物所致的呼吸肌麻痹、膈运动障碍等。

2. 临床表现

(1)呼吸困难类型:①吸气性呼吸困难:吸气过程显著困难,重者出现胸骨上窝、锁骨上窝和肋间隙明显凹陷(三凹征),常伴干咳及高调吸气性喉鸣;见于喉头水肿、痉挛,气管炎症、异物或肿瘤引起大支气管狭窄与梗阻。②呼气性呼吸困难:呼气费力、呼气时间明显延长,常伴哮鸣音;见于支气管哮喘、喘息性慢性支气管炎、慢性阻塞性肺气肿等所致的小支气管痉挛、狭窄,肺组织弹性减弱。③混合性呼吸困难:吸气与呼气均感费力,呼吸浅快,常伴呼吸音减弱或消失,可有病理性呼吸音;见于重症肺炎、弥漫性肺间质纤维化、大面积肺不张、大量胸腔积液和气胸等,使呼吸面积减少、肺换气功能受损而引起。

(2)呼吸困难程度:根据患者日常生活自理能力、体力活动与呼吸困难的关系,将呼吸困难分为 5 度。

Ⅰ度:日常生活自理能力正常,日常活动时无气促;中、重度体力活动时出现气促。

Ⅱ度:日常生活能自理,不需要他人帮助,但有轻度气促;与同龄健康人同等速度平地行走无气促,但在登高或上楼时出现气促。

考点: 呼吸困难类型和程度判断

Ⅲ度:日常生活能自理,但有中度气促,活动中间必须停下休息、喘气;与同龄健康人同等速度平地行走时呼吸困难。

Ⅳ度:日常生活自理能力差,有显著呼吸困难,活动时需要他人帮助;以自己的步速平地行走 100m 或数分钟即感呼吸困难。

Ⅴ度:日常生活不能自理,完全需要他人帮助;说话、洗脸、穿脱衣服,甚至休息时都感到呼吸困难。

(3)伴随症状:可伴有咳嗽、咳痰、胸痛、发热、发绀、神志改变等。

(三)主要护理诊断及合作性问题

气体交换受损　与气道狭窄、呼吸面积减少、换气功能受损有关。

(四)护理措施

1. 一般护理　①休息与活动:保持病室环境安静、舒适、空气新鲜、适宜的温度和湿度,呼吸衰竭患者应安排在呼吸监护病房或单人病室实施特别监护。协助患者取舒适的体位,如抬

考点: 护理措施

高床头、身体前倾坐位或半坐卧位,使用枕头、靠背架或床边桌等支撑物,尽量减少活动和不必要的谈话,以利呼吸和减轻体力消耗。限制探视,保证充足休息。②饮食护理:保证足够的热量,进富含蛋白质、维生素、适量电解质和微量元素的易消化食物,少食油腻食物。经常调整食物品种,注意烹调方法和食物的色、香、味,做好口腔护理,以增进食欲。强调少量多餐,避免胀气食物,餐后 2h 内避免平卧,饭前、饭后及进餐时适度限制液体摄入量,以免出现上腹饱胀而引起呼吸不畅。昏迷患者给予鼻饲提供营养,必要时静脉高营养治疗。鼓励意识清醒的患者多饮水,昏迷患者应静脉补液、维持体液平衡。③心理护理:对重症呼吸困难患者,医护人员应尽量陪伴在患者床旁,提供良好的心理支持。

2. 氧疗护理 氧疗是缓解呼吸困难最有效的治疗手段,能提高动脉血氧分压(PaO_2)和氧饱和度(SaO_2),减轻组织损伤,恢复脏器功能,提高机体的耐受力。氧疗的方法有鼻导管、鼻塞、面罩和呼吸机给氧等,用氧前,应向患者说明氧疗的重要性、使用方法和注意事项,以取得患者的积极配合。

根据患者病情和血气分析结果合理给氧:①慢性呼吸系统疾病患者,应采用鼻导管、持续低流量(1~2L/min)、低浓度(25%~29%)吸氧,以免抑制自主呼吸、加重二氧化碳潴留。②ARDS患者,迅速纠正低氧血症是最重要的抢救措施,应采用面罩高浓度(>50%)、高流量(4~6L/min)供氧,以提高氧分压($PaO_2 \geqslant 60mmHg$、$SaO_2 \geqslant 90\%$);给氧时,应记录吸氧方式、吸氧浓度和时间,并观察氧疗效果和副反应,防止发生氧中毒。

3. 应用呼吸兴奋剂的护理 呼吸兴奋剂能改善通气,但同时可增加呼吸功和耗氧量、增加二氧化碳的产生量。使用过程中,首先应保持气道通畅,适当增加吸入氧浓度,静脉滴注时速度不宜过快,同时注意观察治疗反应,若出现心悸、烦躁、面色潮红、肌肉颤动、惊厥等药物过量表现时,应立即减慢滴速、通知医生处理。

4. 机械通气的护理 机械通气可改善呼吸困难患者的通气和换气功能,提高动脉血氧分压、纠正缺氧和改善呼吸功能,同时可减少呼吸功的消耗和缓解呼吸肌的疲劳。机械通气给氧尤其适用于 ARDS 患者,常采用呼气末正压(PEEP)呼吸。严重呼吸困难患者通过面罩和呼吸机辅助呼吸,或气管插管建立人工气道进行机械通气时,应配合做好相应的护理。

5. 病情观察 ①监测生命征,重点观察呼吸的频率、深度、类型及呼吸困难程度。②注意痰液的颜色、量、黏稠度及咳嗽的有效性。③密切观察精神状态,如出现表情淡漠、精神错乱、意识恍惚、嗜睡、昏迷等肺性脑病的表现,应及时配合医生处理。④监测动脉血气分析,发现异常及时报告医生处理。

四、胸　痛

(一)概述
胸痛(chest pain)是各种刺激因素刺激胸部的感觉神经纤维产生痛觉冲动,传至大脑皮质痛觉中枢而引起的胸部疼痛。

(二)护理评估
1. 病因
(1)呼吸系统疾病:见于肺炎、肺结核、肺脓肿、气胸、支气管肺癌、胸膜炎、胸膜肿瘤等。
(2)胸壁病变:如胸壁皮下蜂窝织炎、肋骨骨折、带状疱疹等。
(3)心血管疾病:见于心绞痛、急性心肌梗死、心肌病、急性心包炎等。
(4)其他病变:如纵隔炎症、脓肿、肿瘤,食管炎、食管癌等。
2. 临床表现
(1)胸痛部位:①胸壁病变:胸壁炎症和肋骨骨折,固定于病变部位;带状疱疹,沿肋间神经呈带状分布。②胸膜病变：位于病变胸侧部。③肺尖部肺癌：位于肩部和腋下，向上肢内侧放射。④心绞痛和心肌梗死：位于胸骨体上段或中段之后，向左肩和左臂内侧放射。⑤食管和纵隔疾病：位于胸骨后。

（2）胸痛特征：①带状疱疹：呈刀割样、烧灼样或触电样剧痛。②胸膜炎：呈隐痛、钝痛或刺痛，呼吸、咳嗽时加剧，屏气时减轻。③自发性气胸：在屏气或剧烈咳嗽时，突然发生撕裂样剧烈胸痛，伴有气急、发绀。④支气管肺癌：呈隐痛，进行性加剧。⑤心绞痛：劳力和精神紧张时诱发，呈压迫性不适或紧缩、发闷、堵塞、缩窄感，休息或含服硝酸甘油后缓解。

（三）主要护理诊断及合作性问题

疼痛：胸痛　　与病变累及胸膜、肋骨、胸骨、胸壁组织等有关。

（四）护理措施

1. 一般护理　指导患者保持情绪稳定，采取舒适的体位如侧卧位、半坐卧位、坐位，以减轻疼痛或防止疼痛加重。

2. 疼痛护理　①指导患者采用放松技术以转移对疼痛的注意力、局部按摩、穴位按压等，达到减轻疼痛、延长镇痛药用药的间隔时间、减少对药物的依赖性和成瘾性的目的。②胸部活动引起剧烈疼痛者，在呼气末用15cm宽的胶布固定病侧胸部，减低呼吸幅度，或在咳嗽、深呼吸、活动时，用手按压疼痛的部位制动，以缓解疼痛；当剧烈疼痛或持续性疼痛影响休息时，按医嘱给予镇痛剂和镇静剂。③心血管疾病引起的胸痛，应绝对卧床休息、给氧，以减轻疼痛。

考点：胸痛特征

3. 用药护理　按医嘱准确给药，观察药物的疗效、不良反应和有无药物依赖性。

4. 病情观察　观察胸痛的部位、特征、程度、加重和缓解因素，并注意观察生命体征变化、呼吸困难、咳嗽、心悸等情况。

> **重 点 提 示**
>
> 1. 咳嗽咳痰是呼吸系统的常见症状，其临床特征有助于病因的判断，主要的护理措施是协助排痰，保持呼吸道通畅。
>
> 2. 咯血的常见病因是呼吸系统疾病，大量咯血最严重的后果是窒息，主要的护理措施是密切观察窒息先兆和协助窒息抢救。
>
> 3. 呼吸困难是呼吸系统疾病的重症表现，护理的重点是保持呼吸道通畅和合理给氧。
>
> 4. 呼吸系统疾病发生胸痛的主要原因是病变累及胸膜。

（夏泉源）

第 2 节　急性呼吸道感染患者的护理

一、急性上呼吸道感染患者的护理

（一）概述

急性上呼吸道感染（upper respiratory tract infection）是鼻腔、咽或喉部急性局限性炎症的总称。发病率高，有一定传染性，并可能产生严重并发症，应积极防治。

考点：病因

急性上呼吸道感染70%～80%由病毒引起，常见为鼻病毒、冠状病毒、腺病毒、流感和副流感病毒、呼吸道合胞病毒、埃可病毒、柯萨奇病毒等；20%～30%由细菌感染引起，可直接发生或继发于病毒感染之后发生，以溶血性链球菌最常见，其次为流感嗜血杆菌、肺炎链球菌、葡萄球菌等。

本病多发于冬春季节,主要通过飞沫经空气传播,也可经污染的手和用具接触传播。机体抵抗力和呼吸道防御功能降低时,上呼吸道原有的或外界侵入的病毒复制、细菌繁殖,致使鼻腔及咽部黏膜充血、水肿、上皮细胞破坏、单核细胞浸润、浆液性和黏液性炎性渗出;继发细菌感染后,有中性粒细胞浸润和脓性分泌物。

(二) 护理评估

1. 健康史 评估上呼吸道感染的流行情况,发病前有无与上呼吸道感染患者密切接触,有无受凉、淋雨、过度疲劳、气候突变等导致机体抵抗力下降等诱发因素。

2. 临床表现

(1) 普通感冒:又称"急性鼻炎"、"伤风"。以鼻部症状为主要表现。起病较急,有喷嚏、鼻塞、流清水样鼻涕及咳嗽、咽干、咽痒,2~3 日后鼻涕变稠,可伴咽痛、流泪、味觉迟钝、声音嘶哑、呼吸不畅、听力减退等。严重者有发热、畏寒、头痛等;鼻腔黏膜充血、水肿、有分泌物,咽部轻度充血。

(2) 急性病毒性咽喉炎:咽炎,表现为咽痒和灼热感,继发链球菌感染时有咽痛;喉炎,表现为声嘶、讲话困难,常有发热,喉部充血、水肿,局部淋巴结肿大和触痛。

(3) 急性疱疹性咽峡炎:有明显咽痛、发热,咽部充血、扁桃体表面有灰白色疱疹及浅表溃疡、周围有红晕。好发于夏季,儿童多见。

(4) 急性咽结膜热:表现为发热、咽痛、畏光、流泪等,咽和结膜明显充血。多发生在夏季,儿童多见,常通过游泳传播。

(5) 急性咽扁桃体炎:主要由溶血性链球菌感染引起,也可由流感嗜血杆菌、肺炎链球菌、葡萄球菌引起。起病急,咽痛明显,伴畏寒、发热(高达 39℃ 以上),咽部充血,扁桃体充血肿大、表面有黄色脓性渗出物,颌下淋巴结肿大伴压痛。

(6) 并发症:有急性鼻窦炎、中耳炎、气管-支气管炎;部分患者可引起风湿热、肾小球肾炎、病毒性心肌炎等。

3. 辅助检查 ①血白细胞计数:病毒感染,白细胞计数多为正常或偏低,淋巴细胞比例增高;细菌感染,白细胞计数与中性粒细胞比例增高,可伴核左移。②病原学检测:病毒血清学检查和病毒分离等,可确定病毒类型;细菌培养,可判断细菌类型并做药物敏感试验以指导临床治疗。

(三) 治疗要点

1. 对症治疗 应用伪麻黄碱滴鼻以减轻鼻部充血,咽痛、干咳可用淡盐水含漱或含服消炎喉片,高热、全身酸痛时,可用解热镇痛类药物。

2. 病因治疗 ①抗病毒药物:防止滥用,如无发热、免疫功能正常、无并发症者,一般不需应用。必要时,可选用利巴韦林、奥司他韦,对流感病毒、副流感病毒、呼吸道合胞病毒等有较强的抑制作用,有利于缩短病程。②抗生素:有细菌感染证据者,可根据当地流行病学情况和临床经验选用敏感的抗生素,如青霉素、第 1 代头孢菌素、大环内酯类和喹诺酮类药物等。

3. 中药治疗 选用具有清热解毒和抗病毒作用的中药,如板蓝根、柴胡等,以利于改善症状和缩短病程。

(四) 主要护理诊断及合作性问题

1. 体温过高 与上呼吸道病毒或细菌感染有关。

2. 不舒适:鼻塞、咽干、喉痒、畏光、流泪、流涕等 与鼻腔、咽、喉部及结膜炎症有关。

（五）护理措施

1. 一般护理　①保持室内通风,温度和湿度适宜,环境安静、舒适,减少不良刺激。②注意保暖,适当休息,病状明显者应限制活动量,避免进出空气污染的公共场所,外出时宜戴口罩。③注意隔离患者,以免交叉感染。

2. 饮食护理　给予清淡、易消化的高热量、低脂肪流质或半流质饮食,鼓励多饮水,保持口腔清洁舒适,避免刺激性食物,忌烟酒。必要时静脉补液,以补充机体消耗和维持水电解质平衡。

3. 发热护理　注意观察体温变化。体温超过 39℃时需进行物理降温,常用的物理降温措施有冷敷、乙醇拭浴、温水擦浴、冰水灌肠等,必要时遵照医嘱给予退热药物。体质虚弱或老年患者易致虚脱,降温不宜过快。降温措施实施 30min 后,观察降温效果及出汗情况并做好记录。对高热骤降及身体虚弱的患者,遵照医嘱适当补液,以防止虚脱。出汗后及时擦干汗液,更换汗湿的内衣和床单,同时注意保暖,防止受凉。

4. 用药护理　①非甾体类解热镇痛药:常见不良反应有胃肠道刺激症状,如恶心呕吐、上腹不适、呕血、黑便等,消化性溃疡患者应慎用或不用,饮酒前后不能服用,且不宜与糖皮质激素合用;应用阿司匹林后应注意观察有无荨麻疹、支气管痉挛、血管神经性水肿、哮喘等过敏反应;大量出汗、虚脱,年老体弱或体温在 40℃以上者,宜用小剂量,并鼓励多饮水,以防出汗过多造成水与电解质平衡紊乱或虚脱;有出血倾向者禁用,妊娠期、哺乳期妇女及肝肾功能减退者慎用。②抗病毒药:利巴韦林,口服或静脉给药可引起血清胆红素升高,需注意肝功能变化,大剂量或长期给药可引起可逆性贫血及血象改变,本药还具有致畸作用,且药物在体内消除慢,停药后 4 周尚不能完全自体内消除,故禁用于孕妇及即将怀孕的妇女;金刚烷胺,对中枢神经系统有兴奋作用,可引起失眠,应避免睡前给药,并应注意药物对血压的影响,需采取适当的保护措施,防止因眩晕、直立性低血压而跌倒致损伤,药物过量可导致幻觉和精神错乱,有癫痫病史者禁用。③抗生素:注意观察疗效和不良反应,使用青霉素前需了解有无过敏史和做青霉素皮试,阴性者方可应用并密切注意有无过敏反应。

5. 病情观察　注意观察体温、脉搏、呼吸等变化,警惕并发症的发生。如出现发热、头痛加重,伴流脓涕、鼻窦压痛等,提示鼻窦炎;出现听力减退,外耳道流脓等,提示中耳炎;在恢复期如出现眼睑水肿、心悸、关节疼痛等症状,应及时报告医生处理。

考点：发热护理和用药护理

（六）健康教育

指导患者在平时适当参加体育锻炼和耐寒训练,以增强机体的抵抗力。避免淋雨、过度劳累及吸烟等导致呼吸道防御机制下降的诱发因素。在感冒的流行季节,尽量少去公共场所,室内注意通风,可用食醋 5～10ml/m³ 加等量水稀释后关闭门窗加热熏蒸(每日 1 次、连续 3 天),必要时可用流感疫苗鼻腔喷雾或口服中药预防;指导患者注意个人卫生,咳嗽或打喷嚏时避免面对他人;患者用过的餐具、痰具等用物应注意消毒。

二、急性气管-支气管炎患者的护理

（一）概述

急性气管-支气管炎(acute tracheo-bronchitis)是指感染、理化因素、过敏因素等引起的气管-支气管黏膜急性炎症。寒冷季节或气候突变时多发,年老体弱者易患。

感染是最常见的原因,常继发于急性上呼吸道感染后,也可为病毒、细菌直接感染引起,近年来支原体和衣原体感染引起的急性气管-支气管炎有所上升。过冷空气、粉尘、刺激性气体或烟雾(二氧化硫、二氧化氮等)可诱发本病。对花粉、有机粉尘、真菌孢子及对细菌蛋白过敏者,吸入这些物质后可引起气管-支气管变态反应;寄生虫(如钩虫、蛔虫的幼虫)在肺内移行,也可致病。

主要病理变化是气管-支气管黏膜充血、水肿,淋巴细胞、中性粒细胞浸润,纤毛上皮细胞损伤、脱落,黏液腺肥大增生、分泌增多。

(二) 护理评估

1. 健康史 评估发病前有无上呼吸道感染病情,有无物理、化学因素或过敏因素存在,了解有无受凉、淋雨、过度疲劳、气候突变等导致机体抵抗力下降等诱发因素。

2. 临床表现

(1) 症状:起病较急,常先有鼻塞、流涕、咽痛等急性上呼吸道感染症状,之后出现干咳或伴少量黏液痰,随细菌感染加重,咳嗽加剧、痰量增多并转为黏液脓痰,偶见痰中带血,痰液黏稠时出现排痰不畅,咳嗽剧烈时有胸骨后闷痛,伴支气管痉挛时,可有气促、胸闷。咳嗽、咳痰一般持续2~3周。全身症状较轻,发热多为低热或中等度热,持续3~5天。

考点:症状和体征

(2) 体征:呼吸音正常或增粗,两肺可闻及散在干、湿啰音,部位不固定,咳嗽后减少或消失。伴有支气管痉挛者,可听到哮鸣音。

3. 辅助检查 ①血液常规检查:病毒感染时血白细胞计数正常或偏低,细菌感染时白细胞总数及中性粒细胞升高。②痰液检查:痰液涂片或培养可发现致病菌。③胸部 X 线检查:大多正常或可见到肺纹理增多、增粗。

(三) 治疗要点

1. 抗感染治疗

(1) 病毒感染:选用利巴韦林、阿昔洛韦、奥司他韦等抗病毒药物。

(2) 细菌感染:常选用青霉素类、头孢菌素类、大环内酯类或喹诺酮类药物,少数患者需根据药敏试验结果指导用药。多数采用口服给药,症状较重者可肌内注射或静脉滴注给药。

2. 对症治疗 ①咳嗽剧烈而痰量少者,可用右美沙芬、喷托维林(咳必清)镇咳。②咳嗽有痰而不易咳出时,可选用盐酸氨溴索(沐舒坦)、溴己新(必嗽平)或复方甘草制剂等化痰止咳,必要时雾化吸入帮助祛痰。③发生支气管痉挛时,应用平喘药如茶碱类、β_2受体激动剂等。④发热明显时,可用解热镇痛药。

(四) 主要护理诊断及合作性问题

1. 清理呼吸道无效 与痰液黏稠、支气管痉挛有关。

2. 体温过高 与气管-支气管感染有关。

(五) 护理措施

1. 一般护理 保持室内空气新鲜和适宜的温湿度,避免接触物理、化学刺激因素。多休息,避免剧烈活动,避免辛辣、油腻、刺激性食物,忌烟酒,鼓励多饮水以稀释痰液。

2. 对症护理 指导患者正确使用止咳祛痰药和采用合理的排痰技巧,必要时协助雾化吸入或蒸汽吸入,以利于痰液排出。

考点:对症护理和用药护理

3. 用药护理 注意观察止咳祛痰药和抗菌药的疗效和不良反应,指导氨茶碱在饭后服用或用肠溶片,以减轻对胃黏膜的刺激、避免恶心、呕吐等不良反应。

4. 病情观察 注意观察咳嗽、咳痰的性质变化,有无喘息、胸闷、胸痛等伴随症状,密切注意体温、脉搏、呼吸和血压的变化。

(六) 健康教育

指导患者养成良好的生活习惯,积极参加体育锻炼,加强耐寒训练;注意休息,多饮水,摄取清淡饮食,戒烟戒酒;避免接触有害气体和粉尘、有害化学物质及可疑的变应原。

重点提示

1. 急性上呼吸道感染是鼻腔、咽或喉部急性炎症的总称,70% ~ 80% 由病毒引起,20% ~ 30% 由细菌感染所致。临床以普通感冒、急性病毒性咽喉炎和急性咽扁桃体炎多见,并发症有急性鼻窦炎、中耳炎、气管-支气管炎,部分患者可引起风湿热、肾小球肾炎、病毒性心肌炎等。临床治疗和护理以对症为主,注意保持室内空气流通、多饮水、适当休息,并注意防治继发细菌感染。

2. 急性气管-支气管炎是指感染、理化因素、过敏因素等引起的气管-支气管黏膜急性炎症,常继发于急性上呼吸道感染后,寒冷季节或气候突变时多发。主要表现为咳嗽、咳痰,治疗和护理以抗感染为主,辅以止咳祛痰。

3. 加强体育锻炼和耐寒训练,感冒流行季节尽量少去公共场所为急性呼吸道感染的主要预防措施。

（吴　蓓）

第 3 节　支气管哮喘患者的护理

案例 2-1

男性,16 岁。2 小时前在公园游玩时突然出现张口喘息,大汗淋漓。类似病情自幼年起于每年春季均有发生,其母患有过敏性鼻炎。T 36.5℃、P 130 次/分、R 32 次/分、BP 110/70mmHg,意识清楚,说话不连贯,表情紧张,端坐位,口唇发绀,双肺叩诊过清音,呼气时间明显延长,双肺广泛哮鸣音,并有奇脉现象。初步诊断为支气管哮喘(重度发作)。

问题：1. 主要护理问题是什么?

　　　2. 发作时的治疗和护理措施是什么?

　　　3. 健康教育的内容是什么?

（一）概述

支气管哮喘(bronchial asthma)简称哮喘,是由多种炎性细胞(如嗜酸粒细胞、肥大细胞、T 淋巴细胞、中性粒细胞等)和细胞组分参与的气道慢性炎症性疾病。以气道高反应性和可逆性气流受限为特征,临床表现为反复发作的喘息、气急、胸闷或咳嗽等,常在夜间和(或)清晨发作、加剧,多数患者可自行缓解或经治疗后缓解。长期反复发作可产生气道不可逆性缩窄和气道重塑。

近年来,支气管哮喘的患病率、严重程度和病死率均呈上升趋势,发达国家高于发展中国家、城市高于农村、儿童高于青壮年,老年人群的患病率则出现增高趋势。在我国,哮喘患病率为 1% ~ 4%,半数在 12 岁以下起病,成年男女患病率大致相同。

病因尚不十分清楚,目前认为是遗传因素和环境因素双重影响的结果。①遗传因素:哮喘被认为是多基因遗传病,研究表明存在有与气道高反应性、IgE 调节和特应性反应相关的基因,这些基因与哮喘的发病密切相关;调查资料显示哮喘患者亲属患病率显著高于群体患病率,约 40% 的患者有家族史,支持哮喘发病中存在遗传因素的作用。②环境因素:包括吸入过敏物质,如花粉、尘螨、真菌、动物皮毛及某些化学气体等;细菌、病毒、原虫、寄生虫等感染;鱼、虾、蟹、蛋类和牛奶等食物;阿司匹林、吲哚美辛、普萘洛尔等药物;以及气候改变、运动、妊娠等。上呼吸道感染则是诱发哮喘发作的主要原因。

考点： 病因和发病机制

发病机制:①免疫-炎症反应:外源性变应原进入有特异性体质的机体后,激活 T 淋巴细胞,进一步引起 B 淋巴细胞分化增殖发展成浆细胞,产生大量特异性抗体 IgE,结合于肥大细胞和嗜碱粒细胞表面的 IgE 受体,使机体处于致敏状态。当同种变应原再次进入体内并与

IgE 结合后,使相应细胞合成并释放多种生物活性介质,如组胺、前列腺素、白三烯(LT)、血小板活化因子及嗜酸粒细胞趋化因子、中性粒细胞趋化因子、血栓素等,导致气道平滑肌收缩、腺体分泌增加、血管通透性增加和炎性细胞浸润,造成气道狭窄和阻塞,引起哮喘发作。②气道高反应性:指气道对各种刺激因子出现过强或过早的收缩反应,是哮喘发生发展的重要因素。气道高反应性常有家族倾向,受遗传因素的影响。③神经因素:哮喘发作与 β-肾上腺素受体功能低下和迷走神经张力亢进有关,当舒张支气管平滑肌的神经介质与收缩支气管平滑肌介质间平衡失调时,便引起支气管平滑肌收缩。

据变应原吸入后哮喘发生的时间,分为:①速发型哮喘反应(IAR):吸入变应原的同时立即发生反应,15~30min 达高峰,2h 后逐渐恢复正常。②迟发型哮喘反应(LAR):吸入变应原后 6h 左右发病,持续时间可长达数天,常呈持续性哮喘表现,肺功能损害严重而持久。③双相型哮喘反应:同时具有速发型和迟发型的特征。

哮喘早期呈可逆性病理变化。随着疾病的发展,病理变化逐渐明显,出现肺膨胀、肺气肿,支气管及细支气管内有黏稠痰液及黏液栓;支气管壁增厚、黏膜肿胀充血形成皱襞,黏液栓塞引起局部肺不张;气道上皮细胞下纤维化、基膜增厚等,导致气道重构和周围肺组织对气道的支持作用消失。

(二)护理评估

1. 健康史　评估有无家族过敏史,有无接触花粉、动物皮毛、鱼虾等变应原,有无应用某些药物或气候变化、运动、妊娠等激发因素。

2. 临床表现

考点:症状和体征

(1)症状和体征:①典型发作:表现为发作性呼气性呼吸困难或为发作性胸闷、咳嗽,被迫取端坐位;胸部呈过度充气状态,肺部广泛哮鸣音及呼气音延长,轻度发作者可无哮鸣音;发作前可有干咳、喷嚏、流泪、流鼻涕、胸闷等先兆症状。夜间及凌晨发作或加重是哮喘的特征之一。哮喘症状可持续数分钟至数小时,在应用支气管舒张药后或可自行缓解。②非典型发作:哮喘发作以咳嗽为唯一症状,称咳嗽变异型哮喘;某些青少年表现为运动时出现胸闷、咳嗽和呼吸困难,称运动性哮喘。③重度发作:哮喘持续发作,甚者可达 24h 以上,一般支气管舒张药治疗无效,日常生活受限,只能说单字或不能讲话,端坐呼吸,大汗淋漓,发绀明显;呼吸频率>30 次/分,出现三凹征或胸腹矛盾运动,哮鸣音响亮弥漫或减弱或无;脉率>120次/分或变慢或不规则,出现奇脉、收缩压下降;焦虑、烦躁,危重者出现意识障碍。

(2)分期:①急性发作期:指气促、咳嗽、胸闷等症状突然发生或加重,常有呼吸困难,以呼气流量降低为特征,常与接触变应原等刺激物或治疗不当有关。②非急性发作期(慢性持续期):指哮喘患者虽然没有急性发作,但在相当长的时间内仍不同程度地出现症状,肺通气功能下降。

(3)并发症:急性发作时可并发气胸、纵隔气肿、肺不张及水、电解质和酸碱平衡紊乱等;长期反复发作和感染可并发慢性支气管炎、阻塞性肺气肿和肺源性心脏病等。

(4)心理状态:发作时因严重呼吸困难而产生焦虑、恐惧心理;长期反复发作,影响工作和生活,患者可产生悲观情绪,或出现对家属、医护人员及药物的依赖心理。

3. 辅助检查

(1)实验室检查:①血液一般检查:哮喘发作时嗜酸粒细胞升高,并发感染时白细胞总数和中性粒细胞增高。②痰液检查:痰液涂片可见较多嗜酸粒细胞、黏液栓和哮喘珠,以及嗜酸粒细胞退化形成的尖棱结晶。

(2)动脉血气分析:哮喘发作时可有不同程度低氧血症,过度通气可使 $PaCO_2$ 下降、pH 上升,表现为呼吸性碱中毒。气道阻塞严重时,在 PaO_2 下降的同时可有 $PaCO_2$ 升高。重症哮喘可出现呼吸性酸中毒或合并代谢性酸中毒。

（3）胸部 X 线检查：哮喘发作时两肺透亮度增加，呈过度充气状态，缓解期多无明显异常。出现并发症时可有相应的 X 线表现。

（4）呼吸功能检查：①通气功能检测：哮喘发作时呈阻塞性通气功能改变，呼气流速指标如第 1 秒用力呼气量（FEV_1）、第 1 秒用力呼气量占用力肺活量百分比值（$FEV_1/FVC\%$）和呼气峰值流速（PEF）均显著下降，以及用力肺活量减少、残气量增加、肺总量增加和残气量占肺总量百分比增高等。②支气管激发试验：用以测定气道反应性，适用于 FEV_1 在正常预计值的 70% 以上的患者。吸入激发剂（醋甲胆碱、组胺等）后通气功能下降、气道阻力增加，如 FEV_1 下降 ≥20% 为阳性。③支气管舒张试验：用以测定气道受限可逆性。吸入支气管舒张剂（沙丁胺醇、特布他林、异丙托溴铵等），若 FEV_1 较用药前增加 >12% 且绝对值增加 >200ml，或 PEF 增加 60L/min 或增加 ≥20%，为阳性。④呼气峰流速（PEF）及其变异率测定：PEF 可反映气道通气功能的变化，哮喘发作时 PEF 下降。若 24h 内或昼夜 PEF 波动率 ≥20%，则符合可逆性气道受限的特点。

（5）变应原检测：①体外检测：过敏性哮喘患者血清特异性 IgE 较正常人明显增高。②在体试验：皮肤变应原测试，通过皮肤点刺等方法进行，用于指导避免变应原接触和脱敏治疗。

（三）治疗要点

支气管哮喘目前尚无特效治疗方法，现采用综合治疗措施，通过消除病因和应用支气管舒张药保持呼吸道通畅，以控制哮喘急性发作，预防复发。

1. 消除病因　迅速脱离变应原，避免接触可能引起哮喘的刺激因素，是防治哮喘最有效的方法。

2. 药物治疗

（1）支气管舒张药：主要作用为舒张支气管平滑肌，改善气道阻塞症状。①$β_2$肾上腺素受体激动剂：控制哮喘急性发作的首选药物，通过激动呼吸道 $β_2$ 受体，激活腺苷环化酶，使细胞内的环磷腺苷（cAMP）含量增加，游离 Ca^{2+} 减少，从而松弛支气管平滑肌，改善气道阻塞。常用的短效制剂有沙丁胺醇、特布他林等，作用时间 4~6h；长效制剂有福莫特罗、沙美特罗等，作用时间 10~12h。首选吸入给药法，也可口服或静脉注射。吸入法使药物直接作用于呼吸道，局部浓度高且作用迅速，所用剂量较小，全身性不良反应少。常用沙丁胺醇或特布他林定量气雾剂（MDI），每日 3~4 次，每次 1~2 喷（每喷 100μg），5~10min 即可见效，可维持 4~6h。福莫特罗 4.5μg，每次 1 喷，可维持 12h，每日 2 次。②茶碱类：舒张支气管平滑肌，与糖皮质激素合用具有协同作用。常用氨茶碱和控释茶碱，轻、中度患者口服给药，重度及危重患者静脉给药。③抗胆碱药：阻断节后迷走神经通路，降低迷走神经兴奋性而舒张支气管平滑肌，并可减少痰液分泌。常用异丙托溴胺定量气雾剂吸入。与 $β_2$ 肾上腺素受体激动剂联合吸入有协同作用，尤其适用于夜间哮喘及多痰的患者。

（2）抗炎药：主要用于治疗气道炎症，控制和预防哮喘发作。①糖皮质激素：目前控制哮喘发作最有效的药物，吸入治疗是最常用的方法，常用药物有倍氯米松、布地奈德、氟替卡松、莫米松等。吸入效果不佳时可口服泼尼松、泼尼松龙，症状缓解后逐渐减量至停用或改用吸入剂；重度或严重哮喘发作时应及早应用琥珀酸氢化可的松静脉用药。②白三烯（LT）调节剂：如扎鲁司特、孟鲁司特，通过调节白三烯的生物活性而发挥抗炎作用，同时具有舒张支气管平滑肌作用。③其他药物：酮替芬和新一代组胺 H_1 受体拮抗剂阿司米唑、曲尼斯特、氯雷他定等，对轻症哮喘和季节性哮喘有效，可与 $β_2$ 肾上腺素受体激动剂联用；钙拮抗剂如硝苯地平，通过阻止钙离子进入肥大细胞，抑制生物活性物质释放，缓解支气管平滑肌痉挛。

考点:药物治疗

3. **免疫疗法** ①特异性免疫疗法(脱敏疗法):采用特异性变应原作定期反复皮下注射,剂量由低至高,以产生免疫耐受性,使患者脱(减)敏。②非特异性免疫疗法:通过注射卡介苗、转移因子等生物制品以抑制变应原反应的过程,对哮喘治疗有一定的辅助效果。

(四) 主要护理诊断及合作性问题

1. **低效性呼吸型态** 与支气管痉挛、气道炎症、黏液分泌增加等因素有关。
2. **清理呼吸道无效** 与支气管痉挛、痰液黏稠、气道黏液栓形成等因素有关。
3. **知识缺乏** 缺乏自我监测病情及正确使用吸入器等相关知识。
4. **潜在并发症** 自发性气胸、纵隔气肿、肺不张及水、电解质和酸碱平衡紊乱等。

考点:护理措施

(五) 护理措施

1. **一般护理** 提供整洁、舒适、安静的休息环境,保持室内清洁无尘、空气流通、温湿度适宜,病室不能布置花草、地毯等。哮喘发作时,协助患者取适当的半卧位或坐位,安置跨床小桌给患者伏桌休息,以减轻其体力消耗。

2. **饮食护理** 提供清淡、易消化、热量充足、富含维生素 A 和维生素 C 的食物。忌食与哮喘发作有关的食物,戒烟戒酒。哮喘发作时,鼓励每日饮水 200ml 以上,必要时遵医嘱静脉补液,以防痰栓形成阻塞气道。

3. **呼吸困难护理** ①保持呼吸道通畅,痰液黏稠不易咳出时,可用蒸馏水、0.9%氯化钠溶液、低渗氯化钠溶液(0.45%)加抗生素(如庆大霉素)和溶痰剂(如 α-糜蛋白酶)雾化吸入,以湿化呼吸道促进排痰;但不宜用超声雾化吸入,因超声雾化的雾滴颗粒过小,易进入支气管末梢气道或肺泡成为异物刺激,引起支气管平滑肌痉挛,导致哮喘症状加重。②给予鼻导管或面罩供氧,氧流量一般为 2~4L/min,可根据病情和动脉血气分析结果,及时进行调整;供氧时应注意加温、加湿,以免干燥和寒冷气流的刺激而加重其气道痉挛。③必要时协助建立人工气道进行机械通气。

4. **用药护理** ①β_2-受体激动剂:常见不良反应有头痛、头晕、心悸、肌肉震颤等,心功能不全、高血压、甲亢患者慎用。②茶碱类药物:主要不良反应包括胃肠道、心脏和中枢神经系统的毒性,可引起恶心、呕吐、头痛、失眠、心律失常等,严重者可导致室性心动过速、抽搐甚至死亡;口服茶碱类药物宜饭后服用,出现中枢神经系统兴奋而致失眠时,可适当用镇静药物对抗,静注药物浓度不宜过高、速度不宜过快,以免引起严重副作用。③抗胆碱药:不良反应较少,偶见口干、口苦感。④糖皮质激素:长期全身用药可引起医源性肾上腺皮质功能亢进,并可有高血压、高血糖、溃疡出血、骨质疏松等不良反应。激素吸入治疗的全身性不良反应少,主要为口咽部真菌感染、咳嗽、声音嘶哑和局部皮肤变薄等。应叮嘱患者吸入激素后立即漱口、洗脸并做好口腔护理;静脉应用或口服激素时,需密切观察患者有无呕血、黑便现象,监测血清电解质,注意血糖和血压的变化,口服激素宜在饭后进行,以减轻对胃肠道的刺激。停用激素时应按医嘱逐渐减量,患者不能自行停药或减量。⑤其他:酮替芬,有镇静、头晕和嗜睡等不良反应,慎用于高空作业、驾驶员、操作精密仪器者;色苷酸钠及尼多酸钠,有咽喉不适、胸闷、偶见皮疹,孕妇慎用;白三烯调节剂,有较轻微的胃肠道反应,少数有皮疹、血管性水肿、转氨酶升高,停药后可恢复;免疫疗法,可能诱发严重哮喘和全身过敏反应,故需在有急救条件的医院进行,并密切观察患者反应。避免使用阿司匹林、吲哚美辛、普萘洛尔等药物,以免诱发或加重哮喘。

5. **吸入器使用的护理** ①定量雾化吸入器(图 2-1):打开定量雾化吸入器的盖子,摇匀药液,患者深呼气至不能再呼时张开口,将定量雾化吸入器的喷嘴置于口中用双唇包住,然后以深而慢的方式用口吸气、同时用手指按压喷药,至吸气末屏气 10 秒钟(以使较小的雾粒到达气道远端)后再慢慢呼气。休息 3min 后,可再重复 1 次。②干粉吸入都保装置(图2-2)：使用时,先旋松盖子并拔出,一手握住瓶体使之直立、另一手握住瓶底盖,先右转尽量将旋柄拧到底、再向左转回至原来的位置,听到"喀"的一声备用。吸入前先呼气(不可对着吸嘴呼气),然后用双唇含住吸嘴,仰头用力深吸气、屏气 5～10 秒钟,同时盖好盖子。如吸入的是糖皮质激素,在吸药后需用清水漱口,以免药粉黏附在口腔黏膜上诱发口咽部念珠菌感染。

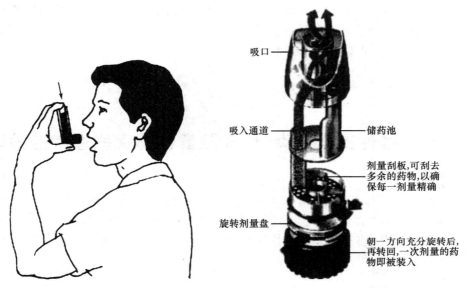

吸口

吸入通道　　　　储药池

剂量刮板,可刮去多余的药物,以确保每一剂量精确

旋转剂量盘

朝一方向充分旋转后,再转回,一次剂量的药物即被装入

图2-1　定量雾化吸入器　　　　图2-2　定量干粉吸入都保装置

6. 病情观察　监测生命体征、呼吸音及肺部哮鸣音变化,观察发绀及呼吸困难程度,注意痰液的量、黏稠度和能否顺利排出,以及有无并发症等;如患者呼吸无力、发绀明显、说话不连贯、大汗淋漓、心率增快、奇脉、哮鸣音减少、呼吸音减弱或消失等,提示病情严重或出现并发症,应迅速通知医生救治。监测血气分析、血电解质和酸碱平衡状况,严重哮喘发作时准确记录液体出入量等。

(六) 健康教育

1. 积极预防哮喘发作　保持室内空气清新,防止吸入花粉、烟尘和刺激性的烟雾;避免食用易过敏的食物,如牛奶、鱼虾等;不饲养宠物、避免接触动物皮毛、不使用皮毛制品;应用色甘酸钠雾化吸入或口服酮替芬或注射哮喘菌苗等,预防哮喘发作。

2. 养成良好的生活习惯　避免身心过劳,注意防寒保暖,戒除烟酒,避免辛辣刺激食物,坚持体育锻炼,增强体质和抗病能力。

考点：健康教育

3. 指导自我病情监测　指导应用峰流速仪监测 PEF 值,将每日的症状、用药情况和 PEF 值等记入哮喘日记,如出现 PEF 值下降,提示早期哮喘的发生。

案例 2-1 分析

1. 主要护理问题:低效性呼吸型态。

2. 发作时治疗和护理:①取坐位,松开衣领,吸氧。②立即吸入 β_2 受体激动剂如沙丁胺醇、特布他林和(或)糖皮质激素如倍氯米松、莫米松等干粉吸入剂。③给予心理安慰。④尽量迅速离开现场。

3. 健康教育:①避免接触鲜花和花粉。②随身备好干粉吸入剂。

(吴 蓓)

第4节 慢性支气管炎、慢性阻塞性肺疾病患者的护理

案例 2-2

患者,男性,60岁。慢性咳嗽、咳痰20多年,近10年来活动后气促逐年加重,2周前感冒后发热、咳嗽、咳大量黏液脓痰、不易咳出,伴气急、发绀。吸烟史30余年。神志清楚,T 37.8℃,桶状胸,两肺散在干、湿啰音,心率110次/分,律齐。血白细胞12×10^9/L,中性粒细胞0.85。临床诊断慢性支气管炎、阻塞性肺气肿,急性发作期。

问题: 1. 主要护理问题是什么?

2. 如何协助患者排痰?

3. 健康教育内容是什么?

一、慢性支气管炎患者的护理

(一)概述

慢性支气管炎(chronic bronchitis)简称慢支,是气管、支气管黏膜及其周围组织的慢性非特异性炎症。慢支长期反复发作可发展成阻塞性肺气肿和肺源性心脏病。慢支是严重危害人民健康的常见病,多发生于中老年人,患病率随着年龄增长而增加,患病率也与地区有关,北方高于南方,山区高于平原,农村高于城市。慢性支气管炎的发生是多种因素作用的结果。

1. **吸烟** 慢性支气管炎发病的重要因素。吸烟时间越长、吸烟量越大,患病率越高,吸烟者患慢性支气管炎是非吸烟者的2~8倍,烟草中的焦油、尼古丁和氢氰酸可损伤支气管上皮细胞,使纤毛运动减退、巨噬细胞吞噬功能降低,致气道净化能力下降;副交感神经功能亢进,引起支气管平滑肌痉挛,腺体肥大,黏液分泌增多,气流受限;促使氧自由基产生增多,诱导中性粒细胞释放蛋白酶,抑制抗胰蛋白酶系统,破坏肺弹力纤维,进而引发肺气肿的形成。

2. **感染** 慢性支气管炎发生发展和急性加重的重要因素,常见的病毒有鼻病毒、流感病毒、副流感病毒、腺病毒和呼吸道合胞病毒等;常见的细菌有肺炎球菌、流感嗜血杆菌、甲型链球菌及奈瑟球菌等。

考点: 病因

3. **环境因素** ①大气中的刺激性烟雾、粉尘、有害气体(如二氧化硫、二氧化氮、氯气、臭氧)等,可引起支气管黏膜损伤、纤毛清除功能下降、分泌物增加,为细菌入侵创造条件。②尘埃、螨虫、细菌、寄生虫、花粉和化学气体等过敏因素,引起支气管收缩或痉挛、组织损害和炎症反应,加重气道狭窄、使阻力增加,导致慢性支气管炎发生。③寒冷和环境温度剧变,使呼吸道局部小血管痉挛,病毒和细菌易于入侵、繁殖。

4. 其他因素　自主神经功能失调,老年人呼吸道防御功能降低,营养缺乏等,均是慢支的易患因素。

（二）护理评估

1. 健康史　评估有无长期吸烟史,烟雾、粉尘、有害气体等理化刺激因素和螨虫、寄生虫、花粉等过敏因素;以及有无病毒、细菌感染等诱发急性发作的因素。

2. 临床表现　慢性支气管炎起病缓慢,病程较长,常在冬、春寒冷季节发作或加重,夏季气候转暖时多可自行缓解,反复急性发作可使病情加重。主要表现为慢性咳嗽、咳痰或伴有喘息。凡每年咳嗽、咳痰达 3 个月以上,连续 2 年或更长,并除外其他已知原因的慢性咳嗽,即可诊断为慢性支气管炎。

（1）症状和体征:①咳嗽:以清晨和晚间睡前较重、白天较轻,合并感染时咳嗽加重。重症患者咳嗽频繁、长年不断。②咳痰:一般为白色黏液或浆液泡沫痰,偶可带血,清晨起床后咳痰较多。急性发作或伴有细菌感染时,呈黄色脓痰及痰量增加。年老体弱、痰液黏稠及伴有支气管平滑肌痉挛者,咳嗽剧烈、咳痰不畅,肺部啰音增多。③喘息:部分患者因支气管平滑肌痉挛而出现喘息,闻及哮鸣音及呼气延长,多在继发感染时发作或加重。

（2）分型:①单纯型,主要表现为慢性咳嗽、咳痰。②喘息型,除慢性咳嗽、咳痰外,伴有喘息,出现哮鸣音。

（3）分期:①急性发作期,指在 1 周内出现脓性或黏液脓性痰,痰量明显增加,或伴有发热等炎症表现,或"咳"、"痰"、"喘"等症状任何一项明显加剧。②慢性迁延期,指有不同程度的"咳"、"痰"、"喘"症状迁延达 1 个月以上者。③临床缓解期,经治疗或临床缓解,症状基本消失或偶有轻微咳嗽、少量痰液,保持 2 个月以上者。

（4）并发症:肺部感染,慢性阻塞性肺气肿、慢性肺源性心脏病等。

（5）心理状态:慢性支气管炎病程长、反复急性发作且逐渐加重,患者易出现烦躁不安、情绪低落、失眠、对治疗丧失信心;如家庭过多地给予照顾,可致患者产生依赖性而缺乏独立性。

3. 辅助检查

（1）血白细胞计数:急性发作或继发细菌感染时,血白细胞总数和中性粒细胞增多;喘息型,血嗜酸粒细胞增多。

考点: 主要表现和诊断标准

（2）痰液检查:涂片或培养可查到致病菌;喘息型常见多量嗜酸粒细胞。

（三）治疗要点

1. 急性发作期和慢性迁延期　治疗以控制感染、祛痰平喘为主。①根据病原菌药物敏感试验选用抗生素,常用 β-内酰胺类/β-内酰胺酶抑制剂、第二代头孢菌素、大环内酯类、喹诺酮类等,可全身用药或雾化吸入,以消除炎症。②给予祛痰药和支气管舒张药,常用盐酸氨溴索、羧甲司坦和氨茶碱、沙美特罗、福莫特罗等。

2. 临床缓解期　戒烟和避免环境污染等诱发因素,加强体育锻炼,提高机体免疫力,预防呼吸道感染,防止病情的发生和发展。

（四）主要护理诊断及合作性问题

清理呼吸道无效　与呼吸道分泌物多而黏稠,支气管痉挛及无效咳嗽有关。

（五）护理措施

1. 一般护理　①提供整洁、舒适、安静的环境,减少不良刺激。经常开窗通风,必要时地面洒水,保持室内空气新鲜、洁净,每日通风 2 次、每次 15~20min,保持适宜的温度和湿度。②注意保暖,避免尘埃与烟雾等刺激,避免剧烈运动和进出空气污染的公共场所,外出时戴口罩。

2. 饮食护理　给予高热量、高蛋白、高维生素饮食,提供适合患者口味的食物及适宜的进餐环境,进食时让患者取半卧位或坐位,以利吞咽,餐后 2h 内避免平卧;鼓励患者少量多餐,不宜过饱,避免油腻、辛辣等刺激性食物,必要时静脉补充营养;多饮水,每日饮水 1500ml 以上,有助于呼吸道黏膜的湿润和病变黏膜的修复,利于痰液稀释和排出。

3. 协助排痰护理

考点:协助排痰护理

(1)指导深呼吸和有效咳嗽排痰:有助于气道远端分泌物排出、保持呼吸道通畅、减少感染机会。适用于神志清醒、能咳嗽的患者。方法:①取舒适的坐位、双脚着地,身体稍前倾、双手环抱 1 个枕头,利于膈上升,先做深而慢的腹式呼吸 5~6 次,以达到必要的吸气容量,于深吸气末短暂屏气、关闭声门,使气体在肺内得到最大的分布和气管到肺泡的驱动压尽可能保持持久,进一步增强气道中的压力;随之收缩腹肌提高腹内压而增加胸膜腔内压,使呼气时能增强高速气流;当肺泡内压力明显增高时,突然打开声门,形成由肺内冲出的高速气流,使气管内分泌物移动,连续咳嗽数次将痰液咳到咽部附近,再迅速用力咳嗽将痰液排出体外。②取俯卧屈膝位,利用膈和腹肌收缩,增加腹压,利于排痰。③经常变换体位,利于痰液咳出。④因胸痛而惧怕咳嗽、排痰者,指导患者咳嗽时用双手按压胸部减轻胸痛,必要时给予止痛药物缓解疼痛。

(2)湿化呼吸道:可稀释痰液、利于痰液排出。适用于痰液黏稠而不易咳出者。①超声雾化吸入法:利用超声发生器薄膜的高频震荡或气源启动的高频射流雾化,使液体成为雾滴,高密度而均匀的气雾颗粒能到达末梢气道,利于排痰。湿化剂常用蒸馏水、0.9% 氯化钠溶液、低渗氯化钠溶液(0.45%),在湿化剂中加入溶痰剂(如 α-糜蛋白酶、复方安息香酸酊)、平喘药(如沙丁胺醇)、抗生素(如庆大霉素)等,可使排痰、平喘、消炎的效果更佳。②蒸汽吸入:湿化剂经适当加热,使之形成气雾,以提高吸入液的湿度。③环甲膜穿刺:在环甲膜(甲状软骨与环状软骨间)处穿刺后,通过保留的塑料细管间歇向气管内滴入祛痰湿润剂湿化气道,使痰液稀释利于排出。

注意事项:①避免气道湿化过度,干稠的分泌物过度湿化后膨胀,可致支气管部分阻塞变成完全阻塞而使痰液咳不出来,可给予拍背以帮助排痰,必要时使用吸痰机吸痰,防止窒息。②雾化的药液量要适度,剂量过小达不到治疗目的,剂量过大可引起黏膜水肿、气道狭窄、阻力增加,诱发支气管痉挛。③湿化温度应控制在 35~37℃,温度过高会引起呼吸道灼伤,温度过低可诱发哮喘。④超声雾化时间,以 10~20min 为宜。⑤治疗完毕,清理用物、消毒装置,以防呼吸道交叉感染。

(3)胸部叩击与胸壁震荡:适用于久病体弱、长期卧床、排痰无力者。①胸部叩击:叩击部位用单层薄布保护胸廓,避免直接叩击引起皮肤发红,但不宜用过厚的覆盖物,以免降低叩击的震荡效果;叩击应避开乳房、心脏和骨突部位(如脊柱、肩胛骨、胸骨),避开拉链、纽扣部位;叩击时患者取侧卧位,叩击者将 5 个手指的指腹并

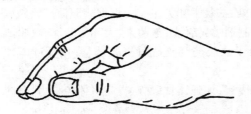

图 2-3　胸部叩击时手掌的形状

拢、向掌心微弯曲、手背拱起呈空心掌状(图 2-3),以手腕力量,从肺底自下而上、由外向内、迅速而有节律地叩拍胸壁、震动气道,每一肺叶叩击 1~3min,每分钟 120~180 次,叩击力量要适中,以不感到疼痛为宜,叩击时发出一种空而深的拍击音则表明手法正确;叩击过程中,鼓励患者咳嗽,以利于痰液排出。②胸壁震荡:在胸部叩击后,操作者双手重叠、手掌置于相应的胸廓部位,吸气时手掌随胸廓扩张慢慢抬起,不施加任何压力,从吸气最高点开始,在整个呼气期手掌紧贴胸壁,施加一定压力轻柔地抖动(即快速收缩和松弛手臂和肩膀以震荡患者胸

壁)5~7 次,每一部位重复 6~7 个呼吸周期。

注意事项:①胸部叩击和震荡时,用力要适中,以患者无不适感为宜。②每次时间以 5~15min 为宜,应安排在餐后 2h 至餐前 30min 期间进行,以免引起呕吐。③操作时,注意观察患者的反应,如呼吸、面色、咳痰量、生命征、肺部呼吸音及啰音变化等,出现异常时立即停止。

(4) 机械吸痰:适用于无力咳出黏稠痰液、排痰困难或意识不清者。经患者的口、鼻腔、气管插管或气管切开处进行负压吸痰。每次吸痰时间不超过 15s,两次吸痰间隔时间应大于 3min。在吸痰前、中、后适当提高吸入氧的浓度,以免因吸痰引起低氧血症。

4. 用药护理　按医嘱使用抗菌药、支气管舒张药、镇咳、祛痰、平喘药,并观察疗效和不良反应。①镇咳药:可待因为麻醉性中枢性镇咳药,直接抑制延髓咳嗽中枢而镇咳,有恶心、呕吐、便秘等不良反应,可因抑制咳嗽而加重呼吸道阻塞,并有成瘾性;喷托维林是非麻醉中枢性镇咳药,无成瘾性,不良反应有口干、恶心、腹胀、头痛。②祛痰药:溴己新可使痰液黏度降低,偶见恶心、转氨酶增高,胃溃疡者慎用;盐酸氨溴索,不良反应较轻。

5. 病情观察　密切观察患者咳、痰、喘症状、发作时间及诱发因素,尤其是痰液的性质、量和颜色,出现咳痰不畅、呼吸困难症状加重等窒息先兆时,立即报告医生,并配合抢救。

(六) 健康教育

1. 指导患者防寒保暖,防止呼吸道感染;改善环境卫生,加强劳动保护,避免烟雾、粉尘和刺激性气体。

2. 劝导吸烟患者戒烟,指出戒烟能减轻咳嗽、咳痰,让患者乐意戒烟,安排与戒烟成功者交流经验,树立戒烟的决心和信心,与患者及家属共同制订戒烟计划,家属督促执行。指导戒烟的方法,首先要清除工作场所、家中的储备烟,避免接触吸烟人群或环境;告知患者戒烟期间应多饮水,以排除体内积蓄的尼古丁,参加文体活动或外出旅游,以分散注意力;指出尼古丁完全撤离需 2~4 周,戒烟第 1 周最困难,可出现坐立不安、烦躁、头痛、腹泻及体重增加等戒断症状,一定要坚持下去,必要时贴戒烟膏,以减轻戒断症状,减轻戒烟痛苦。

3. 指导患者进行散步、慢跑、太极拳等有氧运动锻炼,增强免疫能力,运动强度以不感到疲劳为度,努力做到自我照顾和参与正常的社交活动。

二、慢性阻塞性肺疾病患者的护理

(一) 概述

慢性阻塞性肺疾病(chronic obstructive pulmonary disease,COPD)是一组气流受限为特征的肺部疾病,气流受限不完全可逆,呈进行性发展。COPD 的发生与慢性支气管炎和(或)慢性阻塞性肺气肿密切相关。

慢性阻塞性肺气肿(chronic obstructive pulmonary emphysema),简称肺气肿,是指肺部终末细支气管远端气腔出现异常持久的扩张,并伴有肺泡壁和细支气管的破坏(呼吸性气腔扩大且形态不均匀,肺泡及其组成部分正常形态破坏和丧失),而无明显的肺纤维化。慢性支气管炎是导致阻塞性肺气肿,进而发展成 COPD 最主要的原因,引起慢性支气管炎的各种因素如吸烟、大气污染、感染、职业性粉尘和有害气体的长期吸入、过敏等,均可引起阻塞性肺气肿,其中吸烟是主要因素。慢性支气管炎晚期黏膜萎缩,气管周围纤维组织增生,管腔僵硬、塌陷,形成气道阻力增加;吸气时支气管舒张,气体尚能进入肺泡,但呼气时,由于胸腔内压力增高使细支气管受压塌陷,气体排出受阻,产生活瓣样作用,气体吸入多、呼出少,肺泡内积聚大量气体,肺泡明显膨胀和压力增高;肺泡壁毛细血管受压,供血量减少,肺组织营养障碍,引起肺泡壁弹性减退;烟草、烟雾等使氧自由基增多,诱导中性粒细胞释放蛋白酶抑制抗蛋白酶系统,破坏肺弹力纤维,促使肺气肿形成。肺气肿时,肺泡周围的毛细血管因受肺泡膨胀挤压、肺大泡使肺泡间毛细血管断裂而数量减少,导致肺泡间血流量减少,而肺区仍可通气,结果使生理无效腔增大;部分肺区虽有血流灌注,但肺泡通气不足,不能参与气体交换,导致气体弥散面积减少,通气/血流比例失调,换气功能障碍。通气和换气功能障碍发展到不完全可逆时,可引起缺氧和二氧化碳潴留,最终出现呼吸衰竭。

(二) 护理评估

1. 健康史　评估有无慢性支气管炎、支气管哮喘、支气管扩张、肺纤维化等病史及急性呼吸系统感染史。

2. 临床表现

(1) 症状和体征:①在原有咳嗽、咳痰、喘息等症状的基础上,出现逐渐加重的呼吸困难是阻塞性肺气肿和 COPD 的标志性症状。早期仅在体力劳动或上楼时有气急,逐渐发展为平地活动、甚至静息时也感气急,严重时生活难以自理等。②早期,无明显体征;随着病情发展,可出现桶状胸、呼吸运动减弱、语颤减弱、肺部叩诊过清音、呼吸音减弱、呼气延长,心浊音界缩小,并发感染时肺部有湿啰音;晚期,颈、肩部辅助呼吸肌参与呼吸运动,表现为身体前倾,口唇发绀等。③合并呼吸道感染时,支气管分泌物增多,加重通气障碍,呼吸困难加重,甚至发生呼吸衰竭。④晚期,有食欲减退、体重下降等。

(2) 病程分期:①急性加重期:指在疾病过程中,短期内咳嗽、咳痰、气短和(或)喘息加重、痰量增多,呈脓性或黏液脓性,可伴发热等症状。②稳定期:指咳嗽、咳痰、气短等症状稳定或症状轻微。

(3) 并发症:慢性肺源性心脏病、自发性气胸、慢性呼吸衰竭等。

(4) 心理状态:慢性阻塞性肺疾病系慢性病,随着肺功能及日常生活能力日趋下降,患者心理压力加重,常出现焦虑、悲观、失望情绪,一旦影响工作和生活时,会导致患者社会角色发生改变。

3. 辅助检查

(1) 血常规检查:红细胞计数和血红蛋白增多;合并细菌感染时,白细胞总数和中性粒细胞增多。

(2) X 线检查:显示肋间隙增宽、肺纹理增粗、肺透亮度增加。

考点:COPD 的特征表现和肺功能检查

(3) 肺功能检查:①肺总量(TLC)、功能残气量(FRC)和残气量(RV)增加,肺活量(VC)减低,对诊断阻塞性肺气肿有参考价值;残气量占肺总量比值(RV/TLC)增加,>40% 为诊断阻塞性肺气肿的重要指标。②第 1 秒钟用力呼气容积占用力肺活量的百分比值(FEV_1/FVC),是评价气流受限的敏感指标,第 1 秒钟用力呼气容积占预计值百分比(FEV_1% 预计值),是评估 COPD 严重程度的良好指标,吸入支气管舒张药后 $FEV_1/FVC<70$% 及 $FEV_1<80$% 预计值,可确定为不完全可逆的气流受限。

(三) 治疗要点

1. 治疗目的　防止疾病发展和症状反复加重,防治并发症;增进肺泡通气量,改善呼吸功能;提高患者的工作能力和生活质量。

2. 治疗措施　①停止吸烟,避免或防止粉尘、烟雾及有害气体的吸入,积极治疗慢性支气管炎。②控制呼吸道感染,急性发作期应根据痰液细菌培养及药敏试验或临床经验选用有效的抗生素,如 β-内酰胺类/β-内酰胺酶抑制剂、第 2 代头孢菌素类,大环内酯类、喹诺酮类等。③适当应用舒张支气管药物,解除支气管痉挛,如 β_2 肾上腺素受体激动剂、茶碱类药等,必要时加用糖皮质激素。④应用祛痰剂,可用盐酸氨溴索等。⑤纠正低氧血症,给予低流量、低浓度持续吸氧。⑥呼吸肌功能锻炼和长期家庭氧疗。

（四）主要护理诊断及合作性问题

1. 气体交换受损　与呼吸道阻塞、肺组织弹性降低、通气/血流比例失调致通气和换气功能障碍有关。

2. 活动无耐力　与肺功能下降引起慢性缺氧、活动时供氧不足有关。

3. 营养失调：低于机体需要量　与呼吸道感染致消耗增加而摄入不足有关。

4. 潜在并发症　慢性肺源性心脏病、自发性气胸、慢性呼吸衰竭。

（五）护理措施

1. 一般护理　①保持室内空气新鲜和适宜的温度、湿度，注意保暖，严重呼吸困难患者应卧床休息并协助患者采取舒适的体位，如抬高床头或半坐卧位；每 2h 改变 1 次体位，以利痰液的清除。②指导患者在咳嗽时按压胸壁以减轻咳嗽对肺泡造成的压力，保持大便通畅，防止诱发自发性气胸。③做好动脉血气分析，水电解质等标本的采集工作。

2. 饮食护理　营养状态是决定阻塞性肺气肿患者病情及预后的重要因素。①体重指数下降是 COPD 患者死亡的独立危险因素，约 25% 的患者有体重指数下降，所以必须加强饮食护理，改善患者的营养状态和整体健康状态。摄入高热量、高蛋白、高维生素的易消化食物，避免胀气食物，强调少量多餐、细嚼慢咽，餐后 2h 内避免平卧，饭前、饭后及进餐时限制液体摄入量，以免出现上腹饱胀而引起呼吸不畅。②肥胖对呼吸功能也有害，可增加呼吸系统做功，应指导患者通过控制饮食（尤其是糖、脂肪）及加强体育锻炼达到减肥的目的。

3. 协助排痰护理　参见"慢性支气管炎患者的护理"。

4. 氧疗护理　合理给氧可提高动脉血氧分压、纠正缺氧和改善呼吸功能。氧疗的指征：$PaO_2 < 60mmHg$；采用鼻导管或面罩给氧，给予持续低流量（1～2L/min）吸氧，使 PaO_2 维持在 60～65mmHg 而无 CO_2 潴留加重，达到既能改善组织缺氧，又可防止因缺氧状态迅速解除而抑制呼吸中枢的目的。

注意事项：①密切观察氧疗效果，如吸氧后呼吸困难缓解、发绀减轻、心率减慢表示氧疗有效；如果意识障碍加深或呼吸过度表浅、缓慢，可能为二氧化碳潴留加重，应及时调整氧浓度和氧流量。②保持吸入氧气的湿度和温度，以免干燥、寒冷的氧气刺激呼吸道，引起气道黏液栓形成和支气管痉挛。③输送氧气的导管、面罩、气管导管等应妥善固定、保持清洁与通畅，使患者舒适和防止交叉感染。④告知患者及家属不要擅自停止吸氧或变动氧流量。⑤病室内严禁明火。

考点：氧疗护理

5. 用药护理　按医嘱给予抗感染药物、支气管舒张药、祛痰剂，并注意观察疗效和副作用。

6. 病情观察　观察并记录患者咳嗽、咳痰、呼吸困难的程度，生命体征及全身表现，发现病情变化及时报告医生。

（六）健康教育

1. 避免各种诱发和加重病情的因素，避免粉尘和刺激性气体的吸入，戒烟，避免与呼吸道感染患者接触，注意防寒保暖，防治上呼吸道感染。

2. 宣传摄取足够营养的重要性，鼓励患者摄取高热量、高蛋白、高维生素食物，少量多餐，避免产气食物，以免饱胀引起呼吸不畅。

3. 指导合理用药和自我监测病情，如气促、咳嗽、咳痰等症状明显或出现并发症表现时，及时就医，以防病情恶化。

4. 指导长期家庭氧疗（LTOT），LTOT 的主要指征是 $PaO_2 < 55mmHg$；方法是持续低流量（1～2L/min）吸氧，每日吸氧时间在 15h 以上，睡眠时不能停止吸氧；目标是使 PaO_2 维持在 60～65mmHg，而无 CO_2 潴留加重；LTOT 有助于提高患者的生活质量。

5. 指导呼吸功能锻炼，指导患者采取有效的呼吸技术和加强呼吸肌的锻炼，改变浅而快的呼吸为深而慢的有效呼吸。

（1）缩唇式呼吸法（图2-4）：缩唇呼吸训练可增加呼气时气道内压力，防止小支气管过早塌陷，减少肺内残气量。嘱患者用鼻吸气，然后半闭口唇慢慢呼气，边呼气边数数，数到7后做一个"扑"声，尽量将气呼出，吸与呼之比为1∶2或1∶3。缩唇大小程度和呼气流量，以能使距口唇15～20cm处与口唇相同高度水平的蜡烛火焰随气流倾斜而不熄灭为宜。每分钟呼吸7～8次，每次训练10～15min，每日训练2次。

（2）膈式呼吸法（图2-5）：通过增加膈肌和腹肌活动以改善呼吸功能。患者用自己的一只手放在胸部（控制胸部不动）、另一只手放在腹部，用鼻吸气并尽量将腹部向外膨起顶住腹部的手，屏气1～2s以使肺泡张开、进入肺的空气均匀分布，然后，腹部的手轻轻施加压力，患者用口慢慢呼出气体，以增加肺活量。呼气的时间应是吸气时间的2～3倍，每分钟呼吸7～8次，每次训练10～15min，每日训练2次。

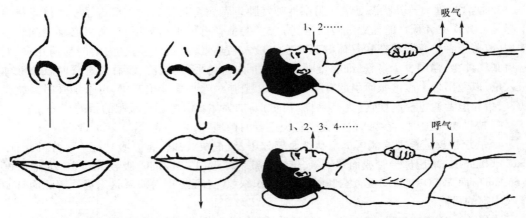

图2-4　缩唇式呼吸法　　　　　　　图2-5　膈式呼吸法

（3）增强吸气肌练习：用抗阻呼吸器（有不同粗细直径的内管）使吸气时产生阻力，呼气时没有阻力。开始练习3～5min，一日3～5次，以后练习时间可增加至每次20～30min，此练习可增加吸气肌耐力，通过不断减小吸气管直径以逐步增强吸气肌肌力。

（4）增强腹肌练习：患者取仰卧位，腹部放置沙袋（开始为1.5～2.5kg，以后可逐渐增加至5～10kg）做挺腹练习，每次练习5min；也可采用仰卧位，做两下肢屈髋、屈膝、两膝尽量贴近胸壁的练习，以增强腹肌的力量。

考点：长期家庭氧疗和呼吸功能锻炼

6. 指导患者活动时应用能量节省技术，尽量节省体力，避免不必要的耗氧，减轻呼吸困难。①活动前做好计划安排，准备好日常家务杂事或活动所需的物品或资料，并放在一起。②把特定工作所需的物品，放在紧靠活动开始就要用的地方。③尽量取坐位，靠近工作场所，减少不必要的伸手或弯腰；移动物品时用双手，搬动笨重物体时用推车；工作中尽量采用左右活动，避免不必要的前后活动。④工作节拍快慢适度，轻重工作交替进行，动作要缓慢。⑤活动中经常间歇休息，工作1h至少休息10min。

案例2-2分析

1. 主要护理问题：①清理呼吸道无效。②气体交换受损。

2. 协助排痰措施：①鼓励多饮水。②超声雾化吸入法湿化呼吸道、稀释痰液。③指导有效咳嗽的方法，辅以胸部叩击与胸壁震荡。

3. 健康教育内容：①指导缩唇式呼吸法、膈式呼吸法。②指导长期家庭氧疗。③劝导戒烟和指导戒烟方法。

重点提示

1. 慢性支气管炎最重要的发病因素是吸烟,呼吸道感染是急性发作和病情发展的重要因素;主要表现是咳嗽、咳痰或伴喘息;治疗和护理的重点是劝导戒烟、控制感染、协助排痰。

2. 慢性阻塞性肺疾病是一种以气流受限且不完全可逆为特征的肺部疾病,最常发生于慢性支气管炎和(或)慢性阻塞性肺气肿。逐渐加重的呼吸困难是其标志性症状;治疗和护理的重点是合理氧疗和加强呼吸肌功能锻炼。

(魏春平)

第 5 节　慢性肺源性心脏病患者的护理

案例 2-3

男性,63 岁。慢性咳嗽、咳痰 20 余年,逐渐加重的呼吸困难 5 年。有吸烟史 40 年左右。T 36.2℃,BP 130/80mmHg,神志清,胸廓呈桶状,双肺叩诊过清音,触觉语颤减弱,肺泡呼吸音减弱,肺动脉瓣区第 2 心音亢进,三尖瓣区可闻及收缩期杂音。血白细胞 $10×10^9/L$,中性粒细胞 0.70。X 线胸片:双肺透亮度增高,肺动脉扩张。

问题:1. 临床诊断是什么?

2. 主要护理问题是什么?

3. 健康指导是什么?

(一)概述

慢性肺源性心脏病(chronic pulmonary heart disease)简称肺心病,是由支气管-肺组织、胸廓或肺血管慢性病变引起的肺血管阻力增加、肺动脉压力增高,进而导致右心室扩张和(或)肥厚,伴或不伴右心衰竭的心脏病,并排除先天性心脏病和左心病变引起者。肺心病是我国呼吸系统常见病之一,患病率随年龄的增长而增加,并存在地区差异,北方高于南方、农村高于城市,但男女无明显差异,吸烟者比不吸烟者的患病率显著增高。本病在冬、春季节和气候骤变时,易出现急性发作。

病因:①支气管、肺疾病:COPD 最常见,占 80%~90%,其次为支气管哮喘、支气管扩张、重症肺结核、尘肺、慢性弥漫性肺间质纤维化、结节病、过敏性肺泡炎、嗜酸性肉芽肿等。②胸廓运动障碍性疾病:相对少见。各种原因导致的严重胸廓或脊椎畸形,以及神经肌肉疾病如脊髓灰质炎等,引起胸廓活动受限、肺组织受压、支气管扭曲或变形,导致肺功能受限、气道引流不畅、肺部反复感染,进而并发肺气肿、纤维化等,最终发展为肺心病。③肺血管疾病:更少见。各种肺血管病变以及原因不明的原发性肺动脉高压,均可使肺小动脉狭窄、阻塞,肺血管阻力增加,从而加重右心室负荷,最终发展成肺心病。④其他:原发性肺泡通气不足、睡眠呼吸暂停综合征等,可产生低氧血症,使肺血管收缩从而导致肺动脉高压,引起肺心病。

肺动脉高压形成是肺心病发生的先决条件,而缺氧是肺动脉高压形成最重要的因素。缺氧使平滑肌细胞膜对 Ca^{2+} 的通透性增加、细胞内 Ca^{2+} 含量增高、肌肉兴奋-收缩偶联效应增强,直接使肺血管平滑肌收缩升高肺动脉压;高碳酸血症时,由于 H^+ 产生过多,使血管对缺氧的收缩敏感性增强致肺动脉压增高。此外,COPD 引起肺小动脉血管炎,管壁增厚、管腔狭窄甚至闭塞,肺气肿压迫和破坏肺泡毛细血管,造成肺毛细血管网损毁,以及慢性缺氧致肺血管重塑(管壁平滑肌细胞、内膜弹力纤维及胶原纤维增生)、肺小动脉血栓形成等,均可引起肺循环阻力增大、肺动脉高压;而慢性缺氧引起的继发性红细胞增多致血液黏稠度增加,醛固酮分泌增多、肾血流减少等引起水钠潴留、血容量增加,进一步加重肺动脉高压。

考点: 病因和发病机制

肺动脉高压使右心室后负荷加重,早期,右心发挥代偿功能而肥厚,维持舒张末期压正常,随着肺动脉压持续升高,超过右心室代偿能力,右心失代偿使排出量下降、舒张末压升高,导致右心室扩大和右心室功能衰竭。

(二)护理评估

1. 健康史　评估患者有无 COPD 及其他慢性支气管-肺、胸廓或肺血管疾病史,有无急性呼吸道感染等导致病情加重的诱发因素。

2. 临床表现

(1)肺心功能代偿期:有咳嗽、咳痰、气促、发绀、乏力及活动后心悸、呼吸困难等原有支气管肺疾病和肺气肿的表现,同时出现肺动脉高压和右心室肥厚的体征,如 $P_2>A_2$,三尖瓣区收缩期杂音及剑突下心脏搏动增强等。

考点: 肺心功能失代偿期临床表现

(2)肺心功能失代偿期:①呼吸衰竭:失代偿期最突出的表现,常因急性呼吸道感染诱发。表现为呼吸困难加重、头痛、失眠、食欲下降等,甚至出现表情淡漠、神志恍惚、谵妄等肺性脑病表现。体征有明显发绀、球结膜充血水肿,皮肤潮红、多汗等,严重时出现颅内压升高表现,视网膜血管扩张、视盘水肿、病理反射阳性。②心力衰竭:以右心衰竭为主。表现为气促、发绀明显,并有心悸、食欲不振、腹胀、恶心等;颈静脉怒张、肝大伴压痛、肝颈回流征阳性、下肢水肿、腹腔积液等。

📖 **链接** ┈┈┈┈┈┈┈ 肺性脑病

　　呼吸功能不全导致缺氧和二氧化碳潴留引起的神经精神症状,轻者表现为头痛、兴奋不安、睡眠紊乱(夜间失眠、白天嗜睡)等,重者可呈昏迷状态。

(3)并发症:肺性脑病,水电解质酸碱平衡失调,心律失常,休克,消化道出血等。

(4)心理状态:病程长、病情反复发作,故精神压力和经济负担均较重,常出现焦虑不安情绪和对治疗缺乏信心。

3. 辅助检查

(1)血液检查:红细胞计数和血红蛋白浓度可升高,并发细菌感染时,血白细胞总数和中性粒细胞增多,部分患者可有肝肾功能改变和血清钾、钠、氯、钙、镁等电解质变化。

(2)X线检查:除支气管、肺、胸廓疾病和急性肺部感染的征象外,还有肺动脉高压征(如右下肺动脉干扩张和肺动脉段明显突出)及右心室增大征等。

(3)心电图检查:主要有右心室肥大表现,如心电轴右偏、重度顺钟向转位和肺型 P 波等。

(4)血气分析:失代偿期可出现低氧血症或合并高碳酸血症,如 $PaO_2<60mmHg$,$PaCO_2$ 50mmHg 时,表示发生呼吸衰竭。

(5)其他:痰液细菌学检查、超声心动图、肺功能检查、肺血管造影等,均有助于诊断。

(三)治疗要点

1. 急性加重期

(1)积极控制感染:参考痰菌培养和药物敏感试验或根据感染环境和痰液涂片选用抗菌药物,常用青霉素类、氨基糖苷类、喹喏酮类、头孢菌素类抗生素。

考点: 急性加重期治疗

(2)治疗呼吸衰竭:维持呼吸道通畅,改善通气功能,纠正缺氧和二氧化碳潴留,低流量、低浓度持续吸氧。

(3)控制心力衰竭:一般经有效控制感染、改善呼吸功能后,心力衰竭即可得到改善,如未能明显改善可适当选用利尿剂、正性肌力药和慎用血管扩张药。①利尿剂:应用原则:选用作用弱的药物,小剂量、短期使用。如氢氯噻嗪 25mg,1～3 次/日,一般不超过 4 日,重症急需利尿者,可选用呋塞米。②正性肌力药:肺心病患者长期处于慢性缺氧状态,对洋地黄类药物的耐受性低,疗效较差,且易出现心律失常,故用药量宜小,选用作用快、排泄快的药物如毒毛花苷 K 或毛花苷 C,用药前需纠正缺氧和低钾血症,以免发生药物毒性反应。③血管扩张药:可减轻右心的前负荷与后负荷,但效果不明显,且可能引起动脉血氧分压降低和二氧化碳分压升高,宜慎用。

2. 临床缓解期　采用中西医结合综合治疗,以增强患者的免疫功能,去除诱发因素,减少或避免急性加重期的发生,通过长期家庭氧疗和调节免疫功能等措施,尽可能改善肺功能和心功能。

(四) 主要护理诊断及合作性问题

1. 低效性呼吸型态　与肺、胸部病变导致肺通气功能障碍有关。
2. 气体交换受损　与肺毛细血管床破坏,气体弥散面积减少,通气/血流失调有关。
3. 清理呼吸道无效　与呼吸道分泌物多而黏稠,支气管黏膜充血、水肿及咳嗽无力有关。
4. 活动无耐力　与肺、心功能衰竭致氧的供需失调有关。
5. 体液过多　与右心功能不全引起腔静脉压升高、钠水潴留有关。
6. 潜在并发症　肺性脑病、水电解质紊乱、心律失常、休克、消化道出血等。

(五) 护理措施

1. 一般护理　①提供安静、舒适的休息环境,室内保持适宜的温湿度。②功能代偿期,安排适当活动,以不使患者感到疲劳为度;功能失代偿期,绝对卧床休息,辅以生活护理。③采取有利于患者呼吸并可促进下肢静脉回流的体位,有胸、腹水取半卧位。④对情绪烦躁,神志不清的患者,需专人护理,加床栏以保证其安全;对长期卧床患者应定时协助其翻身并加强皮肤护理。

2. 饮食护理　提供含有适当纤维素、清淡易消化的饮食,防止便秘加重心脏负担。适当限制液体摄入,伴有水肿和少尿的患者,每日输液量不宜超过 1000ml,速度不超过 30 滴/分。

3. 氧疗护理　给予持续低流量、低浓度吸氧,避免高浓度吸氧加重二氧化碳潴留。严重呼吸困难患者进行机械通气时,配合做好治疗前的准备工作,并在通气过程中加强病情监测和护理。

4. 用药护理　遵医嘱给予抗菌药物。支气管舒张药、呼吸兴奋剂等以控制感染、通畅气道、改善呼吸功能;注意观察疗效和不良反应。

考点:氧疗护理及用药护理

5. 病情观察　监测生命体征、动脉血气分析的变化和 24h 出入量;观察痰液的性质、量及能否顺利咳出,有无呼吸困难及其程度,有无心悸、胸闷、腹胀、尿少、水肿等右心衰竭表现,有无肺性脑病的征象以及其他并发症表现。

(六) 健康教育

1. 指导积极防治原发病,避免各种可能导致病情急性加重的诱因,如积极戒烟,避免粉尘等各种呼吸道刺激,居室保持通风,注意保暖,避免去人群聚集、通风不良的公共场所等,以尽可能减少其反复发作的次数。

2. 指导合理生活起居,向患者及家属说明饮食营养的重要性。告知患者在病情的缓解期应根据自身肺功能和心功能情况,进行适当的体育锻炼如散步、慢跑、太极拳等,以增强机体的免疫功能,运动强度以不感到疲劳为度,并指导患者加强呼吸功能锻炼和适当的耐寒锻炼等。

3. 指导患者自我监测病情,告知患者及家属若呼吸困难加重、咳嗽剧烈、咳痰不畅、尿量减少、水肿明显或是出现发绀加重、神志淡漠、兴奋不安、睡眠紊乱等,均提示病情加重,需及时就医诊治。

案例 2-3 分析

1. 临床诊断:慢性阻塞性肺疾病、慢性肺源性心脏病。
2. 主要护理问题:①气体交换受损。②活动无耐力。
3. 健康指导:①介绍慢性阻塞性肺疾病和慢性肺心病的防治的相关知识,阐明吸烟的危害性,指导戒烟。②指导进行呼吸功能锻炼和耐寒锻炼,增强免疫功能,坚持长期家庭氧疗,改善心、肺功能,预防呼吸道感染,避免和减少急性加重期的发生。

重点提示

1. 慢性肺源性心脏病是由支气管-肺、胸廓或肺血管慢性病变导致右心室扩张和(或)肥厚,伴或不伴右心衰竭的心脏病,并排除先天性心脏病和左心病变引起者。最常见的病因是 COPD,肺动脉高压形成是慢性肺心病发生的先决条件,而缺氧是肺动脉高压形成最重要的因素。

2. 功能代偿期的表现是原有支气管肺疾病和肺气肿的表现,同时有肺动脉高压和右心室肥厚的体征;功能失代偿期的表现是呼吸衰竭和右心衰竭。

3. 急性加重期的治疗要点是积极控制感染、通畅气道、改善呼吸功能和控制心力衰竭;临床缓解期则以增强免疫功能,防止急性加重期发生和改善肺、心功能为治疗目的。

4. 护理重点是用药护理和氧疗护理。

(魏春平)

第 6 节　支气管扩张患者的护理

(一) 概述

支气管扩张(bronchiectasis)简称支扩,是指直径大于 2mm 的中等大小的近端支气管由于管壁的肌肉和弹性组织破坏所引起的异常和持久性扩张。主要临床表现为慢性咳嗽,咳大量脓性痰和(或)反复咯血。近年来,随着对急、慢性呼吸道感染的有效治疗,患病率已明显降低。

1. **病因**　①支气管-肺组织感染和阻塞:感染和阻塞互为因果、相互影响,导致支气管扩张的发生和复制。婴幼儿麻疹、百日咳或支气管肺炎等感染是支气管扩张最常见的病因,小儿支气管管腔较细、管壁薄弱,感染使支气管黏膜充血水肿、分泌物增多,易引起管腔狭窄、阻塞,反复感染可破坏支气管壁各层组织,削弱管壁的支撑作用,导致支气管扩张。②支气管先天性发育障碍和遗传因素:支气管先天性发育障碍如巨大气管-主气管症、Kartagener 综合征、先天性软骨缺失症,以及与遗传因素有关的肺囊性纤维化、遗传性 α_1-抗胰蛋白酶缺乏症等均可伴有支气管扩张,较少见。③全身性疾病:类风湿关节炎、克罗恩病、溃疡性结肠炎、系统性红斑狼疮、人免疫缺陷病毒(HIV)感染等免疫性疾病,可伴有支气管扩张,提示支气管扩张可能与机体免疫功能失调有关。

2. **病理**　支气管扩张好发于下叶,左下叶更多见(左下叶支气管细长、与主气管的夹角大、受到心脏血管的压迫,引流不畅,易发生感染)。扩张的支气管呈柱状、囊状或不规则状,典型的病理改变为支气管的软骨、肌肉和弹性组织破坏被纤维组织取代,扩张的支气管内含有多量脓性分泌物,支气管壁血管增多,并伴有相应支气管动脉扩张和支气管动脉与肺动脉吻合,形成血管瘤,为反复咯血的主要原因。

(二) 护理评估

1. **健康史**　评估有无与支气管扩张相关的呼吸系统感染病史,有无各种可导致支气管阻塞的原发病变,有无支气管先天性发育障碍和遗传因素存在等。

2. 临床表现

（1）慢性咳嗽和大量脓痰:蓄积在支气管扩张部位的分泌物,随体位变化发生移动,刺激支气管黏膜引起咳嗽和排痰,故体位改变时咳嗽、咳痰加剧。严重程度可用痰量估计:轻度<10ml/d,中度 10~150ml,重度>150ml,甚者每日可达数百毫升;当感染急性发作时,痰液呈黄绿色脓性,痰液静置后有分层的特征:上层为泡沫下悬脓性成分,中层为混浊黏液,下层为坏死组织沉淀物。合并厌氧菌感染时,痰液有臭味。

（2）反复咯血:50%~70%的患者有不同程度的咯血症状,咯血量与病情严重程度、病变范围有时并不一致。部分患者以反复咯血为唯一症状,称为"干性支气管扩张",其病变通常位于引流良好的上叶支气管。

（3）反复肺部继发感染:特点是同一肺段反复发生肺炎且迁延不愈,与扩张的支气管引流差、清除分泌物的功能丧失有关。慢性反复感染者,可出现发热、乏力、食欲减退、消瘦、贫血等,儿童可影响发育。

（4）体征:早期或干性支气管扩张,多无明显肺部体征,病变重或继发感染时,常可闻及下胸部和背部固定而持久的局限性粗湿啰音;结核病引起的支气管扩张,其啰音常位于肩胛间区;慢性反复感染者,可伴有杵状指;并发肺气肿、慢性肺心病时,有相应的体征。

（5）心理状态:因大量或反复咯血,患者有焦虑、紧张和恐惧心理。

3. 辅助检查

（1）实验室检查:①血液检查:急性感染时白细胞总数和中性粒细胞增多,反复咯血者可出现贫血。②痰液检查:痰液涂片或细菌培养可发现致病菌,且可进行药敏试验,以指导临床选用抗菌药物。

（2）影像学检查:①胸部 X 线检查:支气管柱状扩张的典型 X 线表现呈轨道征,系增厚的支气管壁影;囊状扩张的特征性表现为卷发样阴影。②胸部 CT 检查:可显示管壁增厚的柱状扩张或成串成簇的囊状改变。高分辨率 CT 能够显示次级肺小叶为基本单位的肺内细微结构,已取代支气管造影,成为支气管扩张的主要诊断方法。③支气管碘油造影:可明确支气管扩张的部位、形态、范围和病变严重程度,仅用于准备外科手术的患者。

（3）纤维支气管镜检查:有助于发现出血部位或阻塞原因,还可进行局部灌洗和取灌洗液做细菌学和细胞学检查等。

（三）治疗要点

1. 控制感染　有发热、咳脓痰等急性感染征象时需应用抗生素,可根据病情选用,必要时参考细菌培养及药敏试验结果选择抗菌药物。轻症者一般口服半合成青霉素如阿莫西林、第 1 代头孢菌素、喹诺酮类等药物;重症患者需选用敏感抗菌药物联合静脉给药,如第 3 代头孢菌素加用氨基糖苷类;有厌氧菌感染者,加用甲硝唑、替硝唑或克林霉素。

2. 促进痰液引流　治疗价值与控制感染同等重要,可减少继发感染和减轻全身中毒症状。应用祛痰药、支气管舒张药稀释脓痰、促进痰液排出并缓解支气管痉挛,再经体位引流清除痰液,必要时还可经纤维支气管镜吸痰,同时进行局部灌洗并注入抗菌药物。

3. 咯血治疗　少量咯血,以安慰患者、消除紧张、卧床休息为主,可用氨基己酸、氨甲苯酸（止血芳酸）、酚磺乙胺（止血敏）、卡巴克洛（安络血）等药物止血;大咯血,使用血管升压素静脉注射或静脉滴注,并应谨防窒息;对不易控制、反复大咯血危及生命者,应选择手术治疗。

4. 外科治疗　病变较局限、全身状况良好、经内科治疗无效,仍有反复大咯血或感染者,可考虑手术切除病变肺段或肺叶。

考点: 临床表现和辅助检查

考点: 治疗要点

（四）主要护理诊断及合作性问题

1. 清理呼吸道无效　与痰多黏稠、体力下降、未掌握有效咳痰及体位引流技巧而导致痰液排出不畅有关。

2. 营养失调:低于机体需要量　与慢性感染导致机体消耗增加而摄入不足有关。

3. 焦虑　与反复咯血不止及担心疾病预后有关。

4. 潜在并发症　窒息。

（五）护理措施

1. 一般护理　提供安静、舒适的环境,保持室内空气新鲜、洁净及适宜的温湿度。病情加重时需卧床休息,可减少肺活动度,避免诱发咯血,大咯血患者应绝对卧床休息。

2. 饮食护理　提供高热量、高蛋白、富含维生素的饮食,过冷或过热食物均易诱发咯血,咯血期间食物以温凉为宜。加强口腔护理,咳痰后以清水漱口,以祛除痰臭、增进食欲。鼓励多饮水,以利于痰液稀释和排出。

3. 保持呼吸道通畅　指导有效咳嗽和排痰的方法,雾化吸入支气管舒张药,以稀释痰液和缓解支气管痉挛,提高排痰效果,必要时实施体位引流。

4. 咯血护理　见本章第1节。

5. 用药护理　遵医嘱应用抗菌药物、祛痰药及支气管舒张药等,注意观察药物疗效及不良反应。

6. 病情观察　观察患者生命体征是否平稳,痰液的色、质、量、气味及与体位的关系;注意有无咯血、咯血量和性状,有无呼吸困难及缺氧情况,警惕窒息等并发症的表现,并备好抢救药品和物品以配合救治。

（六）健康教育

1. 向患者及家属阐明支气管扩张的发生和发展与呼吸道感染和阻塞密切相关,指出积极防治呼吸道感染的重要性。

2. 说明加强营养和建立良好的生活习惯对机体康复的重要作用,指导摄取必需的营养素,以增强机体的抗病能力。鼓励参加适当的体育锻炼,以增强机体免疫力和抗病能力。注意生活规律、劳逸结合,避免过度活动或情绪激动而诱发咯血。

3. 教会患者体位引流的方法并掌握有效咳嗽及排痰技巧。

4. 指导自我监测病情,一旦发现症状加重如痰量增多、咯血、呼吸困难加重、畏寒、发热、胸痛等应及时就诊。

附　体位引流术的护理

体位引流是利用重力作用使肺、支气管内分泌物排出体外的治疗护理技术,又称为重力引流。目的是对呼吸道分泌物多的患者,安置适当的体位,同时借咳嗽或抽吸技术来清除分泌物。根据病变部位、病情和患者体力,体位引流为每日1~3次,每次15~20min,安排在餐前进行。

【适应证及禁忌证】

1. 适应证　①慢性支气管炎、支气管扩张、肺脓肿、肺结核等有大量痰液而排除不畅者。②支气管碘油造影术前后。

2. 禁忌证　①呼吸功能不全、有明显呼吸困难和发绀者。②近1~2周内有大量咯血者。③严重心血管疾病或年老体弱而不能耐受者。

【护理措施】

1. 术前准备

（1）用物准备:靠背架、小饭桌、纱布、痰杯、漱口水。

（2）患者准备:解释体位引流的目的、过程和注意事项,做好心理护理,消除其顾虑,以取得患者的配合。对痰液黏稠者,引流前 15min 先遵医嘱给予雾化吸入 0.9% 氯化钠溶液,可加庆大霉素、α-糜蛋白酶、β₂受体激动剂等药物,以降低痰液黏稠度,避免支气管痉挛,提高引流效果。根据肺部体征和辅助检查结果明确病变部位。

2. 术中配合

（1）根据病变的部位协助患者采取正确的引流体位,原则上使病灶处于高位,引流支气管开口向下（图 2-6）,但不宜刻板执行,以患者能够接受又易于排痰的体位为最佳。

（2）引流过程中鼓励患者进行有效咳嗽和排痰,对体质虚弱无力咳嗽者,可辅以胸部叩击和胸壁震荡等措施,以提高引流效果。

（3）注意观察患者的反应,如发现患者出现面色苍白、发绀、头晕、心悸、呼吸困难、咯血等情况,应立即停止引流,通知医生处理。

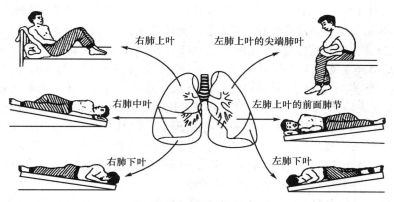

右肺上叶　左肺上叶的尖端肺叶

右肺中叶　左肺上叶的前面肺节

右肺下叶　左肺下叶

图 2-6　体位引流

3. 术后护理　引流结束后,记录排出的痰量、颜色、性质和气味,必要时送检。复查生命体征和肺部呼吸音及啰音的变化,观察治疗效果。安置患者休息,给予清水或漱口液漱口,以去除痰液气味,保持口腔清洁,减少呼吸道感染机会。

重点提示

1. 支气管扩张是指直径大于 2mm 的中等大小的近端支气管由于管壁的肌肉和弹性组织破坏所引起的异常和持久性扩张,主要临床表现为慢性咳嗽,咳大量脓性痰和（或）反复咯血。高分辨率 CT 已取代支气管造影成为支气管扩张的主要诊断方法,支气管碘油造影仅用于准备外科手术的患者。

2. 主要治疗是控制感染和促进痰液引流。

3. 护理重点是体位引流护理。

（吴　蓓）

第 7 节　肺炎患者的护理

案例 2-4

患者,男性,20 岁。淋雨受凉后出现寒战、高热、咳嗽、胸痛、咳铁锈色痰 1 天。因突然发病而焦虑不安。神志清,急性面容,呼吸急促,T 39.5℃、P 102 次/分、R 30 次/分、BP 100/70mmHg,右下肺闻及支气管呼吸音。血常规:WBC 13×10⁹/L。X 线胸片示右下肺大片状阴影。临床诊断右下肺炎。

问题:1. 主要护理问题是什么?

2. 护理要点是什么?

（一）概述

肺炎（pneumonia）是指终末气道、肺泡和肺间质的炎症，可由病原微生物感染、各种理化因素（如有害气体、化学物质、放射线、水、食物或呕吐物的吸入等）、免疫损伤、过敏及药物作用所致，以感染性肺炎最常见。

引起肺炎的病原体包括细菌、病毒、真菌、支原体、衣原体及寄生虫等，其中细菌性肺炎是最常见的肺炎，约占肺炎的80%。病原体侵入的途径，包括空气吸入、血行播散、邻近感染部位蔓延和上呼吸道定植菌的误吸等；导致机体防御机制下降的因素，有吸烟、酗酒、年老体弱、长期卧床、意识不清、吞咽和咳嗽反射障碍，存在慢性基础疾病，长期使用肾上腺糖皮质激素、免疫抑制剂或抗肿瘤药物及接受机械通气或大手术等。肺炎可根据解剖学、病因及患病环境进行分类。

1. 解剖学分类 ①大叶性（肺泡性）肺炎：病原体先在肺泡引起炎症，经肺泡间孔向其他肺泡扩散，逐渐累及整个肺段至肺叶。典型表现为肺实质炎症，通常并不累及支气管；病原体多为细菌，尤以肺炎链球菌多见；X线胸片显示肺叶或肺段的实变阴影。②小叶性（支气管性）肺炎：病原体经支气管入侵，依次引起细支气管、终末细支气管及肺泡的炎症。常继发于支气管炎、支气管扩张、上呼吸道病毒感染及长期卧床的患者；病原体可为肺炎链球菌、葡萄球菌、病毒、肺炎支原体、军团菌等；以肺下叶受累较常见，无肺实变征象；X线胸片显示为沿肺纹理分布的不规则斑片状阴影，边缘密度浅而模糊。③间质性肺炎：肺间质为主的炎症，主要累及支气管壁、支气管周围组织和肺泡壁。可由细菌、支原体、衣原体、病毒或卡氏肺囊虫等引起；呼吸道症状和体征常较轻；X线表现为一侧或双侧肺下部的不规则条索状阴影，从肺门向外伸展，可呈网状，其间可有小片肺不张阴影。

2. 病因分类 分为细菌性肺炎、病毒性肺炎、非典型病原体（如军团菌、支原体和衣原体等）所致肺炎、真菌性肺炎、其他病原体所致肺炎和理化因素所致肺炎等。

考点：患病环境分类

3. 患病环境分类 ①社区获得性肺炎：是指在医院外罹患的感染性肺实质炎症，包括有明确潜伏期的病原体感染，入院后在平均潜伏期内发病的肺炎。常见病原体有肺炎链球菌、流感嗜血杆菌、卡他莫拉菌和非典型病原体。②医院获得性肺炎：亦称医院内肺炎，是指患者入院时不存在、也不处于潜伏期，于入院48h后在医院内发生的肺炎。无感染高危因素患者，常见病原体依次为肺炎链球菌、流感嗜血杆菌、金黄色葡萄球菌、大肠埃希菌和肺炎克雷白杆菌等；有感染高危因素者，病原体为金黄色葡萄球菌、铜绿假单胞菌、肠杆菌属、肺炎克雷白杆菌等。

（二）护理评估

1. 健康史 ①评估患者既往健康状况，有无慢性呼吸系统及全身性疾病，有无吸烟、酗酒史，是否长期使用肾上腺糖皮质激素、免疫抑制剂或抗肿瘤药物，有无与类似患者有过密切接触。②评估有无导致患者机体防御机制下降的诱发因素存在，如受寒、醉酒、感冒、疲劳、淋雨等，有无实施机械通气、各种导管等侵入性操作，有无身体其他部位感染灶，有无接触变应原或遭受理化因素影响等。

考点：肺炎链球菌肺炎的临床表现和其他肺炎的临床特征

2. 临床表现

（1）肺炎链球菌肺炎：由肺炎链球菌感染引起的肺实质炎症，约占社区获得性肺炎的半数，典型病变呈大叶性分布。发病前常有受凉、淋雨、疲劳、醉酒和病毒感染史，有上呼吸道感染的前驱症状。①起病急骤，以高热、寒战、咳嗽、咳铁锈色痰（或痰中带血）及胸痛为典型临床症状，体温在数小时内升至39~40℃，发热高峰在下午或傍晚或呈稽留热。②体征：急性病容，口角和鼻周有单纯疱疹，病变广泛时有发绀，有败血症者可出现皮肤、黏膜瘀点、巩膜黄染等。早期肺部无明显异常，肺实变时叩诊浊音、触觉语颤增强、听诊有支气管呼吸音，消散期可闻及湿啰音,病变累及胸膜时可有胸膜摩擦音。③严重感染者,可伴发感染性休克(称休克型肺炎或中毒性肺炎)、急性呼吸窘迫综合征及精神神经症状,其他并发症有胸膜炎、脓胸、心包炎等。

(2)葡萄球菌肺炎:由葡萄球菌引起的急性肺部化脓性炎症。常发生于有慢性基础疾病或免疫功能受损的患者,病情较重,若治疗不当,病死率较高。①起病急骤,寒战、高热等毒血症状明显,体温高达 39~40℃;胸痛、咳嗽、脓性痰或呈脓血痰,痰量多。②早期可无阳性体征,与严重的中毒症状和呼吸道症状不平行,其后出现两肺散在湿啰音和肺实变体征,发生气胸或脓气胸时有相应体征。③病情严重者早期即可出现周围循环衰竭,老年患者症状可不典型。

(3)革兰阴性杆菌肺炎:由肺炎克雷白杆菌、嗜肺军团杆菌、铜绿假单胞菌、流感嗜血杆菌,大肠埃希菌等引起的肺部炎症,是医院获得性肺炎的常见类型。多见于年老体弱、营养不良、慢性呼吸系统疾病及长期使用免疫抑制剂致机体免疫功能低下者。①有发热、咳嗽、咳痰、胸痛、气急、发绀、心悸等症状,严重者可出现休克和呼吸衰竭。②痰液特征与感染病原菌相关,克雷白杆菌感染,痰液呈砖红色胶冻样;铜绿假单胞菌感染,痰液呈绿色脓性;嗜肺军团杆菌感染,痰液呈带少量血丝的黏痰或血痰等。③体征:基础疾病的体征,肺部湿啰音和肺实变征等。

(4)肺炎支原体肺炎:由肺炎支原体引起的呼吸道和肺部的急性炎症,常同时有咽炎、支气管炎和肺炎。①起病缓慢,有发热、乏力、头痛、咽痛、食欲不振、肌肉酸痛等全身症状;偶伴胸骨后疼痛,肺外表现常见,如斑丘疹、多形红斑等。②咳嗽多呈阵发性刺激性呛咳,少量白色黏液痰。③体征:咽部充血,颈部淋巴结肿大等,肺部体征常不明显。

(5)病毒性肺炎:由上呼吸道病毒感染向下蔓延所致的肺部炎症。约占需住院的社区获得性肺炎的 8%,大多发生于冬春季节,可暴发或散发流行。①起病较急,发热、头痛、全身酸痛、倦怠等表现较突出,有咳嗽、少痰或白色黏液痰、咽痛等呼吸道症状。②小儿或老年人易发生重症病毒性肺炎,表现为呼吸困难、发绀、嗜睡、精神委靡,甚至发生休克、心力衰竭、呼吸衰竭或急性呼吸窘迫综合征等并发症。③胸部体征常不明显,严重者有呼吸浅速、心率增快、发绀、肺部干、湿啰音。

(6)真菌性肺炎(肺部真菌感染):最常见的深部真菌病,多继发于长期应用广谱抗菌药物、糖皮质激素、细胞毒药物及免疫抑制剂而致机体免疫功能低下者,或因长期留置导管、插管等诱发。①肺念珠菌病:表现为畏寒、高热,咳白色泡沫样黏痰或呈胶冻状,有酵臭味,有时咯血。②肺曲霉病:以干咳、胸痛常见,部分患者有咯血,病变广泛时出现气急、呼吸困难甚至呼吸衰竭。

链接　重症肺炎

　　肺炎的严重性取决于 3 个因素:局部炎症程度、肺部炎症的播散和全身炎症反应的程度。　判定重症肺炎需符合下述条件:①需要通气支持,如急性呼吸衰竭、气体交换严重障碍伴高碳酸血症或持续低氧血症。　②需要循环支持,如血流动力学障碍、外周低灌注。　③需要加强监护和治疗,肺炎引起的脓毒症或基础疾病所致的其他器官功能障碍。

(7)并发症:感染性休克、胸膜炎、脓胸、肺脓肿、心包炎、心力衰竭和呼吸衰竭等。

(8)心理状态:因起病急骤、全身中毒症状较重,常有焦虑不安,紧张、恐惧心理。

3. 辅助检查

(1)血液检查:细菌性肺炎,血白细胞计数及中性粒细胞比例多明显增高,并有核左移现象,细胞内可见中毒颗粒。

（2）病原学检查：包括痰液涂片及痰培养、血液及胸腔积液培养等。病毒性肺炎需行下呼吸道分泌物或肺活检标本培养分离病毒，真菌性肺炎可行痰液和组织真菌培养。

（3）胸部 X 线检查：表现为肺纹理改变，肺部炎症阴影和胸腔积液征象等。

（4）免疫学检查：对支原体肺炎和病毒性肺炎的诊断有重要作用。

（三）治疗要点

考点：抗感染治疗

1. 抗感染治疗　肺炎治疗的主要环节，正确合理选用抗感染药物是治疗有效的关键。可根据患病环境、当地流行病学资料或根据细菌培养和药敏试验的结果选择敏感的抗菌药物。一般对于青壮年和无基础疾病的社区获得性肺炎，常选用青霉素类、第 1 代头孢菌素和对呼吸系统感染有显著疗效的喹诺酮类药物；老年人、有基础疾病的社区获得性肺炎，常选用第 2、第 3 代头孢菌素、β-内酰胺类/β-内酰胺酶抑制剂和喹诺酮类，可联合大环内酯类和氨基糖苷类；医院获得性肺炎，常用药物有第 2、第 3 代头孢菌素、β-内酰胺类/β-内酰胺酶抑制剂、喹诺酮类和碳青霉烯类。对重症肺炎的治疗应首选广谱的强力抗菌药物，并要足量、联合用药。

（1）肺炎链球菌肺炎：首选青霉素 G，用药途径及剂量可根据病情轻重和有无并发症而定。对青霉素过敏或耐药者，可用喹诺酮类、头孢菌素类药物，多重耐药菌株感染者选用万古霉素。疗程通常为 2 周，或在退热后 3 日停药，也可由静脉用药改为口服，维持数日。

（2）葡萄球菌肺炎：选用敏感的抗菌药物的同时，强调早期引流原发病灶。因金黄色葡萄球菌对青霉素 G 多耐药，故可选用耐青霉素酶的半合成青霉素或头孢菌素，如苯唑西林钠、氯唑西林、头孢呋辛钠等，也可参考细菌培养的药敏试验结果选择抗菌药物。

（3）革兰阴性杆菌肺炎：抗菌药物宜大剂量、长疗程、联合用药，以静脉滴注为主。抗菌治疗前应尽可能进行细菌培养和药敏试验，以利于抗菌药物的调整。①克雷白杆菌肺炎：常用第 2、第 3 代头孢菌素联合氨基糖苷类抗菌药物。②军团菌肺炎：首选药物为红霉素，也可加用利福平。③铜绿假单胞菌肺炎：可应用第 3 代头孢菌素、氨基糖苷类和喹诺酮类等。

（4）肺炎支原体肺炎：早期应用适当抗菌药物可减轻症状、缩短病程，首选大环内酯类抗菌药如红霉素。

（5）病毒性肺炎：以对症治疗为主，如果没有明确的细菌感染证据，一般不宜应用抗菌药物预防性治疗。抗病毒药物有利巴韦林、阿昔洛韦、奥司他韦、金刚烷胺等，尤其对于有免疫缺陷或应用免疫抑制剂者就尽早使用。

2. 抗休克　发生感染性休克时，应通过补充血容量、纠正酸中毒、应用血管活性药和糖皮质激素等措施进行抗休克治疗。

3. 对症支持治疗　包括卧床休息、补充足够的蛋白质、热量和维生素，鼓励多饮水，清除呼吸道分泌物、保持气道通畅，维持呼吸功能、纠正缺氧，维持水、电解质平衡等。

（四）主要护理诊断及合作性问题

1. 体温过高　与病原体引起肺部感染有关。

2. 气体交换受损　与肺部炎症导致呼吸膜受损，气体弥散障碍有关。

3. 清理呼吸道无效　与痰液黏稠、咳嗽无力或未掌握有效排痰技巧等因素有关。

4. 疼痛：胸痛　与肺部炎症累及壁层胸膜有关。

5. 潜在并发症　感染性休克、肺不张、肺脓肿等。

（五）护理措施

1. 一般护理　提供整洁、舒适、安静的休息环境，经常开窗通风，保持室内空气新鲜、洁净，保持适宜的温度和湿度；限制患者活动，减少探视，安置患者有利于呼吸的体位（半卧位或高枕卧位），增加肺通气量，缓解呼吸困难，集中安排治疗和护理，以减轻体力和氧的消耗；对焦虑不安的患者做好解释工作，给予心理支持，使其能配合治疗。

2. 饮食护理　提供高热量、优质高蛋白、高维生素、易消化的流质或半流质饮食,以补充机体消耗,促进病灶修复。少食多餐,并避免食用产气食物,以防腹胀造成膈上抬而影响呼吸运动。鼓励适当多饮水,以补充发热、出汗、呼吸急促所丢失的水分,利于痰液的排出。脱水严重者应遵医嘱补液,但对老年或有心脏病患者需注意补液不可过多过快,以免诱发急性肺水肿。

3. 对症护理　①高热护理:卧床休息,寒战时注意保暖,高热以物理降温为主,大量出汗时应及时更换衣服和被褥,做好口腔和皮肤护理。高热稍退后,鼓励患者尽早下床活动,促进康复。②咳嗽咳痰护理:鼓励患者深呼吸,协助翻身及进行胸部叩击,指导有效咳嗽,促进排痰,以维护呼吸道通畅,有利肺部气体交换;痰液黏稠不易咳出时,给以雾化吸入,或遵医嘱应用祛痰剂。③胸痛护理:胸痛明显者,协助取患侧卧位,指导患者在深呼吸和咳嗽时用手按压患侧胸部,以利于降低患侧呼吸幅度,减轻疼痛,指导患者采用放松术、局部按摩、穴位按压、转移注意力等方法,以缓解疼痛。必要时遵医嘱酌用少量镇静、止痛剂。④呼吸困难护理:注意观察呼吸型态、皮肤色泽、意识状态等情况,监测动脉血气分析结果;给予吸氧以纠正缺氧表现,氧流量一般为 4~6L/min,对于在 COPD 基础上继发肺炎的患者,应给予持续低流量供氧;病情危重的患者,应准备气管插管和呼吸机辅助通气;腹胀可影响呼吸,可用腹部热敷或肛管排气。

4. 用药护理　尽可能在用药前采集痰液标本,进行痰培养和药物敏感试验,以指导用药。严格按医嘱准确使用抗菌药物,注意药物浓度、配伍禁忌、滴速和用药间隔时间;用药前应详细询问过敏史,凡对青霉素类药物过敏的患者,不得使用此类药物,并不再做皮肤试验,以免发生意外。有药物过敏或药疹等病史者,应在病史中及病历卡的显著部位标明禁用此类药物。药物治疗48~72h 后应对病情进行评价,如出现体温下降、症状改善、白细胞逐渐降低或恢复正常等,为治疗有效的表现,如用药 72h 后病情仍无改善,应及时报告医生并作相应处理。

5. 病情观察　观察痰液的颜色、性状和量,以及能否顺利排痰;观察生命体征和皮肤黏膜、神志、尿量等变化,当出现高热骤降至常温以下、脉搏细速、脉压变小、呼吸浅快、烦躁不安、面色苍白、肢冷出汗、尿量减少(每小时少于 30ml)等休克征象时,立即与医生联系并配合处理。

6. 感染性休克的抢救配合　将患者安置在重症监护病房,设专人护理,避免搬动,取休克体位,注意保暖(忌用热水袋);给予高流量吸氧,以改善缺氧状况;迅速建立静脉通路,按医嘱进行静脉补液、应用血管活性药物和碱性溶液等,通常需建立 2 条静脉通路(如静脉穿刺有困难时,应尽早行静脉切开),一条用于输注低分子右旋糖酐或平衡液,以快速扩充血容量,降低血液黏度,预防发生弥散性血管内凝血,在溶液中按医嘱加入抗菌药物和糖皮质激素,注意输液速度不宜过快以防发生肺水肿,可根据中心静脉压监测来调整滴速,若中心静脉压<5cmH$_2$O 以下可放心输液,达到 10cmH$_2$O 时则输液要慎重;另一条可先滴注碱性溶液(5% 碳酸氢钠),之后再输注血管活性药物如多巴胺,注意使用多巴胺时应防止药液外渗,若不慎漏至血管外,应立即停止输注,进行局部封闭或硫酸镁湿敷,此条输液通道在血压稳定后可撤除。密切观察病情变化并记录特别护理单,当患者神志逐渐清醒、表情平静、皮肤转红、脉搏慢而有力、呼吸平稳而规则、血压回升、尿量增多、皮肤及肢体变暖,则提示病情已好转。

考点:感染性休克的抢救配合

(六) 健康教育

1. 介绍肺炎的基本知识,强调预防的重要性。指导有慢性感染灶的患者,及时消除感染的隐患;对原有慢性病(如糖尿病、慢性肺疾病、慢性肝病、脾切除等)导致免疫功能减退的患者,应强调积极治疗原发病和提高机体免疫力,预防再次感染。

2. 指导建立良好的生活习惯,纠正吸烟等不良习惯,避免受寒、过劳、酗酒等诱发因素,平时应注意锻炼身体,尤其要加强耐寒锻炼,气温变化时随时增减衣服,注意增加营养,保证充足的休息时间,以增强机体对感染的抵抗能力。

3. 对出院后需继续用药的患者应做好用药指导,告之复诊时间及复诊时应携带的有关资料。

案例 2-4 分析

1. 主要护理问题:①体温过高。②清理呼吸道无效。③疼痛:胸痛。④焦虑。

2. 护理要点:①按医嘱正确应用抗菌药物,以物理降温为主做好高热护理。②鼓励多饮水,给予止咳祛痰药物。③指导患侧卧位和放松技术以缓解胸痛。④加强沟通,介绍肺炎有关知识,消除紧张焦虑情绪。

重点提示

1. 肺炎是指终末气道、肺泡和肺间质的炎症,可由病原微生物感染、各种理化因素、免疫损伤、过敏及药物作用所致。细菌性肺炎尤其是肺炎链球菌肺炎是最常见的肺炎。

2. 各种肺炎均有全身毒血症状和呼吸系统表现,不同肺炎的痰液各有特征,胸部 X 线检查和痰液检查有助于诊断,治疗以抗感染和抗休克为主。

3. 护理的重点是对症护理和感染性休克的抢救配合。

(魏春平)

第 8 节　肺结核患者的护理

案例 2-5

患者,女性,50 岁。咳嗽、咳痰半年余,痰中带血 2 周。咳嗽多为干咳、痰量不多,有胸闷及夜间盗汗,发病以来食欲减退、消瘦明显。糖尿病史 4 年。查体:T 38℃,P 90 次/分,R 23 次/分,BP 100/70mmHg。精神差,气管居中,右锁骨下闻及细湿啰音。血常规:Hb 100g/L,WBC 9×10⁹/L,N 0.61,L 0.39。痰液涂片抗酸染色见分枝杆菌;胸片示右锁骨下片絮状阴影,边缘模糊。临床诊断:浸润性肺结核。

问题:1. 主要护理问题是什么?
　　　2. 健康教育的内容是什么?

(一)概述

肺结核(pulmonary tuberculosis)是结核分枝杆菌引起的肺部慢性传染性疾病。临床上有低热、盗汗、消瘦、乏力等全身症状及咳嗽、咯血等呼吸道症状。

肺结核在 21 世纪仍然是严重危害人类健康的主要传染病,是全球关注的公共卫生和社会问题,也是我国重点控制的主要疾病之一。20 世纪 80 年代中期以来,结核病呈现全球恶化形势,主要原因是人免疫缺陷病毒(HIV)感染的流行,耐药结核杆菌菌株的增多,以及人们缺乏对结核病流行回升的警惕性和结核病控制复杂性的认识。我国结核病的疫情十分严峻,全球约 20 亿人口曾受到结核分枝杆菌的感染,其中我国约占 5.5 亿,被世界卫生组织(WHO)列为仅次于印度的第 2 位结核病高负担、高危险性国家。针对结核病全球性恶化趋势,WHO 将每年 3 月 24 日定为"全球防治结核病日",以提醒公众加深对结核病的认识;同时积极推行全程督导短程化学治疗策略(DOTS)作为国家结核病规划的核心内容。

链接┄┄┄┄┄┄┄ 全程督导短程化学治疗（DOTS）

　　全程督导短程化疗是指结核病患者在采用短程化疗过程中，每次用药都必须在医务人员的直接监督下进行，因故未用药时必须采取补救措施以保证按医嘱规律用药。可以提高治疗依从性、保证规律用药、显著提高治愈率、降低复发率、减少死亡率；使患病率迅速下降、减少多耐药病例的发生，符合投入效益原则。

　　结核杆菌属分枝杆菌属，分为人型、牛型、非洲型和鼠型 4 类，人肺结核的致病菌 90% 以上是人型结核分枝杆菌，少数为牛型和非洲型分枝杆菌。结核杆菌抗酸染色呈红色，故又称抗酸杆菌，对干燥、冷、酸、碱等抵抗力强，在干燥环境中可存活数月或数年、在室内阴湿处能生存数月、低温条件下（-40℃）可存活数年；用氢氧化钠或硫酸处理痰液时，结核杆菌仍可存活。但结核分枝杆菌在烈日下暴晒 2~7h、紫外线照射（10W 紫外线灯、距离 0.5~1m）30min或煮沸 100℃、5min 即可被杀灭；常用杀菌剂中，70% 乙醇溶液最佳，接触 2min 即可将其杀死，而 5% 苯酚（石炭酸）则需要 24h。最简便有效的杀菌方法是将痰液吐在纸上直接焚烧。

　　结核病的主要传染源是痰中带菌的继发性肺结核患者；主要通过咳嗽、喷嚏、大笑、大声谈话等方式将含有结核分枝杆菌的微滴排到空气中，经飞沫传播是最重要的传播途径，经消化道或皮肤等其他感染途径传播已罕见；婴幼儿、老年人、HIV 感染者、免疫抑制剂使用者、慢性疾病患者等免疫力低下者，是结核病的易感人群。

　　人体感染结核分枝杆菌后发病与否，以及病变的性质、范围等，与结核分枝杆菌的菌量、毒力和人体的免疫状态、变态反应有关。人体对结核分枝杆菌的自然免疫力（先天免疫力）是非特异性的，接种卡介苗或感染结核分枝杆菌后所获得的免疫力（后天免疫力）则具有特异性，人体对结核病的主要免疫保护机制是细胞免疫，能将入侵的结核分枝杆菌杀死或制止其扩散，使病灶愈合，而体液免疫对控制结核分枝杆菌感染的作用不重要。少量、毒力弱的结核分枝杆菌多能被人体防御功能杀灭，只有遭受大量毒力强的结核分枝杆菌侵袭、而人体免疫力又低落时，感染后才能发病，机体对结核分枝杆菌及其代谢产物发生的变态反应，属第Ⅳ型（迟发型），变态反应增高时，引起结核性渗出、变性、坏死病变。

　　结核病的基本病理变化是炎性渗出、增生和干酪样坏死。①渗出为主的病变：主要出现在结核性炎症初期阶段或病变恶化时，表现为中性粒细胞浸润，继之由巨噬细胞及淋巴细胞取代。②增生为主的病变：多在结核分枝杆菌数量较少，而机体抵抗力较强时或在病变恢复阶段发生，表现为典型的结核结节，由淋巴细胞、上皮样细胞、朗格汉斯巨细胞或成纤维细胞组成，是结核病的特征性病理变化。③干酪样坏死：多在结核分枝杆菌毒力强、感染菌量多、机体超敏反应增强、抵抗力低下的情况下发生，在结核结节中间发生干酪样坏死，病灶呈淡黄色，状似奶酪。

（二）护理评估

　　1. 健康史　主要询问家族史、个人健康史和疫苗接种等情况，有无与结核患者密切接触史，如与结核患者同室居住、学习或工作史；有无引起机体免疫功能降低的病情，如麻疹、糖尿病、艾滋病、营养不良、慢性疾病或使用糖皮质激素、免疫抑制剂等；有无过度疲劳、生活不规律、严重精神创伤、酗酒、妊娠、分娩等结核病的诱发因素；了解既往结核病史及诊断、治疗经过。

　　2. 临床表现

　　（1）全身症状：结核的全身毒性症状表现为发热、盗汗、乏力、食欲减退、体重减轻等。发热为常见症状，多于午后或傍晚开始（潮热），次晨降至正常，病灶进展播散时，可有寒战和不规则高热等。育龄妇女可有月经失调或闭经、面颊潮红等表现。

（2）呼吸系统症状：①咳嗽咳痰：肺结核最常见的症状。早期多为干咳或少量黏液痰，合并支气管结核时，可为刺激性咳嗽，有空洞形成时，痰量增多，继发细菌感染时，痰液呈脓性。②咯血：1/3～1/2 的患者可出现咯血，量多少不定，多数为痰中带血或少量咯血，少数为大咯血，咯血量与病变的严重程度不一定成正比，咯血后持续高热常提示病灶播散。③胸痛：结核病变累及胸膜时可出现针刺样胸痛，随呼吸运动和咳嗽加重，患侧卧位可减轻。④呼吸困难：干酪性肺炎、大量胸腔积液和晚期患者可有不同程度的呼吸困难。

（3）体征：①肺部病灶小或位置深者，多无异常体征；肺结核好发于上叶尖后段、肩胛间区或锁骨上下部位听到细湿啰音，对诊断肺结核有一定的价值；当肺部渗出病变范围较大或有干酪样坏死或空洞形成或有结核性胸膜炎时，可出现相应的肺实变、肺空洞和胸腔积液体征；当肺有广泛纤维条索形成或胸膜粘连增厚时，患侧胸廓塌陷、气管向患侧移位，对侧有代偿性肺气肿。②少数患者可累及四肢大关节，受累关节附近可见间歇出现的结节性红斑或环形红斑等类似风湿热样表现，称"结核性风湿症"，多见于青少年女性。

3. 临床类型　2004 年我国实施新的结核病分类标准，包括 4 型肺结核、1 型肺外结核，以及菌阴肺结核（3 次痰涂片及 1 次培养阴性的肺结核）。

（1）原发型肺结核（Ⅰ型）：为原发结核感染所致的临床病症，包括原发综合征及胸内淋巴结结核。多见于儿童、少年，多有结核病家庭接触史。无症状或症状轻微。X线胸片显示肺部原发病灶、淋巴管炎及局部淋巴结炎，呈哑铃状阴影，称原发综合征（图2-7）。原发病灶吸收较快、不留痕迹，胸片仅有肺门淋巴结肿大，称胸内淋巴结结核。

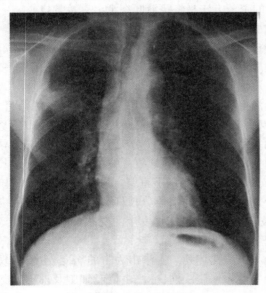

图 2-7　原发综合征

（2）血行播散型肺结核（Ⅱ型）：包括急性血行播散型肺结核（急性粟粒型肺结核）及亚急性、慢性血行播散型肺结核。急性血行播散型肺结核多见于婴幼儿和青少年，常同时伴有原发型肺结核；成人则可由病变中或淋巴结内的结核分枝杆菌侵入血管所致。起病急，持续高热，中毒症状严重，常同时伴有结核性脑膜炎；X线胸片见双肺均匀分布的粟粒状阴影（图 2-8）。亚急性或慢性血行播散型肺结核，起病较缓，症状较轻，无明显中毒症状，X线胸片示双上、中肺野大小不等、密度不同和分布不均的粟粒状或结节状阴影，新鲜渗出和陈旧硬结、钙化病灶共存（图 2-9）。

（3）继发型肺结核（Ⅲ型）：包括浸润性肺结核、纤维空洞性肺结核、结核球和干酪样肺炎等。多见于成人，病程长、易复发，病变轻重、多寡相差较大，渗出性病变、干酪样病变和愈合性病变共存，X线表现呈多态性。①浸润性肺结核：最常见的继发型肺结核。病灶多位于肺尖和锁骨上下，X线胸片显示为小片状或斑点状阴影，边缘模糊或纤维增殖病变（图 2-10）。②空洞性肺结核：肺内结核病灶呈干酪样坏死、液化、进而形成空洞，痰中多带菌；但经有效治疗后，空洞可愈合、痰中结核菌转阴；也可出现空洞不闭合而长期多次痰菌阴性，称"净化空洞"。③结核球：干酪样病变周围纤维膜包裹或干酪空洞阻塞性愈合而凝成的球形病灶，直径为 2～4cm（图 2-11）。④干酪样肺炎：多发生于机体免疫力低下、又遭受大量结核分枝杆菌感染患者，结核病变呈大片干酪样坏死，X线表现为大叶性密度均匀的磨玻璃状阴影，其间有虫蚀样空洞,周边有播散病灶,病情呈急性进展,出现高热、呼吸困难等严重毒性症状,痰菌阳性。⑤纤维空洞性肺结核:病程迁延,病情反复。X 线胸片见肺单侧或双侧有纤维厚壁空洞和广泛纤维增生,伴有支气管播散和明显的胸膜增厚,纤维收缩使肺门向上牵拉、肺纹理呈垂柳状阴影,纵隔向患侧移位,健侧呈代偿性肺气肿(图 2-12)。由于空洞长期不愈,痰中结核菌始终阳性,成为肺结核的重要传染源。

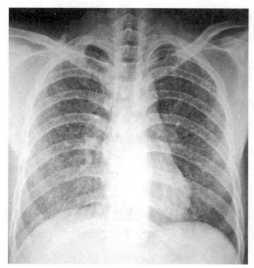

图 2-8　急性血行播散型肺结核

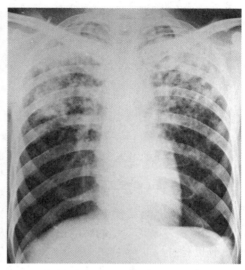

图 2-9　亚急性血行播散型肺结核

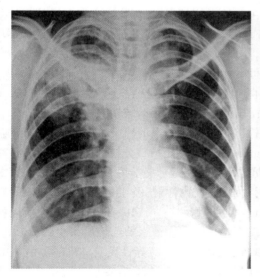

图 2-10　浸润性肺结核

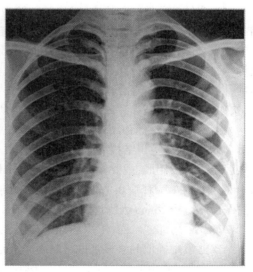

图 2-11　结核球

(4)结核性胸膜炎(Ⅳ型):包括结核性干性胸膜炎、结核性渗出性胸膜炎和结核性脓胸。干性胸膜炎胸痛明显,可闻及胸膜摩擦音;渗出性胸膜炎有胸闷、气促,但胸痛减轻,大量胸腔积液有呼吸困难,积液为渗出液,呈草黄色或血性(图 2-13)。

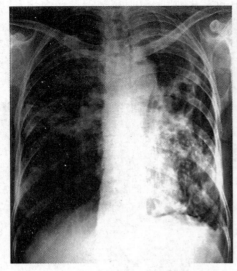 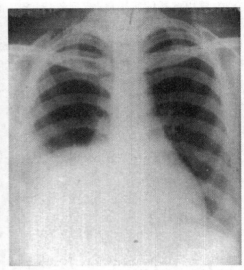

图 2-12　纤维空洞性肺结核　　　　　图 2-13　结核性胸膜炎

4. 心理状态　肺结核患者社会交往减少,易产生孤独、自卑、抑郁、多疑心理;长时间治疗给学习、工作等带来了一定的影响,易出现焦虑和情绪不稳;咯血时又会感到紧张和恐惧。

5. 辅助检查

(1)胸部 X 线检查:早期发现和诊断肺结核的重要方法,对临床分型、确定病变部位、范围、性质和选择治疗方法、判断疗效具有重要价值。

(2)痰结核分枝杆菌检查:确诊肺结核最主要的方法,也是制订化疗方案和考核治疗效果的主要依据。有直接涂片法、集菌涂片法、培养法等,肺结核患者的排菌具有间断性和不均匀的特点,排菌的患者查一次痰液也许查不出,所以要多次查痰。通常初诊患者要送 3 份痰液标本,包括清晨痰、夜间痰和即时痰,如无夜间痰,宜在清晨痰液标本后 2~3h 再留一份痰液标本,以提高阳性率;聚合酶链反应(PCR)技术,可使标本中微量结核菌 DNA 加以扩增,简便、快速,有助于提高涂片或培养的阳性率。痰菌阳性说明病灶是开放性的。

(3)结核菌素(简称结素)试验:主要用于检出结核分枝杆菌的感染,进行结核感染的流行病学调查,而非检出结核病。①旧结素(old tuberculin,OT)是结核分枝杆菌的代谢产物,由结核菌培养滤液制成,主要含有结核蛋白,OT 抗原不纯可引起非特异性反应。OT 试验方法:取 1:2000 的 OT 稀释液 0.1ml(5U 或 1U)在前臂内侧做皮内注射,经 48~72h 观察局部反应;如皮肤硬结直径<5mm 为阴性反应(−),5~9mm 为弱阳性反应(+),10~19mm 为阳性反应(++),>20mm 或局部起水泡、组织坏死为强阳性反应(+++)。②结素的纯蛋白衍生物(PPD),由旧结素滤液中提取的结核蛋白精制而成,为纯结素,不产生非特异性反应。目前常用 PPD-RT23,在前臂屈侧中上部 1/3 处皮内注射 0.1ml(5U)PPD。48~72h 后观察和记录结果。手指轻触硬结边缘,测量硬结的横径和纵径,得出平均直径=(横径+纵径)/2,而不是测量红晕直径,硬结为特异性变态反应,而红晕为非特异性反应,硬结平均直径≥5mm 为阳性反应。

成人结素试验阳性仅表示曾受过结核分枝杆菌感染或接种过卡介苗,并不表示患病;相反,成人阴性反应可视为无结核分枝杆菌感染,但某些情况(如结核感染后 4~8 周以内处于变态反应前期、重症结核病、应用糖皮质激素或免疫抑制剂、危重患者、免疫系统缺陷、严重营养不良等)结素反应可呈假阴性。结素试验对婴幼儿的诊断价值大于成人,3 岁以下婴幼儿呈强阳性反应时,即使无症状也应视为活动性结核病,应进行治疗。如果 2 年内结素反应从<

考点:临床表现和临床类型,结素试验

10mm 增加至>16mm 时,可认为有新的结核感染。

(4) 其他:血常规、红细胞沉降率等,有助于协助判断病情。

(三) 治疗要点

1. 化学治疗　合理使用敏感的抗结核药物是治愈结核病的主要方法,对结核病的控制起着决定性的作用,活动性肺结核患者均需进行化疗。理想的抗结核药物应具有杀菌、灭菌(或较强的抑菌作用)和防止耐药菌株产生的作用,毒性低、不良反应少、价廉、使用方便,药源充足,口服或注射后药物能在血液中达到有效浓度,并能渗入吞噬细胞、腹腔或脑脊液内,疗效迅速而持久。

(1) 化疗原则:"早期、规律、全程、适量、联合"。①早期:指发现和确诊结核后立即给药治疗,以利于迅速发挥早期杀菌作用,促进病变吸收和减少传染性。②规律:严格按照化疗方案规定的用药方法按时用药,不漏服、不随意停药、不得自行更改方案,以免产生耐药性。③全程:按治疗方案完成疗程,以提高治愈率、减少复发率。④适量:严格根据不同病情及不同个体给予适当的药物剂量,以保证疗效和减少药物的不良反应。⑤联合:根据病情及抗结核药物的作用特点,同时采用多种抗结核药物联合治疗,以增强和确保疗效、减少和防止耐药菌的产生。

考点:常用抗结核药和主要不良反应

(2) 化疗药物:常用抗结核药剂量、不良反应等见表 2-1。

表 2-1　常用抗结核药物及主要不良反应

药名(缩写)	每日剂量(g)	间歇疗法剂量(g/d)	主要不良反应
异烟肼(H,INH)	0.3	0.6~0.8	周围神经炎、肝损害
利福平(R,RFP)	0.45~0.6*	0.6~0.9	肝损害、过敏反应
链霉素(S,SM)	0.75~1.0△	0.75~1.0	听力障碍、眩晕、肾损害、过敏
吡嗪酰胺(Z,PZA)	1.5~2.0	2~3	肝损害、高尿酸血症、胃肠反应
乙胺丁醇(E,EMB)	0.75~1.0**	1.5~2.0	球后视神经炎
对氨基水杨酸钠(P,PAS)	8~12***	10~12	肝损害、胃肠道反应、过敏反应

注:①异烟肼、利福平为全杀菌剂,链霉素、吡嗪酰胺为半杀菌剂,乙胺丁醇、对氨基水杨酸钠为抑菌剂。②*体重<50kg 用 0.45,≥50kg 用 0.6,S、Z 用量亦按体重调节;**前 2 个月 25mg/kg,其后减至 15mg/kg;***每日分 2次服用(其他药物均为每日 1 次);△老年人每次 0.75g。

(3) 化疗方案:为充分发挥化学治疗在结核病防治工作中的作用,便于大面积开展化学治疗,解决滥用抗结核药物、化疗方案不合理和混乱造成的治疗效果差、费用高、治疗期过短或过长、药物供应和资源浪费等实际问题,在全面考虑到化疗方案的疗效、不良反应、治疗费用、患者接受性和药源供应等条件下,应采用统一的标准抗结核化疗方案。

1) 初治涂阳肺结核治疗方案(含初治涂阴有空洞形成或粟粒型肺结核)

每日用药方案:①强化期:异烟肼、利福平、吡嗪酰胺和乙胺丁醇,顿服,2 个月。②巩固期:异烟肼、利福平,顿服,4 个月。简写为:2HRZE/4HR。

间歇用药方案:①强化期:异烟肼、利福平、吡嗪酰胺和乙胺丁醇,隔日一次或每周 3 次,2 个月。②巩固期:异烟肼、利福平,隔日一次或每周 3 次,4 个月。简写为:$2H_3R_3Z_3S_3E_3/4H_3R_3$。

2) 复治涂阳肺结核治疗方案

每日用药方案:①强化期:异烟肼、利福平、吡嗪酰胺、链霉素和乙胺丁醇,每日一次,2 个月。②巩固期:异烟肼、利福平和乙胺丁醇,每日一次,4~6 个月。巩固期治疗 4 个月时,痰菌未转阴,可继续延长治疗期 2 个月。简写为:2HRZSE/4~6HRE。

间歇用药方案:①强化期:异烟肼、利福平、吡嗪酰胺、链霉素和乙胺丁醇,隔日一次或每周 3 次,2 个月。②巩固期:异烟肼、利福平和乙胺丁醇,隔日一次或每周 3 次,、6 个月。简写为:2H$_3$R$_3$Z$_3$S$_3$E$_3$/6H$_3$R$_3$E$_3$。

3) 初治涂阴肺结核治疗方案

每日用药方案:①强化期:异烟肼、利福平、吡嗪酰胺,每日一次,2 个月。②巩固期:异烟肼、利福平,每日一次,4 个月。简写为:2HRZ/4HR。

间歇用药方案:①强化期:异烟肼、利福平、吡嗪酰胺,隔日一次或每周 3 次,2 个月。②巩固期:异烟肼、利福平,隔日一次或每周 3 次,4 个月。简写为:2H$_3$R$_3$Z$_3$/4H$_3$R$_3$。

上述间歇方案为我国结核病规划应用的方案,必须采用全程督导化疗管理,以保证患者不间断地规律用药。

2. 对症治疗

(1) 结核症状:低热、盗汗等结核毒性症状在有效抗结核治疗 1~2 周内多能缓解,不需特殊处理;中毒症状较重或大量胸腔积液不能很快吸收时,可在联合应用有效抗结核药同时加用糖皮质激素。

(2) 咯血:①小量咯血:经卧床休息、消除紧张情绪,多可自行停止;对情绪过于紧张、刺激性咳嗽较剧烈者,可适当应用镇静剂和镇咳药,如地西泮、可待因等,年老体弱、肺功能不全者需慎用,以免抑制咳嗽反射和呼吸中枢;同时应用氨基己酸、氨甲苯酸(止血芳酸)、酚磺乙胺(止血敏)、卡巴克洛(安络血)等药物止血。②大量咯血:需绝对卧床休息,首先用血管升压素 5~10U 加入 25% 葡萄糖液 40ml 中缓慢静脉注射,然后以 0.1U/(kg·h) 的速度静脉滴注给药,可收缩小动脉,减少肺血流量,从而减轻咯血。静脉滴注的速度不能过快,以免引起恶心、便意、心悸、面色苍白等不良反应;冠心病、高血压患者及孕妇忌用。必要时可采用支气管动脉栓塞法止血。对大量咯血患者应密切观察有无窒息表现,出现窒息先兆应及时抢救。

3. 手术治疗 适用于标准化疗后无效的多重耐药的厚壁空洞、大块干酪灶、结核性脓胸、支气管胸膜瘘患者,以及大量咯血经保守治疗无效者。如患者全身情况差或有明显心、肺、肝、肾功能不全时,不能手术。

(四) 主要护理诊断及合作性问题

1. 知识缺乏 缺乏结核病治疗和预防的知识。
2. 体温过高 与结核菌引起肺部感染有关。
3. 活动无耐力 与结核毒血症有关。
4. 营养失调:低于机体需要量 与代谢需要增加、食欲下降、营养摄入减少有关。
5. 有传播感染的危险 与痰菌阳性的结核患者随痰液排出结核杆菌有关。
6. 有孤独的危险 与结核病患者实施呼吸道隔离有关。
7. 潜在并发症 大咯血、气胸、呼吸衰竭、慢性肺源性心脏病。

(五) 护理措施

1. 休息与活动 ①保持病室空气流通、阳光充足,环境整洁、安静、舒适,以利患者休息、睡眠和心境愉悦;痰菌阳性的肺结核患者最好安排住单间,每日紫外线照射消毒。②大量胸腔积液、干酪性肺炎、急性粟粒型肺结核或有咯血、高热等严重结核毒性症状者,必须卧床休息,随症状减轻、病情进入恢复期可适当增加户外活动,加强体质锻炼,如散步、打太极拳、做操等,充分调动人体内在的自身康复能力,提高机体的抗病能力。③痰菌阴性的轻症患者,在坚持化疗的同时,可开始正常的工作或参与社会活动,但应注意劳逸结合、保证充足的睡眠或休息,活动量以不引起疲劳不适为度。

2. 饮食护理 肺结核是一种慢性消耗性疾病,足够营养对满足机体基本需要、增强修复能力非常重要。①给予高热量、高蛋白、富含维生素的食物,如鱼、肉、蛋、牛奶、豆制品等动、植物蛋白和新鲜蔬菜、水果;避免烟、酒及刺激性食物。②由于机体代谢增加和盗汗,使体内水分消耗量增加,应补充足够的水分,鼓励患者多饮水,每日不少于 1500 ~ 2000ml,必要时静脉补液,以保证机体代谢的需要和促进体内毒素的排泄。③大量咯血者暂禁食,小量咯血者宜进少量凉或温的流质饮食,多食富含纤维素的食物,以保持大便通畅,避免排便时腹压增加而诱发再度咯血。

3. 心理护理　理解和尊重患者,主动与患者沟通,鼓励患者说出自己的感受,了解焦虑的原因,给患者以精神支持。指导患者自我心理调节,乐观地对待生活。协助患者选择适合自身的娱乐活动和锻炼方式,养成良好的生活习惯,以最佳的心理状态坚持治疗。同时做好家属和亲友的工作,共同鼓励患者增强战胜疾病的信心。

4. 隔离与消毒　肺结核是近距离的飞沫传播,预防传染的最主要的措施是控制传染源。①注意个人卫生,咳嗽、喷嚏时用双层纸遮掩口鼻,严禁随地吐痰,可将痰吐于纸盒或纸袋中,焚烧处理,或将痰液吐入含 1% 含氯消毒液的有盖容器中混合浸泡消毒 1h 后弃去;接触痰液的双手须用流水清洗。②餐具用后应先煮沸 5min 再清洗,剩余饭菜煮沸 10min 后弃去;便器、痰具用 1% 含氯消毒剂浸泡消毒 1h 后再清洗;被褥、书籍可在日光下暴晒 6h 以上消毒灭菌。③痰菌阳性的患者离开病室应戴口罩,避免与他人面对面讲话,防止飞沫传染。

5. 对症护理　①发热护理:注意室内通风,保持病房适宜的温、湿度。发热者应多饮水,必要时给予物理降温或小剂量解热镇痛药。高热者按医嘱在有效抗结核药物的同时加用糖皮质激素,盗汗患者睡眠时被盖不宜太厚,应及时用温毛巾帮助患者擦干身体和更换汗湿的衣服、被单等。②咯血护理(见本章第 1 节)。

6. 用药护理　鼓励患者坚持全程化疗,指导患者正确用药、建立按时服药的好习惯和学会识别药物的不良反应,一旦出现药物不良反应需及时与医生沟通后按医嘱进行调整,不要自行停药,以防治疗失败和诱发产生耐药菌株,增加治疗的困难和经济负担。

7. 病情观察　注意血压、脉搏、呼吸、瞳孔、意识状态等方面的变化,严密观察咯血的量、颜色、性质、出血的速度及有无烦躁不安等窒息先兆,发现异常立即通知医生,并积极配合处理。每周测 1 次体重并记录,以判断患者营养状况是否改善。

考点: 隔离与消毒

(六) 健康教育

1. 宣传结核病的基本知识和消毒隔离技术,指导合理安排生活,强调休息和营养对疾病康复的重要性,避免劳累、情绪波动及呼吸道感染,戒烟、戒酒,加强体育锻炼,增强体质。鼓励有条件的患者选择空气新鲜、气候温和的海滨、湖畔疗养,以促进身体康复和增加抵抗疾病的能力。

2. 加强预防结核病的宣传教育,指出养成良好的个人卫生习惯对预防结核病传播地重要作用。指出居住环境要保证空气流通,痰菌阳性者需独居一室,居室、生活用品、食具、衣物等定期采取物理或化学方法进行消毒。严禁随地吐痰,打喷嚏或咳嗽时用双层纸巾遮住口鼻,将纸巾放入袋中直接焚毁,以免传染他人。未受过结核菌感染的新生儿、儿童及青少年应接种卡介苗,使其产生对结核分枝杆菌素的特异免疫力,以减少感染后的发病和减轻发病的病情。

3. 介绍结核病用药过程中可能出现的不良反应,指出一旦出现药物不良反应须随时就医。告知家属在结核病全程化疗过程中应督促患者按医嘱规律、全程地服药,以提高治疗成功率。指导患者定期复查胸片、肝肾功能和痰液结核菌检查,以了解病情变化,及时调整治疗方案。

案例 2-5 分析

1. 主要护理问题:①体温过高。②营养失调:低于机体需要量。③有传播感染的危险。

2. 健康教育内容:①强调按医嘱坚持按医嘱规律应用抗结核药物的重要意义,指导用药期间注意观察药物不良反应。②指导防止结核播散的消毒、隔离方法。③指导合理安排生活和科学饮食,保证休息和营养摄入,指导适量运动。④指导自我病情观察的方法,定期复查 X 线胸片、痰菌检查和肝肾功能检查。

重点提示

1. 肺结核是结核分枝杆菌引起的肺部慢性传染性疾病,是 21 世纪严重危害人类健康的主要传染病、全球关注的公共卫生和社会问题。临床有低热、盗汗、消瘦、乏力等全身症状及咳嗽、咯血等呼吸道症状。临床类型包括原发性肺结核、血型播散性肺结核、继发性肺结核和结核性胸膜炎。

2. 痰菌检查是确诊肺结核的主要依据,也是判断肺结核有无传染性的依据;胸部 X 线检查对早期诊断肺结核和判断病情发展、治疗效果及分型有重要意义。

3. 肺结核的主要治疗方法是化学药物治疗,必须坚持早期、规律、全程、适量、联合的原则,采用全程督导短程化疗策略。

4. 肺结核的护理和健康教育的重点是严格消毒隔离,防止结核病的播散。

(刘士生)

第 9 节　原发性支气管肺癌患者的护理

案例 2-6

患者,男性,64 岁。刺激性呛咳伴胸痛、气短、乏力 2 个月余,咳带有少量血丝的白色泡沫痰,抗感染无明显效果,精神紧张伴失眠,消瘦明显。有吸烟史 40 余年。T 36.9℃,P 98 次/分,R 24 次/分,BP 90/60mmHg,听诊右肺中部有局限性哮鸣音。X 线检查见右肺门附近有单个不规则肿物阴影。初步诊断:中央型支气管肺癌(右侧)。

问题: 1. 主要护理问题是什么?

　　　2. 健康教育内容是什么?

(一)概述

原发性支气管肺癌(primary bronchogenic carcinoma)简称肺癌(lung cancer),是原发于支气管黏膜或腺体的最常见的肺部恶性肿瘤。发病率为男性恶性肿瘤的首位,男女患病率为 2.3:1,发病年龄高峰在 60~79 岁。世界卫生组织公布的资料显示,肺癌的发病率和死亡率均居全球癌症首位;在我国,肺癌死亡人数占癌症死亡数的第 3 位,其中城市占第 1 位、农村占第 4 位。

肺癌的发病与下述因素有关:①吸烟:肺癌发生的重要危险因素和肺癌死亡率进行性增加的首要原因,烟雾中的苯并芘是致癌的主要物质,其他致癌物质有尼古丁、亚硝胺及放射性元素钋等。开始吸烟的年龄越小、吸烟年限越长、吸烟量越大,肺癌的发病率和死亡率越高,吸烟者肺癌死亡率比不吸烟者高 10~13 倍。被动吸烟或环境吸烟也是肺癌的病因之一,丈夫吸烟的非吸烟妻子中,发生肺癌的危险性是夫妻均不吸烟家庭中妻子的 2 倍。戒烟后,肺癌发病的危险性逐年减少,戒烟 1~5 年后减半,戒烟 15 年后发病率相当于不吸烟者。②职业致癌因子:已确认的致人类肺癌的职业因素有石棉、砷、铬、镍、铍、煤焦油、二氯甲醚、烟草的加热产物和铀、镭等的衰变产物氡和氡子气、电离辐射、微波发射等。③空气污染:室内小环境污染如被动吸烟、烹调时的烟雾、室内用煤、接触煤烟或其不完全燃烧物等,均可能为肺癌的危险因素;城市中汽车废气、工业废气、公路沥青都有致癌物质存在,其中主要是苯并芘。④电离辐射:来源于自然界和医疗照射的电离辐射,如中子和 α 射线等均可引起肺癌,如日本原子弹受害幸存者中,肺癌的发病率明显高于一般人群。⑤饮食与营养:饮食中缺乏含 β 胡萝卜素的绿色、黄色和橘黄色蔬菜、水果和含维生素 A 的食物,可增加肺癌发生的危险性。⑥其他:肺结核患者发生肺癌的危险性是正常人群的 10 倍,病毒感染、真菌毒素等也与肺癌发生有关;此外,肺部慢性炎症、机体免疫功能低下、内分泌失调和家族遗传等因素,也是肺癌发生的相关因素。

考点: 病因

肺癌分类:①按解剖学部位分类:中央型肺癌,发生在段支气管至主支气管的肺癌,约占 3/4,以鳞状上皮细胞癌、小细胞肺癌多见;周围型肺癌,发生在段支气管以下的肺癌,约占 1/4,多见腺癌。②按组织学分类:非小细胞肺癌,包括鳞状上皮细胞癌(简称鳞癌、最常见、老年男性多见、与吸烟关系密切)、腺癌(女性多见、转移较早)、大细胞癌和腺鳞癌、类癌、肉瘤样癌、唾液腺型癌等;小细胞肺癌(恶性程度最高的肺癌、预后最差、对放疗和化疗较敏感),包括燕麦细胞型、中间细胞型、复合燕麦细胞型。

(二) 护理评估

1. 健康史　评估有无长期吸烟史、化学物质接触史、慢性肺部疾病史,是否长期从事接触烟雾、粉尘、有害气体等工作;了解家庭居住环境和有无肿瘤家族史。

2. 临床表现

(1) 原发肿瘤引起的症状和体征:①咳嗽:最常见的早期症状,为刺激性干咳或少量黏液痰;当肿瘤引起支气管狭窄时,出现特征性阻塞性咳嗽,呈持续性高音调金属音;继发感染时,痰量增多,呈黏液脓性。②咯血:常为间断、反复或持续性少量痰中带血,如癌肿侵蚀大血管,可引起大咯血,部分患者以咯血为首发症状。③喘鸣和气急:肿瘤引起支气管狭窄造成部分阻塞时,出现局限性哮鸣音;若压迫大气道可引起气急。④发热:肿瘤坏死引起的"癌性热",抗生素治疗效果不佳;肿瘤压迫阻塞支气管,引起继发性肺炎所致的发热,抗生素治疗仅暂时有效。⑤体重下降:系肿瘤毒素、感染、疼痛等因素所致,晚期表现为消瘦、恶病质。

考点: 原发肿瘤和肿瘤局部扩散引起的症状和体征。

(2) 肿瘤局部扩散引起的症状和体征:①胸痛:约 30% 的肿瘤直接侵犯胸膜、肋骨和胸壁,出现持续、固定、剧烈的胸痛。②呼吸困难:与癌肿阻塞气道及并发肺炎、肺不张或胸腔积液等有关。③吞咽困难:肿瘤侵犯或压迫食道所致。④声音嘶哑:肿瘤侵犯或压迫喉返神经所致。⑤上腔静脉阻塞综合征:肿瘤侵犯或压迫上腔静脉,导致面部、颈部和上肢水肿及胸前部淤血和静脉曲张,可引起头痛、头昏或眩晕。⑥Horner 综合征:系肺尖部的肺癌(肺上沟癌、Pancoast 癌),压迫颈交感神经所致,表现为患侧眼睑下垂、瞳孔缩小、眼球内陷、同侧额部与胸壁无汗或少汗;肺癌压迫臂丛神经,可出现以腋下为主、向上肢内侧放射的火灼样疼痛,夜间尤甚。

(3) 肺外转移引起的症状和体征:①中枢神经系统转移:常有头痛、呕吐、共济失调、偏瘫、复视、脑神经麻痹、精神异常等表现,严重者出现颅内高压征象。②肝转移:常出现厌食、肝区疼痛、肝大、黄疸和腹腔积液。③骨转移:常转移至肋骨、脊椎、骨盆等处,表现为局部疼痛和压痛。④胸膜转移:表现为血性胸腔积液。⑤淋巴结转移:常转移至右锁骨上淋巴结(质硬而固定)。

(4) 肿瘤作用于其他系统引起的肺外表现(伴癌综合征,paraneoplastic syndrome):非肿瘤直接作用或肿瘤转移所引起,可出现于肺癌发现前或后。包括肥大性肺性骨关节病、杵状指及内分泌紊乱表现[如男性乳房发育、库欣综合征、抗利尿激素(血管升压素)分泌异常引起的稀释性低钠血症,异位甲状旁腺激素所致高钙血症],以及重症肌无力、小脑性运动失调、精神异常等。

3. 辅助检查

(1)影像学检查:胸部 X 线检查、CT、MRI 是发现和诊断支气管肺癌最基本和最重要的方法。X 线胸片提示肺癌的直接征象是肺内块状阴影,呈分叶状,周边有细毛刺样放射,可有空洞;CT 能显示普通 X 线检查不能发现的小病灶和识别肿瘤有无侵犯邻近器官,MRI 在明确肿瘤与大血管之间的关系优于 CT。

(2)细胞学检查:痰液脱落细胞检查是最简单有效的早期诊断方法之一。一般收集清晨由深部咳出的新鲜痰液送检,送检标本的次数以 3~4 次为宜,非小细胞癌的阳性率可达 70%~80%。

考点:辅助检查

(3)纤维支气管镜检查:早期诊断肺癌的方法之一,尤其适用于中央型肺癌。可直接窥视支气管和细支气管情况,取可疑组织做病理检查,刷检、冲洗,做细胞学检查。

(4)其他:如开胸活检、胸腔积液癌细胞检查、淋巴结活检、放射性核素扫描检查等。

(三)治疗要点

综合治疗原则:小细胞肺癌,首选化疗后加放疗、手术;非小细胞肺癌,先手术,后放疗、化疗和对症治疗。

1. **手术治疗** 根据病情选择肺叶切除、肺段切除或楔形切除、扩大手术治疗适应证、缩小手术切除范围和气管隆突成形术是当今肺癌治疗的新进展。

2. **化学药物治疗(简称化疗)** 化疗是小细胞肺癌首选及主要的治疗方法,可明显延长患者的生存期;辅助性化疗用于非小细胞性肺癌可提高手术和放疗的疗效。采用间歇、短程、联合用药的方案。常用药物有环磷酰胺(CTX)、异环磷酰胺(IFU)、长春新碱(VCR)、去甲长春碱(NVB)、依托泊苷(VP-16)、顺铂(DDP)、卡铂(CBP)、阿霉素(ADM)、丝裂霉素(MMC)、紫杉醇(TXL)等。

考点:治疗原则

3. **放射治疗(简称放疗)** 放射线直接作用于癌细胞的 DNA 分子,引起断裂或变性而对癌细胞具有杀伤作用,达到治疗的目的,分根治性和姑息性 2 种。对小细胞肺癌治疗效果较好,其次为鳞癌和腺癌。对全身情况太差,有严重心、肺、肝、肾功能不全者应列为禁忌。

4. **其他疗法** 包括对症治疗、中医治疗、冷冻治疗、支气管动脉灌注及栓塞治疗、经纤支镜电刀切割癌体或行激光治疗,以及经纤支镜引导腔内置入放疗源作近距离照射等,对缓解患者的症状和控制肿瘤的发展有较好效果。

(四)主要护理诊断及合作性问题

1. **疼痛:胸痛** 与癌细胞浸润胸膜、肋骨、胸骨,肿瘤压迫肋间神经或转移有关。

2. **恐惧** 与肺癌的确诊、不了解治疗计划及病痛的折磨和预感到死亡威胁等有关。

3. **营养失调:低于机体需要量** 与癌肿致机体过度消耗,摄入不足,感染、疼痛和化疗反应所致呕吐、食欲下降有关。

4. **有皮肤完整性受损的危险** 与接受放疗损伤皮肤组织或长期卧床导致局部血液循环障碍及恶病质有关。

5. **潜在并发症** 肺部感染、呼吸衰竭、化疗药物毒性反应、放射性食管炎、放射性肺炎。

(五)护理措施

1. **一般护理** ①对心理承受能力差的患者适当隐瞒病情,并指导家属协同采取保护性措施,以防患者精神崩溃,影响治疗。安排家庭成员和亲朋好友定期探视,让患者感受到家庭、亲友的关爱,激发其珍惜生命、热爱生活的热情,增强对治疗的信心,充分调动机体的潜在力量,与疾病作斗争。②宣传增加营养与促进健康的关系,给予高热量、高蛋白、高维生素、易消化的饮食,提供多样化的饮食品种,依据病情采取喂食、鼻饲或静脉补充营养。必要时酌情输入脂肪乳剂、输血、血浆、复方氨基酸等,以增强抗病能力。

2. 疼痛护理　评估疼痛的程度、疼痛加重或减轻的因素及各种止痛方法的效果。采取减轻疼痛的措施,如预防上呼吸道感染,尽量避免咳嗽,必要时给止咳剂,指导腹式呼吸和缩唇呼吸等。遵医嘱按三阶梯止痛方案给药以有效控制疼痛,指导使用自控镇痛泵(PCA)的方法。

3. 化疗护理　合理选择静脉,保证静脉通畅,保护静脉,防止药液外渗;观察疗效和注意药物不良反应,如有无恶心呕吐、食欲不振等消化道反应、有无脱发、出血性膀胱炎、高尿酸血症、肝肾功能损害、心脏毒性反应等。重点观察有无骨髓抑制的表现,当白细胞计数$<1\times10^9$/L时,予以保护性隔离和做好口腔护理。

4. 放疗护理　①向患者讲明放疗的目的、方法和注意事项,以解除思想顾虑。②皮肤护理:嘱患者不能将涂在放射部位的皮肤标记擦去,避免抓伤、压迫和衣服摩擦损伤皮肤,皮肤清洁可用温水和柔软的毛巾轻轻蘸洗,忌用肥皂,不可涂乙醇、碘酊、红汞、油膏,避免阳光照射或冷热刺激,照射部位的皮肤禁用胶布,表皮脱屑时,切勿用手撕剥。③放射性食管炎的处理:保持口腔清洁,给予流质或半流质食物,进食后喝温水冲洗食管,避免刺激性食物;有咽下疼痛时,口服氢氧化铝凝胶,疼痛难忍者,口含利多卡因溶液或服用利多卡因凝胶。④放射性肺炎的处理:协助患者有效排痰,适当给予镇咳药,遵医嘱给予抗生素和糖皮质激素治疗,呼吸困难者予以吸氧。

考点: 化疗和放疗的护理

链接　自控镇痛泵

应用特制的用计算机化的注射泵,可经由静脉、皮下或椎管内连续性定量输注止痛药,患者可自行控制,采取间歇性投药。有利于增强患者自我照顾、自主能力和对疼痛的控制能力。

(六) 健康教育

1. 宣传吸烟和被动吸烟的危害　提倡不吸烟或戒烟,禁止公共场所吸烟;宣传防治慢性肺部疾病对肺癌防治的积极意义。对肺癌高危人群,如40岁以上吸烟的男性,需定期进行胸部X线检查,尤其反复呼吸道感染、久咳不愈、咯血、痰者应提高警惕,以求早诊早治。

2. 指导自我生活护理　在病程中和康复阶段合理安排休息,避免劳累和较重体力活动,避免呼吸道感染。阐明增加营养与促进健康的关系,指出饮食中应注意动、植物蛋白合理搭配,解释氨基酸的平衡有助于抑制癌肿的发展,锌和镁对癌细胞有直接抑制作用,维生素A及其衍生物β胡萝卜素能够抑制化学致癌物诱发的肿瘤,而食物中维生素A含量少或血清维生素A含量低时,患肺癌的危险性增高。告知化疗期间饮食宜少量多餐,避免过热、粗糙、酸、辣等刺激性食物,以防损伤胃肠黏膜。

考点: 健康教育

3. 督促执行治疗计划　指导在化疗间歇期进行免疫治疗及中药治疗,需继续化疗时,要告知下次化疗时间及注意事项,并做必要的准备,已发生癌肿转移时,指导对症处理的措施。叮嘱患者出院后需定期复诊,以及时了解病情变化,有利于治疗方案的调整,巩固疗效。

案例 2-6 分析

1. 主要护理问题:①疼痛:胸痛。②恐惧。③营养失调:低于机体需要量。

2. 健康教育:①指导减轻胸痛的方法。②阐明休息和合理营养对疾病康复对重要性。③指导正确面对疾病,树立战胜疾病对信心、积极配合治疗,鼓励家庭成员和亲朋好友定期看望和关爱患者。④宣传吸烟对机体的危害,指导戒烟。

重·点·提·示

1. 原发性支气管肺癌是全球发病率和死亡率最高对恶性肿瘤,吸烟是肺癌发生的重要危险因素和肺癌死亡率进行性增加的首要原因。

2. 阻塞性刺激性干咳是肺癌特征性临床症状,胸部 X 线检查、CT、MRI 是发现和诊断支气管肺癌最基本和最重要的方法,纤维支气管镜检查是中央型肺癌最有价值的诊断方法。

3. 小细胞肺癌的治疗,首选化疗后加放疗、手术;非小细胞肺癌,先手术,后放疗、化疗和对症治疗。

4. 护理的重点是化疗、放疗的护理和心理护理、健康指导。

附 纤维支气管镜检查术的护理

纤维支气管镜检查术是将纤维支气管镜经鼻或口腔插入气管、支气管、各叶、段支气管进行检查的方法。

【适应证及禁忌证】

1. 适应证 ①协助诊断:应用纤维支气管镜采取呼吸道的组织或分泌物协助诊断,如原因不明的 X 线阴影、肺不张、阻塞性肺炎、支气管狭窄或阻塞、胸腔积液、刺激性咳嗽、咯血、喉返神经或膈神经麻痹等。②局部治疗:应用纤维支气管镜引流呼吸道分泌物、进行支气管肺泡灌洗、去除异物、摘除息肉、局部止血及用药、扩张狭窄支气管或激光治疗等。

2. 禁忌证 严重心、肺、肝、肾功能不全,频发心绞痛,呼吸衰竭,全身极度衰竭者;主动脉夹层有破裂危险者;2 周内有支气管哮喘发作或大咯血者;出、凝血机制严重障碍者;麻醉药过敏而又无其他药物代替者。

【护理措施】

1. 术前准备

(1) 用物准备:纤维支气管镜,吸引器、活检钳、细胞刷、冷光源、注射器、2% 利多卡因溶液、阿托品、肾上腺素、50% 葡萄糖溶液、0.9% 氯化钠溶液,以及氧气和心电监护仪等。

(2) 患者准备:①向患者说明检查目的及有关配合事项。②检测血小板和出凝血时间,摄胸片,必要时做心电图和血气分析。③禁食 4h,术前 30min 按医嘱肌注阿托品 0.5mg,口服地西泮 5~10mg,静脉注射 50% 葡萄糖 40ml(糖尿病者除外)。

2. 术中配合

(1) 安置患者取仰卧位,先用 2% 利多卡因溶液做咽喉喷雾麻醉。

(2) 配合医生经口或鼻插管,并经纤维支气管镜滴入麻醉剂做黏膜表面麻醉,配合做好吸引、活检、治疗等措施。

3. 术后护理 ①术后禁食 3~4h,麻醉消失后方可进食,以防误吸。饮食以温凉流质或半流质为宜。②密切观察患者是否有发热、声嘶或咽喉疼痛、胸痛、呼吸道出血等表现,如呼吸道出血量多时,应及时通知医生处理。③鼓励患者轻轻咳出痰液和血液,如有声嘶或咽喉疼痛,给予雾化吸入,及时留取痰标本送检。④按医嘱应用抗生素,预防呼吸道感染。

(夏泉源)

第 10 节 自发性气胸患者的护理

(一)概述

胸膜腔是由胸膜脏层和胸膜壁层构成的密闭的不含气的潜在性腔隙,正常状态呈负压。

气胸(pneumothorax)是指气体通过胸膜破损处进入胸膜腔造成的积气状态,使胸膜腔内压力升高、甚至变成正压,导致肺压缩、静脉回心血流受阻,产生不同程度的肺、心功能障碍。分为自发性、外伤性和医源性 3 类。因肺部疾病使肺组织和脏层胸膜破裂,或者靠近肺表面的肺大疱、细小气肿泡自行破裂,肺和支气管内空气逸入胸膜腔,称自发性气胸(spontaneous pneumothorax);由胸外伤引起的气胸,称外伤性气胸,由医疗诊断治疗操作引起的气胸,称医源性气胸。

自发性气胸分为:①原发性气胸:指常规胸部 X 线检查肺部无明显异常者所发生的气胸。②继发性气胸:在肺疾病基础上发生的气胸,临床多见,以 COPD 最常见,其次是肺结核、尘肺、肺癌等。持重物、剧烈运动、剧咳、便秘、举手欢呼、打喷嚏等用力屏气动作是自发性气胸常见的诱因。

根据脏层胸膜破裂情况及其发生后对胸腔内压力的影响,自发性气胸的临床类型分为:①闭合性(单纯性)气胸:脏层胸膜破口自行封闭,不再有空气进入胸膜腔。胸膜腔内压增高,抽气后压力下降,不再复升,表明其破口已闭合。②交通性(开放性)气胸:破口持续开放,空气在吸气和呼气时自由进出胸膜腔。胸膜腔内压测定在 $0cmH_2O$ 上下波动,抽气后可呈负压,观察数分钟后,压力又复升至抽气前的水平。③张力性(高压性)气胸:胸膜破口呈单向活瓣或活塞作用,吸气时开启,空气进入胸膜腔,呼气时破口关闭,胸膜腔内气体不能经破口返回呼吸道排出体外,空气只进不出,使胸膜腔内气体不断积聚,内压持续升高,甚至高达 $20cmH_2O$,抽气后内压可下降,但又迅速复升成正压,严重影响呼吸循环功能,必须紧急抢救处理。

自发性气胸时,胸膜腔内压力增高,失去了负压对肺的牵引作用,胸膜腔正压对肺的压迫使肺失去膨胀能力,导致限制性通气功能障碍,出现低氧血症;负压的消失不仅失去了对静脉血回心的吸引作用,正压还对心脏和大血管产生压迫作用,导致回心血量和心排血量减少,出现心率加快、血压降低甚至休克;张力性气胸可引起纵隔移位,导致循环障碍、甚至窒息死亡。

考点:临床类型

(二)护理评估

1. 健康史　评估相关的发病因素,有无基础肺疾病及功能状态,重点了解诱发因素。

2. 临床表现

(1)胸痛:在剧烈咳嗽、用力过猛、大笑、屏气等诱因下,突然发生剧烈胸痛,如刀割样或针刺样,持续时间较短,继之出现胸闷、气促,并伴有刺激性咳嗽。也可发生在休息或正常活动情况下,偶尔可在睡眠时发生。

(2)呼吸困难:积气量大或原已有较严重的慢性肺疾病者,呼吸困难明显,患者不能平卧,被迫患侧卧位以减轻呼吸困难;若发生双侧气胸,呼吸困难更为突出;张力性气胸时,胸膜腔内压骤然升高,肺萎缩、纵隔移位,迅速出现严重呼吸困难和循环障碍,甚至发生意识不清、呼吸衰竭。如气胸发生前的肺功能良好,当肺压缩<20%,呼吸困难可不明显。

(3)体征:呼吸增快,发绀,气管向健侧移位;患侧胸部膨隆,肋间隙增宽,呼吸运动和语颤减弱,肺部叩诊过清音或鼓音;右侧气胸时,肝浊音界下移或消失;左侧少量气胸或纵隔气肿时,在左心缘处可听到与心跳一致的气泡破裂音(Hamman 征);液气胸时,可闻及胸内振水音;皮下气肿时,可有皮下握雪感。

(4)并发症:脓气胸、血气胸、皮下气肿、呼吸衰竭等。

3. 辅助检查　①胸部 X 线检查:诊断气胸的重要方法,可显示被压缩的肺边缘呈外凸弧形的细线条阴影,线外透亮度增高且无肺纹理,线内为压缩的肺组织。②胸腔内压测定:胸内负压减低或呈正压,有助于判断气胸临床类型。③肺功能检查:肺压缩>20%时,肺容量和肺活量减低,呈限制型通气障碍。

考点:临床表现和辅助检查

（三）治疗要点

治疗目的：排除气体、缓解症状、促进肺复张，消除病因、减少复发。

1. 保守治疗　适用于首次发生的症状轻微的稳定型小量（积气量少于20%）闭合性气胸。严格卧床休息，给氧（高浓度吸氧，以加快胸膜腔内气体的吸收）和酌情给予镇静、镇痛、止咳药物等。保守治疗的同时加强基础疾病的治疗，密切观察病情变化，如呼吸困难症状加重，应立即采取排气治疗。

2. 排气治疗　适用于胸膜腔内积气量较多、肺压缩>20%、症状明显者，或张力性气胸。

（1）胸腔穿刺排气：紧急时，可迅速将无菌针头在患侧肋间（常选患侧胸部锁骨中线第2肋间）插入胸膜腔，随后连接于50ml或100ml注射器或气胸机抽气并测压，使胸膜腔内高压气体得以排出，缓解呼吸困难等症状，直到呼吸困难缓解为止，一次抽气量不宜超过1000ml，每日或隔日抽气1次。也可用大号针头尾部绑扎橡皮指套，指套顶端剪一小裂口，插入胸膜腔进行临时排气，高压气体从小裂口排出，待胸腔内压低于大气压时指套塌陷，小裂口关闭，外界空气不能进入胸膜腔。

（2）胸腔闭式引流：可确保有效持续排气。适用于不稳定型气胸，呼吸困难明显、肺压缩程度较重，交通性或张力性气胸，反复发生气胸者。可采用单瓶水封瓶闭式引流或负压吸引闭式引流装置，目前，一次性的胸腔闭式引流调压水封贮液瓶已在临床广泛使用。

3. 胸膜粘连术　适用于气胸反复发生，肺功能欠佳，不宜手术者。应用粘连剂（如50%葡萄糖、无菌精制滑石粉、四环素粉针剂、纤维蛋白原加凝血酶等）注入胸膜腔，产生无菌性变态反应性胸膜炎症，使2层胸膜粘连、胸膜腔闭锁，达到防治气胸复发的目的。

4. 手术治疗　适用于反复发作的气胸、大量血气胸、长期排气治疗的肺不张、双侧自发性气胸、张力性气胸闭式引流失败者、胸膜增厚致肺膨胀不全者等，可采用开胸手术治疗，成功率高、复发率低。也可采用经胸腔镜观察后行粘连烙断术，促使破口闭合。

5. 原发病及并发症处理　积极治疗原发病及诱因，如肺结核应抗结核治疗。同时应预防和处理继发细菌感染（如脓气胸）、血气胸、皮下气肿及纵隔气肿。

（四）主要护理诊断及合作性问题

1. 低效性呼吸型态　与肺扩张能力下降、疼痛、缺氧、焦虑有关。

2. 疼痛：胸痛　与胸膜摩擦、引流管置入有关。

3. 潜在并发症　脓气胸、血气胸、纵隔气肿与皮下气肿等。

（五）护理措施

1. 一般护理　①绝对卧床休息，协助采取有利于呼吸的体位，如抬高床头，半坐位或端坐位等，保证充足的睡眠，以利于减少耗氧和胸腔气体的吸收。②避免用力、屏气、咳嗽等可增加胸腔内压的活动。③摄取富含膳食纤维的食物和新鲜蔬菜、水果，保持大便通畅，防止因用力排便引起气胸病情加重。

2. 吸氧　给予鼻导管或鼻塞吸氧、必要时面罩吸氧；氧流量控制在2~5L/min，吸氧可加快胸腔内气体的吸收，减少肺活动度，促使胸膜裂口愈合；若有纵隔气肿，高浓度吸氧增加纵隔内氧浓度，有利于气肿消散。

3. 胸痛护理　协助患者采取舒适的卧位，半卧位时可在胸腔引流管下方垫一毛巾，减轻患者的不适，并可防止引流管受压；教会患者床上活动的方法和自我放松的技巧，如缓慢深呼吸、全身肌肉放松、听音乐、广播或看书报，以分散注意力，减轻疼痛；胸痛剧烈时，按医嘱给予止痛药和镇静剂，咳嗽剧烈时，遵医嘱给予止咳药物，以减轻咳嗽引起的胸痛。

4. 排气治疗护理　做好胸腔穿刺排气和胸腔闭式引流的准备工作、术中配合和术后护理。

5. 病情观察 经常巡视患者,及时听取患者的主诉,解释疼痛、呼吸困难等不适的原因,消除其紧张、焦虑心理,树立治疗的信心。严密观察呼吸频率、深度及呼吸困难的表现和血氧饱和度变化,必要时监测动脉血气。大量气胸,尤其是张力性气胸时,可迅速出现严重呼吸循环衰竭,发现患者出现心率加快、血压下降、发绀、冷汗、心律失常、休克等病情变化时,要及时通知医生并配合处理。

(六) 健康教育

指导患者积极治疗原发病,避免各种诱发因素,防止气胸复发。如不要持重物、避免剧烈运动、剧咳、举手欢呼、打喷嚏等用力屏气动作。养成良好的排便习惯,多食新鲜蔬菜和多纤维食物,保持大便通畅等。告知患者一旦出现突发胸痛和呼吸困难,可能为气胸复发,应及时就医。

重 点 提 示

1. 气胸是指气体通过胸膜破损处进入胸膜腔造成的积气状态;因肺部基础病变使肺组织和脏层胸膜破裂,或者靠近肺表面的肺大疱、细小气肿泡自行破裂,肺和支气管内空气逸入胸膜腔,称自发性气胸。

2. 典型临床表现是突发剧烈胸痛、呼吸困难和刺激性干咳,气管向健侧移位,患侧叩诊呈鼓音。

3. 最主要的治疗是排气减压治疗,护理重点是胸腔闭式引流护理。

附 胸腔闭式引流术的护理

胸腔闭式引流术是依靠水封瓶中的液体使胸膜腔与外界隔离,当胸膜腔内积液或积气形成高压时,胸膜腔内的液体或气体可排至引流瓶内;当胸膜腔内恢复负压时,水封瓶内的液体被吸至引流管下端形成负压水柱,阻止空气进入胸膜腔。

【适应证】

气胸,液气胸,脓气胸。

【护理措施】

1. 术前准备

(1) 用物准备:水封瓶、引流管、胸腔切开引流包、床旁小桌、消毒手套、大弯血管钳等。②引流装置应消毒灭菌,按无菌操作进行安装,防止感染。③严格检查引流管是否通畅、整套胸腔闭式引流装置是否密闭。④引流瓶内注入适量无菌蒸馏水或0.9%氯化钠溶液,标记液面水平,将连接胸膜腔引流管的玻璃管一端置于水面下1.5~2.0cm,确保胸膜腔和引流装置之间为一密封系统;引流瓶塞上另一短玻璃管为排气管,其下端应距液面5.0cm以上。⑤准备负压引流装置。

(2) 患者准备:向患者说明排气疗法的目的、意义、过程及注意事项,以取得理解和配合。

2. 术中配合 配合医生于锁骨中线外侧第2肋间处或腋前线第4、5肋间(引流液体在腋中线或腋后线第7、8肋间,引流脓液放置在脓腔最低处)经套管针将引流导管插入胸膜腔,或手术切开置入引流管,外端接单瓶水封瓶闭式引流(图2-14),使胸膜腔内压力保持在1~2cmH$_2$O以下;肺复张不满意时采用负压吸引闭式引流装置(图2-15),压力维持在-12~-8cmH$_2$O;或可应用一

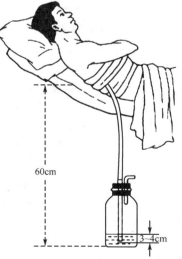

图2-14 单瓶胸腔闭式引流

次性胸腔闭式引流调压水封贮液瓶(图 2-16)。

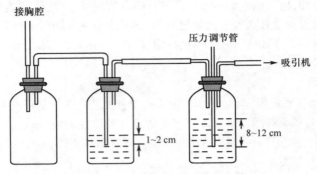

图 2-15　负压吸引胸腔闭式引流装置

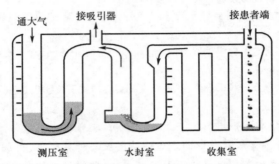

图 2-16　一次性胸腔闭式引流调压水封贮液装置

3. 术后护理

(1) 保证有效引流:①引流瓶位置应低于患者胸部,液平面应低于引流管胸腔出口平面60cm,以防瓶内液体反流进入胸腔。②保持引流管通畅,密切观察引流管内水柱是否随呼吸上下波动及有无气体自液面逸出。必要时,嘱患者做深呼吸或咳嗽,如玻璃管水柱随呼吸上、下活动 4~6cm,表示引流管通畅;若水柱波动不明显,液面无气体逸出,患者无胸闷、呼吸困难,可能肺组织已复张,若患者呼吸困难加重,出现发绀、大汗、胸闷、气管偏向健侧等症状,应立即通知医生紧急处理。③鼓励患者每2h进行 1 次咳嗽及深呼吸运动,适当翻身,以促进受压萎陷的肺组织扩张和胸膜腔内气体及液体排出,使肺复张;根据病情定时挤压胸膜腔引流管(由胸腔端向引流瓶端的方向挤压),以免管腔被凝血块或脓块堵塞。④妥善固定引流管于床旁,留出适宜长度固定在床缘上,既要便于患者翻身活动,防止因翻身、牵拉等发生引流口疼痛或引流管脱出,又要避免因引流管过长发生折叠、扭曲和受压。搬动患者或患者下床活动时,需要用 2 把血管钳将引流管双重夹紧,以防发生引流管衔接处滑脱、气体反流,水封瓶不可倒置、也不可高于胸部,以免液体逆流入胸膜腔。

(2) 定时更换引流瓶:每日更换 1 次,并测量、记录24h引流量及性状。更换时,先将近心端的引流管用 2 把血管钳夹住,更换完毕检查无误后再放开,以防止气体进入胸腔。全部操作过程要严格执行无菌操作,引流瓶上的排气管外端用 1~2 层纱布包扎好,避免空气中尘埃或脏物进入引流瓶内,注意连接管和接头处的消毒,防止感染。若引流管不慎滑出胸膜腔时,嘱患者呼气,同时迅速用凡士林纱布及胶布封闭引流口,并立即通知医生处理。

考点:胸腔闭式引流术的护理措施

(3) 伤口护理:严格执行无菌操作,胸部伤口敷料每 1~2 日更换 1 次,如敷料有分泌物渗湿或污染,应及时更换,避免感染。

(4) 拔管护理:引流管中无气体逸出 1~2 日后,再夹闭引流管 1 日,如患者无气急、呼吸困难,透视或摄片见肺已全部复张时,做好拔管的准备。拔管后24h内注意观察患者有无胸闷、呼吸困难,切口处渗液、出血、漏气、皮下气肿等,发现异常应通知医生处理。

(夏泉源)

第11节 慢性呼吸衰竭患者的护理

案例 2-7

患者,男性,53岁,慢性咳嗽、咳痰15年,活动后气短3年,1周前因受凉感冒而咳嗽加剧,痰呈黄色、黏稠不易咳出,昨日起夜间烦躁不安,白昼嗜睡。查体:T 38℃,R 28次/分,P 110次/分,BP 130/85mmHg。意识尚清,烦躁不安。唇舌、口周皮肤及指端发绀。颈软,气管居中。桶状胸,叩诊过清音,两肺闻及干、湿啰音,呼气延长。血常规:Hb 156g/L,WBC 12×10⁹/L,N 0.80。血气分析:PaO_2 50mmHg,$PaCO_2$ 68mmHg,pH7.35,血 Na^+ 135mmol/L、血 K^+ 4.2mmol/L、血 Cl^- 126mmol/L。临床诊断:慢性阻塞性肺疾病,Ⅱ型呼吸衰竭。

问题: 1. 主要护理问题是什么?

2. 纠正缺氧和二氧化碳潴留的措施是什么?

(一)概述

呼吸衰竭(respiratory failure)是各种原因引起的肺通气和(或)换气功能严重障碍,以致在静息状态下亦不能维持足够的气体交换,最终导致低氧血症伴(或不伴)高碳酸血症,从而引起一系列病理生理改变和相应临床表现的综合征。在海平面、静息状态、呼吸空气条件下,动脉血氧分压(PaO_2)<60mmHg伴或不伴二氧化碳分压($PaCO_2$)>50mmHg,并排除心内解剖分流和原发于心排血量降低等因素,可诊断为呼吸衰竭。

呼吸衰竭的分类:①按照动脉血气分类:Ⅰ型呼吸衰竭:即缺氧性呼吸衰竭,PaO_2<60mmHg,$PaCO_2$降低或正常,常见于肺换气功能障碍性疾病。Ⅱ型呼吸衰竭:即高碳酸型呼吸衰竭,PaO_2<60mmHg,$PaCO_2$>50mmHg,常见于肺通气功能障碍性疾病。②按照发病急缓分类:急性呼吸衰竭:常由某些突发的致病因素引起,如创伤、休克、电击、药物中毒、急性气道阻塞等;急骤起病,迅速进展,抢救不及时常可危及生命。慢性呼吸衰竭:临床多见,常见于慢性阻塞性肺疾病,以及肺结核、间质性肺疾病、神经肌肉病变等;呼吸功能损害逐渐加重,最终发展至呼吸衰竭。

慢性呼吸衰竭(chronic respiratory failure)是指在原有慢性呼吸系统疾病和神经肌肉系统疾病的基础上,呼吸功能损害逐渐加重,经过较长时间发展为呼吸衰竭。常由支气管-肺疾病引起,如COPD、严重肺结核、肺间质纤维化、肺尘埃沉着症、广泛胸膜肥厚、胸廓畸形、胸部外伤或手术及神经肌肉病变等,其中以COPD最常见。急性呼吸道感染是引起慢性呼吸衰竭失代偿表现最常见的诱因,其他诱发因素有镇静安眠药、麻醉剂对呼吸中枢的抑制,CO_2潴留患者给氧浓度过高,以及引起耗氧量增加的病变,如高热、寒战、手术、甲亢等。

低氧血症或高碳酸血症的主要发病机制:①通气不足:COPD等引起慢性呼吸道阻塞,导致呼吸道通气量减少,氧吸入肺泡减少、二氧化碳排出障碍。②弥散障碍:是指 O_2、CO_2 等气体通过肺泡膜进行气体交换等物理弥散过程发生障碍,肺泡膜对氧气的弥散力仅为二氧化碳的1/20,故弥散障碍时,病理生理改变主要以低氧血症为主。③通气/血流失调:正常肺泡通气量与肺毛细血管血流量的比值约为0.8(通气量为4L/min,肺血流量为5L/min)。通气不足,通气/血流<0.8,血液则不能充分摄氧和排出二氧化碳;肺毛细血管血流量减少,通气/血流>0.8,进入肺泡的部分气体不能与血液充分换气而形成无效通气。

考点:低氧血症和高碳酸血症对机体的影响

低氧血症和高碳酸血症对机体的影响:①对中枢神经系统的影响:脑细胞对缺 O_2 十分敏感。轻度缺 O_2 可引起注意力不集中、智力减退、定向障碍,随着缺 O_2 加重,可导致烦躁不安、神志恍惚、谵妄、甚至昏迷; CO_2 潴留,可引起精神神经症状;缺 O_2 和 CO_2 潴留均会使脑血管扩张,血流量增加,颅内压增高,颅内压增高进一步加重脑组织缺氧,造成恶性循环。②对呼吸系统的影响:低氧($PaO_2 < 60mmHg$)主要通过颈动脉体和主动脉体化学感受器的反射作用兴奋呼吸中枢,若缺 O_2 缓慢加重时,这种反射性兴奋作用迟钝,当 PaO_2 明显降低时($PaO_2 < 30mmHg$),对呼吸中枢有抑制作用;长期慢性缺 O_2 时,呼吸中枢易受呼吸抑制药物的影响,故慢性呼吸衰竭患者要慎用镇静药、止痛药、麻醉药、安眠药。 CO_2 是强有力的呼吸中枢兴奋剂, $PaCO_2$ 急剧升高可使呼吸加深加快,但长期严重的 CO_2 潴留,使中枢化学感受器发生适应而反应差,当 $PaCO_2 > 80mmHg$ 时,会抑制呼吸中枢和出现麻醉效应。慢性呼吸衰竭时,主要依靠缺氧对颈动脉体和主动脉体的兴奋作用反射刺激呼吸,若吸入高浓度氧,使这种缺氧兴奋呼吸的作用减弱,肺通气量反而下降,所以 CO_2 潴留患者应给予低浓度氧疗,以防止呼吸抑制,加重 CO_2 潴留。③对循环系统的影响:缺 O_2 和 CO_2 潴留均可刺激心脏,使心率加快、心搏量增加、血压上升,缺氧时肺小动脉收缩、肺循环阻力增加,导致肺动脉高压,使右心负荷加重;长期缺 O_2 可使心肌变性、坏死和收缩力降低,导致心力衰竭;缺 O_2 、 CO_2 潴留还可引起严重心律失常。 CO_2 潴留时,四肢浅表静脉和毛细血管扩张,表现为皮肤潮红、温暖、多汗和 CO_2 潴留面容(面部潮红、温暖、多汗、球结膜充血、水肿等)。④对细胞代谢、酸碱平衡和电解质的影响:严重缺 O_2 时,体内三羧酸循环、氧化磷酸化作用和有关酶活性受抑制,降低机体产生能量效率,因无氧酵解增加使乳酸在体内堆积,导致代谢性酸中毒。⑤对肝、肾功能的影响:缺 O_2 可直接或间接引起丙氨酸氨基转移酶升高;当 $PaO_2 < 40mmHg$ 、 $PaCO_2 > 65mmHg$ 、pH 明显下降时,肾血管痉挛,肾血流量减少,引起肾功能障碍,表现为少尿和氮质血症。⑥对血液系统的影响:慢性缺氧时,红细胞生成素增加,刺激骨髓引起继发性红细胞增多,使血液黏稠度增加,易引起 DIC 等并发症。⑦对消化系统的影响:表现为消化不良、食欲不振,甚至出现胃黏膜糜烂、坏死、溃疡和出血。

(二)护理评估

1. 健康史　了解原有慢性支气管-肺疾病、胸膜肥厚、胸廓畸形、胸部外伤或手术及神经肌肉病变等病史和诊治经过,询问本次发病的可能诱因,如受凉感冒、吸氧不当、手术、创伤、使用镇静药、麻醉剂等。

考点:症状体征和血气分析

2. 临床表现　除导致呼吸衰竭的基础疾患的表现外,其临床表现主要与缺氧和二氧化碳潴留有关。

(1)呼吸困难:呼吸衰竭最早、最突出的症状。表现为呼吸频率、节律及幅度的改变。病情较轻时,表现为呼吸费力、呼气延长,严重时发展为浅快呼吸;发生 CO_2 潴留进而发展到 CO_2 麻醉时,转为浅慢呼吸或潮式呼吸。

(2)发绀:缺氧的典型表现。当动脉血氧饱和度低于90%或血中脱氧血红蛋白绝对值增高时,即可出现口唇、指甲发绀。

(3)精神神经症状:缺氧的主要表现为头痛及智力、定向功能障碍。轻度 CO_2 潴留出现兴奋症状,包括失眠、烦躁或睡眠倒错(夜间失眠、白天嗜睡)等,此时禁用镇静或催眠药,以免加重 CO_2 潴留、诱发肺性脑病;病情进一步加重,出现 CO_2 抑制表现,呈现神志淡漠、肌肉震颤或扑翼样震颤、间歇抽搐、昏睡甚至昏迷等,并有腱反射减弱或消失,锥体束征阳性等,称肺性脑病。

(4)循环系统症状: CO_2 潴留使体表静脉充盈,皮肤充血、温暖多汗,血压升高,以及心排血量增多、脉搏洪大、心率增快、搏动性头痛等。晚期严重缺氧和酸中毒,可使心肌损害,引起周围循环衰竭、血压下降、心律失常甚至心搏骤停。

（5）消化和泌尿系统症状：严重缺氧可导致丙氨酸氨基转移酶与血尿素氮升高，尿中出现蛋白、红细胞和管型；严重缺氧和 CO_2 潴留可引起胃肠黏膜充血、水肿、糜烂、渗血或应激性溃疡，导致上消化道出血。

（6）心理状态：常表现出极度恐惧和烦躁不安，应用人工气道或机械通气时会产生情绪低落，在撤除呼吸机过程中又可能出现依赖呼吸机反应，情绪紧张，对自主呼吸缺乏信心。

3. 辅助检查

（1）血气分析：可作为呼吸衰竭诊断的依据，慢性呼吸衰竭时，$PaO_2 < 60mmHg$ 常伴有 $PaCO_2 > 50mmHg$，$SaO_2 < 75\%$；pH 低于 7.35 为失代偿性酸中毒，高于 7.45 为失代偿性碱中毒；剩余碱（BE）为机体代谢性酸碱失衡的定量指标，正常值范围在 $0 \pm 2.3mmol/L$，代谢性酸中毒时，BE 负值增大，代谢性碱中毒时，BE 正值增大；二氧化碳结合力（CO_2-CP）在一定程度上反映呼吸性酸中毒的严重程度，正常值范围在 $22 \sim 32mmol/L$，代谢性酸中毒或呼吸性碱中毒时 CO_2-CP 降低，呼吸性酸中毒或代谢性碱中毒时 CO_2-CP 升高。

（2）电解质：呼吸性酸中毒合并代谢性酸中毒时，常伴高钾血症；呼吸性酸中毒合并代谢性碱中毒时，常低钾和低氯血症。

（3）痰液检查：痰液涂片与细菌培养的检查，有助于诊断感染病因。

（4）其他：肺功能、肝功能、肾功能等，可出现相应的变化。

（三）治疗要点

1. 建立通畅的气道　保持呼吸道通畅是纠正缺氧和二氧化碳潴留的先决条件，包括清除呼吸道内分泌物、应用支气管舒张药缓解支气管痉挛，必要时采用气管插管和气管切开，建立人工气道等。

2. 氧疗　吸氧有利于提高肺泡内氧分压、动脉血氧分压和血氧饱和度，增加可利用氧，减轻组织损伤，恢复脏器功能，提高机体耐受力。氧疗应使动脉血氧分压在 60mmHg 以上或动脉血氧饱和度在 90% 以上。慢性呼吸衰竭时，低氧血症常伴高碳酸血症，呼吸中枢化学感受器对 CO_2 的反应性差，呼吸的维持主要靠低氧血症对颈动脉体和主动脉体化学感受器的兴奋作用。如高浓度吸氧，解除了低氧对外周化学感受器的刺激，会导致呼吸变浅变慢，肺泡通气量下降，$PaCO_2$ 随之上升，严重者可致二氧化碳麻醉状态。故应给予低浓度、低流量持续给氧，从而在改善严重缺氧的同时能保持轻度缺氧对化学感受器的刺激作用，避免肺泡通气量减少及呼吸抑制。

3. 增加通气量或减少 CO_2 潴留

（1）呼吸兴奋剂：使用时必须保持气道通畅，否则会促发呼吸肌疲劳，并进而加重 CO_2 潴留，脑缺氧脑水肿未纠正而出现频繁抽搐者慎用。主要适用于以呼吸中枢抑制为主、通气量不足引起的呼吸衰竭；对以肺换气功能障碍为主所导致的呼吸衰竭患者，不宜使用。药物宜选用多沙普仑，也可使用尼可刹米和洛贝林等。

（2）机械通气：机械通气可增加通气量，缓解呼吸肌疲劳，有利于改善肺的氧合功能，防止呼吸功能不全加重，是抢救严重呼吸衰竭患者生命的重要措施。根据病情选择无创机械通气和有创机械通气。在 COPD 急性加重期给予无创机械通气可以防止呼吸功能不全加重，缓解呼吸肌疲劳，减少后期气管插管率，改善预后。使用呼吸机时要有专人负责，加强护理，严密观察病情，防止通气不足或通气过度、张力性气胸等并发症。

4. 纠正酸碱平衡失调和电解质紊乱　慢性呼吸衰竭时，由于 CO_2 潴留常发生呼吸性酸中毒，但在呼吸衰竭慢性形成过程中，机体常以增加碱贮备进行代偿，以维持 pH 于相对正常的水平。通过机械通气等方法纠正呼吸性酸中毒的同时，原已增高的碱贮备会使 pH 升高，引起代谢性碱中毒，故在纠正酸中毒时需给予氯化钾或盐酸精氨酸，以纠正代谢性碱中毒，合理氧疗,一般不宜补碱。①呼吸性酸中毒合并代谢性酸中毒:在纠正缺 O_2 和 CO_2 潴留的基础上,积极治疗代谢性酸中毒的原因,适量补给 5% 碳酸氢钠。②呼吸性酸中毒合并代谢性碱中毒:在纠正 CO_2 潴留的同时,针对代谢性碱中毒的原因进行治疗,适量补氯、补钾,必要时应用碳酸酐酶抑制剂如乙酰唑胺,促进肾排出 HCO_3^-。

5. 抗感染　呼吸衰竭急性加重的常见诱因是呼吸道感染,在呼吸衰竭发生的过程又可能继发感染,故必须加以控制。可根据药敏试验选择有效的抗生素,或根据临床经验选用广谱高效的抗菌药物如第三代头孢菌素、氟喹诺酮类、哌拉西林等。

6. 营养支持　昏迷患者鼻饲高蛋白、高脂肪、低糖类、适量多种维生素和微量元素的流质饮食,必要时给予静脉高营养。

7. 防治合并症　积极防治上消化道出血、右心衰竭、心律失常、休克和多器官功能衰竭等。

(四) 主要护理诊断及合作性问题

1. 清理呼吸道无效　与呼吸道分泌物增加、咳嗽无力或无效咳嗽、意识障碍、人工气道等有关。

2. 气体交换受损　与通气不足、弥散障碍、通气/血流失调及肺顺应性降低、呼吸肌疲劳、不能维持自主呼吸有关。

3. 焦虑　与呼吸困难、气管插管、病情严重、失去个人控制及对预后的不确定有关。

4. 营养失调:低于机体需要量　与食欲缺乏、呼吸困难、人工气道及机体消耗增加有关。

5. 潜在并发症　上消化道出血、右心衰竭、心律失常、休克和多器官功能衰竭等。

(五) 护理措施

1. 一般护理　①安排患者入住呼吸监护病房或单人病室,协助患者取舒适卧位,如半卧位或坐位,以利呼吸。②保持床单清洁、干燥、柔软,加强皮肤护理,定期协助翻身,将海绵圈置于骶尾部,并对足跟部进行保护,预防压疮的发生;做好口腔护理。③主动关心患者,通过语言和非语言交流等方式与患者沟通,了解患者的心理状态和需求,提供必要的帮助,协助患者克服不良的心理反应,鼓励家属和亲友多与患者沟通,使患者获得更多的精神支持。

2. 饮食护理　鼓励神志清醒的患者自行进食,给予高蛋白、高脂肪、高热量、富含维生素、微量元素、易消化、无刺激的流质或半流质饮食,以维持机体能量需要。昏迷患者给予鼻饲,必要时胃肠外静脉高营养。

3. 保持呼吸道通畅　指导患者有效咳嗽、咳痰;通过多饮水,静脉输液、雾化吸入、气管内滴入 0.9% 氯化钠溶液以达到湿润气道、稀释痰液的目的;给予祛痰剂、翻身、拍背等,以利痰液引流排出;对不能自行咳嗽的患者经口、鼻腔吸痰;对建立人工气道者,加强气道湿化护理,采用间断或连续气管内滴注 0.9% 氯化钠溶液(间断滴注:每间隔 $20 \sim 30min$ 滴注 $3 \sim 5ml$;连续滴注:安装好滴注装置后用头皮针直接穿刺进入气管插管的导管内,滴速为每分钟 $4 \sim 6$ 滴),使分泌物稀薄,以利于有效地吸痰、保持呼吸道通畅。

4. 氧疗护理

(1) 给氧浓度和给氧方法:原则是在保证迅速提高 PaO_2 到 60mmHg 或 SaO_2 达 90% 以上的前提下,尽量降低吸氧浓度。慢性呼吸衰竭患者,缺氧常伴有二氧化碳潴留,应采取持续低流量($1 \sim 2L/min$)、低浓度(25% ~ 29%)给氧,以防止缺氧纠正过快,削弱缺氧对呼吸中枢的兴奋作用,加重二氧化碳潴留。氧疗方法有鼻导管、鼻塞、面罩、气管内和呼吸机给氧,最常用的给氧方法是鼻导管吸氧。

(2) 观察用氧效果:吸氧后呼吸困难缓解、发绀减轻、心率减慢,表示氧疗有效;如给氧后意识障碍加深或呼吸过度表浅、缓慢,可能为二氧化碳潴留加重。结合动脉血气分析的监测结果及时调整吸氧流量和浓度,以防止发生氧中毒和二氧化碳麻醉。

（3）注意事项:保持吸入氧气的湿化,以免干燥的氧气对呼吸道产生刺激和形成黏液栓加重气道阻塞;输送氧气的导管、面罩、气管导管等应妥善固定,使患者舒适;保持供氧设备的清洁与通畅,防止交互感染;向患者及家属说明氧疗的重要性,告诫不得擅自停止供氧或变动氧流量。

5. 机械通气护理　①使用呼吸机前,与患者、家属进行沟通,做必要的解释,阐明机械通气的目的或作用。②使用时注意呼吸机与人工气道连接口是否紧密、合适,防止脱落或漏气,观察呼吸机机械部件运转情况,发现节奏异常或音响异常时,应及时排除故障,以保证患者安全。③密切监测生命体征、意识状态、液体出入量、痰液引流、腹部情况、血气分析及肾功能等病情变化,以了解机械通气的效果,预防并及时发现、处理可能的并发症。④根据病情和血气分析监测结果,调整呼吸机工作参数(潮气量、压力、呼吸频率、呼与吸时间比例)和氧浓度。⑤注意监测通气量,一旦出现通气异常,应立即与医生联系做出处理。通气量合适的标志:吸气时能看到胸廓起伏,自发呼吸与呼吸机合拍,听诊肺呼吸音清楚,生命体征恢复正常并稳定,神志清晰,表情安适。通气不足的表现:二氧化碳潴留加重,出现血压上升、心率加快、出汗、烦躁、外周表浅静脉充盈;通气过度的表现:由于二氧化碳排出过多,可出现呼吸性碱中毒症状,表现为血压骤降,心律失常及谵妄、昏迷、抽搐等。⑥停用呼吸机治疗时,首先应告知患者机体已具备自主呼吸的能力,不合理地延长呼吸机疗程对康复不利,使其认识到及时停用呼吸机治疗的必要性;同时,解释呼吸机的撤除过程是平稳过渡、十分安全,以消除其恐惧心理,以利于顺利撤除呼吸机。

考点:氧疗护理

6. 用药护理　①抗生素:按医嘱准确使用,以减轻肺部感染,使用时应注意观察药物的疗效与副作用。②茶碱类、β_2受体兴奋剂:能松弛支气管平滑肌,减少气道阻力,改善通气功能,缓解呼吸困难,指导和教会患者正确使用气雾剂的方法。③呼吸兴奋剂:使用时要保持呼吸道通畅,适当提高吸入氧浓度,静脉滴注时速度不宜过快,注意观察神志、呼吸频率、节律的改变;结合动脉血气分析调整浓度,如出现恶心、呕吐、烦躁、心悸、血压升高、颜面潮红、皮肤瘙痒、震颤、肌强直等现象,应减慢滴速或停药,并及时通知医生。④利尿剂:注意观察水肿有无消退,呼吸困难有无减轻,准确记录出入液量,注意观察有无肌无力、食欲不振、腹胀、心律失常等低钾、低氯性碱中毒表现。⑤碱性药物:滴速不宜过快,防止药液外渗,警惕低血压、低血糖、呼吸抑制等不良反应。⑥镇静剂:Ⅱ型呼吸衰竭患者常因缺氧或二氧化碳潴留引起烦躁不安、夜间失眠,护士在执行医嘱使用镇静剂时,应准确给药并注意观察不良反应,以防用药不当而导致呼吸抑制的严重后果。

考点:用药护理

7. 病情观察　①观察患者的呼吸频率、节律和深度,呼吸困难的程度:观察缺 O_2 及 CO_2 潴留的症状和体征,如有无发绀、呼吸改变、球结膜充血、水肿、皮肤温暖多汗、血压升高等。②监测生命体征和意识状况:观察有无肺性脑病的表现如神志淡漠、肌肉震颤、间歇抽搐、昏睡、甚至昏迷。昏迷者应评估瞳孔、肌张力、腱反射及病理反射。③及时发现及处理并发症:如消化道出血、右心功能不全、休克等。④监测动脉血气分析值,了解尿常规、血电解质检查等结果。

(六) 健康教育

1. 向患者及家属讲解呼吸衰竭的发生机制、诱发因素、发展和转归,使患者理解康复保健的意义与目的。

2. 指导患者加强营养,合理膳食,改善体质以提高抗病能力;协助制定合理的活动及休息计划,教会患者尽量节省体力、减少氧耗量、增强生活自理能力的方法,活动量以不出现呼吸困难、心率增快为度。

3. 指导患者避免各种引起呼吸衰竭的诱因,如预防上呼吸道感染,避免吸入刺激性气体,戒烟,避免劳累、情绪激动等不良因素,少去人群拥挤的地方,尽量避免与呼吸道感染者接触,减少感染的机会。

4. 教会患者和家属自我保健和自我护理的能力,促进康复,延缓肺功能恶化。包括呼吸运动锻炼,如缩唇呼吸、腹式呼吸等,以增加肺的有效通气量,改善通气功能;耐寒锻炼如冷水洗脸等,以提高预防呼吸道感染能力;保持呼吸道通畅技术,如湿化气道、有效咳嗽咳痰、翻身、拍背、体位引流等,改善低氧血症和高碳酸血症;教会正确的家庭氧疗方法,避免氧中毒和加重 CO_2 潴留;告知药物的用法、剂量和注意事项等,以保证遵医嘱准确用药;指导自我病情监测,如咳嗽加剧、痰液增多、颜色变黄、呼吸困难加重或出现神志改变等病情变化时,应及早就医。

案例 2-7 分析

1. 主要护理问题:①清理呼吸道无效。②气体交换受损。③潜在并发症:肺性脑病。

2. 纠正缺氧和二氧化碳潴留的措施:①协助患者咳嗽排痰,鼓励多饮水、给予静脉输液和雾化吸入等措施,通畅呼吸道。②低浓度、低流量持续给氧,注意观察氧疗效果。③积极抗感染,纠正水电解质和酸碱平衡紊乱。④必要时,配合医生建立人工气道、机械辅助通气。

重 点 提 示

1. 慢性呼吸衰竭是指在原有慢性呼吸系统疾病和神经肌肉系统疾病的基础上,呼吸功能损害逐渐加重,经过较长时间发展为呼吸衰竭。最常见的病因是 COPD,最常见的诱因是急性呼吸道感染。

2. 慢性呼吸衰竭的主要病理生理改变是低氧血症($PaO_2<60mmHg$)和高碳酸血症($PaCO_2>50mmHg$),主要临床表现有呼吸困难、发绀、神经精神症状等,严重时可出现肺性脑病。

3. 治疗的基本原则是迅速纠正严重缺氧和二氧化碳潴留,首要的措施是通畅呼吸道,持续低流量、低浓度给氧是主要的治疗手段;护理的重点是氧疗护理。

附　动脉血气分析术的护理

采取动脉血进行酸碱度、二氧化碳分压、氧分压、碳酸氢盐、氧饱和度等的分析过程,称动脉血气分析。能客观地反映呼吸衰竭的性质和程度,是判断有无缺氧和(或)二氧化碳潴留的最可靠的方法。对指导氧疗、机械通气各种参数的调节及纠正电解质和酸碱失衡均有重要价值。

【适应证】

各种原因引起的急、慢性呼吸衰竭的患者,以及进行机械通气的患者。

【护理措施】

1. 术前准备

(1) 用物准备:1ml 无菌注射器、每毫升含 1500U 肝素溶液 1 支、橡皮塞、消毒静脉穿刺盘。

(2) 患者准备:向患者说明穿刺的目的和术中注意事项。

2. 术中配合

(1) 安置患者舒适的穿刺体位,穿刺点可选股动脉、肱动脉或桡动脉,常选用桡动脉,患者手心向上,手腕轻度过伸;选用股动脉,患者平卧,穿刺侧下肢外展,充分暴露穿刺部位,动脉搏动最强处为进针点。

(2) 用注射器抽取少量肝素溶液,使之与针头及管壁充分接触后推出多余的肝素溶液;常规消毒局部皮肤和左手示指、中指,用左手示指和中指固定动脉,右手持注射器由远端沿血管走行,从示指和中指之间垂直或与皮肤成 30°进针;进入动脉血管后,血液借助动脉压推动针芯上移,采血量 1ml 左右。在穿刺过程中尽量避免气泡进入,采血后立即排尽气泡并用橡皮塞或其他物品封住针头。

3. 术后护理

(1) 采血拔针头的同时,用消毒干棉签按压穿刺点 2~5min,其力度以摸不到脉搏为宜,以防止局部出血。

（2）详细填写化验单，注明吸氧方法和浓度，呼吸机的参数以及采血时间。

（3）立即送检，以免影响测定结果。

（刘士生）

第 12 节　急性呼吸窘迫综合征患者的护理

（一）概述

急性呼吸窘迫综合征（acute respiratory distress syndrome，ARDS）是指心源性以外的各种严重的肺内、外致病因素引起的急性进行性呼吸衰竭。死亡原因主要与多脏器功能衰竭有关。

引起 ARDS 的高危致病因素包括：①肺内因素：严重呼吸道感染、急性呼吸道阻塞性疾病、溺水、误吸胃内容物、吸入有毒气体或烟雾、氧中毒、肺脂肪栓塞、肺挫伤、高原性肺水肿、放射性肺损伤等，导致直接肺损伤。②肺外因素：各种肺外严重感染、颅脑疾病、严重休克、烧伤、严重非胸部创伤、大量输血、DIC、急性胰腺炎、药物中毒、妊娠高血压综合征等，引起间接肺损伤。在导致直接肺损伤的原因中，国内以重症肺炎最常见，国外以胃内容物吸入占首位。

主要发病机制除直接损伤肺泡膜外，更重要的是多种炎症细胞（巨噬细胞、中性粒细胞、血小板等）及其释放的炎性介质（肿瘤坏死因子-α、白介素-1 等）和细胞因子间接介导的肺炎症反应，引起肺泡膜损伤、肺毛细血管通透性增加和微血栓形成，造成肺泡上皮细胞损伤、肺泡表面活性物质减少或消失，导致小气道陷闭或肺泡萎陷不张，加重肺水肿和肺不张，从而引起严重通气/血流比例失调、肺内分流和弥散障碍，肺的氧合功能障碍，造成顽固性低氧血症和呼吸窘迫。ARDS 主要病理改变是肺广泛性充血水肿和肺泡内透明膜形成。病理过程分 3 个阶段：渗出期、增生期和纤维化期，常重叠存在。

（二）护理评估

1. 健康史　评估有无引起 ARDS 的各种高危致病因素，如严重肺内外感染、严重休克、肺挫伤、严重非胸部创伤、烧伤、肺脂肪栓塞、吸入有毒气体、误吸胃内容物、溺水、氧中毒、大量输血、DIC、急性胰腺炎、药物中毒、妊娠期高血压病等。了解既往有无慢性心肺疾病史。

2. 临床表现　除原发疾病表现外，在原发疾病起病后 5 日内（半数在 24h 内）出现 ARDS 表现。最早出现的症状是呼吸困难、发绀，伴烦躁、焦虑、出汗等；随着病程的进展，出现进行性加重的呼吸窘迫。呼吸困难的特点为：呼吸深快，费力，患者感到胸廓紧缩、严重憋气，通常的吸氧方法无效，且不能用其他原发心肺疾病解释。早期肺部听诊可无异常或仅有少量细湿啰音，后期可闻及水泡音和管状呼吸音。

3. 辅助检查

（1）动脉血气分析：典型改变为 PaO_2 降低 <60mmHg，$PaCO_2$ 降低 <35mmHg，pH 升高；以氧合指数 PaO_2（氧分压值）/FiO_2（吸入氧的分数值）最常用，PaO_2/FiO_2 正常值为 400～500，≤300 可诊断为肺损伤，≤200 是诊断 ARDS 的必要条件。

（2）X 线表现：早期无阳性体征或仅表现为边缘模糊的肺纹理增多，继而出现斑片状阴影并渐融合成大片状浸润阴影，大片阴影中可见支气管充气征，后期可出现肺间质纤维化改变。

考点：呼吸困难特点和动脉血气分析

（3）呼吸功能测定：动态测定肺功能，显示肺顺应性降低，无效腔通气量比例增加。

（4）血流动力学测定：肺动脉压增高、肺动脉楔压（PAWP）增加。若 PAWP>18mmHg，提示左心衰竭。

（三）治疗要点

ARDS 是一种急性呼吸系统危重症，治疗原则包括：积极治疗原发病，氧疗，机械通气，调节液体平衡，保护器官功能，防治并发症。

1. **积极治疗原发病** 原发病治疗是 ARDS 治疗的首要原则和基础，必须积极治疗。感染是导致 ARDS 的常见原因，也是 ARDS 的首位高危因素，所以对于所有患者都应怀疑感染的可能（除非有明确的导致 ARDS 的原因存在），应选用广谱抗生素。

2. **纠正缺氧** 迅速纠正低氧血症、尽快提高 PaO_2 是抢救 ARDS 最重要的措施。高浓度给氧，尽快使 $PaO_2 \geqslant 60mmHg$ 或 $SaO_2 \geqslant 90\%$，轻症可面罩给氧，大多数患者需要机械通气供氧。

3. **机械通气** ARDS 宜尽早使用机械通气辅助呼吸。急性肺损伤阶段早期的轻症患者，可试用无创正压通气，无效或病情加重时尽快行气管插管或气管切开行有创机械通气。ARDS 机械通气宜采用合适水平的呼气末正压通气（PEEP），以利于减轻肺损伤和肺泡水肿、改善氧合功能和肺顺应性，一般 PEEP 水平为 $8 \sim 18cmH_2O$；同时给予小潮气量，一般为 $6 \sim 8ml/kg$，使吸气平台压控制在 $30 \sim 35cmH_2O$ 以下，防止肺过度扩张。

考点：治疗要点

4. **调节液体平衡** 为了消除肺水肿，需合理限制液体摄入量。原则是保证组织器官灌注和血压稳定的前提下，液体出入量宜处于轻度负平衡（-500ml 左右）状态，液体入量一般不超过 $1.5 \sim 2L/d$ 为宜。可使用利尿剂促进水肿消退，ARDS 的早期除非有低蛋白血症，不宜输注胶体液。

5. **营养支持与监护** ARDS 时机体处于高代谢状态，应补充足够的营养。因静脉营养可引起感染和血栓形成等并发症，故提倡全胃肠营养。

6. **其他治疗** 可酌情使用糖皮质激素、表面活性物质和一氧化氮等。

（四）主要护理诊断及合作性问题

1. **低效性呼吸型态** 与肺毛细血管炎症性损伤、通透性增加，肺广泛性充血水肿、肺泡内透明膜形成、肺顺应性降低有关。

2. **潜在并发症** 多脏器功能衰竭。

（五）护理措施

1. **一般护理** ①安置患者于呼吸监护病室实施特别监护，保持病室空气清新，定时进行通风换气和空气、地面消毒，通风换气时做好患者的保暖工作，防止受凉。②对神志清醒使用机械通气的患者，通过语言或非语言的方式与其加强沟通，给予心理支持。③通过鼻饲或静脉高营养及时补充热量和高蛋白、高脂肪。④遵医嘱输液，维持适当的体液平衡，严格控制输液速度，防止因输液不当诱发或加重肺水肿。⑤加强皮肤和口腔护理，防止继发感染。

2. **给氧护理** 遵医嘱给予高浓度（>50%）、高流量（$4 \sim 6L/min$）氧以提高氧分压，在给氧过程中氧气应充分湿化，防止气道黏膜干裂受损。给氧时，应记录吸氧方式、吸氧浓度和时间，并观察氧疗效果和副反应，防止发生氧中毒。

3. **人工气道和机械通气护理** 密切观察病情变化，如患者的意识状况、生命体征、准确记录出入量等。掌握呼吸机的参数的调节，及时分析呼吸机报警的原因，并解除警报。加强气道的管理，保持呼吸道通畅。预防并及时发现、处理可能的并发症等。呼气末正压通气（PEEP）可增加胸内正压，减少回心血量，从而降低心排血量，并有加重肺损伤的潜在危险。因此在应用 PEEP 时护理上应注意：①对血容量不足的患者，应补充足够的血容量以代偿回心血量的不足；同时不能过量，以免加重肺水肿。②从低水平开始，先用 $5cmH_2O$，逐渐增加至合适的水平，争取维持 PaO_2 大于 60mmHg 而 FiO_2 小于 0.6。

4. **病情观察** 观察生命体征和意识状态，尤其是呼吸困难程度和发绀的病情变化；注意每小时尿量变化，准确记录 24 小时出入液量。遵医嘱及时送检血气分析和生化检测标本。

（六）健康教育

1. 指导患者加强营养，合理膳食，改善体质以提高抗病能力；注意休息，适当锻炼身体。

2. 教会患者相关的自我保健和自我护理的知识和能力。

重点提示

1. 急性呼吸窘迫综合征是指心源性以外的各种严重的肺内、外致病因素引起的急性进行性呼吸衰竭。主要临床表现进行性加重的呼吸窘迫，死亡原因主要与多脏器功能衰竭有关。

2. PaO_2 降低 $<60mmHg$，$PaCO_2$ 降低 $<35mmHg$，pH 升高，特别是 $PaO_2/FiO_2 \leq 200$ 是诊断 ARDS 的必要条件。

3. 治疗的原则是积极治疗原发病，氧疗，机械通气和调节液体平衡，护理的重点是氧疗和机械通气护理。

（刘士生）

目标检测

A_1/A_2 型题

1. 引起呼吸系统疾病最常见的病因是

    A. 吸烟　　　　　　　B. 肿瘤

    C. 感染　　　　　　　D. 变态反应

    E. 理化因素

2. 呼吸系统疾病最常见的症状是

    A. 咳嗽　　　　　　　B. 胸痛

    C. 咯血　　　　　　　D. 发热

    E. 呼吸困难

3. 带金属音的刺激性咳嗽的病因应考虑

    A. 支气管肺癌　　　　B. 胸膜炎

    C. 肺炎　　　　　　　D. 左心衰竭

    E. 支气管扩张

4. 痰液黏稠不易咳出时首选的护理措施是

    A. 指导有效咳嗽　　　B. 湿化呼吸道

    C. 胸部叩击　　　　　D. 体位引流

    E. 机械吸痰

5. 咯血最常见的疾病是

    A. 慢性支气管炎　　　B. 肺结核

    C. 急性支气管炎　　　D. 肺气肿

    E. 肺炎

6. 大量咯血是指 24h 咯血量至少大于

    A. 100ml　　　　　　B. 200ml

    C. 300ml　　　　　　D. 400ml

    E. 500ml

7. 咯血护理的错误措施是

    A. 取平卧位头偏向一侧

    B. 静卧休息尽量少翻身

    C. 保持大便通畅

    D. 大量咯血患者应取患侧卧位

    E. 咯血不止时嘱患者屏气以利止血

8. 突然发作的吸气性呼吸困难最常见于

    A. 自发性气胸　　　　B. 支气管哮喘

    C. 肺心病　　　　　　D. 气管内异物或梗阻

    E. 阻塞性肺气肿

9. "三凹征"是指

    A. 胸骨上窝、锁骨上窝、肋间隙在吸气时明显下陷

    B. 胸骨上窝、锁骨上窝、肋间隙在呼气时明显下陷

    C. 胸骨上窝、锁骨上窝、纵隔在吸气时明显下陷

    D. 胸骨上窝、锁骨上窝、纵隔在呼气时明显下陷

    E. 胸骨上窝、锁骨下窝、肋间隙在吸气时明显下陷

10. 上呼吸道感染最常见的病原体是

    A. 病毒　　　　　　　B. 细菌

    C. 支原体　　　　　　D. 衣原体

    E. 立克次体

11. 细菌性咽-扁桃体炎最常见的致病菌是

    A. 流感嗜血杆菌　　　B. 溶血性链球菌

    C. 肺炎球菌　　　　　D. 葡萄球菌

    E. 铜绿假单胞菌

12. 支气管哮喘典型的临床表现是

    A. 突然发生的呼吸困难

    B. 发作性呼气性呼吸困难伴哮鸣音

    C. 进行性呼吸困难伴窒息感

D. 阵发性夜间呼吸困难伴哮鸣音

E. 吸气性呼吸困难伴三凹征

13. 与支气管哮喘发作有关的免疫球蛋白是

    A. IgA   B. IgG

    C. IgE   D. IgM

    E. IgD

14. 提示重症哮喘发作病情严重的表现是

    A. 端坐呼吸   B. 明显发绀

    C. 哮鸣音减弱或消失   D. 收缩压下降

    E. 大汗淋漓

15. 防治哮喘患者痰栓阻塞气道,最重要的措施是

    A. 应用糖皮质激素   B. 静脉输液

    C. 雾化吸入   D. 静脉注射氨茶碱

    E. 吸氧

16. 支气管哮喘患者应禁用的药物是

    A. β受体阻滞剂   B. 白三烯(LT)调节剂

    C. 钙通道阻滞剂   D. 茶碱类药物

    E. 抗胆碱能药物

17. 慢性支气管炎最突出的症状是

    A. 发热   B. 咳嗽咳痰

    C. 少量咯血   D. 胸痛

    E. 喘息

18. 慢性阻塞性肺气肿和慢性阻塞性肺疾病的标志性症状是

    A. 咳嗽

    B. 喘息

    C. 反复咳脓性痰

    D. 逐渐加重的呼吸困难

    E. 突然发作的夜间呼吸困难

19. 诊断阻塞性肺气肿最有价值的肺功能检查是

    A. 肺总量(TLC)

    B. 残气量/肺总量(RV/TLC)百分比测定

    C. 功能残气量(FRC)

    D. 肺活量

    E. 第1秒钟用力呼气容积占用力肺活量的百分比值(FEV_1/FVC)

20. 评估COPD严重程度的良好指标是

    A. 功能残气量

    B. 第1秒钟用力呼气容积占预计百分比(FEV_1%预计值)

    C. 肺总量

    D. 吸入支气管舒张药后 FEV_1/FVC<70% 及 FEV_1<80%预计值

    E. 第1秒钟用力呼气容积占用力肺活量的百分比值(FEV_1/FVC)

21. 最适用于慢性阻塞性肺气肿缓解期患者改善肺功能的措施是

    A. 口服抗生素预防感染

    B. 应用止喘药

    C. 改善营养状况

    D. 改善生活环境

    E. 缩唇式呼吸锻炼

22. 肺气肿患者练习膈式呼吸时的错误动作是

    A. 呼气与吸气时间之比为1:2

    B. 患者一只手放在胸部另一只手放在腹部

    C. 经鼻腔缓慢地吸气尽量将腹部向外膨起顶住腹部的手

    D. 吸气时放在胸部的手控制胸部不动

    E. 屏气1~2秒钟后用口慢慢呼出气体

23. 慢性肺源性心脏病最常见的病因是

    A. 肺结核   B. 慢性阻塞性肺疾病

    C. 支气管扩张   D. 肺间质纤维化

    E. 支气管哮喘

24. 慢性肺心病发生的先决条件是

    A. 水钠潴留   B. 镇静剂使用不当

    C. 酸碱平衡失调   D. 肺部感染

    E. 肺动脉高压

25. 肺心病出现呼吸衰竭时缺氧的典型表现是

    A. 呼吸困难   B. 发绀

    C. 意识障碍   D. 心率加快

    E. 球结膜水肿

26. 慢性肺心病患者应用利尿剂的原则是

    A. 作用轻、小剂量、短期使用

    B. 作用强、大剂量、长期使用

    C. 作用轻、大剂量、长期使用

    D. 作用强、小剂量、短期使用

    E. 作用轻、小剂量、长期使用

27. 支气管扩张患者咳嗽的特点是

    A. 夜间咳嗽

    B. 带金属音的咳嗽

    C. 刺激性干咳

    D. 变换体位时咳嗽加剧

    E. 阵发性咳嗽

28. 支气管扩张的痰液特点是

    A. 白色黏液痰   B. 黄色脓性痰

    C. 脓血痰   D. 大量脓臭痰

    E. 痰液静置后出现分层现象

29. 护理支气管扩张患者最重要的措施是

    A. 促进排痰   B. 预防咯血窒息

    C. 超声雾化吸入   D. 使用抗生素

E. 使用支气管舒张药

30. 护士帮助支气管扩张患者进行体位引流时的错误措施是

　A. 安置患者于病变部位肺高位、引流支气管开口向下的体位

　B. 引流安排在饭前进行

　C. 每日引流 2~3 次、每次引流 15~20min

　D. 痰液较多患者应尽可能地快速大量咳出痰液

　E. 引流前雾化吸入 β_2 受体激动剂

31. 社区获得性肺炎最常见的病原菌

　A. 军团菌　　　　　B. 葡萄球菌

　C. 肺炎克雷白杆菌　D. 肺炎链球菌

　E. 铜绿假单胞菌

32. 治疗肺炎支原体肺炎首选的抗生素是

　A. 红霉素　　　　　B. 头孢菌素类

　C. 青霉素　　　　　D. 链霉素

　E. 庆大霉素

33. 肺炎伴感染性中毒性休克的首要治疗措施是

　A. 补充血容量　　　B. 应用强心剂

　C. 应用糖皮质激素　D. 应用血管活性药物

　E. 纠正酸碱平衡失调

34. 肺结核的主要传染源是

　A. 原发型肺结核患者

　B. 空洞肺结核患者

　C. 结核性胸膜炎患者

　D. 痰中排菌的肺结核患者

　E. 血行播散型肺结核患者

35. 成人最常见的结核病是

　A. 原发型肺结核　　B. 血行播散型肺结核

　C. 继发型肺结核　　D. 结核性胸膜炎

　E. 肺外结核

36. 关于结核菌素试验结果的正确叙述是

　A. 凡是结核菌素试验阴性都可以除外结核

　B. 卡介苗接种成功结核菌素反应都呈阳性

　C. 重症肺结核的结核菌素反应为强阳性

　D. 结核菌素试验阳性肯定有结核病

　E. 初次感染结核后 4 周内结核菌素试验阳性

37. 肺结核患者大咯血时应采取的体位是

　A. 患侧卧位　　　　B. 健侧卧位

　C. 半卧位　　　　　D. 坐位

　E. 俯卧位

38. 处理肺结核患者痰液最简易有效的方法是

　A. 煮沸 1min

　B. 70% 乙醇溶液接触 2min

　C. 阳光下暴晒 2h

　D. 痰液用纸包裹后直接焚烧

　E. 来苏水消毒 2~12h

39. 关于抗结核药物治疗的原则,错误的描述是

　A. 早期使用　　　　B. 联合使用

　C. 间断使用　　　　D. 完成疗程

　E. 适当剂量

40. 切断肺结核传播途径的关键措施是

　A. 加强卫生宣教

　B. 隔离和有效治疗排菌的患者

　C. 做好痰液的处理

　D. 预防接种卡介苗

　E. 与排菌的肺结核患者密切接触者预防性投药

41. 剧烈咳嗽可引起自发性气胸的呼吸系统疾病是

　A. 上呼吸道感染　　B. 急性支气管炎

　C. 肺炎球菌性肺炎　D. 阻塞性肺气肿

　E. 支气管肺癌

42. 胸腔内压始终维持在 $0cmH_2O$ 上下,抽气后观察数分钟仍无变化,气胸类型是

　A. 闭合性气胸　　　B. 张力性气胸

　C. 特发性气胸　　　D. 高压性气胸

　E. 交通性气胸

43. 自发性气胸最常见的症状是

　A. 呕吐　　　　　　B. 心悸

　C. 发热　　　　　　D. 胸痛

　E. 咳嗽

44. 张力性气胸最重要的表现是

　A. 发绀　　　　　　B. 休克

　C. 突发胸痛　　　　D. 进行性呼吸困难

　E. 干咳

45. 治疗气胸的主要方法是

　A. 吸氧　　　　　　B. 排气减压

　C. 病情观察　　　　D. 镇咳

　E. 止痛

46. 胸腔闭式引流管不慎自胸壁伤口脱出,首要的处理措施是

　A. 送手术室处理

　B. 给氧

　C. 报告医生

　D. 重新插入脱落的引流管

　E. 用手指捏紧引流管周围皮肤

47. 胸腔闭式引流术应使胸膜腔内压力保持在

　A. 0.5~1cmH_2O　　B. 1~2cmH_2O 以下

C. 3～4cmH_2O　　D. 4～5cmH_2O

E. 8～10cmH_2O

48. 肺癌最常见的病理类型是

A. 小细胞未分化癌　　B. 腺癌

C. 大细胞未分化癌　　D. 支气管肺泡癌

E. 鳞状上皮细胞癌

49. 诊断中央型肺癌最有价值的检查为

A. 纤维支气管镜下活组织检查

B. 高分辨率 CT

C. 肺部磁共振检查

D. 胸部 X 线检查

E. 开胸肺活检

50. 放射治疗后局部皮肤损伤的正确护理是

A. 肥皂水清洗　　B. 阳光照射

C. 局部涂擦碘酊　　D. 热敷或冷敷

E. 用温水轻轻蘸洗保持皮肤清洁

51. 肺癌患者进行纤维支气管镜检查后不能立即饮水是为了防止

A. 呕吐　　B. 喷嚏

C. 呃逆　　D. 误吸

E. 咳嗽

52. 慢性呼吸衰竭常见的病因是

A. 重症肺结核　　B. 胸廓病变

C. 慢性阻塞性肺疾病　　D. 肺间质纤维化

E. 尘肺

53. 呼吸衰竭时最早因缺氧发生损害的组织器官是

A. 大脑　　B. 心脏

C. 肝　　D. 肾

E. 肺

54. 慢性呼吸衰竭缺氧与二氧化碳潴留最主要的机制

A. 肺泡通气不足

B. 氧耗量增加

C. 肺内动静脉分流增加

D. 弥散功能障碍

E. 通气/血流比例失调

55. 判定为Ⅱ型呼吸衰竭的血气分析结果为

A. PaO_2<60mmHg、$PaCO_2$<50mmHg

B. PaO_2>60mmHg、$PaCO_2$>50mmHg

C. PaO_2<60mmHg、$PaCO_2$正常

D. PaO_2>60mmHg、$PaCO_2$<50mmHg

E. PaO_2<60mmHg、$PaCO_2$>50mmHg

56. Ⅱ型呼吸衰竭应吸入低流量、低浓度氧的理由是

A. 高流量氧可引起支气管痉挛而加重气道阻塞

B. 高流量氧对肺组织有损害作用

C. 高流量氧可降低颈动脉窦化学感受器的兴奋性

D. 高流量吸氧可加重肺动脉压力

E. 高流量吸氧可引起氧中毒和代谢性碱中毒

57. 肺性脑病患者狂躁不安的正确处理是

A. 必要时用哌替啶　　B. 大剂量地西泮口服

C. 改善通气功能　　D. 大剂量奋乃静肌注

E. 不宜用水合氯醛保留灌肠

58. 在我国引起 ARDC 最常见的直接肺损伤原因是

A. 重症肺炎

B. 急性呼吸道阻塞性疾病

C. 氧中毒

D. 吸入有毒烟雾

E. 放射性肺损伤

59. 诊断 ARDS 必备的条件是

A. PaO_2<60mmHg　　B. 常规吸氧反复无效

C. $PaCO_2$<35mmHg　　D. $PaO_2/FiO_2 \leq 200$

E. 肺顺应性降低

60. ARDS 给氧护理的氧浓度至少应

A. >40%　　B. >45%

C. >50%　　D. >55%

E. >60%

61. 患者,男,20 岁。急性上呼吸道感染 3 天。为防止交互感染,最主要的预防措施是

A. 多休息　　B. 口服抗生素预防

C. 口服中草药预防　　D. 保持室内空气流通

E. 多饮水

62. 患者,女性,16 岁。支气管哮喘史 8 年,每日使用莫米松气雾剂,近日出现口腔真菌感染。主要原因是

A. 用药时间过长

B. 用药量过大

C. 吸药后未漱口

D. 未预防应用抗真菌药

E. 患者体质弱

63. 患者,男,30 岁。支气管哮喘发作急诊入院,在快速静脉给予某药后出现头痛、心悸、恶心、呕吐、室性心律失常、血压骤降。导致此类副作用的药物最可能的是

A. 异丙托溴胺　　B. 氨茶碱

C. 沙丁胺醇　　D. 地塞米松

E. 特布他林

64. 患者,女,25岁。诊断支气管哮喘入院,2分钟前哮喘急性发作。患者应采取的体位是
   A. 去枕平卧位　　　　B. 中凹卧位
   C. 屈膝俯卧位　　　　D. 侧卧位
   E. 端坐位

65. 患者,女,30岁。食品厂屠宰车间工人,有哮喘发作史5年。防止哮喘发作最有效的方法是
   A. 调离原工作岗位　　B. 药物治疗
   C. 免疫治疗　　　　　D. 对症治疗
   E. 长期治疗

66. 患者,男,60岁。慢性支气管炎阻塞性肺气肿急性发作期患者,痰多黏稠不易咳出,翻身时突然出现面色发绀、烦躁不安。应立即采取的措施是
   A. 给氧　　　　　　　B. 吸痰
   C. 安置端坐位　　　　D. 给予心理疏导
   E. 湿化气道

67. 患者,男,65岁。COPD病史10年,受凉后急性发作,因长期卧床而咳痰无力,为促进排痰,护士给予胸部叩击,错误的方法是
   A. 患者取侧卧位
   B. 叩击由外向内
   C. 叩击由下向上
   D. 叩击者的手扇形张开
   E. 叩击手指向掌心微弯曲

68. 患者,男,60岁。慢性阻塞性肺疾病病史10年,3日前受凉后感冒发热、咳嗽、咳大量黏稠脓性痰。目前首要的治疗是
   A. 抗感染治疗　　　　B. 给予止咳药
   C. 给予祛痰剂　　　　D. 给予支气管舒张药
   E. 给氧

69. 患者,男,60岁。患慢性阻塞性肺疾病5年,护士指导患者呼吸训练时,正确的吸气与呼气时间比为
   A. 呼气:吸气=2:1　　B. 吸气:呼气=1:1
   C. 呼气:吸气=1:1.5　D. 吸气:呼气=2:1
   E. 呼气:吸气=1:3

70. 患者,男,55岁。慢性支气管炎、阻塞性肺气肿病史10年,近日感冒后出现咳嗽咳痰,口唇发绀,下肢水肿,颈静脉怒张、肝颈静脉回流征阳性。应诊断为
   A. 慢性阻塞性肺疾病
   B. 急性呼吸道感染
   C. 右心衰竭
   D. 肺心病功能失代偿期
   E. 慢性呼吸衰竭

71. 患者,男,30岁。患左肺下叶支气管扩张1年,现痰多不易咳出,可能存在的体征是
   A. 严重贫血
   B. 呼吸浅表
   C. 局限固定持久的湿啰音
   D. 局限性哮鸣音
   E. 两肺底湿啰音

72. 患者,男性,40岁。反复咳嗽、咳痰10年,诊断"左下支气管扩张",近2日痰液黏稠不易咳出,伴少量咯血。正确的护理措施是
   A. 指导患者左侧卧位
   B. 嘱患者控制咳嗽以免诱发咯血
   C. 鼓励患者每日饮水1500ml以上
   D. 进餐后实施体位引流
   E. 体位引流必须坚持30min以保证引流效果

73. 患者,男,45岁。因患金黄色葡萄球菌肺炎伴休克,应用抗生素和补液治疗。提示病情好转和血容量已补足的体征不包括
   A. 口唇红润　　　　　B. 肢端温暖
   C. 尿量>30ml/h　　　D. 收缩压>90mmHg
   E. 心率120次/分

74. 患者,男性,60岁。慢性支气管炎、肺气肿病史20年。中午在家抬重物时,突感右侧胸部刺痛,呼吸困难逐渐加重,伴发绀。最可能发生了
   A. 心肌梗死　　　　　B. 胸腔积液
   C. 自发性气胸　　　　D. 肺栓塞
   E. 支气管阻塞

75. 患者,女性,28岁。自发性气胸经胸腔闭式引流已48h,水封瓶中长玻璃管内水柱波动消失,患者咳嗽时水柱有波动出现。提示
   A. 引流管有堵塞　　　B. 患侧肺不张
   C. 肺膨胀良好　　　　D. 呼吸道不通畅
   E. 并发支气管胸膜瘘

76. 患者,女,60岁。确诊慢性支气管炎、阻塞性肺气肿伴高血压10年,3日前感冒后发热、头痛,痰多黏稠、不易咳出,出现昼睡夜醒,烦躁不安,意识恍惚。今晨护士时发现患者意识淡漠、回答问题含糊不清。患者的病情应考虑
   A. 呼吸性碱中毒　　　B. 痰液壅塞
   C. 肺性脑病先兆　　　D. 代谢性碱中毒
   E. 急性脑血管病

77. 患者,女性,70岁。慢性咳嗽、咳痰病史20余

年,近 3 日来咳嗽咳痰加重,伴呼吸困难、发绀、发热。应用辅助呼吸和呼吸兴奋剂过程中,出现恶心、呕吐、心悸、烦躁、颜面潮红、血压升高、肌肉颤动等。应判断为

A. 肺性脑病　　　　　B. 呼吸兴奋剂过量

C. 痰液壅塞　　　　　D. 通气不足

E. 呼吸性碱中毒

78. 患者,男,62 岁。诊断"COPD,Ⅱ型呼衰,肺性脑病"入院。应避免使用哪项处理措施

A. 持续低流量给氧　　B. 静脉滴注抗生素

C. 肌注呋塞米　　　　D. 烦躁时使用镇静剂

E. 口服解痉平喘类药物

79. 患者,女,55 岁。慢性阻塞性肺疾病病史 10年,因呼吸衰竭使用人工呼吸机,通气过度时会出现

A. 表浅静脉充盈　　　B. 心率加快

C. 血压升高　　　　　D. 烦躁出汗

E. 呼吸性碱中毒

80. 患者,男,65 岁,慢性阻塞性肺疾病 10 余年,冠心病史 5 年,感冒后痰多黏稠、呼吸困难加重 2天,意识障碍 1h。查体:浅昏迷,口唇发绀,球结膜轻度水肿,血压 160/100mmHg,心率 128次/分,节律不整,双肺散在干、湿啰音,下肢水肿。首要的治疗护理措施是

A. 通畅呼吸道　　　　B. 低浓度给氧

C. 呼吸兴奋剂　　　　D. 抗心律失常药物

E. 利尿剂和强心剂

A_3/A_4 型题

(81、82 题共用题干)

患者,女,16 岁。外出春游时突然发生咳嗽和呼气性呼吸困难,既往有类似发病情况。体温37℃,脉搏 100 次/分,呼吸 24 次/分。

81. 最可能的病情是

A. 急性上呼吸道感染　B. 急性支气管炎

C. 过敏性肺炎　　　　D. 支气管哮喘

E. 心源性哮喘

82. 最可能的诱因是

A. 劳累　　　　　　　B. 感染

C. 花粉　　　　　　　D. 运动

E. 精神因素

(83、84 题共用题干)

患者,男性,66 岁。慢性咳嗽、咳痰 18 年,近 5年来劳动时出现气短,2 日前感冒后病情加重,咳嗽伴脓痰。体温 37.6℃,神志清,桶状胸,两肺叩诊过清音,呼吸音低,诊断"慢性支气管炎、阻塞性

肺气肿"入院治疗。

83. 合理的氧疗方式为

A. 间歇给氧　　　　　B. 乙醇湿化给氧

C. 低浓度持续给氧　　D. 高压给氧

E. 高浓度持续给氧

84. 医嘱吸氧流量为 3L/min,其氧浓度为

A. 29%　　　　　　　B. 33%

C. 37%　　　　　　　D. 41%

E. 45%

(85、86 题共用题干)

患者,男,89 岁。患慢性支气管炎 17 年,近两周来急性发作入院。患者入院后出现频繁咳嗽、咳痰,痰稠不易咳出。2 分钟前夜班护士发现患者有极度呼吸困难,喉部痰鸣音,表情恐怖,面色青紫,双手乱抓。

85. 护士应判断患者最可能发生了

A. 急性心肌梗死

B. 患者从噩梦中惊醒

C. 呼吸道痉挛导致缺氧

D. 急性心力衰竭

E. 痰液堵塞气道致窒息

86. 此时护士最恰当的处理是

A. 立即通知医师

B. 给予氧气吸入

C. 立即清除呼吸道痰液

D. 应用呼吸兴奋剂

E. 立即配合医生行气管内插管

(87、88 题共用题干)

患者,男性,35 岁。运动后冲凉水浴,当晚突发寒战、高热、咳嗽、铁锈色痰,伴右下胸痛和呼吸困难,随后出现恶心、呕吐、意识模糊、烦躁不安、出冷汗而急诊入院。体温 37℃,脉搏 116 次/分,呼吸 28 次/分,血压 75/55mmHg,面色苍白,口唇发绀,右下肺叩诊音稍浊,闻及湿啰音。血白细胞 $27 \times 10^9/L$,血气分析 PaO_2:71mmHg、$PaCO_2$:39mmHg,胸部 X 线检查右下叶呈均匀致密阴影。

87. 应首先考虑的诊断是

A. 肺炎链球菌肺炎　　B. 休克性肺炎

C. 右侧胸膜炎　　　　D. 右侧气胸

E. 急性肺脓肿

88. 错误的护理措施是

A. 静脉滴注青霉素　　B. 给予吸氧

C. 热水袋保暖　　　　D. 给予地西泮

E. 静脉输注低分子右旋糖酐

（89、90 题共用题干）

患者，男性，50 岁。糖尿病史 6 年，近 2 月来午后低热、咳嗽、咳痰伴少量痰中带血丝，肺部未闻及啰音，胸片右肺上野及中野见密度较淡的浸润阴影，中间有透光区，血 WBC 9.2×10^9/L。

89. 诊断应首先考虑

    A. 肺结核　　　　　　B. 金葡菌肺炎

    C. 肺囊肿继发感染　　D. 克雷白杆菌肺炎

    E. 支气管肺癌

90. 对诊断最有意义的检查是

    A. 红细胞沉降率　　　B. 痰液细菌培养

    C. 痰液抗酸杆菌检查　D. 血培养

    E. 纤维支气管镜检查

（91、92 题共用题干）

患者，女，30 岁。2 月来出现午后低热、盗汗、乏力、消瘦、食欲不振，近 1 周高热、咳嗽、咳痰，痰中带血。痰结核分枝杆菌阳性。联合应用抗结核药物治疗。

91. 治疗过程中患者出现眩晕和听力障碍，最可能导致此类副作用的药物是

    A. 异烟肼　　　　　　B. 链霉素

    C. 乙胺丁醇　　　　　D. 利福平

    E. 吡嗪酰胺

92. 患者突然大量咯血，随即咯血停止，出现呼吸困难、表情恐怖、大汗淋漓。此时首要的关键护理措施是

    A. 安置患者患侧卧位　B. 使用呼吸兴奋剂

    C. 加压吸氧　　　　　D. 解除呼吸道梗阻

    E. 人工呼吸

（93、94 题共用题干）

患者，男，30 岁。3 个月来发热，乏力，盗汗，食欲不振。体重减轻。查体：一般状况尚可。实验室检查：痰结核分枝杆菌阳性，初步诊断为肺结核收住入院。医嘱行 PPD 试验。

93. PPD 试验结果阳性的判定标准为皮肤硬结直径达

    A. ≥3mm　　　　　　B. ≥5mm

    C. ≥8mm　　　　　　D. ≥10mm

    E. ≥20mm

94. 关于患者的饮食，不正确的指导是

    A. 制定合理的营养计划

    B. 多食含纤维素食物

    C. 补充足够的水分

    D. 低蛋白低脂饮食

    E. 高热量富含维生素的食物

（95、96 题共用题干）

患者，男性，55 岁。有 COPD 病史 10 余年。用力排便后出现右侧胸痛伴进行性呼吸困难。口唇发绀，气管向左侧移位，右侧胸廓饱满伴皮下气肿、叩诊呈鼓音，呼吸音消失。诊断自发性气胸，采用胸腔闭式引流治疗。

95. 呼吸困难、发绀的主要原因是

    A. 静脉血回流受阻　　B. 左侧肺受压

    C. 皮下气肿　　　　　D. 纵隔向健侧移位

    E. 右侧胸腔压力不断升高导致肺不张

96. 胸腔闭式引流导管安放的位置是患侧

    A. 第 2 肋间锁骨中线处

    B. 第 7、8 肋间腋中线处

    C. 第 5、6 肋间腋中线处

    D. 第 6、7 肋间腋前线处

    E. 第 9、10 肋间腋后线处

（97、98 题共用题干）

患者，男性，50 岁。近 6 个月以来已在右肺中叶发生 2 次节段性肺炎，肺炎控制后仍然有持续痰中带血。出现右侧瞳孔缩小、眼睑下垂、眼球内陷，心肺无异常发现，胸部 X 线检查发现右上肺团块影。

97. 右上肺的病变最可能是

    A. 慢性炎症　　　　　B. 肺炎球菌肺炎

    C. 支气管肺癌　　　　D. 支气管扩张

    E. 肺结核

98. 面部征象称之为

    A. Horner 综合征

    B. 神经肌肉综合征

    C. 上腔静脉压迫综合征

    D. 伴癌综合征

    E. Cushing 综合征

（99、100 题共用题干）

患者，男，70 岁。慢性阻塞性肺疾病病史 15 年，3 日前上呼吸道感染后咳嗽咳痰加重，痰液黏稠不易咳出，今晨出现意识模糊。体检：球结膜充血，皮肤温暖多汗。临床诊断慢性呼吸衰竭。

99. 判断病情的严重程度必须检查的项目是

    A. 胸部 X 线检查　　　B. 肺功能测定

    C. 动脉血气分析　　　D. 痰液检查

    E. 心电图检查

100. 医嘱给氧，合理的氧浓度是

    A. 25%～29%　　　　B. 33%～37%

    C. 37%～41%　　　　D. 41%～45%

    E. ＞50%

第3章 循环系统疾病患者的护理

　　循环系统是由心脏、血管和调节血液循环的神经、体液组成,其主要功能是向全身组织器官运输血液,将氧和营养物质、激素等供给组织,并将组织废物运走,以保证人体正常的新陈代谢。

　　循环系统是密闭的管道系统,心脏是该系统的中心器官,位于中纵隔前 2/3 和膈的上方,前方被肺和胸膜覆盖,后方有气管、支气管、食管、胸主动脉和迷走神经等,两侧为左、右肺;心脏有 4 个心腔,即右心房、右心室和左心房、左心室构成;心脏传导系统由特殊分化的心肌细胞所构成,其主要功能是产生并传导激动,维持正常的心脏搏动节律,传导系统包括窦房结、结间束、房室交界区、房室束、左右束支及浦肯野纤维,当窦房结发出冲动后,冲动沿着传导系统迅速地传到心房肌及心室肌使之兴奋而产生收缩;心脏的血液供应来自左、右冠状动脉,冠状动脉的大分支分布于心肌表面,小分支则由外向内进入心肌,经毛细血管网汇成心脏静脉,最后汇入冠状窦,进入右心房。心脏为心包所包裹,心包由脏层和壁层组成,两者间为心包腔,其内含有 30~50ml 液体,起润滑作用。

　　循环系统的血管分动脉、毛细血管和静脉 3 类。动脉的主要功能为输送血液到组织器官,其管壁有肌纤维和弹力纤维,能保持一定的张力和弹性,并能在各种血管活性物质的作用下收缩或舒张,改变外周血管阻力,又称“阻力血管”;毛细血管是血液及组织液交换营养物质和代谢产物的场所,又称“功能血管”;静脉的主要功能是汇集从毛细血管来的血液,其管壁较薄、管腔较大,能容纳较大的血量,又称“容量血管”。动脉(后负荷)与静脉(前负荷)对维持和调节心功能有重要的作用。

　　心肌细胞和血管内皮细胞能分泌心钠肽和内皮素、内皮舒张因子等活性物质,具有内分泌功能;心肌细胞所特有的受体和信号传导系统在调节心血管功能方面有重要作用。调节循环系统的神经为交感神经和副交感神经,当交感神经兴奋时,通过肾上腺素能 α 和 β 受体,使心率加快,心脏收缩力加强,外周血管收缩,血管阻力增加,血压升高;当副交感神经兴奋时,通过乙酰胆碱能 M 受体,使心率减慢,心脏收缩力减弱,心排血量减少,血压下降。循环系统还受肾素-血管紧张素-醛固酮系统(RAAS)、血管内皮因子、电解质、某些激素和代谢产物等调节,其中 RAAS 是调节钠钾平衡、血容量和血压的重要系统;血管内皮细胞生成的缩血管物质,如内皮素、血管收缩因子等具有收缩血管作用;内皮细胞生成的血管舒张物质,如前列环素、内皮舒张因子等具有扩张血管作用,这两类物质的平衡对维持正常的循环功能起重要作用。

　　循环系统疾病包括心脏和血管疾病,合称心血管病,是危害人们健康和影响社会劳动力的重要疾病。20 世纪初期全球心血管病死亡率仅占总死亡率的 10% 以下,21 世纪初期心血管病死亡率已占发达国家总死亡率的近 50%,发展中国家的 25%。新中国成立 60 多年来人民生活条件逐渐改善,卫生事业不断发展,传染病得到有效控制,婴儿死亡率逐年下降,人的平均期望寿命明显增长,而心血管病则逐渐成为常见病,目前我国每年约有 300 万人死于心血管病(包括脑血管病),心血管病死亡率约占总死亡率的 40%,列第 1 位。同时,常见心血管病的病种发病顺序也发生了明显变化,20 世纪 50~60 年代,依次为风湿性心瓣膜病、高血压性心脏病、慢性肺源性心脏病、冠状动脉粥样硬化性心脏病、先天性心脏病和梅毒性心脏病;20 世纪 90 年代,依次为冠状动脉粥样硬化性心脏病、心律失常、风湿性心脏病、高血压性心脏病、心肌炎、心肌病、先天性心脏病、慢性肺源性心脏病和心包炎。这种变化与多种危险因素密切相关,除性别、年龄等因素不可改变外,多数是可干预的危险因素如肥胖、吸烟、高血压、血脂异常、血糖异常等,针对各种可干预的危险因素采取早期综合干预,有助于降低心血管病的发生率和死亡率。

第 1 节　常见症状的护理

一、心源性呼吸困难

(一)概述

心源性呼吸困难(cardiac dyspnea)是指心力衰竭时,患者自觉空气不足、呼吸费力,出现发绀、端坐呼吸,伴有呼吸频率、深度与节律的异常。

(二)护理评估

1. 病因　常见的病因是左心衰竭,系肺淤血致气体交换障碍所致;也可见于右心衰竭、心包炎、心脏压塞等。

2. 临床表现

(1)劳力性呼吸困难:心源性呼吸困难的早期表现。体力活动时发生或加重,休息后缓解或消失是其特点。开始,呼吸困难于快步行走、登楼时出现;随着病情加重,在一般速度步行、穿衣、洗漱等轻微活动时即可出现,系体力活动增加心脏负荷,导致肺淤血加重,心脏功能不能代偿所致,在休息后可缓解或消失。

(2)夜间阵发性呼吸困难:心源性呼吸困难的典型表现。呼吸困难发生在夜间,于睡眠中突然憋气而惊醒,被迫坐起或下床,呼吸深快,重者可有哮鸣音,称"心源性哮喘",大多在端坐休息、开窗通风后逐渐缓解。

(3)端坐呼吸:患者平卧时也有呼吸困难,被迫采取高枕卧位、半坐位甚至端坐位,以减轻心脏负荷、缓解呼吸困难,为严重心力衰竭的表现。　　　　　　　　　　考点:典型表现

(4)急性肺水肿:"心源性哮喘"进一步发展的结果,是左心衰竭呼吸困难最严重的表现形式。

(三)主要护理诊断及合作性问题

1. 气体交换受损　与肺淤血、肺水肿或伴发肺部感染有关。

2. 活动无耐力　与氧的供需失调有关。

(四)护理措施

1. 休息与活动　①与患者及家属一起制订活动目标和计划,根据患者身体情况确定活动的持续时间和频率,循序渐进增加活动量,当患者活动量增加时应予以鼓励,以增加患者的信心;告诉患者如活动中或活动后出现心悸、心前区不适、呼吸困难、头晕眼花、面色苍白、极度疲乏时,应停止活动,就地休息,并以此作为限制最大活动量的指征。②卧床患者应加强生活护理,进行床上肢体活动,鼓励患者尽可能生活自理,教育家属对患者生活自理给予理解和支持,不应使患者养成过分依赖的习惯。③出院前根据患者家庭生活条件以及家庭支持能力等修订活动计划。

2. 调整体位　根据病情取舒适体位。对于已有心力衰竭的患者,夜间睡眠应保持高枕卧位或半卧位。一旦发生急性左心衰竭,患者极度呼吸困难,应迅速给予双腿下垂坐位,以改善呼吸活动和减少回心血量,可用枕或软垫支托臂、肩、骶、膝部,以避免受压。

3. 保持呼吸道通畅　保持室内空气新鲜,患者衣服宽松,盖被轻软,以减轻憋闷感;持续给氧,根据病情调节氧流量和选择湿化液体。

4. 病情观察　记录心电图,测量血压、体温、脉搏,观察呼吸状态和类型。

二、心源性水肿

(一) 概述

心源性水肿(cardiac edema)是指由于心力衰竭引起体循环静脉淤血,使机体组织间隙有过多的液体积聚而出现的肿胀。

(二) 护理评估

1. 病因　常见病因有引起右心衰竭或全心衰竭的心脏病及影响腔静脉血液回流的渗出性或缩窄性心包炎;高钠饮食是常见诱发因素。

考点:临床表现

2. 临床表现　①水肿发展缓慢,首先出现于身体下垂部位,如足踝部、胫骨前,长期卧床者先见于骶尾部、会阴部,严重者可发生全身性水肿,并合并胸水、腹水和心包积液。②活动后出现或加重,休息后减轻或消失。③水肿呈对称性、压陷性,水肿部位皮肤发绀;水肿区皮肤感觉迟钝,易发生溃破、压疮及感染。

(三) 主要护理诊断及合作性问题

1. 体液过多　与体循环淤血及钠水潴留有关。

2. 有皮肤完整性受损的危险　与水肿部位循环改变、组织营养不良有关。

(四) 护理措施

1. 一般护理　①休息:明显水肿者应卧床休息,伴胸水或腹水者宜取半卧位,并抬高下肢,以利静脉回流、消除水肿。劝慰患者精神放松,避免情绪紧张,指出安静卧床休息可增加肾血流量,促进利尿,减轻心脏负荷。②饮食护理:限制钠水摄入,说明限制钠水摄入及补充蛋白质的重要性,给予低钠、高蛋白、易消化、少产气的饮食,限制含钠高的食物,如咸菜、用发酵粉制作的面食、含钠的饮料和调味品等;严重水肿且利尿剂疗效不佳时,每日进液量控制在前 1d 尿量加 500ml 左右。

2. 皮肤护理　保持床褥平整、干燥,床单及内衣要柔软吸汗;定时更换体位,翻身时勿强行推、拉、拽,防止擦伤皮肤;骶、踝、足跟等处经常按摩,严重水肿者可用气垫床,防止压疮发生;保持皮肤黏膜清洁卫生,防止感染和外伤;慎用热水袋,使用时水温不宜太高,防止烫伤;肌内注射时应严密消毒后从深部注射,拔针后用无菌棉球按压以免药液外渗,如有外渗,局部用无菌巾包裹,防止继发感染;会阴部水肿时,应保持局部皮肤清洁、干燥,男性患者可用托带

考点:皮肤护理

支托阴囊部。一旦皮肤发生压疮或破损、溃烂时,按医嘱进行治疗并采取相应的护理措施。

3. 用药护理　遵医嘱使用强心剂、利尿剂、清蛋白,观察、记录疗效和不良反应,定期检测血清电解质。口服补充钾盐时,宜在饭后或将水剂与果汁同饮,以减轻胃肠道不适;静脉补钾时,每 500ml 液体中氯化钾含量不宜超过 1.5g,以免刺激血管引起疼痛,诱发静脉炎。

4. 病情观察　记录 24h 出入液量,每日测体重、腹围 1 次,以观察水肿的消长;观察水肿的部位、范围,用手指压水肿部位 5s 后放开,观察压陷程度,判断水肿严重程度的变化。

三、心前区疼痛

(一) 概述

心前区疼痛(precordial pain)是指循环系统病变引起的缺血、缺氧、炎症等,刺激了支配心脏、主动脉的交感神经及肋间神经,所致的心前区或胸骨后疼痛。

(二) 护理评估

1. 病因　常见病因有冠心病心绞痛、急性心肌梗死、重度主动脉瓣狭窄或关闭不全、梗阻

性肥厚型心肌病、心包炎、心血管神经症等;诱因有体力活动、情绪激动等。

2. 临床表现　注意心前区疼痛的性质、持续时间、诱因、缓解方式;以及胸痛与活动和呼吸的关系,伴发的症状。①冠心病心绞痛:多在活动或情绪激动时发作,位于胸骨后或心前区,向左肩及左臂内侧放射,呈压榨样痛伴窒息感,休息或含用硝酸甘油可缓解。②急性心肌梗死:疼痛较心绞痛更为严重,且经休息或用硝酸甘油不能缓解。③心包炎:心前区疼痛于吸气、咳嗽、变换体位、吞咽时加剧。④心血管神经症:疼痛部位常不固定,为短暂几秒钟的针刺样疼痛或为持续几小时的隐痛,在静息时发作,含用硝酸甘油无效,常伴多汗、手足冷、两手震颤等自主神经功能紊乱症状。

(三) 主要护理诊断及合作性问题

疼痛:心前区疼痛　与冠状动脉供血不足导致心肌缺血、缺氧或炎症累及心包有关。

(四) 护理措施

1. 一般护理　心前区疼痛发作时,安置患者休息,如为冠心病心绞痛,立即给氧,陪伴在患者身旁,以减轻其紧张、恐惧感。

2. 疼痛护理　按医嘱给冠心病患者使用硝酸酯类、吗啡、溶栓剂、复方丹参、β 受体阻滞剂、钙拮抗剂等药物,以改善心肌供血,解除疼痛;对心血管神经症患者,遵医嘱给予镇静剂、β 受体阻滞剂、抗抑郁剂等药物对症治疗。

3. 病情观察　密切观察病情变化,尤其应注意疼痛发作时的心率、血压与心电图变化。如血压降低,立即建立静脉通路,并报告医师配合采取相应的措施。

四、心　悸

(一) 概述

心悸(palpitation)是指患者自觉心跳或心慌,并伴有心前区不适感。

(二) 护理评估

1. 病因　常见病因有心动过速、心动过缓、期前收缩等心律失常,器质性心血管病或全身性疾病(如发热、贫血、甲亢、低血糖等)所致的心搏增强,或心血管神经症等引起。健康人剧烈活动、精神紧张、吸烟、饮酒、饮咖啡或浓茶,或使用阿托品、肾上腺素、氨茶碱等药物时,可引起心率加快、心肌收缩力增强而出现心悸。

2. 临床表现　①心悸的严重程度并不一定与病情成正比,初发、敏感者、安静或注意力集中时心悸明显,持续较久者因逐渐适应而减轻;心功能代偿期,心悸感较明显,失代偿期因心肌收缩力下降及出现其他症状分散注意力,而使心悸感减轻。②心悸本身无危险性,但严重心律失常时发生的心悸,可伴发胸痛、呼吸困难、黑矇等症状,甚至可发生晕厥、抽搐或猝死。③心悸引起的不适或心悸长期不消失,常使患者情绪紧张、焦虑不安。

(三) 主要护理诊断及合作性问题

焦虑　与心悸导致患者不舒适有关。

(四) 护理措施

1. 一般护理　保持环境安静、舒适,协助做好生活护理,避免和减少不良刺激;严重心律失常患者需绝对卧床休息,但应避免左侧卧位,以减轻心悸感;有睡眠障碍者,按医嘱给予少量镇静剂。解释心悸的原因和阐明心悸严重程度不一定与病情成正比,指出紧张、焦虑可加重心悸,指导患者保持情绪稳定,调整自主神经功能,以利减轻或消除心律失常。指导建立良好的生活习惯,进食宜少量多餐,避免过饱及刺激性食物,戒烟,禁饮浓茶、酒和咖啡,以免诱发心悸。

2. 治疗护理　按医嘱给予抗心律失常药物,注意观察疗效及不良反应;配合做好心脏起搏、电复律、消融术等治疗的术前准备和术后护理。

3. 病情观察　密切观察心率和心律的变化,必要时遵医嘱实施心电监护和血压监护,发现严重心律失常、血压降低或发生晕厥、抽搐时,立即通知医生,并配合抢救。

五、心源性晕厥

(一)概述

心源性晕厥(cardiac syncope)是指心脏疾病引起的心排血量骤减或中断,使脑组织一时性缺血、缺氧而导致的突发的可逆性短暂意识丧失。脑血流中断2~4s可产生黑矇,中断5~10s可出现意识丧失,中断10s以上除意识丧失外,还可出现抽搐。反复发作的晕厥是病情严重和危险的征兆。由于心排血量突然下降所致的晕厥称心源性脑缺血综合征或称阿-斯综合征(Adams-Stokes syndrome)。

考点:临床
表现特点

(二)护理评估

1. 病因　有病态窦房结综合征、房室传导阻滞、阵发性室性心动过速等心律失常,及梗阻性肥厚型心肌病、主动脉瓣狭窄、左心房黏液瘤等疾病;常见诱发因素有活动或用力等。

2. 临床表现　临床特点为活动或用力时发生短暂意识丧失或伴有抽搐,一般在1~2min内恢复;部分患者发作前有心悸、乏力、出汗、头昏、黑矇等先兆症状;发作时可伴有发绀、呼吸困难、心律不齐、血压下降等。严重者可猝死。

(三)主要护理诊断及合作性问题

有受伤的危险　与晕厥发作有关。

(四)护理措施

1. 一般护理　晕厥频繁发作的患者应卧床休息,加强心理疏导和生活护理,稳定患者情绪,减轻精神压力。解释晕厥的原因、诱因和介绍预防发作、防止外伤的方法,嘱患者避免剧烈活动、情绪激动和改变体位时动作过快等,以免诱发晕厥;叮嘱患者避免单独外出,以防发生意外。

考点:应急
处理

2. 应急护理　患者如有头昏、黑矇等晕厥先兆时,应立即指导其下蹲或平卧,以免摔伤;晕厥发作时,安置患者平卧于空气流通处,头低位,松开衣领,以改善脑供血、促使患者苏醒。

3. 治疗护理　按医嘱给予抗心律失常药物,心率显著缓慢者给予阿托品、异丙肾上腺素等药物或配合人工心脏起搏治疗;对快速性心律失常患者遵医嘱给予抗心律失常药物或配合实施电复律、消融术治疗。劝告主动脉瓣狭窄、左房黏液瘤、肥厚型心肌病患者有手术指征时,尽早接受手术或其他治疗,配合做好术前准备和术后护理。

重点提示

1. 心源性呼吸困难最常见的病因是左心衰竭,典型的表现是夜间阵发性呼吸困难,安置减轻心脏负荷的体位是重要的护理措施。

2. 心源性水肿最常见的病因是右心衰竭,特征是下垂性、压陷性水肿,护理的重点是皮肤护理。

3. 心前区疼痛最常见的病因是冠心病。

4. 心悸最常见的原因是心律失常。

5. 心源性晕厥是指心脏疾病引起的心排血量骤减或中断,使脑组织一时性缺血、缺氧而导致的突发的可逆性短暂意识丧失。由于心排血量突然下降所致的晕厥称心源性脑缺血综合征或称阿-斯综合征。

(马宜龙)

第 2 节　心力衰竭患者的护理

案例 3-1

患者,男性,60 岁。逐渐加重的活动后呼吸困难 5 年,病情加重伴下肢水肿 1 个月。5 年前,剧烈运动后出现心悸、气短、胸闷,约休息 1h 后缓解;以后体力逐渐下降,活动后感气短、胸闷,夜间时有憋醒,无心前区疼痛。1 个月前感冒后咳嗽,咳白色黏液痰,气短明显,不能平卧,尿少,下肢水肿。有高血压史 20 余年,未经任何治疗;吸烟 40 年,不饮酒。T 37.1℃,P 92 次/分,R 22 次/分,BP 160/96mmHg,意识清楚,半卧位,口唇发绀,颈静脉充盈,肝颈静脉反流征(+),两肺叩诊清音,两肺底闻及细湿啰音,心界向两侧扩大,心律齐,心率 92 次/分,心前区闻及Ⅲ/Ⅵ级收缩期吹风样杂音;腹软,肝肋下 2.5cm,有压痛,脾未及,移动浊音(−),双下肢明显压陷性水肿。

问题:1. 主要护理问题是什么?

　　　2. 主要护理措施是什么?

心力衰竭(heart failure)是指各种心脏结构或功能性疾病导致心室充盈和(或)射血能力受损引起的一组综合征。心室收缩功能减弱使心排血量不能满足机体代谢的需要,器官、组织血液灌注不足,同时出现肺循环和(或)体循环淤血的表现。

心功能不全(或心功能障碍)的概念在理论上更为广泛,心力衰竭是指出现临床症状的心功能不全,但心功能不全不一定表现有心力衰竭。"心功能不全"常用来表明器械检查的结果,如超声心动图等提示心脏收缩或舒张功能不正常,而尚未出现临床症状的状态。

心力衰竭的临床类型按其发展速度可分为急性和慢性 2 种,以慢性居多;按其发生的部位可分为左心衰竭、右心衰竭和全心衰竭。

一、慢性心力衰竭患者的护理

(一)概述

慢性心力衰竭也称慢性充血性心力衰竭,是大多数心血管疾病的最终归宿,也是最主要的死亡原因。我国过去引起慢性心力衰竭的病因以风湿性心脏瓣膜病为主,近年来所占比例已趋下降,而高血压和冠心病的比例则呈明显上升趋势。

基本病因:①原发性心肌损害:常见于冠心病心肌缺血和(或)心肌梗死,其次为心肌炎、心肌病及心肌代谢障碍性疾病,如糖尿病、甲状腺功能亢进、心肌淀粉样变性等。②心脏负荷过重:如二尖瓣关闭不全、主动脉瓣关闭不全等瓣膜反流性疾病及左、右心或动、静脉分流性先天性心血管病如房间隔缺损、室间隔缺损、动脉导管未闭等导致的容量负荷过重;高血压、主动脉瓣狭窄、肺动脉高压、肺动脉瓣狭窄等导致的压力负荷过重。以上两方面的病因可单独存在,亦可先后出现或同时存在。

诱发因素:①感染,以呼吸道感染最常见。②心律失常,以心房颤动最常见。③血容量增加,如摄入钠盐过多,静脉输液过多、过快;过度劳累或情绪激动。④治疗不当,如不恰当地使用或停用利尿药、降压药等。⑤原有心脏病病情加重或并发其他疾病。

慢性心力衰竭的发病机制十分复杂,是一个逐渐发展的过程。当心脏功能下降时,机体的代偿机制有:①增加心脏前负荷,使回心血量增多,心室舒张末期容积增加,即心脏扩大,从而增加心脏的排血量。②心肌肥厚,心肌收缩力增强,使心排血量在一定时间内维持正常。③神经内分泌的激活,包括交感神经兴奋性增强、肾素-血管紧张素-醛固酮系统(RAAS)激活、血管升压素水平增高,加强心肌收缩力而使心排血量增加。但这些代偿机制是有一定限度的,如长期心脏扩大可使心耗氧量增加而加重心肌的损害,心肌肥厚到一定程度可发生

考点:基本病因及诱发因素

心肌变性、甚至坏死，RAAS 长期增高，使钠水潴留和外周血管阻力增加而加重心脏前、后负荷，大量儿茶酚胺对心肌还有直接毒性作用，从而使心功能不全进一步恶化。上述 3 种因素互相关联、互为因果。当通过以上机制心脏能维持足够的心排血量时，心功能处于代偿期；若不能满足机体所需，则造成失代偿，出现心力衰竭的症状和体征。

（二）护理评估

1. 健康史　评估有无引起心力衰竭的基本病因，如冠心病、病毒性心肌炎、扩张型心肌病、糖尿病所致的原发性心肌损害及心脏瓣膜病、原发性高血压、慢性肺源性心脏病等所致的心脏负荷过重；了解有无导致心力衰竭发生的诱因。

2. 临床表现

（1）左心衰竭：主要表现为肺循环淤血和心排血量降低。

1）呼吸困难：早期为劳力性呼吸困难，而后出现左心衰竭的典型表现夜间阵发性呼吸困难，严重时出现端坐呼吸；急性肺水肿是最严重的表现。

2）咳嗽、咳痰、咯血：咳嗽、咳痰是肺泡和支气管黏膜淤血所致，开始常于夜间发生，坐位或立位时可减轻或消失，痰常呈白色泡沫状，偶见痰中带血丝，当肺淤血明显加重或有肺水肿时，可咳粉红色泡沫痰。长期慢性肺淤血、肺静脉压力升高，导致肺循环和支气管血液循环之间形成侧支、支气管黏膜下血管扩张，血管一旦破裂可导致大咯血。

3）心排血量降低症状：有疲倦、乏力、头晕、嗜睡或失眠、心悸、发绀、少尿等，主要是由于器官、组织血液灌注不足及代偿性心率加快所致。

4）体征：①呼吸加快，两肺底湿啰音，有时伴哮鸣音。②交替脉，心率加快，心尖部第 1 心音减弱，肺动脉瓣区第 2 心音亢进，舒张期奔马律，左心室增大等。③原发心脏病的体征，如心脏瓣膜疾病的杂音等。

（2）右心衰竭：主要表现为体循环淤血。

1）主要症状：消化道症状最常见，如食欲不振、恶心、呕吐、腹痛、腹胀等，系胃肠道及肝淤血所致。

2）体征：①水肿：出现于身体最低部位，为压陷性、对称性水肿。可见于足踝、胫前部、腰骶部，常于活动时出现，休息后可消失，严重者呈现全身性水肿，并伴有胸水、腹水。②颈静脉征：静脉充盈或怒张是右心衰竭的主要体征，特征性的体征是肝颈静脉反流征阳性。③肝大：肝淤血肿大，常伴有压痛，长期肝淤血可导致心源性肝硬化。④心脏体征：除原有心脏病的体征外，出现右心室显著增大，心浊音界向左侧扩大、胸骨左缘第 3~4 肋间舒张期奔马律，三尖瓣区可有收缩期吹风样杂音。

（3）全心衰竭：同时存在左、右心衰竭的临床表现，或以某一侧心力衰竭表现为主。当左心衰竭发展至全心衰竭时，由于右心排血量减少，可使夜间阵发性呼吸困难等左心衰竭的肺淤血症状有所减轻，但发绀加重。

（4）心理状态：长期心脏病变的折磨和心力衰竭的反复发作，患者体力活动受到限制，生活需他人照顾，加上家属因长期照顾患者感到疲劳而可能出现忽视患者的情况，使患者陷于焦虑、内疚、绝望或恐惧之中。

（5）心功能分级：根据患者自觉活动能力将心功能分为 4 级。

Ⅰ级：患者患有心脏病，但体力活动不受限制，一般日常活动不引起乏力、心悸、呼吸困难或心绞痛等症状。

Ⅱ级：心脏病患者体力活动轻度受限，休息时无自觉症状，但一般日常活动时出现上述症状，休息后很快缓解。

Ⅲ级：心脏病患者体力活动明显受限。轻于一般日常活动即可出现上述症状，需休息较长时间后症状方可缓解。

Ⅳ级:心脏病患者不能从事任何体力活动,休息时亦可出现上述症状,体力活动后加重。

3. 辅助检查

(1)胸部 X 线检查:①原发心脏病的心脏阴影改变。②肺淤血表现,主要为肺门血管阴影增强、肺纹理增加等,特征性 X 线表现为 Kerley B 线(肺野外侧清晰的水平线状影);急性肺泡性肺水肿时,可见肺门阴影呈蝴蝶状。

(2)超声心动图:可显示心腔大小、心瓣膜结构及心功能情况。多普勒超声是临床上最实用的判断心脏舒张功能的方法。

(3)放射性核素检查:放射性核素心血池显影,有助于判断心室腔大小、计算 EF(射血分数)和左心室最大充盈速率,可反映心脏舒张功能。

(4)心-肺吸氧运动试验:在运动状态下,测定患者对运动的耐受量(最大耗氧量和无氧阈值),能更好地反映心脏的功能状态。

(5)心导管检查:对急性重症心力衰竭患者,必要时可在床边采用漂浮导管经静脉直接插至肺小动脉,测定各部位的压力和血液含氧量,计算心脏指数(CI)及肺小动脉楔嵌压(PCWP)、中心静脉压(CVP)等。CI 及 PCWP 可反映左心功能,CVP 可反映右心功能。

考点: 左心衰竭和右心衰竭的主要表现,心功能分级

(三)治疗要点

心力衰竭的治疗采取综合措施,包括积极病因治疗,防治诱发因素;调节心力衰竭的代偿机制,拮抗神经体液因子的过分激活,阻止心肌重塑的进展;达到缓解临床症状,提高运动耐量,改善生活质量,阻止或延缓心肌损害进一步加重,降低死亡率的目的。

1. 病因治疗　①基本病因治疗:如控制高血压,应用药物、介入或手术治疗改善冠心病心肌缺血,手术治疗心瓣膜病等。②消除诱因:积极应用有效抗生素控制呼吸道感染,控制心房颤动的快速心室率和在可能情况下进行复律,降低甲状腺功能亢进的基础代谢率,纠正贫血等。

2. 减轻心脏负荷

(1)休息:控制体力活动,避免精神刺激,可降低心脏负荷,有利于心功能的恢复。

(2)控制钠盐摄入:减少钠盐的摄入可减轻心脏负荷,有利于减轻水肿等症状,如在用强效排钠利尿措施时,不宜过分严格限盐,以免导致低钠血症。

(3)利尿剂的应用:利尿剂是心力衰竭治疗中最常用的药物,通过排钠排水,对缓解淤血症状,减轻水肿有十分显著的效果。慢性心衰的用药原则是:最小剂量、长期维持。①噻嗪类利尿剂:轻度心力衰竭的首选利尿药,常用氢氯噻嗪 25mg、每日 1 次,逐渐加量至 75~100mg、分 2~3 次服用,同时补充钾盐;有效后逐渐减至最小剂量、长期维持。②襻利尿剂:强效利尿药,排钠的同时也排钾。常用呋塞米,20~100mg 口服,每日 2 次,必要时静脉注射 100mg、每日 2 次。主要不良反应是低血钾。③保钾利尿剂:保钾的同时排钠,利尿作用较弱,一般与排钾利尿剂联合使用,以增强利尿效果和减少钾的丢失。常用螺内酯 20mg、每日 3 次,氨苯蝶啶 50~100mg、每日 2 次,阿米洛利 5~10mg、每日 2 次。长期应用可引起高钾血症,肾功能不全者及高钾血症者禁用。

3. 肾素-血管紧张素-醛固酮系统抑制剂

(1)血管紧张素转换酶(ACE)抑制剂:具有改善心力衰竭的淤血症状、限制心肌和小血管重塑的作用,达到维护心肌功能、推迟心衰的进展、改善远期预后和降低死亡率的目的。主要作用机制:①抑制肾素-血管紧张素系统(RAS),达到扩血管、抑制交感神经兴奋性作用,改善和延缓心室及血管的重塑。②抑制缓激肽的降解,前列腺素生成增多而扩张血管。常用卡托普利 12.5~25mg、每日 2 次,贝那普利 5~10mg、每日 1 次,培哚普利 2~4mg、每日 1 次。主

要不良反应:低血压、一过性肾功能恶化、高血钾和干咳;禁用于无尿性肾衰竭、哺乳期妇女和ACE抑制剂过敏者。

(2)血管紧张素受体阻滞剂(ARBs):阻断RAS的效应与ACE抑制剂相同,适用于ACE抑制剂引起的干咳而不能耐受者。常用药物有氯沙坦、缬沙坦、坎地沙坦等。

(3)醛固酮受体拮抗剂:螺内酯不仅能保钾、排钠、利尿,而且通过阻断醛固酮效应对抑制心血管重构、改善慢性心力衰竭的远期预后有很好对作用。常用剂量20mg、每日1~2次。

4. β受体阻滞剂的应用　β受体阻滞剂改善心衰预后的良好作用超过了其有限的负性肌力作用,通过对抗心力衰竭代偿机制中交感神经兴奋性增强对心肌产生的有害效应,从而降低患者死亡率、住院率,提高其运动耐量。由于β受体阻滞剂确有负性肌力作用,临床应用需十分慎重,应在心衰情况稳定、无体液潴留后从小剂量开始,逐渐增加剂量,适量长期维持。常用药物有卡维地洛(6.25mg/d)、美托洛尔(12.5mg/d)、比索洛尔(1.25mg/d)等。禁用于支气管痉挛性疾病、心动过缓、二度及二度以上房室传导阻滞。

5. 增加心排血量　应用正性肌力药物,通过增加心肌收缩力而增加心排血量,是治疗心力衰竭的主要药物。

(1)洋地黄类药物:①作用机制:增强心肌收缩力(治疗心力衰竭的主要机制),抑制心脏传导系统,兴奋迷走神经减慢心率,从而改善心力衰竭患者的血流动力学变化,大剂量时可提高心房、房室交界区和心室的自律性,在血钾过低时,易发生各种快速性心律失常。②常用制剂:地高辛(0.25mg/d),用于慢性心力衰竭;毛花苷C(0.2~0.4mg/次、稀释后静脉注射)和毒毛花苷K(0.25mg/次、静脉注射)均为快速作用类制剂,用于急性心力衰竭或慢性心衰加重时。③注意事项:肺源性心脏病导致的右心衰竭,常伴低氧血症,洋地黄效果不好且易于中毒,应慎用;肥厚型心肌病主要是舒张不良,使用洋地黄后会加重左心室流出道梗阻,应禁用;洋地黄不应与奎尼丁、普罗帕酮(心律平)、维拉帕米(异搏定)、钙剂、胺碘酮等药物合用,以免增加药物毒性。④中毒表现:包括恶心、呕吐等胃肠道反应,视力模糊、黄视、倦怠等神经系统反应和心脏反应(各类心律失常为洋地黄中毒最重要的反应,以室性期前收缩二联律最常见,其他有非阵发性交界区心动过速、房性期前收缩、心房颤动及房室传导阻滞等,快速房性心律失常伴传导阻滞是洋地黄中毒的特征性表现)。⑤中毒处理:发生洋地黄中毒后应立即停药;快速性心律失常,如血钾过低立即补钾,血钾正常可用苯妥英钠或利多卡因;有传导阻滞和缓慢性心律失常者,用阿托品0.5~1.0mg皮下或静脉注射。

考点:利尿剂及洋地黄的应用

(2)非洋地黄类正性肌力药物:①肾上腺能受体兴奋剂:可增强心肌收缩力、扩张血管,而心率加快不明显,有利于心衰的治疗。常用药物如多巴胺、多巴酚丁胺,由小剂量开始逐渐增量,短期静脉应用,以不引起心率加快(大剂量时出现)及血压升高为度。②磷酸二酯酶抑制剂:激活钙通道使Ca^{2+}内流增加而增强心肌收缩力。常用制剂为米力农,短期静脉给药(稀释后静脉注射,继而静脉滴注),用于重症心衰的治疗,对改善心衰症状有良好效果。

(四)主要护理诊断及合作性问题

1. 气体交换受损　与左心衰竭致肺循环淤血有关。

2. 体液过多　与右心衰竭致体循环淤血、水钠潴留有关。

3. 活动无耐力　与心力衰竭致心排血量下降有关。

4. 潜在并发症　洋地黄中毒。

(五)护理措施

1. 一般护理

(1)休息与活动:保持病室安静、舒适,空气新鲜。告知患者体力和精神休息可减轻心脏负荷,利于心功能的恢复,根据患者心功能分级决定活动量。

Ⅰ级：不限制一般的体力活动，适当参加体育锻炼，但必须避免剧烈运动和重体力劳动。

Ⅱ级：适当限制体力活动，增加午睡时间，强调下午多休息，不影响轻体力工作和家务劳动。

Ⅲ级：严格限制一般的体力活动，每日有充分的休息时间，日常生活可以自理或在他人协助下自理。

Ⅳ级：绝对卧床休息，取坐位或半卧位，将患者所需用物如茶杯、餐具、眼镜、书报等置于伸手可及之处，照顾其在床上或床旁使用便器。

为防止长期卧床所致的静脉血栓形成、肺栓塞、便秘、虚弱、直立性低血压等，在病情许可的情况下，鼓励卧床患者在床上做肢体被动或主动运动、轻微的屈伸运动和翻身，逐步过渡到坐在床边或下床活动，并随病情好转逐渐增加活动量。活动中如有呼吸困难、胸痛、心悸、疲劳等不适时，应立即停止活动，并以此作为限制最大活动量的指征。对重度水肿长期卧床的患者，由于循环及营养不良，皮肤抵抗力低、弹性差、易受损伤，应注意预防压疮及感染的发生。

（2）饮食护理：给予低热量、低盐、清淡、易消化、产气少、富含维生素和纤维素的食物。①热量以每日 5021～6270kJ 为宜，低热量饮食可降低基础代谢率，减轻心脏负荷，但限制时间不能过长，以防导致营养不良。②每日食盐的摄入量在 5g 以下，如心功能为Ⅲ级、Ⅳ级，食盐的摄入量应分别在 2.5g 和 1g 以下，以减少液体的潴留，应用利尿剂者可适当放宽；限制含钠量高的食品如发酵面食、腌制品、碳酸饮料等；可用糖、醋、蒜调味以增进食欲。③注意少量多餐，尤其晚餐宜少；产气食物可致胃肠胀气，引起膈上升，加重呼吸困难，故不宜食用。④根据血钾的水平调整饮食中钾的含量，在应用排钾利尿剂时，应适当补充含钾丰富的食物，如深色蔬菜、瓜果、红枣、蘑菇、豇豆等。⑤呼吸困难患者因张口呼吸易发生口干和口臭而影响食欲，故应加强口腔护理。⑥保持大便通畅：由于肠道淤血、进食减少、长期卧床及焦虑等因素使肠蠕动减弱，又因排便方式的改变，患者常有便秘现象，而用力排便可增加心脏负荷和诱发心律失常。故饮食中应增加粗纤维食物，必要时给缓泻剂，保持大便通畅，但不能使用大剂量液体灌肠。对不习惯床上使用便器的患者，若病情许可，可小心扶起使用床边便椅。

（3）心理护理：焦虑可使心率增加，周围血管阻力和血液黏稠度增高，故减轻患者精神负担与限制体力活动同样重要。鼓励患者说出内心的感受，指导患者进行自我心理调整；鼓励家属探视患者，帮助稳定患者的情绪。对高度焦虑、情绪不易放松的患者可遵医嘱应用小量镇静剂。

2. 给氧护理　根据缺氧程度调节给氧的流量，一般为 2～4L/min，肺心病心衰患者应为 1～2L/min 持续吸氧。

3. 用药护理

（1）应用利尿剂的护理：遵医嘱正确使用利尿剂，准确记录 24h 出入液量，测量体重变化，以了解利尿效果；注意观察和预防利尿剂的不良反应。①襻利尿剂和噻嗪类利尿剂：最主要的不良反应是低钾血症，从而可诱发心律失常或洋地黄中毒。应监测血钾及有无乏力、腹胀、肠鸣音减弱等低钾血症的表现，同时注意补充含钾丰富的食物，如深色蔬菜、瓜果、红枣、菇类、豆类等，必要时遵医嘱补充钾盐。口服补钾宜在饭后或将水剂与果汁同饮，以减轻胃肠道不适；静脉补钾时每 500ml 液体中氯化钾含量不宜超过 1.5g。噻嗪类利尿剂的其他不良反应还有胃部不适、呕吐、腹泻、高血糖、高尿酸血症等。②保钾利尿剂：可出现高钾血症，应定时监测血钾及观察有无心率减慢、心音低钝等高血钾所致的心肌收缩功能降低的表现。此外，氨苯蝶啶的不良反应有胃肠道反应、嗜睡、乏力、皮疹等；螺内酯可有嗜睡、运动失调、男性乳房发育、面部多毛等不良反应。③除非紧急情况，利尿剂的应用时间以选择在早晨或日间为宜,避免夜间用药后排尿过频而影响患者休息。

(2)应用肾素-血管紧张素-醛固酮系统抑制剂和血管紧张素受体阻滞剂的护理:ACE 抑制剂的不良反应有直立性低血压、血管神经性水肿、肾功能一过性恶化、干咳和高血钾等,与不同类型的利尿剂合用时应特别注意,应告知患者避免体位突然改变,若出现不能耐受的咳嗽或血管神经性水肿应停药;血管紧张素受体阻滞剂的不良反应,除无干咳外,其他与 ACE 抑制剂的不良反应相同,用药注意事项也相同。

(3)应用 β 受体阻滞剂的护理:主要不良反应是负性肌力作用,如心动过缓、传导阻滞、体液潴留,甚至心衰恶化。应注意观察心率及血压,当心率低于 50 次/分,应立即暂停给药。

(4)应用洋地黄类药物的护理:①严格按时、按医嘱剂量给药。②每次给药前后应监测有无洋地黄中毒表现(对老年人及有心肌缺血、缺氧、肝或肾衰竭、低血钾、高血钙等易发生洋地黄中毒者,尤应密切注意),如询问患者有无厌食、恶心、呕吐、腹泻等胃肠道反应和头痛、眩晕、幻觉、黄视、绿视等神经系统症状,常规检测脉搏或心率(每次至少测量 1min),如成人心率<60 次/分或心率突然明显增快、节律由规则变为不规则或由不规则突然变为规则,均可能是洋地黄中毒,应暂缓给药,及时与医生联系后做出相应处理。③给药时不能与钙剂、奎尼丁、维拉帕米、硝苯地平、抗甲状腺药同用,以免增加毒性;使用毛花苷 C 或毒毛花苷 K 时,务必稀释后缓慢静脉注射。④用药后注意观察疗效,如出现心率减慢、呼吸困难减轻、肝缩小、尿量增加、水肿减退、体重下降、食欲增加等心衰改善的表现,表示洋地黄治疗有效。⑤按医嘱定期监测心电图、血钾及地高辛浓度。⑥对出现洋地黄中毒反应的患者,遵医嘱立即停用洋地黄及排钾利尿剂,给予补充钾盐和应用纠正心律失常的药物。

(5)静脉输液的护理:注意控制输液的速度和量,输液速度一般为每分钟 20~30 滴,必要时通过监测中心静脉压或肺小动脉楔压,决定输液的速度和量。同时应告诉患者及家属不能随意调快滴速,以防诱发急性肺水肿。

考点:护理
措施

4.病情观察 ①注意观察心力衰竭的表现有无减轻,或有无病情突然加重的表现,如出现极度呼吸困难、端坐呼吸、咳粉红色泡沫痰等急性肺水肿的表现,应立即报告医生并准备好抢救物品和配合抢救。②正确记录 24h 出入液量,观察每日出入液量是否平衡及水肿的消长情况,定时测量体重。③注意观察有无呼吸道感染、下肢静脉血栓形成等并发症征象,注意体温、咳嗽、咳痰、呼吸音的变化,观察肢体远端有无局部肿胀、发绀、静脉怒张等表现,出现异常,立即报告医生和配合处理。④定期监测血电解质及酸碱平衡情况,观察有无电解质、酸碱平衡紊乱或循环血量的改变,防止低钾血症诱发洋地黄中毒或加重心力衰竭。

(六)健康教育

1.向患者及其家属讲解慢性心力衰竭的病因及常见诱因。指导家属帮助患者树立战胜疾病的信心,保持患者情绪稳定。

2.指导患者自我护理的方法:①饮食宜清淡、低盐、易消化、富营养、含适量纤维素,避免高脂食物,适当使用醋、胡椒、葱、姜等调味品以改善食欲,每餐不宜过饱,多食蔬菜、水果,防止便秘;戒烟酒。②合理安排活动与休息,建议进行散步、打太极拳等有氧运动,以利于提高心脏储备力和活动耐力,改善心功能状态和生活质量,活动量要适宜,以不出现心悸、气急为原则;避免重体力劳动和过度疲劳,避免精神紧张、兴奋,夜间须有足够的睡眠时间,白日保证午睡。③避免诱发因素,如感染(尤其是呼吸道感染)、过度劳累、情绪激动、钠盐摄入过多等,育龄妇女应注意避孕。④严格遵医嘱服药,不得随意增减或撤换药物,学会自我用药监测,如服洋地黄药物时要学会自测脉率,若脉率小于每分钟 60 次,并有厌食、恶心、呕吐,为洋地黄中毒可能,应暂时停服并就诊;服用 ACE 抑制剂时改变体位动作要缓慢,以防止发生直立性低血压。⑤加强自我病情监测,若出现体重增加、骶尾部或足踝部水肿、气急加重、夜间平卧时咳嗽、夜尿增多、厌食饱胀等,常提示心衰复发,应立即就医;如无异常,也应定期门诊随访,以利于及早发现病情变化,防止恶化。

二、急性心力衰竭患者的护理

(一)概述

急性心力衰竭是指由于急性心脏病变引起心排血量显著、急骤降低,导致组织器官灌注不足和急性淤血综合征。临床上最常见的是急性左心衰竭,主要表现为急性肺水肿和(或)心源性休克,病情发展极为迅速且十分危重。

病因和诱因:①急性广泛性前壁心肌梗死(最常见)、乳头肌梗死断裂、室间隔破裂穿孔等。②感染性心内膜炎引起的瓣膜穿孔、腱索断裂所致的瓣膜性急性反流。③高血压心脏病血压急剧升高,原有心脏病基础上发生快速性心律失常或严重缓慢性心律失常,输液过多、过快等为常见诱因。 **考点**:病因

由于心脏病变使心脏收缩力突然严重减弱或左心室瓣膜急性严重反流,导致左心室排血量急剧下降、左心室舒张末压迅速升高,引起肺静脉回流障碍、肺循环压力骤然升高,使血管内液体渗入到肺间质或肺泡内而形成急性肺水肿。早期由于交感神经激活,血压可升高,随着病情持续进展,血压逐步下降。

(二)护理评估

1. 健康史　评估既往心脏病病史及引起急性心力衰竭的诱发因素,如有无急性弥漫性心肌损害和急性的心肌排血受阻或舒张受限,以及有无血压突然急剧升高、严重心律失常、静脉输液过多过快等。

2. 临床表现

(1)主要症状:突发严重呼吸困难,呼吸频率常达30~40次/分,强迫坐位,面色青灰、发绀、大汗淋漓、皮肤湿冷,频繁咳嗽、咳大量粉红色泡沫样痰。严重者可因脑缺血而致神志模糊。

(2)体征:心尖部第1心音减弱、心率增快及舒张期奔马律,肺动脉瓣第2心音亢进;两肺满布湿啰音和哮鸣音;早期动脉血压一过性升高,随后下降,严重者可出现心源性休克。 **考点**:主要症状和体征

(3)心理状态:因病情突然加重,患者易产生濒死、恐惧心理。

3. 辅助检查　胸部X线片显示早期肺门血管阴影模糊,而后肺门呈蝴蝶状,进而为弥漫及两肺野的大片阴影;漂浮导管显示肺小动脉楔嵌压(PCWP)增高、心脏指数(CI)降低。

(三)治疗要点

1. 体位　患者立即取坐位,双腿下垂,以减少静脉回心血量。

2. 给氧　给予6~8L/min的高流量吸氧,同时使用抗泡沫剂1%二甲硅油或30%~50%乙醇溶液湿化吸氧,以使肺泡内泡沫的表面张力降低而破裂消散,有利于增加气体交换面积改善通气。对于病情特别严重者,应给予加压吸氧,机械通气辅助呼吸,采用呼气末正压通气(PEEP),使肺泡内压在吸气时增加,利于气体交换,同时可对抗组织液向肺泡内渗透。

3. 镇静　给予吗啡5~10mg静脉注射,3min内推完,必要时每间隔15min重复1次,共2~3次;老年患者可酌情减量或改为肌内注射。吗啡可使患者镇静、减少躁动,还可扩张小血管,从而减轻心脏的负荷。使用过程中应注意有无呼吸抑制、心动过缓等。呼吸抑制者禁用。

4. 快速利尿　给予呋塞米20~40mg静脉注射,2min内推完,10min内起效,必要时4h后可重复1次。呋塞米除利尿作用外,还有扩张静脉作用,有利于缓解肺水肿。

5. 使用血管扩张剂　①硝酸甘油:扩张小静脉,减少回心血量。静脉滴注,以10μg/min开始,每10min调整1次,每次增加5~10μg,以收缩压达到90~100mmHg为度。②硝普钠:动

静脉扩张剂,静脉注射后 2~5min 起效。开始以 0.3μg/(kg·min) 滴入,逐步增加剂量至 5μg/(kg·min),维持量为 50~100μg/min。硝普钠含有氰化物,必须现配现用,避光滴注,用药时间不宜连续超过 24h。③重组人脑钠肽(rhBNP),具有扩血管、利尿、抑制肾素-血管紧张素-醛固酮系统(RAAS)和交感神经活性的作用。应用血管扩张剂时,要注意输液速度和血压变化,防止低血压发生,有条件者用输液泵控制。

6. 使用正性肌力药 毛花苷 C,首剂给 0.4~0.8mg 稀释后静脉注射,推注速度宜缓慢,2h 后可酌情再给 0.2~0.4mg。最适用于心房颤动伴快速心室率的急性左心衰竭者,急性心肌梗死在 24h 内不宜用洋地黄类药物,左房室瓣狭窄所致的急性肺水肿也不宜使用洋地黄。其他可选用多巴胺、多巴酚丁胺、米力农。

(四) 主要护理诊断及合作性问题

1. 气体交换受损 与急性肺水肿有关。
2. 恐惧 与病情突发加重、担心疾病的预后有关。
3. 潜在并发症 心源性休克、猝死。

(五) 护理措施

1. 一般护理 ①安置患者两腿下垂端坐位。②守护在患者身边,在抢救时保持镇静自若、态度热情、操作认真熟练、工作忙而不乱,使患者产生信任、安全感;避免在患者面前讨论病情,以减少误解。

2. 用药护理 迅速建立静脉通道,遵医嘱正确用药,注意观察药物疗效和不良反应。

3. 病情观察 密切观察患者呼吸、脉搏、意识、精神状态、皮肤颜色及温度、肺部啰音的变化,监测血流动力学指标变化,以及时判断病情变化。

(六) 健康指导

指导患者积极治疗导致急性心力衰竭的原发病因和避免诱发因素。

案例 3-1 分析

1. 主要护理问题:①气体交换受损。②体液过多。③活动无耐力。
2. 主要护理措施:①安置患者于半卧位,给氧。②给予低热量、低盐、清淡、易消化、产气少、富含维生素的食物。③遵医嘱给予利尿剂、ACE 抑制剂和地高辛,以降低血压和控制心力衰竭。④密切观察药物治疗效果和副作用。⑤正确记录 24h 出入液量。

重 点 提 示

1. 心力衰竭是各种心脏结构或功能性疾病导致心室充盈和(或)射血能力受损引起的一组综合征。

2. 慢性心力衰竭是大多数心血管疾病的最终归宿,也是最主要的死亡原因。基本病因为原发性心肌损害和心脏负荷过重,最常见的诱因是呼吸道感染。左心衰竭的主要表现是呼吸困难,以夜间阵发性呼吸困难为典型表现;消化道症状是右心衰竭最常见的表现,静脉充盈是右心衰竭的主要体征,特征性的体征是肝颈静脉反流征阳性。心力衰竭的治疗原则是减轻心脏负荷、增强心肌收缩力;护理重点是合理安排休息与活动,以及利尿剂、肾素-血管紧张素-醛固酮系统抑制剂及洋地黄的用药护理要点。

3. 急性心力衰竭是指由于急性心脏病变引起心排血量显著、急骤降低导致的组织器官灌注不足和急性淤血综合征。最常见的是急性左心衰竭,主要表现为急性肺水肿。临床特点是突发严重呼吸困难,咳大量粉红色泡沫样痰,两肺满布湿啰音和哮鸣音。

(马宜龙)

第3节 心律失常患者的护理

心律失常(cardiac arrhythmia)是指心脏冲动的频率、节律、起源部位、传导速度或激动次序的异常。正常心脏的冲动起源于窦房结,并以一定范围的频率和一定的顺序,顺次经由结间束、房室结、房室束(希氏束)、左、右束支以及浦肯野纤维网传导至心房和心室。

心律失常可由器质性心脏病(如冠心病、高血压心脏病、心肌炎、心肌病、肺心病、风心病、先天性心脏病等)、药物和电解质影响(如洋地黄、抗心律失常药物及血钾改变等)、心外因素(如发热、休克、低氧血症、触电、溺水等)及迷走神经张力增高等引起;剧烈运动、过度劳累、情绪激动、过度饮茶、饮咖啡、饮酒及吸烟等为常见的诱发因素。

在各种生理和病理因素的影响下,心肌细胞自律性异常增高,导致心脏冲动形成异常而引起快速性心律失常,而传导异常产生的折返则是快速性心律失常最常见的发生机制;冲动传导时遇到生理性不应期,可形成生理性阻滞或干扰现象,若传导障碍并非由生理性不应期引起者,则为病理性传导障碍。按心律失常发生的原理将心律失常分为两大类。

1. 冲动形成(起源)异常

(1) 窦房结(窦性)心律失常:①窦性心动过速;②窦性心动过缓;③窦性心律不齐;④窦性停搏。

(2) 异位心律:①主动性异位心律,包括期前收缩(房性、房室交界区性、室性),阵发性心动过速(房性、房室交界区性、室性),心房扑动、心房颤动、心室扑动、心室颤动。②被动性异位心律,包括逸搏(房性、房室交界区性、室性)和逸搏心律(房性、房室交界区性、室性)。

2. 冲动传导异常

(1) 生理性:干扰及房室分离。

(2) 病理性:①窦房传导阻滞;②房内传导阻滞;③房室传导阻滞;④室内传导阻滞(左、右束支及左束支分支传导阻滞)。

(3) 房室间传导途径异常:预激综合征。

一、窦性心律失常

(一) 概述

正常窦性心律的冲动起源于窦房结,心电图显示窦性心律(P 波在Ⅰ、Ⅱ、aVF 导联直立,aVR 导联倒置,P-R 间期 0.12~0.20s),频率为 60~100 次/分。窦房结冲动形成过快、过慢或不规则或窦房结冲动传导障碍所致心律失常称为窦性心律失常(sinus cardiac arrhythmia)。

(二) 护理评估

1. 窦性心动过速(sinus tachycardia) 成人窦性心律频率超过 100 次/分,是最常见的一种心动过速。

(1) 健康史:评估可能的原因,包括:①生理性:如运动、焦虑、情绪激动、饮浓茶、饮酒等。②病理性:如发热、贫血、甲状腺功能亢进、心力衰竭、呼吸功能不全、低氧血症、血容量不足、低钾血症等。③药物影响:如应用肾上腺素、异丙肾上腺素、阿托品等。

(2) 临床表现:除原发疾病的表现外,有心悸、头昏、眼花、乏力等症状。

(3) 心电图特征(图 3-1):窦性心律,频率>100 次/分。

2. 窦性心动过缓(sinus bradycardia) 成人窦性心律频率低于 60 次/分。

(1) 健康史:生理性因素可见于健康的青年人、运动员和睡眠时。病理性原因如冠心病、急性心肌梗死、心肌炎、心肌病等器质性心脏病,以及颅内压增高、血钾过高、甲状腺功能减

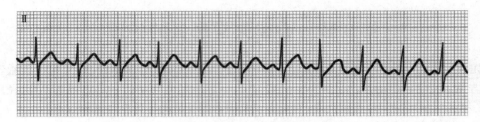

图 3-1　窦性心动过速

退、低温、胆汁淤积性黄疸等；应用洋地黄、β 受体阻滞剂、利血平或甲基多巴等药物，也可引起窦性心动过缓。

（2）临床表现：大多无自觉症状，当心率过慢导致心排血量下降时，可有胸闷、头晕甚至晕厥等。

（3）心电图特征（图 3-2）：窦性心律，频率<60 次/分。

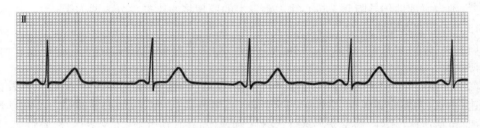

图 3-2　窦性心动过缓

3. 窦性心律不齐（sinus arrhythmia）　窦房结发出的冲动不规则，引起心房及心室的节律不齐。

（1）健康史：多见于年轻人，与呼吸周期有关，常与窦性心动过缓同时发生，生理性窦性心律不齐随年龄增长而减少；病理情况见于冠心病心肌梗死、心肌炎、心肌病等。

（2）临床表现：很少出现症状，如 2 次心脏搏动间隔时间较长时，可有心悸感。

（3）心电图特征（图 3-3）：窦性 P 波，同一导联不同的 P-P 间期差异>0.12s。

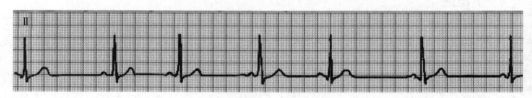

图 3-3　窦性心律不齐

4. 窦性停搏或窦性静止（sinus pause or sinus arrest）　因窦房结不能产生冲动，使心脏暂时停搏，可由低位起搏点（如房室交界处或心室）发出逸搏或逸搏心律控制心室。

（1）健康史：可由强烈的迷走神经反射引起，如咽部受刺激、气管插管、按压颈动脉窦或眼球等；也可因炎症、缺血、退行性变等各种病理因素，损伤了窦房结的自律细胞所致；洋地黄、奎尼丁、胺碘酮、β 受体阻滞剂等药物过量，也可导致窦性停搏。

（2）临床表现：心脏停搏时间较长而无逸搏，患者可出现头晕、黑蒙、短暂意识丧失或晕厥，严重者可发生阿-斯综合征，甚至死亡。

（3）心电图特征（图 3-4）：在窦性心律中，在一段较正常 P-P 间期显著长的间期内无 P 波出现,或 P 波与 QRS 波群均不出现,长的 P-P 间期与正常的 P-P 间期无倍数关系,窦性停搏后可出现逸搏或逸搏心律。

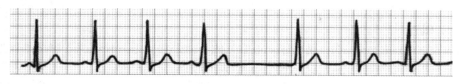

图 3-4　窦性停搏

5. 病态窦房结综合征(sick sinus syndrome,SSS,简称病窦综合征)是由窦房结病变导致功能减退所致的多种心律失常的综合病征。

(1) 健康史:评估有无淀粉样变性、甲状腺功能减低、冠心病、心肌炎、心肌病、风湿性心脏病、先天性心脏病等引起窦房结病损的原因;以及有无迷走神经张力增高或药物影响等因素。

(2) 临床表现:主要是与心动过缓有关的心、脑等脏器供血不足的表现,如发作性头晕、黑矇、乏力,严重者可发生晕厥;如有心动过速发作,则可有心悸、心绞痛等症状。

(3) 心电图特征(图 3-5):①持续而显著的窦性心动过缓(心率<50 次/分),且并非药物引起。②窦性停搏与窦房传导阻滞。③窦房传导阻滞与房室传导阻滞同时并存。④心动过缓-心动过速综合征(慢-快综合征,bradycardia-tachycardia syndrome),是指心动过缓与房性快速性心律失常(心房扑动、心房颤动或房性心动过速)交替发作。考点:心电图特征

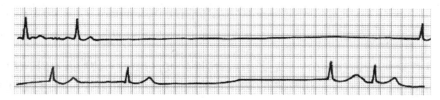

图 3-5　病态窦房结综合征

(三) 治疗要点

1. **窦性心动过速**　①治疗病因和消除诱因:如治疗心力衰竭、纠正贫血、控制甲状腺功能亢进等,尽量避免饮浓茶、饮酒及保持心情愉快,防止过度激动等。②心悸症状明显者,可选用 β 受体阻滞剂减慢心率。

2. **窦性心动过缓**　无症状者,一般不需要治疗;如心率低于 40 次/分或伴心绞痛、心功能不全、中枢神经系统功能障碍时,可用阿托品、麻黄碱或异丙肾上腺素等药物以提高心率,必要时可应用心脏起搏治疗。

3. **窦性心律不齐**　通常不必治疗,活动后心率增快,窦性心律不齐可消失;对症状明显者,可使用提高心率药物如阿托品、异丙肾上腺素等。

4. **窦性停搏或窦性静止**　迷走神经张力增高或颈动脉窦过敏引起的功能性窦性停搏,不需特殊处理,去除有关因素后可自行恢复;对病理性窦性停搏,查清病因后首先进行病因治疗,有晕厥史者,应及时安装人工心脏起搏器。

5. **病态窦房结综合征**　①病因治疗:尽可能明确病因后进行病因治疗,如冠状动脉明显狭窄者行经皮穿刺冠状动脉腔内成形术,应用硝酸甘油改善冠状动脉供血等。②药物治疗:对不伴快速性心律失常的患者,可试用阿托品、麻黄碱或异丙肾上腺素以提高心率;避免使用减慢心率的药物如 β 受体阻滞剂等。③安装人工心脏起搏器:症状明显者,最好安装心脏起

搏器,在此基础上用抗心律失常药控制快速心律失常。

二、期 前 收 缩

(一)概述

期前收缩(premature beats)是临床上最常见的心律失常。是一种起源于窦房结以外的起搏点提早发出冲动的异位心律,又称过早搏动、期外收缩,简称早搏。

根据异位起搏点的部位不同,可分为房性期前收缩(atrial premature beats)、房室交界区性期前收缩(premature atrioventricular junctional beats)和室性期前收缩(premature ventricular beats)3种,以室性最多见,交界区性较少见。根据发生的频率,分为频发性期前收缩(每分钟超过5次)和偶发性期前收缩,如每隔1、2、3……次窦性搏动后出现1次期前收缩者,分别称为二联律、三联律、四联律……

(二)护理评估

1. 健康史 评估有无器质性心血管病,如冠心病、高血压、心肌炎、心肌病、肺心病、风心病及心力衰竭、休克等;有无心外病理因素,如发热、贫血、休克、缺氧、甲状腺功能亢进、颅内疾病、电解质及酸碱平衡失调等;有无药物影响,如阿托品、肾上腺素、洋地黄、抗心律失常药物、麻醉药等;有无诱发因素,如情绪激动、过度劳累、剧烈运动、饱餐、饮酒、饮咖啡或浓茶、吸烟等。

2. 临床表现 ①偶发期前收缩,可无明显不适或仅有心脏停跳感,频发期前收缩,可有心悸、心前区不适和乏力等。②除原有基础心脏病的阳性体征外,在规则的心律中出现提早的心搏,其第1心音增强、第2心音减弱,之后有一较长的间歇(代偿间歇),同时可伴有该次脉搏的减弱或消失(脉搏短绌)。

3. 心电图特征

(1) **房性期前收缩**(图3-6):①提前出现的房性P′波,与窦性P波形态不同。②P′波后的QRS波群正常,或在P′波后无QRS波群(未下传的房性期前收缩)。③P′-R间期>0.12s。④代偿间歇不完全(包括房性期前收缩P′在内的前后2个窦性P波间的间隔短于窦性PP间期的2倍)。

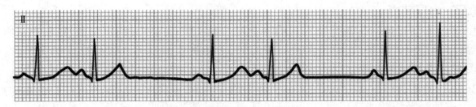

图3-6 房性期前收缩

考点：室性期前收缩的心电图特征

(2) **房室交界区性期前收缩**(图3-7):①提前产生的逆行性P′波(Ⅱ、Ⅲ、aVF的P′波倒置,aVR的P′波直立),P′波可在QRS之前(P′-R间期<0.12s)、之中或之后(P′-R间期<0.20s)。②交界区性QRS波群与窦性QRS波群形态相同或略有变异。③有完全性代偿间歇(包括期前收缩在内的前后2个窦性P波之间的间隔等于正常窦性P-P间隔的2倍)。

(3) **室性期前收缩**(图3-8):①提前出现宽大畸形的QRS-T波群,QRS时限>0.12s。②期前的QRS波群前无相关的P波。③T波多与主波方向相反。④有完全性代偿间歇。⑤室性期前收缩又可分单源性期前收缩(期前收缩由同一个心室异位节律点发出,心电图波形相似)和多源性期前收缩(期前收缩由多个心室异位节律点引起,心电图波形有明显差异);如

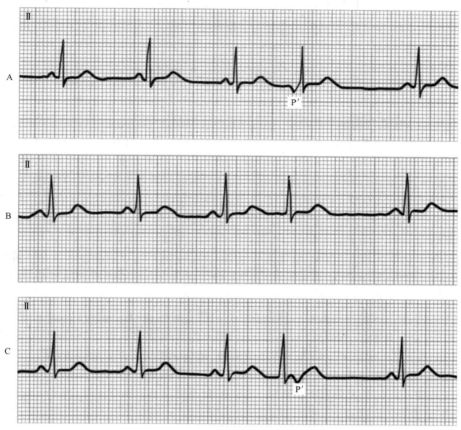

图 3-7 房室交界区性期前收缩

（A. P'波在 QRS 之前；B. P'波融在 QRS 之中；C. P'波在 QRS 之后）

果提前出现的室性期前收缩恰好落在前一窦性心律的 T 波上，称为 R-on-T 现象。

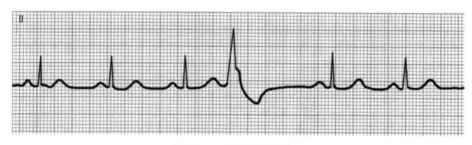

图 3-8 室性期前收缩

（三）治疗要点

主要治疗是针对引起期前收缩的病因和诱因；无器质性心脏病的期前收缩，大多不需特殊治疗；症状明显者，可给予相应的抗心律失常药物。

1. 房性期前收缩和房室交界区性期前收缩　常用药物有普罗帕酮和 β 受体阻滞剂等。

2. 室性期前收缩　①无器质性心脏病者如无明显症状，不必使用抗心律失常药物，主要进行耐心解释，指导避免吸烟、饮酒、紧张、应激等诱发因素，必要时可选用 β 受体阻滞剂、美西律、普罗帕酮、莫雷西嗪等药物治疗。②急性心肌梗死患者，出现频发、联律、多源、成对或

考点：室性期前收缩的治疗要点

连续出现的室性期前收缩或 R-on-T 型室性期前收缩等致命性室性心律失常先兆时(易诱发短阵室性心动过速、心室颤动),应首选利多卡因静脉注射,或早期应用 β 受体阻滞剂以减少发生心室颤动的危险。

三、阵发性心动过速

(一)概述

期前收缩快速而规则地连续发生,称为阵发性心动过速(paroxysmal tachycardia)。特点是阵发性,突然发作和突然终止,心率快而心律规则或比较规则。根据异位起搏点的部位不同,可分为阵发性房性心动过速(paroxysmal atrial tachycardia,简称房速)、阵发性房室交界区性心动过速(paroxysmal atrioventricular junctional tachycardia)和阵发性室性心动过速(paroxysmal ventricular tachycardia,PVT,简称室速);临床上又将阵发性房性心动过速和阵发性房室交界区性心动过速合称为阵发性室上性心动过速(paroxysmal supraventricular tachycardia,PSVT,简称室上速)。

阵发性室上性心动过速多见,常发生于无器质性心脏病者,以预激综合征显性或隐性旁路折返与房室结内折返所致者最多见;由心房异位节律点兴奋性增强所致的房性心动过速多伴有器质性心脏病,如风湿性心脏病、甲状腺功能亢进性心脏病、冠心病及高血压性心脏病等。90%~95%的阵发性室性心动过速患者有器质性心脏病,多见于冠心病急性心肌梗死,其次是心肌病、心力衰竭、二尖瓣脱垂、风湿性心脏病等,以及代谢障碍、电解质紊乱等,偶尔可见于无明显器质性心脏病者。诱因多为情绪激动、突然体位改变、用力或饱餐等。

(二)护理评估

1. 健康史　评估有无器质性心脏病、代谢障碍、电解质紊乱及预激综合征等;发作前有无情绪激动、饱餐等诱发因素。

2. 临床表现

(1)阵发性室上性心动过速:心动过速发作常突然开始与突然终止,持续时间长短不一。症状轻重取决于心室率的快速程度和持续时间,常见心悸、胸闷、头晕和焦虑不安,严重者可有晕厥、心绞痛、心力衰竭和休克等。心率多在 150~250 次/分,心律绝对规则,第 1 心音强度恒定。

(2)阵发性室性心动过速:心动过速发作时血流动力学障碍程度较严重,心脑血管供血不足表现较明显。有血压降低、呼吸困难、少尿、晕厥、心绞痛、急性左心衰竭等表现,甚至出现阿-斯综合征、猝死。心率多在 100~250 次/分,心律轻度不规则,第 1 心音强度不等。

3. 心电图特征

(1)阵发性室上性心动过速(图 3-9):①出现 3 个或 3 个以上连续而迅速的 QRS 波群,QRS 波群时限与形态均正常(伴有束支传导阻滞或发生室内差异性传导时 QRS 波群形态异常)。②P'波不易辨认。③心室率 150~250 次/分,节律规则。④起始突然,常由 1 个期前收缩触发,下传的 P-R 间期显著延长,随之引起心动过速发作。

(2)阵发性室性心动过速(图 3-10):①3 个或 3 个以上的室性期前收缩连续出现,QRS 波群形态畸形,时限>0.12s,ST-T 波方向与 QRS 波群主波方向相反。②心室率 100~250 次/分,心律基本规则或略不规则。③心房 P 波独立活动与 QRS 波群无固定关系,形成房室分离。④有时 P 波下传可引起 1 次提前发生的正常的 QRS 波群,称心室夺获;有时部分心室夺获 QRS 波群形态介于窦性与异位心室搏动之间称室性融合波;心室夺获和室性融合波是确立室性心动过速的重要依据。

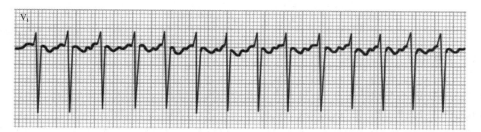

图 3-9　阵发性室上性心动过速

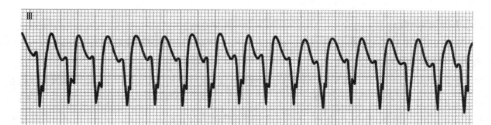

图 3-10　阵发性室性心动过速

（三）治疗要点

1. 阵发性室上性心动过速

（1）急性发作的治疗：根据患者原有心脏病、既往发作情况及对心动过速的耐受程度做出适当的处理。①刺激迷走神经：适用于血压和心功能良好者，是治疗室上性心动过速的首选方法。可采用 Valsalva 动作（深吸气后屏气，然后用力呼气）；刺激咽部引起恶心、呕吐反射；按摩颈动脉窦（仰卧位、先右侧 5~10s、如无效再左侧，切忌用力过猛或双侧同时按摩，以免引起窦性停搏或严重脑供血不足，按摩的同时注意听诊心率，发现心率减慢立即中止按摩），对脑血管病变者和老人忌用颈动脉按摩；压迫眼球（平卧位，闭眼并眼球向下，用拇指先压迫右侧眼球自上方向下、向后压迫，每次 5~10s，如无效再左侧，切忌双侧同时按压），青光眼及高度近视者禁忌；或将面部浸没于冰水中。上述方法可反复多次使用。②药物治疗：首选腺苷 6~12mg 快速静脉注射，无效时改用维拉帕米 5mg 静脉注射；也可根据病情选用普罗帕酮（1~2mg/kg）、洋地黄（0.4~0.8mg）等静脉给药。③同步电复律：当出现心绞痛、低血压、心力衰竭时，应立即采用同步电复律治疗。④不宜电复律者，可采用食管心房调搏术终止发作。

（2）发作的预防：①选用能控制发作的药物，如维拉帕米、普罗帕酮、胺碘酮口服维持。②频繁发作而药物治疗预防无效者，可行射频消融治疗。

2. 阵发性室性心动过速

（1）急性发作的治疗：室性心动过速能导致血流动力学紊乱，必须及时纠正，争分夺秒进行治疗。①药物治疗首选利多卡因 50~100mg 稀释后缓慢静脉推注，无效时可重复使用，起效后以 1~4mg/min 静脉滴注维持，也可选用普罗帕酮或胺碘酮稀释后缓慢静脉注射，然后静脉滴注维持。②有明显血流动力学障碍时，首选同步电复律。③积极治疗基础心脏病和补充血钾。

（2）发作的预防：预防发作可静脉滴注利多卡因，口服美西律、普罗帕酮、胺碘酮等。

考点： 阵发性室上性心动过速和室性心动过速急性发作的治疗

四、心房颤动

(一)概述

心房颤动(atrial fibrillation)简称房颤,是由心房内多个异位节律点各自以不同的速率发放快速而不协调的冲动所引起,心房失去了有效的收缩功能。根据发作时间的久暂可分为阵发性房颤和持续性房颤,根据心室率的快慢分为快速性房颤和缓慢性房颤。

绝大多数见于各种器质性心脏病,最常见于风湿性心瓣膜病二尖瓣狭窄,以及冠心病、高血压性心脏病、甲状腺功能亢进、缩窄性心包炎、心肌病、肺心病及洋地黄中毒等;也可见于正常人,在情绪激动、运动、饮酒或手术后发生。

(二)护理评估

1. 健康史 评估有无风心病、冠心病、高血压、甲亢等疾病及洋地黄中毒等;发病前有无情绪激动、饮酒等诱发因素。

考点:心房颤动的听诊要点和心电图特征

2. 临床表现 ①症状的轻重与心室率快慢有关,心室率接近正常且无器质性心脏病时,可无症状;心室率稍快时可有心前区不适、心悸和气促;有严重心脏病且心室率>150 次/分者,可出现心绞痛、晕厥或心力衰竭。②心脏听诊第 1 心音强弱不等、心律极不规则,脉搏短绌。③易发生心房内血栓形成,脱落后可引起体循环栓塞,二尖瓣狭窄或二尖瓣脱垂合并心房颤动时,以引起脑栓塞最为常见。

3. 心电图特征(图 3-11) ①P 波消失,代之以小而不规则的基线波动,形态、间隔与振幅绝对不规则,称为 f 波(V_1导联最明显),频率 350~600 次/分。②心室频率为 100~160 次/分,心室节律极不规则(R-R 间隔绝对不等)。③QRS 波群形态大多正常,发生室内差异传导时 QRS 波群形态可异常。

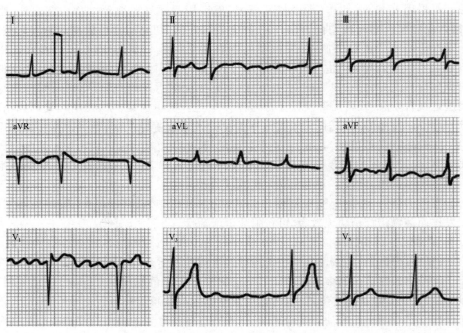

图 3-11 心房颤动

（三）治疗要点

1. 病因治疗　积极治疗风湿性心瓣膜病、冠心病、高血压、甲状腺功能亢进等；去除情绪激动、饮酒等诱发因素。

2. 控制心室率　选用 β 受体阻滞剂、钙通道阻滞剂、洋地黄等药物，使安静休息时心室率保持在 60~80 次/分，轻微运动后心室率<100 次/分。

3. 预防栓塞　抗凝治疗可预防心房颤动时血栓形成和预防栓塞，可选用华法林、阿司匹林等药物。

4. 转复心律　采用同步电复律、药物复律、导管射频消融术等，以心脏同步电复律成功率最高。

五、心室颤动

（一）概述

心室颤动（ventricular fibrillation）为心室肌快而微弱的不协调的乱颤，是最严重的致命性心律失常，严重影响排血功能，常为临终前的表现。如不及时抢救，患者可在数分钟内失去生命。

心室颤动多见于缺血性心脏病，也可由引起 Q-T 间期延长与尖端扭转的抗心律失常药物、严重缺氧、电解质紊乱、预激综合征合并房颤与极快的心室率及触电、溺水、低温等引起。

（二）护理评估

1. 健康史　评估有无严重缺血性心脏病、洋地黄中毒、奎尼丁中毒、普鲁卡因胺中毒等；有无严重低血钾、高血钾、溺水、电击伤等。

2. 临床表现　突然意识丧失，抽搐，心音消失、脉搏消失，血压无法测到，继而呼吸停止。

3. 心电图特征（图 3-12）　出现形态、振幅、频率极不规则的低小波形，无法辨认 QRS 波群、ST 段与 T 波，频率为 200~500 次/分。

考点：心室颤动的临床表现和心电图特征

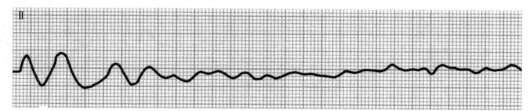

图 3-12　心室颤动

（三）治疗要点

心室颤动发作时，必须争分夺秒进行抢救，按心肺脑复苏原则进行，迅速建立有效呼吸和循环。现场抢救步骤为：①C（circulation）：建立有效循环，心前区叩击和人工心脏按压；②A（airway）：保持呼吸道通畅，清除呼吸道异物；③B（breathing）：建立有效呼吸，首先进行人工呼吸。

六、房室传导阻滞

（一）概述

房室传导阻滞（atrioventricular block，AVB，简称房室阻滞）是指心房冲动传导到心室的过程中，传导延迟或不能传导到心室。房室阻滞可发生在房室结、希氏束以及束支等部位。

根据阻滞程度不同,房室阻滞分为3度:一度为房室传导时间延长,但心房冲动全部能传到心室;二度为部分心房冲动被阻不能传至心室,又可分为二度Ⅰ型(莫氏Ⅰ型、文氏型)和二度Ⅱ型(莫氏Ⅱ型);三度则为全部心房冲动均不能传至心室,又称为完全性房室传导阻滞。

房室传导阻滞常见于器质性心脏病,以各种原因的心肌炎症最常见,如风湿性心肌炎、病毒性心肌炎、冠心病、心肌病等;也可见于药物作用(如洋地黄和抗心律失常药物)、高血钾、尿毒症及迷走神经张力增高(常表现为短暂性房室阻滞)等。

(二)护理评估

1. 健康史　评估有无器质性心脏病;有无用药史如洋地黄或抗心律失常药等;有无高血钾、尿毒症等。

2. 临床表现

(1)一度房室传导阻滞:常无症状,因P-R间期延长,听诊时心尖部第1心音减弱。

(2)二度房室传导阻滞:①因有心搏脱漏可出现心悸症状,也可无症状。②二度Ⅰ型房室阻滞,第1心音强度逐渐减弱并有心搏脱漏;二度Ⅱ型房室传导阻滞,第1心音强度恒定,有间歇性心搏脱漏。

(3)三度(完全性)房室传导阻滞:心室率较快(40~60次/分)者,可能无症状或感头晕、乏力、心悸、憋气等;心室率慢(40次/分以下)者,可引起晕厥、心绞痛、心力衰竭症状;当一、二度房室传导阻滞突然进展为三度房室传导阻滞时,可出现阿-斯综合征,严重者可猝死。心率慢而规则,第1心音强度经常变化,偶可听到响亮的第1心音(大炮音)。

3. 心电图特征

(1)一度房室传导阻滞(图3-13):每个心房冲动仍能传入心室,房室传导时间延长,表现为P-R间期超过正常最高值(>0.20s),无QRS波脱漏。

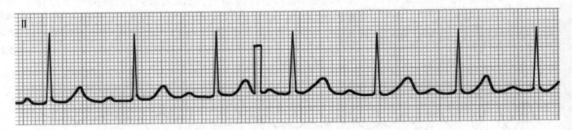

图3-13　一度房室传导阻滞

(2)二度房室传导阻滞

1)二度Ⅰ型房室传导阻滞(图3-14):①P-R间期逐渐延长,直至1个P波受阻不能下传心室(脱漏1个QRS波群),而后P-R间期缩短,之后逐渐延长直至P波受阻,如此周而复始,称文氏现象。②相邻R-R间期逐渐缩短,直至1个P波不能下传心室。③包含受阻P波在内的R-R间期小于正常窦性P-P间期的2倍。

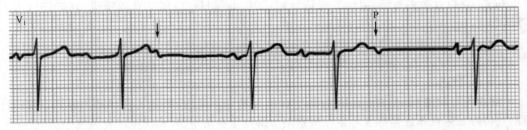

图3-14　二度Ⅰ型房室传导阻滞

2）二度Ⅱ型房室传导阻滞（图3-15）：①P波下传突然受阻，而使QRS波群脱漏，但P-R间期恒定不变（时限正常或延长）。②房室传导比例一般为5:4、4:3、3:2、3:1、2:1等，若半数以上的P波受阻未下传，称为高度房室传导阻滞。

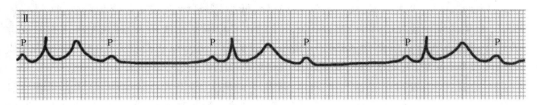

图3-15　二度Ⅱ型房室传导阻滞

（3）三度房室传导阻滞（图3-16）：①P波与QRS波群无固定的时间关系，P波频率快于QRS波频率，P-P间隔与R-R间隔各有其固定规律。②心房多在窦房结控制之下，故常可见到窦性P波。③QRS波群时限、形态与频率，取决于阻滞部位，如阻滞部位高，QRS波群接近正常，心室率35~50次/分，阻滞部位低，QRS波群宽大畸形，心室率在35次/分以下。

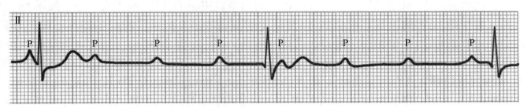

图3-16　三度房室传导阻滞

（三）治疗要点

1. 病因治疗　如抗生素治疗急性感染，肾上腺皮质激素抑制非特异性炎症，阿托品解除迷走神经的作用，停止应用导致房室传导阻滞的药物，用氯化钾静脉滴注治疗低血钾等。

2. 对症治疗

（1）一度与二度Ⅰ型房室传导阻滞：预后较好，无须特殊处理。当心室率低于40次/分时首选阿托品，也可选用异丙肾上腺素、泼尼松等。

（2）二度Ⅱ型房室传导阻滞：易发展为完全性房室传导阻滞，预后较差。如QRS波群增宽畸形，临床症状明显，尤其是发生阿-斯综合征者，应给予起搏治疗。

（3）三度房室传导阻滞：心室率在40次/分以上，无症状者，可不必治疗；如心室率过缓可试给阿托品、异丙肾上腺素；如症状明显或发生过阿-斯综合征者，应安置人工心脏起搏器。

考点：房室传导阻滞的治疗要点

七、主要护理诊断及合作性问题

1. 活动无耐力　与心律失常致心排血量减少有关。

2. 焦虑　与严重心律失常致心律不规则、心律失常反复发作和疗效不佳、缺乏心律失常的相关知识有关。

3. 潜在并发症　晕厥、心绞痛、脑栓塞、猝死。

八、护理措施

1. 一般护理

（1）休息与活动：无器质性心脏病者偶发心律失常，不需卧床休息，但应注意劳逸结合；

对有血流动力学改变的轻度心律失常患者应适当休息,避免劳累;严重心律失常者应卧床休息,以减少心肌耗氧量和对交感神经的刺激,可取高枕卧位、半卧位或其他舒适的体位,直至病情好转后再逐渐起床活动。

（2）饮食护理:少量多餐,选择清淡、易消化、低脂、多纤维素和富于营养的饮食,保持大便通畅,避免因便秘诱发心律失常;心功能不全的患者应限制钠盐摄入,对服用排钾利尿剂者应鼓励多进食富含钾盐的食物,如橘子、香蕉等,避免出现低钾血症而诱发心律失常;饱餐、饮用刺激性饮料(如浓茶、咖啡等)、吸烟和酗酒均可诱发心律失常,应予避免。

（3）心理护理:安排安静、舒适的环境,避免不良刺激,使患者心情愉快,鼓励患者表达自己的感受和焦虑的原因,做好解释工作,消除其思想顾虑和悲观情绪,取得理解和合作。对功能性、情绪性心律失常患者,应取得家属、朋友和周围人群的配合,经过休息、精神安慰和消除各种诱发因素,常可取得明显效果,必要时可酌情使用镇静剂。

2. 给氧护理　对伴有气促、发绀者应给氧,以纠正因心律失常造成血流动力学改变引起的机体缺氧,氧流量 2~4L/min。

3. 用药护理　遵医嘱按时、按量、按一定的给药途径正确给药,用药前告知患者所用抗心律失常药物的名称、剂量和用法。用药过程中询问患者用药的反应,观察心律、心率、脉搏、血压和呼吸变化,必要时进行心电监护,以及时发现药物的不良反应。根据不同抗心律失常药物的作用及副作用,做好相应的护理。①利多卡因:可引起头晕、嗜睡、烦躁、视物模糊、意识模糊、抽搐和呼吸抑制,偶尔可引起窦性停搏、房室传导阻滞、低血压等,应注意给药的剂量和速度,在治疗快速性室性心律失常时,一般先静脉推注 50~100mg,有效后再以 2~4mg/min 的速度静滴维持,1h 内的总量不能超过 300mg;肌内注射多用于室性心律失常的预防。②苯妥英钠:可引起皮疹、白细胞减少,用药期间应定期复查白细胞计数。③美西律:可引起头晕、恶心、呕吐、共济失调,静脉用药可致低血压、窦性心动过缓等。④普罗帕酮:可引起恶心、呕吐、头晕、味觉障碍、房室传导阻滞、抑制心肌收缩等,餐时或餐后服用可减少胃肠道反应。⑤β受体阻滞剂:可引起窦性心动过缓、低血压、加重心力衰竭、诱发或加重支气管哮喘,心率低于 50 次/分应及时停药。⑥胺碘酮:可引起胃肠道反应、甲状腺功能失调、肝功能损害、心动过缓等,少数可发生肺纤维化。⑦维拉帕米:可引起房室传导阻滞、心动过缓、低血压、抑制心肌收缩等。⑧异丙肾上腺素:可引起头痛、出汗、面色潮红、心动过速等。⑨奎尼丁:可引起恶心、呕吐、腹泻、头晕、耳鸣、奎尼丁晕厥、低血压、心电图 QRS 增宽、Q-T 间期延长等,给药时须定期测心电图、血压、心率、心律,若血压下降、心率慢或心律不规则应暂停给药。一般应在白日给药,避免夜间给药。

4. 治疗和抢救配合　①准备好抢救药物和设备,如利多卡因、苯妥英钠、阿托品、异丙肾上腺素等药物及除颤器、临时起搏器等。②室上性阵发性心动过速,如血压和心功能良好,可配合医生采用刺激迷走神经的方法以终止发作,如做 Valsalva 动作、刺激咽喉部、将面部浸没于冰水内、颈动脉窦按摩、压迫眼球等。③严重心律失常,应立即建立静脉通道,按医嘱及时给予抗心律失常药物,或配合医生使用除颤器为患者施行电复律、心导管射频消融、人工心脏起搏器植入等,并做好术前、术中和术后的护理。

5. 心电监护　心电监护有助于诊断、治疗、观察疗效及判断预后。要求护士熟悉监护仪的各种性能和掌握使用方法,在心电监护中能鉴别各种心律失常,并及时做好记录。如果发现有猝死危险的严重心律失常,如室性阵发性心动过速、三度房室传导阻滞、心室颤动等,应立即通知医生并配合紧急处理。连续心电监测可因电极的长期敷贴而损伤患者皮肤,应每日用温水擦拭电极处皮肤,定期更换电极,如局部出现发红、发痒,则应更换贴敷部位。

6. 病情观察　密切观察心律、心率、脉搏、血压、呼吸、意识及症状变化,测量脉搏和心率的时间不得少于1min,心房颤动应由2人同时起止测量心率和脉率并进行比对。

（1）观察心律:有以下任何一种心律失常,都应及时与医师联系,并准备急救处理:①频发室性期前收缩、室性期前收缩呈联律出现、连续出现2个以上多源性室性期前收缩、伴 R-on-T 情况。②反复发作的短阵室性心动过速。③完全性房室传导阻滞。④心室扑动、心室颤动。⑤心率<40 次/分或心率>160 次/分。

（2）观察血压:收缩压低于 80mmHg,脉压小于 20mmHg,面色苍白、脉搏细速、出冷汗、神志不清、四肢厥冷、尿量减少,应立即进行抗休克等抢救处理。

（3）观察有无阿-斯综合征或心脏骤停:若患者出现意识丧失、昏迷、抽搐、大动脉搏动消失、心音消失、血压测不到、呼吸停止或发绀、瞳孔散大,则可能发生了阿-斯综合征或心脏骤停,应立即实施急救,并通知医生,积极配合抢救。

考点: 用药护理、治疗和抢救配合、病情观察

九、健康教育

1. 向患者及家属解释有关心律失常的病因,诱因及防治知识。

2. 嘱患者按时,按量用药,不得随意增减或撤换药物。

重点提示

心律失常是指心脏冲动的频率、节律、起源部位、传导速度或激动次序的异常。心电图是诊断心律失常最重要的无创性检查技术,应掌握常见心律失常(窦性心律、期前收缩、心房颤动、室性心动过速、心室颤动、房室传导阻滞)的心电图特征。护理的重点是警惕和早期发现致命性心律失常的先兆,正确使用抗心律失常药物和配合抢救严重心律失常。

附一　心脏电复律术的护理

心脏电复律术是将一定强度的电流通过心脏,使全部或大部分心肌在瞬间除极,消除异位快速性心律失常,然后心脏自律性最高的起搏点(通常是窦房结)重新主导心脏节律的治疗技术。分为:①同步电复律:同步触发装置利用心电图中的 R 波触发放电,使电流刺激落在心室肌的绝对不应期,避免诱发心室颤动,适用于心室颤动以外的各种快速性心律失常,如心房颤动、心房扑动,室上性及室性心动过速等的复律。②非同步电复律:不启用同步触发装置,可在任何时间放电,仅用于心室颤动和扑动的转复。

【适应证及禁忌证】

1. 适应证　①心室颤动和扑动。②心房颤动或扑动伴血流动力学障碍者。③药物或其他方法治疗无效或有严重血流动力学障碍的室性心动过速、阵发性室上性心动过速。④预激综合征伴快速心律失常者。

2. 禁忌证　①心脏明显增大及心房内有新鲜血栓形成或近 3 个月内有栓塞史。②心房颤动或扑动伴高度或完全性房室传导阻滞。③伴病态窦房结综合征的异位快速性心律失常。④洋地黄中毒所致的心律失常或心律失常伴有洋地黄中毒、低钾血症。

【护理措施】

1. 术前准备

（1）用物准备:电复律器及各种复苏设备,如氧气、吸引器、心电监护设备和抢救药品。

（2）患者准备:①向患者介绍电复律的目的、意义及必要性。②停用洋地黄类药物 1~3日,给予改善心功能、纠正低钾血症和酸中毒的药物。③电复律前 1~2 日按医嘱口服奎尼丁,服药前做心电图,观察 QRS 波时限及 Q-T 间期变化。④电复律术当日早晨禁食,排空膀胱。⑤建立静脉通道。

2. 术中配合　①患者仰卧于硬板床上,连接除颤器和心电监护器,行同步电复律时,术前

描记 12 导联心电图,选 R 波高耸的导联进行示波观察同步性能。②应用丙泊酚或咪达唑仑静脉注射麻醉,至患者进入理想麻醉状态(睫毛反射开始消失、意识蒙眬的状态)后,充分暴露其前胸,将 2 个均匀涂满导电糊或包以湿盐水纱布的电极板,分别置于胸骨右缘第 2~3 肋间(心底部)和心尖部,2 个电极板之间的距离应大于 10cm,电极板应紧贴皮肤和有一定的压力。③按心律失常类型选择同步或非同步电复律,按需要量充电:心房颤动 100~200J,心房扑动 50~100J,室上性心动过速 100~150J,室性心动过速 100~200J,心室颤动 200~360J。④准备放电时,操作人员和其他人员不能再接触患者、病床和连接患者的仪器,以免触电。⑤放电后立即进行心电监测,观察是否已转复为窦性心律,若未转复,可在 3~5min 后重复放电,心室颤动可重复多次,但同步电复律时一般连续电击不超过 3 次。

3. 术后护理　①卧床休息 24h,清醒后 2h 内避免进食,以免恶心、呕吐。②持续心电监护 24h,注意心律、心率变化,密切观察意识、瞳孔、呼吸、血压、皮肤及肢体活动情况,及时发现有无因电击而致的各种心律失常及栓塞、局部皮肤灼伤、肺水肿等并发症,并配合医生处理。

附二　人工心脏起搏术的护理

人工心脏起搏术是应用人工心脏起搏器发放一定形式的电脉冲刺激心脏,使心脏按电脉冲的频率激动和收缩,用以治疗由于某些心律失常所致的心脏功能障碍。

起搏器由脉冲发生器、电极及其导线、电源三部分组成。根据起搏电极所在心腔位置的不同,分为单心腔起搏器和双心腔起搏器,单心腔起搏器又可分为心房起搏器和心室起搏器。按起搏脉冲与患者自身心律的关系可分为非同步起搏器和按需起搏器。非同步起搏器因其起搏频率固定,且不受心脏自身心搏的影响,故易出现起搏心律与患者自身心律发生干扰,目前已基本不用。按需起搏器是目前临床上常用的类型,因其有感知功能,可感知患者自身心脏搏动,视需要发放电脉冲,故不发生竞争心律。临床常用的起搏器中,属单腔起搏器的有:心室按需型起搏器(VVI 型)、心房按需型起搏器(AAI 型);属双腔起搏器的有:双腔按需型起搏器(DVI 型),全自动型起搏器(DDD 型)。

【适应证】

1. 伴有临床症状的任何水平的完全和高度的房室传导阻滞。

2. 束支-分支水平阻滞、间歇发生二度Ⅱ型房室传导阻滞,有症状者;阻滞进展、H-V >100ms。

3. 病态窦房结综合征或房室传导阻滞,心室率极慢<50 次/分,有明显临床症状,或间歇发生心室率<40 次/分,或有长达 3s 的 R-R 间隔。

4. 反复发作的颈动脉窦晕厥和心室停顿。

5. 有窦房结功能障碍及(或)房室阻滞,必须使用减慢心率的药物时用以保证适当的心室率。

6. 外科手术前,介入性心脏诊治前的"保护性"应用。

【护理措施】

1. 术前准备

(1)用物准备:心脏起搏器、抢救设备和急救药品等。

(2)患者准备:①介绍安置起搏器的意义、手术的安全性及术中配合等,以消除紧张心理,必要时手术前夜给予地西泮辅助睡眠。②手术部位常规备皮,临时起搏备皮的范围是会阴部及两侧腹股沟,埋藏式起搏备皮的范围是左上胸部,包括颈部和腋下。③青霉素皮试。④择期手术者术前 6h 禁食。⑤术前半小时给镇静剂苯巴比妥 0.1g 肌内注射。⑥建立静脉通道。

2. 术中配合　目前常用的起搏方法有 2 种(以 VVI 型起搏器为例)。

（1）临时起搏：配合医生将双极电极导管经外周静脉穿刺（常用股静脉，其次是贵要静脉、锁骨下静脉）送入右心室心尖部，将电极接触到心内膜，起搏器置于体外。适用于急需起搏救治或需"保护性"应用的患者，放置时间不宜过长（不超过1个月），以免发生感染。

（2）埋藏式起搏：配合医生将单极电极导管从头静脉或锁骨下静脉、颈外静脉送至右心室心尖部，起搏器埋藏于前胸壁胸大肌皮下。适用于需长期起搏的患者。

3. 术后护理

（1）了解术中情况及起搏频率，术后心电监护24h，监测脉搏、心率及心电图变化，以尽早发现有无导管电极移位或出现竞争心律，一旦发生，立即报告医师处理。

（2）埋藏式起搏患者卧床3d，取平卧位或略向左侧卧位，术侧肢体不宜过度活动，勿用力咳嗽，或在咳嗽时用手按压伤口，以防止电极脱位。经股静脉临时起搏者需绝对卧床，术侧肢体避免屈曲和活动过度。卧床期间协助患者生活护理，将常用物品及呼叫器放在患者健侧伸手可及之处。

（3）伤口用沙袋压迫4~6h，注意观察伤口有无渗血、红肿，按无菌原则定期更换敷料；遵医嘱使用抗生素3~5日，预防感染，观察体温变化。

（4）注意事项：①告诉患者起搏器的设置频率和使用年限，教会患者自己监测脉搏，出现脉搏频率过快和过慢（超过设定的起搏频率5次/分以上）、或有头晕、乏力、晕厥等不适时，应及时就医。②术后1个月内，头、颈及装有起搏器的一侧上肢应避免做过度用力或幅度大的动作，以免影响起搏器功能，术后6周内避免抬举过重的物品，以防电极移位。③注意避开强磁场和高电压区，如核磁、激光、理疗、电灼设备、变电站等（家用电器一般不影响起搏器功能），一旦接触某种环境或电器后出现胸闷、头晕不适时，应立即离开现场和不再使用该电器。④妥善保管好起搏器卡（注明起搏器类型、品牌、有关参数、安置日期等），外出时随身携带，便于发生意外时为诊治提供必要的信息。

（冯志伟）

第4节　心脏瓣膜病患者的护理

（一）概述

心脏瓣膜病（valvular heart disease）是由于炎症、黏液样变性、退行性改变、先天性畸形、缺血性坏死、创伤等原因引起的单个或多个瓣膜结构（包括瓣叶、瓣环、腱索、乳头肌及主、肺动脉根部）的功能或结构异常，导致瓣口狭窄和（或）关闭不全的一组心脏病。以风湿性心脏瓣膜病最常见，其次见于老年性退行性变、动脉硬化、感染性心内膜炎、乳头肌功能不全等。

风湿性心脏瓣膜病（rheumatic heart disease），是风湿性心肌炎所致的瓣膜损害，为我国常见的心脏病，主要累及40岁以下人群，以20~40岁的女性多见。单纯二尖瓣病变最常见，其次为主动脉瓣病变；2个或2个以上瓣膜同时受累，称联合瓣膜病变，以二尖瓣与主动脉瓣同时受累多见。由于反复发作风湿性心肌炎使瓣叶增厚、变形、交界处粘连，形成瓣膜口狭窄，早期呈隔膜型、晚期呈漏斗型；若瓣叶、乳头肌和腱索的粘连、缩短，使瓣膜在收缩期不能正常关闭，形成关闭不全。临床症状和体征多在风湿热后10~40年出现。

瓣膜口狭窄和关闭不全可造成血流动力学的改变及心脏负荷加重。①二尖瓣狭窄：正常二尖瓣质地柔软，瓣口面积4~6cm^2，当瓣口面积减小为1.5~2.0cm^{2}为轻度狭窄、1.0~1.5cm^{2}时为中度狭窄、<1.0cm^{2}时为重度狭窄。二尖瓣狭窄时，舒张期血流自左心房流入左心室时受限，使左心房压力异常升高，左心房与左心室之间的压力阶差增加，左心房压力的升高引起肺

静脉和肺毛细血管压升高,继而扩张和淤血。②二尖瓣关闭不全:收缩期,左心室部分血流反流入左心房,使左心房扩张及肥厚,肺毛细血管扩张,肺静脉淤血;舒张期,左心房注入左心室的血液量增多,使左心室前负荷加重,逐渐出现左心功能不全。③主动脉瓣狭窄:正常主动脉瓣口面积为 $3cm^2$,当瓣口面积<$1cm^2$时,左心室排血受阻,左心室压力增加,左心室与主动脉间压力阶差增大,左心室肥厚;当心功能不全出现后,有左心室扩张、顺应性减低、心排血量减少,左心室舒张末压增高,导致肺淤血;由于心排血量减低及左心室肥厚,心肌耗氧量增加,活动后可有心肌缺血、心绞痛及各种心律失常。④主动脉瓣关闭不全:舒张期左心室同时接受左心房和主动脉反流的血液,左心室充盈过度,前负荷加重,引起左心室代偿性扩张及肥厚;当左心室功能失代偿,左心室舒张末压增高,最终出现左心衰竭,左心房压力增加,出现肺淤血;由于主动脉在舒张期反流,使主动脉舒张压减低,脉压增加,可引起周围血管征,由于冠状动脉灌注不足,可发生心绞痛。

(二)护理评估

1. 健康史　评估有无风湿热病史和慢性咽炎、扁桃体炎等链球菌感染史,近期有无风湿活动史,有无呼吸道感染、劳累、情绪激动及心律失常等加重病情的诱因。

2. 临床表现

(1) 二尖瓣狭窄

1) 症状:①呼吸困难:二尖瓣狭窄最常见和最早出现的症状,表现为劳力性呼吸困难、阵发性夜间呼吸困难、端坐呼吸,甚至发生急性肺水肿。②咳嗽:多在夜间睡眠时及劳累后出现,干咳或咳白色黏液痰或泡沫样痰。③咯血:可为痰中带血、血性痰或大咯血,急性肺水肿时咳大量粉红色泡沫样痰。④压迫症状:左心房扩大和左肺动脉扩张可压迫左喉返神经,引起声音嘶哑,压迫食管,引起吞咽困难。

2) 体征:①二尖瓣面容:面颊紫红、口唇轻度发绀,见于重度二尖瓣狭窄。②心尖部舒张中晚期隆隆样杂音:二尖瓣狭窄的特征性体征,伴有舒张期震颤。③第1心音亢进和开瓣音:提示瓣膜有弹性和活动度较好。④肺动脉高压与右心室扩大的体征:肺动脉瓣第2心音亢进与分裂、三尖瓣区全收缩期吹风样杂音。

(2) 二尖瓣关闭不全:①症状:轻度二尖瓣关闭不全症状不明显。病变严重时,可出现乏力、心悸、胸闷,晚期可出现呼吸困难,且病情可急剧加重;急性肺水肿及咯血症状较二尖瓣狭窄少见。②体征:心尖部吹风样全收缩期杂音向左腋下传导为特征性体征;心尖部第1心音减弱或被杂音遮盖,肺动脉瓣区第2心音亢进及分裂;心尖搏动向左下移位,心界向左下扩大。

(3) 主动脉瓣狭窄:①症状:轻者可多年无症状,或仅有头晕、乏力;较重者有典型的"呼吸困难、心绞痛、晕厥"三联征,劳力性呼吸困难为常见的首发症状。②体征:心尖搏动呈抬举样,位置正常或向左下移位;胸骨右缘第2肋间粗糙响亮的收缩期杂音为特征性体征,伴收缩期震颤;脉搏细小,收缩压和脉压下降。

(4) 主动脉瓣关闭不全

1) 症状:可长期无症状或有头部搏动感、心悸等症状;出现左心功能不全后,病情进行性加重,出现劳力性呼吸困难等左心衰竭症状,甚至肺水肿;心绞痛较少见。

2) 体征:①心尖搏动向左下移位,搏动有力呈抬举样;心浊音界向左下扩大,心浊音区呈靴形。②胸骨左缘第3~4肋间叹息样舒张期杂音为其特征性体征;严重的主动脉瓣关闭不全,在心尖区可听到舒张期隆隆样杂音(Austin-Flint杂音),与大量主动脉血反流,左心室舒张压增高,使二尖瓣处于半关闭状态有关。③收缩压升高、舒张压降低、脉压增大,出现周围血管征,包括:与心脏搏动一致的点头征(De Musset征)、水冲脉、毛细血管搏动征和股动脉枪击音(Traube 征)、股动脉双期杂音(Duroziez 征)等。

（5）并发症：①充血性心力衰竭：晚期常见的并发症，患者就诊和死亡的主要原因。②急性肺水肿：重度二尖瓣狭窄的严重并发症，若不及时救治可致死。③心律失常：各种心律失常皆可出现，以心房颤动最常见。④栓塞：左心房内附壁血栓脱落所致，以脑栓塞最多见。⑤感染：肺部感染最多见，泌尿道及消化道感染亦常见，感染是心力衰竭最常见的诱因。⑥亚急性感染性心内膜炎：较少见，多发生于主动脉瓣关闭不全和二尖瓣关闭不全早期，最常见的致病微生物是草绿色链球菌，表现为进行性贫血、持续发热、瘀点、栓塞、杵状指、脾大等。

（6）心理状态：常见焦虑、抑郁等心理问题。

3. 辅助检查

（1）X 线检查：①中度以上二尖瓣狭窄时，左心房增大，肺动脉干突出，心脏外形呈"梨形"；钡餐造影左前斜位可见食管有左心房压迹。②二尖瓣关闭不全时，左心室及左心房增大，肺动脉干凸出，钡餐造影右前斜位见食管向右向后移位。③早期或轻度主动脉瓣狭窄时，心影正常，后期有左心室增大，主动脉弓因长期受血流喷射影响而有狭窄后扩张。④主动脉瓣关闭不全时，左心室增大，心影呈靴形，主动脉弓凸出，有明显搏动。

（2）心电图检查：①轻度二尖瓣狭窄，心电图可无异常；左心房肥大时 P 波增宽有切迹，称"二尖瓣型 P 波"；有各种心律失常，常见心房颤动。②二尖瓣关闭不全，有左心房扩大，重症有左室肥厚伴劳损图形。③主动脉狭窄和关闭不全，均有左心室肥大图形。

（3）超声心动图检查：①二尖瓣狭窄：M 形示"城墙样"改变；二维超声心动图可直接观察二尖瓣活动度、瓣口狭窄程度和瓣膜增厚等情况；彩色多普勒血流显像，可实时观察二尖瓣狭窄的射流；超声心动图是诊断二尖瓣狭窄最可靠的方法。②二尖瓣关闭不全：脉冲多普勒超声和彩色多普勒血流显像，可在二尖瓣左心房侧探及明显收缩期反流束。③主动脉瓣狭窄：主动脉瓣增厚，开放速度减慢及幅度较小，左心室室壁增厚，于主动脉瓣可测出收缩期湍流频谱。④主动脉瓣关闭不全，二维超声示主动脉根部内径增大，主动脉瓣一叶或数叶增厚、回声增强、瓣叶缩短，左心室增大；多普勒超声检查可在左心室探及全舒张期高速射流，为最敏感的确诊主动脉瓣关闭不全的方法。

考点：各瓣膜病变的特征性体征；超声心动图检查

（4）其他：放射性核素心室造影，可测定左心室收缩、舒张末期容量和休息、运动时的射血分数，用以判断左心室收缩功能；心导管检查，可同步测定左心室与主动脉内压力并计算压差。

（三）治疗要点

1. 内科治疗　治疗原则：控制病情进展，防止风湿活动，改善心功能，减轻症状，防治并发症。①预防和治疗风湿活动：给予长效青霉素 120 万 U 肌内注射，每月 1 次，口服抗风湿药物如阿司匹林等。②防治并发症：心力衰竭、心房颤动等处理见本章第 2 节和第 3 节；栓塞，应用抗凝治疗或溶栓疗法；并发呼吸道感染或感染性心内膜炎时，针对病原菌积极抗感染治疗。③介入治疗：二尖瓣狭窄可采用经皮球囊二尖瓣分离术。

2. 外科治疗　瓣膜分离术、瓣膜成形术或瓣膜置换术等。

（四）主要护理诊断及合作性问题

1. 营养失调：低于机体需要量　与胃肠道静脉淤血引起的厌食有关。

2. 活动无耐力　与氧供不足有关。

3. 有感染的危险　与长期肺淤血呼吸道抵抗力下降及风湿活动有关。

4. 知识缺乏　缺乏风湿性心瓣膜病防治及自我保健的知识。

5. 潜在并发症　心功能不全、心律失常、感染性心内膜炎、栓塞等。

（五）护理措施

1. 一般护理

（1）**休息与活动**：根据患者的心功能状态制订休息与活动的计划，指导心功能代偿期患者参加轻体力工作，适当进行体力锻炼，以逐步提高活动耐力，以不感心悸、气急为度，避免剧烈体力活动、劳累和情绪激动，保证充足睡眠；有心功能不全的患者，以休息为主，但卧床时间不应过久，以免导致静脉血栓形成和栓子脱落引起栓塞，适当进行一些日常生活活动，如出现呼吸困难、胸痛、心悸、疲劳等不适时应立即停止活动，并以此作为限制最大活动量的指征；发生风湿活动的患者，应卧床休息，待发热、关节痛等症状基本消失，血液化验正常后，可逐渐增加活动。

（2）**饮食护理**：给予高热量、富含维生素和蛋白质的清淡、易消化、产气少的食物，注意少量多餐，进食不宜过饱，尤其晚餐应少；多食蔬菜、水果和粗纤维食物，如深色蔬菜、瓜果、红枣、蘑菇、豇豆、玉米面等。有心功能不全的患者应低盐饮食，以减轻心脏负担。

（3）**心理护理**：向患者说明风湿性心瓣膜病治疗的长期性、艰巨性和重要性，给患者以心理支持，鼓励患者积极应对，客观正确地认识自己的病情，树立战胜疾病的信心，积极配合治疗。鼓励家属帮助患者稳定情绪，消除紧张、焦虑、恐惧心理。对高度焦虑、情绪波动大的患者，遵医嘱给予少量镇静药物。

2. **用药护理**　风湿性心瓣膜病患者出现并发症时，根据病情选用抗生素、洋地黄、利尿剂、抗心律失常药、抗凝药等，并注意观察疗效和药物的副作用。

3. **特殊治疗护理**　对准备施行经皮球囊二尖瓣分离术或瓣膜成形术、瓣膜置换术的患者，做好术前准备。

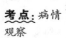

4. **病情观察**　①观察体温、咳嗽、咳痰、呼吸音等状况的变化，以便及时发现肺部感染。②观察有无心功能不全的表现，当出现劳力性或夜间阵发性呼吸困难、乏力、尿量减少等症状时，应及时报告医生处理；如出现极度呼吸困难、端坐呼吸、咳粉红色泡沫样痰等急性肺水肿表现时，在报告医生的同时，应准备抢救物品和配合抢救。③注意脉搏、心律和心率的变化，以便及时发现心律失常。④对合并心房颤动的患者，应注意有无动脉栓塞的征兆，及时发现脑栓塞、四肢动脉栓塞、肾栓塞、脾栓塞、肺栓塞，以利紧急处理和做好相应护理。⑤对原因不明的发热患者，应注意观察有无皮肤、黏膜瘀点、贫血、脾大、杵状指等表现，并遵医嘱采血送血培养，以及时诊断亚急性感染性心内膜炎和正确使用抗生素。⑥风湿活动的观察：风心病可因风湿活动的反复发作而加重，应注意观察有无发热、关节疼痛、皮肤环形红斑、皮下结节等风湿活动表现，注意红细胞沉降率和抗链球菌溶血素"O"滴度的检测结果，以及时诊断风湿活动和采取相应的治疗、护理措施。

（六）健康教育

1. 指导患者注意劳逸结合，合理安排休息与活动，在心功能许可的情况下，适度锻炼以提高机体抵抗力，但应避免过重体力活动。阐明防寒保暖、室内空气流通、阳光充足、防潮避湿对预防风湿活动的重要性。指导加强营养、合理饮食，摄取高蛋白、高维生素、低脂、低盐饮食，切忌食用盐腌制品，以免增加心脏负荷。

2. 告诉患者在感冒流行季节少去公共场所，避免与上呼吸道感染患者接触，经常漱口，保持口腔清洁；强调在拔牙、内镜检查、导尿术、分娩、人工流产等手术操作前，应预防性使用抗生素；对扁桃体反复感染者，指导患者在风湿活动控制后2~4个月手术摘除扁桃体；告知患者坚持长期使用青霉素以控制链球菌感染、预防风湿活动反复发作。

3. 劝告育龄妇女应根据心功能情况，在医生指导下选择妊娠和分娩的时机，并做好孕期监护；对不宜妊娠和分娩的妇女，应向患者及其配偶、家属说明情况，做好思想工作。

重点提示

1. 心脏瓣膜病是由于炎症、黏液样变性、退行性改变、先天性畸形、缺血性坏死、创伤等原因引起的单个或多个瓣膜结构的功能或结构异常，导致瓣口狭窄和(或)关闭不全的一组心脏病，以风湿性心脏瓣膜病最常见。

2. 风湿性心脏瓣膜病是风湿性心肌炎所致的瓣膜损害，以单纯二尖瓣病变最常见，其次为主动脉瓣病变。各瓣膜病变均有特征性体征，治疗和护理的重点是防治并发症。

（冯志伟）

第5节　感染性心内膜炎患者的护理

感染性心内膜炎(infective endocarditis, IE)是指致病微生物(细菌、真菌、立克次体等，以细菌多见)直接感染心瓣膜或心室内膜所致的炎症性疾病，特征是心瓣膜上赘生物形成。赘生物为大小不等、形状不一的血小板和纤维素团块，内含大量微生物和少量炎症细胞，最常受累的部位是心瓣膜，也可发生在间隔缺损部位、心室内膜或腱索。

感染性心内膜炎分为自体瓣膜心内膜炎、人工瓣膜心内膜炎(发生在人工瓣膜置换术后的心内膜，急性者在置换术后60日内发生，致病菌以表皮葡萄球菌多见，其次为革兰阴性杆菌和真菌，亚急性者在置换术60日以后发病，致病菌以草绿色链球菌为主，其次为葡萄球菌；最常累及主动脉瓣，除赘生物形成外，常致人工瓣膜部分破裂、瓣周漏、瓣环周围组织和心肌脓肿；难以治愈，预后不良)和静脉药瘾者心内膜炎(多见于年轻男性静脉药瘾者，致病菌最常来源于皮肤，药物污染所致者少见，主要致病菌为金黄色葡萄球菌，其次为链球菌、革兰阴性杆菌和真菌；三尖瓣最常受累，次为主动脉瓣和二尖瓣；发病急，常伴迁移性病灶，革兰阴性杆菌或真菌感染者病情重，预后不良)3种类型；根据病程分为急性和亚急性。本节讨论自体瓣膜心内膜炎患者的护理。

(一)概述

自体瓣膜心内膜炎(native valve endocarditis)常见的致病菌是链球菌(65%)和葡萄球菌(25%)。急性感染性心内膜炎最常见的致病菌是金黄色葡萄球菌，少数由肺炎链球菌、淋球菌、A族链球菌和流感杆菌等引起；亚急性感染性心内膜炎以草绿色链球菌最常见，其次为D族链球菌(牛链球菌和肠球菌)，表皮葡萄球菌和其他细菌较少见。

亚急性感染性心内膜炎常见(占自体瓣膜心内膜炎2/3以上)，主要发生于风心病主动脉瓣关闭不全和二尖瓣关闭不全，其次为先天性心血管病室隔缺损、动脉导管未闭、法洛四联症等；在上呼吸道感染、拔牙、扁桃体手术、心脏手术或泌尿系器械检查时，细菌进入血液形成暂时性菌血症，当血流从高压腔经病变的瓣膜口或先天缺损处流入低压腔时，产生高速的射流冲击，导致相应部位心内膜损伤，血小板易在损伤的心内膜内皮聚集，形成微血栓和纤维蛋白沉着，生成无菌性赘生物(非细菌性血栓性心内膜病变)；细菌易黏附在无菌性赘生物上并迅速繁殖，进一步聚集新的血小板、纤维蛋白和白细胞，形成细菌性赘生物，导致感染性心内膜炎的发生。由于草绿色链球菌黏附性强，自口腔进入血流的机会多，成为亚急性感染性心内膜炎最常见的致病菌。急性感染性心内膜炎主要发生在正常心瓣膜，以主动脉瓣最易累及；病原菌来自皮肤、肌肉、骨骼、肺等部位的活动性感染病灶，细菌主要为金黄色葡萄球菌，毒力和侵袭力均强，易黏附于心内膜，直接形成赘生物。

心内膜炎的赘生物致瓣叶破损或腱索断裂,引起瓣膜关闭不全;感染扩散可致心肌脓肿、室间隔穿孔、化脓性心包炎等;赘生物碎片脱落可形成大小不等的栓子,导致皮肤、黏膜、视网膜和脏器栓塞;菌血症可致机体其他部位发生迁移性脓肿;激活免疫系统可致脾大、肾小球肾炎、关节炎、心包炎等。

(二) 护理评估

1. 健康史　评估有无风湿性心瓣膜病、先天性心脏病病史,询问有无上呼吸道感染、口腔、泌尿道、消化道感染,心导管检查或心脏手术史等诱发因素。

2. 临床表现

考点: 临床表现

(1) 发热:最常见的症状。亚急性者起病隐匿,体温一般不超过39℃、呈弛张性低热,常伴全身不适、乏力、食欲不振、面色苍白、体重减轻及头痛、背痛、肌肉痛、关节痛等症状;急性者呈暴发性败血症过程,有寒战、高热和突发心力衰竭。

(2) 心脏杂音:大多数患者有病理性心脏杂音,表现为在原有心脏病杂音基础上出现杂音强度和性质改变,或出现新的杂音,以主动脉关闭不全杂音多见。

(3) 周围体征:由微血管炎或微血栓引起。①瘀点:可出现于任何部位,以锁骨以上皮肤、口腔黏膜和睑结膜多见。②指(趾)甲下线状出血(Roth 斑):视网膜卵圆形出血斑,中心呈白色。③Osler 结节:指和趾垫出现的豌豆大的红色或紫色痛性结节。④Janeway 损害:手掌和足底处直径 1~4mm 的无痛性出血红斑。

(4) 动脉栓塞:可发生于机体任何部位,常见于脑、心、脾、肾、肠系膜和四肢等处,脑栓塞的发生率最高,由左向右分流的先天性心脏病或右心内膜炎时,肺循环栓塞最常见。

(5) 其他表现:贫血较常见,多为轻、中度贫血,晚期可有重度贫血;病程超过 6 周者,可出现脾大。

(6) 并发症:心力衰竭最常见,主要由瓣膜关闭不全引起;细菌性动脉瘤,见于近端主动脉、脑、内脏和四肢;迁移性脓肿,多发生于肝、脾、骨髓和神经系统;神经系统受累表现,如脑栓塞、脑出血、脑脓肿、脑细菌性动脉瘤、中毒性脑病、化脓性脑膜炎等;肾脏损害,包括肾动脉栓塞、肾梗死、免疫复合物肾小球肾炎、肾脓肿等。

(7) 心理状态:焦虑、恐惧等。

3. 辅助检查

(1) 血培养:确诊感染性心内膜炎最重要的方法,应进行需氧菌和厌氧菌培养,近期未接受过抗生素治疗的患者阳性率可高达 95% 以上。

(2) 常规检查:①血常规:亚急性者呈正常色素、正常细胞性贫血,白细胞计数正常或轻度升高;急性者血白细胞计数增高和明显核左移。②红细胞沉降率:亚急性和急性均增快。③尿液检查:镜下血尿和轻度蛋白尿,肉眼血尿提示肾梗死,大量蛋白尿和红细胞管型提示弥漫性肾小球肾炎。

(3) 超声心动图:经胸超声检查可检出 50%~75% 的赘生物,经食管超声可检出<5mm 的赘生物,敏感性高达 95% 以上。赘生物≥10mm 时,易发生动脉栓塞。

(三) 治疗要点

考点: 抗生素治疗

1. 抗生素治疗　最重要的治疗措施。用药原则:早期应用(连续送 3~5 次血培养后即开始应用);充分用药(大剂量长疗程杀菌剂);静脉给药(保持高而稳定的血药浓度)。①致病微生物不明时,急性者选用针对金黄色葡萄球菌、链球菌和革兰阴性杆菌的广谱抗生素,可用萘夫西林静脉注射或滴注,联合使用氨苄西林静脉注射或庆大霉素,以增加疗效;亚急性者选用针对大多数链球菌有效的抗生素,以青霉素为主或联合使用庆大霉素。②已知致病微生物时,根据药物敏感试验结果选择抗生素,对青霉素敏感的细菌首选青霉素静脉滴注,可联合使用庆大霉素;青霉素过敏时可使用头孢曲松或万古霉素;对青霉素耐药的链球菌及其他细菌,根据药物敏感程度选择相应的抗生素。

2. 外科治疗　有严重心内并发症或内科治疗无效时,及时手术治疗,以降低死亡率。适应证:严重瓣膜反流所致心力衰竭;在充分抗微生物治疗情况下,血培养持续阳性或发热持续 8 日以上或反复发生大动脉栓塞,超声检查证实赘生物≥10mm;真菌性心内膜炎;主动脉瓣受累致房室传导阻滞、心肌或瓣环脓肿需手术引流。

(四) 主要护理诊断及合作性问题

1. 体温过高　与感染有关。
2. 营养失调:低于机体需要量　与感染致机体代谢率增高和食欲下降有关。
3. 焦虑　与发热、出现并发症、疗程长、病情反复有关。
4. 知识缺乏　缺乏感染性心内膜炎相关的防治知识。
5. 潜在并发症　栓塞、充血性心力衰竭。

(五) 护理措施

1. 一般护理　①休息与活动:保持病房合适温度(20～22℃)、湿度(50%～60%)和空气清新,利于呼吸;发热时卧床休息,安置舒适体位,限制活动以降低氧耗。②饮食护理:加强营养,给予清淡、高蛋白、高热量、高维生素、易消化的流质或软食,做好口腔护理,以增进食欲,鼓励患者多饮水。合并充血性心力衰竭患者应控制钠盐和水的摄入量。③心理护理:加强与患者沟通,建立良好的护患关系,鼓励患者说出内心的感受,给予耐心解释和鼓励,使患者树立信心,积极配合治疗。

2. 对症护理　①发热:高热时给予物理降温,如冰敷或温水擦浴,必要时遵医嘱使用退热药,准确记录降温后体温的变化,出汗多时及时擦干汗液和更换衣裤,注意保暖。避免受凉,做好皮肤护理,及时补充水分。②心力衰竭:如发生急性心力衰竭,立即安置端坐位、双下肢下垂,30%～50% 乙醇湿化给氧,并遵医嘱给予扩血管药、利尿药、强心药和镇静药等,注意控制补液速度,限制钠盐摄入。③栓塞:按医嘱及时给予抗凝药物。

3. 用药护理　鼓励患者坚持大剂量、长时间、全疗程的抗生素治疗;遵医嘱严格按剂量和按时间给予抗生素治疗,以确保维持有效的血药浓度,密切观察药物疗效及不良反应;注意保护血管,使用静脉留置针,避免多次穿刺增加患者痛苦。

4. 正确采集血培养标本　对未使用抗生素治疗的患者,第 1 日每隔 1h 采血 1 次,共 3 次,如次日未见细菌生长,重复 3 次后开始抗生素治疗;如患者已使用抗生素治疗,应在停用抗菌药 2～7 日后采血;每次采血 10～20ml 左右,进行需氧菌和厌氧菌培养。 **考点**:血培养标本采集

5. 病情观察　观察体温变化,每 4h 测体温 1 次;同时应观察有无杂音性质变化、有无疼痛和皮肤黏膜瘀点及动脉栓塞症状,注意有无心力衰竭表现。

(六) 健康教育

1. 告诉患者及家属本病的有关知识,指出坚持足量、全程抗生素治疗的重要性。
2. 告知心瓣膜病或心血管畸形患者应注意防寒保暖,预防上呼吸道感染,保持口腔和皮肤清洁,减少病原菌入侵的机会;在施行口腔手术如拔牙、扁桃体摘除术等或侵入性检查及其他外科手术治疗前,应预防性使用抗生素。 **考点**:健康教育
3. 教会患者学会自我监测体温变化,观察有无栓塞和心力衰竭表现,定期门诊随访。

重点提示

　　感染性心内膜炎是指致病微生物直接感染心瓣膜或心室内膜所致的炎症性疾病,特征是心瓣膜上赘生物形成。以自体瓣膜的亚急性感染性心内膜炎常见,草绿色链球菌是最常见的致病菌。发热是早期最常见的症状,特征性的表现是原有心脏杂音发生性质的改变,血培养是最重要的诊断方法。关键治疗是大剂量、长时间、全疗程的抗生素治疗,护理重点是正确采集血培养标本和准确执行抗生素治疗。

（吴　蓓）

第6节　冠状动脉粥样硬化性心脏病患者的护理

案例 3-2

　　患者,男性,70 岁。高血压 30 年,糖尿病 10 年。5 日前赴宴时首次发生胸骨后闷胀疼痛,持续约 5min,经休息后缓解。今晨发生胸骨后痛,已持续 6h,含服硝酸甘油 3 片未缓解,因而紧张、焦虑、烦躁不安,呕吐 1 次,急送入院。血压 100/70mmHg,心电图示 I、aVL、V_5、V_6 ST 段抬高,并有深而宽的 Q 波和 T 波深倒置;心肌酶谱 CK-MB 升高;心电监护见频发室性期前收缩。
问题:1. 临床诊断是什么?
　　　2. 主要护理问题是什么?
　　　3. 主要护理措施是什么?

　　冠状动脉粥样硬化性心脏病(coronary atherosclerotic heart disease)是指冠状动脉粥样硬化使血管狭窄或阻塞,和(或)冠状动脉功能性改变(痉挛)导致心肌缺血、缺氧甚至坏死而引起的心脏病,统称为冠状动脉性心脏病(coronary artery heart disease,CHD,简称冠心病),也称缺血性心脏病(ischemic heart disease,IHD)。冠心病是动脉粥样硬化导致器官病变最常见的类型,近年来,冠心病在我国的发病率有逐年增长的趋势。

　　病因尚未完全明了,流行病学调查显示主要的易患因素或危险因素有:①年龄、性别:多见于 40 岁以上的中老年人,近年来临床发病有年轻化倾向,男性发病率高于女性且发病早于女性,但女性在更年期后发病率与男性无明显差别。②血脂异常:脂代谢异常是动脉粥样硬化最重要的危险因素,总胆固醇、三酰甘油、低密度脂蛋白、极低密度脂蛋白、载脂蛋白 B 增高和高密度脂蛋白、载脂蛋白 A 降低均是危险因素。③高血压:高血压患者患本病比血压正常人高 3~4 倍。④吸烟:吸烟者与不吸烟者相比,发病率和病死率高 2~6 倍,是仅次于高脂血症、高血压的第 3 大危险因素。⑤糖尿病:糖尿病患者的发病率比无糖尿病者高出 4 倍,且病变发展迅速,冠心病是 2 型糖尿病患者首要的死亡原因。次要的危险因素包括肥胖,体力活动少,脑力活动紧张,长期摄取高热量、高动物脂肪、高胆固醇、高糖、高钠盐,遗传因素,A 型性格,血中同型半胱氨酸增高,胰岛素抵抗,血中纤维蛋白原和某些凝血因子增高,以及病毒、衣原体感染等。

　　危险因素损伤冠状动脉内膜,脂质浸润动脉壁,损伤处血小板黏附聚集和血栓形成,平滑肌细胞增生并吞噬脂质,最终引起动脉粥样硬化。冠状动脉在粥样硬化的基础上,血管发生异常收缩或痉挛而加重管腔狭窄,促使动脉粥样硬化斑块破裂、血栓形成,导致冠状动脉血流量在短时间内迅速减少,而引发心绞痛,甚至心肌梗死。

　　1979 年,WHO 根据冠状动脉的病变部位、范围、血管阻塞程度、心肌缺血的速度、程度及范围,将冠心病分为 5 种类型:①隐匿型冠心病:患者无临床症状,但心电图有心肌缺血性改变。②心绞痛型冠心病:有发作性的胸骨后疼痛,心肌无明显的组织形态改变。③心肌梗死型冠心病:有剧烈的胸骨后疼痛,常伴有心律失常、心源性休克、心力衰竭等严重并发症。④缺血性心肌病型冠心病:长期的心肌缺血导致心肌纤维化而引起,表现为心脏增大、心力衰竭和心律失常,心电图有心肌缺血改变。⑤猝死型冠心病:因原发性心脏骤停而死亡,多为严重心律失常所致。

　　近年来,临床医学家根据发病机制,从有利于提高临床预见性和有助于合理选择治疗方案出发,将冠状动脉粥样硬化性心脏病分为两大类型:①急性冠脉综合征(acute coronary syndrome,ACS),包括不稳定型心绞痛、非 ST 段抬高性心肌梗死、ST 段抬高性心肌梗死及冠心病猝死,其发生与不稳定的粥样硬化斑块破裂、局部血栓形成,导致管腔急性闭塞有关,治疗上强调早期实施介入治疗和溶栓治疗,以尽快恢复心肌的再灌注。②慢性缺血综合征,包括稳定型心绞痛、冠脉正常的心绞痛、无症状性心肌缺血和缺血性心力衰竭,此类冠心病的动脉粥样硬化斑块未破裂,也未形成血栓。

考点:冠心病危险因素

一、心绞痛患者的护理

(一)概述

　　心绞痛(angina pectoris)是在冠状动脉粥样硬化的基础上,由于血管管腔狭窄、张力改变、痉挛,引起心肌急剧的、暂时性的缺血、缺氧,导致以发作性胸痛或胸部不适为主要表现的一组临床综合征。

(二)护理评估

　　1. 健康史　评估有无心脏病史、心绞痛发作史及家族史,有无高血脂、高血压、高血糖、肥胖、吸烟等危险因素;有无劳累、情绪激动、饱食等诱发因素。

　　2. 临床表现

　　(1)稳定型心绞痛:冠心病最常见的临床类型,病情较稳定,发作的诱因、频度大致相同,持续时间相仿,每次发作时疼痛的部位、性质、程度和缓解方法无明显改变。①部位:主要在胸骨体中段或上段之后,可波及心前区,范围约手掌大小、甚者横贯前胸,界限不清。常放射至左肩、左臂内侧达无名指和小指,或向上放射至咽、颈、下颌部,每次发作的部位相对固定。②性质:典型表现为压榨样、窒息样或紧缩性发闷感,也可为烧灼样,偶有濒死的恐惧感。发作时,患者被迫停止原来的活动,直至症状缓解。③诱因:常在体力活动或情绪激动时发生,也可由饱餐、便秘、寒冷、吸烟、心动过速或过缓、血压过高或过低、休克等诱发。④持续时间:一般持续 3~5min,很少超过 15min。⑤缓解方式:经休息或舌下含化硝酸甘油后 1~5min 内缓解。⑥体征:平时多无异常体征,心绞痛发作时常见心率增快、血压升高、表情焦虑、皮肤湿冷等,可出现交替脉,第 4 心音或第 3 心音奔马律及暂时性心尖部收缩期杂音。

　　(2)不稳定型心绞痛:是指临床上存在疼痛发作不稳定性和有进展至心肌梗死高度危险性的心绞痛,胸痛的部位、性质与稳定型心绞痛相似。具有下述特点:①恶化型心绞痛:原为稳定型心绞痛,在 1 个月内发作的频率增加、程度加重、时限延长、诱发因素变化、硝酸类药物缓解作用减弱。②初发型心绞痛:过去未发生过心绞痛,1 个月内新发生的心绞痛,并因较轻的负荷所诱发;或有过稳定型心绞痛已数月未发,再次发生的时间未到 1 个月。③自发性心绞痛:是指休息状态下或轻微活动时诱发的心绞痛,如卧位心绞痛、中间综合征及常在清晨或夜间发作和发作时 ST 段抬高的变异型心绞痛。

　　(3)心理状况:心绞痛发作时的濒死感和病情的反复发作,常使患者产生焦虑、恐惧心理。

　　3. 辅助检查

　　(1)心电图检查:发现心肌缺血、诊断心绞痛最常用的检查方法。①常规心电图(图 3-

17)；静息状态时,心电图可在正常范围或有非特异性的 ST-T 改变、陈旧性心梗改变、心律失常；心绞痛发作时,可出现暂时性心肌缺血性 ST 段压低 0.1mV 以上、T 波低平或倒置,发作缓解后可逐渐恢复；变异型心绞痛发作时出现 ST 段抬高。②运动负荷试验：运动中出现典型心绞痛,心电图改变以 ST 段水平型或下斜型压低 0.1mV 以上,持续 2min 为运动试验阳性标准。③24h 动态心电图：连续记录 24h 心电图,心绞痛发作时,可发现 ST 段压低、T 波低平或倒置等心肌缺血性改变和各种心律失常,以及与活动、症状之间的关系。

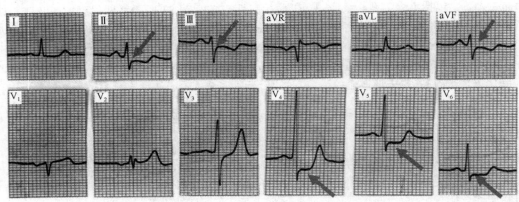

图 3-17 稳定型心绞痛常规心电图(箭头所指为 ST 段压低)

（2）冠状动脉造影：诊断冠心病的"金标准",具有确诊价值。通过选择性冠状动脉造影可明确冠状动脉及其分支的狭窄部位、程度等,管腔直径减少 70% ~ 75% 以上可严重影响冠状动脉血供,减少 50% ~ 70% 也有一定意义,可指导治疗、判断预后。

考点：稳定型心绞痛临床表现、心电图检查和冠状动脉造影

（3）放射性核素检查：^{201}Tl(铊)-心肌显像显示的灌注缺损,可明确提示心肌缺血区或心肌梗死后的瘢痕部位和范围,对心肌缺血诊断极有价值；用放射性核素 ^{201}Tl-心肌显像心肌缺血区的部位和范围,放射性核素 ^{99m}Tc 心血池内显影,可测定左心室射血分数,显示室壁局部运动情况。

（4）其他检查：二维超声心动图、心脏超声造影、螺旋 X 线计算机断层显像冠状动脉三维重建、磁共振冠状动脉造影等,均有助于冠状动脉病变的诊断。

（三）治疗要点

1. 治疗原则　改善冠状动脉供血、减轻心肌耗氧、治疗动脉粥样硬化,达到终止发作,预防复发的目标。

2. 稳定型心绞痛

（1）发作时：①立即停止活动、就地休息。②应用作用较快、能扩张冠状动脉和周围血管的硝酸酯制剂,如硝酸甘油 0.3 ~ 0.6mg 舌下含化,1 ~ 2min 开始起作用,约半小时后作用消失；或硝酸异山梨酯 5 ~ 10mg 舌下含化,2 ~ 5min 见效,作用维持 2 ~ 3h。

（2）缓解期：①避免各种诱发因素,如调节饮食、戒烟禁酒、减轻精神负担、避免重体力活动等。②应用硝酸酯制剂：如硝酸异山梨酯缓释片 20mg,2 次/日,长效硝酸甘油片 2.5mg,每 8h 1 次,或用 2% 硝酸甘油油膏或橡皮膏贴片,涂或贴在前胸或上臂皮肤,可预防夜间心绞痛发作。③β 受体阻滞剂：通过减慢心率、降低血压、减低心肌收缩力和心肌氧耗量,而减少心绞痛的发作。常用药物有美托洛尔 25 ~ 100mg,2 次/日,阿替洛尔 12.5 ~ 25mg,1 次/日,比索洛尔 2.5 ~ 5mg,1 次/日,纳多洛尔 40 ~ 80mg,1 次/日,塞利洛尔 200 ~ 300mg,1 次/日等。④钙通道阻滞剂：通过抑制心肌收缩、减少心肌耗氧,扩张冠状动脉、解除冠脉痉挛、改善心肌供血,扩张周围血管、减轻心脏负荷和降低血黏度、改善心肌微循环,从而减少心绞痛发作。常

用药物有维拉帕米 40~80mg、3 次/日,硝苯地平缓释剂 20~40mg、2 次/日或控释片 30mg、1 次/日,地尔硫䓬 30~60mg、3 次/日或缓释剂 90mg、1 次/日。⑤其他治疗:包括抑制血小板聚集药物,如阿司匹林、双嘧达莫等;中医中药,如苏合香丸、苏冰滴丸、宽胸丸、保心丸等;介入治疗和外科手术治疗,如经皮腔内冠状动脉成形术(PTCA)、主动脉-冠状动脉旁路移植等。

3. 不稳定型心绞痛

(1)发作期:①卧床休息 1~3 日,床边 24h 心电监测,有呼吸困难者给氧。②舌下含化硝酸酯类药物以缓解疼痛,每隔 5min 1 次,共用 3 次,接着用硝酸甘油或硝酸异山梨酯静脉滴注;或口服 β 受体阻滞剂(无低血压)、艾司洛尔 250μg/(kg·min)静脉滴注或静脉滴注地尔硫䓬 1~5μg/(kg·min)。考点:治疗要点

(2)缓解期:①应用钙拮抗剂效果最好,可与硝酸酯类药物同用,硝苯地平可与 β 受体阻滞剂同服。②应用阿司匹林、氯吡格雷等药物,可有效防止血栓形成、阻止病情向心肌梗死发展。③病情严重、药物治疗效果不佳者,可采用介入治疗或外科手术治疗。

(四)主要护理诊断及合作性问题

1. 疼痛:胸痛 与冠状动脉供血不足,导致心肌缺血、缺氧有关。
2. 活动无耐力 与心肌氧的供需失衡有关。
3. 焦虑 与心绞痛发作时濒死感,心绞痛反复发作影响工作、生活,担心预后等有关。
4. 知识缺乏 缺乏预防心绞痛发作的相关知识。
5. 潜在并发症 心律失常、急性心肌梗死。

(五)护理措施

1. 一般护理

(1)休息与活动:①心绞痛发作时,嘱患者立即停止活动,并协助安静坐下或半卧位休息;立即给予舌下含化硝酸甘油或硝酸异山梨酯,必要时给氧。如未能缓解,应连接心电图机描记心电图,并通知医生进一步处理。②缓解期患者,合理安排休息与活动,保证充足的休息时间,鼓励患者参加适度的体力劳动和体育锻炼如散步、打太极拳等,以提高活动耐力,活动量以不引起症状为度,出现不适立即停止活动、安静休息。避免重体力劳动,剧烈、竞赛性活动和屏气用力动作,防止情绪激动、精神过度紧张和长时间的工作。③不稳定型心绞痛患者,应卧床休息,并严密观察。

(2)饮食护理:低糖(<500g/d)、低盐(<5g/d)、低动物脂肪(<50g/d)、低胆固醇(<300mg/d)、高维生素、高纤维素、适量蛋白、清淡易消化的饮食,少量多餐、避免过饱,避免刺激性食物,戒烟限酒。

(3)心理护理:心绞痛发作时,护士应守护在患者身旁,安慰患者,耐心解释疾病的性质、预后及治疗方案,协助患者正确应对、解除紧张情绪;指导放松技术,缓解焦虑和恐惧,增加安全感,以良好的心态积极配合治疗;必要时给予镇静剂。

2. 用药护理 ①心绞痛急性发作,舌下含化硝酸甘油或硝酸异山梨酯时,应告知患者舌下保留一些唾液,让药物完全溶解后含化,不能急于咽下。②观察用药效果,硝酸甘油用药后 1~2min、硝酸异山梨酯用药后 2~5min 即可缓解疼痛;如未达到预期效果时,应及时通知医生,并协助寻找病因,如所用药物是否失效、含化方法是否正确。③静脉滴注硝酸甘油时,滴注速度宜慢,并嘱患者及家属不可擅自调节滴速,以免造成低血压。④观察药物不良反应,服药后出现头昏、头胀痛、面红、心悸、头部跳动感等症状,不影响治疗,应及时向患者解释,以消除其顾虑;偶有血压下降、直立性低血压的发生,故含药时应平卧片刻。

3. 其他治疗护理 对准备介入治疗或外科手术治疗的患者,认真做好术前准备和治疗配合。考点:用药护理

4. 病情观察　注意观察心绞痛的部位、性质、持续时间、缓解方式和诱因等,如出现心绞痛发作频繁、疼痛持续时间延长或不易缓解,或伴有心率减慢、血压波动、呼吸急促、恶心呕吐、烦躁不安等表现时,须警惕急性心肌梗死的发生,应立即心电监护和报告医生,以便及时明确病情变化,及早采取相应的措施。

(六)健康教育

1. 预防心绞痛发作的知识　①防治易患因素和诱发因素,包括积极治疗高血压、高脂血症、糖尿病,避免情绪激动、暴饮暴食、重体力劳动、竞赛性运动和屏气用力动作等。②保持心情舒畅、心态平和,改变急躁易怒、争强好胜的性格。③养成良好的生活方式,饮食以低热量、低脂肪、低盐为宜,多食粗纤维食物以保持大便通畅;少食多餐,戒除烟酒。④注意劳逸结合,坚持适度和经常性的体育锻炼,避免久坐和久卧,告知患者饭后 2h 内不宜体力活动,体力活动前可舌下含服硝酸甘油以预防发作。

2. 用药知识　①药物应放在容易拿取的地方,用后及时放回原处,家人也应知道药物存放的位置,以便在需要时能及时找到。②硝酸甘油见光易分解,应放在棕色瓶内密闭保存,定期检查有效期,及时更换。③外出随身携带硝酸酯类药物,以备急用。

考点:健康教育

3. 自我保健知识　①患者洗澡不宜在饱餐或饥饿下进行,时间不要过长、水温不要过高或过低,门不要上锁,以利于发生意外时及时救治。②熟悉急性心肌梗死的先兆表现,如心绞痛发作频繁、程度加重、持续时间延长、应用硝酸甘油不易缓解时,应警惕急性心肌梗死,立即由家属护送就诊。③定期就医,进行心电图、血糖、血脂检查。

二、急性心肌梗死患者的护理

(一)概述

急性心肌梗死(acute myocardial infarction,AMI)是指在冠状动脉病变的基础上,发生冠状动脉供血急剧减少或中断,使相应的心肌严重而持久地急性缺血,导致心肌坏死,属急性冠脉综合征的严重类型。临床表现为持久的胸骨后剧烈疼痛,可并发心律失常、心源性休克和心力衰竭,有特征性的心电图改变和血清心肌坏死标记物增高。

急性心肌梗死的基本病因是冠状动脉粥样硬化,当冠状动脉一支或多支血管管腔狭窄和心肌供血不足,而侧支循环尚未建立时,一旦供血急剧减少或中断,使心肌严重而持久地急性缺血达 20~30min 以上,即可发生急性心肌梗死。

考点:诱发因素

急性心肌梗死的发生,大多是由于不稳定的粥样斑块溃破,继而出血和管腔内血栓形成,而使管腔闭塞;少数是粥样斑块内或粥样斑块下发生出血或血管持续痉挛,而使冠状动脉完全闭塞。促使斑块破裂出血及血栓形成的常见诱因有:①清晨 6 时到中午 12 时,原因是这一时段交感神经活动增加、机体应激反应性增强,心肌收缩力、心率、血压、冠状动脉张力均增高,加重了心脏负荷。②饱餐,特别是进食多量脂肪后引起血脂和血黏度增高。③重体力活动、情绪过分激动、血压急剧升高、用力大便等,使左心室负荷明显加重。④休克、脱水、出血、外科手术、严重心律失常等,使心排血量骤降、冠状动脉灌流量锐减;心肌梗死后发生的严重心律失常,休克或心力衰竭,可使冠脉灌流量进一步降低,心肌坏死范围扩大。

(二)护理评估

1. 健康史　评估有无冠心病病史;有无冠心病危险因素;有无休克、脱水、出血、严重的心律失常或外科手术等引起心排血量骤降的因素;有无重度体力劳动、情绪激动、血压剧升、用力大便等使心肌需血量增加的因素。评估心前区疼痛的部位、性质、持续时间、缓解因素等。

2. 临床表现

(1)先兆症状:半数以上患者于发病前数日有前驱症状,如心悸、乏力、胸闷、气急、烦躁和心绞痛等,其中以初发型心绞痛和恶化型心绞痛最突出。

(2) 主要症状:①疼痛:最早、最突出的症状,多发生于清晨。疼痛部位和性质与心绞痛相似,但诱因不明显,常于安静休息时发生,程度较心绞痛更为剧烈、持续时间更久,可达数小时或更长,休息和含服硝酸甘油不能缓解。常伴烦躁不安、面色苍白、出汗、恐惧或有濒死感。少数患者可无疼痛,起病即为休克或急性肺水肿;或表现为上腹痛而误诊为急腹症;或疼痛放射至下颌、肩背部,而误诊为牙痛、骨关节痛。②心律失常:极常见,是急性心梗最主要的死亡原因,多发生在起病 1~2d 内,以 24h 内最多见。系梗死心肌出现电生理紊乱及自律性增高所致,各种心律失常中以室性心律失常最多见,尤其是室性期前收缩,心室颤动是急性心肌梗死早期、特别是入院前死亡的主要原因。前壁心肌梗死易发生室性心律失常,下壁心肌梗死易发生房室传导阻滞,室上性心律失常较少见。③低血压或休克:低血压常见,休克仅见于 20% 的患者,主要为心源性休克,多在起病后数小时至数日内发生。休克主要是心肌广泛坏死、左心室排血量急剧下降所致,次要原因为神经反射性周围血管扩张和有效血容量不足。表现为烦躁不安、面色苍白、皮肤湿冷、脉搏细弱、大汗淋漓、尿量减少(<20ml/h)、血压下降(收缩压<80mmHg),甚至晕厥、昏迷。④心力衰竭:主要是急性左心衰竭,常在起病最初几日内发生或在疼痛、休克病情好转时出现。系梗死后心脏舒缩力减弱或不协调所致。表现为呼吸困难、咳嗽、发绀、烦躁、不能平卧等症状,严重者发生肺水肿,继而可出现颈静脉怒张、肝大、水肿等右心衰竭表现。⑤发热及胃肠道症状:发热(多在 38℃ 左右)一般在梗死后 24~48h 出现,持续约 1 周,主要由于坏死组织被机体吸收所致;疼痛剧烈时可伴频繁的恶心、呕吐和上腹胀痛,肠胀气,严重者可有呃逆,与坏死心肌刺激迷走神经和心排血量降低致组织灌注不足有关。

(3) 体征:①心脏:心浊音界正常或轻、中度扩大,心率增快或减慢,心律不齐,心尖部第 1 心音减弱,出现第 4 心音或第 3 心音奔马律;部分患者可有心前区收缩期杂音或喀喇音,为二尖瓣乳头肌功能失调或断裂所致,也可出现心包摩擦音,为反应性纤维性心包炎所致。②血压:极早期血压可升高,后期血压多下降。③其他:有心律失常、心力衰竭或休克等相应体征。

(4) 心理状态:常见焦虑和恐惧,家属及亲友的态度可直接影响患者的情绪。

(5) 并发症:①乳头肌功能失调或断裂:最常见的并发症,系二尖瓣乳头肌因缺血、坏死所致,出现收缩功能障碍,发生二尖瓣脱垂或关闭不全,轻者可恢复,严重者可导致心力衰竭甚至死亡。②心脏破裂:少见,常在起病 1 周内发生,是严重的致命并发症,常因心室游离壁破裂造成心包积血,引起急性心包填塞而猝死,偶因室间隔破裂,引起心力衰竭和休克而在数日内死亡。③栓塞:多发生在起病后 1~2 周,如系左心室附壁血栓脱落所致,可引起脑、肾、脾或四肢动脉栓塞;如由下肢静脉血栓脱落所致,则引起肺动脉栓塞。④室壁瘤:主要见于左心室,表现为左侧心脏浊音界扩大,心脏搏动范围较广,有收缩期杂音。⑤心肌梗死后综合征:心肌梗死后数周或数月出现,表现为反复发生的心包炎、胸膜炎、肺炎等,可能是机体对坏死物质的变态反应。

3. 辅助检查

(1) 心电图:诊断急性心肌梗死最快捷、最方便、最简单的方法,并能确定其部位及范围。

1) 特征性改变:①ST 段抬高性心肌梗死(图 3-18、图 3-19):在面向坏死区周围心肌损伤区的导联上出现 ST 段抬高呈弓背向上型;在面向心肌坏死区的导联上出现宽而深(病理性)的 Q 波;在面向损伤区周围心肌缺血区的导联上出现 T 波倒置。②非 ST 段抬高心肌梗死:可表现为无病理性 Q 波,有普遍性 ST 段压低≥0.1 mV、aVR 导联 ST 段抬高,或有对称性 T 波倒置;或表现为无病理性 Q 波、无 ST 段变化,仅有 T 波倒置。

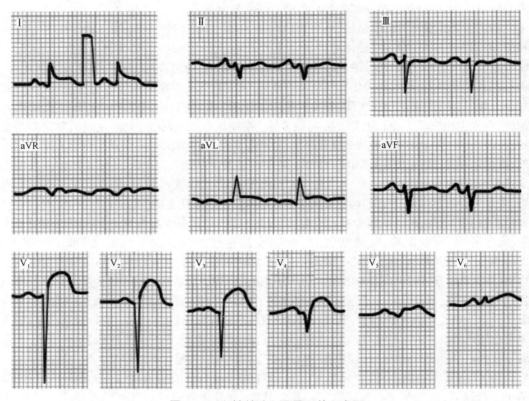

图 3-18 急性前壁心肌梗死的心电图

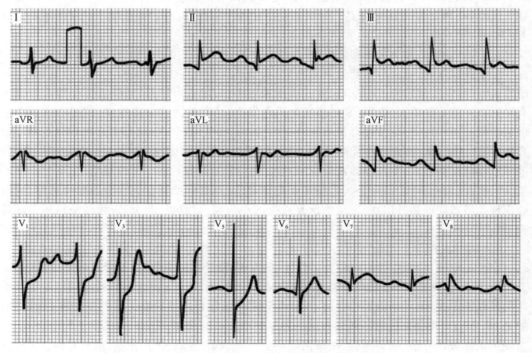

图 3-19 急性下壁心肌梗死的心电图

2）动态演变：①ST 段抬高性心肌梗死：最早表现为异常高大两肢不对称的 T 波（超急性期）；数小时后出现 ST 段明显抬高呈弓背向上、与直立的 T 波形成单向曲线；而后出现病理性 Q 波和 R 波降低（急性期）；数日后 ST 段可逐渐回到基线水平、T 波低平或倒置（亚急性期）；数周后 T 波呈两肢对称的 V 型倒置、波谷尖锐（慢性期）等 4 期变化，是急性心肌梗死最可靠的心电图诊断依据。②非 ST 段抬高性心肌梗死：主要表现为相应导联 ST 段呈普遍压低，T 波倒置加深呈对称型，在数日、数周至数月内恢复。

3）病灶定位：ST 段抬高性心肌梗死可根据特征性改变出现的导联来判断梗死的部位（表 3-1）。

表 3-1　ST 段抬高性心肌梗死的心电图定位诊断

导联	前间壁	局限前壁	前侧壁	广泛前壁	下壁	下间壁	下侧壁	高侧壁	正后壁
V_1	+			+		+			
V_2	+			+					
V_3	+	+		+		+			
V_4									
V_5		+	+	+				+	
V_6			+					+	
V_7			+					+	+
V_8									+
aVR									
aVL	±	+	±	−	−	−	−	+	
aVF	…	…	…	…	+	+	+		−
I	±	+	±	−	−	−	−	+	
II	…	…	…	…	+	+	+		−
III	…	…	…	…	+	+	+		−

注："+"为正面改变，表示典型 ST 段抬高、Q 波及 T 波变化；"−"为反面改变，表示 QRS 主波向上、ST 压低及与"+"部位的 T 波方向相反的 T 波；"±"为可能有正面改变；"…"为可能有反面改变。

（2）实验室检查：血心肌坏死标志物测定（表 3-2）。

表 3-2　血心肌坏死标志物测定的临床意义

检查项目	开始升高	高峰	恢复正常	临床意义
肌红蛋白	2h	12h	24~48h	出现最早，十分敏感，特异性不强
肌钙蛋白 I（cTnI）	3~4h	11~24h	7~10d	出现较迟，特异性很高，持续时间长。对判
肌钙蛋白 T（cTnT）	3~4h	24~48h	10~14d	断有无新的梗死不利
肌酸激酶同工酶（CK-MB）	4h	16~24h	3~4d	不如 cTnI、cTnT 敏感，对早期诊断有较重要的价值
肌酸激酶（CK）	6~10h	12h	3~4d	敏感性较差，有诊断参考价值
门冬氨酸氨基转移酶（AST）	6~10h	24h	3~6d	敏感性较差，有诊断参考价值
乳酸脱氢酶（LDH）	6~10h	2~3d	1~2w	敏感性较差，有诊断参考价值

考点： 主要症状、特征性心电图表现、血心肌坏死标志物测定

（3）一般检查：起病 1~2 日后血白细胞增高（10~20）×10⁹/L，中性粒细胞增多，嗜酸粒细胞减少或消失；红细胞沉降率加快，数日后可恢复正常；C 反应蛋白增高，可持续 1~3 周；起病

数小时至 2d 内血中游离脂肪酸增高。

（4）其他检查：①放射性核素检查：放射性核素心肌显像，可检出急性期心肌梗死的部位和范围；放射性核素心腔造影，有助于判断心室功能、诊断梗死后造成的室壁运动失调和心室壁瘤；单光子发射计算机体层显像和正电子发射体层显像，可观察心肌的代谢变化判断心肌是否梗死。②超声心动图：有助于了解心室壁的运动和左心室功能，诊断室壁瘤和乳头肌功能失调等。

（三）治疗要点

治疗原则：尽快恢复心肌的血液灌注以挽救濒死的心肌，防止梗死扩大或缩小心肌缺血范围，保护和维持心脏功能，及时处理严重心律失常、泵衰竭和各种并发症，防止猝死，保持尽可能多的有功能的心肌。

1. 监护和一般治疗　患者收入冠心病监护病房卧床休息，保持环境安静，减少探视，进行心电图、血压和呼吸监测，必要时行床旁血流动力学监测，迅速建立静脉通路以保持给药途径通畅，有呼吸困难者应吸氧。

2. 对症治疗

（1）镇静止痛：剧烈的疼痛可使患者烦躁不安、加重心脏负荷，易发生心律失常、休克甚至心脏破裂，故尽早解除疼痛非常重要。常用药物有哌替啶、吗啡、可待因、罂粟碱、硝酸甘油或硝酸异山梨酯等。

（2）消除心律失常：心律失常必须及时消除，以免发展成严重心律失常甚至猝死。室性期前收缩或室性心动过速，立即用利多卡因 50~100mg 静脉注射，每 5~10min 重复 1 次，直至心律失常消失或总量达 300mg 后以 1~3mg/min 静脉滴注维持，情况稳定后改口服；发生心室颤动，立即采用非同步直流电复律；室上性快速心律失常，选用维拉帕米、地尔硫䓬、美托洛尔、洋地黄或胺碘酮，必要时可采用同步直流电复律；缓慢性心律失常，可用阿托品 0.5~1mg 肌内或静脉注射；严重房室传导阻滞，应尽早安装临时心脏起搏器。

（3）控制休克：根据引起休克的原因不同，分别采用补充血容量、应用升压药（如多巴胺、去甲肾上腺素、多巴酚丁胺）、血管扩张剂（如硝普钠、硝酸甘油）或纠正酸中毒等。

（4）治疗心力衰竭：除严格休息、镇痛或吸氧外，以应用吗啡和利尿剂为主，也可选用血管扩张剂如口服硝酸异山梨酯或静脉滴注硝酸甘油，严重者可选硝普钠静脉滴注以减轻心脏负荷，或多巴酚丁胺、血管紧张素转换酶抑制剂。在急性心肌梗死 24h 内宜尽量避免使用洋地黄制剂，以免诱发室性心律失常。

3. 再灌注心肌　抢救急性心肌梗死的积极治疗措施。

（1）溶栓治疗：宜在发病后 6h 内实施，尽量在接诊后 30min 内进行。应用纤维蛋白溶酶原激活剂，激活血栓中纤维蛋白溶酶原转化为纤维蛋白溶酶而溶解冠状动脉内血栓，使闭塞的冠状动脉再通，心肌得到再灌注，以挽救濒死心肌、缩小梗死面积，保护心脏功能，降低病死率。常用药物有尿激酶（UK）、链激酶（SK）和重组组织型纤溶酶原激活剂（rt-PA）。

（2）介入治疗：有条件时，尽量在住院 90min 内施行。

（3）紧急主动脉-冠状动脉旁路移植术：适用于溶栓治疗和介入治疗无效而有手术指征者，应争取在 6~8h 内进行。

4. 其他治疗　①β 受体阻滞剂：在心肌梗死早期，可选用美托洛尔、阿替洛尔或卡维地洛等，尤其适用于伴有交感神经功能亢进者，可防止梗死面积扩大，改善预后。②钙拮抗剂：地尔硫䓬具有与 β 受体阻滞剂类似的效果，可改善心肌顺应性和增加冠状动脉血流，适用于有 β 受体阻滞剂禁忌证者。③血管紧张素转换酶抑制剂和血管紧张素受体拮抗剂：有助于改善恢复期心肌的重塑，降低心力衰竭的发生率。可选用卡托普利、依那普利、雷米普利、福辛普利或氯沙坦、缬沙坦等。④极化液:由氯化钾1.5g,胰岛素10U加入10%葡萄糖溶液500ml中组成,静脉滴注,1~2次/日,7~14日为一疗程。葡萄糖和氯化钾分别提供能量和恢复心肌细胞膜的极化状态,有利于心脏正常收缩和减少心律失常的发生。⑤抗凝疗法:多在溶栓治疗之后进行,可防止梗死范围扩大或再梗死。常先用肝素或低分子量肝素,继而使用阿司匹林或氯吡格雷。

5. 恢复期处理　心肌梗死恢复期宜早期进行康复治疗,逐步适当体育锻炼,以利于体力和工作能力等恢复,经2~4个月体力活动锻炼后,可酌情恢复部分轻工作,但应避免过重体力劳动或过度精神紧张。

考点:对症治疗和溶栓治疗

(四) 主要护理诊断及合作性问题

1. 疼痛:胸痛　与心肌缺血坏死有关。
2. 活动无耐力　与氧的供需失衡有关。
3. 有便秘的危险　与进食少、活动少、排便方式改变等有关。
4. 恐惧　与剧烈疼痛产生濒死感或处于陌生的监护室有关。
5. 潜在并发症　心律失常、心力衰竭、心源性休克、猝死。

(五) 护理措施

1. 一般护理

(1) 休息与活动:急性期应卧床休息,有并发症者应适当延长卧床休息时间,对疼痛不剧烈的患者更应强调卧床休息的重要性,以减轻心脏负荷,减少耗氧量,防止病情加重;病情稳定后应鼓励早期合理活动,尤其是无并发症者卧床时间不宜过长,以利于减少长期卧床所致的并发症,促进早日康复,活动不能操之过急,应循序渐进。病程第1~3日,绝对卧床休息,一切日常生活如进食、洗漱、擦身、排便、翻身等均由护理人员帮助完成,限制探视,防止情绪波动;病程第4~6日,以卧床休息为主,可在床上做上、下肢的被动与主动运动,鼓励患者做深呼吸运动,无并发症者可开始由床上坐起,逐渐过渡到坐在床边或椅子上,3~5次/日、每次20min,开始起坐时动作要缓慢,防止直立性低血压;病程第2周,开始在床边缓慢走动,在床边完成洗漱等个人卫生活动,根据病情和活动后的反应,逐渐增加活动量和活动时间;病程第3周,可在室外走廊行走、到卫生间洗漱和入厕,并可在医护人员陪同下试着上下一层楼梯等。

(2) 饮食护理:胸痛时暂禁食,疼痛缓解后给予半量清淡流质饮食,以后随病情的缓解逐渐过渡到半流质饮食、软食和普通饮食。饮食应低脂、低胆固醇、产气少、富含纤维素、维生素、清淡、易消化,宜少量多餐,禁烟酒、避免刺激性的食品;伴心力衰竭时适当限制钠盐。

(3) 心理护理:心肌梗死患者易产生焦虑、恐惧、紧张、抑郁等负性心理反应,应多与患者沟通,进行心理疏导,介绍监护室环境,解释负性情绪对疾病的影响,给予心理支持,鼓励其树立乐观的情绪和战胜疾病的信心,密切配合治疗。当患者胸痛剧烈时,护士应尽量陪伴在患者身旁,稳定其情绪。

2. 给氧护理　有呼吸困难和血氧饱和度降低者,最初几日应通过鼻管面罩给氧,氧流量一般为2~4L/min,间断或持续吸入,以增加心肌氧供、减轻缺血和疼痛。

3. 对症护理　①胸痛护理:遵医嘱给予吗啡、哌替啶及硝酸异山梨酯等药物,观察止痛效果及药物的不良反应。应用吗啡、哌替啶需注意有无呼吸抑制,并密切观察脉搏和血压的变化;应用硝酸异山梨酯,告诉患者嚼碎后含服起效最快,硝酸甘油静脉滴注应严格控制输液速度,并随时监测血压、心率的变化,维持收缩压在100mmHg以上。②排便护理:便秘是最易被忽视的并可能造成严重后果的护理问题。首先应评估患者平时有无习惯性便秘的情况和是否适应床上排便,同时应向患者解释床上排便的重要意义;急性期常规给予缓泻剂,饮食中增加含纤维素的食物,每日清晨给予蜂蜜 20ml 加温开水同饮,指导患者按顺时针方向适当按摩腹部以促进肠蠕动;排便时用屏风遮挡,叮嘱患者如出现排便困难应告知医护人员,可采用开塞露协助通便,严禁用力排便,以防病情加重,必要时排便前含服硝酸甘油。

4. **溶栓护理** ①溶栓前询问 1 年内是否发生过急性脑血管病,近期有无活动性出血、大手术或外伤史,有无消化性溃疡、严重肝、肾功能不全、严重而未控制的高血压等溶栓禁忌证;常规检查血常规、血小板、出凝血时间和血型,配血备用。②建立静脉通道,迅速、准确地配制和输注溶栓药物:尿激酶以 150 万~200 万 U 溶于 0.9% 氯化钠溶液 100ml 中,于 30~60min 内静脉滴注;或链激酶(过敏试验阴性后)150 万 U 加入 5% 葡萄糖溶液 100ml 中于 1h 内静脉滴注;或 rt-PA 于 90min 内静脉给予 100mg,先静脉注射 15mg,继而 30min 内静脉滴注 50mg,其后 60min 内再静脉滴注 35mg。注意观察有无发热、寒战、皮疹等变态反应,有无皮肤黏膜和内脏的出血及低血压等不良反应。③溶栓成功的指标:胸痛 2h 内基本消失;抬高的 ST 段于 2h 内回降>50%,2h 内出现再灌注性心律失常;血清 CK-MB 酶峰值提前出现(14h 以内);冠状动脉造影直接提示冠状动脉已再通。

5. **病情观察** ①起病 3 日内患者应安置在冠心病监护病房,连续监测心电图、呼吸、血压,有严重泵衰竭者还应监测肺毛细血管压和静脉压,同时应注意观察电解质、酸碱平衡情况,尿量和意识状态,以及时发现病情变化;监护室内应配备必要的抢救药物和抢救设备,如氧气装置、吸引装置、人工呼吸机、急救车,各种抢救器械包以及除颤器、起搏器等。②观察心绞痛发作的状况,判断有无梗死面积扩大、病情加重的变化;观察有无严重心律失常征象,如室性期前收缩频发、成对、多源或 R-on-T 或严重房室传导阻滞等;有无心力衰竭征象,如咳嗽、气急、肺部湿啰音等;有无心源性休克等征象,如烦躁不安、皮肤湿冷、呼吸加快、脉搏细速、血压下降等;一旦出现上述表现,应立即通知医生并配合处理。此外,还应观察有无乳头肌功能失调或断裂、心脏破裂、室壁瘤、栓塞等并发症的发生。

(六)健康教育

1. **控制心血管病的危险因素** ①合理调整饮食:适当控制进食量,摄取低饱和脂肪酸和低胆固醇饮食,禁食刺激性食物及戒除烟酒。②控制血压:ST 段抬高型心肌梗死,血压应控制在 140/90mmHg 以下,合并糖尿病或肾脏疾病者,血压应控制在 130/80mmHg 以下。③控制血糖:合并糖尿病者,糖化血红蛋白应控制在 7% 以下。④保持乐观平和的心情,注意劳逸结合,避免紧张、焦虑、情绪激动等不良情绪和劳累、便秘、感染等诱发因素。

2. **指导早期康复训练** 康复训练有利于改善疾病预后,提高心理健康水平和生活质量。训练项目应根据患者自身条件和爱好选择,如步行、慢跑、太极拳、健美操、骑自行车、游泳等有氧运动,运动量应逐渐增加,每日运动时间不超过 30min、每周 3~5 次。锻炼过程中应注意观察有无胸痛、心悸、呼吸困难、脉搏增快等反应,一旦出现应停止活动。经 2~4 个月的体力活动锻炼后,可酌情恢复部分轻工作,并逐渐恢复到正常工作,但应避免重体力劳动或驾驶员、高空作业或其他精神紧张和工作量过大的工作。

3. **教会自我护理** ①按医嘱服药,随身携带硝酸甘油等药物,以备应急之用,坚持定期门诊随访。②患者出现胸痛发作频繁、程度加重、持续时间延长、含服硝酸酯类药物疗效不佳时,应立即就医。③指导自救方法,一旦发生危急征象时,应立刻就地休息,给予硝酸酯药物舌下含服、有条件时给予吸氧,并联系医院或急救站送患者住院治疗。④教会家属心肺复苏的基本方法,以备患者发生猝死时,能在第 1 时间得到现场救护。

案例3-2分析

1. 临床诊断：冠心病急性前侧壁心肌梗死、高血压病、糖尿病。

2. 主要护理问题：①疼痛：胸痛。②恐惧。③潜在并发症：室性心动过速、心力衰竭、心源性休克。

3. 主要护理措施：①绝对卧床休息，给氧。②遵医嘱给予止痛药物，做好疼痛护理。③密切观察病情变化，监护心电图，监测脉搏、心律、心率、呼吸、血压变化。④加强与患者的沟通，进行心理疏导。⑤宣讲冠心病、糖尿病的防治知识。⑥配合医生做好溶栓护理。

重点提示

1. 冠状动脉粥样硬化性心脏病是指冠状动脉粥样硬化使血管狭窄或阻塞，和（或）冠状动脉功能性改变（痉挛）导致心肌缺血缺氧、甚至坏死而引起的心脏病。

2. 心绞痛是在冠状动脉粥样硬化的基础上，由于血管管腔狭窄、张力改变、痉挛，引起心肌急剧的、暂时性的缺血、缺氧，导致以发作性胸痛或胸部不适为主要表现的一组临床综合征。硝酸酯类药物是有效终止及预防心绞痛发作的药物。护理重点是硝酸酯类药物应用的护理和心绞痛健康教育内容。

3. 急性心肌梗死是指在冠状动脉病变的基础上，发生冠状动脉供血急剧减少或中断，使相应的心肌严重而持久地急性缺血，导致心肌坏死。心肌梗死后24h内易发生心律失常，尤以室性心律失常最常见，下壁心肌梗死易发生房室传导阻滞，特征性的心电图改变和血清心肌坏死标记物增高是诊断的主要依据。首要治疗措施是溶栓，以尽快恢复心肌的血液灌注以抢救濒死的心肌、防止梗死扩大或缩小心肌缺血范围，积极及时地处理严重心律失常、泵衰竭和各种并发症，防止猝死。护理重点是疼痛护理、溶栓护理、排便护理和健康教育。

附　心血管介入性诊治术的护理

心血管病介入性诊治术（interventional diagnostic and therapy for cardiovascular diseases）是指通过导管术，将诊断或治疗用的各种器材送入心脏或血管内进行疾病诊断及治疗的方法。介入性诊断包括心导管检查术、选择性冠状动脉造影、外周动脉或静脉造影、心内电生理检查等；介入性治疗包括心导管射频消融术、经皮穿刺腔内冠状动脉成形术、冠状动脉内支架安置术、冠状动脉内粥样斑块消除术、经皮球囊二尖瓣分离术、心内起搏术、先天性心脏病介入治疗等。

（一）心导管检查术

心导管检查术包括右心导管检查与选择性右心造影、左心导管检查与选择性左心造影，目的是明确诊断心脏和大血管病变的部位与性质，了解病变是否引起了血流动力学改变及其程度，为采用介入性治疗或外科手术提供依据。

【适应证及禁忌证】

1. 适应证　①需做血流动力学检测者，从静脉置入漂浮导管至右心及肺动脉。②先天性心脏病，确定病变的部位和程度，特别是对有心内分流的先心病诊断；风湿性心脏病，手术前明确瓣膜病损部位和程度。③心内电生理检查。④室壁瘤，了解瘤体大小与位置以决定手术指征。⑤静脉及肺动脉造影。⑥选择性冠状动脉造影术。⑦心肌活检术。⑧右心室心内膜电极起搏术。

2. 禁忌证　①感染性疾病，如感染性心内膜炎、败血症、肺部感染、外周静脉血栓性静脉炎等。②严重出血性疾病。③严重肝肾损害者。④近期有心肌梗死、肺梗死或动脉栓塞，目前有较明显的心律失常（长期心房颤动除外）。⑤电解质紊乱。⑥洋地黄中毒。

【护理措施】

1. 术前准备

(1) 用物准备:静(动)脉切开包,无菌心导管,穿刺法插管时必须备有穿刺针、导引钢丝、扩张管及其外鞘,测压管或压力检测及描记器,无菌巾,血氧分析器材及药品,心血管造影剂,监护仪,急救器材如氧气瓶、除颤器、人工心脏起搏器、急救药物等。

(2) 患者准备:①介绍心导管检查的方法和意义,手术的必要性和安全性,以解除患者思想顾虑和精神紧张,必要时手术前夜口服地西泮 5mg,保证充足的睡眠。②征得家属同意后填送手术通知单及 X 线检查申请单。③会阴部及两侧腹股沟备皮;做青霉素和碘过敏试验。④进行各种术前检查,包括出凝血时间、肝肾功能、胸片、超声心动图等。⑤穿刺动脉者应检查两侧足背动脉搏动情况并标记,以便与术中、术后对照观察。⑥术前半小时给予苯巴比妥0.1g,肌内注射。

2. 术中配合

(1) 一般采用 Seldinger 经皮穿刺法。配合医生在局麻后自股静脉、锁骨下静脉(右心导管术)或股动脉、肱动脉(左心导管术)插入导管到达相应部位。整个检查均在 X 线透视下进行,并做连续的心电监护和压力监测。

(2) 动脉穿刺成功后,协助注入肝素 3000U,随后操作每延长 1h 追加肝素 1000U,以防凝血。

3. 术后护理

(1) 术后立即于血管穿刺局部用 1kg 左右沙袋压迫 4~6h,观察伤口有无渗血、肿胀等,直至确信无出血。卧床休息 24h,手术侧肢体制动,关节不可任意屈曲,24h 后无出血后可屈曲。

(2) 检查足背动脉搏动是否减弱或消失,观察肢体皮肤颜色与温度、感觉与运动功能有无变化等。

(3) 常规给予抗生素预防感染,一般用青霉素 640 万 U 静脉滴注,连续 3 日。

(4) 持续监测生命体征,返回病室后每 30min 测量 1 次生命体征、持续 3h,随后每 1h 测量 1 次、持续 2h,以后每 2h 测量 1 次、测量 24h 直至稳定为止。一旦手术侧肢体远端脉搏消失,表示有栓塞形成,立即通知医生处理。

(5) 注意观察有无心律失常、穿刺部位出血、血管栓塞及感染等术后并发症,协助医师给予抗心律失常、压迫止血、溶栓等处理。

(二)选择性冠状动脉造影术

选择性冠状动脉造影术(SCA)是将心导管从股动脉穿刺送入左、右冠状动脉开口部进行造影的诊断技术,是目前诊断冠心病最可靠和最主要的方法,它可提供冠脉病变的部位、性质、范围、侧支循环状况等的准确资料,有助于选择最佳治疗方案。

【适应证及禁忌证】

1. 适应证 ①药物治疗过程中,心绞痛仍然严重发作,为明确冠状动脉病变情况以考虑介入性治疗或旁路移植者。②胸痛似心绞痛而不能确诊者。③中老年患者心脏增大、心力衰竭、心律失常,疑有冠心病而无创性检查未能确诊者。

2. 禁忌证 除心导管检查术的禁忌证外,尚有:①严重心功能不全。②外周动脉血栓性脉管炎。③造影剂过敏。④严重心动过缓(可在临时起搏保护下手术)。⑤电解质紊乱,尤其是低钾血症未纠正者。

【护理措施】

1. 术前准备

(1) 用物准备:各种相应的器材和抢救设备、急救药品。

（2）患者准备：除与心导管术准备基本相同外，尚有：①完成术前检查，包括血、尿常规、出凝血时间、电解质、肝肾功能、心电图或运动心电图、超声心动图及胸片等。②训练床上排尿、排便。③练习平卧位连续咳嗽动作(深吸气-屏气-用力咳嗽)，以便于术中顺利配合手术。④术前禁食 12h，禁饮 6h，但不禁药。

2. 术中配合

（1）配合医生将心导管经皮穿刺插入股动脉或肱动脉，推送至主动脉根部，使导管顶端进入左、右冠状动脉开口。

（2）协助注入造影剂(常用造影剂为 76%泛影葡胺，非离子型碘造影剂如优维显)，使冠状动脉显影。

3. 术后护理　除与心导管检查术术后护理基本相同外，尚有：①术后动脉穿刺部位加压包扎，沙袋压迫 6~8h，术侧肢体制动 12h，平卧 24h。②观察心率、血压及心电图变化，观察伤口有无出血、血肿及足背动脉搏动情况，注意有无低血压、栓塞等并发症。

（三）心导管射频消融术

心导管射频消融术(RFCA)是通过心导管将射频电流引入心脏内以消融特定部位的心肌细胞，消除病灶，治疗心律失常的方法。射频电流是一种高频电磁波，导入心脏组织后，在局部产生阻抗性热效应，导致心肌组织不可逆性凝固性坏死。创伤范围小、并发症少，安全有效。

【适应证及禁忌证】

1. 适应证　①发作频繁和(或)药物治疗无效的房室折返性或房室结折返性心动过速。②伴有心房颤动且心室率快的预激综合征。③药物治疗不能满意控制心室率的心房颤动或扑动。

2. 禁忌证　同心导管检查术。

【护理措施】

1. 术前准备

（1）用物准备：各种相应的器材和抢救设备、急救药品。

（2）患者准备：①介绍射频消融术的目的和意义，方法和安全性。②停用所有抗心律失常药物 5 个半衰期。③颈部、腋下和双侧腹股沟部清洁备皮。④常规做好出凝血时间、肝肾功能、超声心动图等检查。⑤练习床上排尿、排便。⑥术前禁饮 6h。⑦建立静脉通路。⑧排空膀胱。

2. 术中配合　①配合医生先行电生理检查，以明确诊断和所需消融的病灶部位。②协助医生选用大头导管并将其送至相应心腔内(消融左侧房室旁路时，大头导管经股动脉逆行置入；消融右侧房室旁路或改良房室结时，大头导管经股静脉置入)，引入射频电流。③通过 X 线或心腔内心电图等判定导管顶端电极所在的位置。④确定电极到位后，用 30W 放电 5~10s 消融，成功后再放电 30~60s。

3. 术后护理　①穿刺静脉者，术后局部压迫 3~5min，止血后用无菌纱布包扎，平卧 3~4h、卧床 4~6h；穿刺动脉者，局部压迫 10~20min，止血后用弹力绷带包扎、沙袋压迫，平卧 8~12h、卧床 12~24h。卧床期间保持大腿伸直、切勿屈腿，为减轻局部僵硬、麻木感，可活动脚趾关节。②术后，心电监护和监测血压、脉搏、呼吸 24h，前 2h 每 15min 测血压、脉搏、呼吸 1 次，以后每 30~60min 监测 1 次；24h 后每日查心电图 1 次，连续 3~5 日。③协助患者饮食和在床上大小便。④遵医嘱口服抗血小板聚集药物，如阿司匹林。⑤注意有无局部动脉出血、血栓形成、房室传导阻滞、心脏压塞等并发症。

（四）经皮穿刺腔内冠状动脉成形术

经皮穿刺腔内冠状动脉成形术（PTCA）是在冠状动脉造影明确狭窄部位的基础上，用特定大小的带球囊的导管置入该狭窄部位，扩张冠状动脉内径，解除其狭窄，使相应心肌供血增加，缓解症状，改善心肌缺血及心功能的一种非外科手术方法，是冠状动脉介入治疗的最基本手段。

【适应证及禁忌证】

1. 适应证　①冠状动脉狭窄程度≥75%，伴或不伴有劳力性心绞痛。②冠状动脉单支或多支近端、孤立、向心性、局限性、长度<15mm 的无钙化病变。③新近发生的单支冠状动脉完全阻塞。④冠状动脉旁路移植血管再狭窄病变；有临床症状的 PTCA 术后再狭窄。⑤不稳定型心绞痛经积极的药物治疗，症状仍不能控制，有发生急性心肌梗死危险。⑥急性心肌梗死发病时间<12h。

2. 禁忌证　①无侧支循环保护的左冠状动脉主干狭窄或病变在主干分叉附近。②冠状动脉僵硬或钙化性、偏心性狭窄。③慢性完全阻塞性伴严重钙化的冠状动脉病变。④多支广泛性弥漫性冠状动脉病变。⑤冠状动脉病变狭窄程度≤50%，或仅有痉挛。

【护理措施】

1. 术前准备

（1）用物准备：各种相应的器材和抢救设备、急救药品。

（2）患者准备：基本与冠状动脉造影术相同。此外，术前 5 日停用口服抗凝剂；PTCA 术前晚饭后必须口服抗血小板聚集药物，如阿司匹林、波力维等。

2. 术中配合　①一般选右股动脉或右桡动脉施术。②配合医生先做冠状动脉造影。③用指引导管将带球囊导管置入，通过冠脉内导引钢丝引至狭窄病灶处，以 1:1 稀释的造影剂注入球囊，采用由低到高的压力扩张球囊，每次持续 15～30s，可重复 2～3 次，使球囊扩张膨胀，待血管已经扩张后逐渐减压，回抽造影剂，将球囊抽成负压状态撤出。④手术前预先将临时起搏导管置于右心室内，以备发生缓慢心律失常时起搏之用。

3. 术后护理　①患者术后安置于 CCU，持续心电监护 24h，与术前心电图对比；保持静脉输液通畅；卧床 48h，加强生活护理，将呼叫器及常用物品放在易取处，以保证患者基本需要。②术后即可进易消化清淡饮食，避免过饱，鼓励患者多饮水，以加速造影剂排泄。③术后给予抗凝剂肝素，以预防血栓形成和栓塞导致血管闭塞和急性心肌梗死等并发症。为保证剂量准确，精确配制药液，用微量注射泵控制药量，密切注意注射泵运转是否正常，及时排除故障。观察有无出血倾向，如伤口渗血、牙龈出血、鼻出血、血尿、血便、呕血等。④停用肝素 4～6h 后，测定 ACT<150s，即可拔除导管鞘管（穿刺桡动脉施术者术后立即拔除导管鞘管）；局部压迫止血 20～30min、压迫点在皮肤穿刺点上方 1～2cm 处，确认无出血后，以弹力绷带加压包扎，用 1kg 沙袋压迫 6～8h，右下肢制动 24h，防止出血。⑤术后 72h 可下床活动，起床、下蹲时动作要缓慢，不要突然用力；术后 1 周内避免抬重物，防止伤口出血，1 周后可恢复日常生活和轻体力工作。⑥常规使用抗生素 3～5 日，注意观察伤口情况，预防感染。⑦术后严密观察有无并发症的发生，如腰酸、腹胀、穿刺局部损伤、栓塞、尿潴留、低血压、造影剂反应、心肌梗死等，发现后及早报告医生处理，并配合做好相应的护理工作。⑧PTCA 术后 3～6 个月约有30%的患者发生再狭窄，故应嘱患者定期门诊随访。

（五）冠状动脉内支架安置术

冠状动脉内支架安置术是在 PTCA 基础上发展而来的，将用不锈钢或合金材料刻制或绕制成管状而其壁呈网状带有间隙的支架，置入冠状动脉内已经或未经 PTCA 扩张的狭窄节段支撑血管壁，目的是为防止和减少 PTCA 后急性冠状动脉闭塞和后期再狭窄，以保持血流通畅。

【适应证及禁忌证】

1. 适应证　①PTCA 治疗引起的冠状动脉急性闭塞、冠状动脉夹层、冠状动脉内膜撕裂和弹性回缩病变。②PTCA 治疗术后疗效不佳或再次发生狭窄。③血管直径≥3.0mm。

2. 禁忌证　①出血性疾病和有出血倾向者。②冠状动脉血管直径≤2.0mm。③冠状动脉血管主要分支血管的分叉部,血管严重迂曲的病变。④病变部位有大量未经治疗的血栓。

【护理措施】

同 PTCA。

(六) 冠状动脉内粥样斑块消除术

冠状动脉内粥样斑块消除术是指经心导管将激光、射频电流、超声波等引入冠状动脉内,使粥样斑块迅速气化或击碎,达到冠状动脉再通的目的。可减少 PTCA 术后再狭窄的发生率。

【适应证及禁忌证】

同 PTCA。

【护理措施】

同 PTCA。

(冯志伟)

第 7 节　心肌疾病患者的护理

心肌疾病(myocardial disease)是指除冠心病、心脏瓣膜病、先天性心脏病、高血压性心脏病、肺心病等以外的,以心肌病变为主要表现的一组疾病,包括心肌病和心肌炎。

一、心肌病患者的护理

(一) 概述

心肌病(cardiomyopathy)又称原发性心肌病(primary cardiomyopathy),是指一组伴有心肌功能障碍的心肌疾病。临床上以扩张型心肌病(dilated cardiomyopathy,DCM)发病率最高,我国为 13/10 万~84/10 万,男性多于女性,约 2.5∶1;其次为肥厚型心肌病(hypertrophic cardio-myopathy,HCM)。

扩张型心肌病是以一侧或双侧心腔扩大、室壁变薄、心肌收缩功能减退为主要特征,可发生充血性心力衰竭的心肌病,常伴有心律失常,病死率较高。病因未明,除特发性、家族遗传性外,近年认为持续病毒感染可能是其重要发病原因,病毒感染可对心肌组织直接造成损伤,通过自身免疫反应包括细胞、自身抗体或细胞因子介导的心肌损伤等,可导致或诱发扩张型心肌病。此外,也可能与抗肿瘤药物、乙醇中毒、心肌能量代谢异常和神经激素受体异常等多种因素有关。病理改变以心腔扩张为主(左心室尤其明显),室壁变薄、纤维瘢痕形成,常伴附壁血栓。

肥厚型心肌病是以左心室(或)右心室心肌非对称性肥厚、心室腔变小、左心室血液充盈受阻、舒张期顺应性下降为特征的心肌病,常为青年猝死的原因。根据左心室流出道有无梗阻,可分为梗阻性肥厚型心肌病和非梗阻性肥厚型心肌病。病因未明,目前被认为是常染色体显性遗传性疾病,约 1/3 有明显家族史,主要的致病因素是肌节收缩蛋白基因突变,儿茶酚胺代谢异常、细胞内钙调节机制异常、高血压、高强度运动等,是本病发病的促进因子。主要病理改变是心肌肥厚,尤其是左心室流出道改变明显,其特征为不对称性的心室间隔肥厚、心室腔变小。

（二）护理评估

1. 健康史　评估有无心肌病家族遗传史,询问有无病毒感染和应用抗肿瘤药物、乙醇中毒、高血压、高强度运动等发病因素。

2. 临床表现

（1）扩张型心肌病:起病缓慢,早期可有心脏轻度扩大而无明显症状;随着病情发展逐渐出现心悸、气急、胸闷、夜间阵发性呼吸困难,甚至端坐呼吸、水肿和肝大等心力衰竭表现。常合并各种类型的心律失常如期前收缩、心房颤动等,部分患者可发生心、脑、肾等脏器栓塞或猝死。主要体征为心脏扩大,常可听到第3或第4心音,心率快时出现奔马律。

（2）肥厚型心肌病:部分患者可无自觉症状,因猝死或在体检中才被发现。①症状:梗阻性肥厚型心肌病有心悸、胸痛、劳力性呼吸困难,可在起立或运动时出现眩晕,甚至意识丧失等;非梗阻性肥厚型心肌病临床表现类似扩张型心肌病。②体征:心脏轻度增大和心尖部收缩期杂音;梗阻性肥厚型心肌病在胸骨左缘第3~4肋间可闻及较粗糙的喷射性收缩期杂音,应用 β 受体阻滞剂使心肌收缩力下降或取下蹲位使左心室容量增加,杂音可减轻;应用洋地黄、含服硝酸甘油片或屏气、做 Valsalva 动作等,使心肌收缩力增强或左心室容量减少,杂音可增强。

（3）心理状态:由于病程长、治疗效果差、病情反复或日益加重,常出现焦虑、抑郁,悲观、绝望等心理反应。

3. 辅助检查

考点:临床表现

（1）心电图检查:①左心室肥厚及 ST-T 异常等。②心律失常如心房颤动、房室传导阻滞、期前收缩等。③ I 、aVL 或 II 、III 、aVF、V_4、V_5 导联出现深而宽的病理性 Q 波。

（2）胸部 X 线检查:扩张型心肌病,心脏阴影常明显增大,心胸比>50%,可见肺淤血征象;肥厚型心肌病,心影增大多不明显,有心衰时心影明显增大。

（3）超声心动图:扩张型心肌病,各心腔均扩大、左心室扩大早而明显,左室流出道增宽,室壁运动减弱,彩色多普勒显示二尖瓣、三尖瓣分流;肥厚型心肌病,显示出左心室及室间隔的非对称性肥厚,舒张期室间隔的厚度与后壁之比≥1.3,间隔运动功能低下,彩色多普勒可评估左心室流出道压力阶差。

（4）其他检查:心导管检查、心血管造影、磁共振心肌显像和心内膜心肌活检、心脏放射性核素检查等,均有助于诊断。

（三）治疗要点

1. 扩张型心肌病　无特殊的防治方法,治疗原则是保护心肌、改善心肌代谢,针对心力衰竭和各种心律失常采取相应治疗措施。针对心力衰竭,可通过限制体力活动、低盐饮食、应用利尿剂和血管紧张素转换酶抑制剂等,以减轻心脏负荷;洋地黄可增加心肌收缩力,但因本病较易发生洋地黄中毒,故应小剂量使用;应用 β 受体阻滞剂有一定效果,长期使用可延缓病情进展和延长患者存活时间。对长期严重心衰内科治疗无效的病例,可考虑进行心脏移植术。

2. 肥厚型心肌病　治疗原则为减轻左心室流出道梗阻,防止心动过速及维持正常窦性心律,缓解症状,尽可能逆转心肌肥厚,改善左心室舒张功能,预防猝死。常用 β 受体阻滞剂或钙通道阻滞剂,如美托洛尔或维拉帕米、地尔硫䓬等。避免使用增加心肌收缩力和减轻心脏负荷的药物,如地高辛、硝酸甘油等药物,以免加重左室流出道梗阻。重症梗阻性肥厚型心肌病,可采用介入、消融或外科手术切除肥厚的室间隔心肌。

（四）主要护理诊断及合作性问题

1. 气体交换受损　与心力衰竭有关。

2. 活动无耐力 与心功能下降有关。

3. 体液过多 与水钠潴留有关。

4. 焦虑 与疾病呈慢性经过、病情逐渐加重、生活方式被迫改变有关。

5. 潜在并发症 心律失常、栓塞、猝死。

（五）护理措施

1. 一般护理 ①休息与活动：保持病室清洁安静、温湿度适宜，减少探视，病情重者卧床休息、应限制体力活动，避免剧烈运动、持重或屏气等，有晕厥史者避免独自外出活动，以免发生意外。②饮食护理：给予富含高蛋白、高维生素、高膳食纤维的易消化饮食，多吃新鲜水果和蔬菜，保持大便通畅，少量多餐，避免过饱，心衰时应低盐饮食和限制水分摄入，戒除烟酒。③心理护理：多与患者沟通，加强心理疏导，耐心解释病情，帮助其调整心态，消除焦虑、抑郁等不良情绪，避免情绪激动。

2. 对症护理 ①胸痛：发作时立即停止活动，持续给氧，氧流量为 2~4L/min，遵医嘱给予 β 受体阻滞剂或钙拮抗剂。②晕厥：安置患者立即取平卧位，抬高下肢，以增加回心血量和心搏量。

3. 用药护理 ①严格遵照医嘱给药，督促患者坚持服药。②注意观察药物的疗效和不良反应，扩张型心肌病患者对洋地黄耐受性差，应警惕有无洋地黄中毒表现；肥厚型梗阻性心肌病患者应用 β 受体阻滞剂和钙通道阻滞剂时，应注意有无心动过缓、血压降低等不良反应。③静脉输液时，应严格控制量及速度，以免诱发和加重心力衰竭。 **考点：** 用药护理

4. 病情观察 密切观察病情变化，监测生命体征的变化，必要时进行心电监护；观察胸痛和心力衰竭表现，有无严重心律失常先兆、晕厥，防止猝死，注意有无偏瘫、失语等动脉栓塞症状。

（六）健康教育

1. 注意休息，适当活动，但要避免过度劳累；发生心力衰竭或症状严重者需绝对卧床休息，避免剧烈运动、持重或屏气等，以减少猝死的发生。指导患者在出现头晕、黑矇时立即下蹲或平卧，以免发生晕厥；有晕厥史者应避免独自外出，以免发作时无人在场而发生意外。

2. 给予高蛋白、高维生素、富含纤维素和膳食纤维的清淡饮食，以促进心肌代谢，增强机体抵抗力。心力衰竭时应低盐饮食。 **考点：** 健康教育

3. 阐明心肌病的相关知识，强调坚持服药的重要性，介绍药物名称、剂量、使用方法和副作用；告知梗阻性肥厚型心肌病患者不能使用硝酸酯类药物，以免加重病情；指导患者学会自我监测病情，症状加重时及时就诊，以防病情进一步恶化。

二、病毒性心肌炎患者的护理

（一）概述

病毒性心肌炎（viral myocarditis）是一种与病毒感染有关的急性、亚急性或慢性心肌炎症，是最常见的感染性心肌炎。临床表现轻重不一，大多属轻症，预后良好；少数重症可因严重心律失常、急性心力衰竭和心源性休克而死亡，甚至发生猝死。病毒性心肌炎起病后 3 个月以内为急性期，3 个月至 1 年为恢复期，1 年以上为慢性期。

多种病毒均可引起心肌炎，其中以肠道病毒柯萨奇 B 病毒最常见（占 30%~50%），其他常见病毒有柯萨奇 A 病毒、艾柯（ECHO）病毒及脊髓灰质炎病毒等，此外，人类腺病毒、流感病毒、风疹病毒、单纯疱疹病毒、脑炎病毒、肝炎病毒及 HIV 病毒等，也能引起心肌炎。 **考点：** 常见病原体

病毒对心肌的直接损害是心肌炎发病的主要机制,其他机制包括病毒介导的免疫损伤(主要是 T 细胞免疫)作用,以及多种细胞因子和一氧化氮等介导的心肌损害和微血管损伤。典型的病理损害是心肌间质增生、水肿、充血和多量炎性细胞浸润等,其轻重程度与临床病情的轻重相一致,病变范围大小不一,可为弥漫性或局限性。

(二) 护理评估

1. 健康史 询问发病前 1~3 周有无上呼吸道感染等病毒感染史;有无营养不良、剧烈运动、过度疲劳、寒冷、酗酒、妊娠和缺氧等诱发因素。

2. 临床表现 取决于病变的广泛程度与部位,重者可猝死,轻者几乎无症状。

(1) 症状:①发病前 1~3 周,有呼吸道或肠道病毒感染的症状如发热、全身倦怠、恶心、呕吐、腹泻等。②心血管症状,包括头晕、乏力、心悸、胸闷、心前区疼痛等,严重者可出现呼吸困难、水肿,甚至发生阿-斯综合征。

(2) 体征:①主要体征:心脏扩大,与发热程度不平行的心动过速、心尖区第 1 心音明显减弱,可伴有心脏杂音、期前收缩、心房颤动、第 3 心音或舒张期奔马律等。②心包摩擦音或肺部啰音、颈静脉怒张、肝大、心源性休克等。

3. 辅助检查

(1) 心肌损伤的实验室指标:肌钙蛋白 I 或肌钙蛋白 T、CK-MB 明显增高;以及 C 反应蛋白升高、红细胞沉降率加快、血清转氨酶增高等。

(2) 心电图检查:①各种心律失常:窦性心动过速、房室传导阻滞、窦房阻滞、束支阻滞;多源、成对室性期前收缩、室上性心动过速、室性心动过速、心房或心室扑动或颤动等;以室性期前收缩和房室传导阻滞最常见。②ST-T 变化:ST 段呈水平型或下斜型下移≥0.05mV 或 ST 段异常抬高或出现 Q 波;T 波倒置或低平。

(3) 影像学检查:①X 线检查:局灶性心肌炎无明显变化;弥漫性心肌炎或合并心包炎时,可有心影扩大,心搏减弱;心力衰竭时可见肺充血或肺水肿。②超声心动图:左心室舒张功能减退、节段性或弥漫性室壁运动减弱、左心室增大或附壁血栓等。

(4) 病毒学检查:从心内膜、心肌、心包或心包穿刺液中检测出病毒、病毒基因片段或病毒蛋白抗原,或病毒抗体检测或病毒特异性 IgM 检测获得阳性结果,均是病毒感染的依据。

(三) 治疗要点

1. 一般治疗 急性期卧床休息,保证营养供给,进食富含维生素及蛋白质的易消化食物。

2. 对症治疗 ①心力衰竭:应用利尿剂、血管扩张剂、血管紧张素转换酶抑制剂等,但应用洋地黄时须谨慎,从小剂量开始。②心律失常:频发期前收缩或有其他快速心律失常者,给予抗心律失常药;高度房室传导阻滞、窦房结功能损害或有快速室性心律失常引起晕厥或明显低血压时,可给予临时心脏起搏器治疗。③休克:须及时控制。④严重心力衰竭、房室传导阻滞、心源性休克或有自身免疫情况:可慎用糖皮质激素,但不宜早期使用(尤其是发病最初 10 日内)。

3. 抗病毒治疗 应用抗病毒药,如利巴韦林、阿昔洛韦、更昔洛韦、奥司他韦、阿糖腺苷、金刚烷胺等;板蓝根、连翘、大青叶、虎杖等中草药治疗,对控制病毒感染也有效。

4. 中西结合治疗 黄芪、牛磺酸、辅酶 Q10、辅酶 A、三磷腺苷、肌苷、环磷腺苷、细胞色素 c 等,以及免疫核糖核酸、胸腺素、转移因子、干扰素等治疗,具有抗病毒、调节免疫和改善心功能等作用。

(四) 主要护理诊断及合作性问题

1. **活动无耐力**　与心肌受损、心律失常有关。
2. **焦虑**　与担心疾病预后、怕影响学习及前途有关。
3. **潜在并发症**　心力衰竭、心律失常、心源性休克。

(五) 护理措施

1. 一般护理

(1) 休息与活动:①休息是病毒性心肌炎康复的关键措施。急性期需卧床休息 1 个月;重症或伴有心律失常、心功能不全者,应严格控制活动,绝对卧床休息 3~6 个月,以减轻心脏负荷及减少心肌耗氧量,直至症状体征消失和心电图检查恢复正常后,方可起床轻微活动。②开始活动时,不能急于求成,应合理安排每日的活动计划。下床前要做充分的准备活动,下床后先坐在椅子上休息,采取缓慢的重复性活动保持肌肉张力,逐渐增加活动量。活动时以不出现胸闷、心悸、呼吸困难、心律失常等表现为控制活动量的标准。

(2) 饮食护理:加强营养,给予高热量、高蛋白、高维生素、低盐易消化的饮食,多食新鲜蔬菜、水果,尤其是含维生素 C 多的食物如山楂、苹果、橘子、西红柿等,多食富含膳食纤维的食物如韭菜、红枣、蘑菇、豇豆、玉米等,适量饮水,并养成定时排便的习惯;禁烟、戒酒、避免饮用浓茶和咖啡,限制钠盐摄入,每日食盐摄入量在 5g 以下,心力衰竭时钠盐控制在 1~3g/d,以减少液体的潴留;注意少量多餐,尤其晚餐应少。

(3) 心理护理:关心患者,协助生活护理,帮助患者正确认识疾病的过程,指出不良情绪能加重心脏负荷,精神紧张、情绪波动可诱发病情加重,教育其正确面对现实和挫折,减轻工作、家庭等方面的不良刺激,缓解不良情绪,主动配合治疗、护理。

2. 用药护理　遵医嘱正确使用药物,给药后注意观察疗效和有无不良反应,出现异常情况应立即报告医生及时处理。①利尿剂:易引起水、电解质紊乱,应及时发现和纠正。②血管扩张剂:可产生头痛、面红、甚至直立性低血压,叮嘱患者服药后起床动作要缓慢。③洋地黄制剂:易出现洋地黄中毒,应严格掌握用药剂量和加强观察。④应用大剂量维生素 C 及能量合剂:注意保护血管,控制静脉滴注速度,防止因输液速度过快或量过多而诱发心力衰竭。 ◆**考点:** 护理措施

3. 病情观察　加强床边巡视,密切观察生命体征的变化、意识状态、皮肤黏膜颜色以及有无肺淤血和体循环淤血征象。以尽早发现心律失常、心功能不全和心源性休克,一旦出现异常情况,立即报告医生并配合急救处理。

(六) 健康教育

1. 阐明合理休息和活动、加强营养、定期复诊的重要性和对疾病康复的重要意义。强调出院后需继续休息 3~6 个月,如无并发症者可逐步恢复正常学习及轻体力活动,但 1 年内不能从事重体力劳动与剧烈运动,女性在 1 年内应避免妊娠。

2. 指导合理饮食,保证营养平衡,摄取营养丰富、易消化的高蛋白、高维生素食物,尤其应补充富含维生素 C 的食物,以促进心肌代谢与修复;戒烟酒,限制钠盐,避免咖啡等刺激性食物或刺激性饮料。 ◆**考点:** 健康教育

3. 适当锻炼身体以增强抵抗力,注意保暖,预防感染,呼吸道或消化道病毒感染流行期间尽量不去公共场所,一旦发病及时就诊治疗。

4. 教会患者自我监测脉率和脉律,发现异常或有气短、心悸等不适症状时,应及时复诊。

重点提示

1. 心肌病又称原发性心肌病,是指一组伴有心肌功能障碍的心肌疾病。临床上以扩张型心肌病发病率最高,其次为肥厚型心肌病。扩张型心肌病主要表现为心脏扩大和心力衰竭,常合并心律失常和栓塞,治疗和护理的重点是心力衰竭;肥厚型心肌病分为梗阻性和非梗阻性2型,梗阻性肥厚型心肌病主要表现为心悸、胸痛、呼吸困难、眩晕,甚至意识丧失等,治疗和护理的重点是减轻左心室流出道梗阻,缓解症状,改善左心室舒张功能,预防猝死。

2. 病毒性心肌炎是一种与病毒感染有关的急性、亚急性或慢性心肌炎症,是最常见的感染性心肌炎。最常见的病原体是柯萨奇B病毒。主要表现为病毒感染后3周内出现不能用一般感染原因解释的与心脏相关的症状,常见与发热程度不成比例的心动过速,严重者可出现心律失常(室性期前收缩最常见)、心力衰竭和心源性休克。治疗的关键是休息和对症处理;护理的重点是指导患者休息、配合病情观察及对症处理。

(吴 蓓 陈文芳)

第8节 心包炎患者的护理

心包炎(pericarditis)包括细菌、病毒引起的感染性心包炎和由肿瘤、代谢性疾病、自身免疫性疾病、尿毒症等所致的非感染性心包炎,常是全身疾病的一部分表现或由邻近组织病变蔓延而来。表现为心包脏层和壁层急性炎症反应和渗出,以及心包粘连、增厚、缩窄、钙化等慢性病变。按病程分为急性心包炎(伴或不伴心包积液)、慢性心包积液、粘连性心包炎、亚急性渗出性缩窄性心包炎、慢性缩窄性心包炎等。临床上以急性心包炎和慢性缩窄性心包炎为最常见。

一、急性心包炎患者的护理

(一)概述

急性心包炎(acute pericarditis)为心包脏层和壁层的急性炎症,常是某种疾病表现的一部分或为其并发症,常被原发疾病所掩盖,但也可单独存在。致病因素分为2类:①感染性因素:包括细菌、病毒、真菌、寄生虫、立克次体等。②非感染因素:由自身免疫、物理、化学等因素引起,如急性风湿性心包炎、非特异性心包炎,以及急性心肌梗死、尿毒症、系统性红斑狼疮、肿瘤、外伤、放射线损伤等引起的心包炎。临床上以结核性心包炎最常见,其次是非特异性心包炎。预后取决于病因,大多数心包炎可以痊愈,结核性心包炎病程较长,而急性非特异性心包炎则容易复发,部分可演变成慢性缩窄性心包炎。

考点:常见病因

根据病理变化,急性心包炎可以分为纤维蛋白性(干性)和渗出性(湿性)2个阶段,早期心包壁层和脏层有纤维蛋白、白细胞及少许内皮细胞的渗出,尚无明显液体积聚,为纤维蛋白性心包炎;随后液体增加,成为渗出性心包炎,如液体迅速增多,心包内压力上升可使心脏受压,导致心室舒张期充盈受阻、周围静脉压升高,最终心排血量降低、血压下降,导致急性心脏压塞,积液一般在数周至数月内吸收,也可因壁层与脏层的粘连、增厚而发生缩窄。

(二)护理评估

1. 健康史 评估有无结核史和近期有无纵隔、肺部或全身其他部位的感染史,询问有无风湿性疾病、心肾疾病、肿瘤、外伤、过敏、放射性损伤等病史和理化刺激、自身免疫等发病因素。

2. 临床表现

（1）症状：①心前区疼痛：为主要症状，多见于急性非特异性心包炎和感染性心包炎，而结核性或肿瘤性心包炎疼痛多不明显。部位在心前区或胸骨后，表现为锐痛、刺痛或闷痛、压榨性疼痛，可放射至颈部、左肩、左臂、左肩胛区或左上腹部，常因咳嗽、深呼吸、吞咽、左侧卧位或改变体位而加重。②呼吸困难：病情发展到渗出性心包炎阶段时最突出的症状，心脏压塞时，可有端坐呼吸、身体前倾、呼吸浅快和发绀等，与肺和支气管受压或肺淤血有关。③压迫症状：气管、喉返神经、食管等受压，可出现刺激性干咳、声音嘶哑、吞咽困难等。④全身症状：结核性心包炎常有低热、盗汗、乏力等；感染性心包炎常见畏寒、发热、肌肉酸痛、出汗等；急性心脏压塞时可出现晕厥。

（2）体征：①心包摩擦音：纤维蛋白性心包炎的典型体征，位于心前区，在胸骨左缘第3~4肋间听诊最清楚，呈抓刮样的粗糙音，收缩期及舒张期均可闻及，坐位身体前倾、深吸气或将听诊器胸件加压时，更易听到。②心包积液征：渗出性心包炎的主要体征，心尖搏动减弱或消失，心浊音界向两侧增大、随体位改变而变化，心音低而遥远；大量积液时，在左肩胛下叩诊浊音并听到支气管呼吸音（Ewart 征）；收缩压下降、脉压减小，出现颈静脉怒张、肝大、水肿及腹水等。③心脏压塞征：急性心脏压塞，表现为明显心动过速、血压下降、脉压变小和静脉压明显上升，如心排血量显著下降，可引起急性循环衰竭、休克等；亚急性或慢性心脏压塞，表现为体循环静脉淤血、奇脉等。

（3）心理状态：由于心前区疼痛、呼吸困难影响工作和生活，常出现紧张、焦虑，急性心脏压塞时可出现晕厥，患者会感到恐慌不安。

3. 辅助检查

（1）血液检查：急性感染性心包炎，白细胞计数及中性粒细胞计数均增高；结核性心包炎血沉明显增快。

（2）心电图检查：以 R 波为主的导联，S-T 段呈弓背向下型抬高，随着 S-T 段回至等电位线，T 波出现平坦、倒置；心包积液时，QRS 波群呈低电压；大量心包积液时，出现电交替；常有窦性心动过速。

（3）X 线检查：心包腔内渗液超过 300ml 时，可见心脏阴影向两侧扩大呈三角烧瓶样，心影随体位变动而改变，心脏搏动减弱或消失。肺部无明显充血现象而心影显著增大，是心包积液的有力证据。

（4）超声心动图检查：简单易行，迅速可靠的诊断心包积液的方法，M 型或二维超声心动图，见到液性暗区可确定诊断。

考点：症状、体征和 X 线检查

（5）磁共振成像：能清晰地显示心包积液量和分布情况，并可分辨积液的性质。

（6）其他检查：①心包穿刺：适用于心脏压塞和未能明确病因的渗出性心包炎，可证实心包渗液的存在和缓解症状，抽取渗液做涂片、细菌培养、病理细胞学检查等，有助于病因诊断。②心包镜检查心包活检：有助于明确病因。

（三）治疗要点

1. 病因治疗　结核性心包炎，按结核治疗原则给予抗结核药物；化脓性心包炎，选用对致病菌有效的足量抗生素，并应早期施行心包切开引流术；急性非特异性心包炎，采用抗生素和糖皮质激素联合治疗；肿瘤性心包炎，针对原发肿瘤进行治疗。

2. 对症治疗　①呼吸困难：注意休息，取半卧位和给氧；腹腔积液明显影响呼吸者，应用利尿剂。②疼痛：应用镇痛药，可用可待因、哌替啶等。③心脏压塞：心包穿刺排液，以缓解心脏压塞症状。

3. 手术治疗　化脓性心包炎除应用有效抗生素外，应施行心包切开引流术治疗，以达到彻底治愈的目的。

（四）主要护理诊断及合作性问题

1. 疼痛:心前区疼痛　与心包纤维蛋白性炎症有关。
2. 气体交换受损　与肺淤血及肺组织受压有关。
3. 心排血量减少　与大量心包积液妨碍心室舒张充盈有关。
4. 体温过高　与感染有关。
5. 焦虑　与胸痛、呼吸困难和住院影响工作、生活有关。

（五）护理措施

1. 一般护理　①休息与活动:保持病室环境安静、舒适、空气新鲜,温湿度适宜;安置患者取半卧位,有心脏压塞者安置前倾坐位并提供床头桌便于伏案休息,以减轻呼吸困难。②饮食护理:给予高热量、高蛋白、低脂肪、低胆固醇和富含维生素的易消化食物,保证合理营养,减少钠盐摄入;少食多餐,避免饱餐及刺激性食物,戒烟酒。③心理护理:耐心解释病情,加强心理疏导,减轻患者的不安心理,使其产生信任、安全感。

2. 对症护理　①呼吸困难:立即给氧,一般为 1~2L/min 持续吸氧。②疼痛:卧床休息,给予镇痛剂以减轻疼痛,叮嘱患者避免用力咳嗽或突然改变体位,以免诱发或加重心前区疼痛。③发热:高热时给予物理降温或按医嘱给予小剂量退热剂,退热时需补充液体,以防虚脱,及时揩干汗液、更换衣服床单,防止受凉;有畏寒或寒战时,注意保暖;保持口腔清洁,做好生活护理。④水肿:按医嘱给予利尿剂,准确记录出入量,观察水肿情况及有无乏力、恶心、呕吐、腹胀、心律不齐等低血钾表现,定期复查血清钾,出现低血钾症时及时补充氯化钾。

考点:一般护理

3. 病情观察　定时监测和记录生命征,了解心前区疼痛、呼吸困难的变化情况和程度,密切观察有无心脏压塞表现,如出现呼吸困难、口唇发绀、面色苍白、心动过速、血压下降、甚至休克时,应及时报告医生并做好心包穿刺术的准备工作。

4. 心包穿刺术护理　见本节"附"。

（六）健康教育

1. 告知急性心包炎患者,坚持足够疗程的有效药物治疗,大多数可以痊愈,仅极少数演变成慢性缩窄性心包炎,增强治疗疾病的信心。

2. 指导患者充分休息,加强营养,摄取高热量、高蛋白、高维生素易消化饮食,限制钠盐摄入。

3. 注意防寒保暖,防止呼吸道感染。

二、缩窄性心包炎患者的护理

（一）概述

缩窄性心包炎(constrictive pericarditis)是指心脏被致密、增厚、纤维化或钙化的心包所包围,使心脏在舒张期不能充分扩展、充盈受限而产生的一系列循环障碍的疾病。

考点:常见病因

缩窄性心包炎继发于急性心包炎,以结核性最常见,其次为化脓性或创伤性心包炎演变而来,少数与急性非特异性心包炎、肿瘤性心包炎等有关。急性心包炎后,随着渗液逐渐吸收,残留的心包渗液引起心包脏层和壁层有大量的纤维组织增生、心包增厚、粘连和钙化,最终形成坚厚的瘢痕,使心包失去伸缩性;长期缩窄致使心室舒张期扩张受阻、充盈减少,心肌萎缩,心搏量下降、腔静脉淤血,产生血液循环障碍。

（二）护理评估

1. 健康史　主要评估急性心包炎病史和治疗情况,了解有无结核、化脓、创伤、接触放射线等相关病史。

2. 临床表现

（1）症状：起病缓慢，多见于急性心包炎后 1 年内形成，少数可长达数年。常见症状为不同程度的劳力性呼吸困难、头晕、乏力、食欲不振、腹胀、肝区疼痛等。

（2）体征：①颈静脉怒张、肝大、腹水、下肢水肿、心率增快等，以及 Kussmaul 征（吸气时颈静脉怒张更明显）、奇脉、收缩压下降，脉压减小等。②心尖搏动减弱或消失，心浊音界正常或稍大，心音减低，在胸骨左缘第 3、4 肋间可听到心包叩击音。

（3）心理状态：因病程漫长、生活不能自理或需要做心包切开术等，而易出现焦虑、悲观、失望等情绪变化。

3. 辅助检查

（1）心电图检查：非特异性的 ST-T 变化及 QRS 波群低电压。

（2）X 线检查：心影可正常、缩小或轻度增大，心缘平直僵硬呈三角形，上腔静脉增宽，有时可见心包钙化影。

考点：体征和 X 线检查

（3）超声心动图：显示心包增厚、心室腔容积变小、室壁活动减弱、室间隔矛盾运动等。

（三）治疗要点

积极病因治疗和早期施行心包切除术（治疗的关键），以避免发展至重度心肌萎缩、严重肝功能受损和心源性恶病质等而丧失手术时机。在心包感染被控制、结核活动静止后即应手术，并在术后继续用药 1 年。术后约 75% 的患者可获得持久血流动力学和临床症状的改善。

（四）主要护理诊断及合作性问题

1. 活动无耐力　与心室舒张期扩张受阻、充盈减少、心排血量下降有关。

2. 体液过多　与体循环静脉淤血有关。

（五）护理措施

1. 一般护理　①休息与活动：卧床休息至心慌、气短、水肿症状减轻后，方可起床轻微活动，并逐渐增加活动量；合理安排每日活动计划，以活动后不出现心慌、呼吸困难、水肿加重等为控制活动量的标准。②饮食护理：给予高热量、高蛋白、高维生素、易消化的半流质或软食，保证合理营养，适当限制钠盐的摄入量。③心理护理：加强与患者的心理沟通，和家属共同做好心理疏导工作，消除其不良心理反应，树立信心，以良好的精神状态配合各项治疗措施。

2. 给氧护理　根据缺氧程度调节氧流量，并观察用氧效果。

3. 皮肤护理　因机体抵抗力低下，营养障碍和水肿部位循环不良，易形成压疮和继发感染，故应加强皮肤护理，以免产生压疮。

4. 用药护理　应用解热镇痛剂时，注意有无胃肠道反应、出血等副作用；给予糖皮质激素及抗结核、抗菌、抗肿瘤等药物时，注意观察药物的疗效与副作用；严格控制输液速度，防止加重心脏负担。

5. 病情观察　观察生命体征和意识状况，准确记录出入量，密切注意心脏压塞症状的变化，发现病情进展尽快向医生报告，以便及时处理。

考点：一般护理

6. 心包切开术护理　心包切开引流术的目的是缓解压迫症状，防止心肌萎缩。①术前说明手术的意义和手术的必要性、可靠性，解除思想顾虑，使患者和家属增加对手术的心理适应性和对医护人员的信任感。②术后做好引流管的护理，记录引流液的量和性质，并按要求留标本送检；同时严密观察患者的脉搏、心率、心律和血压变化，如有异常及时报告医师并协助处理。

（六）健康教育

1. 教育患者应充分休息，加强营养，给予高热量、高蛋白、高维生素的易消化饮食，限制钠盐摄入。

2. 适当活动以增强机体的抵抗力,注意防寒保暖,防止呼吸道感染。

3. 强调按医嘱坚持用药,勿擅自停药,注意药物的疗效及不良反应,抗结核治疗时应定期检查肝肾功能。

4. 指出缩窄性心包炎早期施行心包剥离术的重要性,解除思想顾虑,尽早接受手术治疗。

重点提示

1. 急性心包炎为心包脏层和壁层的急性炎症,以结核性心包炎最常见,其次是非特异性心包炎。主要表现为心前区疼痛、呼吸困难和压迫症状,胸部 X 线和超声心动图检查可确立诊断。病因治疗和对症治疗是重点,主要的护理措施是一般护理和对症护理。

2. 缩窄性心包炎是指心脏被致密、增厚、纤维化或钙化的心包所包围,使心脏在舒张期不能充分扩展、充盈受限而产生的一系列循环障碍的疾病,病因以结核性最常见。早期施行心包切除术是治疗的关键,主要护理措施是一般护理和心包切开术护理。

附 心包穿刺术的护理

心包穿刺术是通过穿刺抽液对心包积液进行性质的判断、协助病因诊断和减轻患者临床症状的一种诊疗技术。

【适应证】

1. 协助诊断 抽取心包腔积液进行实验室检查,以明确心包积液的病因。

2. 辅助治疗 ①大量心包积液时,抽取心包积液以解除心脏压塞症状。②心包腔内冲洗和注入药物,以达到治疗作用。

【护理措施】

1. 术前准备

(1) 用物准备:治疗盘,无菌心包腔穿刺包,无菌橡皮手套,无菌纱布和胶布,消毒棉签,2% 利多卡因注射液或 1% 普鲁卡因,2% 碘酊或碘伏,75% 乙醇,甲紫、无菌收集瓶等;抢救药品,心电图机,心脏除颤器和人工呼吸器。

(2) 患者准备:①解释心包腔穿刺术的目的和必要性,取得充分理解与合作,征得患者及其家属的同意,并在手术同意书上签字。②术前心脏超声检查,确定积液量、穿刺部位、穿刺方向和进针距离,以保证穿刺部位正确和安全。③叮嘱患者在穿刺过程中切勿咳嗽或深呼吸,精神紧张者可于术前 30min 口服地西泮 10mg、可待因 0.03g。④肢体导联心电监护。

2. 术中配合 ①安置患者取坐位或半卧位,以手术巾盖住面部,陪伴在床边,给患者以支持和安慰。②根据超声检查的定位,选好穿刺点(常选心尖部穿刺点)用甲紫溶液在皮肤上做好标记。③自内向外常规消毒皮肤,覆盖无菌洞巾,用胶布固定。④用 2% 利多卡因在穿刺部位自皮肤至心包壁层局部麻醉。⑤穿刺成功后,协助术者将注射器接于橡皮管上,而后放松橡皮管上止血钳,缓慢抽吸,记录液量,留标本及时送检。⑥穿刺过程中,密切观察脉搏、呼吸、血压和心电图变化,如出现 S-T 段抬高或室性期前收缩提示针尖触及心室壁、出现 P-R 段抬高和房性期前收缩,则提示针尖触及心房,应提醒医生立即退针,并配合医生处理。

3. 术后护理 ①术毕,夹闭橡皮管,拔出穿刺针,盖无菌纱布,压迫数分钟后用胶布固定,整理用物。②记录抽液量和积液性质,按要求留标本送检。③嘱患者绝对卧床 4h,可取半卧位或平卧位;如因手术刺激出现胸痛或精神紧张影响休息时,可给予镇静剂。④术后 2h 内继续心电监护和密切观察生命体征变化,做好记录,发现异常及时报告医生处理。⑤做好心包引流者的引流管护理,待心包引流液<25ml/d 时拔除导管。

(吴 蓓)

第9节　原发性高血压患者的护理

案例 3-3

患者,男性,65 岁。头痛、头晕、乏力 1 年多。曾测量过血压,发现血压升高,但未遵医嘱坚持服药治疗。今晨头痛、头晕而不能起床,但四肢活动自如。急送医院检查发现血压达 180/120mmHg。

问题:1. 主要护理问题是什么?

2. 健康教育的内容是什么?

(一)概述

原发性高血压(primary hypertension)又称高血压病、简称高血压,是以血压升高[收缩压≥140mmHg 和(或)舒张压≥90mmHg]为主要临床表现,伴或不伴有多种心血管危险因素的综合征。原发性高血压是多种心脑血管疾病的重要病因或危险因素,也是心血管疾病死亡的主要原因之一。长期高血压可影响心、脑、肾等器官功能,最终导致器官功能衰竭。原发性高血压是最常见的心血管疾病,2012 年卫生部资料显示,我国成人高血压患病数已超过 2 亿。

原发性高血压的确切病因尚不清楚,目前认为是在一定的遗传背景下,由多种环境因素综合作用所致。①遗传因素:高血压有明显的家族聚集性,双亲均有高血压的子女,发病概率高达 46%,高血压患者约 60% 有高血压家族史,主要是基因显性遗传和多基因关联遗传。②环境因素:如高钠、低钾、低钙、高蛋白、高脂(饱和脂肪酸摄入过多、饱和脂肪酸与不饱和脂肪酸比值升高)饮食和饮酒等,都可引起血压升高;长期精神应激(精神高度紧张、心理压力大、焦虑、失眠、视觉和噪声刺激等)也可引起高血压,故城市脑力劳动者患高血压多于体力劳动者,城市居民比农村居民患病率高。③其他:如肥胖、超重、男性、服用避孕药的女性、睡眠呼吸暂停低通气综合征者,也是高血压的易患因素。

原发性高血压的发生机制:①交感神经系统活性亢进,血浆儿茶酚胺浓度升高,引起阻力小动脉收缩增强,使血压升高。②肾性水钠潴留,过量潴留的钠盐,使心排血量增加,血管平滑肌细胞内的钠离子水平增高又可导致细胞内钙离子浓度升高,使血管收缩反应增强,导致外周血管阻力升高,促进高血压形成。③肾素-血管紧张素-醛固酮系统(RAAS)激活,血管紧张素Ⅱ(AT-Ⅱ)是 RAAS 的主要效应物质,具有强烈升高血压的作用,参与高血压的形成和维持。④细胞膜离子转运异常,导致细胞膜内钠、钙离子浓度升高,膜电位降低,使血管收缩反应性增强和平滑肌细胞增生与肥大,血管阻力增高。⑤胰岛素抵抗(组织对胰岛素处理葡萄糖能力减退的一种病理生理反应)造成继发性高胰岛素血症,使肾脏对水钠的重吸收增加,交感神经系统活性亢进,动脉弹性减退而使血压升高。

(二)护理评估

1. 健康史　评估有无家族性高血压史;有无长期摄入高钠、低钙、低钾和过多饱和脂肪酸、高蛋白饮食习惯,有无喝咖啡、饮酒、吸烟等嗜好;是否从事注意力高度集中的职业、长期处于对视觉、听觉形成慢性刺激的环境,有无长期精神高度紧张、忧郁和心理应激;是否肥胖和超重等。

2. 临床表现

(1)症状和体征:大多起病隐袭,病程缓慢。早期多无症状,很多患者在体检测血压时或出现心、脑、肾等并发症时方被发现。常见症状有头痛、头晕、心悸、注意力不集中、烦躁、易怒、失眠、乏力等,症状轻重与血压升高程度未必一致。血压随季节、昼夜或情绪等因素影响而可有较大的波动,冬季血压较高、夏季较低,夜间血压较低、清晨起床后血压迅速升高。其他体征有主动脉瓣区第 2 心音亢进、收缩期杂音或收缩早期喀喇音,以及头颈部动脉搏动等。

(2) 恶性或急进型高血压:病情急骤发展,舒张压持续≥130mmHg,有头痛、视力模糊、眼底出血、渗出和视盘水肿,肾脏损害突出,持续蛋白尿、血尿、管型尿;病情进展迅速、预后差,如不及时治疗,常死于肾衰竭、脑卒中或心力衰竭。

(3) 高血压急症:是指短时期内(数小时或数日)高血压患者出现严重危及生命的血压重度升高,舒张压>130mmHg 和(或)收缩压>200mmHg,伴有心、脑、肾、眼底或大动脉的严重功能障碍或不可逆损害。①高血压危象:在高血压病程中,因紧张、疲劳、寒冷、突然停用抗高血压药等诱因,小动脉发生强烈痉挛,血压急剧上升,影响重要脏器血液供应而产生危急症状,表现为头痛、烦躁、恶心、呕吐、心悸、气急、胸闷、眩晕、视力模糊等严重症状,常伴心绞痛、心功能不全等。②高血压脑病:发生于重症高血压患者,过高的血压突破了脑血流自动调节范围,脑组织血流灌注过多而引起脑水肿,出现弥漫性剧烈头痛、呕吐、意识障碍、精神错乱,严重者抽搐、昏迷。

(4) 并发症:①心脏损害:长期持续的高压导致左心室后负荷增加,左心室肥厚、扩大,发生心室"重构",称高血压心脏病,最终导致充血性心力衰竭;高血压促进动脉粥样硬化发生和发展,常同时合并有冠心病,发生心绞痛、心肌梗死、心律失常等。②脑损害:可并发多种急性脑血管疾病,如脑出血、短暂脑缺血发作、脑血栓形成等。③肾损害:长期持久血压升高使肾细小动脉硬化,引起肾单位萎缩、消失,导致进行性肾硬化,出现蛋白尿、肾功能损害,最终可致慢性肾衰竭。④主动脉夹层:高血压可促发其形成,患者突然发作剧烈持久的胸背部不能耐受的撕裂性疼痛,伴有虚脱表现但血压下降不明显甚至增高,脉搏细速或消失,两侧肢体脉搏和血压明显不等,重者可发生休克、猝死。

📖 链接 :::::::::: 主动脉夹层

主动脉夹层是心血管疾病的灾难性危重急症,如不及时诊治,48h 死亡率高达 50%,1 周内死亡率达 60% ~70%,甚至 91%。

主动脉夹层是主动脉内的血液经内膜撕裂口流入囊样变性的中层而形成的夹层血肿,并随血流压力的驱动逐渐在主动脉中层内扩展,是主动脉中层的解离过程。

表 3-3　血压的定义和分类

类别	收缩压(mmHg)	舒张压(mmHg)
正常血压	<120	<80
正常高值	120~139	80~89
高血压		
1 级(轻度)	140~159	90~99
2 级(中度)	160~179	100~109
3 级(重度)	≥180	≥110
单纯收缩期高血压	≥140	<90

(5) 心理状态:常有情绪不稳,紧张、焦虑、烦躁、抑郁、失眠,甚至出现恐惧心理。

3. 高血压分类和危险度分层

(1) 高血压分类:我国采用的高血压标准(成人)为:收缩压≥140mmHg 和(或)舒张压≥90mmHg,根据血压升高的水平,将高血压分为 1~3 级(表 3-3)。

(2) 高血压危险度分层:高血压患者病情,须结合血压升高的程度和有无其他心血管危险因素、糖尿病、靶器官损害和并发症,进行危险度分层(表 3-4),以此作为治疗及判断预后的根据。①心血管危险因素:男性>55 岁、女性>65 岁;吸烟;血胆固醇>5.72mmol/L(220mg/dl)或低密度脂蛋白胆固醇>3.3mmol/L(130mg/dl)或高密度脂蛋白胆固醇<1.0mmol/L(40mg/dl);糖尿病;早发心血管疾病家族史(一级亲属发病年龄<50 岁)等。②靶器官损害:左心室肥厚;蛋白尿和(或)血肌酐轻度升高;有动脉粥样斑块;视网膜动脉狭窄。③并发症:心脏疾病(心绞痛、心肌梗死、心力衰竭等);脑血管疾病(脑出血、脑血栓形成等);肾脏疾病(糖尿病肾病等);重度高血压性视网膜

病变(出血或渗出,视盘水肿)。

表 3-4　高血压危险度分层标准

其他危险因素和病史	血压水平		
	1 级	2 级	3 级
无其他危险因素	低危	中危	高危
1~2 个危险因素	中危	中危	极高危
3 个以上危险因素或糖尿病或靶器官损害	高危	高危	极高危
有并发症	极高危	极高危	极高危

4. 辅助检查　①X 线胸片:主动脉增宽、延长和扭曲,左心室扩张、肥厚。②心电图:可有左心室肥大、缺血性改变或心律失常。③超声心动图:左心室肥厚、增大,舒缩功能障碍。④动态血压监测:记录 24h 动态血压可测定白昼和夜间各时间段血压的平均值,能较敏感、客观地反映实际血压水平。对诊断"白大衣高血压"、发作性高血压和低血压、了解血压的变异性和昼夜节律、指导治疗和判断预后都有一定的价值(参照标准:正常 24h 平均血压值<130/80mmHg,白昼均值<135/85mmHg,夜间均值<125/75mmHg,夜间血压均值比白昼降低>10%)。⑤生化检查:血胆固醇、三酰甘油、低密度脂蛋白及血糖可增高,高密度脂蛋白降低;后期可有肌酐、尿素氮增高。⑥眼底检查:眼底动脉变细、扭曲、反光增强、交叉压迫;视网膜出血、渗出、视盘水肿等。

考点:成人高血压诊断和分级标准

(三)治疗要点

治疗目标:血压降低至理想目标,减少心、脑及肾并发症,降低死亡率和致残率。

1. 改善生活行为　适用于所有高血压患者。包括减轻体重,减少钠盐摄入,补充钙盐和钾盐,减少脂肪摄入,戒烟限酒,适量运动和心理调适。

2. 降压药物治疗　①对象:高血压 2 级及以上患者(≥160/100mmHg),高血压合并糖尿病或已有心、脑、肾靶器官损害或并发症者,以及血压持续升高经改善生活行为后血压仍未有效控制者,均应采用药物降压治疗;危险分层属于高危、极高危者,必须使用降压药强化治疗。②目标:所有高血压患者均应将血压降至<140/90mmHg,糖尿病或慢性肾脏病合并高血压者,血压降至<130/80mmHg,老年收缩期性高血压收缩压控制在 140~150mmHg,舒张压应<90mmHg 但不低于 65~70mmHg。常用降压药分 5 大类(表 3-5)。

表 3-5　常用降压药分类、名称、剂量及用法

分类	名称	剂量	用法(每日)
利尿剂	氢氯噻嗪	12.5mg	1~2 次
	呋塞米	20~40mg	1~2 次
	螺内酯	20~40mg	1~2 次
	氨苯蝶啶	50mg	1~2 次
	吲哚帕胺	1.25~2.5mg	1 次
β 受体阻滞剂	美托洛尔	25~50mg	2 次
	阿替洛尔	50~100mg	1 次
	倍他洛尔	10~20mg	1 次
	比索洛尔	5~10mg	1 次
	拉贝洛尔	100mg	2~3 次
钙通道阻滞剂	硝苯地平控释片	30~60mg	1 次

分类	名称	剂量	用法(每日)
	非洛地平缓释片	5~10mg	1 次
	维拉帕米缓释剂	240mg	1 次
	地尔硫草缓释剂	90~180mg	1 次
	硝苯地平	5~10mg	3 次
	尼卡地平	40mg	2 次
	尼群地平	10mg	2 次
	氨氯地平	5~10mg	1 次
血管紧张素转化酶抑制剂	卡托普利	12.5~50mg	2~3 次
	依那普利	10~20mg	2 次
	雷米普利	2.5~10mg	1 次
	培哚普利	4~8mg	1 次
血管紧张素Ⅱ受体阻滞剂	氯沙坦	50~100mg	1 次
	缬沙坦	80~160mg	1 次
	厄贝沙坦	150~300mg	1 次
	替米沙坦	40~80mg	1 次
	奥美沙坦	20~40mg	1 次

(1) 利尿剂:无并发症高血压的首选药,适用于轻、中度高血压,尤其是老年性单纯收缩期高血压,通过利尿排钠、降低容量负荷而降压。如排钾利尿剂氢氯噻嗪、襻利尿剂呋塞米、保钾利尿剂螺内酯、氨苯蝶啶以及吲哚帕胺等。

(2) β受体阻滞剂:通过抑制中枢和周围的 RAAS,降低心率和心肌耗氧量,使心排血量降低而起降压作用。特点是作用强,起效迅速。适用于合并心率快的轻、中度高血压,也适用于高血压伴冠心病心绞痛、心肌梗死的患者。常用美托洛尔、阿替洛尔、倍他洛尔、比索洛尔、拉贝洛尔等。

(3) 钙通道阻滞剂(钙拮抗剂):通过阻滞细胞外钙离子经钙通道进入血管平滑肌细胞内,降低阻力血管的收缩反应性,以及减少肾小管钠的重吸收,使血压下降。该类药降压作用强,起效迅速,长期治疗有抗动脉粥样硬化作用,适用于各种程度的高血压,尤其是老年高血压。优先选择使用长效制剂和控释制剂,如硝苯地平控释片、非洛地平缓释片、维拉帕米缓释剂、地尔硫草缓释剂,也可选用硝苯地平、尼卡地平、尼群地平、氨氯地平等。

(4) 血管紧张素转化酶抑制剂(ACEI):通过抑制周围和组织的 ACE,使血管紧张素Ⅱ生成减少,同时抑制激肽酶使缓激肽降解减少而降压;ACEI 还具有改善胰岛素抵抗和减少蛋白尿作用。常用药物有卡托普利、依那普利、雷米普利、培哚普利等。最常见的副作用是咳嗽,严重肾功能不全、肾动脉狭窄、高钾血症禁用。

(5) 血管紧张素Ⅱ受体阻滞剂(ARB):通过抑制血管紧张素Ⅱ受体亚型 AT_1,有效地阻断血管紧张素Ⅱ的水钠潴留、血管收缩和重构作用而降压。降压作用起效缓慢、持久而平稳。常用药物有氯沙坦、缬沙坦、厄贝沙坦、替米沙坦、奥美沙坦等。

此外,α_1 受体阻滞剂通过阻断血管平滑肌上的 α_1 受体,使血管扩张而降压。适用于轻、中度高血压,特别是伴有高脂血症、前列腺增生者。常用药物有哌唑嗪 1~2mg、每日 2 次,多沙唑嗪 1~6mg、每日 1 次。

上述药物应根据患者具体情况选用,合并脑血管病者,宜选用 ARB、长效钙拮抗剂、ACEI 或利尿剂;合并冠心病者,可选 β 受体阻滞剂、长效钙拮抗剂和 ACEI;伴心衰者,选 ACEI、ARB、β 受体阻滞剂、利尿剂;合并肾功能轻度损害者,可选用 ACEI、ARB;合并糖尿病者,选 ACEI、ARB、长效钙拮抗剂和利尿剂。一种药物未能满意降压时可更换另一种药物或联合用药,常用的药物组合:利尿剂与 β 受体阻滞剂,利尿剂与 ACEI 或 ARB;长效钙拮抗剂与 ACEI 或 ARB;长效钙拮抗剂与 β 受体阻滞剂等。

3. 高血压急症治疗 ①卧床休息,避免躁动。②选择降压药物,首选静脉滴注硝普钠,也可选用硝酸甘油、尼卡地平、地尔硫䓬、拉贝洛尔等;或硝酸甘油、硝苯地平舌下含服。③控制性降压,开始 24h 内将血压降低 20%～25%,48h 内血压控制目标不能低于 160/100mmHg,以免影响重要器官的血流灌注;主动脉夹层,应将收缩压迅速降至<100～120mmHg 或更低。④制止抽搐,用地西泮肌注或静注或水合氯醛灌肠,同时用呋塞米静脉注射或甘露醇快速静脉滴注,以降低颅内压、减轻脑水肿。

考点:降压药治疗目标及高血压急症治疗

(四) 主要护理诊断及合作性问题

1. 疼痛:头痛 与血压升高有关。
2. 焦虑 与血压升高影响日常生活及治疗效果不理想有关。
3. 有受伤的危险 与血压过高或直立性低血压有关。
4. 知识缺乏 缺乏相关的饮食、用药、保健等知识。
5. 执行治疗方案无效 与治疗的长期性及心理失衡有关。
6. 潜在并发症 高血压急症、心功能不全、急性脑血管病、视网膜病变、肾功能不全。

(五) 护理措施

1. 一般护理

(1) 休息与活动:①血压较高、症状较多或有并发症的患者,应卧床休息、避免体力和脑力的过度兴奋;保持病室安静,光线柔和,以利于身心休息和血压下降;调整生活节奏,合理安排休息和工作,避免精神刺激、情绪激动、突击性的工作和过度劳累,避免诱发高血压急症。②运动可减轻肥胖,辅助降压,改善脏器功能、提高活动耐力,减轻胰岛素抵抗,改善心理状态。但运动要适量适度,持之以恒,循序渐进;提倡有氧运动,常见的运动方式有步行、慢跑、游泳、骑车、打太极拳、跳健身舞、做健身操等。运动过程中,心率要求达到"有效心率范围",即(220-年龄)×(60%～80%),或达到患者年龄+心率=170 为宜(如 55 岁的人运动到心率 115 次/分);每次运动 30min 左右;避免竞技性、力量性运动,以避免损伤和引起严重心、脑血管并发症。运动中如出现心慌、气促、头晕、极度疲乏,应立即停止。

(2) 饮食护理:改善饮食结构,保持平衡饮食。指导患者坚持低盐、低脂、低胆固醇饮食,食盐量控制在每日 6g 以下,脂肪量控制在总热量的 25% 以下,动物蛋白质以鱼类为主,多吃新鲜蔬菜(每日 400～500g)和水果、豆类和牛奶(每日 500ml),保证食物中有足够的钾、钙、镁,增加多纤维食物,保证大便通畅,戒烟、限酒。

(3) 心理护理:紧张、抑郁、情绪激动及精神创伤可使交感神经兴奋,肾上腺素分泌增强,血压升高,保持良好的心理状态对患者十分重要。了解和熟悉患者的性格特征,当患者情绪变化时,给患者以直接的心理援助,进行解释和心理疏导,提出改变不良性格的方法。协助患者训练自我调整和自我控制的能力,避免情绪激动,保持心态平和、轻松、稳定。

2. 用药护理 ①遵医嘱准确给予降压药,叮嘱患者不得自行增减和撤换药物,必须坚持长期用药,即使血压已降至正常,也应服用维持量。②告知患者降压药可能导致直立性低血压,改变体位时动作要缓慢,以免发生意外;当出现头晕、眼花、恶心、眩晕时,应立即平卧,以增加回心血量,改善脑部血液供应。③注意观察药物的副作用:如排钾利尿剂和襻利尿剂,主要不良反应是低钾血症和影响血脂、血糖、血尿酸代谢,潴钾利尿剂,则可引起高血钾;β 受体阻滞剂的主要不良反应是心动过缓、传导阻滞、低血压,甚至使心衰加重,当心率低于 50 次/分时,应暂停给药;钙通道阻滞剂的主要不良反应是心率增快、面部潮红、头痛和下肢水肿等;血管紧张素转换酶抑制剂等主要副作用是刺激性干咳和血管性水肿,停用后可消失。

3. 高血压急症护理　①绝对卧床休息,取半卧位或抬高床头 30°,安定情绪,避免搬动、不良刺激和不必要的活动,避免用力呼吸或用力排便。②监测生命体征,严密观察意识、瞳孔、血压、心率、心律、呼吸频率,连接心电、血压、呼吸监护仪。③保持呼吸道通畅,吸氧 4 ~ 5L/min;加强口腔护理、皮肤护理、协助生活护理。④迅速建立静脉通道,遵医嘱使用降压药,严格按剂量调节滴速,监测血压,防止血压骤降,一般首选硝普钠,现配现用、避光缓慢静脉滴注,每 5 ~ 10min 测血压 1 次,据血压变化随时调节滴速,降压不宜太快太低,以免发生脑供血不足和肾血流量下降,如出现心悸、头痛、出汗、烦躁不安、胸骨后疼痛,应立即停止静滴;此外,也可舌下含服硝苯地平应急降血压。⑤使用甘露醇时滴速要快,并防止外渗。⑥对躁动患者进行护理约束,防止坠床;抽搐患者注意防止唇舌咬伤。

4. 病情观察　最重要的观察内容是血压变化和用药后的降压反应。同时,应注意观察有无高血压急症和心、脑、肾等靶器官受损的征象,如剧烈头痛、呕吐、烦躁、心悸、气急、胸闷、心绞痛、肺水肿,视力模糊、神志改变、暂时性偏瘫、失语、偏身感觉障碍、突发的剧烈胸背部撕裂样疼痛等;一旦出现,应立即报告医生,并配合处理和护理。

(六) 健康教育

1. 讲解原发性高血压的有关知识,包括病因、诱因、临床表现、治疗方法等。引导患者了解自己的病情及治疗、护理措施,指导患者重视综合治疗,尽量去除高血压的各种危险因素,如寒冷刺激、情绪激动、精神紧张、身心过劳、精神创伤、噪声和过度兴奋等,训练自我控制情绪的能力,坚持恰当的体育运动,坦然面对社会和环境中的一切。教会患者及家属测血压的方法,每日定时、定部位、定血压计测量并记录,发生明显变化时立即就医。外出时携带诊疗卡片,写明家庭、单位住址、联系电话等,并随身携带急救药物,以备应急所需。

2. 指导患者坚持科学合理的生活方式,适量运动,注意避免突然改变体位,不用过热的水洗澡和蒸汽浴,防止长时间站立,以防脑部缺血突发晕厥。每餐进食不可过饱,每日摄入的钠盐应少于 6g,控制热量和体重,避免进食高胆固醇食物,食用油最好选择含不饱和脂肪酸较多玉米油、菜油、豆油;避免含饱和脂肪酸较多的椰子油、花生油;戒烟限酒。

3. 告知患者应建立长期治疗的思想准备,正确用药、按时服药,不随意增减和中断用药,并注意观察药物的不良反应。

4. 叮嘱患者必须定期到医院随访,复查。高危患者每月随访 1 次。如有血压突然升高、心悸、剧烈头痛、视物模糊、恶心呕吐、鼻出血、胸痛、水肿、肢体麻木、偏瘫、嗜睡、昏迷等发生,应及时就医。

案例 3-3 分析

1. 主要护理问题:①疼痛:头痛。②知识缺乏。③执行治疗方案无效。

2. 健康教育内容:①阐明高血压的发病、治疗、预防及护理知识,教会患者及家属测血压的方法,告知应每日定时、定部位、定血压计测量血压和做好记录。②指导正确使用降压药,强调坚持用药的重要性。

重 点 提 示

　　原发性高血压是以血压升高［收缩压≥140mmHg 和（或）舒张压≥90mmHg］为主要临床表现,伴或不伴有多种心血管危险因素的综合征,是最常见的心血管疾病,是多种心脑血管疾病的重要危险因素,也是心血管疾病死亡的主要原因之一。

　　原发性高血压的发生主要与遗传因素和环境因素有关;治疗以改善生活行为(减轻体重,减少钠盐摄入,补充钙盐和钾盐,减少脂肪摄入,戒烟限酒,适量运动和心理调适)和应用降压药物为主;护理的重点是饮食护理、用药护理和高血压急症护理(迅速建立静脉通路、正确使用硝普钠和脱水剂)。

(陈文芳)

目 标 检 测

A_1/A_2 型题

1. 功能血管是指
   A. 主动脉　　　　　B. 肺动脉
   C. 毛细血管　　　　D. 肺静脉
   E. 腔静脉

2. 肾素-血管紧张素-醛固酮系统激活后可使
   A. 收缩压升高　　　B. 舒张压降低
   C. 收缩压降低　　　D. 舒张压升高
   E. 收缩压与舒张压均降低

3. 心源性呼吸困难的典型表现是
   A. 混合性呼吸困难　B. 劳力性呼吸困难
   C. 端坐呼吸　　　　D. 呼气性呼吸困难
   E. 夜间阵发性呼吸困难

4. 长期卧床的患者,心源性水肿最早、最明显的部位在
   A. 眼睑　　　　　　B. 心前区
   C. 腰骶部　　　　　D. 足踝部
   E. 颜面部

5. 严重心悸患者休息卧床时应避免取
   A. 左侧卧位　　　　B. 高枕卧位
   C. 仰卧位　　　　　D. 半卧位
   E. 右侧卧位

6. 判定心源性晕厥必须具备的特征性表现是
   A. 头晕　　　　　　B. 眩晕
   C. 休克　　　　　　D. 黑矇
   E. 短暂意识丧失

7. 心血管疾病最主要的死亡原因是
   A. 感染　　　　　　B. 心力衰竭
   C. 心律失常　　　　D. 肾衰竭
   E. 脑血管疾病

8. 可引起左心室后负荷过重的病变是

   A. 主动脉瓣狭窄　　B. 室间隔缺损
   C. 二尖瓣关闭不全　D. 二尖瓣狭窄
   E. 主动脉瓣关闭不全

9. 左心功能不全导致呼吸困难的主要原因是
   A. 痰液堵塞气道
   B. 支气管痉挛
   C. 扩大的心脏的压迫左肺
   D. 肺循环淤血
   E. 肾素-血管紧张素-醛固酮系统激活

10. 急性肺水肿病人吸入 30%～50% 乙醇溶液湿化氧的目的是
    A. 解除支气管平滑肌痉挛
    B. 杀灭呼吸道细菌
    C. 降低肺泡内泡沫的表面张力
    D. 兴奋呼吸中枢
    E. 促使毛细血管扩张而减轻心脏负荷

11. 右心衰竭最主要的体征是
    A. 黄疸　　　　　　B. 颈静脉怒张
    C. 肝大　　　　　　D. 肝颈静脉反流征阳性
    E. 水肿

12. 心力衰竭患者长期服用噻嗪类利尿剂,最常出现的不良反应是
    A. 低钾血症　　　　B. 高镁血症
    C. 低钠血症　　　　D. 脱水症
    E. 氮血症

13. 洋地黄治疗心力衰竭的主要作用是
    A. 增强心肌收缩力　B. 减慢心室率
    C. 调节心肌耗氧量　D. 抑制心脏传导系统
    E. 提高异位起搏点的自律性

14. 服用何种药物需常规测量脉搏或心率
    A. 地西泮　　　　　B. 硝苯地平

C. 洋地黄 　　　　D. 硝酸甘油

E. 普萘洛尔

15. 心功能Ⅰ级患者的休息安排是

A. 绝对卧床并取半卧位

B. 可轻体力活动,应增加午睡时间

C. 严格限制一般体力活动且应充分休息

D. 不限制一般体力活动,但应避免剧烈运动

E. 日常生活在他人协助下自理

16. 不符合心力衰竭膳食原则的一项是

A. 高热量 　　　　B. 低盐

C. 产气少 　　　　D. 富含纤维素

E. 富含维生素

17. 窦性心动过缓见于

A. 甲状腺功能亢进 B. 休克

C. 心肌缺血 　　　D. 贫血

E. 颅内压增高

18. 频发期前收缩是指期前收缩的频率超过

A. 3 次/分 　　　　B. 5 次/分

C. 6 次/分 　　　　D. 8 次/分

E. 10 次/分

19. 治疗阵发性室上性心动过速的首选措施是

A. 机械刺激兴奋迷走神经

B. 静脉注射普萘洛尔

C. 心脏电复律

D. 静脉注射胺碘酮

E. 射频消融

20. 心房颤动的特征性心电图表现是

A. P 波消失

B. 出现 f 波

C. R-R 间隔不等

D. QRS 波群形态有差异

E. 心室率 100~160 次/分

21. 最危险的心律失常类型是

A. 窦性心动过速 　B. 心房颤动

C. 室上性心动过速 D. 房室传导阻滞

E. 心室颤动

22. 治疗心室颤动最有效的措施是

A. 胸外心脏按压

B. 心腔内注射肾上腺素

C. 静脉注射利多卡因

D. 同步直流电复律

E. 非同步直流电复律

23. 二尖瓣狭窄首先出现的血流动力学改变是

A. 肺淤血 　　　　B. 肺动脉扩张

C. 左心房肥大 　　D. 左心室肥大

E. 右心室肥大

24. 二尖瓣面容的特点是

A. 两颊部蝶形红斑

B. 面颊紫红口唇发绀

C. 两颊黄褐斑

D. 午后两颊潮红

E. 面部毛细血管扩张

25. 确诊二尖瓣狭窄的最主要的辅助检查是

A. 心电图 　　　　B. 胸部 X 线片

C. 超声心动图 　　D. 心导管检查

E. 心音图

26. 最敏感的确诊主动脉瓣关闭不全的方法是

A. 心脏 X 线摄影 　B. 心脏多普勒超声

C. 超声心动图 　　D. 心脏 CT

E. 心电图

27. 呼吸困难、心绞痛和晕厥三联征是何种瓣膜病变的典型表现

A. 二尖瓣狭窄

B. 二尖瓣关闭不全

C. 主动脉瓣关闭不全

D. 主动脉瓣狭窄

E. 二尖瓣狭窄伴主动脉瓣关闭不全

28. 预防风心病加重的根本措施是

A. 积极治疗心衰 　B. 锻炼身体

C. 保持心理平衡 　D. 清淡饮食

E. 防治链球菌感染

29. 风心病患者并发亚急性感染性心内膜炎多发生于

A. 主动脉瓣和二尖瓣关闭不全

B. 二尖瓣狭窄

C. 二尖瓣关闭不全

D. 主动脉瓣关闭不全

E. 主动脉瓣狭窄和二尖瓣狭窄

30. 亚急性感染性心内膜炎血培养标本采血量至少应达到

A. 3ml 　　　　　　B. 5ml

C. 10ml 　　　　　 D. 15ml

E. 20ml

31. 与典型心绞痛临床特征不符的一项是

A. 发生在体力劳动或激动的当时

B. 疼痛位于心尖部

C. 常为压迫感、紧缩感

D. 一般持续 3~5 分钟

E. 经休息或含服硝酸甘油缓解

32. 缓解冠心病心绞痛发作最有效、作用最快的药

物是

A. 硝苯地平　　　B. 普萘洛尔

C. 阿司匹林　　　D. 硝酸甘油

E. 阿托品

33. 判定心肌梗死最有价值的心电图表现是

A. T 波高尖

B. 宽而深的 Q 波

C. ST 段呈弓背向上型抬高

D. ST 段压低≥0.05mV

E. T 波倒置

34. 早期诊断急性心肌梗死特异性最高的心肌坏死标记物是

A. 肌钙蛋白Ⅰ和肌钙蛋白 T(cTnI 和 cTnT)

B. 乳酸脱氢酶(LDH)

C. 天门冬酸氨基转移酶(AST)

D. 肌酸激酶同工酶(CK-MB)

E. 肌红蛋白

35. 急性心肌梗死心律失常最常发生于起病后

A. 12 小时内　　　B. 24 小时内

C. 48 小时内　　　D. 72 小时内

E. 1 周内

36. 急性心肌梗死最常见的死亡原因是

A. 剧烈持久的胸痛　B. 心脏破裂

C. 心源性休克　　　D. 急性心力衰竭

E. 严重心律失常

37. 急性心肌梗死患者施行溶栓治疗的最佳时间是起病后

A. 6 小时内　　　B. 9 小时内

C. 12 小时内　　　D. 24 小时内

E. 48 小时内

38. 急性心肌梗死 24 小时内应尽量避免使用的药物是

A. 镇痛剂　　　B. 洋地黄制剂

C. β₁ 受体阻滞剂　D. 钙拮抗剂

E. 硝酸酯制剂

39. 最易导致急性心肌梗死病人突然发生意外的情况是

A. 饮食过饱　　　B. 便秘

C. 呼吸道感染　　　D. 情绪激动

E. 未进行四肢被动运动

40. 引起病毒心肌炎最常见的病毒是

A. 人类腺病毒　　　B. 柯萨奇 B 组病毒

C. 流感病毒　　　D. 风疹病毒

E. ECHO 病毒

41. 急性病毒性心肌炎患者的最重要的护理措

施是

A. 保证患者充分休息

B. 保证蛋白质的供给

C. 给予易消化的饮食

D. 给予多种维生素

E. 严格记录每日出入液量

42. 缩窄性心包炎最常见的病因是

A. 肿瘤　　　B. 化脓菌感染

C. 创伤　　　D. 理化刺激

E. 结核

43. 与原发性高血压发病有关的最主要的饮食因素是

A. 蔬菜摄入过多　B. 钠摄入过多

C. 鱼类摄入过多　D. 钾摄入过多

E. 豆类摄入过多

44. 目前我国采用的成人高血压诊断标准为

A. ≥120/80mmHg　B. ≥130/85mmHg

C. ≥140/90mmHg　D. ≥150/90mmHg

E. ≥160/95mmHg

45. 高血压患者服用降压药后出现头晕、眼花、眩晕时应

A. 给予镇静剂　　　B. 立即取平卧位

C. 撤换降压药　　　D. 适当增加降压药用量

E. 调节生活节奏

46. 患者，男，70 岁。输液时突感胸闷、气促、烦躁不安。呼吸 30 次/分,脉搏 140 次/分,两肺底有细湿啰音。最可能的病情变化是

A. 左心衰竭　　　B. 右心衰竭

C. 全心衰竭　　　D. 输液反应

E. 肺栓塞

47. 患者,女,28 岁。足月妊娠。风心病二尖瓣狭窄史 10 年,产程开始后呼吸困难明显,伴频繁咳嗽、咳大量粉红色泡沫痰,极度烦躁、端坐位,脉搏加快、血压 90/70mmHg、两肺满布湿啰音及哮鸣音,心前区舒张期奔马律。目前的病情是

A. 急性呼吸衰竭　B. 急性肺炎

C. 急性肺栓塞　　D. 支气管哮喘

E. 急性左心衰竭

48. 患者,女,30 岁。风心病病史 10 年,3 日前受凉感冒后诱发心力衰竭,应用洋地黄治疗,昨日诉不思饮食,今晨呕吐 1 次,疑洋地黄中毒。最能提示洋地黄中毒的心脏表现是

A. 窦性心动过速　B. 阵发性心动过速

C. 心房颤动　　　D. 室性期前收缩二联律

E. 二度房室传导阻滞

49. 患者,女,30 岁。慢性心力衰竭接受洋地黄治疗已 5 日,表示治疗有效的表现是
   A. 体重增加
   B. 水肿消退
   C. 心率低于 60 次/分
   D. 血压升高
   E. 尿量减少

50. 患者,女,32 岁。风湿性心瓣膜病二尖瓣狭窄 5 年,因呼吸困难不能平卧入院。首优的护理诊断是
   A. 活动无耐力　　　B. 气体交换受损
   C. 睡眠型态紊乱　　D. 清理呼吸道无效
   E. 潜在并发症:急性肺水肿

51. 患者,女,30 岁。风心病心力衰竭给予利尿、强心、扩血管等药物治疗。静脉给药时补液速度应控制在
   A. 每分钟 20～30 滴　　B. 每分钟 30～40 滴
   C. 每分钟 40～50 滴　　D. 每分钟 50～60 滴
   E. 每分钟 60～70 滴

52. 患者,女,32 岁。风湿性心脏病心力衰竭入院,卧床月余,每天活动和按摩下肢的目的是
   A. 促进末梢循环减少回心血量
   B. 防止肢体肌肉萎缩
   C. 防止足部发生压疮
   D. 防止下肢静脉血栓形成
   E. 使病人舒适促进睡眠

53. 患者,男,60 岁。睡眠时突感极度胸闷、气急,大汗淋漓,咳大量粉红色泡沫痰,被迫端坐呼吸。测血压 200/110mmHg,心率 110 次/分。哪项护理是错误的
   A. 安慰患者稳定情绪
   B. 置患者于两腿下垂坐位
   C. 建立静脉通路
   D. 乙醇湿化吸氧 4～6L/min
   E. 快速静脉滴注降压药

54. 患者,女,28 岁。心慌气短 5 年,2 日前突然咯血,色鲜红、量约 150ml。面色发绀,心率 86 次/分,二尖瓣区闻及舒张期隆隆样杂音。心电图 P 波呈双峰状。应考虑的疾病是
   A. 支气管扩张　　B. 肺气肿
   C. 肺结核　　　　D. 肺心病
   E. 风心病

55. 患者,男,60 岁。急性心肌梗死入院,入院后 2 小时病情恶化突然死亡。最可能的死因是

A. 心源性休克　　B. 急性右心衰竭
C. 心室颤动　　　D. 心脏破裂
E. 脑缺氧

56. 患者,男,50 岁。急性心肌梗死入院已 48 小时,既往有习惯性便秘,患者要求到厕所排便。正确的护理措施是
   A. 协助患者在床上用便盆排便
   B. 使用开塞露后家属陪伴前往厕所排便
   C. 由家属陪伴前往厕所排便
   D. 使用缓泻剂后家属陪伴前往厕所排便
   E. 给予扩血管药物后允许家属陪伴前往厕所排便

57. 患者,女,60 岁。3 小时前胸骨后压榨样疼痛发作,伴呕吐、冷汗及濒死感而入院,护理体检:神清合作,心率 112 次/分,律齐,交替脉,心电图检查显示急性广泛前壁心肌梗死。首要的护理措施是
   A. 平卧位卧床休息　　B. 给氧
   C. 建立静脉通路　　　D. 监测生命体征
   E. 心理护理

58. 患者,男,50 岁。肥厚性梗阻型心肌病病史 8 年,活动后心绞痛发作,禁用的措施是
   A. 肌内注射止痛剂　　B. 绝对卧床休息
   C. 给氧　　　　　　　D. 通知医生
   E. 给予硝酸酯类药物

59. 患者,男,32 岁。发热 1 周伴心悸、气急 3 日入院。吸气时脉搏显著减弱或消失,提示病情为
   A. 心包积液　　　　　B. 气胸
   C. 主动脉瓣关闭不全　D. 右心衰竭
   E. 心房颤动

60. 患者,男,65 岁。原发性高血压病史 10 年。因使用复方降压片后心动过缓而改用硝苯地平片,护士指导病人改变体位时动作要慢,目的是
   A. 避免引起血压升高
   B. 避免诱发高血压脑病
   C. 避免诱发脑血管意外
   D. 避免发生直立性低血压
   E. 避免发生心源性脑缺血综合征

A₃/A₄型题

(61、62 题共用题干)

患者,女,28 岁。风湿性心脏病二尖瓣狭窄病史 5 年,昨夜在睡眠中突然憋气而惊醒,诉说呼吸困难,起床活动后改善。

61. 提示患者的病情是

A. 左心衰竭 B. 右心衰竭

C. 肺源性呼吸困难 D. 急性右心衰竭

E. 急性肺水肿

62. 最主要的护理措施是

A. 加强夜间观察 B. 立即心电监护

C. 控制钠水的摄入 D. 给予乙醇湿化氧

E. 患者夜间睡眠时安置半卧位

（63、64 题共用题干）

患者，女，40 岁，有风湿性心脏病二尖瓣狭窄病史。洗脸时时出现心悸和呼吸困难，经休息较长时间后缓解。

63. 其心功能属于

A. Ⅰ级 B. Ⅱ级

C. Ⅲ级 D. Ⅳ级

E. Ⅴ级

64. 休息与活动的合理安排是

A. 绝对卧床并取半卧位

B. 不限制体力活动但应避免剧烈活动

C. 轻体力工作但应增加午睡时间

D. 不能从事任何体力活动

E. 严格限制一般体力活动且应有充分的休息时间

（65、66 题共用题干）

患者，女，30 岁。足月妊娠，既往有风心病二尖瓣狭窄伴关闭不全病史 8 年，心功能Ⅲ级。产程开始后突感呼吸困难加重伴窒息感，频繁咳嗽，咯出大量粉红色泡沫痰。极度烦躁、端坐体位、面色发绀、脉搏加快、血压 160/90mmHg、两肺满布湿啰音及哮鸣音，心前区舒张期奔马律。

65. 目前的病情是

A. 急性呼吸衰竭 B. 急性右心衰竭

C. 急性肺栓塞 D. 支气管哮喘

E. 急性肺水肿

66. 护理措施错误的是

A. 安慰患者

B. 协助患者取平卧位头偏向一侧

C. 建立静脉通路

D. 遵医嘱静脉给予快速利尿剂和洋地黄

E. 给予 6～8L/min 高流量 30%～50% 乙醇溶液湿化吸氧

（67、68 题共用题干）

患者，男，28 岁。风心病主动脉瓣关闭不全、心功能Ⅲ级，服用地高辛 0.25mg，每日 1 次，今日主诉食欲明显减退，视力模糊，心电图示频发室性期前收缩呈二联律。

67. 最可能的原因是

A. 心力衰竭加重 B. 颅内压增高

C. 心源性休克 D. 低钾血症

E. 洋地黄中毒

68. 首要的护理措施是

A. 报告医生 B. 地高辛减量

C. 停用地高辛 D. 应用苯妥英钠

E. 给予氯化钾

（69、70 题共用题干）

患者，男，28 岁。自诉突然感到心悸、胸闷，随即意识丧失，心电图示 QRS 波群和 T 波消失，代之以形态不同、大小各异、极不规则的"波浪"状曲线，频率 300 次/分。

69. 应考虑的病情是

A. 心房颤动

B. 完全性房室传导阻滞

C. 心室扑动

D. 频发室性期前收缩

E. 心室颤动

70. 首要的处理措施是

A. 人工呼吸

B. 心脏按压

C. 非同步直流电除颤

D. 肾上腺素静脉注射

E. 利多卡因静脉注射

（71、72 题共用题干）

患者，女，60 岁。6 小时前胸骨后压榨样疼痛发作，伴呕吐、冷汗及濒死感而入院。体检：意识清楚，合作，心率 112 次/分，律齐，交替脉。心电图检查显示急性广泛前壁心肌梗死。

71. 最主要的护理问题是

A. 活动无耐力

B. 心排血量减少

C. 体液过多

D. 潜在并发症：心律失常

E. 潜在并发症：感染

72. 监护过程中护士发现患者烦躁不安，面色苍白，皮肤湿冷，脉细速，尿量减少，应警惕发生

A. 严重心律失常 B. 急性左心衰竭

C. 心源性休克 D. 并发感染

E. 心脏破裂

（73、74 题共用题干）

患者，男，65 岁。心绞痛病史 2 年。骑车上桥时出现胸骨后压榨样疼痛，即原地休息、含服硝酸甘油 3 片无效，出冷汗，路人将患者送到急诊室。

心电图检查诊断为急性前壁心肌梗死,转入 CCU
进行尿激酶治疗。

73. 家属询问护士应用尿激酶的目的,正确的回
答是
    A. 解除疼痛
    B. 扩张冠状动脉
    C. 抑制血小板的聚集
    D. 防止冠脉内血栓形成
    E. 溶解冠脉内血栓

74. 经治疗病情稳定后,护士指导患者避免用力排
便,患者问及理由,正确的回答是
    A. 用力过度引起虚脱反应
    B. 腹压增加导致呕吐加剧
    C. 血压陡升导致脑出血
    D. 氧耗量增加使梗死面积扩大
    E. 以免诱发严重心律失常

(75、76 题共用题干)

患者,男,65 岁。1 小时前因情绪激动,突然
剧烈头痛、烦躁、气急、胸闷、视力模糊。血压 228/
135mmHg,心率 116 次/分。

75. 急症降压处理首选
    A. 利血平肌内注射
    B. 硝苯地平口服
    C. 酚妥拉明静脉滴注
    D. 硝酸甘油静脉滴注
    E. 硝普钠静脉滴注

76. 降压过程中不妥的护理措施是
    A. 绝对卧床休息

B. 保持呼吸道通畅
C. 避免不良刺激
D. 迅速将血压降至正常
E. 监测血压变化

(77、78 题共用题干)

患者,男性,59 岁。低热、盗汗、憋气 2 周入
院。超声心动图示大量心包积液。

77. 血管检查时可有
    A. 颈静脉怒张   B. 腹壁静脉曲张
    C. 颈动脉搏动明显   D. 动脉枪击音
    E. 脉压增大

78. 可能出现的脉搏异常是
    A. 不整脉   B. 水冲脉
    C. 奇脉   D. 交替脉
    E. 缓脉

(79、80 题共用题干)

患者,女,65 岁。高血压病史 10 年,原用硝苯
地平治疗,现医嘱加用氢氯噻嗪以增强降压效果。

79. 氢氯噻嗪降压的作用机制是
    A. 抑制血管紧张素转化酶作用
    B. 阻滞钙通道
    C. 利尿
    D. 拮抗血管紧张素作用
    E. 阻滞 β 受体

80. 今晨应用降压药后起床时晕倒,首先应考虑
    A. 直立性低血压   B. 心源性休克
    C. 高血压危象   D. 高血压脑病
    E. 急性左心衰竭

第4章 消化系统疾病患者的护理

消化系统由消化道(食道、胃、肠)和消化腺(肝、胆、胰)两部分组成,其作用是协力完成食物的消化和吸收。

1. 各种消化器官的功能

(1) 食管:连接咽和胃的通道,负责将来自口腔的食团和唾液通过周期性收缩等运送到胃内。

(2) 胃:分为贲门部、胃底、胃体和幽门部4部分,胃壁由黏膜层、黏膜下层、肌层和浆膜层组成。黏膜层由功能不同的细胞组成:①主细胞:分泌胃蛋白酶原。②壁细胞:分泌盐酸和内因子,盐酸能激活胃蛋白酶原转变为胃蛋白酶使蛋白质消化分解成多肽,并能杀灭细菌,内因子可促进维生素 B_{12} 吸收。③黏液细胞:分泌碱性黏液,中和胃酸保护胃黏膜。此外,幽门部腺体中的 G 细胞可分泌促胃液素,能促进壁细胞和主细胞分泌胃酸和胃蛋白酶原。胃的主要功能为暂时贮存食物,通过胃的蠕动和胃液分泌,对食物进行消化形成食糜,并使胃内容物排空进入十二指肠。

(3) 肠:分为小肠和大肠。①小肠:包括十二指肠、空肠和回肠,是食物消化和营养吸收的主要场所,食物中的蛋白质、脂肪、糖通过各种消化酶的作用,分解成氨基酸、脂肪酸和葡萄糖后被肠壁吸收,空肠吸收葡萄糖、氨基酸、脂肪酸和水溶性维生素,十二指肠和空肠上段吸收铁离子,回肠吸收维生素 B_{12} 和内因子。②大肠:分为盲肠(包括阑尾)、结肠和直肠3部分,主要功能为吸收水分、电解质和肠内细菌产生的维生素,并为消化后的食物残渣提供暂时的贮存场所和将其浓缩成粪便排出体外。

(4) 肝:人体内最大的消化腺。主要功能有:①生成胆汁:胆汁是由肝细胞生成,经胆道系统运输和排泄至十二指肠。②物质代谢:合成糖、蛋白质、脂质、维生素及某些凝血因子。③解毒功能:毒素、细菌、血氨和化学物质的解毒作用及药物和激素的灭活作用。

(5) 胆囊和胆管:胆囊的作用是贮存和浓缩胆汁;胆管的作用是运输和排泄胆汁。

(6) 胰腺:为腹膜后器官,分头、体、尾3部分,胰的输出管为胰管,穿出胰头后与胆总管合并或分别开口于十二指肠乳头。胰腺具有外分泌和内分泌2种功能:①外分泌功能:分泌胰液(胰淀粉酶原、胰脂肪酶原、胰蛋白酶原和糜蛋白酶原),主要作用是中和进入十二指肠的胃酸,使肠黏膜免受酸的侵蚀,也给小肠内多种消化酶活动提供了最适宜的环境(pH 7~8)。②内分泌功能:胰岛中的 A 细胞分泌胰高血糖素,促进糖原分解和葡萄糖异生,使血糖升高;B 细胞分泌胰岛素,使全身各种组织加速摄取、贮存和利用葡萄糖,促进糖原合成,抑制葡萄糖异生,使血糖降低。

2. 消化系统的免疫功能 ①胃肠道黏膜表面的生理结构和广泛分布于黏膜内的免疫细胞共同构成的黏膜屏障,形成了胃肠道免疫系统的第1道防线,在黏膜表面接触病原微生物和有害物质时,起着抵御病原体侵入肠壁和维持人体正常防御功能的作用。②肝和肠系膜淋巴结是肠道免疫系统的第2道防线,起着生物过滤作用,防止从肠道来的毒素、细菌及其他有害物质进入血管和淋巴管进而波及全身。

3. 胃肠功能的调节 ①神经调节:胃肠道的运动、分泌、血流及免疫功能,受自主神经和肠神经系统(enteric nervous system,ENS)支配,丘脑下部是自主神经的皮质下中枢,也是联络大脑和低位神经的重要环节;肠神经系统(ENS)是位于从食管至肛门整个消化道环形肌与纵形肌之间的肌间神经丛和黏膜下的神经丛,它可直接接受胃肠腔内的各种信号而独立行使调节胃肠的功能,同时也受中枢神经调节,在调控胃肠道的运动、分泌、血液和水、电解质转运上都发挥重要作用。所以,胃肠道动力的调节,有赖于中枢神经系统、自主神经系统和肠神经系统(ENS)的完整性以及它们之间的协调。②内分泌调节:胃肠道激素(存在于胃肠道及肝胆的内分泌细胞及 ENS 内的多肽活性物质,又称脑-肠肽),对消化道正常生理功能的维持也是必不可少的,它作为激素和神经递质双重身份,既可影响远处器官,也可传递神经信号与冲动,还可调节邻近或自身细胞,各胃肠激素之间、胃肠激素与胃肠各种细胞、组织、器官之间相互协调才能维持正常功能。

消化道与外界相通,接触病原体、毒性物质、致癌物质的机会较多,所以消化系统疾病的病因复杂,包括感染、外伤、理化因素、大脑皮质功能失调、营养缺乏、代谢紊乱、吸收障碍、肿瘤、自身免疫、遗传和医源性因素等。消化系统疾病属于常见病,在我国肝癌和胃癌分别占恶性肿瘤死因的第3位和第2位,胃肠病和肝病引起的疾病负担占所有疾病负担的十分之一。多数消化系统疾病为慢性病程,易造成严重的消化吸收功能障碍,也可因发生急性病症如出血、昏迷等而危及生命。

第 1 节　常见症状的护理

一、恶心与呕吐

(一)概述

恶心(nausea)与呕吐(vomiting)是消化系统病变的常见症状。恶心为一种上腹不适、紧迫欲吐的感觉,常为呕吐的前驱症状,但也可单独出现;呕吐是指胃内容物或部分小肠内容物,通过胃的强烈收缩经食管逆流出口腔的一种复杂的反射动作。呕吐可将食入胃内的有害物质吐出,起到对机体的保护作用。但长期呕吐伴畏食者可致营养不良;频繁剧烈的呕吐可引起水电解质紊乱、酸碱平衡失调(低钾、低氯、代谢性碱中毒),甚至引起食管贲门撕裂和诱发上消化道出血;有意识障碍者,呕吐时可发生误吸,而导致吸入性肺炎或窒息。

(二)护理评估

1. 病因　按发病机制分为4类:①反射性呕吐:内脏末梢神经的冲动,通过自主神经传入纤维传至呕吐中枢所致。见于消化系统疾病,如急性胃炎、幽门梗阻、急性阑尾炎、肝炎、急性胆囊炎、急性胰腺炎、肠梗阻等;也可见于其他系统疾病,如青光眼、屈光不正、尿路结石、肾绞痛、急性肾盂肾炎、急性心肌梗死、刺激味觉、嗅觉及视觉的病变等。②中枢性呕吐:由颅内病变直接压迫、药物及其他因素刺激呕吐中枢而引起。见于中枢神经系统疾病,如脑炎、脑出血、高血压脑病、脑挫裂伤、脑震荡、颅内血肿等;药物及化学毒物的作用,如洋地黄类药物、某些抗生素、抗癌药物、阿扑吗啡、有机磷农药等;内分泌与代谢紊乱,如尿毒症、糖尿病、酮症酸中毒、甲状腺危象、妊娠呕吐等。③前庭功能障碍性呕吐:如迷路炎、梅尼埃病、晕动病等。④心因性呕吐:与心理社会因素有关,常无器质性病变。

2. 临床表现

(1) 恶心的表现:上腹部不适和饱胀感,同时有迷走神经兴奋表现,如面色苍白、流涎、出汗、心动过缓、血压降低等。

(2) 呕吐的特点:①发生的时间:晨起呕吐,见于育龄妇女早期妊娠反应;夜晚或凌晨发生的呕吐,可见于尿毒症、幽门梗阻;在乘车、船时出现呕吐,见于晕动病;头部位置变化时发生的呕吐,见于前庭功能障碍。②与进食的关系:胃源性的呕吐,常与进食有关,食后不久即吐,多为急性胃炎、食物中毒有集体发病和进食不洁食物史;心因性呕吐,在进食后立即发生、呕吐前无恶心、呕吐后还能继续进食;进餐后 6 小时以上发生的呕吐,见于幽门梗阻;颅内压增高引起的呕吐,与进食无关,呕吐前无恶心、吐后不觉轻松。③呕吐物的性状:有发酵、腐败气味,提示胃潴留;有粪臭味,可能为低位小肠梗阻;含大量酸性液体,多为胃泌素瘤或十二指肠球部溃疡;呕吐隔餐、隔宿酸臭食物且呕吐量较多者,提示幽门梗阻;无酸者,考虑贲门梗阻;带大蒜臭味,可能是有机磷农药中毒。

（3）伴随症状:①伴腹痛、腹泻:常见于急性胃肠炎、食物中毒,亦可见于霍乱等。②伴发热、右上腹痛、寒战或有黄疸:见于胆囊炎、胆石症。③伴眩晕、眼球震颤:提示前庭功能障碍。④伴剧烈头痛、喷射样呕吐:提示颅内高压。

考点:呕吐的特点

（三）主要护理诊断及合作性问题

1. 有体液不足的危险　与频繁剧烈的呕吐使体液丢失过多有关。
2. 营养失调:低于机体需要量　与长期反复呕吐和营养摄入不足有关。

（四）护理措施

1. 一般护理　协助患者采取合适的体位,病情轻者取坐位,病情重及体力差者,取侧卧位或仰卧位、头偏向一侧,以防止呕吐物吸入呼吸道,避免发生窒息及吸入性肺炎;呕吐后用温开水或 0.9% 氯化钠溶液漱口,做好口腔护理,及时清理呕吐物和更换污染衣物、被褥,开窗通风。

2. 饮食护理　呕吐停止后,给予清淡、易消化的饮食,少量多餐、逐渐增加进食量;口服补液时,应少量多次饮用,以免引起恶心呕吐;不能进食或有严重水电解质紊乱时,遵医嘱静脉补液以保证营养需要,避免发生水、电解质紊乱及酸碱平衡失调。

3. 用药护理　阿托品,可缓解胃肠痉挛,用药后可有面部潮红、口干、心动过速等药物反应;甲氧氯普胺,可增加胃排空、减轻胃与十二指肠的逆蠕动,而起到止吐的作用,但可出现体位性低血压,叮嘱患者用药后改变体位时动作要缓慢。

4. 病情观察　①观察呕吐的特点,记录呕吐的次数,呕吐物的性质和量、颜色、气味。②定时测量和记录生命体征直至稳定,心率加快、呼吸急促、血压降低,多提示血容量不足。③准确记录每日出入液量,观察实验室检查结果及有无水电解质、酸碱紊乱表现,脱水严重时可出现软弱无力、口渴、皮肤黏膜干燥和弹性减低,尿量减少,尿比重增高,甚至出现烦躁不安、昏迷等表现;代谢性碱中毒时,呼吸浅、慢。④观察有无呛咳及窒息表现,如有少量呕吐物呛入气管,可轻拍背部协助其将呕吐物咳出,量多时应迅速用吸引器吸引,该项护理对儿童、老人、意识障碍患者尤为重要。

考点:一般护理和饮食护理

二、腹　泻

（一）概述

腹泻（diarrhea）是指排便次数增多,粪质稀薄,或带有黏液、脓血或未消化的食物。根据病程分为急性腹泻和慢性腹泻（病程超过 2 个月）。

（二）护理评估

1. 病因　①胃肠疾病:见于胃炎、消化性溃疡、胃酸缺乏,肠炎、肠结核、溃疡性结肠炎、肠易激综合征、肠道肿瘤及痢疾、伤寒、霍乱等。②肝、胆、胰疾病:见于慢性肝炎、肝硬化、胆道感染、胆石症、胰腺炎、胰腺癌等。③急性中毒:见于进食毒蕈、鱼胆、河豚等引起的中毒,以及某些化学物质如磷、砷、汞等引起的中毒。④全身性疾病:如甲状腺功能亢进、糖尿病、尿毒症、系统性红斑狼疮、食物过敏、败血症等。⑤药物副作用:如洋地黄、甲状腺素、5-氟尿嘧啶、利血平、呱乙啶等。

2. 临床表现

(1) 腹泻的特点：①急性腹泻：起病急，病程较短，每日排便可多达 10 次以上，常见于急性肠道感染或食物中毒。②慢性腹泻：起病缓慢，病程较长，每日排便数次，常呈间歇发作，多见于慢性肠道感染、炎症性肠病、功能性胃肠病、肠道肿瘤等。③粪便性状：小肠病变引起的腹泻，排便次数不多而粪便量多、粪质稀薄、黏液少、含油质和不消化食物、很臭；结肠病变引起的腹泻，排便次数多而粪便量少、粪便含黏液多或带有脓血；胰原性腹泻，粪便量多、呈糊状、灰色并有油光色彩，又称脂肪泻；肠易激综合征引起的腹泻，粪便大多呈稀糊状、含大量黏液而无脓血。④与腹痛的关系：急性感染性腹泻，腹痛在脐周，便后腹痛无明显缓解者，常为小肠疾病；腹痛在下腹部，腹泻后疼痛可缓解者，常为结肠疾病。

(2) 伴随症状：①伴发热，见于急性细菌性痢疾、伤寒、肠结核、肠道恶性肿瘤等。②伴重度脱水，见于沙门菌食物中毒、霍乱等。③伴里急后重，见于急性细菌性痢疾、慢性细菌性痢疾急性发作、直肠炎症和直肠肿瘤等。④伴腹部包块，见于胃肠恶性肿瘤、肠结核等。⑤伴皮疹，见于败血症、伤寒、食物过敏等。⑥伴明显消瘦，见于甲状腺功能亢进、消化道恶性肿瘤及各种原因引起的消化吸收不良等。

考点：腹泻的特点

(三) 主要护理诊断及合作性问题

1. 腹泻　与肠道疾病或全身性疾病有关。

2. 有体液不足的危险　与大量腹泻引起的失水有关。

3. 营养失调：低于机体的需要量　与长期慢性腹泻引起营养物质吸收减少有关。

4. 有皮肤完整性受损的危险　与频繁腹泻及排泄物对肛周皮肤刺激有关。

(四) 护理措施

1. 一般护理　①休息与活动：急性起病、全身症状明显的患者应卧床休息；慢性腹泻者可适当活动，增加休息时间。注意腹部保暖，可用热水袋热敷腹部，以减弱肠道运动，减少排便次数，并有利于腹痛等症状的减轻。注意足部保暖，防止诱发腹泻。②饮食护理：饮食以营养丰富、低脂、少渣、易消化食物为主，避免生冷、多纤维、刺激性强的食物。急性腹泻应根据病情和医嘱，给予禁食、流质、半流质或软食。③心理护理：慢性腹泻患者疗效不明显时，往往对预后感到担忧，某些腹泻（如肠易激综合征）与精神因素有关，故应注意对患者心理状况的评估和护理，稳定患者情绪。

2. 肛周皮肤护理　排便频繁时，因粪便的刺激可使肛周皮肤损伤，引起糜烂及感染。排便后应用温水清洗肛周皮肤，用软纸或软布擦干，保持清洁干燥，涂无菌凡士林或抗生素软膏保护肛周皮肤。

3. 用药护理　①应用止泻药时注意观察患者排便情况，腹泻控制后应及时停药。②应用解痉止痛剂阿托品时，注意药物不良反应如口干、视物模糊、心动过速等。③严重腹泻时应及时遵医嘱补充液体、电解质及营养物质，以满足患者的生理需要量。一般可经口服补液，注意少量、多次和液体保温；严重者需经静脉补充，注意输液速度的调节，尤其是老年患者补液时应特别注意，以防发生肺水肿。④对感染性腹泻患者，遵医嘱合理使用抗生素。

4. 病情观察　①观察大便次数、量、性状及伴随症状。②对急性严重腹泻患者应严密监测生命体征、神志、尿量的变化；监测有无口渴、口唇干燥、皮肤弹性下降、尿量减少、神志淡漠等脱水表现；有无肌肉无力、腹胀、肠鸣音减弱、心律失常等低钾血症表现；监测血生化指标的变化。

考点：肛周皮肤护理

三、黄 疸

(一)概述

黄疸(jaundice)是指血清中胆红素浓度升高超过 34.2μmol/L 时,使巩膜、黏膜以及其他组织发黄的现象。

正常人血清总胆红素浓度为 1.7~17.1μmol/L,当血清总胆红素升高在 17.1~34.2μmol/L 时,肉眼不能发现黄疸,称为隐性黄疸;血清总胆红素在 34.2~170μmol/L 时,称为轻度黄疸;在 170~340μmol/L 时,称为中度黄疸;超过 340μmol/L 时为重度黄疸。按发病机制不同,黄疸可分为溶血性黄疸、肝细胞性黄疸和胆汁淤积性黄疸及先天性非溶血性黄疸 4 种类型。

(二)护理评估

1. 病因 ①溶血性黄疸:见于各种溶血性疾病,如先天性溶血性贫血、自身免疫性溶血性贫血、异型输血后溶血、葡萄糖-6-磷酸脱氢酶(G6PD)缺乏症、蛇毒、毒蕈、伯氨喹及大面积烧伤等引起的溶血等。②肝细胞性黄疸:见于引起肝细胞广泛性损害的疾病,如病毒性肝炎、中毒性肝炎、肝硬化、肝癌、钩端螺旋体病、败血症等。③胆汁淤积性黄疸:见于各种原因引起的肝内或肝外胆道阻塞,如毛细胆管型病毒性肝炎、药物性胆汁淤积、肝内泥沙样结石等导致肝内胆汁淤积;急性胆囊炎、胆总管结石、蛔虫、肿瘤等引起的肝外胆汁淤积。④先天性非溶血性黄疸:由于先天性酶缺陷导致肝细胞先天性功能障碍,造成对胆红素的摄取、结合和排泄异常而引起黄疸。见于 Gilbert 综合征、Crigler-Najjar 综合征、Dubin-Johnson 综合征、Rotor 综合征等。

2. 临床表现

(1) 溶血性黄疸:黄疸较轻,呈浅柠檬黄色,一般不伴皮肤瘙痒,粪色加深。①急性溶血引起者,有寒战、高热、头痛、贫血及血红蛋白尿,重者可发生急性肾功衰竭;慢性溶血引起者,常有贫血、脾大等;多为家族性与遗传性。②实验室检查:血胆红素升高(以非结合胆红素为主)、尿胆红素(-)、尿胆原增加,尿血红蛋白(+)。

(2) 肝细胞性黄疸:①皮肤、黏膜、巩膜呈浅黄至深黄不等,重者伴有皮肤瘙痒。常伴有乏力、食欲不振、厌食油腻、腹胀和肝区胀痛;严重者有出血倾向或伴有不同程度的意识障碍,甚至出现昏迷。②实验室检查:血清非结合胆红素和结合胆红素均增加;尿液结合胆红素(+)、尿胆原轻度增加;肝功能检查,转氨酶增高、蛋白代谢异常等。

(3) 胆汁淤积性黄疸:①黄疸程度较重,皮肤呈暗黄色、黄绿色或绿褐色,皮肤瘙痒明显,常伴心动过缓;粪便颜色变浅或呈白陶土色;尿色加深如浓茶。②实验室检查:血清胆红素增高(以结合胆红素为主);尿液结合胆红素(+)、尿胆原减少或无;血清碱性磷酸酶及胆固醇增高。

3. 伴随症状 ①伴腹痛:见于胆道结石、胆道蛔虫、肝脓肿、病毒性肝炎、肝癌等。②伴发热:见于急性胆管炎、肝脓肿、败血症、疟疾、溶血性贫血等。③伴腹腔积液:见于重症肝炎、肝硬化失代偿期、肝癌等。④伴胆囊肿大:见于胰头癌、胆总管癌、胆总管结石等。⑤伴肝大:见于病毒性肝炎、早期肝硬化、肝癌等。⑥伴脾大:见于病毒性肝炎、肝硬化、疟疾、败血症、溶血性贫血等。

考点:不同类型黄疸的特征

(三)主要护理诊断及合作性问题

有皮肤完整性受损的危险 与严重黄疸致皮肤瘙痒有关。

(四)护理措施

1. 一般护理 ①休息与活动:保持安静、舒适的环境,急性期卧床休息,病情好转后逐渐恢复活动。②饮食护理:给予清淡、易消化、富含维生素的饮食,戒烟、禁酒,蛋白质供应视肝功情况而定,若为胆汁淤积性黄疸,应给予低脂及富含脂溶性维生素的食物。③心理护理:以真诚、关爱、接纳的态度对待患者,解释黄疸原因,减轻患者焦虑心理,顺利渡过黄疸期。④急性病毒性肝炎所致黄疸者应施行消化道隔离。

2. 皮肤护理　注意皮肤清洁,用温水清洗,局部用炉甘石洗剂涂擦以减轻瘙痒,必要时可遵医嘱用氯苯那敏或异丙嗪等;建议穿柔软舒适的棉质衣物,及时修剪指甲,以免抓破皮肤。

考点: 皮肤护理

3. 病情观察　注意观察患者皮肤、巩膜黄染及尿色、粪便颜色的动态变化及治疗效果;观察意识及精神状态,及时发现肝性脑病的先兆表现;注意尿量,以及时发现急性肾功衰竭征象。

四、呕血与黑便

(一) 概述

呕血(hematemesis)是指上消化道(屈氏韧带以上的消化道,包括食管、胃、十二指肠)和胰腺、胆道出血,经胃从口呕出;呕血的颜色可呈鲜红、暗红或棕褐色,常混有胃液或食物。黑粪(black stool)又称柏油样便,是血红蛋白与胃酸接触变性后在肠道经硫化物作用形成黑色的硫化铁随大便排出而致。黑粪可单独出现,呕血则伴有黑粪。

(二) 护理评估

1. 病因　常见于消化系统疾病,尤以消化性溃疡最常见,其他见于食管及胃底静脉曲张破裂出血、急性糜烂出血性胃炎、胃癌等。也可见于全身性疾病,如血液及造血系统疾病、尿毒症、流行性出血热、钩端螺旋体病等。

2. 临床表现

(1) 呕血和黑粪的颜色:①呕血的颜色,取决于上消化道出血的速度、量和在胃内停留的时间,出血速度慢、出血量少、在胃内停留的时间长,颜色呈棕褐色或咖啡色;短时内大量出血、在胃内停留的时间短,常呕出鲜红色或暗红色血液。②粪便的颜色,与血液在肠道内停留时间的长短有关,通常以黑色或柏油样为主,当出血量多、肠蠕动加快时,粪便可呈暗红或鲜红色。

(2) 与咯血的鉴别:①呕血的颜色大多呈棕褐色或咖啡色,混有食物残渣及胃液,呈酸性,呕血前有上腹不适、恶心、呕吐等消化道症状。②咯血的颜色呈鲜红色,混有痰和泡沫,呈碱性,咯血前有喉痒、咳嗽、胸部压迫感等先兆症状。

(3) 伴随症状:①伴慢性周期性节律性上腹疼痛,提示消化性溃疡;伴脾大、蜘蛛痣、肝掌、腹壁静脉怒张或有腹腔积液,提示门脉高压致食管胃底静脉曲张破裂出血;中老年人有无规律的慢性腹痛伴厌食、消瘦或贫血,提示胃癌。②伴黄疸、寒战、发热且右上腹痛者,可能系胆道疾病所致;伴黄疸、发热、皮肤黏膜出血者,可能系某些感染性疾病引起,如败血症、钩体病等。

考点: 常见病因和临床表现

(4) 出血严重程度和出血是否停止的判断:见本章第12节"上消化道出血患者的护理"。

(三) 主要护理诊断及合作性问题

1. 恐惧　与突然发生上消化道出血和反复呕血有关。

2. 潜在并发症　失血性休克。

(四) 护理措施

见本章第12节"上消化道出血患者的护理"。

重点提示

1. 恶心与呕吐是消化系统病变的常见症状。长期呕吐伴畏食者可致营养不良,频繁剧烈的呕吐可引起水电解质紊乱、酸碱平衡失调;呕吐隔餐、隔宿酸臭食物且呕吐量较多者提示幽门梗阻。

2. 腹泻是指排便次数增多,粪质稀薄,或带有黏液、脓血或未消化的食物。根据病程分为急性腹泻和慢性腹泻(病程超过2个月)。病因以胃肠疾病常见。

3. 黄疸是指血清中胆红素浓度升高超过 34.2μmol/L 时,使巩膜、黏膜以及其他组织发黄的现象。分为溶血性黄疸、肝细胞性黄疸和胆汁淤积性黄疸及先天性非溶血性黄疸4种类型。

4. 呕血是指上消化道和胰腺、胆道出血,经胃从口呕出;黑粪是血红蛋白与胃酸接触变性后在肠道经硫化物作用形成黑色的硫化铁随大便排出而致。黑粪可单独出现,呕血则伴有黑粪。最常见的病因是消化性溃疡。

(江领群)

第2节　胃炎患者的护理

案例 4-1

患者,女性,48 岁。近3年来反复上腹部胀痛不适,伴嗳气,食欲不振,近2日症状加重。平素喜好饮酒。查体:生命体征正常,消瘦。大便隐血试验阳性,胃镜下呈现胃黏膜呈颗粒状,黏膜皱襞血管显露,色泽灰暗;幽门螺杆菌检测为阳性。初步诊断为慢性萎缩性胃炎。

问题:1. 主要护理问题是什么?
　　2. 饮食护理措施是什么?

胃炎(gastritis)是指任何病因引起的胃黏膜炎症,常伴有上皮损伤和细胞再生。胃炎是最常见的消化道疾病之一,临床上按发病的缓急和病程的长短,分为急性胃炎和慢性胃炎2大类。

一、急性胃炎患者的护理

(一)概述

急性胃炎(acute gastritis)是由多种病因引起的急性胃黏膜炎症。临床上急性发病,常表现为上腹部症状。急性胃炎包括:①急性糜烂出血性胃炎(acute erosive-hemorrhagic gastritis),以胃黏膜多发性糜烂为特征,常伴有胃黏膜出血,是最常见的急性胃炎。②急性幽门螺杆菌感染引起的急性胃炎。③幽门螺杆菌以外的病原体感染和(或)其毒素引起的急性感染性胃炎。

急性糜烂出血性胃炎的常见病因:①药物:最常见的是非甾体类抗炎药(NSAID),如阿司匹林、吲哚美辛等,可能通过抑制前列腺素的合成导致胃黏膜上皮层发生糜烂、出血。此外,某些药物如铁剂、氯化钾口服液及某些抗肿瘤药物或抗生素等也可刺激或损伤胃黏膜。②急性应激:严重创伤、大手术、大面积烧伤、休克、颅内病变、严重脏器疾病等,引起胃黏膜缺血、缺氧,导致胃黏膜黏液和碳酸氢盐分泌减少和局部前列腺素合成不足、上皮细胞再生能力减弱,使黏膜屏障破坏,引起胃黏膜糜烂及出血。③乙醇:具有亲酯性和溶脂性能,高浓度乙醇可直接破坏胃黏膜屏障而导致黏膜糜烂、出血。

（二）护理评估

1. 健康史　评估有无严重创伤、严重脏器病症、大手术、休克、大面积烧伤及幽门螺杆菌感染等病史；有无长期服用 NSAID、铁剂、氯化钾口服液及某些抗肿瘤药物等用药史；近期有无服用 NSAID 史、严重疾病状态或大量饮酒等。

2. 临床表现

（1）症状和体征：①急性糜烂出血性胃炎，以突然呕血和（或）黑便为首发症状，是上消化道出血常见病因之一（占上消化道出血原因的 10%~25%）。②服用 NSAID 引起的急性胃炎，多数症状轻微，如上腹不适或隐痛、或无明显症状、或被原发病症状所掩盖，也不发生急性上消化道出血。③常见体征为上腹部不同程度的压痛。

（2）心理状态：部分由急性应激因素引起的急性胃炎，患者多无思想准备，若出现上消化道出血症状更易加重精神负担，容易出现焦虑、紧张不安，甚至恐惧感。

考点：急性糜烂出血性胃炎的常见病因和临床表现

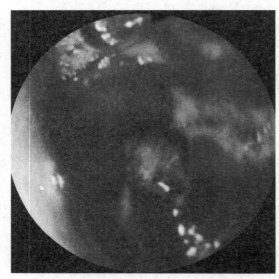

图 4-1　急性糜烂出血性胃炎的胃黏膜表现

3. 辅助检查　①急诊胃镜检查：在出血后 24~48h 内进行，可见弥漫分布的、以多发性糜烂、出血灶和浅表性溃疡为特征的急性胃黏膜病损（图 4-1）；NSAID 或乙醇所致者以胃窦为主，应激所致者以胃体、胃底部为主。②粪便隐血试验：急性糜烂出血性胃炎多呈阳性反应。

（三）治疗要点

针对原发病和诱发因素采取防治措施：①积极治疗原发病。②NSAID 引起者，给予 H_2 受体拮抗剂、质子泵抑制剂或米索前列醇；急性应激引起者，给予 H_2 受体拮抗剂、质子泵抑制剂或硫糖铝。③发生上消化道出血时，按上消化道出血治疗原则采取综合治疗措施（见本章第 12 节"上消化道出血患者的护理"）。

（四）主要护理诊断及合作性问题

1. 知识缺乏　缺乏与急性胃炎相关的防治知识。

2. 潜在并发症　上消化道大出血。

（五）护理措施

1. 一般护理　①休息与活动：发作时应注意休息、减少活动，急性应激引起者或有消化道出血的患者，应卧床休息。②饮食护理：发作时，进温凉、少渣、易消化的半流质饮食；少量出血可给牛奶、米汤等流质，以中和胃酸，利于胃黏膜修复；急性大出血或呕吐时，应禁食，以免加重出血，随病情好转从半流食、软食、逐步过渡到普食；平素进食应定时、有规律，避免暴饮暴食，避免辛辣刺激性食物，戒烟戒酒。③心理护理：做好心理疏导，以解除患者的紧张情绪。

2. 用药护理　指导患者正确使用阿司匹林、吲哚美辛等对胃黏膜有刺激的药物，必要使用制酸剂、胃黏膜保护剂等药物预防本病的发生。

3. 病情观察　观察有无上腹部疼痛不适、饱胀、恶心、呕吐、食欲不振等消化不良表现；密切观察有无上消化道出血征象如呕血、黑粪等，监测大便隐血试验，以及时发现病情变化。

4. 上消化道出血的护理　见本章第 12 节"上消化道出血患者的护理"。

（六）健康教育

向患者及家属介绍急性胃炎的有关知识、预防方法及自我护理措施。进行生活及用药指导，如避免使用对胃黏膜有刺激的药物，注意饮食卫生，进食要规律、避免过冷、过热、辛辣刺激性的食物及咖啡、浓茶等饮料，戒烟酒，保持轻松愉快的心情等。

二、慢性胃炎患者的护理

（一）概述

慢性胃炎（chronic gastritis）是指由各种病因引起的胃黏膜慢性炎症，以幽门螺杆菌感染引起的 **考点：**病因
胃黏膜慢性炎症最常见。发病率在各种胃病中占首位，男性稍多于女性，任何年龄均可发病。

我国人群中幽门螺杆菌感染率高达 40%~70%，幽门螺杆菌感染是引起慢性胃炎最主要的病因，其分泌的空泡毒素 A 可引起细胞损害，细胞毒素相关基因蛋白能引起强烈的炎症反应，菌体胞壁作为抗原可诱导免疫反应，这些因素长期存在可导致胃黏膜慢性炎症；饮食中高盐和缺乏新鲜蔬菜水果与胃黏膜萎缩、肠化生及胃癌的发生密切相关；自身免疫性慢性胃炎患者血液中存在壁细胞抗体和内因子抗体，使富含壁细胞的胃体黏膜萎缩、胃酸分泌减少或丧失，维生素 B_{12} 吸收减少，导致恶性贫血。此外，含有胆汁和胰液的十二指肠液反流入胃、酗酒、服用 NSAID 等药物及某些刺激性食物如咖啡、过冷、过热、过于粗糙的食物等，均可反复损伤胃黏膜屏障而最终导致慢性胃炎。

目前，我国采用新悉尼系统分类方法，将慢性胃炎分为非萎缩性（以往称浅表性）胃炎、萎缩性胃炎和特殊类型胃炎 3 大类，萎缩性胃炎又分为多灶萎缩性胃炎和自身免疫性胃炎。慢性胃炎的过程是胃黏膜损伤和修复的慢性过程，主要组织病理学特征是炎症、萎缩和肠化生。慢性非萎缩性胃炎，由幽门螺杆菌感染引起，不伴胃黏膜萎缩性改变，是以胃黏膜淋巴细胞和浆细胞浸润为主的慢性炎症，以胃窦为重；多灶萎缩性胃炎，多由慢性非萎缩性胃炎发展而来，萎缩性改变和肠化生在胃内呈多灶性分布，以胃窦为主、继而波及胃体；自身免疫性胃炎，由自身免疫因素引起，萎缩性改变和肠化生主要位于胃体部。

链接　幽门螺杆菌

1979 年 4 月，澳大利亚科学家罗宾·沃伦在胃黏膜标本中意外地发现无数细菌紧黏着胃黏膜上皮，而后在其他慢性胃炎的标本中多次发现此种细菌，意识到这种细菌与胃炎等消化道疾病有关；其后澳大利亚科学家巴里·马歇尔进行人体试验证实了此细菌（幽门螺杆菌）与胃炎的关系。为此，他俩于 2005 年获得了诺贝尔生理学和医学奖。

（二）护理评估

1. 健康史　了解有无幽门螺杆菌感染的证据，有无长期高盐饮食、长期饮酒、饮浓茶、咖啡、食用粗糙食物等，饮食是否规律；有无长期大量服用 NSAID 及其他药物史；有无肝、胆及胰疾病引起的十二指肠液反流等病史。

2. 临床表现

（1）症状和体征：病程迁延，进展缓慢。①幽门螺杆菌引起的慢性胃炎，多数无症状或症状无特异性，主要表现为上腹痛或饱胀不适、嗳气、恶心等消化不良症状。②自身免疫性胃炎，可有明显贫血，典型恶性贫血时还伴有维生素 B_{12} 缺乏的表现，如舌乳头萎缩、巨幼细胞贫血和抑郁、失眠、肢体颤抖等精神神经症状。

（2）心理状态：因病程迁延，患者担心治疗效果而易产生焦虑情绪。

3. 辅助检查　①胃镜及活体组织检查：诊断慢性胃炎最可靠的方法。非萎缩性胃炎，黏膜粗糙不平，有点状、片状或条状红斑或出血点及水肿、渗出等表现；萎缩性胃炎，黏膜红白相

间以白相为主、血管显露、色泽灰暗、皱襞变平或消失(图 4-2),伴增生时,表现为黏膜呈颗粒状或结节状。活组织病理学检查可明确病变类型。②幽门螺杆菌检测:活组织病理学检查时可同时检测幽门螺杆菌;也可采用非侵入性检查检测(见本章第 3 节"消化性溃疡患者的护理")。③血清抗体测定:自身免疫性胃炎血清壁细胞抗体(PCA)和内因子抗体(IFA)呈阳性。④胃液分析:自身免疫性胃炎胃酸缺乏;多灶萎缩性胃炎,胃酸正常或偏低。

考点:辅助检查

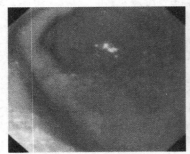
正常胃黏膜

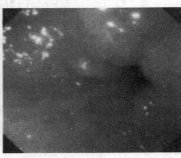
浅表性胃炎

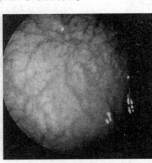
萎缩性胃炎

图 4-2 正常胃黏膜与慢性胃炎胃黏膜比较

(三)治疗要点

1. 根除幽门螺杆菌 有助于改善胃黏膜损害,预防消化性溃疡和降低胃癌发生的危险性。适用于:①胃黏膜糜烂、萎缩、肠化生、异型增生。②有胃癌家族史。③有消化不良症状。

2. 对症处理 根据病情选用 H_2 受体拮抗剂或质子泵抑制剂,抗酸剂,胃肠动力药(如多潘立酮、西沙比利)和胃黏膜保护剂;有恶性贫血者选用维生素 B_{12}。

3. 异型增生的治疗 轻度异型增生,除用上述药物积极治疗外,应定期随访;重度异型增生,应预防性手术,可在内镜下行胃黏膜切除术。

(四)主要护理诊断及合作性问题

1. 疼痛:腹痛 与胃黏膜炎症有关。

2. 营养失调:低于机体需要量 与消化吸收不良等有关。

3. 焦虑 与病情迁延、担心癌变有关。

(五)护理措施

1. 一般护理 ①休息与活动:指导患者日常生活要有规律,轻症胃炎可适当活动,急性发作或伴有上消化道出血者应卧床休息。病情缓解后可参加正常活动,并适当参加锻炼,但注意避免劳累。②心理护理:安慰患者,阐明可能的发病原因、疾病经过和转归,说明经过正规治疗病情是可以逆转的,使其树立信心,消除紧张焦虑情绪,积极配合治疗。

2. 饮食护理 ①提供空气清新、温度适宜、清洁舒适的进餐环境,避免异味、噪声等不良刺激,以利于患者进餐;鼓励患者晨起与睡前、餐前与餐后刷牙或漱口,保持口腔清洁舒适,以增进食欲。②摄入高热量、高蛋白、高维生素、易消化的食物,注意饮食卫生,养成定时进餐、少量多餐、细嚼慢咽的饮食习惯,以使食物充分与胃液相混合,忌暴食暴饮及餐后从事重体力劳动,避免粗糙、过甜、过咸、过热、过冷和辛辣刺激性的食物和饮料,戒烟酒,尽量少吃或不吃烟熏、腌制食物,多吃新鲜蔬菜、水果。③改进烹饪技巧,注意色、香、味调配,以促进患者食欲;胃酸低者,给予刺激胃酸分泌的食物,如肉汤、鸡汤等,食物应完全煮熟后食用,以利于消化吸收;高胃酸者,应避免进酸性、多脂肪食物及酸性食品,饮食要清淡,可食用牛奶、菜泥及面包等。

考点:饮食护理

3. 对症护理 对腹胀和腹部不适的患者,注意腹部保暖,可用热水袋局部热敷,并可轻轻按摩上腹部或针灸内关、合谷、足三里;对腹痛较严重的患者,遵医嘱给予解痉、制酸药物,以缓解疼痛。

4. 用药护理　多潘立酮或西沙必利等胃动力药,可促进胃排空,应在餐前 1 小时与睡前服用,不宜与阿托品等解痉剂合用;铋剂和硫糖铝等胃黏膜保护剂,应在餐前半小时服用,铋剂还可使舌、齿变黑,应用吸管直接吸入,且不能与牛奶或强的制酸药同服;甲硝唑可引起乏力、恶心、呕吐、腹泻及口腔金属味等,宜饭后服用;抗生素清除幽门螺杆菌时,应注意观察药物的疗效及副作用。

5. 病情观察　观察并记录患者每日进餐次数、量、品种,了解摄入的营养能否满足机体的需要;定期测量体重,监测血红蛋白浓度、血清蛋白等营养指标的变化。

(六) 健康指导

向患者及家属讲解有关本病的有关知识,指导其避免诱发因素及自我护理的方法。教育患者保持身心愉快,坚持有规律的生活;注意饮食卫生,养成良好的饮食习惯,摄取清淡富有营养的易消化食物,保证摄入足量的蛋白质及维生素,定时定量,细嚼慢咽,避免刺激性食物,戒除烟酒;避免使用对胃黏膜有刺激的药物,如阿司匹林、吲哚美辛、糖皮质激素等;嘱患者坚持按医嘱用药和介绍可能出现的药物不良反应。指导患者定期复诊,尤其是有肠上皮化生和非典型增生时,应定期做胃镜和病理检查,以便早期发现病情变化,及早治疗。

案例 4-1 分析

1. 主要护理问题:①疼痛:慢性上腹痛。②营养失调:低于机体需要量。

2. 饮食护理措施:①指导良好的饮食习惯,避免辛辣刺激食物,戒除嗜酒的不良嗜好。②按医嘱给予杀灭幽门螺杆菌的药物并进行用药指导。③提供舒适的进餐环境,提供色香味俱全的食物,提高患者的食欲;定期进行营养状况的评估。

重点提示

1. 胃炎是指任何病因引起的胃黏膜炎症,常伴有上皮损伤和细胞再生,是最常见的消化道疾病之一,分为急性胃炎和慢性胃炎两大类。

2. 急性胃炎是由多种病因引起的急性胃黏膜炎症。急性糜烂出血性胃炎是最常见的急性胃炎,以胃黏膜多发性糜烂为特征,常伴有胃黏膜出血。急诊胃镜检查是确诊的重要依据;治疗和护理的重点是去除诱因,保护胃黏膜及饮食护理。

3. 慢性胃炎是指由各种病因引起的胃黏膜慢性炎症,以幽门螺杆菌感染引起的胃黏膜慢性炎症最常见。分为非萎缩性胃炎、萎缩性胃炎和特殊类型胃炎 3 种。本病无特殊临床表现,胃镜及活体组织检查是最可靠的诊断方法。治疗的重点是根治幽门螺杆菌和对症治疗,饮食护理和用药护理是护理的主要内容。

(江领群)

第 3 节　消化性溃疡患者的护理

案例 4-2

患者,男性,36 岁。司机。反复上腹部疼痛 5 年多,饥饿时出现上腹烧灼样痛,伴反酸、嗳气,常有夜间痛,进食后能缓解。因工作关系,休息和饮食无规律,有烟酒嗜好,用药时断时续。轻度贫血貌。胃镜下见十二指肠壶腹部前壁有 1.0cm×1.0cm 大小的溃疡,表面有白苔,周边黏膜充血水肿。临床诊断十二指肠溃疡。

问题: 1. 主要护理问题是什么?

2. 健康教育内容是什么?

(一)概述

消化性溃疡(peptic ulcer,PU)主要指发生在胃和十二指肠的慢性溃疡,即胃溃疡(gastric ulcer,GU)和十二指肠溃疡(duodenal ulcer,DU),溃疡的形成与胃酸和胃蛋白酶的消化作用有关。

消化性溃疡可发生于任何年龄,以中青年最常见,DU多见于青壮年、GU多见于中老年,GU发病年龄的高峰比DU推迟约10年;男性比女性多见;DU比GU多见。

消化性溃疡的发生是多种因素相互作用的结果,其基本机制是对胃十二指肠黏膜有损害作用的侵袭因素和黏膜自身的防御-修复因素之间失去了平衡。正常情况下,胃十二指肠黏膜经常接触高浓度胃酸,还受到胃蛋白酶、微生物、胆盐、乙醇、药物和其他有害物质的侵袭,但胃十二指肠黏膜有一系列的防御-修复机制,包括胃黏膜屏障、黏液-HCO_3^-屏障、黏膜的良好血液循环和上皮细胞强大的再生能力,以及前列腺素和生长因子等,可以抵御这些侵袭因素而维持黏膜的完整性。当侵袭因素过强、防御-修复机制减弱,或两者并存时,就会产生溃疡。DU的发生主要是侵袭因素增强,而GU的形成则主要为黏膜自身防御-修复因素削弱。幽门螺杆菌和非甾体消炎药则是损害胃十二指肠黏膜屏障、导致PU发病最常见的病因。

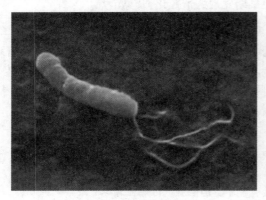

图4-3 幽门螺杆菌

1. 幽门螺杆菌 大量研究表明,幽门螺杆菌(Hp,图4-3)感染是消化性溃疡的主要病因(十二指肠溃疡Hp的检出率约为90%、胃溃疡为70%~80%,根除Hp后溃疡复发率明显下降),Hp感染导致消化性溃疡的发生机制可能为:①十二指肠壶腹部的酸负荷增加是DU发病的重要环节,Hp感染直接作用于胃窦部G细胞削弱胃酸分泌的负反馈调节,导致餐后胃酸分泌增加,十二指肠对酸负荷的代偿反应表现为壶腹部的胃上皮化生,酸又可使结合胆酸沉淀,从而有利于Hp在十二指肠壶腹部定植和生长;定植在十二指肠的Hp引起十二指肠炎症,削弱了黏膜的防御、修复功能和致使碳酸氢盐分泌减少,最终在胃酸和胃蛋白酶的侵袭下导致DU的发生和发展。②Hp感染引起胃黏膜炎症,削弱了胃黏膜的屏障功能,从而导致GU的发生。

2. 非甾体消炎药(NSAID) NSAID是引起消化性溃疡的另一个常见病因,主要通过削弱黏膜的防御-修复功能而导致消化性溃疡发病。阿司匹林、吲哚美辛等,除了直接作用于胃十二指肠黏膜引起损伤外,还可引起胃肠黏膜生理性前列腺素E合成不足,从而削弱了后者对胃十二指肠黏膜的防御-修复功能。NSAID引起的溃疡以GU较DU多见。

3. 胃酸和胃蛋白酶 消化性溃疡的最终形成是由于胃酸和胃蛋白酶对黏膜的自身消化作用所致,其中胃酸在溃疡的形成过程中起决定性作用,是溃疡形成的直接原因。

4. 其他因素 ①吸烟:吸烟可增加胃酸分泌、减少十二指肠碳酸氢盐分泌、影响胃十二指肠协调运动和增加黏膜氧自由基损害等,因而影响溃疡愈合和促进溃疡复发。②遗传因素:"O"型血者,胃上皮细胞表面表达更多黏附受体,而有利于Hp定植,消化性溃疡的家族史可能是幽门螺杆菌感染的"家庭聚集"现象。③胃十二指肠运动异常:GU患者胃排空延缓,增加十二指肠液反流入胃,加重胃黏膜屏障损害;DU患者胃排空增快,使十二指肠酸负荷增加,损伤十二指肠黏膜;胃肠运动障碍,加重Hp或NSAID对黏膜的损害。④应激:长期精神紧张、焦虑或过度劳累,可通过神经内分泌机制,影响胃十二指肠分泌、运动和黏膜血流的调节,而使溃疡发作或加重。

考点：病因

（二）护理评估

1. 健康史　评估有无慢性胃炎史、是否长期服用非甾体消炎药，有无消化性溃疡家族史，有无不良的生活习惯，如饮食无规律、长期食用过冷、过热、辛辣刺激、粗糙食物和吸烟嗜好等，了解发病前有无精神紧张、焦虑或过度疲劳等诱发或加重因素。

2. 临床表现

考点：上腹痛特点

（1）上腹痛（表4-1）：消化性溃疡的主要症状。疼痛部位一般在中上腹，偏左或偏右；性质多为灼痛、也可为钝痛、胀痛、剧痛或饥饿不适感。典型消化性溃疡的疼痛有三大临床特点：①慢性病程，病史长达数年至数十年。②周期性发作，有明显的季节性，秋冬或冬春之交发病，发作与自发缓解相交替。③节律性上腹痛，胃溃疡疼痛在餐后1h发生，1~2h后逐渐缓解，至下次进餐后再重复此节律（进餐—疼痛—缓解）；十二指肠溃疡腹痛在餐后2~4h发生（饥饿痛），进餐后缓解（疼痛—进餐—缓解），或在服用抗酸药后缓解，并可有夜间痛。

表 4-1　消化性溃疡上腹痛特点比较

项目	胃溃疡	十二指肠溃疡
疼痛部位	中上腹或剑突下偏左	中上腹或剑突下偏右
疼痛时间	餐后1/2~1小时内发生，1~2h后渐缓解，到下次餐前自行消失	常发生于两餐之间，即餐后3~4h内发生，持续至下次餐后缓解，又称"空腹痛"
疼痛规律	进餐—疼痛—缓解	疼痛—进餐—缓解

（2）其他症状：有上腹饱胀、嗳气和反酸等。

（3）体征：溃疡活动期，有上腹部局限性轻压痛，部位与溃疡部位基本吻合，胃溃疡在上腹部稍偏左、十二指肠溃疡在上腹部稍偏右处。缓解期无明显体征。

（4）特殊类型的消化性溃疡：①复合溃疡：胃与十二指肠壶腹部同时有溃疡，DU常先发生于GU，易发生幽门梗阻。②幽门管溃疡：上腹痛节律性不明显，药物疗效差，易发生幽门梗阻、出血、穿孔等并发症。③球后溃疡：发生在十二指肠壶腹部远端的溃疡，午夜痛和背部放射痛多见，易并发出血。④巨大溃疡：指溃疡的直径大于2cm，易发生穿孔，应注意与恶性溃疡鉴别。⑤老年消化性溃疡：多见GU，位于胃体上部或胃底，溃疡较大，症状不典型，易误诊为胃癌。⑥无症状溃疡：多见于NSAID引起的溃疡，老年人多见，常以出血、穿孔等并发症为首发症状。

（5）并发症：①出血：消化性溃疡最常见的并发症，DU出血比GU出血的发病率高。②穿孔：急性穿孔，常引起急性腹膜炎，表现为突发的剧烈腹痛，自上腹迅速蔓延至全腹，部分患者可出现休克；亚急性穿孔，症状较急性穿孔轻，腹膜炎体征较局限；慢性穿孔，表现为腹痛的节律改变、顽固而持久，疼痛常放射至背部。③幽门梗阻：主要由DU或幽门管溃疡引起，表现为餐后上腹饱胀、疼痛加重，伴恶心、呕吐，呕吐物为隔餐或隔宿酵酸性食物，严重呕吐可致失水和低氯低钾性碱中毒，常发生营养不良；清晨空腹胃内震水声、胃型、胃蠕动波是幽门梗阻的特征性表现。④癌变：仅少数GU可发生癌变。

（6）心理状态：溃疡病病程长、反复发作，并可发生多种并发症，影响生活和工作，患者易产生焦虑情绪，甚至出现恐惧心理。

3. 辅助检查

（1）胃镜检查：确诊消化性溃疡的首选检查方法，可直接观察胃十二指肠黏膜，并可在直视下取活组织做病理学检查及幽门螺杆菌检测。能诊断消化性溃疡和鉴别溃疡的良恶性。内镜下，消化性溃疡呈圆形、椭圆形或线形，边缘光滑，底部有灰黄色或灰白色渗出物，溃疡周围黏膜充血、水肿,皱襞向溃疡集中(图4-4)。

(2) X线钡餐检查:用于对胃镜检查有禁忌证或不愿意接受胃镜检查者。龛影是溃疡的直接征象(图4-5),有确诊价值;局部压痛、十二指肠壶腹部激惹、畸形,胃大弯侧痉挛性切迹等,为间接征象,提示溃疡可能。

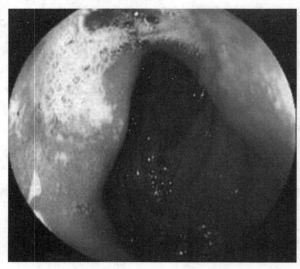 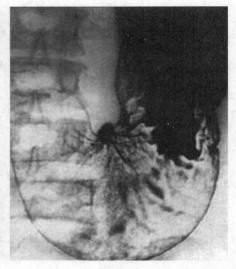

图4-4　十二指肠溃疡胃镜图像　　　　图4-5　胃溃疡X线钡餐的直接征象—龛影

考点:并发症和辅助检查

(3) 幽门螺杆菌检查:幽门螺杆菌检查结果,有助于对治疗方案的选择。①侵入性检查:通过胃镜检查取胃黏膜活组织进行检测,首选快速尿素酶试验法。②非侵入性检查:^{13}C 或^{14}C 尿素呼气试验法,敏感性及特异性均高,常为根治治疗后复查的首选方法。

(4) 粪便隐血试验:溃疡活动期,粪便隐血试验阳性;如胃溃疡患者粪便隐血试验呈持续阳性,应怀疑癌变的可能。

(三) 治疗要点

治疗目的:消除病因、缓解症状、促进溃疡愈合、防止复发和防治并发症。

1. 一般治疗　建立健康的生活方式,注意劳逸结合,戒除烟酒。

2. 治疗消化性溃疡的药物

(1) 碱性抗酸药:具有中和胃酸作用,有氢氧化铝凝胶、铝碳酸镁、胃舒平等,可迅速缓解症状,但维持时间短,且长期应用不良反应较多,仅作溃疡止痛的辅助治疗。

(2) 抑制胃酸分泌的药物:①H$_2$受体拮抗剂(H$_2$RA):阻止组胺与 H$_2$受体结合,使壁细胞分泌胃酸减少。常用药物有西咪替丁、雷尼替丁、法莫替丁、尼扎替丁等。②质子泵抑制剂(PPI):有奥美拉唑、兰索拉唑、泮托拉唑、雷贝拉唑、埃索美拉唑等,抑制 H$^+$-K$^+$-ATP 酶(质子泵)、使其不可逆失活,抑酸的作用比 H$_2$受体拮抗剂强而持久、促进溃疡愈合的速度快、溃疡愈合率高、不良反应少。PPI 是根治幽门螺杆菌治疗方案中最常用的基础药物。

(3) 保护胃黏膜药物:常用药物有枸橼酸铋钾、米索前列醇等。该类药物可在溃疡表面形成一层保护膜而阻止胃酸和胃蛋白酶对溃疡面的直接破坏,并能促进内源性前列腺素合成和刺激表皮生长因子分泌。枸橼酸铋钾,还有较强的抑制幽门螺杆菌的作用;米索前列醇,可抑制胃酸分泌和增加十二指肠黏膜的黏液、碳酸氢盐的分泌,从而起到抗溃疡的作用。

3. 根治幽门螺杆菌　可促进溃疡愈合、预防溃疡复发,从而彻底治愈溃疡。凡有幽门螺杆菌感染的消化性溃疡,均应进行根治幽门螺杆菌治疗。目前推荐以质子泵抑制剂或胶体铋为基础,加上 2 种抗生素的三联疗法方案(表 4-2)。根治幽门螺杆菌治疗结束后,应继续应用根治方案中的质子泵抑制剂或枸橼酸铋钾,按常规剂量治疗 1 个疗程;并在根治幽门螺杆菌治疗结束至少 4 周后进行幽门螺杆菌复查。

考点:消化性溃疡药物治疗和根治幽门螺杆菌的三联疗法

表 4-2　根治幽门螺杆菌的常用三联疗法方案

质子泵抑制剂或胶体铋	抗菌药物
PPI 常规剂量的倍量/日	克拉霉素　500~1000mg/d
(如奥美拉唑,40mg/d;兰索拉唑,60mg/d)	阿莫西林　1000~2000mg/d
枸橼酸铋钾(胶体次枸橼酸铋)　480mg/d	甲硝唑　800mg/d
(选择一种)	(选择两种)
上述剂量分 2 次服,疗程 7 日	

4. 非甾体消炎药溃疡的防治　①立即停用非甾体消炎药,常规剂量、常规疗程的 H_2 受体拮抗剂或质子泵抑制剂治疗。②对不能停用非甾体消炎药者,应同时使用质子泵抑制剂或米索前列醇治疗。

5. 外科手术指征　①大出血经内科治疗无效。②急性穿孔。③瘢痕性幽门梗阻。④胃溃疡癌变。⑤严格内科治疗无效的顽固性溃疡。

(四)主要护理诊断及合作性问题

1. 疼痛:上腹痛　与胃酸对溃疡面的刺激有关。

2. 营养失调:低于机体需要量　与腹痛致摄入量减少及消化吸收障碍有关。

3. 焦虑　与溃疡病反复发作和担心癌变有关。

4. 潜在并发症　出血、穿孔、幽门梗阻、癌变。

(五)护理措施

1. 一般护理　创造舒适的休息环境,保证患者安静休息。腹痛较重的患者,应卧床休息;腹痛较轻者,注意生活规律和劳逸结合,避免过劳,保证睡眠。

2. 饮食护理　①指导良好的饮食习惯:包括定时进餐,以维持正常消化活动的节律;少量多餐,可中和胃酸、减少胃酸对溃疡面对刺激,更重要的是避免胃窦部过度扩张、促使胃窦部 G 细胞分泌促胃液素,而刺激胃酸的分泌;细嚼慢咽,可增加唾液的分泌,以利于稀释和中和胃酸;避免过饥过饱、餐间零食和睡前进食,以免影响消化活动的节律性。②合理选择食物:饮食结构应注意既保证丰富的营养、热量和维生素,又利于消化吸收,如稀饭、面条等,面食柔软易消化、含碱能中和胃酸;蛋白质类食物,可中和胃酸,牛奶还有抗幽门螺杆菌黏附作用和抑制幽门螺杆菌产生细胞空泡毒素等作用,但其所含钙质可刺激胃酸分泌,故应适量饮用,不宜过多食用,且宜在两餐之间饮用;脂肪到达小肠时能刺激小肠分泌抑胃液素抑制胃酸分泌,但同时又引起胃排空减慢、胃窦扩张,而致胃酸分泌增多,故脂肪摄取应适量。③饮食禁忌:避免进食冷、热、酸、辣、油煎、油炸等刺激性食物和浓茶、咖啡等刺激性饮料,忌饮酒。④恶心、呕吐剧烈者暂禁食,可静脉维持营养,并按医嘱正确使用镇吐药,待症状缓解后逐步由流质、半流质、软饭,直至恢复正常饮食。

3. 用药护理　①碱性抗酸药:在餐后 1h 和睡前服用,片剂应嚼碎后服用、乳剂服用前应充分混匀;避免与牛奶同服,不宜与酸性食物及酸性饮料同服。②H_2 受体拮抗剂:于餐中、餐后即刻或睡前服用,若同时服用碱性抗酸药,两药应间隔 1h 以上;静脉给药需控制滴速,以免滴速过快引起低血压或心律失常;用药过程中注意有无乏力、头痛、头晕、腹泻和嗜睡等不良反应,西咪替丁还有抗雄性激素作用。③质子泵抑制剂:空腹服用,每日 1 次或早、晚各 1 次。需注意奥美拉唑有头晕不适等不良反应,兰索拉唑有头痛、皮疹、肝功能异常等不良反应,泮托拉唑有头痛、腹泻等不良反应。④胃黏膜保护剂:此类药均应在餐前 1h 和睡前服用,不宜与抗酸药同服。胶体铋,服药前、后 1h 内不宜进食(尤其是牛奶),应使用吸管直接吸入药液,避免齿、舌变黑,同时告知患者用药后粪便颜色可发黑、停药后可消失,以免出现紧张心理;米索前列醇,常见不良反应是腹泻,并可引起子宫收缩,故孕妇忌服;硫糖铝,有便秘、皮疹、嗜睡等不良反应,药片应嚼碎后服下。⑤抗 Hp 药物:阿莫西林用药前应询问有无青霉素过敏史,用药过程中应注意观察有无变态反应;克拉霉素有食欲减退、恶心、乏力、头晕等不良反应;甲硝唑有胃肠道反应,宜在饭后服用。

4. **病情观察** 重点观察有无出血、穿孔、幽门梗阻和癌变等并发症征象,一旦出现,应立即通知医生,并配合做好护理工作。①出血:安置患者卧床休息,头偏向一侧,防止误吸窒息;出血量少者给温凉流质、出血量大者暂禁食;密切观察血压、脉搏、呼吸、肤色、肢体温度、尿量和呕血、黑便的量及性状等,记录出入液量,动态监测红细胞、血红蛋白及红细胞比容、血尿素氮等,以正确估计出血量和出血是否停止;建立 2 条静脉通道,抽血交叉、备血,及时无误地按医嘱实施各种止血及维持有效循环血量的措施;经积极处理后出血乃不能有效控制者,应尽快做好手术前各项准备工作。②穿孔:安置患者适宜体位(床头抬高 45°);禁食并胃肠减压;迅速建立静脉通道,做好术前各项准备工作。③幽门梗阻:密切观察和记录呕吐的量及性状,轻者可进少量流质,重者禁食、胃肠减压、连续 72h 抽吸胃内容物和胃液,静脉维持营养;遵医嘱及时纠正水、电解质、酸碱平衡紊乱;病情好转后给以流质,并于每日晚餐后 4h 洗胃 1 次,观察胃内潴留量,记录颜色、性质、气味;内科治疗无效者,积极做好术前各项准备工作。

考点:饮食护理和用药护理

(六) 健康教育

1. 告知患者导致消化性溃疡发病和病情加重的相关因素,指出保持情绪稳定,避免精神过度紧张等,有利于疾病的康复。

2. 帮助患者纠正不良的生活和饮食习惯,避免过度劳累,定时进食,少食多餐,细嚼慢咽,防过饥过饱,忌暴饮暴食,禁食辛辣、过酸的食物和油炸食品,不吃过冷或过热的食物,禁喝咖啡、红茶、酒类等饮料;戒烟、禁酒。建立合理的饮食结构,进富含营养、高热量、易消化、非刺激性食品,如豆浆、蛋汤、牛奶等。

3. 介绍正确的用药方法、药物不良反应的预防,指出按医嘱坚持治疗和忌用或慎用对胃黏膜有损害的药物的重要性,告知消化性溃疡常见并发症出血、穿孔、幽门梗阻、癌变等的迹象,叮嘱患者一旦出现异常时应及时就诊。

🧑‍⚕️ 案例 4-2 分析

1. 主要护理问题:①疼痛:慢性上腹痛。②知识缺乏。③潜在并发症:上消化道出血。

2. 健康教育内容:①建议检查幽门螺杆菌;②按医嘱用药;③注意劳逸结合,养成良好的生活习惯;④少量多餐,按时进食,避免对胃黏膜有刺激的食物;⑤戒除烟酒。

重·点·提·示

消化性溃疡主要指发生在胃和十二指肠的慢性溃疡,是多种因素相互作用的结果,幽门螺杆菌和非甾体消炎药是损害胃十二指肠黏膜屏障,导致 PU 发病的最常见病因。消化性溃疡的最终形成是胃酸和胃蛋白酶对黏膜自身消化所致,胃酸是溃疡形成的直接原因。节律性上腹痛是消化性溃疡的主要症状,胃溃疡为进餐—疼痛—缓解,十二指肠溃疡为疼痛—进餐—缓解。并发症有出血、穿孔、幽门梗阻和癌变。胃镜和胃黏膜活组织检查是确诊消化性溃疡首选的检查方法。根治幽门螺杆菌、抑制胃酸分泌和保护胃黏膜的药物是主要的治疗措施,护理重点是饮食护理、用药护理和健康教育。

附　胃、十二指肠镜检查术的护理

胃、十二指肠镜检查是应用最广、进展最快的内镜检查。可直接观察食管、胃及十二指肠的炎症、溃疡及肿瘤的大小、部位及范围,并可取活组织进行组织学或细胞学检查,对疾病做出正确的诊断;也可用于食管、胃及十二指肠某些疾病的镜下治疗。

【适应证及禁忌证】

1. 适应证　①不明原因的上消化道出血。②有明显的上消化道症状,但原因不明。③疑有上消化道肿瘤。④需随访观察的病变,如消化性溃疡、慢性萎缩性胃炎、息肉、上消化道手术后。⑤需内镜治疗的病变,如摘取上消化道异物、上消化道局部止血、摘除息肉、食管狭窄扩张术或食管支架的置入、胆管切开取石或引流等。⑥疑有胰腺、胆管系统疾病,需通过十二指肠进行逆行胰胆管造影。

2. 禁忌证　①严重的心、肺疾患,如急性心肌梗死、严重心律失常、心功能不全、主动脉夹层及呼吸衰竭、哮喘发作等。②各种原因所致的休克、昏迷等危重状态。③严重咽喉部疾病,如急性喉炎、咽部化脓性感染等。④食管、胃及十二指肠急性腐蚀性损伤或穿孔急性期。⑤严重颈胸段脊柱畸形。⑥意识不清、精神失常、癫痫发作不能配合检查。⑦严重凝血障碍、病毒性肝炎活动期。

【护理措施】

1. 术前准备

（1）用物准备:①电子或纤维胃、十二指肠镜。②口垫、弯盘、润滑剂、镇静剂、麻醉剂、注射器、针头、甲醛固定液标本瓶、细胞刷等。③急救药品和器材等。

（2）患者准备:①向患者介绍检查的目的、意义、方法、安全性及注意事项,消除患者紧张、恐惧的心理,教会患者配合检查的方法,了解患者有无麻醉药过敏史。②检查前禁食8h、禁烟24h;有胃排空延缓者,适当延长禁食时间;有幽门梗阻者,应先抽尽胃内容,必要时洗胃;接受胃肠钡餐检查者,2天内不宜进行胃镜检查。③患者如有义齿,检查前须取出,以免检查过程中脱落误吸或误咽。④如患者过分紧张,术前30min肌注或静注地西泮5~10mg。⑤术前5~10min在患者咽喉部用2%利多卡因喷雾麻醉或吞服1%丁卡因糊剂10ml,以减少呕吐反射及疼痛。

2. 术中配合　①安置患者取左侧卧位,松开领口及腰带。双腿屈曲,头垫低枕、头稍后仰、与肩同高、使颈部放松;嘱患者咬紧牙垫,口边置弯盘;术中保持患者头部位置不动。②当医生缓慢地将胃镜从患者口腔插入约15cm到达咽喉部时,嘱患者做吞咽动作,但不可将唾液咽下以免呛咳,应让唾液流入弯盘或用吸管吸出。如患者出现严重恶心不适,嘱患者深呼吸、放松,配合医师顺利插镜。③配合医生将胃镜经食管、贲门送至胃内、推进至幽门前区,再进入十二指肠壶腹部、到达十二指肠降段和乳头部。④医生在边退镜、边逐段观察十二指肠、胃和食管时,配合注气和抽吸,协助对可疑病变部位摄像、取活组织、刷取细胞涂片及抽取胃液检查,协助医师做好内镜下治疗。⑤检查过程中密切观察患者面色、呼吸、脉搏等情况,如发生异常反应,应告知医生立即停止检查并配合处理。

3. 术后护理　①饮食护理:术后因咽喉部麻醉作用尚未消退,嘱患者不要吞咽唾液,以免呛咳。检查结束后2h方能进食、饮水,以免食物呛入肺部。当日饮食以流质或半流质为宜,行黏膜活检的患者应进温凉的饮食,以减少食物对胃黏膜创面的刺激,造成出血。②咽部护理:检查后出现咽痛、咽后壁异物感及声音嘶哑等,可用温水含漱,嘱患者勿用力咳嗽,以免损伤咽喉部黏膜,1~2日后会自行消失。③腹部护理:检查后如出现腹胀,嘱患者坐起哈气或适当活动或按摩腹部,促进肠道气体排出。④内镜消毒:术后彻底清洁、消毒内镜及有关器械,避免交叉感染,并妥善保管。⑤病情观察:检查后数日内,严密观察患者有无消化道穿孔、出血、感染等并发症,一旦发生,应及时报告医生,并积极协助处理。

(封木忠)

第4节 胃癌患者的护理

(一)概述

胃癌(gastric cancer)系源于胃黏膜上皮的恶性肿瘤,是我国最常见的恶性肿瘤之一,居消化道肿瘤死亡原因的首位。我国是胃癌的高发国家,尤其西北地区发病率最高,中南和西南地区则较低。男性居多,男女之比为(2~3):1,高发年龄为40~60岁。

胃癌的病因迄今尚未完全阐明,其发生与以下因素有关:①饮食与环境因素:长期食用霉变、烟熏、腌制或高盐食品,可增加胃癌发生的危险性,因为烟熏和腌制食品中含高浓度的硝酸盐,在胃内受细菌硝酸盐还原酶的作用可形成亚硝酸盐,再与胺结合形成致癌的亚硝胺;高盐饮食可造成的胃黏膜损伤,使易感性增加而协同致癌;经常食用新鲜蔬菜和水果可降低胃癌的发生,因新鲜蔬菜和水果含有的维生素C可阻断亚硝酸盐与胺结合合成致癌的亚硝胺、维生素A则具有逆转胃黏膜肠化生和异型增生的作用。②幽门螺杆菌感染:大量流行病学资料提示Hp是胃癌发病的危险因素,Hp感染引起胃的慢性炎症可能成为一种内源性致突变原,引起胃黏膜肠化生与不典型增生,Hp是一种硝酸盐还原剂,具有催化亚硝化的作用,Hp的某些代谢产物可促进上皮细胞变异,从而导致胃癌变。③遗传因素:胃癌发病具有家族聚集倾向和可发生于同卵同胞的现象,遗传素质使致癌物质对易感者更易患癌。④癌前状态:其中癌前疾病是指与胃癌相关的胃良性疾病,有慢性萎缩性胃炎、胃息肉、残胃炎胃溃疡等;胃癌的癌前病变是指较易转化为癌组织的病理学变化,如肠化生和异型增生。

胃癌可发生于胃的任何部位,以胃窦部、胃小弯常见,其次为贲门部,胃体相对少见。根据癌肿侵犯胃壁的深度,分为早期胃癌和进展期胃癌。早期胃癌,是指癌组织浸润深度不超过黏膜下层,且不论其范围大小及有无淋巴结转移;进展期胃癌,是指若癌组织浸润深度已超过黏膜下层,侵入肌层者为中期、侵入浆膜层或浆膜外层组织者为晚期胃癌。进展期胃癌根据其形态类型分为4型:Ⅰ型称息肉型,肿瘤呈息肉状隆起向胃腔内生长,最少见;Ⅱ型称溃疡型,单个或多个溃疡,边缘隆起明显,境界清晰,较常见;Ⅲ型称溃疡浸润型,隆起而有结节状的边缘向周围浸润,与正常黏膜境界不清,最常见;Ⅳ型称弥漫浸润型,癌细胞弥漫浸润伴纤维组织增生,可致胃壁增厚、僵直(皮革状胃),少见。胃癌扩散以淋巴转移和直接蔓延为主,晚期可发生血行转移和种植转移。

考点:胃癌发生的相关因素

(二)护理评估

1. 健康史　询问有无慢性萎缩性胃炎、胃溃疡、胃息肉、残胃炎等癌前疾病和肠型化生、异型增生等癌前病变;了解有无幽门螺杆菌感染情况和有无长期食用煎炸、腌制、烟熏食品、高盐饮食等习惯,以及有无恶性肿瘤的家族史。

2. 临床表现

(1)早期胃癌:多无症状,或可出现非特异性的消化不良表现。

(2)进展期胃癌:①最早出现的症状为上腹痛,开始仅有上腹饱胀不适、餐后加重,继之有隐痛,偶呈节律性溃疡样疼痛,继之转为持续性加重的难以忍受的剧烈疼痛,不能缓解;常伴有食欲减退、体重进行性下降。②胃壁受累时,稍进食即有饱胀不适感;贲门癌累及食管下端时,可出现吞咽困难;胃窦癌引起幽门梗阻时,出现严重恶心、呕吐;溃疡型胃癌并发出血时,有黑便或呕血。③胃癌转移至身体其他脏器时,可出现相应的症状,如转移至骨骼有骨骼剧痛、转移至胰腺会出现持续性上腹痛、转移至胸膜时可有咳嗽、胸痛、呼吸困难等。④部分患者可出现副癌综合征，表现为反复发作的表浅性血栓静脉炎、过度色素沉着、黑棘皮症、皮肌炎、膜性肾病及神经肌肉疾病等。

（3）体征：①早期胃癌多无明显体征。②进展期胃癌的主要体征为腹部肿和压痛，多位于中上腹部偏右。③晚期胃癌转移可出现相应的体征，如肝转移可出现肝大、腹膜转移可发生腹腔积液，远处淋巴结转移时可在左锁骨上窝触到质硬而固定的淋巴结等。

（4）心理状态：可表现为紧张、恐惧、悲观、绝望等心理变化。

3. 辅助检查

（1）实验室检查：①血常规检查：早期胃癌可正常，进展期胃癌常见不同程度的贫血。②粪隐血试验：多持续性阳性。

（2）胃镜和黏膜活组织检查：诊断胃癌最可靠的方法。早期胃癌，可见小的呈颗粒状的息肉样隆起或凹陷；进展期胃癌，表现为凹凸不平、表面污秽、糜烂的肿块，或边缘不规则呈隆起的较大溃疡，底部覆有污秽灰白苔。

（3）影像学检查：X线钡餐检查是诊断胃癌的重要方法，气钡双重造影能更清楚地显示黏膜结构，有利于发现微小病变。早期胃癌：表现为边界比较清楚的、局限的充盈缺损，或边缘不规则呈锯齿状的龛形；进展期胃癌：表现较大而不规则的充盈缺损。溃疡型胃癌：龛形位于胃腔内，形状不规则，边缘不整齐；溃疡浸润型胃癌：黏膜皱襞破坏消失或中断，邻近胃黏膜僵直，蠕动消失；弥漫浸润型胃癌：胃容积变小，蠕动消失，呈革袋状；胃窦癌：胃窦狭窄，呈管状或漏斗状。

（三）治疗要点

1. 手术治疗 　手术切除胃癌及受累的区域淋巴结是目前唯一有可能治愈胃癌的方法。手术治疗效果取决于胃癌病期、浸润的深度和扩散范围。

2. 内镜下治疗 　主要用于不能耐受手术治疗的早期胃癌，在内镜下行高频电凝切除术、微波凝固疗法、激光和光动力治疗；微波凝固疗法也可用于发生梗阻的进展期胃癌。

3. 化学治疗 　主要用于胃癌手术的辅助治疗，也可用于晚期胃癌不能手术者，常用药物有氟尿嘧啶、丝裂霉素、阿霉素（多柔比星）、替加氟等。

4. 支持疗法 　①高能量静脉营养疗法，增强患者的抗癌能力，使其能耐受手术和化疗。②免疫增强剂如左旋咪唑、卡介苗等，提高患者免疫力。③中药扶正治疗。

（四）主要护理诊断及合作性问题

1. 疼痛：腹痛 　与癌细胞浸润有关。

2. 营养失调：低于机体需要量 　与癌肿高代谢状态，胃癌造成吞咽困难、消化吸收障碍等有关。

3. 预感性悲哀 　与患者预感疾病预后不良有关。

4. 潜在并发症 　上消化道出血、幽门梗阻、贲门梗阻、胃穿孔等。

（五）护理措施

1. 一般护理 　①休息与活动：注意生活规律，休息环境安静、舒适，根据病情和体力，选择适宜的日常活动以增强抵抗力，活动以不感到疲劳为原则。②心理护理：加强与患者心理沟通，尊重、理解和同情患者的心理反应，指导患者正确面对疾病，发挥社会支持系统的作用，协助减轻患者的不良心态，提高治疗信心和生存勇气。

2. 饮食护理 　告知患者营养支持对机体恢复的重要性，鼓励能进食者尽可能摄入食物，**考点**：饮食提供清洁的进食环境，给予高热量、高蛋白、高维生素的易消化食物，注意食物烹饪的色、香、护理味以满足患者的口味，增加营养素的摄入量；晚期胃癌或有幽门梗阻者，遵医嘱给予静脉高营养。定期测量体重，监测血清清蛋白和血红蛋白等营养指标。

3. 疼痛护理 　指导患者采用听音乐、阅读书报、看电视等方法分散对疼痛的注意力，以减轻、缓解疼痛;根据疼痛剧烈的程度,遵医嘱给予非麻醉性镇痛药、弱麻醉性镇痛药、麻醉性镇痛药等,并辅以地西泮或异丙嗪,以加强镇痛药物的效果;告知患者应提高对疼痛的自控能力,不要完全依赖麻醉镇痛药来减轻疼痛,以免产生镇痛药依赖性。

4. **化疗护理** 按医嘱正确实施化疗方案,注意观察局部血管反应和化疗的不良反应,如白细胞减少、骨髓抑制、脱发等不良反应,并做好相应的护理。

5. **病情观察** 观察有无黑便、呕血等出血加重情况,有无吞咽困难等贲门梗阻表现,有无腹痛加重、呕吐酸性宿食等幽门梗阻迹象,有无腹痛突然加剧、全腹压痛、肌紧张等穿孔征象;一旦发现异常,应及时报告医生,并配合做好相应护理。

(六)健康教育

1. 开展卫生宣教,提倡多食富含维生素 C 的新鲜水果、蔬菜,多食肉类、鱼类、豆制品和乳制品。避免高盐饮食,少吃烟熏、腌制食品,不吃霉变、霉制食物。

2. 告知有癌前疾病和癌前病变者,应定期检查,以便发现早期胃癌和及时治疗;指导患者保持乐观态度,以平稳而积极的心态面对疾病,安心接受治疗与护理,规律地生活和保证充足的睡眠。

考点:健康教育

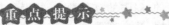

重点提示

　　胃癌源于胃黏膜上皮的恶性肿瘤,居消化道肿瘤死亡原因的首位,其发生与饮食与环境因素、遗传因素和癌前状态有关。胃镜及黏膜活组织检查是最可靠的诊断方法,手术切除胃癌及受累的区域淋巴结是目前唯一有可能治愈胃癌的方法。护理的重点是饮食护理和健康教育。

(封木忠)

第 5 节　肠结核患者的护理

(一)概述

肠结核(intestinal tuberculosis)是由结核分枝杆菌侵犯肠道而引起的慢性特异性炎症。多见于青壮年,女性略多于男性。患病率较过去已明显下降。

肠结核主要由人型结核分枝杆菌引起,经口感染是最常见的感染途径,多数患者原有开放性肺结核,因常吞咽含菌的痰液而感染,或经常与开放性肺结核患者共餐,忽视餐具消毒而感染;少数系肠外结核(如粟粒性肺结核)经血行播散引起;也可由盆腔结核(如女性生殖器结核)直接蔓延所致。偶见饮用未经消毒的带菌的牛奶或乳制品,可能发生牛型结核分枝杆菌感染引起的肠结核。

肠结核的发生是机体与结核分枝杆菌相互作用的结果,个体体质差、免疫力弱而感染的结核分枝杆菌数量多、毒力大时易发病。肠结核好发于回盲部,与肠内容在回盲部停留时间较长、回盲部淋巴组织丰富而结核分枝杆菌易侵犯淋巴组织有关,其他部位依次为升结肠、空肠、横结肠、降结肠、阑尾、十二指肠和乙状结肠。肠结核的病理类型:①溃疡型:病变以渗出为主,因感染的菌量多、毒力强,而机体免疫力较低、过敏反应较高时,进而发生干酪样坏死、形成溃疡。②增生型:当感染的菌量少、毒力低,人体免疫力较高时,病变以增生为主,表现为局部大量结核肉芽肿和纤维组织增生,肠壁局限性增厚与变硬。③混合型:兼有溃疡型和增生型两种病理改变。

考点:感染途径和好发部位

(二)护理评估

1. **健康史** 评估患者有无肺结核或其他部位的结核病变,了解家属中有无结核病患者、是否经常与开放性肺结核患者共餐,询问是否饮用过未经消毒的牛奶或乳制品。

2. 临床表现　起病缓慢,病程较长,临床表现与病理类型等有关。

(1)腹痛:肠结核最常见的症状,多位于右下腹,一般呈隐痛或钝痛,进餐可诱发或加重,可能与进餐引起胃肠反射或肠内容物通过炎症、狭窄肠段,引起局部肠痉挛有关,排便后可有不同程度的缓解。增生型肠结核或并发肠梗阻时,有腹部绞痛和腹胀,常位于右下腹或脐周,有压痛和肠鸣音亢进,可见肠型和肠蠕动波。

(2)排便异常:①腹泻:溃疡型肠结核的主要临床表现,系病变引起胃肠功能紊乱所致,排便次数因病变严重程度和范围不同而异,一般为每日 2~4 次,粪便呈糊样、不含黏液和脓血、无里急后重;病变严重时,排便次数可达每日 10 余次,粪便中可含少量黏液和脓血;有时会发生腹泻与便秘交替出现。②便秘:增生型肠结核的主要表现,粪便干硬,伴腹胀。

(3)腹部肿物:增生型肠结核的主要体征,肿块常位于右下腹、比较固定,质地中等硬,有轻度或中度压痛;当溃疡型肠结核合并局限性腹膜炎、病变肠段和周围组织粘连或伴肠系膜淋巴结结核时,也可出现腹部肿块。

(4)全身症状:多见于溃疡型肠结核,有低热、盗汗、乏力等症状,后期有消瘦、苍白、贫血等营养失调表现;可同时有肠外结核特别是活动性肺结核的临床表现。增生型肠结核:全身症状不明显,多不伴有全身症状及肠外结核的表现。

(5)并发症:见于晚期患者,常有肠梗阻、瘘管形成,也可并发结核性腹膜炎,肠出血少见,偶有急性肠穿孔。

(6)心理状态:由于肠结核病程长,患者常出现焦虑情绪。

3. 辅助检查

(1)血液检查:溃疡型肠结核有轻至中度贫血,红细胞沉降率多明显增快,可作为估计结核病活动程度的指标之一。

(2)粪便检查:粪便外观多为糊样,一般无黏液和脓血,显微镜下可见少量脓细胞与红细胞。粪便浓缩查到结核菌,对痰菌阴性者有诊断意义。

(3)结核菌素试验:强阳性对本病有辅助诊断价值。

(4)X 线检查:胃肠钡餐造影或钡剂灌肠检查对肠结核的诊断具有重要价值。①溃疡型肠结核:钡剂在病变肠段呈现激惹征象,排空快、充盈不佳,病变的上、下肠段充盈良好。②增生型肠结核:肠段增生性狭窄、收缩、畸形,肠管充盈缺损、黏膜皱襞紊乱及肠壁僵硬等。

(5)内镜检查和活检:纤维或电子结肠镜检查可观察到升结肠、回盲部病变,确定病变的性质和范围,内镜下病变肠段黏膜充血、水肿、溃疡形成等;病变部位活检发现干酪样坏死性肉芽肿或结核分枝杆菌,具有确诊价值。

考点:临床表现和辅助检查

(三)治疗要点

治疗目的:消除症状,改善全身状况,促进病灶愈合,防治并发症。

1. 休息与营养　合理的休息和充足的营养,可增强抵抗力,是肠结核治疗的基础。给予高热量、高蛋白、高维生素食物,必要时静脉内高营养治疗。

2. 抗结核化疗　治疗的关键,多采用疗程 6~9 个月的短程化疗,联合治疗方案参见第 2 章第 8 节"肺结核患者的护理"。

3. 对症治疗　①腹痛:可用阿托品或其他抗胆碱药。②严重腹泻或摄食不足:补充水、电解质,以纠正水电解和酸碱平衡紊乱。③不完全性肠梗阻:胃肠减压,以缓解梗阻症状。

4. 手术治疗　适应证:①完全性肠梗阻或不完全性肠梗阻内科治疗无效。②急性肠穿孔或瘘管形成经内科治疗未能闭合。③肠道大出血经积极抢救不能有效止血。④诊断困难需剖腹探查明确诊断。

（四）主要护理诊断及合作性问题

1. 疼痛：腹痛　与结核杆菌侵犯肠壁致肠黏膜炎症、溃疡有关。

2. 腹泻　与肠结核病变使肠功能紊乱有关。

3. 便秘　与肠道狭窄、肠腔内阻塞性肿块、肠功能紊乱有关。

4. 营养失调：低于机体需要量　与结核分枝杆菌的毒性作用、消化吸收障碍、营养摄入减少有关。

5. 潜在并发症　肠梗阻、结核性腹膜炎、瘘管形成、肠穿孔等。

（五）护理措施

1. 一般护理　①休息与活动：注意休息，保证充足睡眠；病变活动期，应卧床休息，病情缓解时，指导患者适当活动，注意劳逸结合，以不感疲劳为度。②心理护理：向患者介绍肠结核是可以治愈的疾病，指出不良心态对结核病可产生不利的影响，消除焦虑情绪，积极配合治疗与护理。

2. 饮食护理　给予高热量、高蛋白、高维生素、易消化的食物；腹泻患者少食乳制品以及富含脂肪和粗纤维的食物，以免加快肠蠕动加重腹泻，避免生冷、不易消化的食物；便秘者应多吃含水分、纤维多的食物，如南瓜、卷心菜、西红柿等；肠梗阻患者应禁食，静脉补充营养物质及水、电解质；严重营养不良者，按医嘱静脉营养治疗和维持水、电解质平衡。

3. 对症护理　①腹痛：安置适宜的体位卧床休息，指导分散注意力缓解腹痛，必要时采用针灸、按摩等方法或按医嘱使用抗胆碱能药物止痛；肠梗阻所致腹痛，施行胃肠减压，无效者需手术治疗，配合做好术前准备。②腹泻：注意腹部保暖，观察排便次数和粪便的性状，保持肛周皮肤清洁，便后局部用肥皂和温水清洗肛门及周围皮肤，清洗后轻轻软布拭干，必要时局部涂无菌凡士林。③便秘：指导患者养成定时排便的习惯，适当活动，排便时按摩腹部，遵医嘱给予缓泻剂和软化剂。

4. 用药护理　按医嘱给予抗结核药物，注意观察疗效和不良反应。

考点：饮食护理

5. 病情观察　注意观察腹痛、腹胀情况，有无肠型和肠蠕动波，以便及早发现肠梗阻、肠穿孔等并发症。定期测量体重，监测血红蛋白、血清清蛋白等营养指标，了解患者的营养状态。

（六）健康教育

1. 开展肠结核的防治知识教育，阐明预防的重要性，对肺结核痰菌阳性者，教育其不要吞咽痰液；教育健康人尽量不与结核患者共餐，集体用餐时提倡公筷及分餐制，并注意餐具消毒；不饮未经消毒的牛奶和乳制品。

2. 教育肠结核患者保持良好的心态，注意休息、营养和生活规律；按医嘱坚持抗结核治疗，定期到医院检查，根据病情变化及时调整治疗方案。

3. 指导告知肠结核患者加强自我监护，有病情变化立即到医院就诊，以便早期发现肠梗阻、肠穿孔、结核性腹膜炎等并发症和得到及时治疗。

重点提示

　　肠结核是由结核分枝杆菌侵犯肠道引起的慢性特异性感染。主要经口感染。好发于回盲部。临床主要表现为腹痛、腹泻或便秘、右下腹肿物。主要并发症是肠梗阻。结肠镜检查是最重要的诊断方法。关键治疗是抗结核化疗，护理重点是增加营养。

（封木忠）

第 6 节　结核性腹膜炎患者的护理

（一）概述

结核性腹膜炎（tuberculous peritonitis）是由结核杆菌引起的慢性弥漫性腹膜感染。以中青年多见，女性略多见，男女之比约为 1：2。

结核性腹膜炎绝大多数继发于其他部位的结核病变，以腹腔内结核病灶直接蔓延为主要感染途径，肠系膜淋巴结核、输卵管结核、肠结核等为常见原发病灶；少数患者可由血行播散引起，原发病灶可为活动性肺结核、骨关节结核、睾丸结核等，常伴发结核性多浆膜炎、结核性脑膜炎等。

结核性腹膜炎的病理类型分 3 种：①渗出型：腹膜充血、水肿，表面覆以纤维蛋白渗出物，腹膜有无数黄白色或灰白色结核结节，腹腔内有浆液性纤维蛋白渗出物及少至中等量腹水。②粘连型：腹腔内有大量纤维组织增生，腹膜、肠系膜明显增厚，肠袢相互粘连、肠管受束缚而发生肠梗阻。③干酪型：以干酪样坏死为主，肠管、大网膜、肠系膜和腹腔内脏器相互粘连分隔成许多小房，其中有混浊积液，进而可形成结核性脓肿、窦道和瘘管。2 种或 3 种类型并存，称为混合型。 **考点：** 感染途径

（二）护理评估

1. 健康史　评估有无肠系膜淋巴结核、输卵管结核、肠结核及肺结核、骨关节结核、睾丸结核等结核病史。

2. 临床表现

（1）全身表现：主要为发热与盗汗，以低热与中等热居多；渗出型、干酪型或合并有严重腹外结核病者可呈高热和明显毒性症状；后期有贫血、消瘦、水肿、舌炎、口角炎等营养不良的表现。

（2）腹部症状：①腹痛：早期不明显，而后可出现持续性隐痛或钝痛，疼痛多位于脐周、下腹，也可波及全腹部。并发不全性肠梗阻时，可出现阵发性绞痛，如发生肠系膜淋巴结或腹腔其他结核干酪样坏死病灶溃破、或伴有肠结核急性肠穿孔时，腹痛可酷似急腹症。②腹胀：多由结核毒血症状、肠功能紊乱、腹腔积液、肠梗阻引起。③腹泻：粪便呈糊状、每日不超过 3~4 次，与腹膜炎症刺激所致肠功能紊乱、并发溃疡性肠结核或肠曲间形成内瘘有关。④便秘：较常见于粘连型。有时腹泻与便秘可交替出现。

（3）腹部体征：①腹壁柔韧感：结核性腹膜炎的特征性特征，是腹膜受到轻度刺激或有慢性炎症的表现。②腹部压痛及反跳痛：多数为轻度腹部压痛，少数干酪型患者有明显压痛及反跳痛。③腹部肿物：常位于脐周，或见于其他部位。肿块系由增厚的大网膜、肿大的肠系膜淋巴结、粘连成团的肠曲或干酪样坏死脓性物积聚而成，其大小不一，边缘不齐，有时呈结节感，伴轻微触痛。多见于粘连型及干酪型。④腹腔积液征：少至中等量。

（4）并发症：肠梗阻最常见，多见于粘连型；肠瘘及腹腔脓肿，多见于干酪型。

（5）心理状态：患者易产生焦虑、悲观等心理变化。

3. 辅助检查

（1）实验室检查：①血常规：轻至中度贫血，多见于病程较长且病变活动的患者，特别是干酪型或有并发症者；白细胞计数，多数正常或稍增高，腹腔结核病灶急性扩散者或干酪患者的白细胞计数可增高。②红细胞沉降率：活动期增快，病变趋于静止时逐渐正常。③结核菌素试验（OT 或 PPD）：呈强阳性有助于诊断本病。④腹腔积液检查：腹腔积液为草黄色渗出液，少数为淡血色，偶为乳糜性，静置后有自凝块，比重超过 1.018，蛋白含量在 30g/L 以上，白细胞计数超过 500×10^{6}/L，以淋巴细胞为主。

（2）影像学检查：①腹部 B 型超声：有助于腹腔积液和腹部肿物的诊断。②胃肠 X 线检查：腹部 X 线平片可见到钙化影，提示肠系膜淋巴结结核；钡餐检查可发现肠粘连、肠结核、肠瘘、肠腔外肿块等征象，有辅助诊断价值。

（3）腹腔镜检查：适用于诊断困难而有游离腹腔积液的患者，可见腹膜、网膜、内脏表面有散在或集聚的灰白色粟粒状结核结节，浆膜混浊粗糙，活组织检查有确诊价值。

考点：临床表现

（三）治疗要点

治疗原则：及早抗结核治疗，达到早日康复、避免复发和预防并发症。

1. 一般治疗　注意休息、加强营养和增强机体的抗病能力。腹痛时，可应用解痉、止痛药物；对不完全肠梗阻者，需行胃肠减压。

2. 抗结核化疗　结核性腹膜炎渗出型，抗结核药物应用的化疗原则、化疗方案及用法，参见第 2 章第 8 节"肺结核患者的护理"。粘连型、干酪型，由于大量纤维组织增生影响药物进入病灶，使病变部位达不到有效的药物浓度，故应适当延长用药的疗程。

3. 腹腔积液治疗　大量腹腔积液者，可适当放腹腔积液以减轻腹胀症状，并在放液后于腹腔内注入链霉素、醋酸可的松等药物，每周 1 次，以加速腹腔积液吸收和减少粘连。

考点：治疗原则

4. 手术治疗　并发肠梗阻、肠穿孔、化脓性腹膜炎时，可行手术治疗。

（四）主要护理诊断及合作性问题

1. 体温过高　与结核分枝杆菌所致毒血症有关。

2. 疼痛：腹痛　与腹膜炎、肠结核、盆腔结核、肠梗阻、肠穿孔有关。

3. 营养失调：低于机体需要量　与结核分枝杆菌的毒性作用及消化吸收功能障碍有关。

4. 焦虑　与疾病迁延不愈有关。

5. 潜在并发症　肠梗阻、肠穿孔、肠瘘等。

（五）护理措施

1. 一般护理　①休息与活动：保证患者充分休息，减少活动，以降低代谢，减少毒素的吸收。②饮食护理：提供愉快舒畅的进食环境，加强口腔护理，给予高热量、高蛋白、高维生素、易消化的食物，如新鲜蔬菜、水果、鲜奶、豆制品及肉类等，以增进患者食欲，保证营养摄入。③心理护理：加强与患者的沟通，给予心理支持，使患者树立治疗信心，配合治疗与护理。

2. 疼痛护理　安置患者合适的体位如侧卧屈膝位，指导采用非药物干预措施缓解疼痛，如分散注意力的方法（有节奏呼吸、谈话、听音乐等）、行为方法（如按摩或温水浴、放慢节律的呼吸或深呼吸—握紧拳头—打呵欠等），或采用热敷、按摩、针灸等；必要时按医嘱使用镇痛药物。

3. 腹腔积液护理　①安置患者采取适宜的体位，如坐位或半卧位以减轻腹胀。②做好皮肤护理，防止皮肤受压。③控制钠、水入量，记录每日出入液量和定期测量腹围。④按医嘱使用利尿剂，注意药物不良反应，监测血清电解质。⑤配合实施腹腔穿刺放液治疗，做好穿刺前的各项准备和穿刺后的护理。

4. 用药护理　按医嘱给予抗结核药物，观察疗效和不良反应。

考点：疼痛护理和腹水护理

5. 病情观察　定期监测红细胞、血红蛋白、体重等营养指标，掌握营养改善的情况。注意观察腹痛病情的变化，以及时发现肠梗阻、肠穿孔等并发症，如疼痛突然加重、压痛明显或出现便血时，应及时报告医师并积极配合采取抢救措施。

（六）健康教育

1. 阐明结核性腹膜炎是一种慢性消耗性疾病，加强营养对疾病的康复具有重要意义，指导患者摄取高热量、高蛋白、高维生素易消化的饮食。教育患者保持良好的心态，注意休息、适当运动，以提高抗病能力。

2. 避免可能加重病情的各种诱发因素，如自行停药或减量、过度劳累或精神创伤等。

3. 按医嘱坚持抗结核治疗,定期到医院检查,根据病情变化及时调整治疗方案。加强自我病情监护,有病情变化立即到医院就诊,以便早期发现并发症和得到及时治疗。

重·点·提·示

结核性腹膜炎是由结核杆菌引起的慢性弥漫性腹膜感染。绝大多数继发于其他部位的结核病变,以腹腔内结核病灶直接蔓延为主要感染途径。全身表现主要为发热与盗汗,腹壁柔韧感是特征性体征。腹水为草黄色渗出液,腹腔镜检查活组织检查有确诊价值。治疗关键是及早给予合理、足够疗程的抗结核化学药物;护理重点是疼痛护理和腹腔积液护理。

(封木忠)

第7节 溃疡性结肠炎患者的护理

(一) 概述

溃疡性结肠炎(ulcerative colitis,UC)是一种病因未明的直肠和结肠慢性非特异性炎症性疾病。主要表现为腹泻、黏液脓血便和腹痛。病程迁延,易反复发作,可发生于任何年龄,多见于青壮年,男女发病率无明显差别。

病因和发病机制尚未完全明了,目前认为,环境、遗传、感染和免疫等多种因素相互作用,导致肠道黏膜免疫系统异常反应及炎症反应在发病中起重要作用。环境因素(包括饮食、吸烟及其他尚不明确的因素)作用于遗传易感者(本病有明显的家族集聚性、直系亲属的发病率明显高于普通人群),在肠道菌丛(目前尚未明确的特异性微生物)的参与下,启动了肠道免疫及非免疫系统,最终导致免疫反应和炎症过程,由于抗原的持续刺激和(或)免疫调节紊乱,使免疫反应表现为过度亢进和难于自限,从而引起的一种自身免疫疾病。

病变位于大肠(以直肠和乙状结肠为主),呈连续性弥漫性分布,范围自肛端直肠开始,逆行向近端发展,甚至累及全结肠和末端回肠。活动期黏膜呈弥漫性炎症反应,基本病变是固有膜内弥漫性淋巴细胞、浆细胞、单核细胞等细胞浸润,并可有大量中性粒细胞和嗜酸粒细胞浸润。肉眼见黏膜弥漫性充血、水肿、表面呈细颗粒状、脆性增加、出血、糜烂及溃疡。少数暴发型或重症患者,可发生中毒性巨结肠,肠壁重度充血、肠腔膨大、肠壁变薄,溃疡累及肌层至浆膜层,常并发急性穿孔。反复发作者,可见黏膜结构破坏,腺体变形、排列紊乱和数目减少等萎缩改变,伴有杯状细胞减少和潘氏细胞化生,形成炎性息肉,肉眼见结肠变形缩短、结肠袋消失甚至肠腔缩窄,少数可发生结肠癌变。

(二) 护理评估

1. 健康史 评估有无溃疡性结肠炎家族史及长期慢性腹泻等病史,有无不良饮食习惯、烟酒嗜好和过度劳累、精神刺激等因素。

2. 临床表现

(1) 消化系统症状:①腹泻和黏液脓血便:活动期的重要表现。腹泻是最主要的症状,与炎症导致大肠黏膜对水钠吸收障碍和结肠运动功能增强有关,黏液脓血便是局部炎症渗出、黏膜糜烂及溃疡所致。排便次数、便血程度与病情轻重相关,轻者每日排便 2~4 次,便血轻;重者每日达 10 次以上,脓血明显甚至呈血水样便。②腹痛:与炎症刺激引起肠痉挛、肠管张力增加有关,一般局限在左下腹或下腹部,多为轻、中度的阵痛,也可出现全腹痛,腹痛在排便后缓解,常伴里急后重。并发中毒性巨结肠或炎症波及腹膜,可出现持续性剧烈腹痛。③其他症状:可有腹胀、食欲不振、恶心、呕吐等。④体征:轻、中型患者有左下腹轻压痛,可触到痉挛的降结肠和乙状结肠;重型和暴发型,常有明显压痛和鼓肠;中毒性巨结肠、肠穿孔时,可出现腹肌紧张、反跳痛和肠鸣音减弱。

(2)全身表现及肠外表现:①全身表现有发热、消瘦、贫血、低蛋白血症、水电酸碱平衡失调等。②肠外表现有关节炎、结节性红斑、坏疽性脓皮病、巩膜外层炎、口腔复发性溃疡等。

(3)并发症:中毒性巨结肠是最严重的并发症,预后差,多见于暴发型或重症患者,病情急剧恶化、毒血症明显,出现鼓肠、腹部压痛、肠鸣音消失,易引起急性肠穿孔、急性弥漫性腹膜炎。其他并发症有直肠结肠癌变、肠穿孔、肠梗阻等。

(4)临床分型:①按病程经过:分为初发型(首次发作)、慢性复发型(最多见,发作期与缓解期交替)、慢性持续型(症状持续,有症状加重的急性发作)和急性暴发型(少见,急性起病,病情严重、毒血症状明显、可伴中毒性巨结肠、肠穿孔、败血症等),各型可相互转化。②按病情程度:轻型,腹泻每日 4 次以下,便血轻或无、无全身症状;重型,腹泻每日 6 次以上,有明显黏液血便及全身症状;中型,介于轻型和重型之间。③按病变范围:分为直肠炎、直肠乙状结肠炎、左半结肠炎、广泛性和全结肠炎。④按病期:分为活动期和缓解期。

(5)心理状态:病程漫长且反复发作,需长期用药及饮食受限,患者易产生焦虑、悲观失望的心理,对治疗丧失信心。

3. 辅助检查

(1)实验室检查:①血液检查:有贫血、红细胞沉降率增快、血清清蛋白降低等。②粪便检查:有黏液脓血便,镜下可见红细胞、白细胞及巨噬细胞。③自身抗体检测:可查及抗中性粒细胞胞质抗体、抗酿酒酵母抗体。

(2)结肠镜及活组织检查:具有诊断和鉴别诊断价值。镜下有黏膜血管纹理模糊、紊乱或消失、充血、水肿、质脆、出血及脓性分泌物附着,以及黏膜粗糙、呈细颗粒状、弥漫性糜烂、多发性浅溃疡(图 4-6);慢性病变有假息肉、结肠袋变浅、变钝或消失,以及弥漫性炎症细胞浸润等。

(3)X 线钡剂灌肠造影:可显示黏膜粗乱和(或)颗粒样改变,多发性浅溃疡,炎症性息肉,肠管缩短,结肠袋消失、变细、肠腔狭窄、肠壁僵硬、呈铅管状等(图 4-7)。

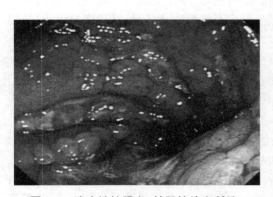

图 4-6 溃疡性结肠炎(结肠镜检查所见)

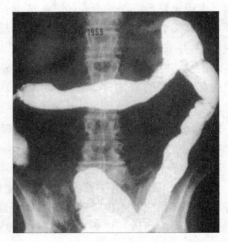

图 4-7 溃疡性结肠炎(X 线钡剂灌肠造影所见)

（三）治疗要点

治疗目的:控制急性发作、维持缓解、减少复发、防治并发症。

1. 一般治疗 重型和暴发型需住院治疗,急性发作期应卧床休息,给予流质或半流质饮食,好转后给予富营养的无渣食物;病情严重时暂禁食,给予静脉高营养,纠正水电解质平衡紊乱。

2. 对症治疗 腹痛、腹泻时使用抗胆碱药、止泻药要慎重,需权衡利弊;重症患者禁用,以防诱发中毒性巨结肠。

3. 药物治疗 ①氨基水杨酸制剂:柳氮磺吡啶(SASP)是治疗溃疡性结肠炎的首选药,4g/d,分 4 次口服,具有消除炎症、减轻水肿和免疫抑制作用,主要用于轻、中型的患者,副作用有消化道反应和白细胞减少。可选用美沙拉嗪、奥沙拉嗪和巴柳氮,疗效与 SASP 相仿,但不良反应明显减少。②糖皮质激素:重症和急性暴发型的首选用药,通过非特异性抗炎和免疫抑制作用,可减轻和控制结肠黏膜的炎性反应,消除症状相当迅速,对急性发作期有较好的疗效。可给予泼尼松 49~60mg/d 口服、重症可静脉滴注氢化可的松 300mg/d,或甲泼尼龙 48mg/d 或地塞米松 10mg/d,也可用琥珀酸钠氢化可的松 100mg 或地塞米松 5mg 加 0.9% 氯化钠溶液 100ml 保留灌肠。③免疫抑制剂:适用于糖皮质激素疗效不佳或对激素依赖的慢性持续型患者,如硫唑嘌呤、巯嘌呤等。④抗生素:适用于重症有继发感染者,静脉给予广谱抗生素,有厌氧菌感染时合用甲硝唑。

考点:药物治疗

4. 手术治疗 适用于并发大出血、肠穿孔、中毒性巨结肠、肠梗阻等经内科治疗无效或并发结肠癌变、慢性持续型内科治疗效果不佳影响生活质量者。

（四）主要护理诊断及合作性问题

1. 腹泻 与病变局部炎症导致结肠黏膜对水钠吸收障碍、结肠运动功能增强有关。

2. 疼痛:腹痛 与炎症刺激引起的肠痉挛、肠管张力增加有关。

3. 焦虑 与病程漫长、反复发作、长期用药及饮食受限有关。

4. 营养失调:低于机体需要量 与长期腹泻及吸收障碍有关。

5. 有皮肤完整性受损的危险 与频繁腹泻刺激肛门周围皮肤有关。

6. 潜在并发症 中毒性巨结肠、结肠癌变。

（五）护理措施

1. 一般护理 ①活动与休息:轻症患者应注意休息、减少活动,防止劳累,重症患者应卧床休息,以减少胃肠蠕动,减轻腹泻、腹痛症状,减少精神和体力负担。②心理护理:关心体贴患者,耐心地解答患者提出的问题,解释疾病过程、治疗效果和预后,以利患者保持乐观情绪,树立战胜疾病的信心和勇气,积极配合治疗。

2. 饮食护理 ①饮食以高热量、高蛋白、富含维生素、少纤维素为原则,食物宜细软、易消化、少刺激,达到既能保证足够的热量供给、维持机体代谢,又利于吸收、对肠黏膜刺激小的目的。可给予稀粥、面片、细面条、鸡蛋羹等。②禁食生、冷、辛辣等对胃黏膜有刺激的食品和能增加胃肠蠕动的含纤维多的食物,如多纤维蔬菜,以防止肠出血等并发症。③活动期患者,应进流质或半流质饮食,病情严重者应禁食,按医嘱给予静脉高营养,以改善全身状况,并使肠道得以休息,利于减轻炎症和控制症状。④忌食牛奶和乳制品,因其可能是本病的致敏食物。

3. 对症护理 ①腹泻:注意腹部保暖,可用热水袋腹部热敷,以减弱肠道运动,减少排便次数;同时加强肛门周围皮肤的护理,排便后应用温水清洗肛门周围,保持清洁干燥,涂无菌凡士林或抗生素软膏以保护肛门周围皮肤和促进损伤处愈合。②腹痛:耐心解释腹痛原因,指导缓解疼痛的方法,如转移注意力和行为放松方法,同时遵医嘱给予药物止痛。

4. 用药护理 ①抗胆碱药或止泻药:有诱发中毒性结肠扩张的可能,应用时需注意观察腹泻、腹部压痛及腹部肠鸣音的情况,如出现鼓肠、肠鸣音消失、腹痛加剧等情况,应及时报告医生采取相应措施。②柳氮磺吡啶:指导患者餐后服药以减轻消化道不良反应,注意有无皮疹、粒细胞减少及再生障碍性贫血等不良反应,服药期间定期复查血象,发现异常及时报告医生处理。③糖皮质激素:除注意观察激素的副作用外,应告知患者不可随意停药和减量,以防止发生病情反跳。④免疫抑制剂:注意胃肠道反应、白细胞减少等副作用。⑤灌肠药:灌肠时指导患者左侧卧位抬高臀部,以延长药物在肠道内的停留时间;5-ASA 灌肠剂不稳定,应在使用前新鲜配制。

考点: 饮食护理和用药护理

5. 病情观察 ①观察粪便的量、性状、排便次数并记录;观察皮肤的弹性及有无脱水表现。②观察腹痛的部位、性质、程度及生命体征的变化,注意有无大出血、肠梗阻、中毒性结肠扩张、肠穿孔等并发症的迹象。③观察进食情况,定期测体重、血红蛋白、血清清蛋白等,了解营养状况。

(六) 健康教育

指导患者保持乐观情绪,避免过度劳累和精神紧张,尽可能减轻工作和生活压力。告知患者应注意生活规律合理,注重营养、调节饮食,按医嘱坚持服药,定期复查,发现病变应及时就医。

重点提示

溃疡性结肠炎是一种病因未明的直肠和结肠慢性非特异性炎症性疾病。病因和发病机制尚未完全明了,目前认为系环境因素、遗传因素和免疫因素相互作用引起的一种自身免疫疾病。病变部位以直肠和乙状结肠为主。主要表现为腹泻、黏液脓血便、腹痛和里急后重。结肠镜检查是最有价值的诊断方法;治疗目的是控制急性发作、维持缓解、减少复发、防治并发症,首选治疗药物是柳氮磺吡啶。护理重点是饮食护理和用药护理。

附 结肠镜检查术的护理

结肠镜检查主要用于诊断大肠炎症性肠病、肿瘤、出血、息肉及其他异常等,并可在结肠镜下进行止血、切除息肉及某些肿瘤、钳取异物等内镜治疗。结肠镜分为纤维结肠镜和电子结肠镜。

【适应证及禁忌证】

1. 适应证 ①原因不明的下消化道出血。②原因不明的慢性腹痛、腹泻,怀疑有直肠、结肠、盲肠及回肠末端病变。③原因不明的低位肠梗阻,怀疑与大肠病变有关。④钡剂造影发现肠道内可疑病变,需进一步明确诊断。⑤结肠或回肠内肿物需进行病理学检查。⑥需内镜治疗的大肠息肉、肿瘤、出血等病变。⑦大肠疾病在药物或手术治疗后随访复查。⑧大肠肿瘤普查。

2. 禁忌证 ①严重心肺功能不全、严重高血压、休克、高热及极度衰弱者。②急性细菌性痢疾、急性憩室炎、重症溃疡性结肠炎、急性腹膜炎及腹腔脏器穿孔。③腹部手术后有严重粘连。④腹主动脉瘤或其他腹部疾病影响检查者。⑤肛门、直肠严重狭窄者。⑥精神或心理因素不能合作者。⑦肠道准备不完全者。⑧女性月经期及妊娠期。

【护理措施】

1. 术前准备

(1) 用物准备:①电子或纤维结肠镜,电凝、电切治疗设备,钢丝支架等。②其他用物:弯盘、纱布、甲基硅油、注射器、0.9%氯化钠溶液、标本瓶、组织吸附小纸片、细胞刷等。③急救药品及器材。

(2) 患者准备:①告知患者结肠镜检查的目的、方法、注意事项,解除其顾虑,取得合作。②检查前2~3日进少渣饮食,检查前1日进流质饮食,检查当日晨空腹或饮少量糖水(不能饮红糖水,以免镜检时影响观察)。③清洁肠道,采用灌肠法(检查前晚服蓖麻油 25~30ml 和葡萄糖 0.9% 氯化钠溶液 1 000ml,检查前 1h 用温开水 1 000ml 高位清洁灌肠 2~3 次,直至无粪渣排出为止;或于检查前 1h 应用洗肠机清洁肠道)或导泻法(检查前 1 日晚服缓泻剂,番泻叶 10g 用 500~1 000ml 沸水冲泡当茶饮;或于检查前 4~6h 口服溶解后的硫酸镁 50g 和葡萄糖加 0.9% 氯化钠溶液 1 500~2 000ml;或于检查前 4~6h 口服 20% 甘露醇溶液 250ml 和 5% 葡萄糖加 0.9% 氯化钠溶液 1 000~1 500ml)。如进行高频电凝治疗,肠道准备禁用甘露醇。④必要时术前肌内注射地西泮 5~10mg、阿托品 0.5mg 或山莨菪碱(654-2)10mg,以解除患者紧张、恐惧、腹痛、腹胀等症状,有青光眼或明显前列腺增生者忌用阿托品。

2. 术中配合

(1) 安置患者左侧卧位、腹部放松并屈膝,臀部和肛门尽量靠近检查台边缘,用 2% 利多卡因棉球塞肛麻醉。

(2) 术前直肠指检,了解有无肿瘤、狭窄、痔疮、肛裂等,并扩张肛门;护士协助在结肠镜前端涂润滑剂(一般用硅油,不可用液状石蜡,因其对肠镜可曲部有损害),嘱患者张口呼吸、放松肛门括约肌;术者以右手示指按压镜头,使镜头滑入肛门,遵照循腔进镜、少量充气、必要时钩拉、防襻、解襻的原则,逐渐缓慢插入肠镜;插镜过程中,护士应按医嘱协助患者变换体位,协助医生摄像、取活组织或刷取细胞活检等。

(3) 密切观察患者反应,如出现腹胀不适,可嘱患者缓慢深呼吸;如出现剧烈腹痛或面色苍白、呼吸及脉搏增快、血压下降等异常时,应随时报告医生停止插镜,同时快速建立静脉通道以备抢救。

3. 术后护理

(1) 检查结束后,做好肛门清洁护理,嘱患者休息 15~30min。密切观察患者生命体征,注意观察腹胀、腹痛及排便情况。待患者无何不良反应时方可离去;腹痛明显或排血便者应留院观察;如出现剧烈腹痛、腹胀、面色苍白、脉搏增快、血压下降、大便次数增多或呈血性便时,提示肠出血、肠穿孔可能,应报告医师处理。

(2) 术后进少渣饮食 3 日,息肉摘除、止血治疗者,应给半流质饮食。

(3) 术后做好内镜的清洗消毒工作,妥善保管。

(封木忠)

第 8 节　肝硬化患者的护理

案例 4-3

患者,男性,46 岁。"乙肝"病史 16 年,肝硬化病史 5 年,近月来出现明显乏力,食欲减退、腹胀,对自己的病情忧心忡忡。查体:T 37.0℃,P 90 次/分,BP 100/70mmHg,意识清,形体消瘦,面色灰暗,巩膜轻度黄染,上胸及颈部各见 1 枚蜘蛛痣,心肺检查无异常,腹部膨隆,腹壁静脉曲张,肝肋下未触及,脾肋下 4cm,移动性浊音阳性,双下肢压陷性水肿,神经系统检查未见异常。辅助检查:白细胞 $3.6×10^9$/L,红细胞 $3.3×10^{12}$/L,血红蛋白 90g/L,血小板 $80×10^9$/L,A/G=0.8。临床诊断肝炎后肝硬化失代偿期。

问题:1. 主要护理问题是什么?

2. 主要护理措施是什么?

(一) 概述

肝硬化(hepatic cirrhosis)是各种慢性肝病发展的晚期阶段。临床上起病隐匿、发展缓慢,以肝功能减退和门静脉高压为主要表现。肝硬化是我国的常见疾病,发病高峰年龄在

35~50岁,男性多见。常见并发症有上消化道出血、肝性脑病、继发感染等,出现并发症时死亡率高。

引起肝硬化的病因众多,在我国以病毒性肝炎最常见,欧美国家以慢性酒精中毒多见。①病毒性肝炎:占60%~80%,主要是乙型、丙型、丁型肝炎病毒感染,通常由慢性肝炎阶段演变而来,乙型和丙型或丁型肝炎病毒重叠感染可加速发展至肝硬化,甲型或戊型病毒性肝炎不发展为肝硬化。②慢性酒精中毒:约占15%,长期大量饮酒(每日摄入乙醇80g达10年以上)时,乙醇及中间代谢产物(乙醛)对肝脏的毒性作用可引起酒精性肝炎,继而演变成肝硬化。③非酒精性脂肪性肝炎(NASH):随着肥胖的流行,NASH发病率日益增多,其中约20%可发展成肝硬化。④胆汁淤积:长期存在的肝内胆汁淤积或肝外胆管阻塞时,高浓度的胆酸和胆红素可造成肝细胞损害,引起胆汁性肝硬化。⑤循环障碍:慢性心力衰竭、缩窄性心包炎、肝静脉阻塞综合征、肝小静脉闭塞病等,使肝细胞长期淤血缺氧,最终发展为淤血性肝硬化。⑥遗传代谢性疾病:如肝豆状核变性(铜氧化酶缺陷引起的铜沉积)、血色病(铁代谢障碍所致的铁沉积),均可引起肝细胞损害并演变为肝硬化。⑦工业毒物或药物:长期接触四氯化碳、磷、砷等化学毒物或长期服用双醋酚丁、甲基多巴、四环素等药物,可引起中毒性肝炎,进而演变为肝硬化。⑧自身免疫性肝炎:可进展为肝硬化。⑨血吸虫病:长期反复感染血吸虫后,虫卵沉积在汇管区或毒性产物的刺激,可引起纤维组织增生,导致血吸虫病性肝纤维化。⑩隐源性肝硬化:病因不明的肝硬化。

各种致病因素造成大量肝细胞损伤、变性、坏死,肝小叶纤维支架破坏;残存的肝细胞不沿原支架排列再生,形成不规则的再生结节;各种细胞因子促进纤维化,在汇管区形成纤维间隔并相互连接,包绕再生结节或将残留肝小叶重新分割,改建成假小叶,形成肝硬化的典型形态改变。上述改变使肝内门静脉、肝静脉和肝动脉间失去正常关系,肝血循环紊乱是门静脉高压的病理基础,进一步加重肝细胞缺血缺氧,促使肝硬化病变进一步恶化。早期的肝纤维化是可逆的,后期假小叶形成则不可逆。

考点:常见病因和病理特征

肝的大体形态表现为肝脏变形,早期肿大、晚期明显缩小,重量减轻,质地变硬,外观呈灰褐色,表面有弥漫性大小不等的结节和塌陷区,切面可见正常肝结构消失。按病理形态,分为小结节性肝硬化(最常见)、大结节性肝硬化和大小结节混合性肝硬化。

(二)护理评估

1. **健康史** 评估有无慢性病毒性肝炎史,是否长期酗酒,有无长期接触四氯化碳、磷、砷等化学毒物史或长期服用双醋酚丁、甲基多巴等药物史,有无慢性心力衰竭或肝豆状核变性等病史,有无血吸虫疫水接触史等。

2. **临床表现** 起病隐匿,进展缓慢,可隐伏3~5年至10数年;少数因短期内大片肝坏死,可在数月内发展为肝硬化。

(1)**代偿期:**症状轻且缺乏特异性。以乏力和食欲减退出现最早且较突出,伴上腹不适、腹胀、腹泻、隐痛等,常在劳累时出现,经休息或治疗后可缓解。肝稍大、质偏硬,脾轻度肿大,肝功能正常或轻度异常。

(2)**失代偿期**

1)**肝功能减退表现:**①全身症状:营养状况较差,消瘦乏力、面色晦暗黝黑(肝病面容),精神不振、皮肤干枯,以及不规则低热、舌炎和口角炎等。②消化系统症状:食欲不振为常见症状,进食后有明显腹胀及恶心、呕吐等,对油腻食物耐受性差,稍进肉类食品即可引起腹泻,上述症状与门静脉高压引起胃肠道淤血水肿、消化吸收障碍和胃肠道菌群失调有关;半数以上患者可出现黄疸。③出血倾向和贫血:常有鼻出血、牙龈出血、皮肤紫癜和胃肠道出血倾向,女性月经过多等,系因肝合成凝血因子减少及脾功能亢进使血小板减少所致;常出现不同程度的贫血,与营养不良、肠道吸收障碍、胃肠失血及脾功能亢进等因素有关。④内分泌失调:由于肝对雌激素灭活作用减弱使血液中雌激素水平增高,通过负反馈导致雄激素和糖皮质激素分泌减少,雌激素增多可表现为蜘蛛痣、肝掌;雌激素和雄激素平衡失调可致男性乳房发育、性功能减退、睾丸萎缩等,女性月经失调、闭经、不孕等;腺上皮质功能减退,可引起面部和其他暴露部位皮肤色素沉着;肝对醛固酮和抗利尿激素的灭活作用减弱,使该类激素增多导致钠水潴留、尿量减少、水肿,促进和加重腹水的形成。

　　2)门静脉高压症表现:①脾大与脾功能亢进:多为轻至中度脾大,系脾脏长期淤血所致;晚期伴脾功能亢进,表现为红细胞、白细胞和血小板减少。②侧支循环的建立与开放(图 4-8):门静脉高压最特异的表现,对诊断门静脉高压有重要意义。门静脉高压形成(超过 20cmH$_2$O)后,来自消化器官和脾的回心血液流经肝受阻,导致门静脉系统与腔静脉之间建立门-体静脉侧支循环。重要的侧支循环有 3 支:胃底食管静脉曲张(最常见且诊断价值最高),在呕吐、剧咳、负重等导致门静脉压力突然升高或进食粗糙、坚硬食品的机械损伤下,易破裂发生上消化道出血,甚至失血性休克;腹壁静脉曲张,在脐周和腹壁可见到以脐为中心向上及向下延伸的迂曲静脉,明显时外观呈水母状;痔静脉曲张,形成痔核,破裂时可引起便血。③腹腔积液:肝硬化最突出的表现。有明显腹胀感,大量腹腔积液时腹压增高,易形成脐疝,膈抬高可出现呼吸困难和心悸等表现,叩诊有移动性浊音;部分患者可伴胸腔积液,以右侧多见。腹腔积液形成的相关因素有:门静脉压力增高使组织液回吸收减少、低清蛋白血症致血浆胶体渗透压降低、肝淋巴液生成过多、继发性醛固酮和抗利尿激素增多引起水钠重吸收增多、有效循环血容量不足致肾小球有效灌注量减少而引起排尿减少。

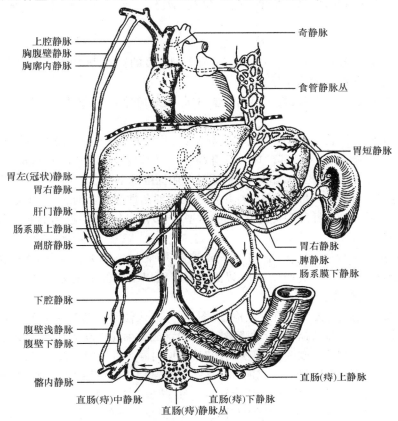

图 4-8　肝硬化门静脉高压侧支循环示意图

3）肝情况：早期肝增大、质硬，表面尚平滑；晚期肝缩小、坚硬，表面可触及结节或颗粒状肿物；通常无压痛，伴有肝坏死或有炎症时可有轻压痛。

（3）并发症：①上消化道出血：最常见的并发症，易引起失血性休克或诱发肝性脑病。②肝性脑病：最严重的并发症，也是最常见的死亡原因。③感染：易并发肺部感染、胆道感染、大肠埃希菌败血症、自发性细菌性腹膜炎等。④原发性肝癌：病毒性肝炎肝硬化和酒精性肝硬化发生肝细胞癌变的危险性高。⑤肝肾综合征：是指发生在严重肝病基础上的肾衰竭而肾脏本身无器质性损害，又称功能性肾衰竭，系循环血容量不足导致肾小球滤过率下降所致。⑥电解质和酸碱平衡紊乱：常见有低钠血症、低钾低氯血症与呼吸性碱中毒、代谢性碱中毒。⑦肝肺综合征：是指发生在严重肝病基础上的低氧血症，与肺内血管扩张相关而无心肺疾病基础。⑧门静脉血栓形成：导致门静脉急性完全闭塞时，可出现剧烈腹痛、腹胀、血便、休克、脾迅速增大和腹腔积液迅速增加等。

链接 ┈┈┈┈┈ 自发性细菌性腹膜炎

自发性细菌性腹膜炎是指在无任何邻近组织炎症的情况下发生的腹膜和（或）腹腔积液的细菌性感染，是肝硬化常见的一种严重并发症。病原菌大多为来自肠道的革兰阴性菌。

临床表现为发热、腹痛、短期内腹水迅速增加，有轻重不等的全腹压痛和腹膜刺激征；血白细胞升高。不典型的表现为肝功能迅速恶化、发生低血压或休克和诱发肝性脑病。腹腔积液检查如白细胞 $> 500 \times 10^6/L$ 或多形核白细胞 $> 250 \times 10^6/L$，即可明确诊断。

（4）心理状态：肝硬化病程长，病情时好时坏，不能完全康复，可出现多种并发症，需长期治疗和护理。患者常出现焦虑、抑郁、愤怒、怨恨、消极、悲观、失望、绝望等心理反应，应对能力降低或应对无效。

3. 辅助检查

（1）血常规：代偿期多正常，失代偿期可有不同程度的贫血，脾功能亢进时白细胞和血小板计数减少，血小板减少尤为明显。

（2）尿常规：代偿期正常；失代偿期有蛋白尿、血尿和管型尿；发生黄疸时有胆红素尿、尿胆原增加。

（3）肝功能试验：代偿期：正常或轻度异常；失代偿期：ALT 明显增高，肝细胞坏死时则AST 升高更明显；血清清蛋白下降，球蛋白升高、A/G 倒置；凝血酶原时间延长且经注射维生素 K 后不能纠正；重症有胆红素增高、总胆固醇和胆固醇酯下降。

（4）腹腔积液检查：一般为漏出液；并发自发性细菌性腹膜炎时，白细胞数增多、以多形核白细胞为主；并发结核性腹膜炎时，白细胞数增多、以淋巴细胞为主；若腹腔积液为血性，应高度怀疑癌变。

（5）免疫功能检查：乙型、丙型、丁型病毒性肝炎所致者，肝炎病毒血清标记物呈阳性反应；IgG 和 IgA 可增多，以前者明显，50% 以上患者 T 淋巴细胞低于正常；可出现抗核抗体、抗平滑肌抗体等自身抗体。

（6）影像学检查：①X 线食管吞钡检查（图 4-9）：失代偿期可见钡剂在食管黏膜上分布不均、虫蚀样或蚯蚓状充盈缺损，纵行黏膜皱襞增宽，胃底呈菊花样充盈缺损改变。②B 型超声显像：可显示肝大小和外形改变，门静脉高压时，可见门静脉主干内径大于 13mm、脾静脉内径增宽大于 8mm。有腹腔积液时，可见液性暗区。③CT 和 MRI 检查：可显示肝脾形态改变和腹腔积液影像。④放射性核素检查：肝摄取核素稀疏，脾核素浓集等。

（7）内镜检查：①胃镜：可直视食管胃底静脉曲张及其分布和程度（图 4-10），并发上消化道出血时，紧急胃镜检查可确定出血部位和病因，并可进行止血治疗。②腹腔镜：可直接观察

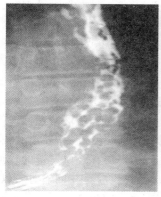
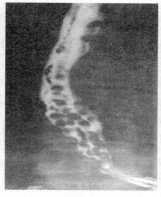
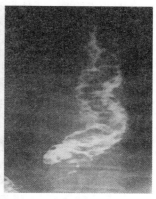

图4-9 食管静脉曲张(食管吞钡检查所见)

肝外形、表面、色泽、边缘和脾改变,直视下对病变明显处穿刺取活组织检查具有诊断和鉴别诊断价值。

(8)肝穿刺活组织检查:有助于早期诊断,假小叶形成可确诊为肝硬化。

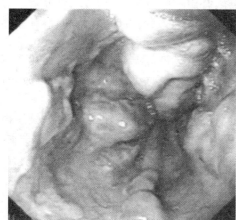
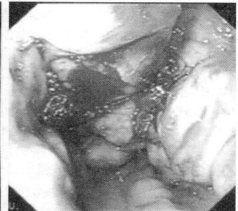

图4-10 食管静脉曲张(胃镜图像)

(三)治疗要点

目前尚无特效治疗,关键在于早期诊断,针对病因给予相应处理,阻止肝硬化进一步发展,后期积极处理并发症,终末期则依赖于肝移植。

1. 一般治疗 ①代偿期:适当减少活动,避免体力过劳,宜摄取高热量、高蛋白、高维生素易消化饮食。②失代偿期:卧床休息,以减轻肝脏负担;肝功能损害严重或有肝性脑病先兆者,控制或禁食蛋白质,有腹水者给予低盐饮食并限水,禁酒、禁用肝损害药物,避免进食粗糙、坚硬的食物,以免发生食管胃底静脉曲张破裂出血。进食过少而难于维持营养时,给予高渗葡萄糖溶液静脉输注,维持水、电解质和酸碱平衡,病情重者静脉给予支链氨基酸为主的复方氨基酸溶液、清蛋白或鲜血,以改善全身状况。

2. 药物治疗 适当选用护肝药,如B族维生素、维生素C、维生素E、肌苷、辅酶A、多酶片等,但不宜过多;必要时应用肝细胞膜保护药,如水飞蓟宾及抗炎、抗纤维化药,如秋水仙碱;近年用胰岛素样生长因子-1(IGF-1)和基因重组人生长激素治疗肝硬化,可刺激肝细胞生长。中医中药以活血化瘀药治疗肝硬化,可改善临床症状和肝功能。

考点:失代偿期临床表现和主要并发症

3. 腹腔积液治疗 ①休息和限制钠、水的摄入。②利尿剂:首选潴钾利尿剂螺内酯,必要时与祥利尿剂呋塞米联合应用,可起协同作用和减少电解质紊乱,利尿速度不宜过快,以免诱发肝性脑病、肝肾综合征。③放腹腔积液治疗:严重腹腔积液合并脐疝或膈肌明显提高影响呼吸者,可腹腔穿刺放液,放液的速度不宜太快,每次放液量不宜太多,以免腹压突然下降,造成回心血量减少。④提高血浆胶体渗透压:定期输注干冻血浆、新鲜血浆、无盐清蛋白,既有利腹腔积液的消退,也有利于全身状况和肝功能的改善。清蛋白剂量为 25 ~ 60g/d,总量 400 ~ 600g。使用清蛋白时,应继续使用利尿剂,以增强利尿效果。⑤自身腹腔积液浓缩回输:腹腔积液浓缩回输是将抽出的腹腔积液经浓缩处理(抽取腹腔积液 5000 ~ 10000ml 经超滤或透析浓缩成 500ml)后再经静脉回输,可起到清除腹腔积液、保留蛋白,增加有效血容量的作用,是治疗难治性腹腔积液所采用的安全、简便、经济、有效的方法。不良反应是在回输时或以后数小时可能出现发热反应,或继发感染、电解质紊乱等。使用前应对腹腔积液进行常规检查、细菌培养和内毒素检查,感染性或癌性腹腔积液不可回输。

4. 并发症治疗 ①食管胃底静脉曲张破裂出血:急救措施包括积极止血、防治失血性休克、预防感染和肝性脑病(见本章第 12 节)。急性出血控制后,应采取措施预防再出现,可采用内镜下曲张静脉套扎或使用硬化剂注射,胃底静脉曲张宜采用组织胶注射治疗;也可采用药物预防再出血,首选药物为 β 受体阻滞剂普萘洛尔,合用 5-单硝酸异山梨酯效果更好。②自发性细菌性腹膜炎:早期、足量和联合应用对革兰阴性杆菌有效的抗菌药物,同时静脉输注清蛋白。③肝性脑病:见本章第 10 节。④肝肾综合征:在积极改善肝功能和迅速控制上消化道出血、感染等诱发因素的基础上,采用升压素和清蛋白治疗,可取得一定的效果,如效果不佳或无效,可实施经颈静脉肝内门体分流术。⑤肝肺综合征:无有效内科治疗,给氧可改善症状,肝移植为唯一的有效治疗方法。

5. 手术治疗 主要有各种分流、断流术和脾切除术等,目的是降低门静脉系统压力和消除脾功能亢进,对肝功能损害较轻、无黄疸或腹腔积液、无并发症者,可考虑选择性手术治疗;晚期肝硬化尤其是并发肝肾综合征、肝肺综合征时,肝移植手术可改善患者的预后。

考点:一般治疗和腹腔积液治疗

(四)主要护理诊断及合作性问题

1. 营养失调:低于机体需要量 与肝功能减退、门静脉高压引起食欲减退、消化不良和吸取障碍有关。

2. 体液过多 与肝功能减退引起的低清蛋白血症、门静脉高压、继发性醛固酮和抗利尿激素增多引起的钠水潴留有关。

3. 有皮肤完整性受损的危险 与营养不良、水肿、皮肤干枯粗糙、瘙痒、长期卧床有关。

4. 活动无耐力 与肝功能减退,大量腹腔积液有关。

5. 焦虑 与担心疾病预后有关。

6. 潜在并发症 上消化道出血、肝性脑病、感染、原发性肝癌、肝肾综合征、电解质和酸碱平衡紊乱、肝肺综合征和门静脉血栓形成等。

(五)护理措施

1. 一般护理 ①休息与活动:合理休息可减轻肝脏代谢负担,降低门静脉压力,增加肝血流量,促进肝细胞恢复。肝功能代偿期,病情稳定者可适度活动,但要防止劳累;失代偿期或有并发症者,以卧床休息为主,适当活动,活动量以不觉疲劳、不加重症状为度,嘱患者不宜长期卧床,以免产生消化不良、情绪不稳等。②心理护理:理解、同情和关心患者,耐心解释肝硬化的有关知识和患者提出的问题,引导患者正确应对,树立治疗信心和生活勇气,积极配合治疗。

2. 饮食护理 合理的饮食是维持和改善营养状况的重要方法,给予高热量、高蛋白、高维生素、适量脂肪、刺激性小、易消化的食物,并应根据病情及时调整。①高热量:每日供给300~400g 糖,以利于肝细胞再生。②高蛋白:蛋白质按 1.0~1.2g/kg·d 供给,无血氨升高时,以选用豆制品和鸡蛋、牛奶、鱼肉、瘦猪肉等高生物效价的蛋白质为主,蛋白质是肝脏多种酶的组成部分,可促进损坏的肝细胞修复、再生,维持血浆清蛋白正常水平,有利于水肿的消退和提高肝细胞的解毒能力。肝功能损害严重时,宜限制蛋白质摄入量(应选择植物蛋白)或暂时禁食蛋白质,以免诱发肝性脑病。③高维生素:进食富含维生素 B 的食物,如粗粮、绿豆及富含维生素 C 的水果、蔬菜,如柑橘、西红柿等,以促进肝细胞修复、保护肝脏功能及增强肝脏生物转化功能。④适量脂肪:每日的脂肪入量以 50g/d 为宜,既保证脂溶性维生素的吸收、预防便秘、又不至于因摄入过多而引起脂肪肝。⑤易消化:尽量采取蒸、煮、炖、熬、烩的方法烹调食物,避免食用强烈的调味品和乙醇饮料,以减轻肝脏负担。⑥其他:避免食用粗糙、坚硬、带刺鱼、带骨鸡和刺激性强的食物,进餐时细嚼慢咽,药物应研成粉末,以免诱致食管胃底静脉曲张破裂出血;腹腔积液患者应限制钠水摄入,钠盐限制在 1.2~2.0g/d,入水量限制在1000ml/d 左右,并根据尿量、腹腔积液消退及血钠情况适时调整;戒除烟酒,以免加重肝损害。

3. 腹腔积液护理　①安置患者尽量取平卧位,以增加肝、肾血流量,改善肝细胞营养、提高肾小球滤过率;大量腹腔积液者宜取半卧位,以使膈下降、减轻呼吸困难和心悸,卧床时抬高下肢,阴囊水肿者用托带托起阴囊,以利水肿消退。②限制水钠摄入,准确记录出入量,定期测量腹围、体重,观察腹腔积液消退情况,教会患者正确的测量和记录方法,以便自我护理和保健。③严重腹腔积液患者,应避免腹内压骤增的因素,如剧烈咳嗽、呕吐、打喷嚏、用力排便等,以免诱致脐疝或加重脐疝。④正确使用利尿剂和血浆、清蛋白,应用利尿剂时需加强血清电解质的监测,发现高血钾、低血钾及酸碱平衡紊乱,应遵医嘱加以纠正,利尿速度不宜过猛,以每日体重下降不超过 0.5kg(无水肿者)或 1.0kg(有下肢水肿者)为宜,以免诱发水电酸碱平衡紊乱、肝性脑病和肝肾综合征;应用血浆和清蛋白时应注意控制总量,以防过量使血容量剧增,诱致食管胃底静脉曲张破裂。⑤做好放腹腔积液和腹腔积液浓缩回输的术前准备、术中配合及术后护理;对疑有自发性细菌性腹膜炎时,应在床边做腹腔积液细菌培养,以提高培养阳性率。

4. 皮肤护理　保持皮肤清洁,每日温水沐浴,但水温不宜过高,忌用刺激性沐浴液或皂类,沐浴后可用性质柔和的润肤品,以减轻皮肤干燥和瘙痒。皮肤瘙痒明显者,嘱患者勿用手抓挠,以防损伤皮肤,可用局部冷敷、薄荷油涂擦,或遵医嘱给予止痒处理。内衣宜柔软、宽大、吸汗好,床褥应平整、干燥、清洁,卧床休息应定期更换体位,臀部、阴囊、下肢、足部水肿处用棉垫托起,受压部位皮肤给予热敷和按摩,以促进局部血液循环,改善皮肤的营养代谢,以免受压部位发生压疮及继发感染。

5. 病情观察　观察营养改善及腹水消退的情况,观察呕吐物及粪便颜色、血压和脉搏变化,以及早发现上消化道出血的征象;注意有无鼻出血、牙龈出血、皮肤黏膜出血等自发性出血倾向,有无皮肤、黏膜和巩膜黄染及尿色变化,有无性格和行为改变、智力及定向力障碍、烦躁不安、嗜睡、扑翼样震颤等肝性脑病表现,有无少尿、无尿、血尿素氮和肌酐增高等功能性肾衰竭表现,有无发热、腹痛、咳嗽等继发感染的表现,有无短期肝脏迅速肿大、持续肝区疼痛、血性腹水等癌变表现。对进食量不足、呕吐、腹泻、长期应用利尿剂、大量放腹腔积液的患者,监测电解质及酸碱平衡情况。

考点: 饮食护理和腹腔积液护理

(六) 健康教育

1. 向患者及家属阐明身心两方面的休息对疾病康复的重要性,养成良好的生活起居习惯,注意劳逸结合,遇事豁达开朗,正确应对不利于个人和家庭的各种不良因素,保持身心愉快。

2. 指导患者遵循并保持正确的饮食治疗原则和方法,保持口腔卫生,以增进食欲。协助制订合理的营养食谱,强调少食含钠量较高的食品、饮料,如味精、酱菜、松花蛋、香肠、咸肉、啤酒、汽水等,指导烹调时不用钠盐而在进餐时将钠盐加入菜肴中,既可增加食物咸味又可减少钠的摄入量。

3. 详细介绍所用药物的名称、剂量、给药时间、给药方法、疗效及不良反应。嘱患者不随意加用药物,以免加重肝脏负担和导致肝功能损害。

4. 介绍本病有关知识和自我护理方法,如积极治疗病毒性肝炎以防止肝硬化;注意保暖、防止感染;学会早期识别病情变化,及时发现并发症先兆,如出现性格、行为改变等可能为肝性脑病的前驱症状,呕血黑便等提示上消化道出血,应及时就诊。指导患者定期门诊复查和检测肝功能以监测病情变化。

案例 4-3 分析

1. 主要护理问题:①营养失调:低于机体需要量。②体液过多。③焦虑。④潜在并发症:上消化道出血、感染。

2. 主要护理措施:①关心、理解患者,给予心理支持。②提供适合患者口味的高热量、高蛋白、高维生素、适量脂肪、低钠盐、易消化饮食。③安置患者取半卧位,每日入液量控制在1000ml 左右,遵医嘱正确使用利尿剂。④加强皮肤护理,预防感染和压疮。⑤监测生命体征,密切观察有无消化道出血征象、呼吸道感染表现,注意监测有无电解质及酸碱平衡紊乱。

重 点 提 示

肝硬化是各种慢性肝病发展的晚期阶段。主要病因是慢性病毒性肝炎,典型病理改变是假小叶形成。失代偿期的主要表现为肝功能减退与门静脉高压,肝穿刺活检有助于确诊。最常见的并发症是上消化道出血,最严重的并发症是肝性脑病也是最常见的死亡原因。

无特效治疗方法,主要是针对病因给予相应处理和积极处理并发症,终末期则依赖于肝移植。护理重点是饮食护理、腹腔积液护理和健康教育。

附一 肝穿刺活组织检查术的护理

肝穿刺活组织检查术(简称肝活检)是指通过穿刺采取肝组织标本,进行组织学检查或制成涂片进行细胞学检查,用以明确肝病诊断、了解肝病演变过程、观察治疗效果及判断预后的诊断技术。

【适应证及禁忌证】

1. 适应证 ①原因不明的肝大、肝功能异常。②原因不明的黄疸及门静脉高压。③协助明确各种肝病的诊断、了解治疗效果及判断预后。④协助某些血液病的诊断。

2. 禁忌证 ①全身各器官功能衰竭。②重度肝外淤积性黄疸、肝功能严重异常、有出血倾向或大量腹水。③肝包虫症、肝血管瘤、肝周围组织化脓性感染。

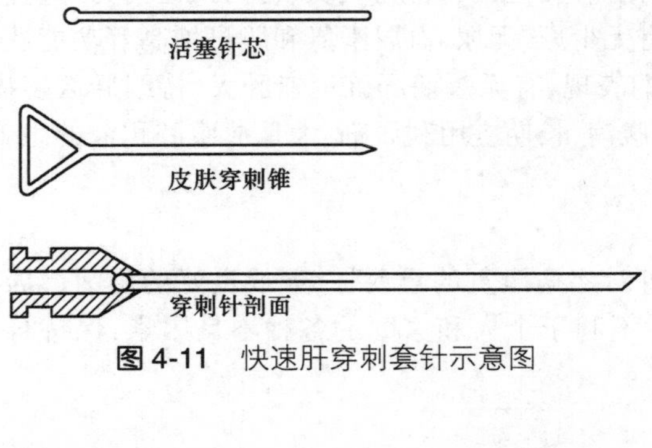

活塞针芯
皮肤穿刺锥
穿刺针剖面

图 4-11 快速肝穿刺套针示意图

【护理措施】

1. 术前准备

(1) 用物准备:①肝脏穿刺包,内有快速穿刺套针(图 4-11)、注射器、洞巾、纱布、皮肤穿刺锥等。②常规治疗消毒盘。③其他用物:局麻药、无菌手套、无菌 0.9% 氯化钠溶液、小砂袋、多头腹带、胶布、盛有 95%

乙醇或 10% 甲醛固定液的标本瓶、载玻片及推玻片、带橡胶管的针头等。

(2) 患者准备:①解释穿刺的目的、意义、方法,消除患者的紧张情绪。②检查肝功能、凝血时间、凝血酶原时间及血小板计数,若有异常按医嘱肌注维生素 K 10mg,连用 3 日后复查,各项检查指标达到允许标准后方可穿刺。③验血型,以备必要时输血;胸部 X 线检查,观察有无肺气肿、胸膜肥厚。④训练深呼吸及屏息呼吸方法(深吸气、呼气,憋气片刻),以利术中配合。⑤情绪紧张者,于术前 1h 口服地西泮 10mg。⑥穿刺前测量血压、脉搏。

2. 术中配合

(1) 患者取仰卧位,身体右侧靠近床沿,右手置于枕后。

(2) 暴露穿刺部位、确定穿刺点(取右侧腋中线第 8、9 肋间、叩诊肝实音处);对疑诊肝癌、肝脓肿者,按 B 超定位。

(3) 常规消毒穿刺部位皮肤,铺无菌孔巾,用 2% 利多卡因由皮肤至肝包膜进行局部麻醉,用橡皮管将快速肝穿刺套针连接于 10ml 注射器上,吸入 5ml 0.9% 氯化钠溶液备用。

(4) 协助术者肝穿刺,先用穿刺锥在穿刺点皮肤上刺孔,再持穿刺针由此孔沿肋骨上缘与胸部垂直进针 0.5~1.0cm,然后将注射器内的 0.9% 氯化钠溶液推出 0.5~1.0ml,冲出穿刺过程中可能存留在针内的皮肤或皮下组织,以防针头阻塞使穿刺失败。在穿入肝组织之前先将注射器抽成负压,嘱患者先深吸气、然后于深呼气末屏气,此时术者将穿刺针迅速刺入肝内并立即退出完成穿刺,穿刺深度不超过 6cm。

(5) 用无菌纱布按压穿刺部位 5~10min,再以胶布固定,压上小沙袋并以多头腹带束紧。

(6) 将抽吸的肝组织标本用 0.9% 氯化钠溶液冲入弯盘内,取出后用 95% 乙醇或 10% 甲醛固定送检。

(7) 穿刺过程中,严密观察患者面色、呼吸、脉搏、血压等,如有异常应立即报告医生,停止操作并及时处理。

3. 术后护理

(1) 术后患者绝对卧床休息 12~24h,若无不适,可在术后 12h 去除沙袋和多头腹带,24h 后逐渐恢复活动。

(2) 密切监测血压、脉搏、呼吸的变化。开始 4h 内,每隔 15~30min 测量血压 1 次,而后每 2h 测 1 次,直至术后 24h。如有脉搏细速、血压下降、烦躁不安、面色苍白、出冷汗等出血征象,应立即通知医生紧急处理。

(3) 注意观察穿刺点有无渗血、红肿、疼痛。若穿刺部位疼痛明显,应仔细检查原因,如果是一般组织创伤性疼痛,遵医嘱给予止痛剂;若发现气胸或胆汁性腹膜炎时,应报告医生及时处理。

附二 腹腔穿刺术的护理

腹腔穿刺术是通过抽取腹腔内液体用于检查腹腔积液的性质以协助确定病因,或在大量腹腔积液致呼吸困难或腹部胀痛时穿刺放液以减轻症状,或实施腹腔内给药的一种常用诊疗技术。

【适应证及禁忌证】

1. 适应证 ①确定腹腔积液性质,用于腹腔积液病因的诊断和鉴别诊断。②疑有腹腔内出血,如脾破裂、异位妊娠、肝破裂等。③放腹腔积液解除或减轻大量腹腔积液引起的呼吸困难等症状。④腹腔内注药。⑤腹腔积液浓缩回输。

2. 禁忌证 ①肝性脑病先兆。②广泛性腹膜粘连。③严重肠胀气。④严重电解质紊乱。⑤妊娠。⑥卵巢肿瘤、包虫症等。

【护理措施】

1. 术前准备

(1)用物准备:①无菌腹腔穿刺包。②常规治疗消毒盘。③其他:无菌手套,多头带,油布、治疗巾,放液用胶管、米尺、大量杯、水桶等。

(2)患者准备:①解释穿刺的目的、意义、过程及注意事项,解除患者紧张心理。②测量腹围、血压、脉搏,检查腹部体征,以便动态观察病情。③排空尿液,防止穿刺时损伤膀胱。④做好麻醉药过敏试验。

2. 术中配合

(1)安置患者合适的体位,轻者扶坐在靠背椅上(图4-12),体弱者可取平卧位、半卧位或稍左侧卧位。

(2)协助患者暴露腹部,选择适当的穿刺点(图4-13):①左下腹脐与髂前上棘连线中、外1/3交点,此处不易损伤腹壁动脉。②脐与耻骨联合连线中点上方1cm,偏左或偏右1.5cm处,此处无重要器官且易愈合。③脐水平线与腋前线之延长线相交处,此处常用于诊断性穿刺。④B超引导下确定穿刺部位,适用于少量积液尤其是包裹性积液时。

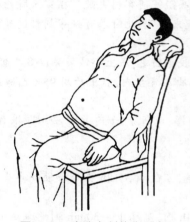

图4-12 腹腔穿刺体位示意图

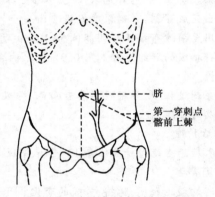

脐
第一穿刺点
髂前上棘

图4-13 腹腔穿刺穿刺点示意图

(3)常规消毒穿刺部位皮肤,铺无菌孔巾,局部麻醉,根据穿刺目的选择不同穿刺针穿刺。

(4)配合术者实施腹腔穿刺,遵医嘱抽取或引流腹腔积液,记录放液量,留样送检。大量放腹腔积液,用带有橡皮胶管8号或9号针头,胶管上用输液夹子调整放液速度,放出的腹腔积液要流到容器里,记录放液量。放液后拔出腹腔穿刺针,在穿刺部位用无菌纱布按压5~10min,再以胶布固定。腹压过大时,用多头腹带加压包扎或用蝶形胶布或涂上火棉胶封闭。

(5)腹腔穿刺和放液的过程中,密切观察生命体征变化,出现头晕、恶心、心悸、面色苍白,应报告医生立即停止穿刺和放液,并适当处理。

(6)大量放液时,不宜过快过多,一般为60~80滴/分,初次放液量不应超过3000~5000ml,再次放液时可适当增加,控制在10000ml以内。

3. 术后护理

(1)安置患者平卧休息8~12h。

(2)观察穿刺点有无渗液、渗血,及时更换敷料,预防感染。

(3)密切监测体温、血压、脉搏、意识的变化,注意观察有无腹胀、腹痛及肝性脑病的先兆表现。

（4）测量腹围、脉搏、血压和腹部体征，并与穿刺前比较，以了解放腹腔积液的效果。

（孙冬雪）

第9节　原发性肝癌患者的护理

（一）概述

原发性肝癌（primary carcinoma of the liver）是指源于肝细胞或肝内胆管上皮细胞的恶性肿瘤，是我国常见恶性肿瘤之一，死亡率在消化系统恶性肿瘤中仅次于胃癌和食管癌，居第3位。全世界每年平均约有25万人死于肝癌，我国占其中的45%。多见于中年男性，40~50岁为高峰年龄段，男女之比为（2~5）∶1。

病因与发病机制尚未明确，可能是多种致病因素综合作用的结果。①病毒性肝炎：最主要的致病因素，原发性肝癌患者中约1/3有慢性肝炎病史，乙型病毒性肝炎与肝癌发病的关系尤为密切（肝癌患者血清 HBsAg 阳性率高达90%）；近年研究发现，5%~8%的肝细胞癌患者抗 HCV 阳性，提示丙型病毒性肝炎也与肝癌的发病相关。②肝硬化：肝硬化与肝癌的伴发率为50%~90%，且肝硬化的病理类型大多为乙型病毒性肝炎后的大结节性肝硬化。③黄曲霉毒素：黄曲霉毒素的代谢产物黄曲霉毒素 B_1 有强烈的致癌作用，流行病学调查发现粮食受黄曲霉毒素污染严重的地区，人群肝癌的发病率高，提示黄曲霉毒素 B_1 可能是某些地区肝癌高发的因素。④饮用水污染：肝癌高发区江苏启东，饮用池塘水的居民中肝癌发病率（60~101/10万）明显高于饮用井水的居民（0~19/10万），研究表明池塘水中的蓝绿藻产生的藻类毒素与肝癌发病有关。⑤其他：肝癌的发病有家庭聚集现象，是否与遗传有关有待证实；某些化学物质如亚硝胺类、偶氮芥类，有机氯农药、乙醇及某些寄生虫如华支睾吸虫感染等，也可能与肝癌发病有关。

原发性肝癌按病理改变分为：①块状型（图4-14）：最多见，癌块直径在5cm以上，呈单个、多个或融合成块，超过10cm为巨块型。②结节型：为大小和数目不等的癌结节，直径一般不超过5cm，与周围界限不清，多数伴有肝硬化。③弥漫型：最少见，米粒至黄豆大小的癌结节弥漫分布于全肝，肉眼不易与肝硬化区别。肝大不明显，甚至肝缩小，常死于肝功能衰竭。

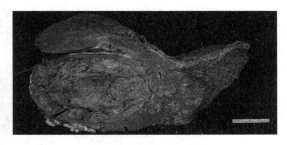

图4-14　原发性肝癌（巨块型）

④小癌型：单个癌结节直径小于3cm或相邻2个癌结节直径之和小于3cm。按细胞类型分为：①肝细胞型：占肝癌的90%，癌细胞由肝细胞发展而来。②胆管细胞型：少见，由胆管上皮细胞发展而来。③混合型：最少见，具有肝细胞癌和胆管细胞癌2种结构。

原发性肝癌的转移途径：①肝内转移（图4-15）：肝癌转移最早和最常见的转移途径。②肝外转移：血行转移以肺转移最常见，其次为胸膜、肾上腺、肾及骨转移；淋巴转移以肝门淋巴结转移最多见，也可转移至胰、脾、主动脉旁淋巴结及锁骨上淋巴结；种植转移少见，肝表面脱落的癌细胞可种植在腹膜、膈、胸腔等处引起血性腹腔积液、胸腔积液，女性可发生卵巢转移。

考点：主要病因和转移途径

（二）护理评估

1. 健康史　评估有无病毒性肝炎，尤其是慢性乙型和丙型肝炎及肝硬化病史；有无进食被黄曲霉毒素污染的粮食和食品；了解饮用水的卫生及饮食习惯等情况；有无相关疾病的家

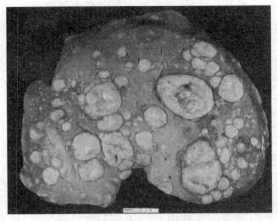

图 4-15 原发性肝癌(肝内转移)

考点: 临床表现和肿瘤标志物

族史。

2. 临床表现 起病隐匿,早期多无症状,经甲胎蛋白(AFP)普查检出的早期肝癌可无症状和体征,称亚临床肝癌。临床症状明显者,病情多属中、晚期。

(1)症状与体征:①肝区疼痛:最常见的症状,呈持续性胀痛或钝痛,与肿瘤生长快速,肝包膜被牵拉有关。若肿瘤生长缓慢,可无疼痛或仅有轻微钝痛;当肝表面的癌结节破裂,坏死的癌组织和血液流入腹腔时,可突然发生剧烈腹痛,并迅速延及全腹出现急腹症表现,如出血量大则可引起休克。②肝大:肝进行性肿大,质坚硬,表面凹凸不平,边缘钝而不整齐,常有不同程度的压痛。③黄疸:晚期表现,系癌肿压迫或侵犯胆管、或肝门转移性淋巴结肿大压迫胆管造成阻塞所致。④肝硬化征象:有脾大,静脉侧支循环形成和腹腔积液等肝硬化表现,腹腔积液迅速增多且难治,如出现血性腹腔积液多系癌肿侵犯肝包膜或向腹腔破溃引起,也可因腹膜转移所致。⑤全身表现:有进行性消瘦、发热、食欲不振、乏力、营养不良和恶病质等。⑥转移灶症状:胸膜转移有胸腔积液症状,肺转移有咳嗽、咯血症状,骨骼或脊柱转移有局部压痛和神经受压表现,颅内转移有相应的神经定位症状和体征。⑦伴癌综合征:癌肿本身代谢异常或癌组织对机体影响而引起的内分泌代谢异常症候群,表现为自发性低血糖、红细胞增多症及高血钙、高血脂等。

(2)并发症:上消化道出血、肝性脑病(终末期最严重的并发症)、癌结节破裂出血、继发感染等。

(3)心理状态:最初表现为对诊断产生质疑,拒绝承认癌肿的现实;随后在希望幻灭时又表现暴躁、易怒,此后接受癌肿的现实,期望奇迹出现;最后因病情发展疗效不佳时,情绪忧郁低落,甚至崩溃、绝望。

3. 辅助检查

(1)肿瘤标志物检测:①甲胎蛋白(AFP):早期诊断原发性肝癌最特异的肿瘤标志物,广泛用于原发性肝癌的普查、诊断、疗效判断和预测复发。AFP 大于 $500\mu g/L$ 持续 4 周以上或由低浓度持续升高不降或在 $200\mu g/L$ 以上持续 8 周,在排除妊娠、肝炎和生殖腺胚胎瘤的基础上,可确立原发性肝细胞癌的诊断。②其他肝癌标志物:有血清岩藻糖苷酶(AFU)、γ-谷氨酰转移酶同工酶 II(GGT_2)、异常凝血酶原(APT)、M_2 型丙酮酸激酶(M_2-PyK)、碱性磷酸酶同工酶(ALP-I)等,有助于 AFP 阴性的原发性肝癌的诊断。

📖 **链接**┄┄┄┄┄┄ 甲胎蛋白与原发性肝癌

甲胎蛋白(AFP)是在胚胎早期由肝脏合成的一种糖蛋白。出生后 AFP 的合成很快受到抑制;当肝细胞或生殖腺胚胎组织发生恶性病变时,有关基因重新被激活,使原已丧失合成 AFP 能力的细胞又重新开始合成,故原发性肝癌患者 AFP 呈阳性。而妊娠、病毒性肝炎、肝硬化、生殖胚胎瘤、胃癌、胰腺癌等 AFP 也可阳性,但滴度多低于 $300\mu g/L$;只有出现高滴度的 AFP 或病程中进行性持续升高,才提示原发性肝癌。有 10%~30% 的原发性肝癌 AFP 可为阴性。

(2)影像学检查:①超声显像:B 型超声检查是肝癌筛查的首选检查方法,具有方便易行、价格低廉、准确无创伤的优点。可显示直径 2cm 以上的肿瘤,对肝癌的早期定位诊断有较大价值。②电子计算机 X 线体层显像(CT):可显示 2cm 的肿瘤,阳性率达 90% 以上;螺旋 CT 造影剂增强结合肝动脉造影,对 1cm 以下的肿瘤检出率可达 80% 以上。③磁共振成像(MRI)(图 4-16):最大优点是无电离辐射、不需要造影剂、可三维成像,能清楚显示肝细胞癌内部结构特征,诊断肝癌优于 CT。④肝血管造影:选择性肝动脉造影是肝癌诊断的重要补充手段,可显示直径 1cm 以上的癌结节,阳性率达 87% 以上,结合 AFP 检测的阳性结果,常用于小肝癌的诊断。

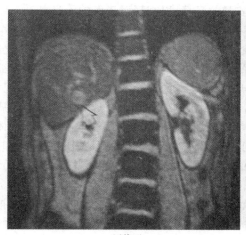

冠状面　　　　　　　　　　　　　横断面

图 4-16　原发性肝癌(MRI 图像)

(3)肝穿刺活检:在超声或 CT 引导下穿刺吸取肝组织检查是确诊肝癌最可靠的方法,并有助于肝癌的组织分型。

(三)治疗要点

1. **手术治疗**　根治原发性肝癌最好的方法,早期肝癌和小肝癌应尽量采用手术切除治疗。适应证:①诊断明确,病变局限一叶或半肝者。②肝功能代偿良好,凝血酶原时间不低于正常的 50%,无明显黄疸、腹腔积液或远处转移者。③心、肺、肾功能良好。

2. **局部治疗**　①肝动脉化疗栓塞治疗:肝癌非手术治疗方法中的首选措施。方法是经皮股动脉穿刺,在 X 线透视下将导管插到肝固有动脉或其分支,注射抗肿瘤药和栓塞剂碘化油,每 4~6 周重复 1 次,经 2~5 次治疗,待肝癌明显缩小后,再手术切除。②无水乙醇注射疗法(PEI):适用于肿瘤直径小于 3cm,结节数在 3 个以内伴有肝硬化而不能手术者。③物理疗法:常用方法有微波组织凝固技术、射频消融、高功率聚焦超声治疗、激光等。

3. **放射治疗**　采用在 CT 或超声定位后用直线加速器或 ⁶⁰Co 局部外照射,联合化疗、中药治疗、免疫治疗及其他支持疗法,可获得较好的疗效。

4. **全身化疗**　适用于肝外转移者或肝内播散严重者,常用药物有阿霉素、5-FU、丝裂霉素等。

5. **其他治疗**　①生物和免疫治疗:可巩固和增强手术、放疗和化疗后的疗效。②综合治疗:联合使用多种治疗方法,有助于改善机体免疫功能、减轻治疗不良反应、提高疗效,为中晚期肝癌的主要治疗手段。③并发症治疗:病程中出现上消化道大出血、肝性脑病、癌结节破裂出血等并发症时,应给予相应处理。

考点: 治疗方法的选择

(四)主要护理诊断及全作性问题

1. **疼痛:肝区痛**　与肝癌增长迅速、牵拉肝包膜或肝动脉栓塞术后产生栓塞后综合征有关。

2. 营养失调:低于机体需要量 与癌肿对机体的慢性消耗、疼痛和心理反应导致食欲减退、化疗导致胃肠反应有关。

3. 预感性悲哀 与获悉肝癌诊断后担心治疗效果和预后有关。

4. 潜在并发症 上消化道出血、肝性脑病、癌结节破裂出血、继发感染。

(五)护理措施

1. 一般护理 ①休息与活动:提供舒适、安静的环境,以减轻对患者的不良刺激,合理安排休息,安置舒适的体位以减轻重症患者的疼痛。②饮食护理:合理饮食维持良好的营养状态对疾病康复具有重要意义,鼓励患者多进食,提供高蛋白、高热量、高维生素、易消化的饮食;对食欲不振者,尽量选择和满足患者喜爱的食物种类和烹调方式,以增进患者的食欲;对恶心、呕吐明显者,在口腔护理或使用止吐剂后,采用少食多餐、尽量增加摄入量;出现腹水时,控制钠水的入量;有肝性脑病倾向者,应减少或控制蛋白的摄入量,以免诱发肝性脑病;肝癌晚期进食困难时,遵医嘱静脉补充营养,维持机体代谢需要。③心理护理:主动关心、体贴、帮助患者,根据患者病程中出现的不同心理问题给予心理支持,尽量满足患者对诊疗和护理要求。重视亲属的情绪对患者心理支持所起的作用,关心和安慰家属,使其保持稳定的情绪和平衡的心态,全力支持患者顺利接受治疗和护理。

2. 疼痛护理 鼓励患者参与合适的娱乐活动,以分散或转移注意力,如聊天、看书报、看电视、听音乐等;指导患者采取相应的保护措施,如咳嗽时用手轻按住肝区等;诊疗护理操作时动作宜轻柔,以减轻患者的痛苦;遵医嘱给予非麻醉性镇痛药(阿司匹林、吲哚美辛)、弱麻醉镇痛药(可待因、布桂嗪)或强麻醉镇痛药(吗啡、哌替啶),并配合使用辅助性镇静剂如地西泮,以提高镇痛效果。

3. 肝动脉化疗栓塞治疗护理 ①术前解释治疗的必要性、方法和效果,以减轻对治疗的疑虑,积极配合治疗。②术前检查肝肾功能、凝血时间、血常规、心电图、B超等,双侧腹股沟区备皮,触摸足背动脉搏动,做普鲁卡因与碘过敏试验,禁食禁水4h,术前30min肌内注射地西泮。③术后穿刺部位加压止血15min后再加压包扎,回病房后穿刺侧肢体伸直24h,沙袋压迫6h,3日内密切注意穿刺部位有无血肿及渗血情况。④术后禁食2~3日,逐渐过渡到流质、半流质饮食,少量多餐,以减轻恶心、呕吐;术后1周,注意补充葡萄糖和蛋白质,保持液体平衡,如血清清蛋白低于25g/L,应遵医嘱静脉输注清蛋白。⑤术后密切观察腹痛、发热、恶心、呕吐等表现:右上腹疼痛系栓塞治疗后肝脏水肿、肝包膜张力增大所致,疼痛多在48h后缓解,如疼痛明显可遵医嘱给予镇痛剂;术后4~8h常有体温升高,系机体对坏死组织的吸收反应,一般为低热至中等度热、持续约1周,中度以上发热者可给予冰袋或吲哚美辛栓剂塞肛处理;恶心、呕吐多发生在治疗1日以后,系抗癌药对胃肠黏膜的直接毒性所致,应密切注意呕吐物的性状和量及电解质平衡情况,并给予相应的护理。

考点:肝动脉化疗栓塞治疗的护理

4. 放射治疗护理 ①嘱患者卧床休息,避免体力消耗。②恶心、呕吐时应少食多餐、深呼吸及遵医嘱使用止吐剂;告知患者避免用力梳头以减轻毛发脱落,忌用力抓头皮,已脱发者指导用假发或头巾掩饰;口干者可含冰水、口香糖等。③保持照射部位皮肤清洁干燥,皮肤只能用软布蘸清水后轻柔地清洗,不可用肥皂水或乙醇清洗;照射部位不可任意涂擦药膏,不可洗掉照射部位的记号;应避免照射部位直接暴露于阳光下。④衣着应宽松、柔软,避免损伤皮肤。

5. 病情观察　观察疼痛的程度、性质、部位及伴随症状；注意观察上消化道出血、肝性脑病、癌结节破裂出血、感染等并发症的征象，以利早期发现、及时处理。

重点提示

　　原发性肝癌是指源于肝细胞或肝内胆管上皮细胞的恶性肿瘤，是我国常见的恶性肿瘤，死亡率在消化系统恶性肿瘤中居第 3 位。慢性病毒性肝炎是最主要的致病因素，肝内转移是最早和最常见的转移途径。肝区疼痛是最常见的症状，肝进行性肿大是本病的重要体征。甲胎蛋白是早期诊断肝癌最特异的肿瘤标记物，B 超是肝癌筛查的首选检查方法，肝穿刺活检组织检查是确诊肝癌最可靠的方法。早期肝癌最有效的治疗方法是以手术切除为主的综合治疗，不能手术中晚期肝癌首选肝动脉化疗栓塞治疗等综合措施。护理的重点是心理护理、对症护理和化疗栓塞治疗护理。

（孙冬雪）

第 10 节　肝性脑病患者的护理

案例 4-4

　　患者，男性，53 岁。意识不清 1 日急诊入院。3 日前感冒发热后出现烦躁不安、淡漠少言、昼睡夜醒，入院前 1 日出现意识不清。"慢性肝硬化"病史 17 年。体温 38.1℃，脉搏 110 次/分，呼吸 22 次/分，血压 106/64mmHg。一般情况差，呼之不应，呼气中有鱼腥味，面色黝黑，巩膜黄染，面部及颈部见 3 枚蜘蛛痣。腹部稍隆起，腹壁静脉显露，移动性浊音阳性，肝肋下 1cm、无压痛，脾肋下 3cm，肠鸣音正常。腱反射亢进，巴宾斯基征阳性。脑电图示脑电波节律变慢。

问题：1. 主要护理问题是什么？
　　　2. 主要护理措施是什么？

（一）概述

　　肝性脑病（hepatic encephalopathy，HE；肝性昏迷 hepatic coma），系指严重肝病引起的、以代谢紊乱为基础的、中枢神经系统功能失调综合征。主要临床表现是意识障碍、行为失常和昏迷。

　　主要病因是肝硬化，尤以病毒性肝炎肝硬化最为常见，其次为门体分流手术引起，小部分发生于重症病毒性肝炎、药物性肝病，更少见的病因是原发性肝癌、妊娠期急性脂肪肝和严重胆道感染等。常见的诱因有：上消化道出血、大量排钾利尿、放腹水治疗、高蛋白饮食、镇静催眠药、麻醉药、低血糖、便秘、外科手术、感染、尿毒症等。

　　发病机制至今尚未明确。一般认为是由于肝细胞功能衰竭和门腔分流手术造成或自然形成的侧支循环，使来自肠道的大量毒性代谢产物未经肝脏解毒和清除，经侧支进入体循环，透过血脑屏障进入脑部，引起大脑功能紊乱。

　　1. 神经毒素　氨是促发肝性脑病最主要的神经毒素。①血氨增高的原因是氨生成过多和（或）氨代谢清除过少。产生氨的部位主要在消化道，肠道氨来源于谷氨酰胺在肠上皮细胞代谢后产生和肠道细菌对含氮物质的分解，当高蛋白饮食、摄入过多含氨药物、上消化道出血、大量放腹水和利尿、休克与缺氧、感染等，均可使氨生成增多；肝功能衰竭时，肝脏将氨转变为尿素和谷氨酰胺的代谢能力明显减退，而使氨代谢清除减少。当肠道吸收了大量的氨（主要吸收 NH_3，当结肠内 pH>6，NH_3 大量弥散入血，pH<6，NH_3 从血液转入肠腔，$NH_3+H^+\rightarrow$ NH_4^+ 随粪排出）而肝脏无能力将其代谢解毒，或存在门体分流时氨不经肝脏解毒而直接进入

体循环,就可造成血氨增高。②NH$_3$能透过血脑屏障对大脑产生毒害作用,干扰脑细胞三羧酸循环,使脑细胞能量供应不足,不能维持正常功能;增加了脑对中性氨基酸(如酪氨酸、苯丙氨酸、色氨酸)的摄取,这些物质可抑制脑功能;星形胶质细胞合成谷氨酰胺增加,进而导致脑水肿;氨还可直接干扰神经电活动。

2. 神经递质变化

(1)γ-氨基丁酸/苯二氮䓬(GABA/BZ)神经递质:大脑神经元表面 GABA 受体与 BZ 受体及巴比妥受体紧密相连,组成 GABA/BZ 复合体,共同调节氯离子通道。复合体中任何一个受体被激活均可促使氯离子内流而使神经传导被抑制。在氨的作用下,脑星形胶质细胞 BZ 受体激活表达上调,引起神经传导抑制。

(2)假神经递质:神经冲动的传导是通过递质来完成的,神经递质分兴奋和抑制 2 类,正常时两者保持生理平衡。食物中芳香族氨基酸如酪氨酸、苯丙氨酸经肠菌脱羧酶作用分别转变为酪胺和苯乙酸,肝功能衰竭时,对酪氨和苯乙酸的清除发生障碍而进入脑组织,在脑内经β-羟化酶作用分别形成 β-羟酪胺、苯乙醇胺,其化学结构与正常兴奋性神经递质去甲肾上腺素相似,但不能传递神经冲动或传递能力很弱,称为假性神经递质,被脑细胞摄取取代正常递质时,神经传导发生障碍,出现意识障碍或昏迷。

(3)色氨酸:肝病时清蛋白合成降低,游离的色氨酸增多,游离的色氨酸通过血脑屏障,在大脑代谢生成 5-羟色胺和 5-羟吲哚乙酸,二者都是抑制性神经递质,参与肝性脑病的发生。

急性肝衰竭所致的肝性脑病患者,脑部多无明显的结构异常,主要是继发性的脑水肿。慢性肝性脑病患者可能出现 AlzheiⅡ型 mer 星形细胞,病程较长者出现大脑皮质变薄,神经元及神经纤维消失,皮质深部有片状坏死,甚至累及小脑和基底部。

考点:常见病因和诱发因素

(二)护理评估

1. 健康史　评估有无肝病史,尤其是肝硬化病史,有无门体静脉分流手术史等;有无呕吐、腹泻、大量排钾利尿、放腹腔积液、摄入过多含氮食物、上消化道出血、全身感染及应用镇静安眠药、麻醉药等诱因。

2. 临床表现　慢性肝病所致者起病缓慢,多有诱因,神经精神症状逐渐加重直至死亡。急性重型肝炎所致者常无诱因,起病急骤,多在数日内即进入昏迷直至死亡。

根据意识障碍程度、神经系统表现和脑电图改变,肝性脑病由轻到重分为 4 期。

(1)一期(前驱期):轻度性格改变和行为异常为其突出表现。有焦虑、欣快激动、淡漠、睡眠倒错(昼睡夜醒)等轻度精神异常;应答尚准确,但吐词不清且较缓慢,可出现扑翼样震颤。脑电图多数正常。有时症状不明显,易被忽略。

(2)二期(昏迷前期):以意识错乱、睡眠障碍(嗜睡)、行为失常(衣冠不整或随地便溺)为主要表现。定向力(指对人物、时间、地点的判断能力)和理解力均减退,不能完成简单的计算和智力构图,言语不清、书写障碍,甚至出现幻觉、恐惧、狂躁等;除有扑翼样震颤外,常有明显神经体征如腱反射亢进、肌张力增高、踝阵挛及巴宾斯基征阳性等。脑电图有特征性异常。

(3)三期(昏睡期):以昏睡和精神错乱为主。患者大部分时间呈昏睡状态,可被唤醒,醒后尚可应答,但答非所问,常有神志不清和幻觉。各种神经体征持续存在或加重,肌张力增加,腱反射亢进,锥体束征常呈阳性;扑翼样震颤仍可引出。脑电图有异常波形。

(4)四期(昏迷期):意识完全丧失,不能唤醒。因患者不能合作,扑翼样震颤无法引出。浅昏迷时,对疼痛刺激尚有反应,腱反射和肌张力仍亢进;深昏迷时,各种反射消失,肌张力降低,瞳孔散大,可出现阵发性惊厥、踝阵挛和换气过度。脑电图明显异常。

以上各期的表现无明显界限,前后期可有重叠,且可因病情发展或好转而变化,严重患者常有明显黄疸、皮肤黏膜出血、肝臭或尿少、尿闭等表现。

链接 ∷∷∷∷∷∷ 扑翼样震颤

　　肝性脑病的特征性体征,表现为两臂平伸,肘关节固定、手掌向背侧伸展、手指分开时,出现手向外侧偏斜,掌指关节、腕关节甚至肘与肩关节不规则地扑击样抖动。

　　3. 辅助检查

　　(1)血氨:正常人空腹静脉血氨为400~700μg/L,动脉血氨含量为静脉血氨的0.5~2倍。慢性肝性脑病特别是门体分流性脑病患者,血氨大多增高,急性肝衰竭所致的肝性脑病,血氨多数正常。血氨动态观察对肝性脑病的诊断更有价值。

　　(2)脑电图:脑电图改变是本病的特征之一,对诊断和预后的判断有重要价值。典型的改变为节律性慢波,出现δ波或三相波,每秒4~7次,昏迷时表现为高波幅的δ波,每秒少于4次。轻微肝性脑病(minimal hepatic encephalopathy,MHE,指严重肝病但无明显肝性脑病表现,用精细的智力测试或电生理检测可发现)和Ⅰ期肝性脑病患者脑电图可正常,故对其诊断价值较小。

　　(3)心理智能测验:适用于早期肝性脑病及轻微肝性脑病的诊断。测验方法有:木块图试验、数字连接试验及数字符号试验,以及画图、搭积木、用火柴杆搭五角星等。方法简便,无须特殊器材,结果容易计量。但可受年龄、教育和文化程度的影响。

链接 ∷∷∷∷∷∷ 数字连接试验

　　数字连接试验是简易智力测验中较常用的、用于诊断早期或轻微肝性脑病的一种方法。

　　方法是让患者将印在纸上的25个阿拉伯数字按照从小到大的顺序,尽快地连接起来,医生记录患者连接数字及连错后纠正的时间。 正常人所需时间多在30秒内,早期肝性脑病或轻微肝性脑病患者,常超过45秒。

　　(4)诱发电位:诱发电位是大脑皮质或皮质下层接受到各种感觉器官受刺激的信息后所产生的电位。主要用于轻微肝性脑病的诊断。

　　(5)影像学检查:CT、MRI进行头部检查时,可发现慢性肝性脑病患者有不同程度的脑萎缩、急性肝性脑病患者有脑水肿。

考点:临床表现

　　(三)治疗要点

　　目前无特效治疗,主要采用综合治疗促进意识恢复。

　　1. 及时识别及去除诱因　包括慎用镇静剂及避免使用损肝药物,纠正电解质和酸碱平衡紊乱(特别是纠正低钾性碱中毒),止血和清除肠道积血,预防和控制感染,以及防治便秘、避免大量蛋白质饮食、预防和及时纠正低血糖等。

　　2. 减少肠道内毒物的生成和吸收　①控制或禁蛋白饮食,停用含氮药物。②清洁肠道:对上消化道出血或便秘者,口服或鼻饲乳果糖(30~60g/d)或乳梨醇(30~45g/d),乳果糖经肠道乳酸杆菌、粪肠球菌等细菌分解为乳酸、乙酸后可降低肠道pH,使肠道细菌产氨减少,也可用33.3%乳果糖保留灌肠;或口服33%硫酸镁导泻;或用生理盐水或弱酸性溶液灌肠,以清除肠道积血和积食。③口服抗生素,抑制肠道产尿素酶的细菌生长,减少氨生成。首选新霉素(2~8g/d,分4次口服),或用甲硝唑(0.2、4次/d口服)、替硝唑、巴龙霉素、利福昔明等。④益生菌制剂,口服不产尿素酶的有益菌,可抑制有害菌生长,减少氨产生。

考点:减少肠道内毒素的生成和吸收

　　3. 促进体内氨代谢　应用降血氨药如L-鸟氨酸-L-门冬氨酸,通过促进体内合成尿素的鸟氨酸循环而降低血氨,不良反应为恶心、呕吐。也可应用谷氨酸钠或钾、精氨酸等,此类药物对水电解质酸碱平衡有较大影响,现已少用。

4. 调节神经递质 ①GABA/BZ复合受体拮抗剂：如氟马西尼静脉注射 0.5～1mg 或静脉滴注 1mg/h，可拮抗内源性苯二氮䓬所致的神经抑制，对肝性脑病 Ⅲ～Ⅳ 期患者有促醒作用。②减少或拮抗假神经递质：静脉滴注以支链氨基酸(亮氨酸、异亮氨酸、缬氨酸等)为主的复合氨基酸溶液，有利于纠正氨基酸的平衡失调。

5. 特殊治疗 包括人工肝治疗和肝移植治疗等，肝移植是治疗终末期肝病的一种有效方法，严重和顽固性肝性脑病是肝移植的指征。

6. 重症监护 严密监护并积极防治各种并发症，维护有效循环血容量和保证能量供应，纠正严重的低血钠，保持呼吸道通畅(对深昏迷者应气管切开排痰，吸氧)，保护脑细胞功能(用冰帽降低颅内温度以减少能量消耗)，防治脑水肿(静脉滴注高渗葡萄糖、甘露醇)。

(四) 主要护理诊断及合作性问题

1. 急性意识障碍 与血氨增高、干扰脑细胞能量代谢和神经冲动传导抑制有关。

2. 营养失调：低于机体需要量 与肝功能衰竭致代谢紊乱、进食减少有关。

3. 有皮肤完整性受损的危险 与患者不能自主调节体位有关。

4. 有感染的危险 与长期卧床、营养失调有关。

5. 自理能力缺陷 与意识障碍有关。

6. 照顾者角色困难 与患者意识障碍、照顾者缺乏照顾知识有关。

(五) 护理措施

1. 一般护理 ①休息与活动：安置患者于重症监护病室，绝对卧床休息，实行专人护理，保持病室空气新鲜，环境安静，限制探视，避免交叉感染。②心理护理：对患者的不正常行为不嘲笑，切忌伤害患者人格；不在患者面前流露出对治疗失去信心和绝望的表情、言行，患者清醒时，安慰患者，解释患者提出的有关问题，帮助其树立战胜疾病的信心。对患者的照顾者给予特别的关心，多与其交流和建立良好的关系，了解他们的基本情况(如经济实力、家庭条件等)及存在的具体照顾困难(如时间、体力、照顾知识和能力等)，肯定和承认照顾者的角色和价值，与照顾者共同商讨护理问题，帮助其制订切实可行的照顾计划，对照顾内容和方法进行示范，以利于照顾者掌握；利用一切可利用的社会资源，给患者提供帮助，最大限度地减轻和消除照顾者的困难。

2. 饮食护理 ①保证足够热量的供给：每日总热量应保持在 5.0～6.7kJ，以糖类为主要食物，可给予蜂蜜、葡萄糖、果汁、面条、稀饭等口服。意识障碍不能口服者可鼻饲供食，也可用 25% 蔗糖或葡萄糖溶液经鼻饲管灌入，不足时静脉给予补充，胃不能排空时应停止鼻饲，改用深静脉插管滴注 25% 葡萄糖溶液以维持热量。葡萄糖不仅能提供热量，并可减少体内蛋白质的分解，促进氨与谷氨酸结合形成谷氨酰胺而降低血氨。②提供丰富的维生素：包括 B 族维生素、维生素 C、维生素 K 和维生素 E 等。但维生素 B_6 不宜，因其是多巴脱羧酶的辅酶，可使多巴在周围神经处转为多巴胺，影响多巴进入脑组织，从而减少中枢神经系统的正常兴奋性神经递质。③控制和暂停蛋白质的摄入：昏迷患者应暂停蛋白质的摄入，以减少蛋白质在肠内经细菌和消化酶的作用而产氨增多，加重病情；患者神志清楚后，逐步增加蛋白质摄入量，开始为 20g/d，随病情好转每 3～5 日增加 10g，短期内不宜超过 40～50g/d；所供蛋白质以植物蛋白质为佳，因其含甲硫氨酸和芳香族氨基酸较少、含支链氨基酸较多，能增加粪氨排出，再者植物蛋白含较多的非吸收性纤维，被肠道菌酵解后产酸，有助于氨的排除和通便。④脂肪：可延缓胃排空，应尽量减少脂肪摄入量。⑤注意水、电解质、酸碱平衡：水的入量，应控制在尿量+1000ml/d 为宜，以免血液稀释，血钠过低而加重水肿、昏迷；电解质，应特别重视钾离子的补充和钠离子的限制，以免产生低钾性碱中毒而加速肠道氨的吸收；酸碱平衡，宜偏酸而不偏碱，以减少氨的形成和吸收。

3. 对症护理 ①兴奋、烦躁不安或抽搐：做好安全保护，去除患者的义齿、发夹，病床加床档，必要时使用约束带，以防止坠床和撞伤的发生，可遵医嘱给予地西泮、东莨菪碱等药物，禁用吗啡及其衍生物、副醛、水合氯醛、哌替啶及速效巴比妥类药物。②昏迷时，安置患者仰卧位头偏一侧，防止舌后坠阻塞气道，保持呼吸道通畅和防止感染，做好口腔、眼部和皮肤的护理；定时被动运动患者的肢体，防止肌肉失用性萎缩和静脉血栓形成。③脑水肿时，限制钠、水的入量；用冰帽降低脑内温度，减慢脑代谢速率，减少氧和能量的消耗，有助于减轻水肿，保护脑细胞功能；遵医嘱滴注高渗葡萄糖、甘露醇等脱水剂，注意观察用药后的尿量。

4. 用药护理 ①灌肠液宜用 0.9% 氯化钠溶液或弱酸性溶液，使肠内保持偏酸环境，有 **考点**：用药护理 利于血中 NH_3 逸入肠腔与 H^+ 合成 NH_4^+ 后随粪便排出；不宜用碱性溶液，禁用肥皂水，以防加速 NH_3 的产生和吸收。②使用导泻剂时，应记录排便次数和粪便颜色，观察血压、脉搏情况，做好肛周皮肤护理。③使用谷氨酸钾、谷氨酸钠、精氨酸时，应注意观察血钾、血钠的浓度和尿量变化，少尿或无尿患者慎用或不用谷氨酸钾；严重水肿、腹水、心力衰竭、脑水肿患者慎用或禁用谷氨酸钠；血 pH 偏高患者可选用精氨酸，但该药不宜与碱性溶液配伍，且滴注速度不宜过快。④乳果糖，应从小剂量开始，其剂量以调节到排便 2～3 次/日，粪便 pH 5～6 为宜，同时注意腹胀、腹痛、恶心、呕吐及电解质紊乱等副作用。⑤新霉素，长期服用后可出现听力和肾功能减退等副作用，服用时间不宜超过 1 个月；应用甲硝唑时，要注意胃肠道反应。⑥长期大量输入葡萄糖时，要警惕低钾血症、心力衰竭和脑水肿的发生。

5. 病情观察 注意观察急、慢性肝病患者有无性格和行为失常、理解和记忆力减退等早期肝性脑病迹象，一旦发现及时报告医生；对有意识障碍的患者，采用刺激、定期唤醒及其他检查意识状况的方法，以判断其意识障的程度，发现意识障碍不断加重，及时报告医生并做好相应的护理；加强生命体征及瞳孔的监测与记录；遵医嘱查电解质和酸碱平衡情况，记录每日的出入量；注意排便情况，若出现便秘，可遵医嘱采用灌肠、导泻的方法处理，以减少有毒物质在肠内停留时间及增加吸收的机会；观察原发肝病症状和体征有无加重，有无上消化道出血、休克、脑水肿、感染等迹象，一旦发现立即报告医生，配合处理及做好相应的护理。 **考点**：饮食护理

（六）健康教育

1. 讲解本病的发生、发展过程、治疗与预后，使患者认识到疾病的严重性和自我保健的重要性；指导患者保持乐观情绪，积极配合治疗，树立战胜疾病的信心，鼓励家属给予患者以更多的精神支持和照顾，共同促使疾病的早日康复。

2. 告知肝性脑病的常见诱发因素及预防措施，指导患者坚持合理的饮食原则，使营养状况得到维持和改善，又不致加重病情；积极预防各种感染、保持大便通畅、戒烟、忌酒；阐明遵医嘱合理用药的重要性，不滥用药物，尤其是避免滥用镇静催眠药、含氮药物和对肝脏有损害的药物。

3. 教会患者和家属识别肝性脑病的早期征象，以便及时到医院就诊，同时嘱患者定期到医院复诊，以掌握病情并调整治疗方案。

案例 4-4 分析

1. 主要护理问题：①急性意识障碍。②体液过多。

2. 主要护理措施：①患者入住监护病房，专人护理，安置患者仰卧位，头偏向一侧，注意保持呼吸道通畅，给氧和防治感染。②保证足够热量供给，鼻饲以糖类为主的流质，提供丰富维生素，暂停蛋白质，控制钠水摄入。③正确使用乳果糖及新霉素等，0.9%氯化钠溶液或弱酸溶液导泻及灌肠。④加强生命体征及瞳孔的监测，记录每日出入液量，监测电解质，观察脑水

肿、继发感染等征象。

> **重点提示**
>
> 　　肝性脑病是严重肝病引起的、以代谢紊乱为基础的中枢神经系统功能失调综合征。肝炎后肝硬化是引起慢性肝性脑病的最常见病因,上消化道出血、大量排钾利尿放腹腔积液、继发感染等是常见诱因,氨代谢紊乱引起的氨中毒是肝性脑病尤其是门体分流性脑病的最重要发病机制。
> 　　主要临床表现是意识障碍、行为失常和昏迷;分为前驱期、昏迷前期、昏睡期及昏迷期4期。主要采用综合治疗,护理重点协助医生识别和去除各种诱发因素,准确执行医嘱,加强饮食护理、病情观察和健康教育。

（孙冬雪）

第 11 节　急性胰腺炎患者的护理

案例 4-5

　　患者,男性,38 岁。4 小时前饮酒后突发中上腹部持续剧烈疼痛急诊入院,伴反复恶心、呕吐、呕吐物为胆汁。T 39℃,P 100 次/分,BP 90/60mmHg。心肺检查未见异常。全腹压痛、肌紧张伴反跳痛,脐周皮肤呈青紫色。血清淀粉酶 500U/L(Somogyi 法)。

问题:1. 临床诊断是什么?
　　　2. 主要护理问题是什么?
　　　3. 主要护理措施是什么?
　　　4. 健康教育内容是什么?

(一)概述

　　急性胰腺炎(acute pancreatitis)是多种病因导致胰酶在胰腺内被激活后引起胰腺组织自身消化、水肿、出血,甚至坏死的炎症反应。临床特点为急性上腹痛、恶心、呕吐、发热和血胰酶增高。临床分为轻症急性胰腺炎(mild acute pancreatitis,MAP)和重症急性胰腺炎(severe acute pancreatitis,SAP)。本病可发生于任何年龄,但以青壮年居多。

　　急性胰腺炎的病因包括:①胆道疾病:胆石症、胆道感染或胆道蛔虫是引起急性胰腺炎的主要原因,以胆石症最常见。大多数胰管和胆总管汇合成共同通道开口于十二指肠壶腹部,当胆石嵌顿、胆系感染、蛔虫阻塞等因素导致壶腹部狭窄和(或)Oddi 括约肌水肿、痉挛,十二指肠壶腹部出口梗阻,胆管内压力超过胰管内压力时,胆汁可通过"共同通道"反流入胰管,激活胰酶引起急性胰腺炎;或胆石移行过程中损伤胆管,或胆道炎症反射性地引起 Oddi 括约肌松弛,使十二指肠液反流入胰管,激活胰酶而引起急性胰腺炎;或胆道炎症时细菌毒素、游离胆酸、非结合胆红素等通过胆胰间的淋巴管交通支扩散到胰腺,激活胰酶,引起急性胰腺炎。②酗酒和暴饮暴食:大量饮酒和暴饮暴食均可刺激胰液和胆汁大量分泌,引起十二指肠乳头水肿或 Oddi 括约肌痉挛,使胰液和胆汁排出受阻,引起急性胰腺炎。③胰管阻塞:胰管结石、蛔虫钻入胰管、胰管狭窄、胰头或十二指肠壶腹部被肿瘤压迫、Oddi 括约肌痉挛等均可引起胰管阻塞,当胰液分泌旺盛时胰管内压过高,使胰管小分支和胰腺腺泡破裂,胰液和消化酶渗入间质被组织液激活,引起急性胰腺炎。④其他:腹腔手术(特别是胰、胆或胃手术)、腹部钝性创伤、穿透性创伤、十二指肠镜逆行胰胆管造影等,可直接或间接造成胰腺或胰胆管的损伤而引起胰腺炎;任何原因引起的高钙血症(如甲状旁腺肿瘤、维生素 D 过多等)、高脂血症(如家族性高脂血症等),都可能损伤胰腺组织引起急性胰腺炎;某些急性传染病(流行性腮腺炎、传染性单核细胞增多症等),可继发急性胰腺炎;某些药物(噻嗪类利尿剂、糖皮质激素)等,可能诱发急性胰腺炎。此外,尚有 8%~25% 的患者病因不明。

正常胰腺分泌的消化酶有 2 种形式:一种是有活性的酶,如淀粉酶、脂肪酶和核糖核酸酶等;另一种是以前体或酶原形式存在的无活性的酶,如胰蛋白酶原、糜蛋白酶原、前弹性蛋白酶、前磷脂酶、激肽释放酶原等。在各种病因的作用下,上述酶原被激活成具有活性的酶,可引起胰腺自身消化,发生组织水肿、坏死与溶血,甚至引起休克;进而累及周围组织如腹膜、胃肠道、胸膜等。胰腺组织损伤过程中一系列炎性介质(如氧自由基、血小板活化因子、前列腺素、白三烯、补体、肿瘤坏死因子等)起着重要的介导作用,促进急性胰腺炎的发生和发展。

病理类型:①急性水肿型:占 90% 以上,以胰腺肿大、水肿、分叶模糊,少量脂肪坏死,间质水肿、充血和炎性细胞浸润等为主。②急性坏死型:肿大的胰腺呈红褐色或灰褐色、分叶消失、有新鲜出血区和较大范围的脂肪坏死灶,镜下见细胞结构消失,坏死灶周围有炎性细胞浸润包绕;胰液外溢和血管损害,可引起化学性腹腔积液、胸腔积液和心包积液,并易继发感染。

(二)护理评估

1. 健康史　评估有无胆石症、胆道感染或胆道蛔虫病病史,有无腹部外伤、手术、内分泌与代谢疾病史,发病前有无暴饮暴食、高脂肪餐、大量饮酒或使用噻嗪类利尿药、糖皮质激素等诱发因素。

考点:常见病因

2. 临床表现　起病急骤,临床表现取决于病因、病理类型及治疗是否及时,轻症急性胰腺炎症状较轻,预后较好;重症急性胰腺炎病情严重,变化迅速,常有休克,预后差,并发症多,严重者可于数小时内猝死。

(1)症状:①腹痛:最早出现的主要症状,常于胆石症发作后不久或暴饮暴食、饮酒后发生。程度轻重不一,可为钝痛、刀割样痛、钻痛或绞痛,呈持续性、阵发性加剧;疼痛多位于中上腹部,向腰背部呈带状放射,弯腰抱膝位可减轻。轻症急性胰腺炎,腹痛较轻,一般在 3~5 日内缓解;重症急性胰腺炎,腹痛剧烈且时间延续较长,当渗液扩散发生弥漫性腹膜炎时,可引起全腹痛。极少数年老体弱患者,腹痛轻微或无腹痛。②恶心、呕吐与腹胀:恶心、呕吐多在进食后发生,呕吐物为食物和胆汁,呕吐后腹痛不减轻;同时有腹胀,伴麻痹性肠梗阻时腹胀尤为显著。③发热:轻症患者为中度发热,一般持续 3~5 日;重症患者发热程度较高,如持续发热 1 周不退或逐日升高伴白细胞升高者,应考虑继发感染可能,如胰腺脓肿或胆道感染等。④低血压或休克:常见于重症急性胰腺炎,在起病数小时内发生,表现为烦躁不安、面色苍白、皮肤湿冷、脉搏加快、血压下降、尿量减少等,休克大多逐渐发生,极少数突然出现,甚者可猝死。主要原因是有效血容量不足,缓激肽类物质引起周围血管扩张,消化道出血等。⑤水电解质酸碱平衡及代谢紊乱:轻症患者表现为轻重不等的脱水、低血钾,呕吐频繁者有代谢性碱中毒;重症患者有明显脱水和代谢性酸中毒,出现明显低钙血症(大量脂肪组织坏死分解出的脂肪酸与钙结合成脂肪酸钙和刺激甲状腺分泌降钙素所致),偶可发生糖尿病酮症酸中毒或高渗性昏迷。

(2)体征:①轻症急性胰腺炎:腹部体征较轻,为上腹部轻度压痛,无腹肌紧张及反跳痛,但可有肠鸣音减少。②重症急性胰腺炎:急性痛苦病容、脉搏快、呼吸急促、血压下降;上腹部压痛显著,出现腹膜炎时压痛可遍及全腹,并有肌紧张及反跳痛;并发肠麻痹时则有明显腹胀、肠鸣音减弱甚至消失;胰液渗入腹腔或经腹膜后间隙进入胸腔时,可出现血性腹腔积液、胸腔积液;少数患者胰酶、坏死组织及出血沿腹膜间隙与肌层渗入腹壁下,可使两侧肋腹部皮肤呈现暗灰蓝色(Grey-Turner 征)和脐周围皮肤出现青紫色(Cullen 征);还可有手足抽搐(低血钙)、黄疸(胆总管或壶腹部结石阻塞、胰头水肿压迫胆总管胰腺脓肿、假囊肿压迫胆总管)、上腹部肿物(胰腺脓肿或假囊肿)等。

（3）并发症：见于重症急性胰腺炎，局部并发症有胰腺脓肿和假性囊肿等；全身并发症有不同程度的多器官功能衰竭，如 ARDS、急性肾衰竭、心力衰竭、心律失常、消化道出血、胰性脑病、败血症及真菌感染，以及暂时性高血糖、慢性胰腺炎等。

（4）心理状态：因急骤发病及疼痛剧烈，常引起患者出现焦虑和恐惧心理。

3. 辅助检查

（1）血常规：白细胞增高，达到（10~20）×10⁹/L，重症急性胰腺炎常超过 20×10⁹/L，并伴中性粒细胞核左移。

（2）胰酶：①血淀粉酶：诊断急性胰腺炎最常用的实验室检查项目。起病后 6~12h 开始升高、48h 后开始下降，持续 3~5 日，超过正常值 3 倍可确诊本病，但升高的程度不一定反映病情的轻重，轻症急性胰腺炎可以明显升高，而重症急生胰腺炎反可正常或降低。②尿淀粉酶：升高比血清淀粉酶稍迟，常在发病后 12~24h 开始升高，3~4 日达高峰，下降较慢，可持续 1~2 周。③血清脂肪酶：起病后 24~72h 开始升高，可持续 7~10 日，适用于就诊较晚患者的诊断，其敏感性和特异性均也较高。

（3）血液生化检查：①血钙：重症急性胰腺炎血钙可暂时性下降（血钙<2mmol/L），低血钙的程度与临床严重程度平行，若血钙明显下降（血钙<1.5mmol/L）且持续数日，提示预后不良。②其他：暂时性血糖升高常见，如空腹血糖持续高于 10mmol/L，反映胰腺组织坏死，提示预后不良；重症患者血清清蛋白降低、血尿素氮升高，提示预后不良；此外，三酰甘油、胆红素、门冬氨酸氨基转移酶、乳酸脱氢酶等均可增高。

（4）影像学检查：①腹部 B 超，首选的影像学诊断方法，用作常规初筛检查，可查及胰腺增大、胰内及胰腺周围回声异常、胰管扩张，并可发现胆管结石、胆总管扩张，以及诊断有无腹腔积液、胰腺脓肿和假性囊肿等。②CT 腹部扫描，对胰腺炎的诊断、鉴别诊断和判断胰腺炎的严重程度具有重要意义。

考点：症状体征和临床分型

（三）治疗要点

治疗目标：抑制胰液分泌、抑制胰酶活性和减少并发症。

1. 轻症急性胰腺炎　①禁食及胃肠减压：减少胰液分泌的重要的基本治疗方法，通过减少食物及胃液刺激胰腺分泌的作用，可减轻疼痛、呕吐及腹胀。②静脉输液：禁食间期静脉输液和补充电解质，以补足血容量和维持水电解质酸碱平衡，同时可保证足够的能量供应。③镇痛：常用哌替啶及阿托品、山莨菪碱（654-2）等；不用吗啡，以免引起 Oddi 括约肌痉挛而加重病情。④抗生素：针对革兰阴性菌和厌氧菌感染，选用喹诺酮类及抗厌氧菌类抗菌药物。⑤抑酸治疗：应用 H₂ 受体拮抗剂或质子泵抑制剂，通过抑制胃酸而间接抑制胰腺分泌。

2. 重症急性胰腺炎

（1）内科治疗：①监护：安置患者入重症监护病房。②禁食和营养支持：急性期绝对禁食，禁食期间采用全胃肠外营养（TPN），以减少胰液分泌、减轻胃肠负担和补充代谢需要，营养底物的总热量分配：脂肪乳占 60%、氨基酸占 10%、葡萄糖占 30%。待胃肠蠕动恢复、腹胀消失，如无肠梗阻时，应尽早进行空肠插管，实施肠内营养（EN），以维持肠道黏膜功能，防止肠道内细菌移位引起胰腺坏死、感染。③维持水电解质酸碱平衡和有效血容量：积极补充液体和电解质，每 24h 补液量应达到 2500~3500ml，补液速度和量根据中心静脉压与治疗反应调整，同时给予氯化钾 3.0g/d、10% 葡萄糖酸钙 10~30ml/d，酌情补充 5% 碳酸氢钠溶液以纠正代谢性酸中毒；必要时给予清蛋白、血浆代用品和输新鲜血。④镇痛：及时缓解剧烈腹痛十分重要，可避免加重休克和发生胰-心反射而导致猝死，常用哌替啶 50mg 加阿托品 1mg 肌内注射，最有效的止痛措施是用自控镇痛泵（PCA）进行疼痛自控疗法。⑤控制感染：感染是重症急性胰腺炎患者的死亡原因，预防和控制感染是降低死亡率的关键。应早期常规使用抗生素,以预防胰腺坏死合并感染,宜选用对肠道细菌敏感且对胰腺有较好渗透性的抗生素,如喹诺酮类或亚胺培南,同时联合应用抗厌氧菌药物甲硝唑。⑥减少胰液分泌:应用生长抑素及类似物,可抑制胰液分泌、抑制胰酶的合成和分泌。常用生长抑素 250μg/h,或奥曲肽 25～50μg/h,持续静脉滴注 3～7 日。⑦抑制胰酶活性:仅适用于重症急性胰腺炎早期,常用药物有抑肽酶 20 万～50 万 U/d,分 2 次静脉滴注;加贝脂 100～300mg 溶于葡萄糖盐水溶液中,以 2.5mg/(kg·h)速度静脉滴注。

(2) 内镜下 Oddi 括约肌切开术:适用于胆源性胰腺炎合并胆道梗阻或胆道感染者,可紧急胆道减压、引流和去除胆石梗阻,是治疗和预防胰腺炎发展的重要的非手术疗法。

(3) 中医中药:单味中药生大黄,复方制剂清胰汤、大承气汤等,对急性重症胰腺炎有一定的疗效。

(4) 外科治疗:适用于内科治疗无效并出现下述病情者,包括胰腺坏死合并感染、胰腺脓肿、胰腺假性囊肿、胆道梗阻或感染,诊断未明确且疑有腹腔脏器穿孔或肠坏死。

(四) 主要护理诊断及合作性问题

1. 疼痛:腹痛　与胰腺及其周围组织炎症、水肿、坏死有关。
2. 体温过高　与胰腺炎症、坏死和继发感染有关。
3. 有体液不足的危险　与恶心、呕吐、禁食、胃肠减压有关。
4. 潜在并发症　ARDS、急性肾衰竭、心力衰竭、败血症、胰性脑病、水电解质酸碱平衡紊乱等。

(五) 护理措施

1. 一般护理　①休息与活动:绝对卧床休息,保持环境安静,保证足够的睡眠,有利于降低代谢率、增加脏器血流量、促进组织修复和体力恢复。②心理护理:多与患者沟通,关爱、体贴患者,介绍本病有关知识、解答患者提出的问题,以减轻患者的紧张、恐惧心理。

2. 饮食护理　①告知患者禁食禁饮可减少胰液的分泌和使胃肠道得到休息,减轻腹痛、呕吐和腹胀,有利于疾病的恢复,指出急性期必须严格禁食、禁饮,口渴时可用温开水含漱或用水湿润口唇;胃肠减压患者,每日做好口腔护理,以减轻胃肠减压管造成的口腔不适和干燥。②禁食禁饮期间,按医嘱补液(轻症 2000～3000ml/d、重症为 2500～3500ml/d),胃肠减压时补液量需适当增加,同时注意补充电解质,维持水电解质平衡。③重症急性胰腺炎,在禁食禁饮期间采用全胃肠外营养时,尽可能使用外周静脉替代中心静脉,以减少导管感染的机会。④腹痛和呕吐完全消失、肠鸣音恢复正常、淀粉酶下降后,可恢复进食,从少量低脂、低糖流质(水、米汤、果汁、藕粉)开始、少食多餐,过渡到半流质、渐进为正常普通饮食,先给予对胰腺刺激小的糖类,慢慢增加蛋白质及少量脂肪(每日不超过 50g),并注意补充维生素和电解质;避免过早过多地摄入脂肪和蛋白质,切忌暴饮暴食及酗酒。

3. 对症护理　①腹痛:协助患者采取舒适的体位,如弯腰、屈膝侧卧,以减轻腹痛,对剧痛导致患者辗转不宁时,防止坠床,保证安全;指导患者通过谈话、听音乐等方法分散注意力,以减轻病痛;应用阿托品解痉镇痛时,需注意有无口干、心率加快、加重青光眼和排尿困难等不良反应。②高热:给予头部冰敷、乙醇擦浴等物理降温方法,观察降温效果,做好口腔、皮肤护理。

4. 用药护理　①准确及时地遵医嘱使用抗菌药物,并注意观察药效。②使用西咪替丁静脉给药时,滴注速度不宜过快,注意观察有无血压降低等异常反应和不适主诉。③使用抑制胰酶活性的药物时的注意事项:抑肽酶可产生抗体,有过敏可能;加贝酯应随配随用,静脉滴注速度不宜过快,勿将药液注入血管外,多次使用时应更换注射部位,对多种药物有过敏史者及妊娠妇女和儿童禁用。

5. 病情观察　①严密观察体温、脉搏、呼吸、血压、神志及尿量变化,当体温持续超过39℃,往往是重症胰腺炎的表现,提示胰腺组织继续坏死;当心率 ≥100 次/分、收缩压 ≤

90mmHg、脉压≤20mmHg 时,提示低血容量性休克;呼吸≥30 次/分时,应警惕 ARDS 的发生。②观察呕吐物和胃肠减压时引流物的性质和量,观察皮肤弹性,判断失水程度,准确记录 24h 出入量。③观察腹痛部位、程度及性质有无改变,有无腹肌紧张、压痛、反跳痛,有无腹腔积液等。④遵医嘱留取血、尿标本,观察血、尿淀粉酶、血清电解质的变化。

6. 抢救配合　重症急性胰腺炎的抢救配合工作包括:①准备抢救用物:如静脉切开包、输液用物、血浆、氧气、人工呼吸器、气管切开包等。②防治低血容量休克:安置患者于中凹卧位或平卧位,注意保暖,保持呼吸道通畅,给氧;迅速建立 2 条静脉通道,快速静脉输液,必要时参照中心静脉压决定输液的量和速度,按医嘱给予血管活性药和根据血压随时调整给药速度,必要时输血或血浆以纠正低血容量。③一旦发生急性呼吸窘迫综合征,应立即高浓度给氧,并配合做好气管切开、机械通气的护理。

考点:饮食护理、腹痛护理和病情观察

(六)健康教育

1. 介绍本病的主要诱发因素,教育患者积极治疗胆道疾病,注意防治胆道蛔虫。

2. 指出预防急性胰腺炎的最好办法是合理饮食,养成规律进食的习惯,摄取低脂、低蛋白和高碳水化合物食物,少量多餐、避免暴饮暴食,少饮酒、茶和咖啡。出现剧烈腹痛时,应及时就医。

案例 4-5 分析

1. 临床诊断:重症急性胰腺炎。

2. 主要护理问题:①疼痛:上腹痛。②有体液不足的危险。③潜在并发症:休克,器官功能衰竭等。

3. 主要护理措施:①安置患者入重症监护病房,做好心理忽略。②禁食和营养支持。③补充液体及电解质,维持有效循环血容量。④安置舒适体位,遵医嘱使用止痛药、抗生素、抑制胰液分泌和胰酶活性的药物。⑤密切观察病情变化。⑥做好配合抢救的准备。

4. 健康教育:①告知急性胰腺炎的病因和诱发因素。②指导合理饮食。

重 点 提 示

　　急性胰腺炎是多种病因导致胰酶在胰腺内被激活后引起胰腺组织自身消化、水肿、出血甚至坏死的炎症反应。最常见的病因是胆石症。临床特点为急性上腹痛、恶心、呕吐、发热和血胰酶增高。临床分为轻症急性胰腺炎和重症急性胰腺炎 2 型。治疗目标是抑制胰液分泌、抑制胰酶活性和减少并发症。禁食及胃肠减压是最基本的治疗方法,同时可应用 H_2 受体拮抗剂、质子泵抑制剂、生长抑素、胰酶抑制剂、镇痛药、抗生素等。护理重点是饮食护理、腹痛护理、病情观察。

(封木忠)

第 12 节　上消化道出血患者的护理

案例 4-6

　　患者,男性,26 岁。5 年来常于餐后 3~4h 出现上腹疼痛,严重时在夜间常被痛醒,伴反酸、嗳气、上腹烧灼感,每逢春秋复发。每次发作时自服西咪替丁后症状可缓解。2 天前大量饮酒后上腹疼痛复发,口服法莫替丁片无效。3h 前突然疼痛消失,但自觉头晕、眼花、无力,在入厕途中跌倒,被家人发现而扶起,继而呕吐暗红色胃内容约 800ml 急诊入院。查体:T 37.2℃,P 120 次/分,BP 82/60mmHg。意识清楚,面色苍白,四肢湿冷,呼吸急促,烦躁不安,双肺呼吸音清晰,心音低钝,心律整,心率 120 次/分,

腹部平软,肝脾未及,肠鸣音亢进。血常规:Hb 120g/L,RBC 4.5×10^{12}/L。粪隐血(++)。临床诊断为消化性溃疡,上消化道大出血,失血性休克。

问题:1. 主要护理问题是什么?

2. 抢救措施是什么?

3. 健康教育内容是什么?

(一)概述

上消化道出血(upper gastrointestinal hemorrhage)是指屈氏韧带以上的消化道(食管、胃、十二指肠、胃-空肠吻合术后的空肠)和胰腺、胆道病变引起的出血。上消化道大出血是指短时间内出血量超过1000ml,主要表现为呕血、黑粪,并伴有血容量减少引起的急性周围循环衰竭。上消化道出血是常见急症,病死率高达8%~13.7%。

上消化道疾病和全身性疾病均可引起上消化道出血,最常见的病因是消化性溃疡,依次为食管胃底静脉曲张破裂、急性糜烂出血性胃炎和胃癌、食管贲门黏膜撕裂综合征,较少见的病因有食管炎、胃炎、胆道出血、血液病、尿毒症及急性脑血管病、颅脑损伤等引起的应激相关胃黏膜损伤等。

(二)护理评估

考点:常见病因

1. **健康史** 评估有无与上消化道出血相关的病史,如消化性溃疡、慢性肝病或慢性酒精中毒病史;有无服用非甾体消炎药、肾上腺糖皮质激素等损伤胃黏膜的药物史或酗酒史;有无创伤、颅脑手术、休克、严重感染等应激史;有无饮食不节、进食生冷粗硬、辛辣刺激性食物、精神刺激等诱发出血的因素。

2. **临床表现** 主要取决于病变的性质、部位、出血量和出血速度。

(1)呕血和黑便:上消化道出血的特征性表现。①呕血:幽门以上部位出血常有呕血,若出血量小、速度慢,可无呕血;幽门以下部位若出血量大、速度快者,可反流入胃而有呕血;呕血的颜色与出血量、速度、在胃内停留时间长短有关,一般呕吐物呈棕褐色咖啡渣样或暗红色,如出血量大且速度快,可呈鲜红色。②上消化道大出血均有黑便,黑便的颜色取决于出血量与肠蠕动的速度,大多呈较稠的黑便又称柏油样便,出血量大及肠蠕动加快时呈暗红色稀便或鲜红色血便。

(2)失血性周围循环衰竭:急性上消化道大出血可引起循环血容量迅速减少,导致急性周围循环衰竭,出现头昏、心悸、乏力、冷汗、口渴、晕厥、脉搏细速、脉压变小,血压偏低等症状,严重者呈休克状态。老年人因器官储备功能低下或伴各种基础病变时,即使出血量不大也可引起多器官功能衰竭,增加病死率。

(3)贫血:急性大出血后均有失血性贫血(为正细胞正色素性贫血),表现为血红细胞计数、血红蛋白浓度和红细胞比容下降,但在出血的早期无明显改变;在出血后3~4h以上,组织液渗入血管内致血液稀释,才出现贫血。

(4)氮质血症:出血后数小时,由于大量血液蛋白质的消化产物被肠道吸收,血中尿素氮浓度可暂时增高(肠源性氮质血症),在出血后24~48h达高峰,血尿素氮一般低于14.3mmol/L,3~4日后恢复正常。

(5)发热:上消化道大出血后24小时内可出现低热,持续3~5日恢复正常。

(6)心理状态:上消化道出血量大时,患者易产生紧张、恐惧心理;若因慢性病或全身性疾病导致反复出血时,患者常对治疗失去信心,常出现悲观、沮丧等心理反应。

3. **辅助检查** 主要用于明确出血原因和出血部位。

(1)实验室检查:急性大出血后测定红细胞、白细胞和血小板计数、血红蛋白浓度、红细胞比容,肾功能及大便隐血等,对估计出血量、动态观察有无活动性出血、判断治疗效果及协助病因诊断均有帮助。

（2）内镜检查：确定上消化道出血病因的首选检查方法。为提高出血病因诊断的准确性，应在出血后 24~48h 内行急诊内镜检查，除了能直接观察出血部位、明确出血的病因和进行内镜止血治疗外，还能根据病变特征判断是否继续出血和估计再出血的危险性。

（3）X 线钡餐检查：主要适用于不宜或不愿行内镜检查者，对明确病因有一定价值，尤其是怀疑病变在十二指肠降段以下的小肠段，有特殊的诊断价值。一般应在出血停止及病情基本稳定数日后进行，不作为病因诊断的首选方法。

（4）其他检查：放射性核素扫描、选择性腹腔动脉造影、胶囊胃镜、小肠镜检查等，适用于内镜或 X 线钡剂造影检查未能确定诊断，而又反复出血者。

考点：临床表现

（三）治疗要点

首要的关键治疗措施是迅速补充血容量、积极抢救失血性休克，同时给予止血治疗和进行病因诊断及治疗。

1. 一般急救措施　①立即卧床休息，禁食，保持呼吸道通畅，避免呕血时血液吸入呼吸道引起窒息，必要时吸氧。②密切观察生命体征、意识状态、尿量、周围循环状况、呕血与便血情况等。

2. 补充血容量　尽快建立有效的静脉输液通道，迅速补充血容量，在等待配血过程中先输入平衡液或葡萄糖盐水、右旋糖酐或其他血浆代用品；立即配血，尽早输入全血，输血是改善急性失血性周围循环衰竭的关键措施，输液量可根据估计的失血量来确定，必要时在中心静脉压指导下调节输液速度、输液量或输血量，尽快恢复和维持血容量及改善急性失血性周围循环衰竭。

3. 止血措施

（1）非静脉曲张上消化道出血：系指除食管胃底静脉曲张破裂出血之外的其他病因所致的上消化道出血，以消化性溃疡出血最常见。①抑制胃酸分泌的药物：适用于消化性溃疡和急性胃黏膜损伤引起的出血，常用 H_2 受体拮抗剂（如西咪替丁、雷尼替丁、法莫替丁）或质子泵抑制剂（奥美拉唑等）静脉给药，如西咪替丁 400mg/6~8h、奥美拉唑 40mg/12h，提高和保持胃内较高的 pH（pH>6.0），以利于血小板聚集及血浆凝血功能所诱导的止血过程，具有明显的止血作用。②去甲肾上腺素 8mg 加入 100ml 冰水中，分次口服或经鼻胃管注入，可使胃黏膜出血的小动脉收缩和减少胃酸分泌，达到止血作用。③内镜止血：常用于有活动性出血或暴露血管的溃疡。有效的方法包括高频电凝、激光光凝、微波、血管夹钳夹、局部用药（凝血酶内镜下喷洒）等。④手术治疗：经积极的内科治疗仍出血不止危及生命时，应及时选择手术治疗。⑤介入治疗：少数严重消化道大出血患者，在既不能进行内镜止血又不能耐受手术治疗时，可在选择性肠系膜动脉造影找到出血病灶的同时给予血管栓塞治疗。

（2）食管胃底静脉曲张破裂出血：①药物止血：首选血管升压素，以减少门静脉血流量、降低门脉压，联合使用硝酸甘油可协同降低门静脉压、控制出血，同时硝酸甘油可减少血管升压素引起的腹痛、血压升高、心律失常、心绞痛、心肌梗死等不良反应；血管升压素 0.2U/min 静脉持续滴注，可逐渐增加至 0.4U/min；舌下含服硝酸甘油 0.6mg/30min。有冠心病、高血压者忌用；亦可应用生长抑素及其类似物，可明显减少门静脉及其侧支循环血流量，达到止血作用，此类药物几乎没有严重不良反应，已成为最常用的止血药物，可用生长抑素 250μg 静脉缓慢注射，继以 250μg/h 持续静脉滴注，或奥曲肽 100μg 静脉缓慢注射，继以 25~50μg/h 持续静脉滴注。②气囊压迫术：三腔二囊管对胃底和食管下端的曲张静脉进行气囊压迫止血，止血效果肯定，适用于药物止血失败者。但患者痛苦、并发症多、停用后早期再出血率高，目前已不作为首选止血措施，而作为暂时止血，为急救治疗争取时间。③内镜止血：在经抗休克和

考点：止血措施

药物治疗病情基本稳定后,应立即行急诊内镜检查和止血治疗,根据病情采用硬化剂注射(适用于食管曲张静脉)或组织黏合剂注射(适用于胃底曲张静脉)止血术或食管曲张静脉套扎术,不仅能达到止血目的而且可有效防止早期再出血,是目前治疗食管胃底静脉曲张破裂出血的重要手段。④急症手术治疗:应尽量避免,仅在上述治疗仍出血不止时采用。

(四)主要护理诊断及合作性问题

1. 组织灌注量改变 与上消化道大出血有关。

2. 活动无耐力 与失血性周围循环衰竭有关。

3. 潜在并发症 窒息。

(五)护理措施

1. 一般护理 ①休息与活动:立即将患者安置在监护病房,绝对卧床休息,取平卧位,双下肢抬高30°,以保证脑部供血,治疗和护理应有计划集中进行,以保证患者的休息和睡眠。呕血时指导患者取半卧位或侧卧位,有意识障碍时取去枕平卧位、头偏向一侧,防止窒息或误吸,必要时应用负压吸引器清除气道内的分泌物、血液或呕吐物,保持呼吸道通畅,及时吸氧。轻症患者可起身稍事活动,但注意坐起、站起时动作应缓慢;重症患者应加强巡视,用床栏保护,病情稳定后,可逐渐增加活动量。②心理护理:关心、安慰患者并做好解释工作,以减轻他们的疑虑;抢救工作做到迅速而不忙乱,以减轻患者的紧张情绪;经常巡视,大出血时陪伴患者,增加患者的安全感;及时清除血迹、污物,保持病房、床单、衣物的清洁,以减少对患者的不良刺激。

2. 饮食护理 ①出血量少无呕吐者,选择无刺激性的温凉、清淡流质饮食,出血停止后改为营养丰富、易消化、无刺激的半流质、软食,少量多餐,逐步过渡到正常饮食。②出血量大且有明显活动性出血者,应严格禁食,禁食期间每日清洁口腔2次,呕血期间随时做好口腔清洁护理,保持口腔清洁无异味,排便次数多者应注意肛周皮肤清洁和保护;血止后24~48h开始渐进高热量、高维生素的温热(40℃)流质饮食(如牛奶、豆浆、米汤、新鲜蔬菜汁、果汁、藕粉稀糊),确定无再次出血后改为半流质饮食(如稀粥、烂糊面、豆腐羹、蛋羹等),以后改为易消化之软食逐渐过渡到正常饮食。③食物应以营养丰富、易消化为宜(肝硬化出血或有肝性脑病先兆者,应限制蛋白质的摄入量),不食生拌凉菜及粗纤维多的蔬菜、避免粗糙、坚硬、刺激性食物,且应细嚼慢咽,防止损伤曲张静脉而再次出血。 考点:饮食护理

3. 治疗护理 ①迅速补充血容量:大出血时应立即建立2条有效的静脉通道,迅速、准确地实施输血、输液及止血治疗;输液速度开始时宜快,待补足血容量后视病情调整滴速,对老年人或伴心血管疾病者应注意输液的速度、量,避免因输入过多、过快而加重心脏负担引起急性肺水肿,必要时依据中心静脉压调整滴速;肝硬化患者宜输新鲜血。②用药护理:遵医嘱使用各种止血药,滴注血管升压素时速度宜缓慢;肝病患者禁用吗啡、巴比妥类药物等;出血后3日未解大便者慎用泻药。③做好三腔二囊管压迫止血术的护理。

4. 病情观察 ①生命体征:大出血时根据病情每30min或1h监测1次,必要时心电监护。②意识状态:有无精神委靡、烦躁不安、表情淡漠、嗜睡、昏睡、昏迷等。③出入液量,尤其要准确记录尿量。④皮肤色泽和温度、甲床色泽、周围静脉充盈情况。⑤呕吐物与粪便的量、性状。⑥定期监测血常规、粪隐血及肾功能。⑦血气分析和血电解质的变化等。⑧原发病病情:如肝硬化上消化道出血患者,应注意观察有无感染、黄疸加重、肝性脑病等。

5. 出血程度的估计和周围循环状态的判断

(1)判断指标:①呕血与黑便的频度与量,对出血程度的估计有一定帮助。②血容量减少所致的周围循环衰竭的表现,对急性大出血严重程度的估计最有价值,其中血压和心率的动态变化是关键的判断指标,可采用改变体位方法测量心率、血压并观察症状和体征估计,如患者由平卧位改为坐位时血压下降幅度>15~20mmHg、心率加快>10次/分,提示血容量明显不足;如收

缩压<90mmHg、心率>120 次/分,伴面色苍白、四肢湿冷、烦躁不安或神志不清,提示进入休克状态,属于严重大量出血,需积极抢救。③动态观察血常规,对估计出血量也有参考作用。

（2）出血量估计:①粪隐血试验(+),表明出血量达 5ml/d 以上。②黑便,提示出血量超过 50~60ml/d。③呕血,提示胃内积聚血量超过 250~300ml。④出现头晕、心悸、乏力等症状,提示出血量超过 400~500ml。⑤出现急性周围循环衰竭表现,提示短时间内出血量超过 1000ml。

考点: 出血程度的估计和周围循环状态的判断

（3）提示有活动性出血或再次出血:①反复呕血,呕吐物由咖啡色转为鲜红色。②黑便次数增多、粪质稀薄,色泽转为暗红色,伴肠鸣音亢进。③经充分补液、输血,周围循环衰竭的表现未改善或好转后又恶化,中心静脉压不稳定。④红细胞计数、血红蛋白测定、血细胞比容不断下降,网织红细胞计数持续增高。⑤在补液足够、尿量正常的情况下,血尿素氮持续或再次增高。⑥门静脉高压患者原有脾大,在出血后常暂时缩小,如不见脾大恢复亦提示出血未止。

（六）健康教育

1. 向患者及家属介绍上消化道出血的基本知识,帮助他们掌握自我护理的有关知识,减少再度出血的危险。指导患者保持良好心态,正确对待疾病,告诫患者不良情绪会影响胃肠血供和黏液分泌,不利于创面修复,并可诱发上消化道出血。

2. 指导合理安排作息时间,生活起居有规律,劳逸结合,保持乐观情绪,保证身心休息,避免长期精神紧张及过度劳累。注意饮食卫生和饮食规律,摄入营养丰富、易消化的食物,避免过饥或暴饮暴食,禁食粗糙及刺激性食物,避免过冷、过热、产气多的食物、饮料,戒烟酒。

3. 叮嘱患者坚持在医生指导下用药,避免使用诱发或加重病情、刺激或损伤胃黏膜的药物;告知患者及家属早期出血的征象及应急措施,如出现头晕、心悸、呕血、黑便时,应立即卧床休息,保持安静,减少身体活动,呕吐时取侧卧位避免误吸,及时就诊。

案例 4-6 分析

1. 主要护理问题:①组织灌注量改变。②知识缺乏。

2. 抢救措施:①立即卧床休息、禁食、密切观察病情。②积极补充血容量、抗休克。③静滴抑制胃酸分泌的药物以提高胃内 pH 控制出血。④急诊胃镜止血。

3. 健康教育内容:①指导合理饮食。②指导合理用药。③劝导戒酒。

重·点·提·示

上消化道出血是指屈氏韧带以上的消化道(包括食管、胃、十二指肠、胃-空肠吻合术后的空肠)和胰腺、胆道病变引起的出血。上消化道大量出血是指短时间内出血量超过 1000ml,常引起急性周围循环衰竭。上消化道出血是临床常见急症,病情严重者,病死率相当高。最常见的病因是消化性溃疡,其次为食管胃底静脉曲张破裂。首要治疗措施是迅速补充血容量、积极抢救失血性休克,输血是改善急性失血性周围循环衰竭的关键措施。护理重点是迅速建立静脉通路和维持输液通畅,掌握出血程度估计和周围循环状态判断的方法,以及三腔二囊管压迫止血术的护理。

附　三腔二囊管压迫止血术的护理

三腔二囊管(Sengstaken-Blakemore tube)压迫止血术是利用胃气囊压迫破裂的胃底曲张静脉和食管气囊压迫破裂的食管下段曲张静脉而达到紧急止血目的的一项急救技术。

三腔二囊管内的 2 个气囊分别是圆形的胃气囊和椭圆形的食道气囊;3 个腔管,1 个腔管通胃气囊,充气后压迫胃底;1 个腔管通食道气囊,充气后压迫食管下段;1 个腔管通胃腔,经此腔可在胃腔内进行吸引、冲洗和注入止血药物。四腔二囊管较三腔管多了 1 条在食道气囊上方开口的腔管,用于吸取食管气囊以上部位食管腔内的分泌物,减少吸入性肺炎的发生。

【适应证及禁忌证】

1. 适应证　适用于食管、胃底静脉曲张破裂出血,经药物不能控制出血时暂时使用,以争取时间准备其他治疗措施。

2. 禁忌证　冠心病、高血压及心功能不全者慎用。

【护理措施】

1. 术前准备

(1) 用物准备:①三腔二囊管。②血压计、听诊器、弯盘、血管钳、镊子、注射器、小纱绳、弹簧夹、棉垫、纱布、胶布、棉签、液状石蜡等。③牵引所需物品:牵引架、滑轮、蜡绳、0.5kg 重牵引物等。

(2) 患者准备:①告知患者此项治疗技术的目的,以消除患者的恐惧心理、取得患者的合作,同时说明操作过程中的配合方法,如插管时深呼吸和做吞咽动作。②对躁动不安或者,可肌内注射地西泮 10mg 或异丙嗪 25mg。

2. 术中配合

(1) 插管前分别辨认三腔二囊管(图 4-17)的胃管、食管气囊管、胃气囊管的外口,并确认管道通畅;检查 2 个气囊无漏气后尽量抽尽囊内气体。

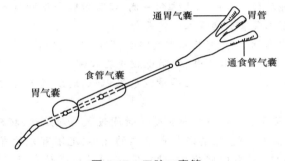

图 4-17　三腔二囊管

(2) 安置患者取适当体位,如侧卧或头部侧转,便于唾液的排出;清洁患者的鼻腔,颌下放置棉垫。

(3) 在三腔二囊管表面涂上润滑剂,当医生经鼻腔将三腔二囊管送入胃内、插管达到 65cm 时,配合检查管端是否在胃内,先用注射器向胃管内充气,用听诊器在上腹部胃区听诊,听到气过水声即可确认在胃内。

(4) 确定管端在胃内后,协助向胃气囊内注气 200~300ml,压力维持在 40~50mmHg,迅速封闭管口,缓慢向外牵拉三腔二囊管至感到有一定阻力,使胃气囊压迫胃底曲张出血的静脉,如压迫后呕血已止,则无需再向食管气囊充气。如胃气囊压迫后患者仍然呕血不止,且有暗红色变鲜红色,说明食管静脉曲张破裂,应在胃气囊充气的基础上再向食管

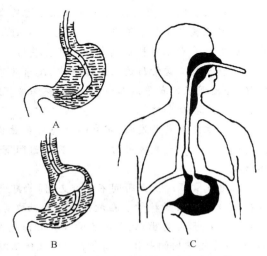

图 4-18　三腔二囊气管压迫止血示意

A. 三腔二囊气管插入胃内　B. 胃气囊充气压迫胃底曲张静脉　C. 食管气囊充气后压迫食管下段曲张静脉

气囊内充气 100~150ml 气体、使囊内压维持在 30~40mmHg,封闭管口(图 4-18)。管外端系 1 根细绳或绷带,经过床脚端带有滑轮的牵引架,再配重 0.5kg 的压力做牵引,牵引物离地面 30cm 左右(图 4-19)。目前,采用头箍式三腔二囊管牵引,可减轻患者的不适。

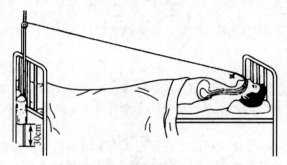

图 4-19 三腔二囊管牵引示意图

(5) 插管、注气过程中,密切观察病情,如出现呛咳、呼吸困难、胸闷、面色改变等,及时报告医生处理。

3. 术后护理

(1) 安置患者于侧卧位或平卧位头偏向一侧,以防口腔分泌物流入气管;嘱患者不要将唾液、痰液咽下,以免误入气管引起吸入性肺炎。

(2) 定时抽吸胃内容物,以免胃膨胀引起呕吐,同时观察胃内容物的颜色和量,以判断出血是否停止,如胃内容物中有新鲜血液,说明止血效果不好,应检查牵引的松紧情况和测量气囊内压力,并予以调整。每次抽吸时,应尽量吸尽胃内积血,以减少肠内积血,防止血氨增高而诱发肝性脑病。

(3) 定时放气,以防止食管和胃底黏膜受压时间过久引起糜烂、坏死。气囊压迫 12h,应放气减压,先放食管气囊内的气体、再放胃气囊内的气体,绝不可先放胃气囊的气体,以防止三腔二囊管滑出引起窒息,放气时间为 15~30min,同时放松牵引,使胃气囊与胃底黏膜分离,口服液体石蜡 15~20ml,以防止胃底黏膜粘连或坏死,30h 后再对气囊充气加压。每 2~3h 检查气囊内压 1 次,如压力不足应及时注气增压。

(4) 三腔二囊管留置期间,每日 2 次做好鼻腔、口腔的护理,用润滑剂润滑鼻腔、口唇,观察三腔二囊管有无对鼻中隔或鼻翼产生损伤。

(5) 三腔二囊管压迫止血过程中,患者可有明显不适的感觉,尤其是食管气囊充气者更明显,易出现焦虑或恐惧心理,应多巡视病房、陪伴患者,解释治疗方法的重要性和过程,安慰和鼓励患者取得合作。

(6) 注意窒息并发症,窒息的表现为突然出现严重的呼吸困难,其发生大多是由于胃气囊充气不足或胃气囊破裂时食管气囊滑出阻塞喉部引起,一旦发生,立即放出食管气囊内气体解救之。

(7) 气囊压迫止血时间不宜过久,因长期受压滑局部黏膜可因缺血而坏死,甚至穿孔,一般在压迫 2~3 日后拔管。在放气减压后抽取胃液,观察出血是否已停止,如已无新鲜出血,放气观察 24h,如无再出血,即可拔管。拔管前先抽净 2 个气囊内的气体(先抽净食管气囊内气体、再抽胃气囊内的气体),嘱患者口服液体石蜡 30ml,缓慢退出三腔二囊管。

(8) 拔管后仍需继续密切观察,如发现出血,及时报告医生,必要时再次放置三腔二囊管。

(江领群)

目 标 检 测

A_1 / A_2 型题

1. 能分泌胃蛋白酶原的细胞是
   A. 壁细胞　　　　　B. 主细胞
   C. 黏液细胞　　　　D. 胃泌素细胞
   E. 浆细胞

2. 幽门梗阻所致呕吐常发生在
   A. 进食后不久　　　B. 每日晨起时
   C. 进食 6~12 小时后　D. 体位改变后
   E. 洗胃后

3. 腹泻患者应选择的饮食是
   A. 少渣饮食　　　　B. 高脂肪饮食
   C. 高纤维饮食　　　D. 低盐饮食
   E. 高糖饮食

4. 引起急性糜烂出血性胃炎最常见的药物是
   A. 抗癌药　　　　　B. 乙醇
   C. 非甾体消炎药　　D. 抗生素
   E. 糖皮质激素

5. 慢性胃炎最主要的病因是
   A. 自身免疫反应　　B. 长期饮酒
   C. 食用过热食物　　D. 营养不良
   E. 幽门螺杆菌

6. 符合慢性胃炎的临床表现是
   A. 上腹饱胀不适餐后加重
   B. 嗳气、泛酸、呕吐
   C. 贫血、消瘦
   D. 节律性上腹痛餐后缓解
   E. 上腹部疼痛向肩背部放射

7. 消化性溃疡最终形成起关键作用的因素是
   A. 非甾体消炎药　　B. 胃蛋白酶
   C. 幽门螺杆菌　　　D. 胃酸
   E. 乙醇

8. 十二指肠球部溃疡上腹痛的典型节律是
   A. 进食—缓解—疼痛
   B. 疼痛—进食—缓解
   C. 进食—疼痛—未缓解
   D. 进食—疼痛—缓解
   E. 疼痛—进食—疼痛

9. 消化性溃疡并发幽门梗阻的特征性体征是
   A. 上腹部压痛　　　B. 上腹振水音
   C. 上腹部包块　　　D. 上腹部胀满
   E. 胃型和胃蠕动波

10. 彻底治愈消化性溃疡最重要的措施是
    A. 良好的饮食习惯
    B. 保护胃黏膜
    C. 抑制胃酸分泌
    D. 根治幽门螺杆菌
    E. 消除对胃黏膜的刺激

11. 消化性溃疡患者饮食宜少量多餐的目的是
    A. 使胃酸分泌有规律
    B. 稀释胃酸
    C. 减轻对胃的刺激
    D. 减少促胃液素的分泌
    E. 维持正常消化规律

12. 消化性溃疡患者用药护理的错误指导是
    A. 碱性抗酸药应在餐后 1 小时服用
    B. 胃黏膜保护剂宜在餐后服用
    C. 枸橼酸铋钾服药前后 1 小时内不宜进食
    D. 质子泵抑制剂宜空腹服用
    E. H_2 受体拮抗剂宜在餐中或餐后即刻服用

13. 抑制胃酸分泌最强的药物是
    A. 奥美拉唑　　　　B. 法莫替丁
    C. 氢氧化铝镁　　　D. 枸橼酸铋钾
    E. 硫糖铝

14. 肠结核最主要的感染途径是
    A. 血行播散　　　　B. 消化道感染
    C. 淋巴播散　　　　D. 创伤直接感染
    E. 腹腔病变直接蔓延

15. 肠结核最常发生的部位是
    A. 十二指肠　　　　B. 空肠
    C. 回肠　　　　　　D. 回盲部
    E. 乙状结肠

16. 结核性腹膜炎的特征性体征是
    A. 压痛伴反跳痛　　B. 腹部肿物
    C. 移动性浊音　　　D. 肠鸣音亢进
    E. 腹壁揉面感

17. 结核性腹膜炎最常见的并发症是
    A. 腹腔脓肿　　　　B. 肠瘘
    C. 肠梗阻　　　　　D. 肠穿孔
    E. 下消化道出血

18. 溃疡性结肠炎患者典型的腹痛特点是
    A. 腹痛—便意—排便—腹痛加剧
    B. 腹痛—便意—排便—腹痛不缓解
    C. 腹痛—便意—排便—腹痛缓解

D. 便意—排便—腹痛—腹痛不缓解

E. 腹痛—腹泻—便秘交替

19. 溃疡性结肠炎急性发作期和暴发型患者最适宜的饮食是

    A. 高热量、高蛋白饮食

    B. 牛奶和乳制品

    C. 无渣流质或半流质饮食

    D. 高纤维素的食物

    E. 新鲜蔬果

20. 在我国引起肝硬化最主要的病因是

    A. 病毒性肝炎   B. 乙醇中毒

    C. 药物中毒   D. 日本血吸虫病

    E. 慢性肠道炎症

21. 肝硬化患者出现蜘蛛痣、肝掌的原因是

    A. 雌激素灭活作用减弱

    B. 垂体功能紊乱

    C. 凝血因子合成减少

    D. 醛固酮活性增加

    E. 门静脉高压引起外周血管淤血

22. 肝硬化合并上消化道出血最主要的原因是

    A. 缺乏维生素 K   B. 急性胃黏膜糜烂

    C. 血小板减少   D. 反流性食管炎

    E. 食管胃底静脉曲张破裂

23. 肝硬化上消化道大出血后常并发

    A. 癌变   B. 肝性脑病

    C. 窒息   D. 感染

    E. 黄疸

24. 肝硬化大量腹腔积液患者宜采取的体位是

    A. 平卧位   B. 半卧位

    C. 头低脚高位   D. 膝肘位

    E. 左侧卧位

25. 我国原发性肝癌最主要的病因是

    A. 乙型病毒性肝炎

    B. 酒精中毒性肝硬化

    C. 血吸虫病性肝硬化

    D. 饮用水污染

    E. 黄曲霉毒素污染

26. 目前诊断原发性肝细胞性肝癌特异性最强的肿瘤标志物是

    A. M_2-PyK   B. ALP-I

    C. AFP   D. AFU

    E. GGT2

27. 原发性肝癌肝区疼痛的特点是

    A. 间歇性隐痛   B. 持续性胀痛

    C. 阵发性绞痛   D. 刀割样疼痛

    E. 烧灼样疼痛

28. 肝性脑病最具有特征性的体征是

    A. 腱反射亢进   B. 肌张力增加

    C. 扑翼样震颤   D. 踝阵挛

    E. 巴宾斯基征阳性

29. 肝性脑病患者禁用的维生素是

    A. 维生素 A   B. 维生素 E

    C. 维生素 C   D. 维生素 B_1

    E. 维生素 B_6

30. 肝性脑病患者灌肠液禁用

    A. 液体石蜡   B. 弱酸性溶液

    C. 0.9%氯化钠溶液   D. 肥皂水

    E. 新霉素液

31. 肝性脑病患者意识恢复后恢复蛋白质饮食时的错误是

    A. 继续高热量饮食

    B. 以糖类为主

    C. 以选用动物蛋白质为宜

    D. 开始为每日 20g

    E. 逐渐增加蛋白质摄入量

32. 急性胰腺炎最常见的发病因素是

    A. 感染   B. 腹部外伤

    C. 酗酒   D. 胆道疾病

    E. 暴饮暴食

33. 与急性胰腺炎腹痛特点不符合的一项是

    A. 刀割痛或绞痛

    B. 进食后疼痛缓解

    C. 向腰背部呈带状放射

    D. 位于中上腹

    E. 可阵发性加剧

34. 急性胰腺炎最基本的治疗方法是

    A. 解痉止痛   B. 禁食及胃肠减压

    C. 抑制胰酶活性   D. 使用抗生素

    E. 抗休克治疗

35. 上消化道出血最常见的病因是

    A. 急性胃黏膜损害   B. 慢性胃炎

    C. 消化性溃疡   D. 胃癌

    E. 食管胃底静脉曲张破裂

36. 上消化道大出血一般是指短时间内出血量超过

    A. 200ml   B. 300ml

    C. 500ml   D. 1000ml

    E. 1500ml

37. 禁止食用肉类、肝类、含铁丰富的药物、绿色蔬菜的试验饮食为

    A. 隐血试验饮食

B. 尿浓缩试验饮食

C. 肌酐试验饮食

D. 胆囊造影饮食

E. 甲状腺 ^{131} I 试验饮食

38. 消化道活动性出血或再次出血的征象不包括

A. 肠鸣音亢进

B. 网织红细胞计数下降

C. 黑粪次数增多

D. 尿素氮持续升高

E. 红细胞计数下降

39. 上消化道大出血紧急内镜检查是指在出血后

A. 6~12 小时内进行

B. 12~24 小时内进行

C. 24~48 小时内进行

D. 48~72 小时内进行

E. 72~96 小时内进行

40. 使用三腔二囊管压迫止血时的正确护理措施是

A. 先食管气囊注气再向胃气囊注气

B. 食管气囊和胃气囊各注气 300ml

C. 置管期间每 4~8h 放气 1 次

D. 置管时间达 48h 后必须拔管

E. 放气后观察 24h 如无再出血可拔管

41. 患者,男,25 岁。患急性黄疸性肝炎,可见巩膜黄染,其血清总胆红素至少应超过

A. 8.55μmol/L(0.5mg/dl)

B. 17.1μmol/L(1.0mg/dl)

C. 25.65μmol/L(1.5mg/dl)

D. 34.2μmol/L(2.0mg/dl)

E. 42.75μmol/L(2.5mg/dl)

42. 患者,男,30 岁。中午进食后,晚 6 时出现上腹痛伴呕吐。体温 37.7℃,上腹部明显压痛、但无放射痛,肠鸣音亢进。血常规和粪便常规无异常。所患的疾病最可能是

A. 急性胃炎　　　　B. 急性胰腺炎

C. 急性胆囊炎　　　D. 急性肠炎

E. 胃溃疡

43. 患者,女,32 岁。因多年上腹部不适、食后饱胀和食欲减退就诊,临床诊断为慢性胃炎。与其发病相关的致病菌是

A. 大肠埃希菌　　　B. 沙门菌

C. 空肠弯曲菌　　　D. 嗜盐杆菌

E. 幽门螺杆菌

44. 患者,男,40 岁。胃溃疡活动期,其最可能的腹痛特点是

A. 夜间腹痛明显

B. 空腹时腹痛明显

C. 餐后 1/2 至 1 小时腹痛明显

D. 进餐时腹痛明显

E. 餐后即刻腹痛明显

45. 患者,男,45 岁。十二指肠球部溃疡 5 年,近日原疼痛节律消失,变为持续上腹痛,伴频繁呕吐隔宿酸腐酸性食物。最可能的并发症是

A. 上消化道出血　　B. 溃疡穿孔

C. 幽门梗阻　　　　D. 溃疡癌变

E. 复合性溃疡

46. 患者,男,55 岁。消化性溃疡病史 5 年,今晨胃痛明显,无恶心、呕吐,伴头昏、乏力及黑矇,排尿排便 1 次。护理评估应重点询问

A. 排便习惯　　　　B. 粪便颜色

C. 尿液颜色　　　　D. 尿量

E. 有无眩晕

47. 患者,女,40 岁。十二指肠球部溃疡病史 5 年,现上腹痛发作,正确的缓解腹痛的措施是

A. 睡前加餐　　　　B. 腹部热敷

C. 取平卧体位　　　D. 服用镇痛药物

E. 尽早手术治疗

48. 患者,男,50 岁。5 年前胃镜检查发现胃溃疡,近 2 个月来上腹痛发作且失去节律性。内科正规治疗后,大便隐血试验连续 4 次阳性。应考虑

A. 胃溃疡活动期　　B. 胃溃疡大出血

C. 胃溃疡幽门梗阻　D. 胃溃疡慢性穿孔

E. 胃溃疡癌变

49. 患者男,40 岁。1 年来间歇出现腹痛、腹泻,每日排黏液便 3~4 次,伴腹胀、食欲减退。曾间断服用"抗生素"治疗,症状时轻时重。查体:心肺未见异常,腹部平坦,左下腹轻压痛,无肌紧张和反跳痛,肠鸣音活跃。粪便检查:黏液脓血便,镜检见白细胞、红细胞及巨噬细胞,反复检查无特异性病原体。最可能的诊断是

A. 肠易激综合征　　B. 肠结核

C. 结核性腹膜炎　　D. 溃疡性结肠炎

E. 细菌性痢疾

50. 患者,男,30 岁。黏液脓血便伴里急后重 5 年,诊断为溃疡性结肠炎。近 1 周腹痛加重伴发热入院。护士为患者实施保留灌肠治疗,患者应采取的体位是

A. 右侧卧位　　　　B. 半卧位

C. 仰卧位　　　　　D. 俯卧位

E. 左侧卧位

51. 患者,女,50 岁。肝硬化 3 年,因明显皮肤瘙痒入院,其皮肤瘙痒最可能的原因是
   A. 糖皮质激素减少
   B. 凝血时间延长
   C. 胆红素水平增高
   D. 雌激素水平增高
   E. 低蛋白血症

52. 患者,男,50 岁。肝硬化病史 5 年。查体:腹部膨隆如蛙腹,腹壁皮肤紧张发亮,脐周静脉迂曲如水母状。腹壁膨隆最可能的原因是
   A. 肝大   B. 脾大
   C. 大量腹腔积液   D. 腹腔积气
   E. 腹腔肿瘤

53. 患者,女,50 岁。肝硬化病史 10 年,2 个月来全身乏力,食欲减退、腹胀。面色灰暗,巩膜轻度黄染,腹部膨隆,叩诊移动性浊音。利尿剂首选
   A. 氢氯噻嗪   B. 螺内酯
   C. 呋塞米   D. 利尿酸钠
   E. 甘露醇

54. 患者,男,40 岁。患酒精性肝硬化入院。对其最重要的生活方式和行为指导是
   A. 避免过劳   B. 适量饮酒
   C. 戒酒   D. 服用解酒药
   E. 低脂饮食

55. 患者,男,46 岁。患原发性肝癌,突然右上腹剧痛,其后血压下降。发生的病情变化最可能是
   A. 并发胃肠穿孔   B. 并发败血症
   C. 癌结节破裂   D. 并发肝性脑病
   E. 并发消化道大出血

56. 患者,男,65 岁。诊断肝性脑病入院,目前处于昏迷状态,错误的护理措施是
   A. 安置舒适体位
   B. 使用床档防坠床
   C. 做好口腔护理防感染
   D. 定时翻身防止压疮
   E. 长期留置尿管防尿液浸渍皮肤

57. 患者,男,50 岁。确诊肝性脑病,现给予乳果糖口服,目的是为了
   A. 导泻   B. 酸化肠道
   C. 抑制肠菌生长   D. 补充能量
   E. 保护肝

58. 患者,男,30 岁。饱餐后上腹部疼痛 1 日入院。血淀粉酶 700U/dl,诊断急性胰腺炎,经治疗痊

愈。不恰当的预防复发的健康教育是
   A. 避免暴饮暴食   B. 多吃新鲜蔬菜
   C. 忌食油腻食物   D. 积极治疗胆石症
   E. 每天一杯葡萄酒

59. 患者,男,45 岁,因大量饮酒后出现上腹部持续疼痛 3 小时来院急诊,为减轻疼痛,患者的常见体位是
   A. 平卧位   B. 半卧位
   C. 头低脚高位   D. 端坐卧位
   E. 弯腰屈膝侧卧位

60. 患者,男,30 岁。因上消化道大出血伴休克紧急入院抢救,护士采取的措施中不妥的是
   A. 头低足高位   B. 暂禁食
   C. 建立静脉通路   D. 迅速交叉配血
   E. 氧气吸入

A₃/ A₄型题

(61、62 题共用题干)

患者,男,40 岁。近年来有无规律的上腹隐痛,伴餐后饱胀不适、嗳气等,拟诊慢性胃炎。

61. 确诊需做哪项检查
   A. 纤维胃镜和活组织检查
   B. 胃液分析
   C. 血清内因子抗体测定
   D. 血清抗壁细胞抗体测定
   E. 血清胃泌素测定

62. 适合患者食用的食物是
   A. 浓茶   B. 咖啡
   C. 纯牛奶   D. 面条
   E. 油条

(63~65 题共用题干)

患者,男,50 岁。十二指肠溃疡病史 12 年,昨夜开始呕血和排黑便数次,今晨家人发现患者晕倒在卫生间、四肢厥冷而送入院。

63. 估计该患者出血量至少为
   A. 250ml   B. 500ml
   C. 800ml   D. 1000ml
   E. 1500ml

64. 目前首要的治疗措施是
   A. 止血药物的应用
   B. 补充血容量抗休克
   C. 急诊手术
   D. 急诊内镜下直视止血
   E. 介入治疗

65. 病情稳定后,医嘱给予胶体次枸橼酸铋+克拉霉素+呋喃西林三联治疗,患者发现黑便,担心

病情加重,经查粪隐血试验,报告为阴性。应向患者解释黑便的原因是

A. 溃疡出血

B. 克拉霉素不良反应

C. 呋喃西林不良反应

D. 溃疡癌变

E. 胶体次枸橼酸铋不良反应

（66、67题共用题干）

患者,男,50岁。慢性肝炎病史10年,现出现肝掌和蜘蛛痣,考虑肝硬化可能。

66. 明确诊断最有价值的检查结果是

A. ALT 和 AST 明显增高

B. A/G 倒置

C. 胃镜见食管静脉曲张

D. 胆红素明显增高

E. 腹腔积液检查为漏出液

67. 肝组织活检最有价值的标志性组织病理变化是

A. 细胞变性坏死　　B. 弥漫性纤维化

C. 再生结节形成　　D. 假小叶的形成

E. 肝内血管床扭曲

（68~70题共用题干）

患者,男,36岁。饮酒后持续中上腹刀割样疼痛2小时,伴恶心、呕吐来急诊。查体:血压下降、全腹压痛、肌紧张及反跳痛,Grey-Turner征(+)。

68. 诊断应考虑

A. 消化性溃疡穿孔

B. 重症急性胰腺炎

C. 胆囊炎合并胆囊结石

D. 急性腹膜炎

E. 败血症

69. 治疗过程中,患者出现手足搐搦提示

A. 低血钙　　　　　B. 低血钾

C. 低血钠　　　　　D. 低血镁

E. 低血糖

70. 禁食期间每日至少应补液

A. 1000ml　　　　　B. 1500ml

C. 2000ml　　　　　D. 2500ml

E. 3000ml

第5章 泌尿系统疾病患者的护理

泌尿系统由肾、输尿管、膀胱、尿道及有关的血管和神经组成,主要功能是生成尿液,排泄代谢产物,调节水、电解质和酸碱平衡,维持机体内环境稳定。

1. 肾 泌尿系统最重要的器官,位于腹膜后脊柱两侧的脂肪囊中,右肾位置略低于左肾。每个肾约有100万个肾单位(肾的基本功能单位),肾单位由肾小体及与之相连的肾小管组成。①肾小体:肾小球及肾小囊构成的球状结构。肾小球具有滤过功能,正常成人安静时双肾血流量约为1L/min,血液流经肾小球时,除血细胞和大分子蛋白质外,几乎所有血浆成分均可通过肾小球滤过膜进入肾小囊,形成与血浆近乎等渗的原尿,原尿的形成与滤过膜的通透性、滤过面积、有效滤过压及肾血流量有关,原尿经肾小球滤出后经肾小囊进入肾小管;滤过膜(滤过屏障)是肾单位中最重要的结构,其机械屏障仅允许一定大小的蛋白质分子通过,电荷屏障可阻止带负电荷的血浆白蛋白从滤过膜通过,任何一种屏障损伤均可引起蛋白尿。②肾小管:分为近端小管、细段和远端小管3部分,肾小管具有重吸收功能(原尿中99%以上的水,100%的葡萄糖、氨基酸,95%以上的蛋白质,以及Na^+、HCO_3^-、维生素等均能被肾小管重吸收),分泌排泄功能(分泌排泄H^+、NH_3、尿酸、尿素、肌酐、氨、硫酸盐、磷酸盐和过剩的物质如激素、葡萄糖、电解质等),浓缩稀释功能(远端肾小管、集合管对水的平衡调节)。此外,肾可产生多种重要激素,如肾素,使肝产生的血管紧张素原转变为血管紧张素Ⅰ,血管紧张素Ⅰ再经血管紧张素转换酶的作用生成血管紧张素Ⅱ、血管紧张素Ⅲ,通过收缩血管和增加细胞外液量而使血压升高;前列腺素(PG)中的PGE_2和PGA_2,能扩张肾血管、增加肾血流量和增加水钠的排出,使血压降低;红细胞生成激素(EPO),刺激骨髓红系增殖、分化,使红细胞数目增多和血红蛋白合成增加;肾是许多激素如甲状腺激素、血管升压素、降钙素等的重要靶器官,也是降解促胃液素、胰岛素、胰升糖素等的主要场所。

2. 输尿管、膀胱和尿道 尿在肾脏不断形成,经输尿管送入膀胱暂时贮存,当尿在膀胱中积聚到一定量时,通过神经反射引起膀胱收缩,尿道括约肌松弛,使尿排出体外。①输尿管:全长25~30cm、有3个狭窄部(起始部、跨越髂血管处、膀胱壁内),是结石易滞留之处。②膀胱:成人容量为300~500ml,肌层由平滑肌纤维构成(逼尿肌),在尿道口有较厚的环行平滑肌,形成膀胱括约肌(尿道内括约肌)。③尿道:成人男性尿道平均长18cm,分为前列腺部、膜部和海绵体部,膜部尿道周围有骨骼肌构成的尿道膜部括约肌围绕,该肌收缩能控制排尿,尿道有内口、膜部、外口3处狭窄,是尿路结石最易滞留处;女性的尿道较男性尿道宽、短、直,长3~5cm,在穿过尿生殖膈时有尿道阴道括约肌环绕,可有意识地控制排尿,由于女性尿道宽、短、直,且外口开口于阴道前庭、后方邻近肛门等原因,成为易导致尿路上行感染的重要因素。

3. 排尿 尿液从膀胱排出体外的动作,称排尿。排尿是一种反射动作,副交感神经兴奋时,可促进排尿;交感神经兴奋时,则阻止排尿。排尿动作是受意识控制的,膀胱牵张感受器冲动传入骶髓初级排尿中枢的同时,上传到大脑皮质引起尿意,若环境允许,排尿反射活动即可发生,若条件不允许,则排尿反射活动被抑制。

感染、自身免疫反应、血管病变、代谢异常、遗传性疾病、药物、毒素、创伤、肿瘤、结石及导致肾血流量减少等因素,均可引起泌尿系统疾病和造成肾损害。近年来,免疫学、分子遗传学和分子细胞学的研究,对许多肾脏疾病的发病机制有了新的认识,为肾炎治疗和某些遗传性肾脏疾病的基因治疗打下了坚实的基础;肾脏内分泌的研究,对阐明高血压发病机制、肾内血流调节机制和水、电解质代谢平衡调节机制有着重要的意义;器械检查、影像学检查,使泌尿系统畸形、结石、肿瘤、肾囊肿、肾积水等得到明确诊断;各种血液净化技术的进步,延长了尿毒症患者的寿命、为多器官功能衰竭和严重水肿等治疗开辟了新的途径;体外碎石术,对结石下方无梗阻的肾、输尿管结石有较高的治愈率,减轻了手术创伤的痛苦。同时,经皮穿刺肾活组织检查、血液透析、肾移植等的护理水平也有了明显的提高。

第 1 节　常见症状的护理

一、肾 性 水 肿

(一)概述

肾性水肿(renal edema)是指由肾脏疾病引起的人体组织间隙有过多的液体积聚而引起的组织肿胀,是肾小球疾病最常见的症状。分为:①肾炎性水肿:肾小球滤过率下降而肾小管的重吸收功能正常,导致"球-管失衡",引起水钠潴留而产生的水肿。②肾病性水肿:由于大量蛋白尿造成血浆蛋白过低、血浆胶体渗透压降低,导致液体从血管内进入组织间隙而产生的水肿。此外,因有效血容量减少激活了肾素-血管紧张素-醛固酮系统,导致血管升压素分泌增多,可进一步加重水肿。

(二)护理评估

1. 病因　①急、慢性原发性肾疾病。②继发于高血压、糖尿病、过敏性紫癜、系统性红斑狼疮等肾损害。

2. 临床表现

(1)肾炎性水肿:组织间隙蛋白含量高,水肿常自组织疏松处如眼睑和颜面开始,严重时波及全身,出现胸腔积液、腹腔积液等;由于水钠潴留,血容量增多,常伴血压升高。

(2)肾病性水肿:水肿较严重,由于组织间隙蛋白含量低,水肿多从下肢开始,由于增加的细胞外液量主要潴留在组织间隙,血容量常减少,故一般无高血压及循环淤血的表现。

(3)伴随症状:可有少尿、血尿、尿液浑浊、尿频、尿急、尿痛及腰痛、肾区痛、肾绞痛等,以及头晕、心悸、乏力、呼吸困难、食欲减退、畏食、恶心、呕吐等。

考点:肾炎性水肿和肾病性水肿

(三)主要护理诊断及合作性问题

体液过多　与肾小球滤过率下降致水钠潴留,大量蛋白尿致血浆蛋白下降、血浆胶体渗透压下降等有关。

(四)护理措施

1. 一般护理　①休息与活动:保持病区环境清洁,定期做好病室的空气消毒,增加卧床时间,全身重度水肿或有器官功能损害者应卧床至水肿消退(休息能减轻肾脏负担和加强利尿作用);卧床时抬高下肢,增加静脉回流,以减轻水肿。②饮食护理:限制水和钠盐的摄入:按照"量出为入"的原则控制液体摄入量,严重水肿伴少尿者摄水量控制在前 1 日尿量加 500ml,尿量超过 1000ml/d 的轻度水肿患者不必过分限水。根据水肿和血压升高程度调整氯化钠的摄入量,轻度水肿、高血压<3g/d,水肿严重、血压明显升高<2g/d,水肿极为明显、血压极高<1g/d,烹调时可用糖、醋调味,限制摄入含钠量高的食物,禁食咸肉、咸菜、海产品等。合理提供蛋白质:无氮质血症时,给予 1g/(kg·d)高生物效价的优质蛋白(如瘦肉、鱼、禽、蛋、奶类);有氮质血症时,应限制蛋白质的摄入量,适量补充必需氨基酸;透析患者,给予高蛋白饮食;慢性肾衰竭患者,根据肾小球滤过率(GFR)调节蛋白质的摄入量。低蛋白饮食的患者

需给予足够热量和注意补充各种维生素,热量一般为 125.6kJ/(kg·d),以免引起负氮平衡,糖类和脂类在饮食热量中的比例应适当增加。

2. 皮肤护理 ①保持床铺清洁、干燥、平整、柔软,患者应穿着宽松、柔软的棉或丝质衣服。②协助患者做好皮肤黏膜的卫生,以免引起水肿部位皮肤感染,应用糖皮质激素大剂量冲击疗法或免疫抑制剂时,实行保护性隔离,防止继发感染。③卧床者经常变换体位,协助年老体弱者翻身,用软垫支撑受压部位和适当予以按摩,以免压疮;眼睑、面部水肿者,高枕卧位;阴囊水肿者,用吊带托起。④避免皮肤损伤,慎用热水袋,以免烫伤皮肤。⑤严重水肿者避免肌内注射,宜用静脉途径保证药物准确及时的输入,静脉穿刺后,用无菌干棉球按压穿刺部位至无液体外渗为止。

3. 用药护理 注意观察疗效以及不良反应。①利尿剂:不良反应有电解质紊乱;呋塞米,有耳鸣、眩晕、听力丧失低等耳毒性反应(与链霉素等氨基糖苷类抗生素同用时可加重)。②糖皮质激素:可出现水钠潴留、血压升高、血糖升高、精神兴奋性增高、消化道出血、骨质疏松、继发感染、伤口不易愈合等,以及类肾上腺皮质功能亢进症表现(满月脸、水牛背、多毛、向心性肥胖)。③环磷酰胺等免疫抑制剂:易引起出血性膀胱炎、骨髓抑制、消化道症状、肝功能损害、脱发等。

4. 病情观察 ①观察水肿的分布、部位、特点、程度及消长等,定期测量患者的体重、腹围;准确记录患者 24h 的液体出入量。②观察生命征(特别注意血压变化),注意有无心、脑等重要器官损害和水中毒、稀释性低钠血症、低钾血症等表现,以及有无呼吸道、泌尿道、皮肤等部位感染的征象。

考点:饮食护理和皮肤护理

二、尿路刺激征

(一)概述

尿路刺激征(urinary irritation symptoms)又称膀胱刺激征,是指膀胱颈或三角区受到炎症或理化因素刺激后发生膀胱痉挛,引起的尿频、尿急、尿痛、排尿不尽感及下腹坠痛等。

(二)护理评估

1. 病因 最常见于尿路感染,也可见于泌尿系结核、结石、肿瘤、畸形,前列腺疾病,盆腔疾病等;常见诱因有导尿、尿路器械检查、劳累等。

2. 临床表现 ①尿频:排尿次数频而尿量不多。②尿急:一有尿意即尿急难忍要排尿,常伴尿失禁和排尿不尽感。③尿痛:排尿时伴膀胱区、会阴、尿道疼痛或灼热感,以及下腹坠痛。④伴发症状:可有发热、腰痛、肉眼血尿等。⑤检查:可有肾区压痛、叩击痛,耻骨上膀胱区及各输尿管点压痛,尿道口红肿等。

考点:临床表现

(三)主要护理诊断及合作性问题

排尿异常:尿频、尿急、尿痛 与尿路感染、理化因素等刺激膀胱有关。

(四)护理措施

1. 一般护理 急性发作期应卧床休息,以利疾病的康复。在无禁忌证的情形下,鼓励患者尽量多饮水、勤排尿,以达到不断冲洗尿路的目的,减少细菌在尿路停留的时间,减轻尿路刺激征;告知患者不要憋尿,以免加重病情。指导患者用热水袋热敷下腹部或轻按下腹部,以减轻膀胱区疼痛;做好个人卫生,勤换内裤、勤洗会阴部,女患者月经期间增加外阴清洗次数,以减少尿路感染的机会;进行导尿、留置尿管操作时,必须严格遵守无菌原则。正确留取尿标本和中段尿培养标本,并及时送检。

考点:一般护理

2. 用药护理 注意观察抗生素的治疗效果及有无不良反应,督促患者按时、按量、按疗程服药,勿随意停药,按医嘱给予碳酸氢钠口服以碱化尿液、减轻尿路刺激征,尿路刺激征明显者予以阿托品、普鲁苯辛等抗胆碱能药物治疗。

3. 病情观察　观察排尿情况,体温和伴随症状的变化,以及有无器官功能损害表现。

三、其 他 症 状

（一）肾性高血压

肾性高血压（renal hypertension）是指由于肾实质性疾病和肾动脉狭窄或堵塞所致的血压升高。短期内血压急剧升高,可发生高血压脑病;持久血压升高,是导致肾功能进一步损害的重要因素。

根据肾性高血压的发病机制分为:①容量依赖型高血压:占 80% 以上,因水钠潴留引起,用排钠利尿剂或限制水钠摄入可明显降低血压。②肾素依赖型:仅 10% 左右,因肾素-血管紧张素-醛固酮系统被激活引起,过度利尿可使血压升高更明显,应用血管紧张素转换酶抑制剂、钙通道阻滞剂可使血压下降。

根据肾性高血压的病因分为:①肾实质性高血压:肾性高血压最常见的原因,主要由急性或慢性肾小球肾炎、慢性肾盂肾炎、慢性肾衰竭等引起。急性肾小球肾炎,多为一过性、以舒张压升高为主的中度高血压;慢性肾小球肾炎和肾功能不全,常引起持续性中度以上高血压。②肾血管性高血压:占 5%~15%,主要由肾动脉狭窄或堵塞引起。高血压程度重、进展快、常呈恶性高血压表现,四肢血压不对称、差别大,头、颈、上腹和腰背部可有血管杂音。

（二）尿量异常和排尿异常

1. 尿量异常（abnormal anoint of urine）　指 24h 排尿量过多或过少,包括多尿、少尿和无尿。正常成人 24h 尿量为 1000~2000ml。

2. 多尿（hyperdiuresis）　指 24h 尿量超过 2500ml。可引起低血钾、高血钠及脱水。肾性多尿,见于肾小管功能不全,如慢性肾盂肾炎、肾动脉硬化等疾病破坏了肾小管,降低了肾小管对水的重吸收功能;肾外疾病,主要是因为肾小管内溶质过多或肾小管重吸收功能受到抑制,见于尿崩症、糖尿病、肾上腺皮质功能减退等。此外,短期内摄入过多的水分或使用利尿剂后,可出现暂时性多尿。

3. 少尿（oliguresis）和无尿（anuresis）　少尿是指 24h 尿量少于 400ml 或少于 17ml/h;无尿是指 24h 尿量不足 100ml。少尿和无尿可引起高血钾、代谢性酸中毒、低血钠、低血氯等。少尿或无尿是因肾小球滤过率降低所致,可由肾前性（血容量不足、心排血量减少）、肾实质性（急、慢性肾衰竭）和肾后性（尿路梗阻）3 类因素引起。

4. 排尿异常（altered urinary elimination）　指排尿次数的增多,排尿方式的改变以及排尿感觉的异常或排尿功能障碍等。①尿频、尿急、尿痛:见本节“尿路刺激征”。②尿潴留:指排尿障碍导致尿液停留于膀胱内而无法排出,多与尿道部分和完全性梗阻有关。③尿失禁:指尿液不自主地从尿道溢出。

（三）蛋白尿

蛋白尿（albuminuria）是指尿蛋白量超过 150mg/d,尿蛋白定性阳性（正常人尿蛋白含量低、尿蛋白定性为阴性）。如尿蛋白含量超过 3.5g/d 称大量蛋白尿。

蛋白尿最常见于肾小球器质性疾病,由于肾小球滤过膜通透性增加所致的肾小球性蛋白尿,尿蛋白排出量较多>2g/d;其次见于肾小管病变、肾间质病变等,引起肾小管重吸收能力下降所致的肾小管性蛋白尿,排出量<2g/d;因剧烈运动、高热、充血性心力衰竭或直立体位所致的一过性蛋白尿,称功能性蛋白尿,排出量<1g/d;由肾外疾病如急性溶血性疾病、多发性骨髓瘤、巨球蛋白血症等,引起血中异常蛋白（如血红蛋白、本-周蛋白、免疫球蛋白轻链）增多所致的蛋白尿,称溢出性蛋白尿。

(四) 血尿

血尿(hematuria)分为肉眼血尿(尿外观呈血样或洗肉水样)和镜下血尿(新鲜尿沉渣每高倍视野红细胞>3 个或 1h 尿红细胞计数超过 10 万)。血尿常见于泌尿系统疾病,如肾小球肾炎、肾盂肾炎、泌尿系统结石、结核、肿瘤等;也可见于全身性疾病如血液病、风湿病、感染性疾病,药物不良反应等;剧烈运动可引起一过性血尿,称功能性血尿。肾小球病变引起的血尿,多为无痛性、全程性血尿,尿沉渣可见变形红细胞,常伴红细胞管型;肾小球外病变引起的血尿,尿沉渣为形态均一的正常红细胞。

考点: 肾性高血压发病机制,尿量异常判定标准,蛋白尿概念,血尿的诊断

(五) 肾区疼痛及肾绞痛

肾区疼痛是指单侧或双侧肾区持续或间歇性胀痛、隐痛、压痛和叩击痛,系肾盂、输尿管内张力增高或包膜受牵拉所致,多见于肾脏或周围组织炎症、肾肿瘤等。肾绞痛,特点为肾区疼痛突然发作,向同侧下腹、外阴及大腿内侧放射,常伴有血尿,疼痛剧烈时出现恶心、呕吐、大汗淋漓、面色苍白,甚至引起休克。主要由输尿管结石移行所致。

> **重 点 提 示**
>
> 1. 肾性水肿是肾小球疾病最常见的症状。肾炎性水肿常从组织疏松处如眼睑和颜面开始,严重时波及全身,常伴血压升高;肾病性水肿多从下肢开始,水肿较严重,无高血压及循环淤血的表现。
>
> 2. 尿路刺激征的主要表现为尿频、尿急、尿痛、排尿不尽感及下腹坠痛等,最常见于尿路感染。主要护理措施是合理休息、鼓励多饮水、正确使用抗菌药。
>
> 3. 肾性高血压以肾实质性高血压最常见,是导致肾功能进一步损害的重要因素;尿量异常、蛋白尿、血尿主要由泌尿系统病变所致,也可由其他疾病引起;肾绞痛主要由输尿管结石引起,常伴血尿。

(肖晓燕)

第 2 节 慢性肾小球肾炎患者的护理

案 例 5-1

患者,男性,35 岁。慢性肾小球肾炎病史 5 年。病情稳定 6 个月后上班,近日下肢水肿明显、尿少。血压为 166/100mmHg,尿蛋白(++)、24h 尿蛋白定量为 1g,肾小球滤过率为 80ml/min。

问题: 1. 首要的治疗措施是什么?

2. 合理的饮食护理是什么?

(一) 概述

慢性肾小球肾炎(chronic glomerulonephritis)简称慢性肾炎,是一组病情迁延、进展缓慢,以蛋白尿、血尿、高血压、水肿为基本表现,有不同程度肾功能减退,最终发展为慢性肾衰竭的原发性肾小球疾病。由于病理类型及病期不同,疾病表现呈多样化,病情时轻时重,个体差异较大。青中年男性患病居多。

慢性肾炎的病因、发病机制及病理类型不尽相同,仅少数是由急性肾炎迁延不愈发展所致,大多数与急性肾炎无关,可能为各种病原微生物、药物、毒物进入机体后,引起肾小球发生免疫性损伤。起始因素多为免疫介导炎症,循环中可溶性免疫复合物沉积于肾小球,或由抗原(肾小球固有抗原或外源性种植抗原)与抗体在肾小球原位形成免疫复合物,激活补体,引起肾小球损伤;或不通过免疫复合物,而由沉积于肾小球局部的细菌毒素、代谢产物等经"旁

路系统"激活补体,引起一系列的炎症反应而导致肾小球肾炎。在导致病程慢性化的机制中,除免疫因素外,非免疫非炎症性因素起重要作用,如肾内动脉硬化可加重肾实质缺血性损害,肾小球内的高灌注、高滤过、高压状态等,则促使肾小球进一步硬化,而疾病过程中出现的高血压、高脂血症、蛋白尿等,也会加重肾损伤。

慢性肾炎常见病理类型有系膜增生性肾小球肾炎、系膜毛细血管性肾小球肾炎、膜性肾病及局灶性节段性肾小球硬化等,到疾病后期,上述所有类型均进展成肾小球硬化,相应肾单位的肾小管萎缩、肾间质纤维化,晚期肾体积缩小、肾皮质变薄,转化为硬化性肾小球肾炎。系膜毛细血管性肾小球肾炎肾功能损害进展较快,膜性肾病肾功能损害进展较慢。

（二）护理评估

1. 健康史　评估有无急性肾炎病史,有无与慢性肾炎发病相关的感染史;发病前有无感染、劳累、妊娠和应用肾毒性药物或高蛋白、高脂、高磷饮食等诱发因素。

2. 临床表现　多数起病隐匿,可有较长一段无症状的尿异常期。

（1）尿异常:出现较早。①蛋白尿:慢性肾炎必有的症状,多数为轻、中度蛋白尿(尿蛋白1~3g/d),部分患者可出现大量蛋白尿。②血尿:大多为镜下血尿,也可为肉眼血尿。

（2）水肿:与肾小球滤过率下降、水钠潴留有关。早期水肿时有时无,表现为晨起时眼睑和颜面水肿,下午或劳累后出现下肢轻至中度压陷性水肿;晚期水肿持续存在。

（3）高血压:与水钠潴留,血中肾素和血管紧张素的增加致外周血管收缩有关。多数为轻度高血压或持续中度以上的高血压,伴眼底出血、渗出,甚至视盘水肿;部分患者以高血压为突出表现。如血压未能控制,可加速肾功能恶化。

（4）肾功能损害:肾功能呈慢性进行性损害。早期肾功能可正常,随着病情进展逐渐出现夜尿增多、氮质血症,如存在感染、劳累、血压增高、妊娠或应用肾毒性药物等诱发因素时,肾功能可急剧恶化,发展成慢性肾衰竭。如能及时去除这些诱因,肾功能可得到一定程度的恢复。

（5）心理状态:由于病程长和长期治疗效果不理想,患者常有焦虑不安,当发生肾衰竭时,会产生悲观、绝望情绪。

3. 辅助检查

（1）尿液检查:尿蛋白定性(+~+++),尿蛋白定量1~3g/24h,尿中可见红细胞和管型,尿相对密度多在1.020以下,晚期常固定在1.010。

（2）血液检查:轻至中度贫血,红细胞沉降率增快,低蛋白血症,免疫复合物阳性,补体正常或下降。

（3）肾功能检查:血尿素氮及血肌酐增高,内生肌酐清除率明显下降。

（4）其他检查:①B超检查:双侧肾对称性缩小,皮质变薄,皮质和髓质交界处结构不清。②肾活检:可确定慢性肾炎的病理类型。

考点:临床表现

（三）治疗要点

治疗原则:防止或延缓肾功能进行性恶化、改善或缓解临床症状、防治严重并发症,而不以消除蛋白尿和血尿为目标。

1. 控制高血压和减少蛋白尿　控制高血压是延缓慢性肾炎进展至慢性肾衰竭的十分重要的关键措施。除限制钠盐摄入和应用噻嗪类利尿剂外,降压药首选血管紧张素转换酶抑制剂（ACEI）,通过调节肾小球血流动力学,降低肾小球内高压、高灌注、高滤过,抑制细胞因子、减少尿蛋白和细胞外基质的蓄积,起到降低血压、减少蛋白尿和延缓肾小球硬化、肾功能恶化的作用。降压不宜过快、过低,当蛋白尿≥1g/d时,血压应控制在125/75mmHg以下;当蛋白尿<1g/d时,血压控制在130/80mmHg以下。降压药也可选用血管紧张素Ⅱ受体拮抗剂氯沙

坦、钙通道阻滞药氨氯地平、β 受体阻断剂阿替洛尔等。蛋白尿的治疗目标是争取减少至＜1g/d。

2. 限制食物中蛋白质及磷的摄入　给予优质低蛋白饮食、辅以必需氨基酸,以减轻肾小球内高压、高灌注和高滤过,延缓肾小球硬化和肾功能减退。

3. 应用抗血小板解聚药　因慢性肾炎患者可能出现高凝状态,使用抗血小板药物具有稳定肾功能的作用,可选用双嘧达莫、阿司匹林。

考点: 控制高血压和减少蛋白尿

4. 糖皮质激素和细胞毒药物　不主张积极应用,仅试用于肾功能损害较轻、蛋白尿明显而无禁忌证者,如无效即逐步减量停用。

5. 避免加重肾功能损害的因素　感染、脱水、劳累、妊娠及应用肾毒性药物等,均可导致肾功能恶化,应予避免。

(四) 主要护理诊断及合作性问题

1. 体液过多　与肾小球滤过率下降导致水钠潴留等有关。
2. 营养失调:低于机体需要量　与慢性病程致消耗过多及限制蛋白质摄入等有关。
3. 焦虑　与病程长、治疗效果不理想有关。
4. 潜在并发症　慢性肾衰竭。

(五) 护理措施

1. 一般护理　①休息与活动:全身重度水肿、血压明显升高或有器官功能损害者,应卧床休息,长期卧床者应注意活动下肢,防止静脉血栓形成;病情缓解后,可适当活动,但应避免过劳。②饮食护理:肾功能减退时,蛋白质摄入量为 0.6~0.8g/(kg·d),其中 60% 以上为富含必需氨基酸的高生物效价优质蛋白质;发生慢性肾衰竭时,根据肾小球滤过率调节蛋白质的摄入量;保证热量供给,一般为 125.6kJ/(kg·d),其中 30%~40% 由脂肪供给(饱和脂肪酸和非饱和脂肪酸比为 1:1),其余热量由糖类供给;注意补充各种维生素,包括维生素 B、维生素 C 和叶酸等;根据水肿及血压升高的程度控制钠盐的摄入,一般为 1~3g/d。③心理护理:多与患者沟通,给予心理疏导,消除焦虑情绪,树立战胜疾病的信心。

2. 皮肤护理　保持皮肤清洁,经常洗澡,衣裤应平整、柔软,防止皮肤破损。注意口腔卫生,饭后漱口,做好每日 2 次口腔护理。

3. 维持水平衡　按照"量出为入"的原则控制液体摄入量,一般为前 1 日尿量加 500ml。

4. 用药护理　①使用噻嗪类利尿剂,应注意有无电解质紊乱(低钾、低氯血症)、高凝状态和加重高脂血症等副作用,使用呋塞米等强效利尿药需观察有无耳毒性表现,并应避免与链霉素等氨基糖苷类抗生素同时使用。②应用血管紧张素转换酶抑制剂(ACEI)过程中,应

考点: 饮食护理和用药护理

定时观察血压的变化,降压不宜过快或过低,以免影响肾灌注;应注意有无持续性干咳的不良反应;有肾功能不全的患者使用时,须严密监测有无高血钾等。③使用抗血小板药时,应注意观察有无出血倾向,监测出、凝血时间等。④长期使用糖皮质激素,应注意观察有无水钠潴留、高血压、动脉粥样硬化、糖尿病、精神兴奋性增高、消化道出血、骨质疏松、继发感染、类肾上腺皮质功能亢进症等不良反应,同时告知患者及家属不可擅自加量、减量,以免病情反复或加重。

5. 病情观察　严格记录患者 24h 的液体出入量,注意观察尿量及水肿程度有无加重,定期测量患者的体重、腹围,注意其变化情况,观察是否出现胸腔积液、腹腔积液等全身水肿的征象;观察生命征、特别是血压的变化;注意有无肾衰竭、高血压脑病、循环衰竭、肺梗死、肢体静脉血栓形成和感染征象;监测肾功能及水、电解质和酸碱平衡有无异常。

(六) 健康教育

1. 阐明可导致慢性肾小球肾炎急性发作和加重肾功能损害的各种因素,如感染、劳累、不

适当用药等,指导患者保持乐观情绪,注意劳逸结合,做好个人卫生,预防呼吸道、泌尿道和皮肤感染,育龄期妇女应避孕。

2. 告知患者自我监测病情的方法及用药注意事项,必须遵医嘱坚持长期用药,避免使用肾毒药物。指导患者注意合理膳食,控制水、钠和蛋白质的摄入量,同时保证充足的热量和多种维生素的摄取。指出定期门诊随访、复查尿常规及肾功能的必要性,有利于早期发现病情变化和得到及时治疗。

案例 5-1 分析

1. 首要的治疗措施:首选血管紧张素转换酶抑制剂(ACEI),将血压控制在 130/80mmHg以下。

2. 合理的饮食护理:①蛋白质摄入量为 0.6~0.8g/(kg·d),其中 60%以上为优质蛋白质。②保证足够的热量供给,达到 125.5kJ/(kg·d),主要由糖类供给。③补充维生素 B、C和叶酸等。④控制钠盐的摄入,<2g/d。⑤液体摄入量控制在前 1 日尿量加 500ml。

重点提示

慢性肾小球肾炎是由免疫介导炎症引发的一组原发性肾小球疾病。中青年男性多见。以蛋白尿、血尿、高血压、水肿及肾功能损害为临床基本表现。治疗的主要原则是防止或延缓肾功能进行性恶化,而不以消除蛋白尿和血尿为目标;控制高血压是治疗的关键措施,首选血管紧张素转换酶抑制剂(ACEI)。护理的重点是饮食指导和用药护理;健康教育的重点是指导患者避免各种对肾有损害的因素。

附　肾穿刺术的护理

肾穿刺术又称经皮肾穿刺活组织检查术,是常用的诊断肾疾病的重要辅助检查方法。肾穿刺术创伤小、操作简单、成功率高(可达90%以上),对明确肾病的诊断、病理类型和指导治疗、判断预后具有重要价值。

【适应证及禁忌证】

1. 适应证　原发性肾小球疾病,原发性肾病综合征,原因不明的小球性蛋白尿或肾小球性血尿,原因不明的急性肾衰竭,全身性免疫性疾病所致的肾损害,判断肾移植后排斥反应等。

2. 禁忌证　明显出血倾向未纠正或严重贫血或穿刺部位皮肤感染者,精神病或不合作者,重度高血压未控制者,固缩肾,孤立肾,多囊肾,慢性肾衰竭尿毒症,肾结核、肾脓肿、肾肿瘤及高度腹腔积液、心力衰竭、妊娠、全身衰竭等。

【护理措施】

1. 术前准备

(1) 用物准备:治疗盘、肾穿刺包、2%利多卡因或 1%普鲁卡因、注射器、小剪刀、无菌手套、棉签、胶布、多头腹带、沙袋、甲醛及戊二醛固定液、标本瓶、冰瓶等。

(2) 患者准备:①向患者说明穿刺目的、过程和术中注意事项,消除患者恐惧心理,家属签字同意。②指导患者练习屏气(每次屏气在 30 s 以上)及床上排尿。③查出、凝血时间,血小板计数及凝血酶原时间,以了解有无出血倾向;查血肌酐、尿素氮以了解肾功能情况;查血型并备血;留尿做尿常规和细菌培养以排除上尿路感染;肾 B 超、肾区 X 线片以帮助定位、测量肾大小及排除孤立肾、多囊肾。④监测生命体征,将血压控制在 150/90mmHg 以下。⑤术前 2~3 日肌内注射维生素 K,术前禁食 8h,术前 1h 肌内注射地西泮。

2. 术中配合 ①安置患者俯卧位,腹下垫10cm厚的硬枕、将肾顶向背侧和避免穿刺时滑动移位。②B超定位下确定穿刺部位,常取右肾下极(图5-1)。③协助术者常规消毒局部皮肤,戴无菌手套,铺无菌洞巾,用0.2%利多卡因于穿刺点局部麻醉。④根据B超测量的皮肾距离,穿刺针刺入肾包膜脂肪囊时指导患者吸气莫屏气,立即快速将Turkel肾穿刺针(图5-2)刺入肾3cm左右取出肾组织并迅速拔出,告知患者恢复正常呼吸。⑤拔针后,立即局部压迫5min,然后置小沙袋,再用腹带包扎腰腹部,安置患者俯卧休息。

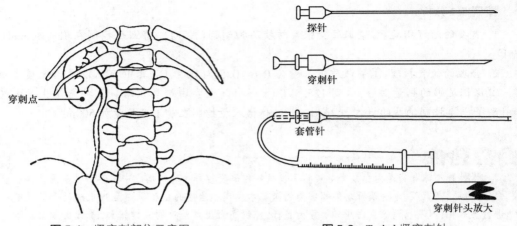

图5-1 肾穿刺部位示意图   图5-2 Turkel肾穿刺针

3. 术后护理 ①术后绝对卧床24h,先俯卧4~6h,定时测量血压及脉搏,6h后如无异常,且无持续性腰痛、腹痛、肉眼血尿等,可解除小沙袋改为仰卧,如血压、脉搏稳定,术后24h可解除腹带,协助患者下床活动,但应避免剧烈动作,以防伤口出血。②密切观察患者表情、尿液颜色等,如出现血尿、呼吸困难、面色苍白、出冷汗等,立即通知医生处理。③鼓励患者多饮水,以尽快排出尿路中凝血块。④术后连续留尿3次,做尿常规检查;术后第3日复查肾B超,了解穿刺局部有无血肿。⑤术后连续应用抗生素及止血药3日,以防止感染及出血;术后10日内避免举重物及其他剧烈活动。

(肖晓燕)

第3节 原发性肾病综合征患者的护理

(一)概述

肾病综合征(nephrotic syndrome,NS)是由多种肾脏疾病引起的具有共同临床表现的一组综合征,诊断标准是:①尿蛋白>3.5g/d;②血浆清蛋白<30g/L;③水肿;④高脂血症。其中①和②两项为诊断所必需。

肾病综合征分为原发性和继发性两大类:①原发性肾病综合征:是指原发于肾小球疾病(如急性肾炎、急进性肾炎、慢性肾炎)过程中的肾病综合征,发病机制为免疫介导性炎症所致的肾损害。引起原发性肾病综合征的肾小球疾病的主要病理类型有微小病变型肾病,系膜增生性肾小球肾炎、系膜毛细血管性肾小球肾炎、局灶性节段性肾小球硬化及膜性肾病。②继发性肾病综合征:可继发于过敏性紫癜肾炎、系统性红斑狼疮肾炎、乙型肝炎病毒相关性肾炎、糖尿病肾病、肾淀粉样变性、骨髓瘤性肾病等。

（二）护理评估

1. 健康史　评估原发肾小球疾病的病情和起病情况，以及有无过敏性紫癜、系统性红斑狼疮、乙型肝炎、糖尿病、肾淀粉样变性、骨髓瘤等病史。

2. 临床表现

（1）大量蛋白尿：24h尿蛋白定量大于3.5g，尿液中出现大量泡沫。系肾小球滤过膜屏障作用受损，血浆蛋白大量漏出超过了肾小管重吸收的能力而致。

（2）低蛋白血症：血浆蛋白低于30g/L。与大量清蛋白从尿中丢失、肝清蛋白代偿性合成不足、胃肠道摄入蛋白质不足有关。

（3）水肿：肾病综合征最明显的体征，除眼睑、颜面、腰骶部和下肢水肿外，严重时水肿可波及全身。低蛋白血症、血浆胶体渗透压下降是水肿的主要原因。

（4）高脂血症：胆固醇、三酰甘油、低密度脂蛋白、极低密度脂蛋白和脂蛋白(a)浓度均增高，常与低蛋白血症同时存在。与肝合成脂蛋白增加和脂蛋白分解减弱相关。

（5）并发症：①感染：常见的并发症，与蛋白质营养不良、免疫功能紊乱及应用糖皮质激素有关，是肾病综合征复发和疗效不佳的主要原因之一。感染部位依次为呼吸道、泌尿道和皮肤。②血栓和栓塞：主要是血液浓缩、高脂血症造成血液呈高凝状态所致，以肾静脉血栓最常见，血栓和栓塞是影响治疗效果和预后的重要原因。③急性肾衰竭：表现为无明显诱因的少尿、无尿，扩容和利尿治疗无效。④蛋白质及脂肪代谢紊乱：低蛋白血症，可导致营养不良、小儿发育迟缓、免疫力低下、内分泌紊乱；高脂血症，可促进血栓和栓塞的发生、增加心血管并发症、促进肾小球硬化和肾病变的进展。

（6）心理状态：由于患者及家属对本病的认识不足，往往有思想顾虑，产生悲哀、害怕、担心等心理。

3. 辅助检查

（1）尿液检查：尿蛋白定性(+++～++++)，尿蛋白定量>3.5g/d。

（2）血液检查：血清清蛋白<30g/L，血胆固醇、三酰甘油升高。

（3）肾功能检查：出现急性肾衰竭时，血尿素氮、肌酐升高，内生肌酐清除率降低。

（4）肾穿刺活检：可明确病理类型。

考点：临床表现

（三）治疗要点

1. 主要治疗

（1）糖皮质激素：通过抑制免疫反应和炎症反应，抑制醛固酮和血管升压素的分泌，影响肾小球基膜的通透性等作用，达到利尿、消除蛋白尿的目的。使用原则：起始足量为1mg/(kg·d)，缓慢减药(每1～2周减原用量的10%)，长期维持(10mg/d)。常用泼尼松，水肿严重、肝功能损害或泼尼松疗效不佳时，改用泼尼松龙。

（2）细胞毒药物：不作为首选药或单独治疗用药，需与糖皮质激素联合应用。适用于"激素依赖型或激素抵抗型"患者，环磷酰胺是最常用的药物，也可选用氮芥、苯丁酸氮芥或硫唑嘌呤。

（3）环孢素：应用于激素抵抗和细胞毒药物无效的难治性肾病综合征。

2. 对症治疗

（1）利尿消肿：控制水钠摄入和使用糖皮质激素后未能达到消肿效果时，应用利尿剂。利尿原则是不能过快和过猛，以免诱发血栓和栓塞并发症。可选用噻嗪类利尿药，潴钾利尿药，袢利尿药和渗透性利尿药等。并可应用血浆或血浆清蛋白，提高血浆胶体渗透压，达到消肿作用。

（2）减少尿蛋白：应用血管紧张素转化酶抑制剂或血管紧张素Ⅱ受体拮抗剂，通过控制高血压、降低肾小球内压、改善肾小球基膜通透性等作用而减少尿蛋白。

3. **防治并发症** ①感染:不预防应用抗生素,但在发生感染后,须及时选用敏感抗生素,同时应减少激素用量或停用激素。②血栓和栓塞:血浆清蛋白浓度<20g/L时,提示存在高凝状态,应开始预防性抗凝治疗,常用肝素,也可选用华法林;同时辅以抗血小板药,如双嘧达莫、阿司匹林。如已发生血栓、栓塞,应尽早(6h内效果最佳)溶栓治疗,常用尿激酶、链激酶,并配合抗凝治疗。③急性肾衰竭:积极治疗原发病,应用碳酸氢钠碱化尿液减少管型的形成,应用利尿药冲刷阻塞的肾小管管型,达到血液透析指征时及时采用血液净化治疗。

(四)主要护理诊断及合作性问题

1. **体液过多** 与低蛋白血症、胶体渗透压下降有关。
2. **营养失调:低于机体需要量** 与大量蛋白尿、蛋白质摄入减少和吸收不良有关。
3. **有皮肤完整性受损的危险** 与高度水肿、营养不良有关。
4. **有感染的危险** 与应用糖皮质激素、免疫抑制剂和机体免疫力低下有关。

(五)护理措施

1. **一般护理** ①休息与活动:严重水肿、明显低蛋白血症者应卧床休息,病情好转后可起床活动、逐渐增加活动量。②饮食护理:给予正常量 0.8~1.0g/(kg·d) 的蛋白质,60%以上为富含必需氨基酸的动物蛋白,肾功能减退时给予低蛋白饮食;保证足够热量,不低于 126~147kJ/(kg·d),其中脂肪供能占 30%~40%、余下由糖类供给,多食富含不饱和脂肪酸(如植物油、鱼油)、少食饱和脂肪酸(动物油脂);有明显水肿、高血压者,应控制钠盐摄入(<3g/d);注意补充维生素、钙和铁等,给予富含可溶性纤维(燕麦、米糠、豆类)的食物。③心理护理:关爱患者,告知患者康复后可正常工作和生活,以减轻悲观心理,树立战胜疾病的信心。

2. **皮肤护理** ①保持病区环境清洁、舒适,病室空气和用物定期消毒,保护床铺平整干燥、皮肤清洁,衣裤应宽松柔软,协助皮肤和口腔黏膜护理。②避免皮肤长期受压,协助卧床患者定期变换体位,并予以适当支托,避免水肿皮肤摩擦受损。③严格无菌操作,注射时用 5~6 号针头,将水肿液推向一侧后再进针,拔针后用无菌干棉球按压至无渗液为止,避免医源性皮肤损伤、感染。

3. **用药护理** 按医嘱正确给药,观察药物的疗效和不良反应,如应用激素时注意有无高血压、高血钾、高血糖、消化道出血、骨质疏松、继发感染等,应用环磷酰胺注意有无骨髓抑制和出血性膀胱炎等,应用环孢素注意有无肝肾毒性、高尿酸血症、牙龈增生等,应用利尿剂需注意有无电解质紊乱和诱发血栓、栓塞并发症等。

4. **病情观察** 密切观察生命体征,尤其是血压和体温的变化;观察水肿消长情况,记录 24h 出入液量,定期测量体重;观察有无呼吸系统、泌尿系统及皮肤、黏膜感染征象;定期监测尿常规、肾功能、血浆清蛋白、血清电解质等变化。

(六)健康教育

告知患者应注意休息,适当活动,避免劳累,保持心情舒畅;注意个人卫生,避免受凉,预防各种感染。指导患者掌握适量优质蛋白、足够热量、低脂的饮食原则,避免摄入过多的蛋白质,有水肿时注意控制钠盐的摄入。按医嘱用药,切忌自行减少激素的用量或停用激素;定期门诊随访和复查,监测肾功能。

重点提示

　　原发性肾病综合征具有"大量蛋白尿,低白蛋白血症,高度水肿和高脂血症"四大临床特征,常见并发症是感染、血栓和栓塞、急性肾衰竭、蛋白质及脂肪代谢紊乱。首选治疗药物是糖皮质激素,用药原则是"起始足量、缓慢减药、长期维持";护理重点是饮食指导和皮肤护理,避免劳累和预防感染是最重要的健康教育内容。

（肖晓燕）

第4节　尿路感染患者的护理

案例 5-2

　　女性,30 岁。发热及尿频、尿急、尿痛、排尿不尽感 2 日,伴腰酸、乏力。查体:T 39℃,意识尚清,心肺无异常,腹软,两肾区叩击痛,双下肢无水肿。血常规:WBC 14.7×10^9/L;尿常规:蛋白(±),WBC 30/HP,RBC 1/HP。临床诊断急性肾盂肾炎。

　　问题:1. 主要护理问题是什么?
　　　　　2. 减轻尿路刺激征的护理措施是什么?
　　　　　3. 健康教育的内容是什么?

（一）概述

　　尿路感染(urinary tract infection)简称尿感,是指各种病原微生物感染引起的尿路急、慢性炎症。根据感染的部位,分为上尿路感染和下尿路感染,上尿路感染主要是肾盂肾炎,下尿路感染主要是膀胱炎。肾盂肾炎(pyelonephritis)是最重要的尿路感染类型,主要是由细菌感染引起的肾盂、肾盏和肾实质的炎症,分为急性肾盂肾炎和慢性肾盂肾炎 2 大类,育龄女性(男女之比约为 1∶8)及老年人多见。膀胱炎是最常见的尿路感染(占尿路感染的 60％)。

　　致病菌以革兰阴性杆菌多见,其中尤以大肠埃希菌最常见(占 80％~90％),其次为变形杆菌、克雷白杆菌;5％~10％ 由革兰阳性球菌引起,主要是粪链球菌和凝固酶阴性的葡萄球菌。感染途径以上行感染最常见(占 95％),正常情况下前尿道和尿道口周围定居着少量细菌(如链球菌、乳酸菌、葡萄球菌和类白喉杆菌等),但不引起感染。在某些因素如性生活、尿路梗阻、医源性操作、生殖器感染等影响下,在机体抵抗力低下时,病菌可趁机侵入尿道黏膜,并沿着尿路由下而上,依次侵犯膀胱、输尿管、肾盂、肾盏、肾乳头,直至肾实质引起肾盂肾炎;其他感染途径有血行感染、直接感染及淋巴道感染。 **考点:**致病菌、感染途径和易患因素

　　易感因素:包括尿路梗阻(最主要的易感因素,如结石、肿瘤、前列腺增生等,有尿路梗阻者尿路感染的发生率较无尿路梗阻者高 10 倍),膀胱-输尿管反流(尿液自下而上逆流导致细菌在局部定植、感染),机体免疫功能低下(如应用免疫抑制剂、糖尿病等严重慢性疾病),神经源性膀胱(如脊髓损伤、糖尿病、多发性硬化等),妊娠(孕期输尿管蠕动功能减弱、增大的子宫压迫输尿管引起尿液引流不畅),性别(女性尿道短而宽、距肛门近、开口于阴唇下方)和性活动(可将尿道口周围细菌挤压入膀胱),医源性因素(如导尿及尿路器械检查等),泌尿系统结构异常(如肾盂及输尿管畸形、多囊肾等),遗传因素(尿路黏膜局部防御细菌的能力降低)等。

（二）护理评估

　　1. 健康史　主要评估尿路感染的易感因素,如有无尿流不畅和尿路梗阻、尿路畸形或功能缺陷,是否患有慢性全身性疾病或应用免疫抑制剂,有无尿道内或尿道口周围炎症,近期内

是否做过尿路器械检查等。还应询问有无肾盂肾炎的诱因存在,了解既往是否患过尿路感染及诊治情况。

2. 临床表现

(1)急性膀胱炎:最常见的尿路感染(占尿路感染的60%),主要表现为尿频、尿急、尿痛和排尿不尽感,有时伴下腹部不适;约30%的患者可伴血尿,一般无全身感染的表现。

(2)急性肾盂肾炎:①全身症状:急起寒战、发热、头痛、乏力、全身酸痛、食欲减退、恶心呕吐等,体温多在38℃以上,甚至达40℃。②泌尿系症状:有尿频、尿急、尿痛、排尿困难及下腹痛、腰痛、肾区不适等。③体格检查:有肋脊角或输尿管点压痛和(或)肾区叩击痛,耻骨上膀胱区压痛等。

(3)慢性肾盂肾炎:全身症状和泌尿系症状均可不典型,大多有急性肾盂肾炎病史,病情反复发作或迁延不愈超过半年。临床表现复杂多样,可出现不同程度的低热、间歇性尿频、排尿不适、腰部酸痛及夜尿增多等。

(4)无症状菌尿:有真性菌尿但无尿路感染症状,发生率随年龄增长而增加,多见于老年人和孕妇,约20%的患者可发生急性肾盂肾炎。

(5)心理状态:疾病发作时有膀胱刺激征等不适,慢性过程会影响工作和学习,常引起患者烦躁、焦虑及悲观失望;青年女性可能害羞,有一定的精神负担。

3. 辅助检查

(1)血常规检查:急性肾盂肾炎,白细胞计数增多、中性粒细胞增多、核左移。

(2)尿常规检查:常见白细胞增多,尿沉渣镜检白细胞>5/HP(白细胞尿),可出现镜下血尿、尿沉渣红细胞计数为3~10/HP,极少数出现肉眼血尿;尿蛋白多为阴性,出现白细胞管型,对肾盂肾炎有诊断价值。

(3)尿白细胞排泄率:准确留取3h尿液,立即进行尿白细胞计数,所得白细胞数按每小时折算。正常人白细胞计数<2×10^5/h,白细胞计数>3×10^5/h为阳性,(2~3)×10^5/h为可疑。

(4)尿细菌培养:确诊肾盂肾炎最重要的方法。可采用清洁中段尿、导尿及膀胱穿刺尿培养,以耻骨上膀胱穿刺尿培养结果最可靠。清洁中段尿细菌培养:菌落计数≥10^5/ml为阳性,称真性菌尿,可确诊肾盂肾炎;10^4~10^5/ml为可疑阳性,需复查;<10^4/ml可能为污染。

(5)亚硝酸盐还原试验:大肠埃希菌等革兰阴性杆菌,可使尿内硝酸盐还原成亚硝酸盐,诊断的敏感性达70%以上、特异性达90%以上,一般无假阳性;但球菌感染可以出现假阴性。

(6)肾功能检查:慢性肾盂肾炎可出现肾小管和肾小球功能异常,表现为尿相对密度和尿渗透压下降、肾性糖尿、肾小管酸中毒及内生肌酐清除率下降、血肌酐升高等。

(7)影像学检查:如B超、腹部X线片、静脉肾盂造影、排尿期膀胱输尿管反流造影、逆行性肾盂造影等,可发现有无尿路结石、梗阻、反流、畸形等导致肾盂肾炎反复发作的因素。

(8)尿抗体包裹细菌检查:在荧光镜下观察用荧光素标记的抗人球蛋白抗体处理的尿细菌,若表面抗体包裹则大多为肾盂肾炎。

考点:临床表现和尿细菌培养结果判断

(三)治疗要点

1. 急性膀胱炎 ①单次疗法:大剂量抗菌药一次疗法,可选用磺胺类如复方磺胺甲噁唑6片,一次顿服,或氟喹酮类如氧氟沙星0.4g,一次顿服,或半合成青霉素如阿莫西林0.3g,一次顿服。②短程疗法:3日疗法,可选用复方新诺明2片、2次/日,或氧氟沙星0.2g、3次/日,连用3d。治疗后第5日及第2、6周复查尿常规,结果阴性表示急性膀胱炎已治愈;阳性表示复发,提示复杂性尿路感染或肾盂肾炎。

2. 急性肾盂肾炎 ①抗菌药物治疗:最重要的治疗措施,在留取尿标本做尿常规、细菌检查后,立即用抗菌药物。首选对革兰阴性杆菌有效的药物,常用药物有喹诺酮类(如氧氟沙星

0.2g、2 次／日，环丙沙星 0.25g、2 次／日）、半合成青霉素（如阿莫西林 0.5g、3 次／日）、头孢菌素类（如头孢呋辛 0.25g、2 次／日）等，疗程为 14 日，或至症状完全消失、尿检阴性后再用药 3~5日。疗程结束后 2 周、6 周各复查 1 次尿细菌培养，若均为阴性为临床治愈；若出现尿菌阳性，应参考药物敏感试验选用有效抗生素继续治疗 4~6 周。全身中毒症状明显的严重感染者，应静脉给药，可选用氨苄西林（1.0~2.0g、Q4h）、头孢噻肟钠（2.0g、Q8h）、头孢曲松钠（1.0~2.0g、Q12h）、左氧氟沙星（0.2g、Q12h）等，必要时联合用药。②碱化尿液：抗菌治疗期间服用碳酸氢钠，既可提高抗菌药物疗效，又可减轻尿路刺激征。③一般治疗：注意休息、多饮水、勤排尿，给予高热量、富含维生素的易消化食物。

3. **慢性肾盂肾炎**　最重要的治疗关键是寻找和去除易感因素，急性发作时的治疗同急性肾盂肾炎。同时注意保护肾功能，避免使用对肾脏有损害的药物。

4. **无症状菌尿**　对于非妊娠妇女和老年人无症状菌尿，一般不予治疗。妊娠妇女的无症状菌尿则必须治疗，选用肾毒性较小的抗菌药物，如青霉素类、头孢类等，不宜用氯霉素、四环素、氟喹酮类，慎用复方磺胺甲噁唑和氨基糖苷类。学龄前儿童的无症状菌尿也应治疗。

考点：急性肾盂肾炎治疗要点

（四）主要护理诊断及合作性问题

1. **体温过高**　与尿路感染引起的毒血症有关。
2. **排尿异常**：尿频、尿急、尿痛、排尿不尽感　与炎症刺激膀胱有关。
3. **疼痛**：腰痛、下腹痛　与尿路感染有关。
4. **知识缺乏**　缺乏尿路感染的防治知识。

（五）护理措施

1. **一般护理**　①休息与活动：提供安静、舒适的病室环境，注意室内空气流通、保持适宜的温湿度。急性肾盂肾炎和慢性肾盂肾炎急性发作期应卧床休息，慢性肾盂肾炎缓解期不宜从事重体力劳动。②饮食护理：供给足够的热量，进食富含蛋白质、维生素的清淡饮食，避免辛辣刺激性食物。多饮水，每日饮水量应在 2000ml 以上，使每日尿量保持在 2000ml 左右，以减少细菌在尿路停留的时间、促进细菌和炎性分泌物的排出，达到冲洗尿路的目的和减轻尿路刺激征。③心理护理：积极与患者和患者家属沟通，做好疏导工作，使患者以良好的心态配合治疗。

2. **对症护理**　①高热：体温高于 39℃ 时，应予物理降温，如乙醇拭浴、大血管处放置冰袋、冰水灌肠等；若体温下降不明显时，按医嘱给予药物降温，出汗后应及时更换衣被、注意保暖，并观察及记录降温效果。②腰痛、下腹痛：采用合适的体位卧床休息，如双腿屈曲侧卧位；避免久站或久坐；按摩或用热水袋热敷局部，以减轻局部肌肉痉挛、缓解疼痛；指导患者分散注意力，如看小说、听音乐、聊天等，以减轻不适感。必要时按医嘱给予解痉镇痛药如阿托品、654-2、溴丙胺太林等。

考点：中段尿培养标本的采集

3. **正确采集清洁中段尿培养标本**　①宜在抗生素使用前或停药 5 日后收集尿标本，以保证结果的准确性。②最好采用清晨第 1 次的清洁、新鲜中段尿液（保证尿液在膀胱内停留时间达到 6~8h）。③留取标本前用肥皂水清洗会阴部，不宜使用消毒剂。④留取的中段尿置于无菌容器中，于 1h 内送检。⑤尿液标本中不能混入消毒药液和分泌物等。

4. **用药护理**　按医嘱正确使用抗菌药物，告知患者一定要坚持完成疗程。注意药物疗效及副作用，发现不良反应时应及时报告医生处理。①喹诺酮类，用药后注意消化道反应。②氨基糖苷类，要防止肾毒性和听力损害。③青霉素类，皮试阴性后方可使用，并预防过敏性休克。④复方磺胺类，服药期间要多饮水，防止在经肾脏排泄时形成结晶。

抗菌治疗的疗效评价标准：①见效：治疗后复查菌尿转阴。②治愈：完成抗菌药物疗程后，菌尿转阴，于停用抗菌药物 1 周和 1 个月分别复查 1 次，菌尿仍为阴性。③治疗失败：治疗后持续菌尿或复发。

5. 病情观察　观察体温变化，注意热型、持续时间，每4h测1次体温并记录；了解尿路刺激征有无减轻，腰痛程度及变化；若高热等全身症状和腰痛加重，应注意有无肾周脓肿、肾乳头坏死等并发症发生。注意观察慢性肾盂肾炎患者有无肾功能减退表现，如出现恶心、呕吐、食欲不振等症状，应及时报告医生。

（六）健康教育

1. 阐明预防肾盂肾炎最简单有效的方法　多饮水（每日饮水量在2000ml以上）、勤排尿（每2~3h排尿1次）、少憋尿。

2. 告知患者出院后要注意个人卫生，保持会阴部和肛门周围皮肤清洁，勤洗澡（最好淋浴冲洗）、勤换内衣裤，女性患者每日清洗会阴部、月经期需随时清洗，妊娠期、产褥期禁用盆浴；如肾盂肾炎的发生与性生活有关，在性生活后应及时排尿以冲洗尿道，并口服抗生素预防；避免各种诱发因素，如劳累、感冒、不洁性生活等；尽量避免使用器械，如有需要使用，则注意无菌操作，防止黏膜损伤；女性患者急性期治愈后1年内应避孕。

3. 叮嘱患者必须按时、按量、按疗程服药，勿随意停药，完成治疗后还需定期随访。

4. 教育患者避免反复发作尿路感染，防止急性肾盂肾炎迁延不愈发展为慢性肾盂肾炎，最终导致慢性肾衰竭。

考点：健康教育

案例5-2分析

1. 主要护理问题：①体温过高。②疼痛：腰痛、尿痛。③排尿异常：尿频、尿急、排尿不尽感。

2. 减轻尿路刺激征的防护措施：①鼓励多饮水、勤排尿。②按医嘱使用抗菌药控制感染和应用碳酸氢钠碱化尿液。③转移注意力。

3. 健康教育内容：①注意个人卫生、避免诱发因素。②指导多饮水、勤排尿、少憋尿。③防止发展为慢性肾盂肾炎和慢性肾衰竭。

重点提示

肾盂肾炎主要是由细菌感染引起的肾盂、肾盏和肾实质的炎症，是常见的重要的尿路感染类型。致病菌以大肠埃希菌最常见，感染途径以上行感染最常见。急性肾盂肾炎主要表现为高热、尿路刺激征及腰痛、肾区叩击痛。尿细菌培养是确诊肾盂肾炎最重要的方法，常采用清洁中段尿。主要治疗是应用有效抗生素，并完成疗程。慢性肾盂肾炎的治疗关键是寻找和去除易感因素。最主要的护理措施和健康教育是对症护理和指导多饮水、勤排尿、少憋尿。

（李安安）

第5节　肾衰竭患者的护理

一、急性肾衰竭患者的护理

（一）概述

急性肾衰竭（acute renal failure，ARF）是由各种原因引起的肾功能在短时间内（数小时至数周）突然急剧下降而出现的氮质废物潴留和尿量减少综合征。主要表现为血肌酐、尿素氮升高与水、电解质和酸碱平衡失调，及全身各系统并发症。常伴有少尿或无尿。

按ARF的病因分为3类：①肾前性：有效动脉血容量减少和肾内血流动力学改变所致，见于心力衰竭、心律失常、大出血、烧伤、呕吐、腹泻、大量出汗、大量使用利尿剂或血管扩张剂等。②肾后性：系急性尿路梗阻引起，如膀胱及双侧输尿管梗阻、结石、肿瘤等。③肾性：最常见，是指肾实质损伤引起的 ARF，也是狭义的 ARF 即急性肾小管坏死（acute tubular necrosis，ATN），常见于肾缺血或肾毒性物质损伤肾小管上皮细胞所致，如生物毒素（蛇毒、细菌内毒素）、化学毒素（氧化汞、磷化锌、砷、铅、四氯化碳等）、抗菌药物（如氨基糖苷类、头孢菌素类、利福平、磺胺类等）、造影剂及内源性毒素（如血红蛋白、肌红蛋白）等。 **考点**：病因分类

ATN 的发病机制与不同的病因和病理损害有关，主要机制有肾血流动力学异常（肾血浆流量下降、肾皮质血流量减少、肾髓质充血）、肾小管上皮细胞代谢障碍（缺血、缺氧导致肾小管上皮细胞酸中毒、凋亡或坏死）、肾小球滤过率下降（肾小球滤过液反漏导致肾间质水肿和肾实质损伤、肾小管管型形成导致肾小管梗阻使肾小球滤过率下降）等。

（二）护理评估

1. 健康史　评估有无应用肾毒性药物情况及感染史，有无接触蛇毒、氧化汞等肾毒素史；有无严重的心力衰竭、心律失常、严重创伤、大手术、休克、烧伤、大出血、呕吐、腹泻等病史；有无尿路结石、前列腺增生和肿瘤病史。

2. 临床表现　典型临床病程分为 3 期。

（1）起始期：存在已知的病因，如低血压、缺血、脓毒血症和肾毒素等，但未发生明显肾实质损伤，此阶段去除病因可预防 ARF 的发生；如病情继续发展，则进入维持期。

（2）维持期：又称少尿期。典型病程 7～14 日。可表现为少尿（<400ml/d）或无尿（<100ml/d），称少尿型 ARF，或尿量>400ml/d，称非少尿型 ARF。随着肾功能减退，出现尿毒症表现。①全身表现：消化系统症状最早出现，如食欲减退、恶心呕吐、腹胀、腹泻等，严重者可出现消化道出血；呼吸系统症状，如咳嗽、胸痛、呼吸困难等；循环系统症状，有高血压、心力衰竭、心律失常等；血液系统症状，有贫血和出血倾向等；神经系统症状，包括躁动、抽搐、谵妄、嗜睡、昏迷等。此外，常并发呼吸道、泌尿道、皮肤等部位的感染，感染是 ARF 常见的严重并发症，也是死亡的主要原因之一。②水、电解质和酸碱平衡紊乱：代谢性酸中毒（酸性代谢产物增多，而肾排酸能力降低）和高钾血症（酸中毒、组织分解过快钾增多，而肾排钾减少）是最主要的表现，高血钾诱发的严重心律失常是少尿期的首位死亡原因；其他表现有水过多和低钠血症（水潴留引起稀释性低钠），以及低钙血症、高磷血症等。 **考点**：维持期临床表现

（3）恢复期：进行性尿量增多是肾功能开始恢复的标志。肾小球滤过率逐渐恢复正常，开始出现利尿（尿量>400ml/d），并可有多尿表现（达 3000～5000ml/d 或更多），通常持续 1～3周后，继而逐渐恢复正常。开始尿量增多时，主要与肾小管重吸收和浓缩功能未恢复有关，血肌酐、尿素氮仍可上升，仍有高钾血症、易发生感染、心血管并发症和上消化道出血等表现。当肾小球滤过率明显增加时，血肌酐、尿素氮等随尿量增多而逐渐下降，尿毒症症状也随之好转。肾小管功能的恢复比肾小球滤过率的恢复要明显延迟，常需历时数月，甚至最终可遗留不同程度的结构和功能缺陷。

（4）心理状态：起病急、症状明显，患者常感到焦虑和担忧，如病情恶化，易产生悲观、绝望情绪。

3. 辅助检查

（1）血液检查：①血常规：轻、中度贫血。②肾功能：血肌酐、尿素氮呈现进行性上升，血肌酐每日平均增加≥44.2μmol/L。③电解质：血钾升高，常>5.5mmol/L；血清钠正常或偏低，血钙降低，血磷升高。④血 pH 下降，常<7.35；碳酸氢根离子浓度常<20mmol/L。

（2）尿液检查：①尿常规：尿液外观混浊，尿蛋白（±～+），尿沉渣可见肾小管上皮细胞和上皮细胞管型、颗粒管型，少许红细胞、白细胞等；尿相对密度低而固定，多在 1.015 以下。

②尿渗透浓度<350mmol/L，尿钠含量增高，多在 20~60mmol/L。

（3）影像学检查：尿路超声检查、CT、肾盂造影，有助于诊断或排除尿路梗阻，MRI 和放射性核素检查有助于诊断血管有无阻塞。

（4）肾活组织检查：可诊断有无急性肾小球肾炎、系统性血管炎、急进性肾炎、急进性过敏性间质性肾炎等肾病。

（三）治疗要点

1. **纠正可逆病因**　针对各种严重外伤、心力衰竭、急性失血、严重脱水等进行相应治疗，如等渗氯化钠溶液扩容、输血、抗感染及停用影响肾灌注或有肾毒性的药物。

2. **维持期治疗**

（1）饮食和营养：保证热量供给，主要由糖类和脂肪供应，限制蛋白质摄入，以高生物效价的优质蛋白为主，尽可能地减少钾、钠、氯的摄入量。不能口服者，应静脉补充必需氨基酸及葡萄糖。

（2）维持体液平衡：限制水分摄入，每日补液量应为显性失液量加上非显性失液量减去内生水量，可按前 1 日尿量加 500ml（相当于每日非显性失液量减去内生水量）计算。

（3）防治高钾血症：高钾血症是急性肾衰竭最主要的死亡原因，必须积极防治。首先应减少钾的摄入量，尽量避免食入含钾多的食物和含钾或潴钾药物，如钾盐、大剂量青霉素钾盐、潴钾利尿剂等。禁用库存血，血液经长时间保存后，红细胞因能量代谢障碍，导致细胞外钾离子浓度明显升高，保存 1 周以上的血液其血钾浓度可高达 16mmol/L。

考点： 防治高钾血症

当血钾超过 6.5mmol/L 或心电图出现 QRS 波明显增宽时，应予以紧急处理，包括：①10% 的葡萄糖酸钙 10~20ml 稀释后缓慢静脉注射，可对抗钾离子的作用。②11.2% 乳酸钠或 5% 碳酸氢钠 100~200ml 静脉滴注，在纠正酸中毒的同时可促使钾离子向细胞内流动而降低血钾。③50% 葡萄糖溶液 50~100ml 加入胰岛素 6~12U 缓慢静脉注射，可促进糖原合成，使钾离子向细胞内移动。④口服离子交换（降钾）树脂 15~30g、每日 3 次。⑤以上措施无效时，最有效的降钾治疗是血液透析疗法。

（4）纠正代谢性酸中毒：代谢性酸中毒应及时治疗，如 HCO_3^-<15mmol/L，可给予 5% 碳酸氢钠 100~250ml 静脉滴注；对严重酸中毒，应立即进行血液透析。

（5）控制感染：感染是急性肾衰竭常见的并发症和死亡原因之一。应尽早根据细菌培养和药物敏感试验结果，选用对肾无毒性或毒性低的抗菌药物，并按肌酐清除率调整用药剂量。

（6）透析疗法：透析疗法是治疗急性肾衰竭的重要措施，包括腹膜透析和血液透析。目的是纠正水、电解质和酸碱平衡紊乱，排出体内积聚的毒物，促进营养物质的摄入和损伤肾细胞的修复、再生。凡有明显的尿毒症表现，如严重高钾血症、严重代谢性酸中毒、严重氮质血症、心包炎、严重脑病、急性左心衰竭、肺水肿、容量负荷过重而利尿剂治疗无效者，都是透析的指征。

3. **恢复期治疗**　①多尿开始时，重点是维持水、电解质和酸碱平衡，控制氮质血症和防治各种并发症。如已进行透析治疗，应继续透析；当血肌酐和血尿素氮逐渐恢复正常后，饮食中的蛋白质摄入量也可逐渐增加，同时逐渐减少透析的频率直至停止透析；对多尿持续时间较长的患者，补液量应逐渐减少，并逐渐经由胃肠道补充，以缩短多尿期。②长期卧床者，注意防止呼吸道和泌尿道感染。③完全恢复正常后，无须特殊处理，定期检查肾功能，避免使用对肾有损害的药物。

（四）主要护理诊断及合作性问题

1. **体液过多**　与急性肾衰竭肾小球滤过功能受损、水分控制不严等有关。

2. **营养失调：低于机体需要量**　与食欲低下、限制饮食中的蛋白质、透析等因素有关。

3. 有感染的危险　与限制蛋白质饮食、透析、机体抵抗力降低有关。

4. 潜在并发症　高钾血症、代谢性酸中毒、感染、急性左心衰竭等。

（五）护理措施

1. 一般护理　①休息与活动：安置患者于监护病房，绝对卧床休息，协助其做好生活护理，保证患者舒适和安全。②饮食护理：保证热量供给，供给量为147kJ（35kcal）/（kg·d），其中30%~40%的热量由脂肪供给，其余由糖类供给。限制蛋白质摄入，选用优质高生物效价的动物蛋白质为主，如鲜奶、蛋、鱼、瘦肉等，以补充各种必需氨基酸，摄入量限制在0.5g/（kg·d），血液透析患者可增加至1.0~1.2g/（kg·d）、腹膜透析患者可增加至1.2~1.3g/（kg·d）。限制钾的摄入，尽量少摄入含钾高的食物，如白菜、萝卜、榨菜、蘑菇、马铃薯和橘子、香蕉、梨、桃、葡萄、西瓜等。限制钠的摄入，摄入钠量限制在1~2g/d以内，防止血压升高及心力衰竭。控制水的摄入，严格控制液体摄入量在前1日尿量加500ml，以免摄入过多水分导致水中毒和心血管并发症。③心理护理：关爱患者，耐心解释病情，给予心理支持，增加安全感，消除其对死亡的恐惧感。

2. 防治感染　①尽量安置患者在单人房间，保证病室清洁和做好定期消毒，减少探视。②透析、导尿、置管等都要严格无菌操作。③卧床患者定期翻身，做好皮肤、口腔和泌尿道等部位的护理，防止压疮和皮肤、呼吸道、泌尿道感染。④对已发生感染的患者，尽快完成细菌培养的标本采集，按医嘱合理使用高效而无肾毒性的抗生素。

3. 用药护理　①静脉输注必需氨基酸时，要注意输液速度，若有恶心、呕吐可给予止吐剂，并减慢输液速度；不要在氨基酸内加入其他药物，防止引起不良反应。②使用碳酸氢钠时，静脉给药速度不宜太快，注意有无低钙抽搐和低血钾。　**考点：**饮食护理和用药护理

4. 透析护理　保持动静脉连接管道的通畅，避免发生扭曲与阻塞；注意观察透析液的色泽变化，发现异常及时报告医生处理。

5. 病情观察　①定时测量和记录生命体征、意识，准确测量和记录24h出入液量，每日测量体重。②注意尿常规、肾功能、电解质变化。③观察有无消化道出血及皮肤、口腔、呼吸道、泌尿系统感染表现。

二、慢性肾衰竭患者的护理

案例 5-3

患者，男性，42岁。慢肾炎病史20余年。近月来厌食、恶心、有皮肤瘙痒；2周前感冒后心悸、气急伴头痛。吸烟史20年。意识清楚，T 36.8℃，BP 170/120mmHg，面色苍白、颜面水肿，口腔有尿臭味。两肺底闻及湿啰音，心率110次/分、律齐。血红蛋白68g/L；尿相对密度1.007，尿蛋白（++），有蜡样管型；BUN 17.8mmol/L，SCr 812 mol/L，血钾6.0mmol/L；B超：双肾缩小。临床诊断慢性肾衰竭（尿毒症期）。

问题： 1. 主要治疗措施是什么？

2. 饮食指导是什么？

3. 健康教育内容是什么？

（一）概述

慢性肾衰竭（chronic renal failure，CRF）是指慢性肾脏病引起的肾小球滤过率进行性下降，最终出现以代谢产物潴留、水及电解质紊乱、酸碱平衡失调和全身各系统症状为主要表现的临床综合征。

CRF分4个阶段（表5-1）：①肾功能代偿期。②肾功能失代偿期（氮质血症期）。③肾衰竭期（尿毒症前期）。④尿毒症期。

表 5-1 CRF 的分期方法

CRF 分期	肌酐清除率（CCR）（ml/min）	血肌酐（SCr）	
		（μmol/L）	（mg/dl）
肾功能代偿期	50~80	133~177	1.6~2.0
肾功能失代偿期	20~50	186~442	2.1~5.0
肾衰竭期	10~20	451~707	5.1~7.0
尿毒症期	<10	≥707	≥8.0

主要病因:原发性或继发性肾小球肾炎、糖尿病肾病、高血压肾小动脉硬化、肾小管间质病变(包括慢性肾盂肾炎、慢性尿酸性肾病、梗阻性肾病、药物性肾病等)、肾血管病变、遗传性肾病(如多囊肾、遗传性肾炎)等,我国以慢性肾小球肾炎为最常见的病因(占 50%~60%),其次为慢性肾盂肾炎(占 15%~20%);发达国家以糖尿病肾病、高血压肾小动脉硬化为主要病因。

CRF 进展过程中,高血糖、高血压、蛋白尿、低蛋白血症及吸烟等,是渐进性发展的危险因素;而原发性肾小球肾炎、高血压、糖尿病缺血性肾病等的复发或加重,低血压、脱水、大出血或休克引起的血容量不足,肾脏局部供血急剧减少,严重高血压未能控制,肾毒性药物的应用,泌尿道梗阻,严重感染及高钙血症、严重肝功能不全等,则是慢性肾衰竭急性加重的危险因素。

CRF 进展的发生机制:①高滤过、高灌注和高压(三高)状态:残余肾单位的肾小球出现"三高"是导致肾小球硬化和残余肾单位进一步丧失的重要原因。②高代谢:残余的肾单位肾小管高代谢状态,是肾小管萎缩、间质纤维化和肾单位进行性损害的重要原因。③肾组织上皮细胞表型转化作用:肾小管上皮细胞、肾小球上皮细胞、肾间质成纤维细胞等,均可转变为肌成纤维细胞,促使肾间质纤维化和肾小球硬化。④某些生长因子的作用:生长因子 TGFβ、白介素-1、单核细胞趋化蛋白-1、血管紧张素Ⅱ、内皮素-1 等,均参与肾小球和肾小管间质的损伤过程,促使肾小球硬化和肾间质纤维化。⑤其他:肾固有细胞凋亡增多与肾小球硬化、肾小管萎缩、肾间质纤维化有密切关系;醛固酮过多,也参与肾小球硬化和肾间质纤维化的过程。

尿毒症的症状及各系统损害的表现,主要与尿毒症毒素的毒性作用有关,同时也与多种体液因子或营养素缺乏有关。①尿毒症毒素作用:尿毒症患者体液内有 200 多种物质的浓度高于正常,其中有毒性作用的物质 30 余种。小分子毒性物质中,以尿素含量最多,占"非蛋白氮"的 80% 以上,其他有胍类、胺类、酚类毒素;中分子毒素与尿毒症脑病、内分泌紊乱、细胞免疫低下有关,如甲状旁腺激素可引起肾性骨营养不良,软组织钙化等;大分子毒素,有核糖核酸酶、β₂-微球蛋白等。②体液因子的缺乏:如红细胞生成素缺乏,可引起肾性贫血,骨化三醇[1,25(OH)₂D₃]缺乏,可引起肾性骨病。③营养素的缺乏:如蛋白质和某些氨基酸、热量、水溶性维生素(如 B 族维生素)、微量元素缺乏(如铁、锌、硒等),可引起营养不良、贫血、消化道症状、免疫功能低下等。

考点: CRF 分期、病因、进展和急性加重的危险因素

(二)护理评估

1. 健康史　评估有无慢性肾小球肾炎、慢性肾盂肾炎、狼疮性肾炎、糖尿病肾病、尿路结石、前列腺增生等;询问起病前有无明显的诱因,如水、电解质和酸碱平衡紊乱、感染、心力衰竭、应用肾毒性药物等。

2. 临床表现

(1)水、电解质和酸碱平衡紊乱:①酸碱平衡紊乱:由于肾小管分泌 H⁺障碍或肾小管对

HCO_3^- 的重吸收能力下降,以及体内酸性代谢产物如磷酸、硫酸的排泄障碍,可发生代谢性酸中毒,为 CRF 的常见症状。②水钠代谢紊乱:常见水钠潴留,表现为不同程度的皮下水肿和体腔积液,易出现血压升高、左心功能不全和脑水肿;也可发生低血容量和低钠血症(缺钠或稀释性低钠血症),表现为低血压和脱水,与肾小管浓缩功能下降,引起多尿、夜尿及呕吐、腹泻导致水分丢失有关。③钾代谢紊乱:因肾排钾能力逐渐下降,常见高钾血症,当钾盐摄入过多、酸中毒、感染、消化道出血时,则更易发生,血钾>6.5mmol/L 时,需及时抢救;如钾摄入不足、胃肠道丢失过多或应用排钾利尿剂等,也可出现低钾血症。④钙磷代谢紊乱:主要表现为低血钙、高血磷,系肾小球滤过率下降使尿磷排出减少,血磷升高与血钙结合成磷酸钙沉积于软组织,而使血钙降低;高血磷进而又可抑制胃肠道对钙的吸收,进一步使血钙浓度降低。⑤镁代谢紊乱:由于肾排镁减少,可引起高镁血症;如镁摄入不足或过多应用利尿剂,偶尔可出现低镁血症。

(2)蛋白质、糖、脂肪和维生素代谢紊乱:①蛋白质代谢紊乱:由于蛋白质分解代谢增多和合成减少、负氮平衡、肾脏排出障碍,导致蛋白质代谢产物蓄积(氮质血症)、血清清蛋白下降、血浆和组织必需氨基酸水平下降。②糖代谢紊乱:由于胰升糖素升高和胰岛素受体障碍,可使糖耐量减低,表现为空腹血糖和餐后血糖水平升高;也可出现低血糖。③脂肪代谢紊乱:多见高三酰甘油血症、少数为高胆固醇血症,血浆极低密度脂蛋白和脂蛋白 a 升高,高密度脂蛋白减低。④维生素代谢紊乱:维生素 A 增高、维生素 B_6 及叶酸缺乏,与饮食摄入不足和某些酶活性下降有关。

(3)各系统症状:①消化系统症状:食欲不振是最常见的早期症状,其他表现有恶心、呕吐、口腔尿味,并可出现消化道出血。②循环系统症状:心血管病变是最常见的死亡原因(占尿毒症死因的 45%~60%)。高血压最常见(约 80% 患者可出现),与水钠潴留、肾素-血管紧张素增高和某些舒张血管的因子不足有关,可引起动脉硬化、左心室肥厚和心力衰竭;心力衰竭是心血管病变中最常见的死亡原因,心力衰竭的发生与水钠潴留、高血压和尿毒症心肌病变有关;尿毒症性心肌病,与代谢废物潴留、贫血等因素有关,可出现各种心律失常;部分患者伴有冠心病;尿毒症性心包病变,心包积液相当常见,与尿毒症毒素蓄积、低蛋白血症、心力衰竭有关,少数患者发生心包填塞;血管硬化和动脉粥样硬化,冠状动脉、脑动脉和全身周围动脉均可发生,与高磷血症、钙分布异常和"血管保护性蛋白"(如胎球蛋白 A)缺乏有关。③呼吸系统症状:严重代谢性酸中毒时,呼吸深而长;体液过多、心功能不全,可引起肺水肿或胸腔积液;尿毒症毒素,可诱发"尿毒症肺水肿"等。④血液系统症状:肾性贫血,大多数患者均有轻至中度贫血,主要是红细胞生成素缺乏所致;出血倾向,晚期患者出现,表现为皮下或黏膜出血点、瘀斑、鼻出血、牙龈出血,重者可发生消化道出血、脑出血等,与血小板功能降低和凝血因子Ⅷ缺乏有关;白细胞异常,部分患者白细胞减少,中性粒细胞趋化、吞噬和杀菌的能力减弱,易发感染。⑤神经肌肉和皮肤症状:神经肌肉症状,早期有疲乏、失眠、注意力不集中等,其后出现性格改变、抑郁、记忆力减退、判断力降低,而后出现淡漠、谵妄、惊厥、幻觉、昏迷、精神异常等;周围神经病变以感觉神经障碍最明显,最常见的是肢端袜套样分布的感觉异常,其他可有反射迟钝或消失、肌萎缩、肌无力等。皮肤症状,尿素从汗腺中排泄,刺激皮肤导致尿毒症性皮炎,常表现为皮肤瘙痒,难以忍受;面部肤色常较深,并失去光泽,有轻度水肿感,称为尿毒症面容。⑥内分泌系统症状:主要表现有骨化三醇下降、红细胞生成素不足和肾-血管紧张素Ⅱ增多;以及泌乳素、促黑色素激素、促黄体生成激素、促卵泡激素、促肾上腺皮质激素水平增高和继发性甲状旁腺功能亢进、甲状腺素降低、胰岛素受体障碍、性功能减退等。⑦骨骼系统症状:常见肾性骨营养不良(肾性骨病),包括纤维囊性骨炎、骨生成不良、骨软化症及骨质疏松症等。

（4）心理状态：慢性肾衰竭病程长、治疗效果不理想，常使患者和家属感到担忧和焦虑；后期病情恶化及治疗费用昂贵，易产生各种心理问题，如抑郁、悲观、恐惧、绝望等。

3. 辅助检查

（1）血常规：红细胞减少、血红蛋白降低，血小板与白细胞正常或偏低。血小板黏附和聚集功能下降。

（2）尿液检查：夜尿增多、尿量逐渐减少，晚期可出现少尿甚至无尿；尿渗透压降低；尿相对密度低，多在 1.018 以下，严重时可固定在 1.010；尿蛋白多为（+~+++），尿沉渣中有红细胞、白细胞、颗粒管型和蜡样管型等，出现蜡样管型对慢性肾衰竭的诊断有意义。

（3）肾功能检查：内生肌酐清除率降低，血肌酐和血尿素氮增高；血尿酸升高，血清总蛋白和清蛋白降低。

考点： 临床表现

（4）血液生化检查：血钙<2mmol/L，血磷>1.615mmol/L，血钾、血钠随病情而定。

（5）影像学检查：B 超或 X 线片，可见双肾缩小、萎缩、肾皮质变薄。

（三）治疗要点

1. 病因治疗　坚持长期合理治疗慢性肾小球肾炎、原发性高血压、糖尿病肾病等，避免和消除导致 CRF 急剧恶化的危险因素。①及时有效控制高血压：24h 持续有效地控制高血压，对保护靶器官具有重要作用，也是延缓、停止或逆转 CRF 进展的重要措施，一般应将血压控制在<130/80mmHg。药物首选血管紧张素转化酶抑制剂和血管紧张素Ⅱ受体拮抗剂，既有良好的降压作用，又有减低肾小球高滤过、减轻蛋白尿的作用，同时还有抗氧化、减轻肾小球基膜损害的作用。②严格控制高血糖：空腹血糖应控制在 5.0~7.2mmol/L（睡前 6.1~8.3mmol/L）、糖化血红蛋白（HbA1C）<7%，可延缓 CRF 进展。③控制蛋白尿：将蛋白尿控制在<0.5g/24h，或减轻微量蛋白尿，可改善长期预后、延缓 CRF 病程进展和提高生存率。④其他：包括低蛋白、低磷饮食，纠正贫血，应用他汀类降脂药，戒烟等。

2. 营养治疗　对提高患者生活质量、改善预后具有重要作用。①控制蛋白摄入量：注意个体化，一般为 0.6~0.8g/（kg·d），既可满足基本生理需要，又可防止加重肾小球高压、高灌注、高滤过，减轻肾小球硬化和肾间质纤维化、延缓 CRF 进展。蛋白质的供给应以动物蛋白为主（占 60%），以增加必需氨基酸的摄入比例；在低蛋白饮食的基础上，可适当加用必需氨基酸（EAA）和（或）α-酮酸（α-KA）。②低磷饮食：磷的摄入量应<600~800mg/d，严重高血磷患者，应同时给予磷结合剂（如碳酸钙）。③高热量：提供足够的热量可使低蛋白饮食中的氮，得到充分的利用，减少蛋白分解和体内蛋白库的消耗。一般为 125.6~146.5kJ/kg[30~35 kcal/（kg·d）]。

考点： 营养治疗和药物治疗

3. 药物治疗

（1）纠正酸中毒和水电解质紊乱：①纠正代谢性酸中毒：口服碳酸氢钠，轻者为 1.5~3.0g/d，中、重度为 3~15g/d，必要时静脉给予。②水钠紊乱的防治：限制钠摄入量，一般应<3g/d，有明显水肿、高血压者应限制在 1~2g/d；同时给予襻利尿剂，如呋塞米 20~200mg/次，2~3 次/日。急性左心衰竭严重肺水肿，应及时血液透析治疗。③高钾血症的防治：积极纠正酸中毒，给予襻利尿剂，给予葡萄糖-胰岛素静脉滴注、口服降钾树脂如聚苯乙烯磺酸钙；严重高钾血症，应给予血液透析治疗。④低钙血症、高磷血症的治疗：高磷血症，限制磷的摄入，给予磷结合剂（以碳酸钙较好）口服；低钙血症，口服骨化三醇 0.25 μg/d，连服 2~4 周。

（2）高血压的治疗：首选血管紧张素转化酶抑制剂或血管紧张素Ⅱ受体拮抗剂，也可选用钙通道阻滞药、襻利尿剂、β 受体阻滞剂、血管扩张剂等，透析前的 CRF 患者的血压应控制在<130/80mmHg，透析患者的血压应<140/90mmHg。

（3）贫血的治疗：主要应用重组人红细胞生成素（rHuEPO），可明显改善心、肺、脑功能及工作能力。

（4）防治感染：抗生素的选用原则与一般感染相同，但应选用肾毒性最小的药物。

（5）其他治疗：包括高脂血症治疗、高尿酸血症治疗、糖尿病治疗、皮肤瘙痒治疗，以及口服吸附或导泻疗法排泄尿毒症毒素等。

4. 替代治疗　包括透析疗法（血液透析、腹膜透析）和肾移植。

（四）主要护理诊断及合作性问题

1. 体液过多　与肾小球滤过功能降低导致水钠潴留等有关。

2. 营养失调：低于机体需要量　与患者食欲低下、限制饮食中的蛋白质、透析、原发疾病等因素有关。

3. 活动无耐力　与心脏病变、贫血、疾病消耗及限制饮食有关。

4. 有感染的危险　与营养不良、贫血、机体抵抗力降低有关。

（五）护理措施

1. 一般护理　①休息与活动：提供安静的休息环境，合理安排活动与休息。CRF 晚期、病情较重或出现心力衰竭的患者，应绝对卧床休息，协助其做好生活护理。严重贫血者应卧床，告诉患者改变体位应缓慢，防止晕倒。能起床活动的患者，鼓励在他人照顾下活动，以不出现疲劳感、呼吸困难、头晕为度。②饮食护理：优质低蛋白饮食：当内生肌酐清除率<50ml/min 时，开始限制蛋白质的摄入，要求饮食中 60% 以上的蛋白质是富含必需氨基酸的高生物效价优质蛋白，如鸡蛋、牛奶、瘦肉等，根据 CCR 的值来调整蛋白质摄入量（表 5-2）。尽量减少摄入植物蛋白，如花生、豆类及其制品，因其含非必需氨基酸多；米、面中所含的植物蛋白质也要设法减少，可部分采用麦淀粉作为主食。保证足够热量：摄入足够的糖类和脂肪，既可保证热量的供给，又可减少体内蛋白质的消耗。一般每日至少供给热量 125.6kJ/kg（30kcal/kg），其中 30%~40% 的热量由脂肪供给，余下部分由糖类供给，主食以麦淀粉（蛋白含量低）为主，如觉饥饿，可食用芋头、马铃薯等。应注意供给富含维生素 C、维生素 B 和叶酸的食物。控制水钠摄入：限制食盐可有效地控制血压，钠盐摄入量控制在 3g/d 以下；同时应控制液体的摄入，一般按前 1 日尿量 + 500ml 计算，如患者尿量超过 1000ml/d，且无水肿，则无需严格限制液量的摄入。控制钾和磷的摄入：限制含钾量高的食物摄入，如白菜、萝卜、梨、桃、葡萄、西瓜等；由于蛋白质中磷含量较高，所以控制了蛋白质的摄入量也就相应控制了磷的摄入。促进食欲：包括提供整洁、舒适的进食环境，改善饮食的口感，如适当用酸、甜、辣等，进行调味、刺激食欲，尽量使食物有良好的感官性状，做到色、香、味俱全，进食前最好能休息片刻，进食宜少量多餐。③心理护理：关爱患者，加强心理疏导，缓解患者的恐惧，绝望心理。

2. 防治感染　积极做好感染的防治工作。定期病室清洁消毒，减少探视，防止交叉感染。透析、导尿、置管等操作，要严格注意无菌。协助患者做好全身皮肤、黏膜的清洁卫生，卧床患者定期翻身，防止压疮和肺部感染，做好口腔护理。如已发生感染，尽快完成细菌培养的标本采集，遵医嘱准确使用高效而无肾毒性的抗生素。

表 5-2　CRF 患者蛋白质摄入量

CCR（ml/min）	蛋白质摄入量[g/（kg·d）]
>20	0.7
10~20	0.6
5~10	0.4
<5	0.3

3. 用药护理　①静脉输入必需氨基酸时要注意输液速度，若有恶心、呕吐可给予止吐剂，并减慢输液速度。不要在氨基酸内加入其他药物，防止引起不良反应。②使用红细胞生成素纠正贫血时，要注意药物不良反应，如头痛、高血压和癫痫等，定期复查红细胞数和血红蛋白以了解疗效。③使用骨化三醇治疗肾性骨病，要经常监测血钙、血磷浓度，防止内脏、皮下、关

节等部位钙化和肾功能恶化。

4. **病情观察** ①观察 CRF 症状、体征的变化:如贫血貌、尿毒症面容、呼气尿臭味、皮肤瘀点等,了解意识状态、呼吸的深度和频率、血压是否升高、心律是否规则。②观察有无感染征象:如有无体温升高、脓痰、肺部湿啰音、尿路刺激征、血白细胞增高等。③密切观察电解质紊乱的征象:有无高钾血症的表现,如脉搏不规律、肌无力、心电图改变等;有无低钙血症的症状,如手指麻木、易激惹、腱反射亢进、抽搐等。④水肿的观察:定期测量体重,准确记录出入液量,密切观察液体液量过多的症状和体征,如短期内有无体重迅速增加、出现水肿或水肿加重、血压升高、意识改变、心率加快等。⑤监测实验室指标:如肾功能、血清电解质等。

考点:饮食护理和用药护理

(六)健康教育

1. 介绍 CRF 的病因及诱发病情进展和发作的危险因素,指出采取有效的预防措施和积极的治疗可减少发作、延缓病情、提高生活质量,延长生命,减少病死率。

2. 指导患者正确面对疾病、保持乐观、健康的心态,积极配合治疗和护理,以获得最大的治疗效果;鼓励家属加强与患者的心理沟通,以解除不良心理反应。

3. 强调休息的重要性和适当活动的必要性,合理安排休息与活动,康复后坚持适度的体育锻炼,以增强机体抵抗力,但应避免剧烈运动和过重的体力劳动;肾功能损害较重时应卧床休息,可增加肾小球滤过率,改善肾功能。

4. 指导摄取优质低蛋白和足够热量的饮食,避免植物性蛋白食物,有水肿和少尿时,应控制水、钠、钾和磷的摄入。

5. 积极预防感染,避免诱发或加重 CRF,一旦发生感染应及时治疗。

6. 强调遵医嘱合理用药控制高血压、蛋白尿的重要性,避免使用对肾有毒性的药物。

考点:健康教育

7. 指导患者学会自我监测血压,定期门诊随访和检查尿常规、肾功能等;教会有关家庭护理的方法,如保护水肿部位皮肤、控制蛋白质的入量、保证充足的热量等。

案例 5-3 分析

1. 主要治疗措施:①立即进行血液透析。②立即选用血管紧张素Ⅱ受体拮抗剂,控制高血压和降低肾小球内高滤过。③营养治疗。

2. 饮食指导:①优质低蛋白,以动物蛋白为主。②供给足够的热量。③限制含钾高的食物。

3. 健康教育内容:①积极治疗慢性肾炎,戒烟。②按医嘱透析治疗。③定期复查肾功能、血清电解质。④合理饮食。⑤预防感染。

重点提示

1. 急性肾衰竭是由各种原因引起的肾功能在短时间内(数小时至数周)突然急剧下降而出现的氮质废物潴留和尿量减少综合征。最常见的是急性肾小管坏死,主要表现为血肌酐、尿素氮升高和水电解质酸碱平衡失调,及全身各系统并发症。主要治疗是血液透析,护理的重点是饮食护理和防止感染。

2. 慢性肾衰竭是指慢性肾脏病引起的肾小球滤过率进行性下降,最终出现以代谢产物潴留、水及电解质紊乱、酸碱平衡失调和全身各系统症状为主要表现的临床综合征,最常见的病因是慢性肾小球肾炎。CRF 可分为 4 个阶段:①肾功能代偿期。②肾功能失代偿期。③肾衰竭期。④尿毒症期。治疗重点包括营养治疗、控制高血压、纠正贫血等,血液透析是最重要的治疗方法。护理的重点是休息和饮食指导。

附 血液净化疗法的护理

血液净化疗法(hemopurification)是指以人工的方式清除留存于人体血液内的有害物质

（包括内源性或外源性的毒物）、纠正内环境紊乱的各种方法的总称。血液透析和腹膜透析是血液净化技术中最常用的有效方法。

（一）血液透析

血液透析（hemodialysis，HD）简称血透，是将患者血液与透析液同时引入有透析装置的透析器（图5-3），主要利用弥散对流作用来清除血液中的毒物，利用超滤作用去除体内过多的水分，同时补充身体需要的物质，纠正电解质和酸碱失衡的一种治疗方法。目前，血透已成为治疗肾衰竭的主要手段。血液透析可替代正常肾的部分排泄功能，故称"人工肾"，但不能代替正常肾脏的内分泌和新陈代谢功能。

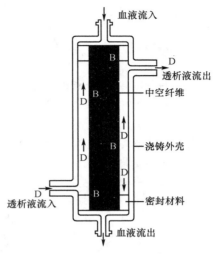

图 5-3　血液透析设备模式图

进行血液透析的必要条件是建立血管通路，血管通路是血液从体内引出，再返回到体内的通道，也是维持血透患者的生命线。血管通路分为：①暂时性血管通路：即动-静脉外瘘（图5-4），当患者急需进行透析治疗，而体内瘘管尚未成熟或未行瘘管术时，常用两条硅胶管分别插入桡动脉和头静脉在皮肤外将两者连接成"U"字形，形成动静脉体外分流。主要用于抢救危重患者和动-静脉内瘘尚未成熟时。②永久性血管通路：动-静脉内瘘（图5-5）是目前最常用的一种永久性血管通路，用外科手术将动脉与静脉直接吻合（常将桡动脉与头静脉吻合），动脉血可冲入静脉系统使静脉怒张，待内瘘成熟后（一般2~6周）方可使用。主要用于CRF患者。

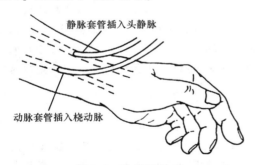

图 5-4　动-静脉外瘘

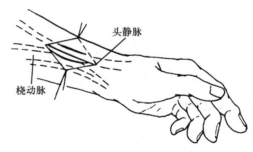

图 5-5　动-静脉内瘘

透析的剂量及次数，应根据患者肾功能、尿量及心功能等情况而决定。一般每周2~3次，每次3~5h；透析血流量一般为250ml/min，透析液流量一般为500ml/min。

【适应证及禁忌证】

1. 适应证　①急性肾衰竭：出现下述情况之一，均需要进行血液透析：急性肺水肿；高钾血症，血钾>6.0mmol/L；无尿2日或少尿4日以上；血肌酐≥442μmol/L，血尿素氮≥21.4mmol/L；内生肌酐清除率<1.3ml/min；高分解代谢状态，即血肌酐每日升高≥177μmol/L、血尿素氮每日上升≥14.3mmol/L、血钾每日上升>1~2mmol/L；严重酸中毒，CO_2-CP<13mmol/L、HCO_3^-<15mmol/L、pH<7.25。②慢性肾衰竭：内生肌酐清除率<10ml/min、血肌酐>707μmol/L，应开始透析。此外，当发生重度高血钾、严重代谢性酸中毒、左心衰竭时，应立即进行透析治疗。③急性药物或毒物中毒：相对分子质量小、不与组织蛋白结合的毒物，在体内分布比较均匀、且能通过透析膜析出者,可采取透析治疗,应争取在8~16h内进行。

2. 禁忌证　血液透析无绝对禁忌证,相对禁忌证有严重高血压、急性脑血管病、收缩压低于80mmHg、有严重出血倾向、极度衰竭、垂危患者及70岁以上体弱者、精神病患者、不合作者等。

【护理措施】

1. 术前准备

(1) 用物准备:①透析设备的准备:准备血液透析机、透析器、透析供水系统、透析管道和穿刺针等;透析设备必须进行严格消毒。②透析药品的准备:包括0.9%氯化钠溶液、肝素、5%碳酸氢钠,急救用药、高渗葡萄糖注射液、10%葡萄糖酸钙、地塞米松、降压药及透析液等。

(2) 患者准备:①告知患者透析的目的、程序以及常会出现的情况,以减少恐惧感,积极配合。②嘱患者排尿,评估生命体征(尤其是血压)及一般状况(呼吸、神志、面色、出血、水肿等)、准确测量并记录体重。③准备血管通路,检查导管有无滑脱、出血、感染等。

2. 术中配合　①协助患者采取坐位或平卧位。②穿刺血管时要严格无菌操作,穿刺针应距吻合口3cm以上,静脉针和动脉针应相距5cm以上。每次更换穿刺部位,避免定点穿刺,以免形成假性动脉瘤及血栓。③严密观察患者的血压、脉搏、呼吸、体温的变化;观察血流量,血路压力,透析液流量、温度、浓度等各项指标;准确记录透析时间、脱水量、肝素用量等、注意机器的报警及排除故障。④密切注意有无并发症的发生,常见并发症有:低血压(最常见)、失衡综合征、出血、致热原反应,以及高血压、空气栓塞、变态反应、心律失常、心绞痛、溶血等。⑤妥善处理患者的血液及污染物,以防止肝炎及艾滋病的传播。

3. 术后护理　①按规定结束透析,缓慢回血,透析针拔除后嘱患者按压10min,如果是人工血管则按压30min以上,以防出血;穿刺处消毒后覆盖无菌纱布,隔日后再取下以防止感染。②透析结束时再次测量生命体征及体重,注意有无头痛、呕吐、出血倾向、低血压、心力衰竭,注意动、静脉瘘管的血流声,有无渗血,外瘘者要防止滑脱、出血,同时留血标本做生化检查,了解透析疗效。③透析后8h内避免在穿刺部位进行静脉穿刺、侵入性检查、手术、测血压等,严禁热敷,以免引起局部出血。④与患者约定下次透析的时间。⑤消毒器械,做好其他善后处理。⑥血液透析患者由于在透析过程中蛋白质丢失,透析后饮食中应适当增加蛋白质摄入,蛋白质摄入量为1.1~1.2g/(kg·d)。

(二) 腹膜透析

腹膜透析(periloned dialysis,PD)简称腹透,是利用腹膜作为半透膜,向患者腹腔内输入透析液,利用透析液的高浓度产生渗透作用,将血液中的代谢产物、毒物和多余的水分扩散到透析液中而排出体外的透析方法。

常用持续性非卧床腹膜透析(CAPD),与血透相比,CAPD的优点是设备简单、操作容易、安全有效、血流动力学改变不大、对患者的生活影响较小。方法是将2000ml腹透液(事先加温至37℃)与腹透管连接,并将腹透液灌入腹腔,灌入完毕后将塑料透析袋折叠,置于患者腰部。腹透液留置于腹腔内4~6h后,将透析袋展开,置低于腹腔的位置,利用虹吸作用将已交换过的透析液从腹腔引入袋内,然后更换另一袋透析液,如此反复,每日交换液体3~5次,最后1次透析液置于腹腔内过夜,翌日放出。病情允许时,透析时患者可下床活动或室外活动。

【适应证及禁忌证】

1. 适应证　同血液透析的适应证,但腹膜透析更适用于老年人、糖尿病、低血压、出血倾向、感染、大手术后。

2. 禁忌证　腹膜炎、腹膜广泛粘连、腹部大手术后、腹膜有缺陷等。

【护理措施】

1. 术前准备

（1）用物准备：①腹透物品:如腹透管、穿刺插管或手术切开包"Y"形接管、袋装透析液、多头腹带等。②透析液:检查有效期、成分、澄明度,无误后置温箱内加温至 35~37℃备用。

（2）患者准备：①向患者及家属说明腹透的必要性,介绍简单程序,消除患者的恐惧和紧张心理,使其能与医护人员密切配合。②测体重、脉搏、血压,了解患者的心、肺、肝功能等。③术前进行普鲁卡因皮试,清洁处理患者体表的毛发,下腹部及会阴部进行术前备皮。④术前禁食,排空小便,以免术中误伤膀胱。

2. 术中配合　①安置患者取仰卧位或半卧位,鼓励患者咳嗽、翻身,以增加肠蠕动。②配合医生插管和安装透析装置,保持透析管通畅,防止导管接头滑脱,如有引流不畅,指导患者改变体位。③调节好透析液的温度,协助灌注透析液,每次 1000~2000ml,灌注速度不宜过快。观察透析液流进腹腔后患者的感觉,如有便意属正常现象;如有腹痛,应与医生联系。腹痛的常见原因有透析液的温度、酸碱度不当,渗透压过高,透析液流入或流出的速度过快,腹膜炎等。④准确记录每次透析液进出腹腔的时间及液量,仔细观察流出液的色、质和量,如有混浊,应留标本做细菌培养等检查。

3. 术后护理　①透析管出口处局部护理:注意观察局部皮肤有无渗血、渗液、红肿等;每日更换敷料 1 次,如有潮湿随时更换。②注意观察引流管通畅情况:避免过度牵拉透析管,防止管道扭曲、横折等。如引流不畅或腹膜透析管堵塞,可采用改变患者的体位,排空膀胱,服用导泻剂或灌肠等方法处理;必要时,遵医嘱自腹膜透析管内注入肝素、尿激酶、0.9%氯化钠溶液、透析液等,使堵塞透析管的纤维块溶解,或配合医生在 X 线透视下调整透析管的位置或重新手术置管。③饮食指导:腹透后体内丢失大量蛋白质及其他营养成分,应增加蛋白质的摄入量为 1.2~1.3g/(kg·d)。④密切观察有无并发症:如腹膜炎、腹痛、低蛋白血症、高血糖、高血脂,以及脱水、低血压、腹腔出血、腹膜透析管滑脱等。

（李安安）

目 标 检 测

A$_1$／A$_2$ 型题

1. 肾炎性水肿最主要的临床特点是
   A. 晨起眼睑水肿
   B. 水肿自下肢部位开始
   C. 常为全身性水肿
   D. 常伴胸腔积液和腹腔积液
   E. 指压凹陷明显

2. 肾性高血压最常见的病因是
   A. 肾盂肾炎　　　B. 肾动脉狭窄
   C. 先天性多囊肾　D. 肾结核
   E. 肾小球肾炎

3. 蛋白尿是指 24 小时尿蛋白量超过
   A. 50mg　　　　B. 100mg
   C. 150mg　　　　D. 200mg
   E. 250mg

4. 慢性肾小球肾炎发病的起始因素是
   A. 病毒直接感染
   B. 免疫介导炎症
   C. 链球菌直接感染
   D. 感染后毒素作用
   E. 代谢产物潴留

5. 慢性肾炎必有的临床表现是
   A. 高血压　　　　B. 蛋白尿
   C. 水肿　　　　　D. 低蛋白血症
   E. 肾功能损害

6. 延缓慢性肾炎进展至慢性肾衰竭的关键措施是
   A. 保证足够的休息
   B. 消除蛋白尿
   C. 低蛋白、低盐饮食
   D. 控制高血压

E. 去除致病因素

7. 慢性肾小球肾炎患者摄取低蛋白饮食的目的是
   A. 减轻消化道症状
   B. 防止血压升高
   C. 防止诱发氮质血症
   D. 提高机体免疫力
   E. 减轻肾小球内高灌注、高滤过和高压

8. 原发性肾病综合征的病因是
   A. 慢性肾小球肾炎
   B. 过敏性紫癜肾炎
   C. 系统性红斑狼疮
   D. 糖尿病肾病
   E. 乙型肝炎病毒相关性肾炎

9. 肾病综合征最根本的病理生理改变是
   A. 水肿
   B. 高血压
   C. 大量蛋白尿
   D. 低蛋白血症
   E. 高胆固醇血症

10. 原发性肾病综合征最常见的血栓和栓塞并发症是
    A. 冠状动脉血栓
    B. 肾静脉血栓
    C. 脑血栓
    D. 肺血栓
    E. 肾动脉血栓

11. 肾盂肾炎最常见的致病菌是
    A. 大肠埃希菌
    B. 副大肠杆菌
    C. 粪链球菌
    D. 葡萄球菌
    E. 变形杆菌

12. 肾盂肾炎最常见的感染途径是
    A. 血行感染
    B. 邻近感染
    C. 上行感染
    D. 淋巴感染
    E. 外伤感染

13. 肾盂肾炎最主要的易感因素是
    A. 女性
    B. 免疫力下降
    C. 留置尿管
    D. 妇科炎症
    E. 尿路梗阻

14. 有助于肾盂肾炎诊断的尿检查结果是
    A. 大量蛋白尿
    B. 尿白细胞管型
    C. 蜡样管型
    D. 尿脓细胞
    E. 肉眼血尿

15. 尿常规检查的尿标本,最佳的留取时间是
    A. 清晨第一次尿
    B. 饭前半小时
    C. 随时收集尿液
    D. 饭后半小时
    E. 24h 尿液

16. 留取中段尿做尿细菌培养的正确护理措施是
    A. 收集标本前用消毒剂充分消毒外阴部
    B. 尿液置于清洁容器内

C. 留取在膀胱内停留 6h 以上的尿液
D. 留取停用抗生素 3 日后的尿液
E. 尿标本不能立即送检时应加适量防腐剂

17. 急性肾衰竭最主要的死亡原因是
    A. 急性左心衰竭
    B. 休克
    C. 高血钾
    D. 严重感染
    E. 消化道大出血

18. 慢性肾衰竭最常见的病因是
    A. 慢性肾小球肾炎
    B. 糖尿病肾病
    C. 紫癜性肾炎
    D. 狼疮性肾炎
    E. 高血压肾病

19. 慢性肾衰竭最常见的酸碱平衡紊乱是
    A. 呼吸性酸中毒
    B. 代谢性酸中毒
    C. 呼吸性碱中毒
    D. 代谢性碱中毒
    E. 呼吸性酸中毒并代谢性碱中毒

20. 血液透析最常见的并发症是
    A. 致热原反应
    B. 低血压
    C. 出血
    D. 栓塞
    E. 失衡综合征

21. 患者,女,18 岁。双下肢水肿 1 周,尿蛋白(++++),血压 140/86mmHg。导致水肿最主要的因素是
    A. 肾小球滤过率下降
    B. 有效滤过压降低
    C. 继发性醛固酮增多
    D. 血管升压素增多
    E. 血浆胶体渗透压下降

22. 患者,男,20 岁。诊断急性肾小球肾炎入院,医嘱爱迪计数检查。应准备的防腐剂是
    A. 10% 甲醛
    B. 40% 甲醛
    C. 浓盐酸
    D. 0.5% 甲苯
    E. 2% 甲苯

23. 患者,男,30 岁。慢性肾小球肾炎 5 年,近日头晕明显,出现下肢水肿。检查血压为 160/90mmHg,尿蛋白(+),24h 尿蛋白定量为 0.8g。血压控制目标至少应低于
    A. 120/70mmHg
    B. 125/75mmHg
    C. 130/80mmHg
    D. 135/85mmHg
    E. 140/90mmHg

24. 患者,女,40 岁。慢性肾小球肾炎 5 年,水肿明显,蛋白尿(++)。其饮食原则是

A. 优质低蛋白、低钠、低磷、高热量、低脂肪

B. 优质高蛋白、低钠、低磷、高热量、高脂肪

C. 低植物蛋白、低钠、低磷、低热量、低脂肪

D. 优质高蛋白、低钠、高磷、高热量、高脂肪

E. 优质低蛋白、低钠、高磷、低热量、高脂肪

25. 患者，女，30岁。突然寒战、高热，伴尿频、尿急、尿痛，左肾区叩击痛2日。尿常规白细胞（+++），红细胞（++）。最可能的临床诊断是

A. 肾结核　　　B. 急性肾炎

C. 慢性肾炎　　D. 肾结石

E. 急性肾盂肾炎

26. 患者，男，30岁。毒蛇咬伤后引起急性肾衰竭，现局部感染，可选择的抗生素是

A. 磺胺药　　　B. 卡那霉素

C. 链霉素　　　D. 青霉素

E. 阿米卡星

27. 患者，女，50岁。慢性肾炎肾衰竭，近3日来胸闷、心慌、咳嗽。体检：端坐位，口唇发绀，颈静脉怒张，心率增快，两肺底湿啰音。最可能的病情变化是

A. 肺炎　　　　B. 胸膜炎

C. 心力衰竭　　D. 心包炎

E. 心律失常

28. 患者，男，40岁。慢性肾炎5年，近1周来食欲明显减退，伴恶心呕吐。临床诊断慢性肾衰竭。支持此项诊断的尿常规检查结果是

A. 蛋白（+++）　B. 红细胞管型

C. 白细胞管型　　D. 上皮细胞管型

E. 蜡样管型

29. 患者，男，40岁。尿毒症代谢性酸中毒，在静脉输入5%碳酸氢钠溶液过程中，突发手足抽搐。此时应予

A. 加快输液　　　B. 快速补钙

C. 静脉注射地西泮　D. 给氧

E. 肌注苯巴比妥

30. 患者，女，40岁。5年前诊断慢性肾炎，1年前因肾衰竭住院治疗。1周前出现尿量减少，近2日出现上腹饱胀、恶心、呕吐。尿常规见蜡样管型，内生肌酐清除率20ml/min。正确的饮食方案是

A. 高钠饮食　　　B. 高钾饮食

C. 高脂饮食　　　D. 高蛋白饮食

E. 高热量饮食

A₃/A₄型题

（31~33题共用题干）

患者，男，40岁。慢性肾小球肾炎10年，目前病情稳定，但有严重贫血。尿蛋白（++），肾小球滤过率70ml/min。

31. 优质低蛋白的供给量为

A. 0.2~0.4g/（kg·d）

B. 0.4~0.6g/（kg·d）

C. 0.6~0.8g/（kg·d）

D. 0.8~1.0g/（kg·d）

E. 1.0~1.2g/（kg·d）

32. 热量供给不应低于

A. 126kJ/（kg·d）　B. 147kJ/（kg·d）

C. 168kJ/（kg·d）　D. 189kJ/（kg·d）

E. 210kJ/（kg·d）

33. 该患者贫血最重要的原因是

A. 铁的摄入不足

B. 叶酸和蛋白质缺乏

C. 促红细胞生成素减少

D. 红细胞寿命缩短

E. 血尿致红细胞丢失过多

（34、35题共用题干）

患者，女，28岁。寒战、高热2日，右肾区有叩击痛。尿检白细胞（+++），白细胞管型5/HP。初步诊断急性肾盂肾炎。医嘱中段尿细菌培养。

34. 有诊断意义的标准是菌落计数大于

A. 10²/ml　　　B. 10³/ml

C. 10⁴/ml　　　D. 10⁵/ml

E. 10⁶/ml

35. 首选的抗菌药物是

A. 抗革兰阴性杆菌药物

B. 抗革兰阳性球菌药物

C. 抗真菌药物

D. 抗革兰阴性球菌药物

E. 抗革兰阳性杆菌药物

（36~38题共用题干）

患者，女，40岁。患慢性肾炎7年余，近2月来水肿，半月来恶心、呕吐，伴乏力、头晕。24h尿量为350ml，血肌酐340μmol/L。

36. 该患者的排尿状况是

A. 正常　　　　B. 尿量减少

C. 无尿　　　　D. 少尿

E. 尿潴留

37. 该患者肾功能状况为

A. 肾功能代偿期

B. 肾储备能力下降期

C. 肾功能失代偿期

D. 肾衰竭期

E. 尿毒症期

38. 最适宜的饮食是

A. 低盐低糖低蛋白

B. 低盐高糖高蛋白

C. 低盐低磷高蛋白

D. 低盐低钾低蛋白

E. 低盐低钙低蛋白

(39、40 题共用题干)

患者，男，50 岁。近 1 周来尿量减少，约 500ml/d，食欲差、双眼睑水肿。血压 160/100mmHg；内生肌酐清除率 12ml/min，血肌酐 700μmol/L，血钾 6.0mmol/L，RBC $2.5×10^{12}$/L，Hb 70g/L。诊断慢性肾衰竭。

39. 该患者每日摄入的液体量应为

A. 前 1 日的尿量减去 500ml

B. 相当于前 1 日的尿量

C. 2000～5000ml

D. 前 1 日的尿量加上 500ml

E. 不严格限水，但不可过多饮水

40. 可降低肾小球高滤过、减少尿蛋白、延缓肾功能减退的降压药是

A. 血管紧张素转化酶抑制剂

B. 钙通道阻滞药

C. 利尿药

D. β 受体阻滞剂

E. α 受体阻滞剂

第6章　血液系统疾病患者的护理

血液系统由血液和造血器官组成。血液病系指原发或主要累及血液和造血器官的疾病。

1. 造血器官及血细胞的生成　造血器官包括骨髓、胸腺、脾和淋巴结。出生后,骨髓为主要的造血器官,肝、脾造血功能停止,仅在应激情况下再恢复部分造血功能,成为髓外造血的场所。

骨髓内的造血干细胞是一种多能干细胞,具有不断自我复制与多向分化的能力,是各种血液细胞和免疫细胞的起始细胞。多能干细胞增殖时一分为二,其一保持继续自我复制的特性、另一则具备成熟的特性,分化为定向造血干细胞(多能祖细胞及淋巴祖细胞)。多能祖细胞在不同的集落刺激因子(CSF)作用下,增殖分化为原粒细胞、原单核细胞、原红细胞、巨核细胞;淋巴祖细胞在骨髓内分化生成淋巴细胞,其中T淋巴细胞在胸腺中成熟,B淋巴细胞在骨髓中成熟。

2. 血液组成及血细胞生理功能　血液由血细胞和血浆组成。血细胞约占血液容积的45%,均为成形细胞(即红细胞、白细胞、血小板);余下的55%血液容积为血浆,是一种淡黄色的透明液体。红细胞无细胞核和细胞器、胞质内充满血红蛋白,而利于携运气体,具有结合与输送O_2和CO_2的功能。白细胞种类多,形态不同、功能各异,包括中性、嗜酸性、嗜碱性粒细胞及单核、淋巴细胞。中性粒细胞的主要功能是吞噬细菌和异物,是机体抵御入侵细菌的第一道防线;单核细胞也是一种吞噬细胞,功能是清除死亡或不健康的细胞,是机体抵御入侵细菌的第二道防线;嗜酸粒细胞具有抗过敏、抗寄生虫的作用;嗜碱粒细胞,能释放组胺等生物活性物质,主要与变态反应有关;淋巴细胞在免疫应答反应中起核心作用,其中T淋巴细胞参与细胞免疫,B淋巴细胞参与体液免疫。血小板由巨核细胞生成,主要功能是参与止血、凝血和保持毛细血管内皮的完整性。血浆成分复杂,含有多种蛋白质、凝血及抗凝血因子、补体、抗体、酶、电解质、各种激素及营养物质等。

3. 血液病的分类

(1) 红细胞疾病:如各种贫血、红细胞增多症。

(2) 粒细胞疾病:如粒细胞减少或缺乏症、中性粒细胞分叶功能不全及类白血病反应等。

(3) 单核细胞和巨噬细胞疾病:如反应性组织细胞增多症、恶性组织细胞病等。

(4) 淋巴细胞和浆细胞疾病:如各类淋巴瘤、急、慢性淋巴细胞白血病及多发性骨髓瘤等。

(5) 造血干细胞疾病:如再生障碍性贫血、阵发性睡眠性血红蛋白尿、骨髓增生异常综合征、急性非淋巴细胞白血病以及骨髓增生性疾病(如慢性粒细胞白血病、真性红细胞增多症、原发性血小板增多症、骨髓纤维化)等。

(6) 脾功能亢进。

(7) 出血性及血栓性疾病:如血管性紫癜、血小板减少性紫癜、凝血功能障碍性疾病、弥散性血管内凝血(DIC)以及血栓性疾病。

4. 血液病的诊断及治疗

(1) 诊断:①健康史和护理体检:有助于获得血液病诊断的重要线索。②实验室检查:血液病诊断的重要环节,其中血常规检查是最基本的诊断方法,骨髓检查是血液病诊断不可缺少的步骤,其他如血细胞化学检查、淋巴结活检、凝血试验、溶血试验、红细胞酶测定、血清铁蛋白和血清铁测定、放射性核素红细胞寿命测定、血液免疫学检查及高频率透射电镜、扫描电镜等,有助于相关血液病的诊断。③影像学检查:超声显像、放射性核素脾扫描、淋巴结扫描、CT、MRI、PETCT 等,对不同的血液病有相应的诊断意义。

(2)治疗:随着基础医学研究的飞速发展,促进了血液病治疗的进展,化学治疗、干细胞移植、成分输血、免疫治疗、造血因子的临床应用,大大改善了血液病的预后;我国血液学家研究发现的维 A 酸和三氧化二砷,通过诱导分化及促进白血病细胞凋亡来消除肿瘤细胞而不影响正常组织和细胞,对急性早幼粒细胞白血病具有肯定的疗效,是特异性去除白血病细胞的新途径。在配合新技术、新疗法的开展过程中,血液病的专科护理也有了明显发展,各种支持疗法、营养疗法、心理支持、预防和控制感染、防治出血等护理措施,使危重的血液病患者能顺利度过危险期,对提高疾病缓解率、延长生存期及改善生活质量发挥了重要作用。

第 1 节 常见症状的护理

一、贫 血

(一)概述

贫血(anemia)是指人体周围血液中红细胞计数容量减少,低于正常值的一种血液病最常见的临床症状。

据世界卫生组织统计:全球约有 30 亿人有不同程度的贫血,每年因患贫血引起各类疾病而死亡的人数达上千万。中国患贫血的人口概率高于西方国家,在贫血人群中,女性明显高于男性,老人和儿童高于中青年,应引起我们的重视。

(二)护理评估

1. 病因 ①红细胞生成减少:常见有再生障碍性贫血、巨幼细胞贫血、缺铁性贫血等。②红细胞破坏过多:如各种溶血性贫血及脾功能亢进等。③急慢性失血:急性失血如上消化道大出血、创伤性大失血等,慢性失血常见于消化性溃疡出血、痔出血、月经过多等,慢性失血是贫血最常见的原因。

2. 临床表现 与贫血的病因、贫血程度、血容量下降的程度、贫血发生的速度和患者的血液、循环、呼吸等系统对贫血的代偿和耐受能力等因素有关。尤其是与贫血发生的速度和贫血的严重程度有关。

(1)一般表现:①疲乏、困倦无力,贫血最早的症状。②皮肤、黏膜苍白,以观察睑结膜、口唇、手掌大小鱼际及甲床的颜色比较可靠。③溶血性贫血时可引起皮肤、黏膜黄染。④病程较长的患儿,常有毛发干枯、营养低下、生长发育迟缓等症状。

(2)神经系统症状:头晕、耳鸣、头痛、失眠、多梦、记忆减退、注意力不集中、精神不振或情绪易激动等。

(3)呼吸和循环系统表现:活动后心悸、气短最常见,呼吸和心率加速,重度贫血在休息时也出现呼吸困难,甚至端坐呼吸;长期贫血可导致贫血性心脏病,出现心脏扩大、心脏杂音、心律失常、心绞痛、心力衰竭。

(4)消化系统症状:常见腹部胀满、食欲减低、大便规律和性状的改变等。长期慢性溶血可合并胆管结石和脾大,缺铁性贫血可有吞咽异物感或异嗜症,巨幼细胞贫血或恶性贫血可引起舌炎、舌萎缩、牛肉舌、镜面舌等。

（5）泌尿生殖系统表现：重度贫血，可有轻度蛋白尿，夜尿增多；女性患者常有月经失调，男性患者多见性欲减退。血管外溶血，尿液中胆红素阴性而尿胆原增高；血管内溶血，可出现血红蛋白尿，重者可引起少尿、无尿、急性肾衰竭。

考点：临床表现

（三）主要护理诊断及合作性问题

1. 活动无耐力　与贫血引起全身组织缺氧有关。

2. 营养失调：低于机体需要量　与各种原因导致造血物质摄入不足、丢失过多有关。

（四）护理措施

1. 一般护理　①休息与活动：根据病情合理安排休息，以减少氧的消耗和减轻心脏负担，改善缺氧。重度贫血或贫血发生急骤、症状明显者，应卧床休息，抬高床头，以利呼吸；对极度虚弱者，应协助其完成沐浴、翻身、进食及其他日常活动，患者起床和上厕所时改变体位宜缓慢，要扶墙起立，避免登高，防止晕倒摔伤；对轻度贫血、症状轻微者，可参加力所能及的工作，活动量以不感到疲劳、不加重症状为度，一旦出现头晕、疲乏、心悸、脉搏增快、出冷汗等不适，应立即停止活动。妥善安排各种护理及治疗，使患者有充分的时间休息。②饮食护理：给予高蛋白、高热量、高维生素、易消化饮食，适当增加动物蛋白以助血红蛋白的合成，并根据不同贫血的原因，在饮食中增加相应营养成分。③心理护理：关爱患者，认真解答患者提出的各种问题，做好疏导和解释工作；介绍各种诊疗的目的、意义，鼓励患者配合治疗及护理。

2. 用药护理　遵医嘱给予药物治疗，向患者阐明药物的作用、用法和注意事项，注意观察疗效和不良反应；对严重贫血者，及时给予氧气吸入；遵医嘱输血或输注浓缩红细胞，以减轻贫血症状、缓解机体缺氧。

二、出血倾向

（一）概述

出血倾向（bleeding tendency）是指出血和凝血障碍引起的机体自发性多部位出血和（或）轻微损伤后出血不止。出血部位可遍及全身，如皮肤黏膜瘀点、瘀斑、鼻出血、牙龈出血、关节出血、泌尿道出血、消化道出血、月经过多等，或由穿刺、注射、手术、创伤等诱发出血或出血不止，以皮肤、鼻腔、齿龈和眼底出血最多见。出血过急过多易致严重贫血，颅内出血可危及生命。

（二）护理评估

1. 病因　①血管性疾病：如遗传性出血性毛细血管扩张症、过敏性紫癜及某些感染性疾病等。②血小板数量减少或质量异常：如特发性血小板减少性紫癜、再生障碍性贫血、白血病、脾功能亢进症、先天性血小板无力症等。③凝血障碍：如血友病、遗传性凝血酶原缺乏、肝病性凝血因子缺乏等引起的凝血异常；肝素使用过量、香豆素类药物过量、敌鼠钠中毒、蛇咬伤和溶栓药物过量等引起的抗凝及纤维蛋白溶解异常；以及血管性血友病、弥散性血管内凝血（DIC）等引起的复合性止血机制异常。

2. 临床表现

（1）出血部位：①皮肤黏膜瘀点、瘀斑，多见于血管性疾病及血小板异常。②皮下软组织血肿及内脏出血，多见于凝血异常性疾病。③鼻出血、咯血、消化道出血及月经过多，有出血倾向的疾病均可发生。④颅内出血最严重，可致昏迷或迅速死亡。

（2）出血程度：轻度：出血量<500ml，无明显临床征象；中度：出血量 500～1000ml，收缩压<90mmHg；重度：出血量>1000ml，收缩压<90mmHg，心率>120 次/分。

（3）伴随症状：口腔黏膜血疱，提示血小板减少，是严重出血的征兆；头晕、眼花、乏力、冷汗淋漓、血压下降、尿量减少，提示失血性休克；呕血、黑便，提示消化道出血；突然头痛、呕吐、视力模糊、瞳孔变化、意识障碍,提示颅内出血;骨骼疼痛、贫血、肝脾淋巴结肿大,提示血液系统恶性肿瘤。

(4) 常见出血性疾病的临床鉴别见表 6-1。

表 6-1 常见出血性疾病的临床鉴别

	血小板及血管性疾病	凝血障碍性疾病
瘀点、瘀斑	多见(小,分散)	罕见(大,片状)
内脏出血	较少	较多见
肌肉出血	少见	多见
关节腔出血	罕见	多见(血友病)
出血诱因	自发性较多	外伤较多
性别	女性较多	男性较多(血友病)
家族史	少有	多有
疾病过程	短暂,可反复发作	遗传性者常为终身性

(三) 主要护理诊断及合作性问题

1. 有损伤的危险　与血管壁异常、血小板减少、凝血因子缺乏有关。

2. 恐惧　与出血量大或反复出血有关。

(四) 护理措施

1. 一般护理　①活动与休息:轻度出血者,可适当活动,避免剧烈活动和易致损伤的活动,以减少出血的危险;急性出血者,应卧床休息,大量出血时绝对卧床休息。②饮食护理:提供营养丰富、易消化、富含维生素 C 的食物,多食新鲜水果、蔬菜,禁忌粗糙和刺激性食物,禁饮酒;过敏性紫癜者,避免可能发生过敏的食物,如鸡蛋、牛奶、鱼、虾、蟹及其他海产品。③心理护理:营造安静、和谐的病室环境,耐心细致地解答患者的问题,给予心理安慰,及时清除各种血迹,避免不良刺激,解释紧张、恐惧会加重出血,鼓励患者保持良好心态,消除不必要的恐惧感。

2. 出血护理　①牙龈渗血和口腔黏膜出血:用冷开水漱口,局部涂止血粉或用肾上腺素棉球、明胶海绵片贴敷;每 4~8h 用软毛刷或纱布球及非乙醇类漱口液(如 0.9%氯化钠溶液)清洁口腔。②鼻黏膜出血:少量出血时,用 0.1%肾上腺素湿润棉片填塞压迫止血,局部冷敷;大量出血时,配合医生用明胶海绵或碘仿纱条行后鼻孔填塞术,术后定时用无菌液状石蜡滴入,保持鼻黏膜湿润。③消化道出血:观察记录呕吐物、排泄物的颜色、量、性质和次数,定时测量生命体征,记录出血量;少量出血时,给予清淡无刺激性的流质饮食,大量出血时,暂禁食,出血停止 24h 后给予流质饮食,逐渐改为普通饮食,尽快建立静脉输液通道,遵医嘱配血,补充血容量。④阴道出血:注意会阴部清洁,防止泌尿生殖道上行感染。⑤关节腔出血或深部组织血肿:减少活动量,抬高患肢,局部冰袋冷敷和压迫止血;出血停止后改为热敷,以利于淤血消散。⑥眼底出血:卧床休息,告诫患者不要揉擦眼球,以防再出血或出血加重。⑦颅内出血:立即置患者去枕平卧位,头偏向一侧,保持呼吸道通畅,给氧,头部冰帽,密切监测生命体征,建立静脉通路,按医嘱正确给药。

3. 预防出血　①保持皮肤清洁,床单平整,被褥轻软,衣着宽松,不穿高跟鞋,避免扑打、拳击。勤剪指甲,不用剃刀刮胡须,防止肢体受压,避免皮肤损伤出血。②忌用牙签剔牙及用硬牙刷刷牙,以防牙龈出血;鼻腔干燥时,用棉签蘸取少许液状石蜡或抗生素软膏轻轻涂擦鼻黏膜,或用氯己定鱼肝油滴鼻,每次 2~3 滴,每日 4 次,禁止用手指挖鼻腔或剥去鼻腔内血痂,以防鼻黏膜出血。③避免食用生、硬、煎、炸食物,提供柔软、刺激性小的食物,以防损伤消化道黏膜引起出血。④保持大便通畅,防止便秘诱发颅内出血。⑤尽量少用注射药物,对必须肌内注射或静脉注射者,尽可能选用小针头,注射后适当延长局部加压时间;静脉穿刺时,扎止血带要松紧适宜,防止结扎过紧引起皮下血管损伤出血,穿刺部位应交替进行使用。⑥骨髓穿刺时,局部应用敷料加压包扎。⑦尽量避免直肠操作,如灌肠、测肛温等,以防擦伤肠黏膜导致出血。⑧避免使用具有扩张血管及抑制血小板功能的药物,如阿司匹林、噻氯匹定、吲哚美辛(消炎痛)、保泰松等,以免诱发或加重出血。

考点:出血护理和预防出血

4. 病情观察　注意观察出血部位及量,特别应注意有无内脏出血及颅内出血征象,一旦出现立即报告医生并配合护理。

三、继发感染

(一)概述

血液病患者由于正常的白细胞数量减少和质量改变,加上贫血、营养不良及机体免疫力下降,不能抵抗病原微生物的侵袭而易继发感染(infection),是血液病患者常见的死亡原因之一。

(二)护理评估

1. 病因　①各类白血病、再生障碍性贫血等骨髓病变,导致白细胞质的异常或数量的减少。②理化因素或药物因素等的毒性作用,抑制骨髓粒细胞的增殖和使粒细胞的破坏增加。③常见诱因有受凉、不洁饮食、感染性疾病(尤其是呼吸道感染)接触史、皮肤黏膜破损、组织受伤等。

2. 临床表现

(1)感染部位:感染可发生在各个部位,以口腔炎、牙龈炎最常见,其他常见部位有肺部感染、皮肤及皮下软组织化脓性感染、肛周炎、肛周脓肿等亦常见;尿道感染以女性居多。严重时可发生败血症。

(2)症状:发热是继发感染最常见的症状,发热的程度、特征和持续时间,因病情而异。

(3)伴随症状:①伴口腔黏膜溃疡、糜烂,为口腔炎;伴咽部充血、扁桃体肿大,为咽峡炎。②伴牙龈红肿、糜烂,为牙龈炎。③伴咳嗽、咳痰及肺部干、湿啰音,为肺部感染。④伴皮肤红肿、溃烂,为皮肤软组织感染。⑤伴肛门周围皮肤溃烂、出血、疼痛或局部脓肿,为肛周炎或肛周脓肿。⑥伴尿急、尿频、尿痛等,为泌尿道感染。

(三)主要护理诊断及合作性问题

1. 体温过高　与继发感染有关。

2. 有感染的危险　与正常粒细胞减少、贫血、营养不良与免疫功能下降有关。

(四)护理措施

1. 一般护理　①休息与活动:保持病室适宜的温、湿度和空气流通。患者应卧床休息,减少机体消耗。②饮食护理:给予高蛋白、高热量、营养丰富、易消化的流质或半流质饮食,以补充机体热量消耗,维持患者最佳的健康状况,提高机体抵抗力;注意饮食卫生,避免食用不洁食物。摄取足够的水分,每日至少 2000ml 以上,遵医嘱静脉补液,维持水和电解质平衡。③心理护理:告知患者发热主要与感染有关,注意预防和积极配合治疗,有利于体温早日恢复正常。

2. 发热护理　高热患者给予物理降温,可采用前额、腋下、腹股沟等处局部冷敷,32～34℃温水擦浴,4℃冰盐水灌肠等,伴有出血倾向者禁用乙醇擦浴,以免局部血管扩张引起再出血。物理降温无效时,遵医嘱药物降温,注意降温不宜过速,以免大量出汗引起虚脱,降温过程中及时擦洗和更换汗湿衣服、被套、床单,密切观察用药后的反应。

3. 皮肤、黏膜护理 ①皮肤护理:患者宜穿透气、棉质衣服,保持皮肤清洁、干燥,勤剪指甲、避免抓伤皮肤,年老体弱长期卧床者,每日用温水擦洗皮肤,按摩受压部位,协助翻身,预防压疮、溃疡,注意会阴部清洁,每日清洗会阴部 2 次,女性在月经期需增加清洗次数。②口腔黏膜护理:每日口腔护理 4 次,根据口腔 pH 选择 1～2 种漱口液(3% 硼酸水、2% 碳酸氢钠液等)于进餐前后正确漱口,每次含漱 30s,以保证使口腔各部位得到机械性冲洗,在呕吐或吐痰后均应按上述要求漱口。口腔黏膜有溃疡时,增加漱口次数,黏膜溃疡处涂抹素高捷口腔膏或紫外线照射治疗,进餐后、睡前涂擦冰硼散或锡类散,合并真菌感染时,用 2.5% 制霉菌素液含漱或局部用克霉唑甘油涂擦;取分泌物作细菌培养及药敏试验。口腔黏膜疼痛影响进食与睡眠时,给予 0.9% 氯化钠溶液 200ml 加利多卡因 200mg 分次含漱。③鼻腔黏膜护理:保持鼻黏膜湿润,鼻腔干燥者用棉签蘸取少许液状石蜡或抗生素软膏轻轻涂擦鼻腔;禁止用手指挖鼻腔或剥去鼻腔内血痂,以防鼻黏膜损伤继发感染。④肛周皮肤护理:睡前、便后用 1：5 000 的高锰酸钾溶液坐浴,每次 15min 以上,以保持肛周皮肤清洁,避免损伤和继发感染;有痔疮、肛裂或肛周感染者,给予局部湿热药敷,发现肛门周围脓肿及时报告医师处理。

4. 用药护理 遵医嘱正确使用降温药物和及时准确使用抗生素,对长期使用抗生素的患者,注意观察有无二重感染征象。

5. 预防感染 ①提供单人房间,限制陪住和探视人员。②保持病室整洁,空气新鲜,每日开窗通风 2 次、每次 30min,每日 1～2 次空气消毒、每次 20～30min,地面、用具定期用消毒液擦拭。③中性粒细胞<$0.5×10^9$/L(即粒细胞缺乏症)时,应对患者实行保护性隔离,有条件者可安排在无菌隔离室或层流室。④严格无菌操作规范:进行各项侵袭性检查和查体之前,应规范清洗双手,穿隔离衣,戴无菌口罩,对危重患者进行各种诊疗时,应戴无菌手套,穿无菌鞋。⑤告诫患者气温变化时应随时添加衣服,以防受凉;在传染病流行季节,尽量减少外出,以防感染。

考点:皮肤、黏膜护理和预防感染护理

6. 病情观察 监测患者体温变化和热型、有无寒战及相应的伴随症状,观察感染部位的病情变化,注意心率、呼吸、脉搏、血压的变化。

重 点 提 示

1. 贫血是指人体周围血液中红细胞计数容量减少,低于正常值的一种血液病最常见的临床症状。

2. 出血倾向根据出血程度可分为:轻度、中度和重度 3 种。护理重点是出血护理和预防出血。

3. 继发感染是血液病患者最常见的死亡原因之一。护理重点是皮肤、黏膜护理和预防感染。

(肖晓燕)

第 2 节 贫血患者的护理

【贫血的分类】

1. 按红细胞形态分类 主要根据红细胞平均体积(MCV)及红细胞平均血红蛋白浓度(MCHC)将贫血分为 3 类(表 6-2)。

表6-2 贫血的红细胞形态分类

类型	MCV（fl）	MCHC（%）	常见疾病
大细胞性贫血	>100	32～35	巨幼细胞贫血
正常细胞性贫血	80～100	32～35	再生障碍性贫血 溶血性贫血 急性失血性贫血
小细胞低色素贫血	<80	<32	缺铁性贫血 铁粒幼细胞性贫血 珠蛋白生成障碍性贫血

2. 按病因与发病机制分类

（1）红细胞生成减少性贫血：①造血干细胞异常，如再生障碍性贫血、骨髓增生异常性贫血、白血病等。②造血微环境异常，如骨髓纤维化、骨髓硬化症、骨髓炎、肿瘤骨转移，以及肾功能不全所致 EPO 不足等。③造血原料不足或利用障碍，如缺铁性贫血、巨幼细胞贫血。

（2）红细胞破坏过多性贫血：即溶血性贫血。①红细胞自身异常，如遗传性球形细胞增多症、遗传性椭圆形细胞增多症。②红细胞外部异常，如自身免疫性溶血性贫血（温抗体型、冷抗体型）、血型不符的输血反应、血栓性血小板减少性紫癜、新生儿溶血性贫血、弥散性血管内凝血、败血症、人工心瓣膜、蛇毒、疟疾、黑热病、大面积烧伤、亚硝酸盐中毒等。

（3）失血性贫血：分为急性失血性贫血和慢性失血性贫血。

【贫血的诊断】

1. 诊断标准 我国目前采用的贫血诊断标准是：在海平面地区，成年男性血红蛋白（Hb）<120g/L、红细胞（RBC）<4.5×10^{12}/L、血细胞比容（HCT）<0.42，成年女性（非妊娠）Hb<110g/L（孕妇 Hb<100g/L）、RBC<4.0×10^{12}/L、HCT<0.37。临床上判断贫血以 Hb 浓度测定为最重要，因为红细胞计数不一定能准确反映贫血的严重程度。

2. 贫血程度的判定标准 根据血红蛋白浓度将贫血分为轻度贫血、中度贫血、重度贫血和极重度贫血（表6-3）。

表6-3 贫血严重程度划分标准

贫血程度	血红蛋白浓度（g/L）	临床表现
轻度	>90	症状轻微
中度	60～90	活动后气促、心悸
重度	30～59	休息时仍气促、心悸
极重度	<30	常并发贫血性心脏病

一、缺铁性贫血患者的护理

案例 6-1

患者，男性，36岁。头晕、乏力多年，伴有痔疮。查体：T 36℃，P 80 次/分，R 18 次/分，BP 100/70mmHg，皮肤、黏膜苍白，毛发稀疏无光泽，指甲脆裂呈匙状。实验室检查：Hb 50g/L，RBC 2.5×10^{12}/L，WBC 9.8×10^9/L，血清铁 6.5μmol/L，骨髓检查：红系增生活跃，骨髓铁染色阴性。诊断为缺铁性贫血。

问题：1. 主要护理问题是什么？

2. 口服铁剂的护理措施是什么？

3. 健康指导内容是什么？

（一）概述

缺铁性贫血（iron depletion anemia）是体内贮存铁耗尽引起的小细胞低色素性贫血及相关的缺铁异常，是一种血红素合成异常性贫血，是最常见的贫血。以婴幼儿和育龄妇女中的发病率最高。

1. 铁的分布　正常成年男性体内铁总量为 50~55mg/kg，女性为 35~40mg/kg。体内铁分为：①功能状态铁：67% 为血红蛋白铁，15% 为肌红蛋白铁，转铁蛋白铁 3~4mg，以及乳铁蛋白、酶和辅因子结合的铁（不足 10mg，但功能极为重要）。②贮存铁：正常成年男性为 1000mg，女性为 300~400mg，包括铁蛋白和含铁血黄素。

2. 铁的来源和吸收　①正常人每日制造新鲜红细胞需铁 20~25mg，主要来自衰老破坏的红细胞释放的铁，维持体内铁平衡需每日从食物中摄铁 1~1.5mg（孕妇和哺乳期妇女需摄铁 2~4mg）。②铁的吸收部位在十二指肠及空肠上段，动物食品铁吸收率高（可达 20%），植物食品铁吸收率低（1%~7%），食物铁状态（二价亚铁易吸收、三价铁不易吸收）、胃肠功能（酸碱度等，胃酸分泌不足可影响铁的吸收）、体内铁贮量、骨髓造血状态和某些药物（如维生素 C 及其他还原剂能使高铁还原成亚铁而利于吸收）都会影响铁的吸收，小肠上皮细胞根据体内铁的贮存及红细胞生成状态调节铁的吸收。当大量口服铁剂时，铁可被动地弥散进入肠黏膜细胞。

3. 铁的转运和利用　进入血浆中的二价亚铁（Fe^{2+}）经铜蓝蛋白氧化成三价高铁（Fe^{3+}）后，与转铁蛋白结合后转运到组织或通过幼红细胞膜转铁受体进入细胞内，再与转铁蛋白分离还原成二价铁，参与血红蛋白合成。

4. 铁的贮存和排泄　正常情况下，人体每日铁的排泄量不超过 1mg，主要是随肠黏膜脱落细胞从粪便中排出，少数由尿、汗液排出，哺乳期妇女每日从乳汁中排出铁约为 1mg。多余的铁以铁蛋白和含铁血黄素形式贮存于肝、脾、骨髓等器官的单核-巨噬细胞系统。

5. 缺铁的病因　①摄入不足：多见于婴幼儿（需铁量大）、青少年（偏食，易缺铁）、青春期和妊娠、哺乳期妇女（月经丢失铁、妊娠、哺乳需铁增加），如婴幼儿不及时补充含铁丰富的蛋、肉类辅食，青少年和女性食物中铁的含量不足，就容易发生缺铁性贫血。其他人群如食物中长期缺铁，也可发生缺铁性贫血。②吸收障碍：萎缩性胃炎和胃大部分切除术后、胃酸分泌不足，慢性肠炎和不明原因的长期腹泻，都可影响铁的吸收；抗酸药以及 H_2 受体拮抗剂等药物均可抑制铁的吸收。③丢失过多：慢性失血是成人缺铁性贫血常见的原因，尤以消化道慢性失血和妇女月经过多更为多见。见于消化性溃疡、消化道肿瘤、食管胃底静脉曲张出血、痔出血、肺结核咯血、服用阿司匹林后出血、子宫肌瘤或功能性子宫出血会导致月经过多等；此外，反复发作的阵发性睡眠性血红蛋白尿、反复血液透析等，也可导致缺铁。

考点： 常见
病因

6. 缺铁的后果　体内贮存铁明显减少到不足以补偿功能状态铁时，铁蛋白、含铁血黄素、血清铁和转铁蛋白饱和度降低，总铁结合力和未结合铁的转铁蛋白升高，组织缺铁、红细胞内缺铁，转铁蛋白受体升高。①影响红细胞的生成：血红素合成障碍，血红蛋白生成减少，导致新生的红细胞内胞质减少、细胞变小，从而形成小细胞低色素性贫血。严重时，粒细胞、血小板的生成也受影响。②影响组织细胞代谢：细胞中含铁酶和铁依赖酶（如细胞色素酶、单胺氧化酶、核糖核苷酸还原酶、琥珀酸脱氢酶等）的活性降低，进而影响患者的精神、行为、体力、免疫功能和儿童的生长发育、智力等；还可引起黏膜组织病变和外胚叶组织营养障碍。

（二）护理评估

1. 健康史　主要了解有无慢性胃肠道疾病、寄生虫病等引起慢性失血的病史和胃肠手术史；有无需铁量增加而摄入不足的情况，了解饮食的结构和习惯；女性患者应重点询问有无月经过多史。

2. 临床表现

（1）一般贫血表现：如疲乏困倦、皮肤黏膜苍白、心悸、气短、头晕、目眩、耳鸣等。

（2）组织缺铁表现：①精神行为异常，如情绪易激动、注意力不集中、异食癖（喜食生米、泥土、石子、茶叶等）。②体力、耐力下降，抗病力下降，易感染。③儿童生长发育迟缓，智力低下。④黏膜组织病变，有口角炎、舌炎、舌乳头萎缩，严重者引起吞咽困难或咽下梗阻感

（Plummer-Vinson 综合征）等。⑤外胚叶营养障碍，表现为皮肤干燥皱缩、毛发干枯易脱落，指（趾）甲无光泽、脆薄易裂，重者指（趾）甲变平，甚至凹下呈勺状，称匙状甲或反甲（图 6-1）。

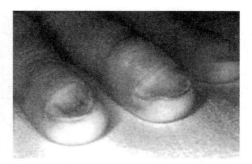

图 6-1　反甲（缺铁性贫血）

3. 辅助检查　①血常规：小细胞低色素性贫血。血片中，红细胞体积小、形态不一、大小不等，中央淡染区扩大；网织红细胞正常或轻度增高；白细胞和血小板计数正常或减低。②骨髓象：增生活跃或明显活跃；以红系增生为主，粒系和巨核系无明显异常；红系中以中、晚幼红细胞为主，体积小、核染色质致密、胞质少、边缘不整齐，血红蛋白形成不良。③铁代谢：血清铁降低<8.95μmol/L，总铁结合力增高>64.44μmol/L，转铁蛋白饱和度降低<15%，血清铁蛋白降低（反映贮存铁的敏感指标，有助于早期诊断）<12μg/L。④红细胞内卟啉代谢：红细胞内游离原卟啉（FEP）浓度增高，FEP>0.9μmol/L。

考点：组织缺铁表现，血常规、骨髓象

（三）治疗要点

1. 病因治疗　病因确诊后应积极治疗，是纠正贫血、防止复发的关键。

2. 补铁治疗　首选口服铁剂，常用琥珀酸亚铁 0.1g、每日 3 次，其他可选用硫酸亚铁、富马酸铁、葡萄糖酸亚铁、右旋糖酐铁等。若口服铁剂不能耐受或吸收障碍，可用铁剂肌内注射，常用右旋糖酐铁，首次给药须用 0.5ml 作为试验剂量，1min 后无变态反应给予常规剂量每次 50mg、每日或隔日 1 次，直至完成铁的总需量。

注射铁总需量=（需达到的血红蛋白浓度−患者血红蛋白浓度）×0.33×患者体重（kg）

考点：治疗要点

（四）主要护理诊断及合作性问题

1. 活动无耐力　与缺铁性贫血引起的全身组织缺血、缺氧有关。

2. 营养失调：低于机体需要量　与铁摄入不足、吸收不良、需要增加或丢失有关。

3. 潜在并发症　铁剂治疗不良反应。

（五）护理措施

1. 一般护理　①休息与活动：重度贫血应卧床休息，轻、中度贫血者可适当活动，但不能从事重体力活动。②饮食护理：纠正不合理的饮食习惯（如偏食），进食含铁丰富、高蛋白、高热量、高维生素的食物，是预防和辅助治疗缺铁性贫血的重要措施，如摄取肉类、豆类、蛋类、海带、海蜇、紫菜、黑木耳、银耳等含铁较多的食物，适当搭配富含维生素 C 的蔬菜和水果，有助于增加铁的吸收。口腔炎或舌炎影响食欲者，避免进食过热或过辣的刺激性食物。③心理护理：告知患者缺铁性贫血是完全可以治愈的疾病，治愈后对机体不会造成任何不良后果，以解除焦虑和紧张心理。

2. 用药护理

（1）口服铁剂：①口服铁剂常有胃肠道不良反应，如恶心、呕吐及胃部不适，避免空腹服用，在饭后或餐中服药可减少不良反应，如不能耐受可从小剂量开始。②同时服用维生素 C，可增加铁的吸收，谷类、牛奶、茶、咖啡及抗酸药、H_2 受体拮抗剂等可影响铁的吸收，避免同时服用。③液体铁剂可使牙染黑，应使用吸管或滴管，将药液送至舌根部咽下，再饮温开水并漱口。④口服铁剂期间，告知患者大便可呈黑色或柏油样，因铁剂与肠内硫化氢作用生成黑色的硫化铁所致，以免引起患者紧张心理。⑤铁剂治疗 1 周后网织红细胞开始上升，可作为治疗有效的指标；血红蛋白在治疗 2 周左右开始升高，8~10 周恢复正常，此时仍需继续服用铁剂 3~6 个月，以补足体内贮存铁，或在血清铁蛋白>50μg/L 后停药。

（2）注射铁剂：①注射前应做过敏试验，1h后无过敏反应时，方可按医嘱给予常规剂量深部肌内注射，注射时应备好肾上腺素，以便发生严重反应时紧急抢救。②避开皮肤暴露部位，选择大肌群深部肌内注射，采用"Z"字形注射（图6-2）或留空气注射法，以免药液溢出引起皮肤染色。③注射器抽取药液后，要更换注射针头后再注射，以避免附着在针头上的铁剂使组织着色。④经常更换注射部位，以促进吸收，避免硬结形成。⑤注意不良反应，如局部疼痛、硬结形成、皮肤染黑等，也可出现面部潮红、头痛、肌肉关节疼痛、荨麻疹等变态反应，严重者可发生过敏性休克，应立即停止注射并予以急救处理。

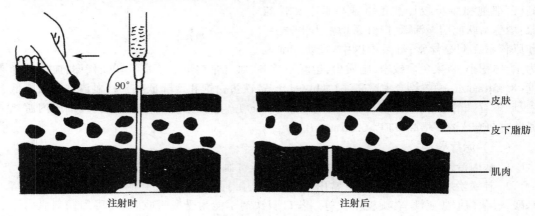

图6-2 "Z"字形注射法

（3）预防铁中毒：急性铁中毒多发生在儿童，常因误服或超量服用铁剂引起。表现为头晕、恶心、呕吐、腹泻、腹痛、消化道出血、休克等，严重者可致昏迷、惊厥等，甚至死亡。慢性铁中毒多发生在45岁以上的中老年人群，男性居多。体内铁量超过正常的10~20倍，可出现慢性铁中毒症状，表现为肝硬化、骨质疏松、软骨钙化、皮肤呈棕黑色或灰暗、胰岛素分泌减少而导致糖尿病。故应告诫患者严格按医嘱服药，切勿自行加大服药剂量，或一次大剂量服药，严防儿童误服。

考点：用药护理

（六）健康教育

在易患人群中开展防治缺铁性贫血的卫生知识教育，向患者介绍本病的基本知识，说明治疗本病的重要意义，以提高自我保健意识。

案例6-1分析

1. 主要护理问题：①活动无耐力。②营养失调：低于机体需要量。

2. 口服铁剂护理措施：①避免空腹服用，从小剂量开始。②同时服用维生素C，避免与牛奶、茶同服。③液体铁剂，应使用吸管将药液送至舌根部咽下，并漱口。④8~10周血红蛋白恢复正常后，告知患者需继续服用铁剂3~6个月。

3. 健康指导内容：①及时治疗痔疮。②防止缺铁的知识教育。

二、再生障碍性贫血患者的护理

案例 6-2

患者，男性，19岁。长期服"安乃近"。头晕、牙龈出血、皮肤瘀斑、心悸、乏力3个月。查体：T 36.2℃，P 80次/分，R 18次/分，BP 100/70mmHg，贫血貌，四肢多处瘀斑。血液检查：Hb 70g/L，RBC 3.2×10^{12}/L，WBC 2.9×10^9/L，BPC 26×10^9/L，网织红细胞0.001。骨髓检查：红系、粒系增生减低。

初步诊断:慢性再生障碍性贫血。

问题: 1. 主要护理问题是什么?

　　　 2. 服雄性激素的护理措施是什么?

　　　 3. 健康教育内容是什么?

(一) 概述

再生障碍性贫血(aplastic anemia, AA)简称再障,是指原发性骨髓造血功能衰竭综合征。以骨髓造血功能低下,全血细胞减少和贫血、出血、感染为特征。我国再障发病率为 7.4/10 万,可发生于各年龄段,以老年人发病率较高,男、女发病率无明显差别。

病因尚不明确,相关的致病因素有:①病毒感染,特别是肝炎病毒、微小病毒 B19 等。②化学因素:与氯霉素类抗生素、磺胺类药物、抗肿瘤化疗药物及杀虫剂等有关,以氯霉素最多见。③物理因素:各种电离辐射如 X 射线、γ 射线及其他放射性物质。

发病机制:①造血干细胞缺陷:再障患者骨髓中 CD34$^+$ 细胞中具有自我更新及长期培养启动能力的"类原始细胞"明显减少或缺如,造血干细胞集落形成能力显著降低,体外对造血生长因子反应差,免疫抑制治疗后恢复造血不完整。②造血微环境异常:骨髓活检发现,除造血细胞减少外,还有骨髓"脂肪化"、静脉窦壁水肿、出血、毛细血管坏死;部分骨髓基质细胞体外培养生长情况差,各类造血调控因子明显不同于正常人。③免疫异常:外周血及骨髓淋巴细胞比例高,T 细胞亚群失衡,T 细胞分泌的造血负调控因子明显增多,骨髓细胞凋亡亢进,细胞毒性 T 细胞分泌穿孔素直接杀伤造血干细胞,而使髓系造血功能衰竭。

考点:病因

(二) 护理评估

1. **健康史**　询问发病前有无明显的病毒感染史、是否使用过抑制骨髓的药物如氯霉素、磺胺类药物、抗肿瘤药等,或长期接触对骨髓有害的物质如杀虫剂、X 射线、γ 射线、放射性核素等;了解居住环境和工作环境中有无有害物质的存在。

2. **临床表现**　分为重型再障(SAA)和非重型再障(NSAA),两者区别见表 6-4。

表 6-4　重型再障和非重型再障的区别

	重型再障(SAA)	非重型再障(NSAA)
起病	急	缓
出血	严重,常发生在内脏	轻,以皮肤、黏膜多见
发热、感染	严重,常发生内脏感染,合并败血症	多数无或一般感染,上呼吸道感染为主
体表出血	多	少
内脏出血	有,常危及生命	少见,较易控制
血红蛋白下降速度	快	慢
中性粒细胞	$<0.5×10^9$/L	$>0.5×10^9$/L
血小板	$<20×10^9$/L	$>20×10^9$/L
网织红细胞	$<15×10^9$/L	$>15×10^9$/L
骨髓象	增生极度减低	增生减低或活跃
病程、预后	病程短,预后差	病程长,预后较好

(1) **重型再障:**起病急、进展快、病情重。①贫血:呈进行性加重。②感染:体温达 39℃ 以上,且难以控制。呼吸道感染最常见,其次为消化道、泌尿道及皮肤黏膜感染;病原体以革兰阴性杆菌、金黄色葡萄球菌和真菌常见。③出血:皮肤瘀点、瘀斑,口腔黏膜血疱,以及鼻出血、牙龈出血、眼结膜出血等,内脏出血表现为呕血、咯血、便血、血尿、阴道出血、眼底出血等,

严重者发生颅内出血,可危及生命。

(2)非重型再障:起病及进展缓慢,以贫血为首发和主要表现,感染及出血症状较轻,也较易控制。

3. 辅助检查

(1)血常规:呈全血细胞减少。重型再障:网织红细胞绝对值降低$<15×10^9/L$、中性粒细胞$<0.5×10^9/L$、血小板计数$<20×10^9/L$。非重型再障:也呈全血细胞减少,但达不到重型再障的严重程度。

(2)骨髓象:多部位骨髓增生低下,粒系、红系及巨核细胞系均明显减少、且形态大致正

考点: 临床表现 常,淋巴细胞、网状细胞、浆细胞比例明显增高。骨髓活检造血组织均匀减少,脂肪组织增加。重型再障骨髓增生广泛重度降低。

(三)治疗要点

1. 支持疗法

(1)预防和控制感染:增加营养,以提高机体的抗感染能力;注意个人卫生、饮食卫生和环境卫生。重型再障,应实施保护性隔离,以减少感染机会;防止外伤及避免剧烈活动以减少出血;避免接触各类危险因素,包括对骨髓有损伤作用和抑制血小板功能的药物。感染性发热时,及时应用广谱抗生素治疗,同时采集感染部位分泌物或尿液、粪便、血液等标本,进行细菌培养和药敏试验,以便及时更换敏感抗生素控制感染。

(2)纠正贫血:成分输血是治疗再障的重要措施,当血红蛋白低于60g/L且患者对贫血耐受较差时,可输注红细胞制剂或新鲜血液。

(3)控制出血:根据具体病情选用不同的止血方法或药物,合并血浆纤溶酶活性增高者,应用抗纤溶药如氨基己酸;女性子宫出血,可肌内注射丙酸睾酮;血小板减少引起的严重出血,可输浓缩血小板;颅内出血、消化道大出血或血尿,应尽早输注富含血小板的新鲜血浆或浓缩血小板悬液。

(4)护肝治疗:合并肝功能损害时,应酌情选用护肝药物。

2. 针对发病机制治疗

(1)免疫抑制治疗:适用于重型再障,可选用抗淋巴细胞球蛋白/抗胸腺细胞球蛋白(ALG/ATG),如马抗淋巴细胞球蛋白、兔抗胸腺细胞球蛋白,用药前需做过敏试验,用药过程中应用糖皮质激素防治变态反应和血清病;也可选用环孢素、CD3单克隆抗体、麦考酚吗乙酯、环磷酰胺、甲泼尼龙等。

(2)促造血治疗:①雄激素,常用司坦唑醇(康力龙)、十一酸睾酮(安雄)、达那唑、丙酸睾酮等。②造血生长因子,可选用重组人粒细胞集落刺激因子(G-CSF)、重组人粒-吞噬细胞

考点: 治疗措施 集落刺激因子(GM-CSF)、重组人红细胞生成素(EPO),适用于重型再障,在用免疫抑制治疗后使用。

3. 造血干细胞移植 适用于40岁以下,无感染及其他并发症者。

(四)主要护理诊断及合作性问题

1. 活动无耐力 与贫血、感染、发热,长期卧床有关。

2. 有感染的危险 与粒细胞减少有关。

3. 组织完整性受损 与血小板减少导致皮肤、黏膜出血有关。

4. 预感性悲哀 与病情严重、进展迅速、治疗效果差有关。

5. 潜在并发症 颅内出血、雄激素不良反应。

(五)护理措施

1. 一般护理 ①休息与活动:重型再障和贫血严重的非重型再障,应卧床休息,并给予生

活上照顾,以减少体内耗氧量、减少内脏出血;轻、中度贫血患者,可根据体力情况适当下床活动。②饮食护理:提供高热量、高蛋白、高维生素易消化的食物,以提高机体抵抗力。③心理护理:帮助患者及家属掌握本病的有关知识,说明免疫抑制剂、雄激素类药是治疗再生障碍性贫血的有效药,但显效较慢,治疗需3~6个月才见效。帮助患者认识不良心理状态对身体康复不利,在病情允许的情况下,指导患者自我护理。同时鼓励患者与亲人、病友多交谈,争取家庭、亲友等社会系统的帮助,给患者以足够的关心、鼓励和照顾,帮助其克服焦虑、悲哀、恐惧情绪,增强康复的信心,积极配合治疗。

2. 贫血、出血、感染的护理　参见本章第1节"常见症状的护理"。

3. 用药护理

(1) 免疫抑制剂:①ATG 和 ALG:应用前做过敏试验,静脉滴注 ATG 速度不宜过快,每日剂量应维持滴注达 12~16h;治疗过程中可出现超敏反应、血小板减少和血清病(猩红热样皮疹、关节痛、发热)等,应密切观察。②环孢素:应定期检查肝肾功能,观察牙龈及消化道反应。③糖皮质激素:观察有无感染加重的征象,有无血压上升、上腹痛及黑便等。

(2) 雄激素:非重型再障的首选药物,应向患者及家属阐明药物的常见不良反应,如痤疮、毛发增多、声音变粗、体重增加、女性闭经及男性化、肝功能损害等,但在停药后可恢复,鼓励患者积极配合治疗。①丙酸睾酮,为油剂,不易吸收,注射处易形成硬结甚至发生无菌性坏死,须深部缓慢分层肌内注射,并注意经常更换注射部位,必要时局部热敷。②司坦唑醇、达那唑等,易引起肝损害和药物性肝内胆汁淤积,治疗过程中应注意有无黄疸,并定期检查肝功能。③定期监测血红蛋白、网织红细胞计数及白细胞计数,通常药物治疗 1 个月左右网织红细胞开始升高,接着血红蛋白上升,经过 3 个月后红细胞计数上升,而血小板上升需较长时间。**考点:**用药护理

(3) 造血生长因子:造血生长因子应用前应做过敏试验,定期查血常规。①G-CSF 皮下注射,患者偶有局部反应如皮疹、低热、消化道不适、骨痛等。②GM-CSF,用药后注意观察有无发热、骨痛、流感样症状、腹泻、乏力以及呼吸困难等,严重者可发生心包炎、血栓形成。③EPO,可静脉注射或皮下注射,用药期间监测血压,若发现血压升高及时报告医师处理,该药还可诱发脑血管意外或癫痫发作,应密切观察。

4. 病情观察　观察患者生命体征的变化,有无体温升高,脉搏增快、呼吸频率和节律改变、血压下降以及视力变化等。对主诉头疼、视力模糊的患者,应注意瞳孔的变化。观察皮肤黏膜有无出血点、瘀点、瘀斑,对迅速发展的紫癜、严重口腔或视网膜出血、血尿或血小板低于 $10\times10^9/L$ 而同时有感染者,应注意观察颅内出血的迹象。

(六)健康教育

1. 向患者及家属说明不可滥用药物,特别是对造血系统有害的药物,如氯霉素类抗生素、磺胺药、保泰松、安乃近、阿司匹林等,注意保暖,避免受凉感冒,尽量少去公共场所,防止交叉感染,避免外伤,并教会患者防止出血的简单方法等。

2. 向患者及家属说明治疗再生障碍性贫血的措施,说明坚持用药的重要性,使患者认识到治疗再生障碍性贫血的长期性,应坚持按医嘱用药,定期进行血常规检查。

3. 告知因职业关系长期接触有害于骨髓功能物质的人员,如 X 射线、γ 射线及其他放射性物质、杀虫剂、苯及其衍生物等,必须提高自我保护的意识及能力,严格遵守操作规程,做好防护工作,加强营养,定期检查血常规。**考点:**健康教育

三、溶血性贫血患者的护理

(一)概述

溶血性贫血(hemolytic anemia)是指由于红细胞因自身异常和(或)外部异常的影响而遭到

破坏、寿命缩短(溶血),超过骨髓造血代偿能力时引起的一种贫血。若红细胞破坏速率在骨髓代偿范围内(骨髓具有正常造血6~8倍的代偿能力),有溶血而无贫血,称为溶血性疾病。

溶血性贫血按发病原因,分为先天性(或遗传性)和后天获得性2类;按起病缓急和病情轻重,分为急性和慢性溶血;按溶血部位,分为血管内溶血和血管外溶血。临床上常按发病机制分为红细胞自身异常和红细胞外部异常引起的溶血性贫血。

(1)红细胞自身异常:①红细胞膜异常:如遗传性球形细胞增多症、遗传性椭圆形细胞增多症、阵发性血红蛋白尿等。②遗传性红细胞酶缺乏:如葡萄糖6-磷酸脱氢酶缺乏症、丙酮酸激酶缺乏症等。③遗传性珠蛋白生成障碍:如血红蛋白病、珠蛋白生成障碍性贫血(地中海贫血)等。④血红素异常:如红细胞生成性血卟啉病、铅中毒等。

(2)红细胞外部异常:①免疫因素:如自身免疫性溶血性贫血、血型不符的输血反应、新生儿溶血性贫血等。②血管因素:如血栓性血小板减少性紫癜、弥散性血管内凝血、人工心瓣膜、行军性血红蛋白尿等。③生物因素:如蛇毒、疟疾、黑热病等。④理化因素:如大面积烧伤、苯肼中毒、亚硝酸盐中毒等。

(二)护理评估

1. 健康史 询问家族中是否有类似贫血患者,有无遗传性球形细胞增多症、阵发性睡眠性血红蛋白尿、葡萄糖6-磷酸脱氢酶缺乏症、珠蛋白生成障碍性贫血、铅中毒及自身免疫性溶血性贫血、新生儿溶血性贫血等病史;有无输入异型血、植入人工心瓣膜史;有无大面积烧伤、疟疾、毒蛇咬伤、DIC等病史;有无苯肼、亚硝酸盐毒物接触史。

2. 临床表现

(1)急性溶血性贫血:起病急骤,由于短期在血管内大量溶血,引起严重的四肢及腰背疼痛、腹痛,伴寒战、高热、头痛、呕吐、面色苍白;继之出现血红蛋白尿、黄疸;严重者出现周围循环衰竭和急性肾衰竭。

(2)慢性溶血性贫血:起病缓慢,症状较轻。有贫血、黄疸和脾大3大特征。长期高胆红素血症,可并发胆石症和肝功能损害;慢性重度溶血性贫血时,长骨部分的黄髓,可以转变成红髓。

(3)心理状态:慢性溶血性贫血多数是先天性或遗传性疾病,患者因反复住院治疗,不能自理日常生活活动,易产生急躁、厌烦情绪。部分溶血性贫血患者,长期使用糖皮质激素和免疫抑制剂后易出现痤疮、多毛和体形变化,常有自卑感。

3. 辅助检查

(1)血管内溶血:血清游离血红蛋白>40mg/L;血清结合珠蛋白<0.5g/L;尿常规,血红蛋白尿阳性、尿蛋白阳性、红细胞阴性;Rous试验(含铁血黄素尿)阳性。

(2)血管外溶血:溶血性黄疸,长期慢性溶血性贫血可伴发肝细胞性黄疸;尿常规尿胆原呈强阳性,尿胆红素阴性;粪胆原排出量>40~280mg/24h、尿胆原排出量<4mg/24h。

(3)红系代偿性增生:外周血网织红细胞增多、可达0.05~0.20;外周血涂片见有核红细胞和幼粒细胞;骨髓涂片显示红细胞代偿增生,红系比例增高,以中幼和晚幼红细胞为主,粒红比例倒置。

(4)确定溶血类型:如靶形红细胞增加,常见于海洋性贫血;球形红细胞增加,见于遗传性球形细胞增多症;酸溶血试验(Ham)阳性,见于阵发性睡眠性血红蛋白尿(PNH);抗人球蛋白试验(Coombs试验)阳性,可诊断自身免疫性溶血性贫血。

考点:临床表现

(三)治疗要点

1. 治疗原则 去除病因、控制溶血、缓解贫血。

2. 治疗措施 ①加强输血管理,严防输错血型,停止接触引起溶血的各种因素如化学品或药物等。②糖皮质激素,治疗自身免疫性溶血性贫血的首选药物,常用泼尼松、氢化可的松;免疫抑制剂主要用于糖皮质激素治疗和脾切除后仍不能缓解者,常用硫唑嘌呤、环磷酰胺、甲氨蝶呤等。③脾切除,对遗传性球形细胞增多症是唯一有效的治疗方法。④急性溶血时,积极防治周围循环衰竭,快速输入 0.9% 氯化钠溶液和 4%~5% 碳酸氢钠溶液、应用血管活性药物、静脉注射呋塞米或 20% 甘露醇,注意防止高钾血症和 DIC 的发生。

(四) 主要护理诊断及合作性问题

1. 活动无耐力　与溶血性贫血导致组织缺氧有关。
2. 潜在并发症　周围循环衰竭、急性肾衰竭。

(五) 护理措施

1. 一般护理　①休息与活动:急性溶血性贫血患者,绝对卧床休息,以减少机体耗氧量;慢性溶血性贫血患者,可适当活动,以不感到疲劳为度。②饮食护理:给予高蛋白、高热量、高维生素、营养丰富的饮食。③心理护理:对急性溶血性贫血患者,应在床边陪护,以减轻其紧张、恐惧感;对慢性溶血性贫血患者,应加强沟通,帮助其正确对待疾病,增强其战胜疾病的信心,解除其焦虑和紧张心理。

2. 用药护理　长期或大剂量使用糖皮质激素时,应严密观察各种并发症,如感染、高血压、糖尿病、溃疡病出血等;用环孢素时,应定期检查肝、肾功能;用环磷酰胺时,应密切观察有无血尿,防止发生出血性膀胱炎。

3. 输血护理　贫血严重,输注去除血浆并经盐水洗涤 3~5 次的红细胞时,注意严格执行输血制度,输血前认真核对,输血时严密观察输血反应,尤其是输血初期 15min 内认真观察有无不良反应,怀疑血型不符时,应立即停止输血,同时报告医师,迅速做好抢救准备。

4. 周围循环衰竭和急性肾衰竭的防护　①快速输入 0.9% 氯化钠溶液和 4%~5% 碳酸氢钠溶液,以补充血容量和稀释血液,使破坏的红细胞和血红蛋白碎片迅速排出体外,防止发生急性周围循环衰竭和肾衰竭。②应用间羟胺或多巴胺时,定期测量血压并根据血压随时调整滴速。③静脉注射呋塞米 40~80mg 或 20% 甘露醇,使尿量达到 1ml/min 以上,以预防急性肾衰竭。④注意防止高钾血症和 DIC 的发生。

5. 病情观察　观察患者生命体征及意识的变化,重点是发热、贫血、黄疸的程度和尿色、尿量的改变,做好记录,以利于及时发现病情变化。

考点:输血护理

(六) 健康教育

指导患者主动预防、减少溶血的发生。如阵发性睡眠性血红蛋白尿患者,勿进酸性食物或酸性药物如维生素 C、阿司匹林、苯巴比妥、磺胺药等;避免精神紧张、感染、过劳、妊娠、输血及外科手术等诱因;葡萄糖 6-磷酸脱氢酶缺乏者,应避免服用氧化性药物如伯氨喹、奎宁、磺胺类、呋喃类、氯霉素、维生素 K 等,禁食蚕豆及蚕豆制品,不要过劳,保持心情舒畅;自身免疫性溶血性贫血者,应注意保暖、防止受凉,尽量避免精神刺激、外伤、手术、妊娠;由化学毒物引起的溶血性贫血,应避免再次接触;与遗传有关者,应加强婚前指导和婚后咨询。

案例 6-2 分析

1. 主要护理问题:①活动无耐力。②组织完整性受损。③有感染的危险。④知识缺乏。
2. 服用雄激素的护理措施:①告知有男性化作用的不良反应。②丙酸睾酮为油剂,须深部缓慢分层肌内注射。③口服司坦唑醇、达那唑者应定期检查肝功能。④定期监测血红蛋白、网织红细胞计数及白细胞计数。
3. 健康教育内容:①不可滥用药物。②教会防止出血的方法等。③避免受凉感冒,少去公共场所防止交叉感染,避免外伤。④坚持正确用药的重要性,定期检查血常规。

重·点·提·示

1. 缺铁性贫血是体内贮铁耗尽引起的小细胞低色素性贫血及相关的缺铁异常,是一种血红素合成异常性贫血,是最常见的贫血。慢性失血是成人缺铁性贫血最常见的病因。组织缺铁表现为缺铁性贫血的特征性表现,血象呈小细胞低色素贫血,骨髓象和铁代谢可提供缺铁依据。病因治疗是纠正缺铁性贫血和防止复发的关键。补充铁剂主要通过饮食和口服铁剂,必要时注射铁剂治疗。护理重点是饮食指导和用药护理。

2. 再障是指原发性骨髓造血功能衰竭综合征。以骨髓造血功能低下、全血细胞减少和贫血、出血、感染为特征。重型再障少见,以严重感染和出血为主要表现,预后差,常选用 ATG、ALG治疗。非重型再障多见,以贫血为首发症状和主要表现,首选雄激素治疗。主要护理措施是对症护理和用药护理。

3. 溶血性贫血是指由于红细胞因自身异常和(或)外部异常的影响而遭到破坏、寿命缩短,超过骨髓造血代偿能力时引起的一种贫血。急性溶血性贫血起病急骤,表现为严重的四肢及腰背疼痛、寒战、高热、面色苍白和血红蛋白尿,严重者出现周围循环衰竭和急性肾衰竭。慢性溶血性贫血起病缓慢,有贫血、黄疸和脾大 3 大特征。治疗原则是去除病因、控制溶血、缓解贫血;护理重点是输血护理。

附 骨髓穿刺术的护理

骨髓穿刺术(bone marrow puncture)是常用的诊疗技术,采取骨髓液做骨髓象检查,可用以观察骨髓内细胞形态及分类,以协助诊断血液病;骨髓涂片或细菌培养,可用以检查某些传染病和寄生虫病;采集供者骨髓,可供骨髓干细胞移植。

1. 术前准备

(1) 用物准备:①常规消毒治疗盘 1 套。②无菌骨髓穿刺包(内有骨髓穿刺针 1 枚、无菌注射器 2ml、20ml 各 1 副、7 号针头 1 个、洞巾 1 条、纱布 2 块等)。③其他用物:棉签、1%普鲁卡因(或利多卡因)2 支、无菌手套 2 副、载玻片及推玻片若干、培养基、酒精灯、火柴、胶布等。

(2) 患者准备:①解释穿刺目的及注意事项,消除患者不必要的顾虑和恐惧,以取得合作。②术前做血小板、出血时间、凝血时间检查。③术前做普鲁卡因皮试,阳性者改用利多卡因进行局部麻醉。

2. 术中配合

(1) 协助患者采取适当的体位:选用髂前上棘部位(位于髂前上棘后 1~2cm,该部位骨面较平、易于固定、操作方便、无危险性),患者取仰卧位;选用胸骨部位(位于胸骨柄或胸骨体,相当于第 1~2 肋间隙的位置,胸骨较薄约 1.0cm,后方为心房和大血管,小儿及不合作的患者不宜,以免发生意外,该部位骨髓液含量丰富,其他部位穿刺失败时,可选择胸骨穿刺点),患者取仰卧位、后背垫枕头;选用髂后上棘部位(位于骶椎两侧,臀部上方突出的部位),患者取侧卧位或俯卧位;选用腰椎棘突(位于腰椎棘突突出处),患者取坐位,尽量弯腰,头俯屈于胸前使棘突暴露。

(2) 协助医生常规消毒局部皮肤、戴无菌手套、铺无菌洞巾,用 1%普鲁卡因或 3%利多卡因行局部皮肤、皮下及骨膜麻醉。

(3) 配合医生实施骨髓穿刺,穿刺成功后以 20ml 无菌干燥注射器吸取骨髓液 0.1~0.2ml 滴于玻片上,立即制成均匀薄片;需做细菌培养时,抽取骨髓液 1.5ml,将注射器针座及培养基开启处通过酒精灯火焰灭菌。

(4) 穿刺结束后,消毒穿刺部位,覆盖无菌纱布,局部按压 1~2min 后用胶布固定;将制好的骨髓片和取得的骨髓培养标本及时送检。

3. 术后护理 平卧休息 4h;穿刺部位局部加压,血小板减少者至少按压 3~5min,并观察穿刺部位有无出血;覆盖无菌纱布处保持干燥,及时更换被血液或汗液浸湿的纱布;穿刺 3d 内禁沐浴,以免污染创口。

4. 注意事项　①注射器和穿刺针必须干燥,以免发生溶血。②吸出骨髓液应立即涂片,以免发生凝固。③抽取骨髓液时,抽吸压力不应过大,抽取骨髓液量不应过多(细菌培养除外),以免混入太多的周围血,影响结果判断。④胸骨部位穿刺时,注意力度适当,刺入不能过深,以免伤及纵隔器官。⑤注意皮肤消毒和无菌操作,严防骨髓感染。⑥骨髓中造血组织不是绝对均匀分布,有时需要多次、多部位抽取骨髓液才能明确诊断。

(肖晓燕)

第 3 节　出血性疾病患者的护理

出血性疾病是指因止血功能缺陷而引起的以自发性出血或血管损伤后出血不止为特征的疾病。

人体小血管受损引起出血时,其止血过程是通过血管收缩和血管内皮细胞作用、血小板黏附、聚集和释放反应、血液凝固 3 个环节完成的。据此,导致出血性疾病的病因分为:①血管壁异常,如遗传性出血性毛细血管扩张症、家族性单纯性紫癜、败血症、维生素 C 或维生素 P 缺乏症、过敏性紫癜等。②血小板数量减少或功能异常,如特发性血小板减少性紫癜、再生障碍性贫血、白血病、血小板无力症、尿毒症等。③凝血功能障碍,如各型血友病、维生素 K 缺乏症、严重肝病、尿毒症等。④抗凝及纤维蛋白溶解异常,如肝素使用过量、溶栓药物过量、免疫相关抗凝物增多及蛇咬伤、水蛭咬伤等。⑤复合性止血机制异常,如弥散性血管内凝血等。

一、过敏性紫癜患者的护理

(一)概述

过敏性紫癜(allergic purpura)是一种常见的血管变态反应性疾病。多见于儿童及青少年,春秋季好发。

发病相关因素:①感染,如细菌(常见为 β 溶血性链球菌引起的呼吸道感染、扁桃体炎、猩红热等)、病毒(多见于麻疹、水痘、风疹病毒)及肠道寄生虫感染等。②食物,主要是鱼、虾、蟹、蛋、牛奶等引起的异性蛋白过敏所致。③药物,如青霉素、链霉素、红霉素、氯霉素、头孢菌素类、磺胺类、异烟肼、阿托品、噻嗪类利尿药及水杨酸类等解热镇痛药。④其他,如花粉、尘埃、虫咬、寒冷刺激及疫苗接种等。

本病为免疫因素介导的一种全身血管炎症,蛋白质及其他大分子致敏原作为抗原,刺激机体产生抗体,与抗原结合成抗原抗体复合物,沉积于血管内膜,引起血管炎性反应;小分子致敏原作为半抗原与机体内某些蛋白质结合构成抗原,刺激机体产生抗体吸附于肥大细胞,当上述半抗原再次进入人体时,与肥大细胞上的抗体发生免疫反应,引起血管炎症反应,导致皮肤、黏膜、肠道、关节腔或肾出血。

(二)护理评估

1. 健康史　询问起病前 1~3 周有无上呼吸道感染,有无进食异性蛋白,接触花粉、尘埃或被昆虫叮咬等情况,有无抗生素、磺胺类、异烟肼、阿托品、噻嗪类利尿药、解热镇痛药等用药史或疫苗接种史。

2. 临床表现

(1)单纯型(紫癜型):最常见的类型。主要表现为局限于四肢的皮肤紫癜,以下肢及臀部多见(图6-3),大小不等、对称分布、反复发生,可融合成片、形成瘀斑,数日内渐变成紫色、黄褐色、淡黄色,经7~14日消退。可伴有皮肤水肿、荨麻疹。

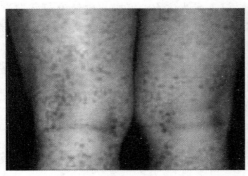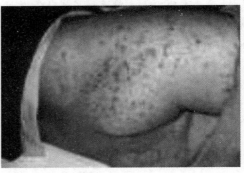

图6-3 过敏性紫癜(单纯型)

(2)腹型:除皮肤紫癜外,最常见的表现为阵发性脐周、下腹或全腹绞痛,伴有恶心、呕吐、呕血、腹泻及黏液血便等,系因消化道黏膜及腹膜脏层毛细血管受累所致。皮肤紫癜常与腹痛同时出现;若紫癜在腹痛后出现,可因腹肌紧张、腹部压痛及肠鸣音亢进等,而误诊为急腹症。

(3)关节型:除皮肤紫癜外,伴有膝、踝、肘、腕等大关节肿胀、疼痛、压痛及功能障碍(关节部位血管受累),呈游走性反复发作,经数日而愈,不后遗关节畸形。

考点:临床 表现 (4)肾型:最严重的类型。在皮肤紫癜发生1周后,出现血尿、蛋白尿、管型尿,偶见水肿、高血压及肾衰竭表现。多数在3~4周内恢复,少数可反复发作而演变为慢性紫癜性肾炎或肾病综合征。

(5)混合型:皮肤紫癜伴发上述2种以上类型的表现。

(6)心理状态:可因反复发生皮肤紫癜和其他脏器的表现而惶恐不安,情绪不稳,或因担心影响工作、学习,而产生焦虑情绪。

📖 **链 接** ⋯⋯⋯⋯

Schönlein-Henoch 综合征:即过敏性紫癜,其中关节型紫癜称 Schönlein 型紫癜,腹型紫癜称 Henoch 型紫癜。

3. 辅助检查 ①除出血时间可能延长外,血小板计数及各项凝血试验均正常。②半数以上患者束臂试验阳性。③毛细血管镜检查,可见毛细血管扩张、扭曲及渗出性炎症反应。④肾型及混合型,有血尿、蛋白尿、管型尿及不同程度的肾功能损害。

(三)治疗要点

1. 去除致病因素 防治呼吸道感染,驱除肠道寄生虫,避免致敏性食物和药物等,是治疗过敏性紫癜的关键。

2. 药物治疗 ①抗组胺药:如异丙嗪、阿司咪唑(息斯敏)、氯苯那敏(扑尔敏)、西咪替丁及静脉注射钙剂等。②改善血管通透性药:如大剂量维生素C(5~10g/d)、曲克芦丁、卡巴克络等。③糖皮质激素:常用泼尼松、氢化可的松或地塞米松等。④其他:包括免疫抑制剂(硫唑嘌呤、环磷酰胺、环孢素)、抗凝治疗(肝素、华法林)或中医中药等,适用于肾型。

3. 对症治疗 根据病情给予镇痛药、止吐药、止血药,如阿托品、654-2、奥美拉唑等。

(四)主要护理诊断及合作性问题

1. 组织完整性受损 与毛细血管脆性和通透性增加有关。

2. 疼痛:腹痛、关节痛 与过敏性紫癜累及胃肠道黏膜毛细血管和关节部位血管有关。

3. 潜在并发症 肾功能损害。

(五)护理措施

1. 一般护理 ①休息与活动:急性期应卧床休息,安置安静舒适的环境,减少环境影响以避免加重焦虑。②饮食护理:给予清淡、易消化的饮食,避免食用易引起过敏的食物;对消化道出血者,避免过热饮食,必要时禁食,按医嘱静脉补液;对明显水肿、高血压和少尿的患者,应给予低蛋白、低盐饮食,控制入水量。③心理护理:耐心倾听患者诉说,介绍治疗有效的病友与之沟通交流,鼓励患者积极应对,树立战胜疾病的信心。

2. 对症护理 做好皮肤护理,防止皮肤损伤,协助腹痛患者取屈膝平卧位,指导关节型患者做好关节局部制动和保暖,以减轻疼痛;遵医嘱给予解痉剂和止痛剂,注意观察疗效和不良反应。

3. 用药护理 对应用糖皮质激素的患者,要加强护理、防治感染;鼓励应用环磷酰胺者多饮水,注意尿量及尿液颜色的改变。

4. 病情观察 观察皮肤紫癜有无进展,注意腹痛、腹部压痛、腹壁紧张度、肠鸣音等变化和粪便颜色,定时测量血压、脉搏,评估关节局部肿痛和功能障碍情况,有无水肿、尿液颜色变化,关注尿常规和肾功能检查结果。

(六)健康教育

向患者阐明过敏性紫癜是变态反应性疾病,积极寻找和去除致病因素对防治过敏性紫癜的关键,积极预防上呼吸道感染,对可疑的过敏因素防止再次接触,尽量避免可能引起变态反应的食物和药物。指导患者加强自我监测病情,一旦出现大量紫癜和瘀斑、明显腹痛或关节肿痛或水肿、血尿,提示病情加重,应及时就医,以免延误病情。 **考点:**健康教育

二、特发性血小板减少性紫癜患者的护理

案例 6-3

患者,女性,35岁。反复发生皮肤瘀点、瘀斑和牙龈出血多年,月经量明显增多,为此感到焦虑不安。血红蛋白90g/L,红细胞3.0×10^{12}/L,血小板60×10^9/L。临床诊断为特发性血小板减少性紫癜。

问题:1. 皮肤、黏膜护理要点是什么?

2. 健康教育内容是什么?

(一)概述

特发性血小板减少性紫癜(idiopathic thrombocytopenic purpura,ITP)是一组免疫介导的血小板过度破坏所致的出血性疾病。临床特征为广泛皮肤、黏膜及内脏出血,骨髓巨核细胞发育成熟障碍,血小板减少、血小板生存时间缩短和血小板膜糖蛋白特异性自身抗体出现等。ITP是血小板减少性紫癜中最常见的一种,急性型好发于儿童,慢性型多见于成人,育龄期女性发病率高于同年龄段男性。 **考点:**发病机制

发病的相关因素:包括细菌或病毒感染、免疫因素、脾作用、雌激素水平增高和遗传因素等。发病机制:血小板膜糖蛋白特异性自身抗体致敏的血小板,被单核-巨噬细胞系统过度吞噬破坏;雌激素具有抑制血小板生成和增强单核-巨噬细胞系统对与抗体结合的血小板的吞噬破坏作用。

(二)护理评估

1. 健康史 了解起病前1~2周有无呼吸道感染(特别是病毒感染)史,有无出血性疾病家族史等。

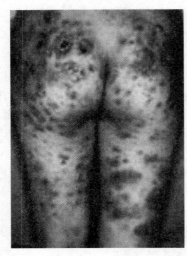

图6-4 特发性血小板减少性紫癜

2. 临床表现

（1）急性型：多数患者发病前有上呼吸道感染史。起病急骤，可有畏寒、寒战、发热。主要表现为全身皮肤黏膜瘀点、紫癜和瘀斑，常先出现于四肢（图6-4），以及鼻、牙龈、舌及口腔黏膜出血，损伤和注射部位出血不止或有瘀斑；当血小板低于 $20×10^9$/L 时可有内脏出血，如呕血、黑便、咯血、尿血、阴道出血等，颅内出血表现为剧烈头痛、意识障碍、瘫痪、抽搐等，是 ITP 致死的主要原因。病程多为自限性，平均 4~6 周内缓解，很少复发，少数患者可迁延转为慢性。

（2）慢性型：起病隐匿，出血症状相对较轻。主要表现为皮肤、黏膜瘀点、紫癜、瘀斑，鼻出血、牙龈出血，外伤后不易止血等；严重内脏出血少见，但月经过多常见或为唯一的临床表现。长期月经过多可出现失血性贫血和轻度脾大。部分患者可因感染等原因而致病情突然加重，出现广泛、严重的皮肤黏膜和内脏出血。

（3）心理状态：由于皮肤、黏膜出血且长期反复发作，易引起焦虑不安、脾气粗暴、固执，与家人、医护人员出现沟通障碍等心理问题。

3. 辅助检查　①血常规：血小板计数，急性型常低于 $20×10^9$/L，慢性型常在 $50×10^9$/L 左右；出血多时可出现贫血。②骨髓象：骨髓巨核细胞增多或正常，但巨核细胞发育成熟障碍，有血小板形成的巨核细胞显著减少。③其他：束臂试验阳性、出血时间延长、血块收缩不良；血小板生存时间明显缩短。

考点：临床表现和辅助检查

（三）治疗要点

1. 休息与活动　根据出血病情和血小板计数，合理安排休息与活动，避免外伤。

2. 药物治疗　①糖皮质激素：首选药物，常用泼尼松，每日 30~60mg，病情严重者，先用等效量的地塞米松或甲泼尼龙静脉滴注，好转后改口服；待症状改善、血小板升至正常或接近正常后，以小剂量泼尼松（5~10mg/d）维持 3~6 个月。②免疫抑制剂：不作为首选药物，仅在糖皮质激素和脾切除疗效不佳或有禁忌证时使用，常用长春新碱，也可选用环磷酰胺、硫唑嘌呤、环孢素。③其他：可选用合成雄性激素达那唑或中医中药治疗。

考点：药物治疗

3. 脾切除　适用于糖皮质激素治疗 3~6 个月无效者，或泼尼松维持量大于 30mg/d，或有糖皮质激素治疗禁忌证者。

4. 急症处理　出血严重或有颅内出血可疑时，可静脉输注单采血小板、静脉滴注免疫球蛋白、血浆置换和静脉注射大剂量甲泼尼龙等急救措施。

📖 **链接**

血小板输注适应证：①血小板计数 $<20×10^9$/L。②出血严重、广泛。③疑有或已发生颅内出血。④近期将实施手术或分娩者。

（四）主要护理诊断及合作性问题

1. 组织完整性受损　与血小板生成减少、寿命缩短及破坏增多有关。

2. 焦虑　与出血病情反复及患者缺乏 ITP 相关知识有关。

3. 潜在并发症　颅内出血。

（五）护理措施

1. 一般护理　①休息与活动：血小板计数低于 $20×10^9$/L 或有严重出血者，应绝对卧床休息；血小板计数在 $50×10^9$/L 以上者，可适当活动。②饮食护理：提供富含高蛋白、高维生素、高热量的柔软饮食，避免进食油炸、带骨、带刺、坚硬和过热的食物。③心理护理：给予精神支持，以增强治病信心，减轻和消除焦虑心理。

2. 预防或避免加重出血　①避免可能造成皮肤黏膜受损的因素：剪短指甲以免抓伤皮肤，忌用牙签剔牙、硬牙刷刷牙和用手挖鼻，避免肢体碰撞和外伤，保持床单平整，衣裤柔软宽松，发热时禁用乙醇擦浴，静脉穿刺时避免用力拍打。②避免引起颅内出血：便秘、剧烈咳嗽会引起颅内压增高和导致颅内出血，须及时按医嘱处理，便秘者给予液体石蜡口服或使用开塞露，剧烈咳嗽用镇咳药和抗生素治疗。

3. 用药护理　向患者说明药物的不良反应和指导自我观察。①糖皮质激素：告知患者有无胃肠道反应、诱发或加重感染或医源性库欣综合征等不良反应，指导在饭后服药，注意观察粪便颜色，加强个人卫生，防治各种感染。②免疫抑制剂：告知长春新碱可引起骨髓造血功能抑制、末梢神经炎，环磷酰胺可致出血性膀胱炎等，指导患者注意观察有无手足感觉异常和尿液颜色变化等。 **考点：**一般护理，预防或避免加重出血护理

4. 病情观察　注意观察出血部位和出血量、生命体征及意识变化，监测血小板计数、出血时间等，以及早发现病情变化和及时处理。

（六）健康教育

1. 向患者讲述有关特发性血小板减少性紫癜的防治知识，指导患者保持良好心态，合理安排休息和活动，活动时应预防各种外伤，当血小板计数低于 $20×10^9$/L 时要绝对卧床休息。

2. 告知患者在服药期间防止感染和观察药物不良反应，按医嘱须长期服用糖皮质激素时，不可自行减量或突然停药，否则易出现反跳现象。

3. 指出不能自行滥服药物，特别不能使用可导致血小板减少或抑制其功能的药物，如阿司匹林、双嘧达莫、吲哚美辛、保泰松、右旋糖酐等，以免诱发和加重病情。

4. 定期复查血小板，观察有无皮肤黏膜出血加重和呕血、咯血、尿血、便血等内脏出血表现，一旦发生及时就医。

三、血友病患者的护理

（一）概述

血友病（hemophilia）是一组因某些凝血因子缺乏引起的严重凝血障碍而致的遗传性出血性疾病，包括血友病 A（甲）、血友病 B（乙）和遗传性凝血因子Ⅺ缺乏症，以血友病 A 最常见，约占 80%，遗传性凝血因子Ⅺ缺乏症，最少见。

血友病 A（凝血因子Ⅷ缺乏）和血友病 B（凝血因子Ⅸ缺乏）均为通过性染色体连锁隐性遗传，遗传基因位于 X 染色体上，男性发病、女性遗传（基因遗传规律如图 6-5 所示）。70% 的血友病 A 有遗传性家族史，30% 的病例系因基因突变；血友病 B，有明显家族史者少，基因有高度的自发性突变率，使女性 X 染色体的一条随机地无作用、不活化。遗传性凝血因子Ⅺ缺乏症（曾称血友病丙），遗传方式与血友病 A 相同，因子Ⅺ缺乏导致血液凝血活酶形成发生障碍，凝血酶原不能转变为凝血酶，纤维蛋白原也不能转变为纤维蛋白而易发生出血。 **考点：**遗传规律

（二）护理评估

1. 健康史　评估有无血友病家族史，了解发病前有无创伤、手术等诱发出血的因素，询问既往有无反复皮肤或体腔出血史等。

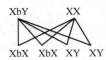

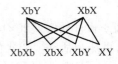

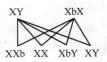

XbY
XX
XbX
XbX
XY
XY
XbY
XbX
XbXb
XbX
XbY
XY
XY
XbX
XXb
XX
XbY
XY
正常男性XY
男血友病XbY
正常女性XX
女血友病XbXb
血友病传递者XbX

图6-5 血友病遗传示意图

2. 临床表现

(1) 出血:血友病的主要表现,大多为自发性或轻度创伤后出血不止,血友病A最严重、血友病B次之、遗传性凝血因子Ⅺ缺乏症最轻。出血特点:①自幼即发生轻微损伤后出血不止。②出血部位以皮下软组织、深部肌肉出血最常见。③负重关节腔内反复出血最突出,如膝关节、踝关节等,因关节腔内血液不能完全吸收,形成慢性炎症、滑膜增厚、纤维化,软骨变性及坏死,最终关节僵硬、畸形,周围肌肉萎缩,导致正常活动受限。④内脏出血少见,但后果严重,颅内出血是主要的死亡原因。

考点:临床表现

(2) 血肿压迫症状:①压迫附近血管,引起相应供血部位缺血性坏死或淤血、水肿。②压迫神经,可出现肢体或局部疼痛、麻木及肌肉萎缩。③口腔底部、咽后壁、喉及颈部出血,可致呼吸困难甚至窒息。

(3) 心理状态:本病为终身遗传性疾病且反复发生出血,患者担心影响到工作、生活和惧怕危及生命,而易产生悲观、失望和恐惧心理。

3. 辅助检查 ①红细胞、白细胞和血小板计数正常,出血时间和凝血酶原时间正常。②内源性凝血系的试验异常,凝血时间(CT)及部分凝血活酶时间(APTT)延长。③凝血活酶生成时间(TGT)及纠正试验,可确定3种血友病的类型。

(三) 治疗要点

1. 止血治疗 包括局部压迫、放置冰袋、局部用血浆、止血粉、凝血酶或明胶海绵贴敷等。

2. 替代疗法 补充凝血因子是防治血友病最重要的治疗方法。主要制剂有新鲜全血、新鲜血浆或新鲜冰冻血浆、冷沉淀物等,严重出血,必须用FⅧ:C或FⅨ制剂。

3. 药物治疗 去氨加压素(DDAVP)、糖皮质激素、6-氨基己酸、达那唑等。

(四) 主要护理诊断及合作性问题

1. 组织完整性受损 与凝血机制障碍有关。

2. 疼痛:肌肉痛、关节痛 与深部组织血肿或关节腔出血有关。

3. 有失用综合征的危险 与反复多次关节腔出血有关。

4. 焦虑 与出血不止,担心影响工作、学习及危及生命有关。

5. 知识缺乏 缺乏血友病相关的防治知识。

6. 潜在并发症 颅内出血。

(五) 护理措施

1. 一般护理 ①休息与活动:注意休息,坚持适当运动,活动中注意避免外伤。②饮食护理:提供高蛋白、高维生素、易消化的清淡饮食,增强机体抗病能力。③心理护理:关爱患者,提供血友病有关的防治信息,鼓励患者树立战胜疾病的信心,克服悲观绝望情绪,积极配合治疗和护理。

2. 出血护理 ①尽量避免肌内注射、深部组织穿刺和手术,避免重体力劳动和剧烈活动,以免诱发和加重出血,如必须注射或手术时,注射后应延长按压时间,在术前、术中和术后按医嘱补充缺乏的凝血因子。②出血时应积极止血,皮肤出血行加压包扎止血,口鼻黏膜出血用1∶1000肾上腺素棉球、明胶海绵压迫止血,关节腔出血用弹性绷带加压包扎,并抬高患肢保持在功能位。

3. 关节护理　①疼痛:主要发生在出血的关节腔和肌肉部位,可在出血部位用冰袋冷敷,限制其活动以缓解疼痛。②预防畸形和功能障碍:关节腔积血导致关节不能正常活动时,局部制动并保持肢体于功能位;在肿胀未消退之前,切勿使关节负重;关节腔出血控制后,帮助患者主动或被动关节活动,以防止关节挛缩、强直、肌肉萎缩和功能丧失。

4. 用药护理　①新鲜全血、血浆或凝血因子:按输血常规操作,注意有无发热、寒战、头痛等不良反应,发现不良反应立即停止输注,报告医生,并做好抢救准备,血液制品及输液器保留送检。②冷沉淀物:在-20℃冷冻干燥环境保存,其所含因子Ⅷ较新鲜血浆高5～10倍,室温下放置1h活性即丧失50%,故应于1h之内输完。③去氨加压素(DDAVP):快速静脉注射时,观察有无心率加快、血压升高、少尿等反应,如有发生,按医嘱对症处理。

5. 病情观察　观察皮下软组织、肌肉、关节腔的出血情况,注意有无内脏出血征象,以便及早发现危重症情况,及早实施抢救措施。

考点: 出血护理和关节护理

(六) 健康教育

1. 指导患者合理安排工作,避免从事可能引起损伤的工作和剧烈活动,适度参与有益于身体的日常活动,如散步、骑自行车等,以避免损伤引起出血;注意调节情绪,避免精神刺激、情绪波动过大诱发出血;避免服用抑制血小板聚集的抗凝药物,如阿司匹林、保泰松、双嘧达莫等。

2. 指导患者识别出血征象和压迫止血的方法,以便及时处理由外伤或其他原因引起的出血,告知如发生严重出血,应立即到医院复查及治疗。

3. 开展血友病知识和遗传咨询教育,使患者了解本病的遗传规律、筛查基因携带者及优生优育的重要性,指导女性基因携带者在妊娠期进行基因分析法,如确定胎儿为血友病患者,应及时终止妊娠。

考点: 健康教育

四、弥散性血管内凝血患者的护理

(一) 概述

弥散性血管内凝血(disseminated intravascular coagulation,DIC)是在许多疾病基础上,凝血及纤溶系统被激活,导致全身微血栓形成、凝血因子大量消耗并继发纤溶亢进,而引起的全身出血及微循环衰竭综合征。

致病因素很多,以感染性疾病最多见(占DIC发病数的31%～43%),常见革兰阴性菌(如脑膜炎球菌、大肠埃希菌、铜绿假单胞菌等),革兰阳性菌(如金黄色葡萄球菌等),病毒(如肾综合征出血热病毒、肝炎病毒、麻疹病毒等),立克次体(如斑疹伤寒立克次体、恙虫立克次体等)和寄生虫(如疟原虫、钩端螺旋体等)等感染;其他因素,依次为恶性肿瘤占24%～34%(如急性早幼粒白血病、淋巴瘤、前列腺癌、胰腺癌及肝癌、绒毛膜上皮癌、肾癌、肺癌及脑肿瘤等),病理产科占4%～12%(如羊水栓塞、感染性流产、死胎滞留、重症妊娠高血压综合征、子宫破裂、胎盘早剥、前置胎盘等),以及手术、创伤、医源性疾病、全身各系统疾病等。

微血栓形成是DIC的基本和特异性病理变化,主要为纤维蛋白血栓及纤维蛋白-血小板血栓;其他病理变化为凝血功能异常(包括高凝期、消耗性低凝期和继发性纤溶亢进),以及毛细血管微血栓形成、血容量减少、血管舒缩功能失调、心功能损害等因素造成的微循环障碍。

(二) 护理评估

1. 健康史　了解是否患有严重感染性疾病、恶性肿瘤,有无病理产科史、创伤史、手术史,及其他严重疾病史等。

2. 临床表现

（1）出血倾向：最常见的早期表现，特征为自发性、多发性出血。以皮肤、黏膜出血和伤口、穿刺部位渗血多见，其次为内脏出血（如咯血、呕血、血尿、便血、阴道出血等），严重者可发生颅内出血。

（2）休克或微循环衰竭：表现为一过性或持续性血压下降，肢体湿冷、少尿、呼吸困难、发绀及神志改变等。顽固性休克是病情严重、预后不良的征兆。

考点：临床表现

（3）微血管栓塞：①浅层栓塞：皮肤损伤多见于眼睑、四肢、胸背及会阴部，黏膜损伤易发生于口腔、消化道、肛门等处，表现为发绀，灶性或斑块状坏死，溃疡形成。②深部栓塞：多见于肾、肺、脑等脏器，表现为急性肾衰竭、呼吸衰竭、意识障碍、颅内高压综合征等。

（4）微血管病性溶血：表现为进行性溶血性贫血，程度一般较轻，偶见皮肤、巩膜黄染。

（5）心理状态：在严重病变基础上，出现全身广泛性自发性出血，患者易出现紧张、恐惧心理及悲观失望的情绪。

3. 辅助检查

（1）消耗性凝血障碍：①血小板减少 $<100\times10^9$/L 或进行性下降。②凝血酶原时间延长。③纤维蛋白原含量 <1.5g/L 或进行性逐渐下降。④凝血酶原时间（PT）缩短或延长 >3s，活化部分凝血活酶时间（APTT）缩短或延长 >10s。

（2）继发性纤溶亢进：①纤维蛋白降解产物（FDP）增多 >20mg/L。②血浆鱼精蛋白副凝试验（3P 试验）阳性。③D-二聚体水平升高或阳性。

（三）治疗要点

1. 治疗原发病和去除诱因　包括积极治疗感染性疾病、恶性肿瘤，及时处理病理产科、外伤，防治休克和纠正缺氧、缺血及酸中毒等。

2. 抗凝治疗　终止 DIC 病理过程、减轻器官损伤和重建凝血-抗凝平衡的重要措施。①肝素：首选的抗凝药物，肝素 15 000U/d，每 6h 用量不超过 5000U，静脉滴注、连用 3~5 日。②其他抗凝药物和抗血小板聚集药：如复方丹参注射液、低分子右旋糖酐、双嘧达莫、噻氯匹定、重组人活化蛋白 C 等。

考点：抗凝治疗

3. 其他治疗　包括补充血浆凝血因子及血小板（新鲜血、新鲜冷冻血浆、血小板悬液、纤维蛋白原、FⅧ及凝血酶原复合物），应用纤溶抑制药、溶栓治疗及糖皮质激素等。

（四）主要护理诊断及合作性问题

1. 组织完整性受损　与 DIC 所致的微血栓形成、凝血因子被消耗、继发纤溶亢进有关。

2. 潜在并发症　休克、多发性微血管栓塞。

（五）护理措施

1. 一般护理　①休息与活动：卧床休息，根据病情安置不同的体位，如休克患者安置中凹卧位、呼吸困难患者安置半坐卧位。②饮食护理：给予高热量、高蛋白、富含维生素的易消化饮食，保证营养供给。③心理护理：安慰神志清醒者，解释病情，减轻其紧张、恐惧的心理反应。

2. 用药护理　迅速建立静脉通路，准确执行医嘱，给予肝素抗凝和防治低血压的药物，应用时注意观察出血减轻或加重情况，定期检测血小板、纤维蛋白原、凝血时间和 3P 试验等，以指导用药。

3. 病情观察　①定时监测生命体征和意识状态变化，记录 24h 尿量，观察皮肤颜色、温度和湿度。②密切观察皮肤黏膜和内脏出血状况，如发生多部位出血加重或创口、注射部位渗血不止，提示病情进展或恶化，及时报告医生处理。③注意有无栓塞表现，如出现皮肤干性坏死,手指、足趾、鼻、颈、耳部发绀等,提示皮肤栓塞;突然胸痛、呼吸困难、咯血,提示肺栓塞;头痛、抽搐、昏迷等,提示脑栓塞;腰痛、血尿、少尿或无尿等,提示肾栓塞和急性肾衰竭可能;消化道出血,提示胃肠黏膜栓塞。

案例 6-3 分析

1. 皮肤黏膜护理要点:①剪短指甲以免抓伤皮肤,避免肢体碰撞和外伤。②忌用牙签剔牙、硬牙刷刷牙和用手挖鼻。③静脉穿刺时避免用力拍打。

2. 健康教育内容:①保持良好心态,合理安排休息和活动,活动时避免外伤。②按医嘱坚持长期服用糖皮质激素,不可自行减量或突然停药,以防病情反跳。③不自行滥服药物,特别不能使用引起血小板减少或抑制其功能的药物。④定期复查血小板,出现出血征象加重及时就医。

重点提示

1. 出血性疾病是指因止血功能缺陷而引起的以自发性出血或血管损伤后出血不止为特征的疾病。

2. 过敏性紫癜是一种常见的血管变态反应性疾病,多见于儿童及青少年,紫癜型最常见,肾型最严重。

3. 特发性血小板减少性紫癜是一组免疫介导的血小板过度破坏所致的出血性疾病。首选治疗药物是糖皮质激素,主要护理措施是防治出血,特别是防治颅内出血。

4. 血友病是一组因某些凝血因子缺乏引起的严重凝血障碍而致的遗传性出血性疾病,以血友病 A(凝血因子Ⅷ缺乏)最常见。遗传基因位于 X 染色体上,女性遗传,男性发病。血友病的主要表现是出血,补充凝血因子是防治血友病最重要的治疗方法。

5. 弥散性血管内凝血是在许多疾病基础上,凝血及纤溶系统被激活,导致全身微血栓形成、凝血因子大量消耗并继发纤溶亢进,而引起的全身出血及微循环衰竭综合征。最常见的病因是感染,最早出现的症状是出血,首选的抗凝药物是肝素。护理重点是病情观察。

(肖晓燕)

第 4 节　白血病患者的护理

案例 6-4

患者,女性,20 岁。不明原因低热 1 个月,刷牙时牙龈出血,皮肤散在出血点;1 周来高热、乏力、出血加重,抗生素治疗无效。查体:全身皮肤散在瘀点、瘀斑,牙龈渗血,扁桃体有脓性分泌物,胸骨下端压痛,肝肋下 1cm。血液检查:血红蛋白 50g/L、白细胞 $14×10^9$/L,血小板 $22×10^9$/L;涂片中有幼淋巴细胞;骨髓增生极度活跃,淋巴细胞明显增多,以原始细胞及幼稚细胞为主,幼红细胞和巨核细胞减少。临床诊断急性淋巴细胞白血病,医嘱 VP 方案。

问题:应用化疗药物的护理要点是什么?

白血病(leukemia)是一类原因未明的造血干细胞克隆性疾病。克隆中的白血病细胞自我更新增强、增殖失控、分化障碍、凋亡受阻,停滞在细胞发育的不同阶段;在骨髓和其他造血组织中白血病细胞大量增生累积,抑制正常造血功能并浸润其他器官和组织。白血病是一种常见的恶性肿瘤,我国发病率为 2.76/10 万,是儿童和青少年中最常见的恶性肿瘤死亡原因。

分类:①根据白血病细胞的成熟程度和自然病程,分为急性白血病(AL),细胞分化停滞在较早阶段,多为原始细胞及早期幼稚细胞,病情发展迅速,自然病程仅几个月;慢性白血病

（CL），细胞分化停滞在较晚的阶段，多为较成熟幼稚细胞和成熟细胞，病情发展缓慢，自然病程为数年；急性白血病不会转变成慢性，但慢性白血病可发生急性变。②根据主要受累的细胞系列，急性白血病分为急性淋巴细胞白血病（简称急淋白血病或急淋，ALL）和急性髓细胞白血病（简称急粒白血病或急粒，AML）；慢性白血病分为慢性髓细胞白血病（简称慢粒白血病或慢粒，CML）和慢性淋巴细胞白血病（简称慢淋，CLL）。③根据周围血常规白细胞计数，分为白细胞增多性白血病（白细胞>10×10⁹/L）和白细胞不增多性白血病（白细胞计数正常或减少）。

病因：尚未完全阐明。目前认为可能与病毒感染、免疫功能异常、电离辐射（X射线、γ射线）、化学毒物（苯及其衍生物）或药物（抗肿瘤药物、氯霉素）、遗传因素等有关。上述发病因素导致遗传基因突变，导致克隆性的异常造血细胞生成；病毒感染、理化因素、免疫力低下及遗传学改变等，使癌基因激活、抑癌基因失活和凋亡抑制基因过度表达，导致白血病发生。某些血液病最终可发展成白血病，如骨髓增生异常综合征、淋巴瘤、多发性骨髓瘤、阵发性睡眠性血红蛋白尿等。

一、急性白血病患者的护理

（一）概述

急性白血病（acute leukemia）是造血干细胞的恶性克隆性疾病，特点是骨髓中异常的原始细胞及幼稚细胞（白血病细胞）大量增殖，正常造血受抑制，广泛浸润肝、脾、淋巴结等各种脏器，表现为贫血、出血、感染和浸润等征象。

（二）护理评估

1. 健康史　询问有无病毒感染史，有无接触放射性物质或化学毒物的情况，是否用过细胞毒类药物，家族中有无类似患者；既往是否有其他血液病等；了解原有化疗方案、用药效果等。

2. 临床表现

（1）贫血：最先出现，随病情发展呈进行性加重，未经治疗，贫血难以改观。贫血的主要原因是红细胞生成减少，其次为无效红细胞生成、溶血和出血等。

（2）发热：早期的常见症状，发热程度不等、热型不定。发热的主要原因是白血病核蛋白代谢亢进，高热常提示继发感染。感染以口腔炎、牙龈炎、咽峡炎最常见，其次为肺部感染和肛门周围感染，严重时可致败血症。感染的主要原因是成熟粒细胞缺乏，其次为机体免疫力低下，最常见的致病菌是革兰阴性杆菌，如肺炎克雷白杆菌、铜绿假单胞菌、产气杆菌等，其他有革兰阳性球菌，如金黄色葡萄球菌等，以及真菌（如念珠菌、曲霉菌、隐球菌等，与长期使用抗生素、糖皮质激素有关）、病毒（如带状疱疹病毒等）等。

（3）出血：多数患者有出血症状，出血部位遍及全身，以皮肤瘀点、瘀斑和鼻出血、牙龈渗血、月经过多常见。若出现头痛、呕吐、视物模糊、呼吸急促、瞳孔不对称、意识障碍、甚至昏迷，提示颅内出血，是白血病致死原因之一。出血最主要的原因是正常血小板减少，其次是弥散性血管内凝血（DIC）、白血病细胞浸润和感染毒素对血管的损伤等。

（4）组织和器官浸润的表现：①肝脾和淋巴结大：肝脾多为轻到中度肿大、无压痛，淋巴结肿大以急性淋巴细胞白血病多见。②骨和四肢关节疼痛：常见于儿童，胸骨下端局部明显压痛，常提示骨髓腔内白血病细胞过度增生。③中枢神经系统白血病（CNS-L）：指白血病细胞浸润脑膜或中枢神经系统，表现为头痛、呕吐、颈项强直，甚至抽搐、昏迷，但不发热；CNS-L常发生在白血病缓解期，以急性淋巴细胞白血病最常见，儿童多发。④其他：皮肤黏膜浸润，表现为皮肤蓝灰色斑丘疹、皮下结节、结节性红斑、牙龈肿胀、牙龈炎、口腔溃疡及白斑等；眼部浸润,表现为眼眶肿块形成、眼球突出,甚至失明(绿色瘤);睾丸浸润,表现为睾丸一侧性无痛性肿大。中枢神经系统白血病和睾丸浸润,均可成为白血病髓外复发的根源。

(5)心理状态:患者因感到死亡的威胁,而易出现忧心忡忡、惊恐不安、悲观失望,愤怒和绝望;化疗期间因保护性隔离,患者常有孤独感。

3. 辅助检查

(1)血常规:多数白细胞总数明显增高,原始和早幼白细胞明显增多(达 30%~90%),部分患者白细胞计数正常或减少;红细胞和血小板数减少。

(2)骨髓象:诊断白血病的重要依据和必做检查。骨髓有核细胞增生明显活跃至极度活跃,主要是白血病原始细胞和幼稚细胞,正常粒系、红系和巨核细胞系均明显减少。Auer 小体仅见于急性粒细胞白血病,有独立诊断意义。

(3)其他:细胞化学染色、免疫学、细胞遗传学及分子生物学(染色体和基因)检查,可在形态学上进行白血病类型的鉴别;中枢神经系统白血病时,脑脊液检查可发现大量白血病细胞。

考点:临床表现

(三)治疗要点

治疗原则:采用联合化学治疗、支持疗法、防治中枢神经系统白血病和造血干细胞移植等综合治疗方法。

1. 一般治疗 ①合理休息、保护性隔离、保证营养。②处理高白细胞血症,当血白细胞>$100×10^9$/L 时,紧急使用血细胞分离机单采清除过高的白细胞,进行联合化疗,同时需预防高尿酸血症、酸中毒、电解质紊乱、凝血异常等。③防治感染,安置患者于层流室或消毒隔离病房,给予有效抗生素。④纠正贫血和控制出血,成分输血和供氧等。

2. 化学治疗 治疗白血病最主要的有效手段。目的是尽可能多地消灭白血病细胞群、控制其大量增殖,以解除白血病细胞浸润引起的各种临床表现,为正常造血功能恢复提供有利条件。常用化疗药物见表 6-5 。

表 6-5 急性白血病常用化疗药物

药名	类别和药理作用	疗效		主要不良反应
		急淋	急非淋	
长春新碱(VCR)	生物碱,抑制有丝分裂	+	±	末梢神经炎、消化道反应
高三尖杉酯碱(H)	生物碱,抑制 DNA、RNA 合成	-	+	骨髓抑制、心脏毒性、消化道反应
足叶乙苷(VP-16,依托泊苷)	生物碱,干扰 DNA、RNA 合成	-	+	骨髓抑制、消化道反应
6-巯嘌呤(6-MP)	抗嘌呤代谢,阻碍 DNA 合成	+	+	骨髓抑制,肝损害
6-硫代鸟嘌呤(6-TG)	同上	+	+	同上
阿糖胞苷(Ara-C)	抗嘧啶代谢,阻碍 DNA 合成	+	+	口腔溃疡、骨髓抑制、恶心
环胞苷(CC)	同上	+	+	同上
羟基脲(HU)	抗嘧啶、嘌呤代谢,阻碍 DNA 合成	-	+	骨髓抑制、消化道反应
甲氨蝶呤(MTX)	抗叶酸代谢,干扰 DNA 合成	+	±	口腔及胃肠道黏膜溃疡,恶心呕吐、肝损害,骨髓抑制
环磷酰胺(CTX)	烷化剂,破坏 DNA	±	+	骨髓抑制、脱发、出血性膀胱炎、恶心呕吐、肝损害

续表

药名	类别和药理作用	疗效		主要不良反应
		急淋	急非淋	
柔红霉素（DAUN）	抗生素，抑制 DNA、RNA 合成	+	+	骨髓抑制、消化道反应、心脏毒性
阿霉素（ADM）	同上	+	+	同上
L-门冬酰胺酶（L-ASP）	酶类，影响癌细胞蛋白合成	+	−	肝损害、过敏反应、高尿酸血症、出血、白细胞减少
泼尼松（P）	糖皮质激素，破坏淋巴细胞	+	−	库欣综合征、易感染、高血压、糖尿病、溃疡病、高尿酸血症
维 A 酸（全反式甲酸、ATRA）	肿瘤细胞诱导分化剂，使白细胞分化为具有正常表型功能的血细胞	−	+	皮肤干燥、脱屑、口角破裂、恶心呕吐、肝功能损害

化疗过程分 2 个阶段：①第 1 阶段为诱导缓解治疗，目的是获得完全缓解。联合化疗方案：急淋首选 VP（长春新碱加泼尼松）方案，疗效不佳时改用 DVP（VP 加柔红霉素）方案或 VLP（VP 加门冬酰胺酶）方案或 DVLP（4 种药物同时使用）方案；急非淋常用 DA（柔红霉素加阿糖胞苷）方案或用 HA（三尖杉碱及阿糖胞苷）方案。②第 2 阶段为缓解后（巩固强化）治疗，目的是进一步消灭体内残存的白血病细胞，延长无病生存期和争取治愈。方法：化疗和造血干细胞移植；措施：用原诱导缓解方案或轮换使用多种药物治疗，每月 1 次，治疗 3 年左右。

📖 **链接** ┈┈┈┈ 完全缓解标准

白血病症状及体征消失；血象和骨髓象基本正常，中性粒细胞绝对值≥1.5×10⁹/L、血小板≥100×10⁹/L；外周血分类中无白血病细胞；骨髓中原始粒+幼稚白血病细胞≤5%、红系和巨核细胞系正常；无髓外白血。

3. 中枢神经系统白血病的防治　减少白血病复发的关键。方法：白血病缓解后，鞘内注射甲氨蝶呤或阿糖胞苷、每次 5~10mg，加地塞米松 5~10mg，每周 2 次，共 3 周；同时进行头颅和脊髓放射治疗。

4. 睾丸白血病的治疗　两侧睾丸同时进行放射治疗。

5. 造血干细胞移植　治愈急性白血病最有希望的疗法。移植的最佳时间是白血病第 1 次完全缓解时进行，患者年龄在 50 岁以下最为理想。

（四）主要护理诊断及合作性问题

1. 有感染的危险　与白血病细胞大量增生和化疗导致成熟白细胞数量减少、质量异常，以及免疫力下降有关。

2. 活动无耐力　与贫血、发热、化疗有关。

3. 预感性悲哀　与患急性白血病和感受到死亡威胁有关。

4. 潜在并发症　化疗药物不良反应、中枢神经系统白血病、睾丸白血病。

（五）护理措施

1. 一般护理　①休息与活动：注意休息和适量运动；化疗期间及严重贫血、感染、明显出血倾向等病情较重者，应绝对卧床休息；必要时协助患者洗漱、进餐、大小便等，以防止病情加重。②饮食护理：营养状况对患者能否坚持化疗及疾病预后有着十分重要的意义，化疗期间患者消耗大、食欲差，应给予高热量、高蛋白、高维生素、易消化的清淡饮食，少量多餐，多饮水,多食新鲜蔬菜与水果,不断改变饮食种类,改善烹饪方法,以增进食欲;消化道出血时,暂禁食或进少量流质,必要时遵医嘱给予鼻饲或静脉高营养等,以保证热量需要。③心理护理:建立良好的护患关系,多与患者沟通,建立社会支持网,鼓励家属和亲友帮助患者增强战胜疾病的信心。权衡患者知情权和保护性医疗制度,以适当的方式告知患者,根据不同时期患者的心理反应进行针对性护理:确立诊断初期,要求家属暂不如实告诉患者疾病的诊断;患者知晓病情后,耐心倾听患者的数说,给予关怀、支持和疏导,帮助患者接受疾病的事实,增强战胜疾病的信心;化疗期间,解释化疗的重要性、必要性及可能出现的不良反应,鼓励患者坚持完成化疗;病情恶化时,采取保护性医疗制度,不能将全部真相告诉患者。

2. 对症护理

(1)感染:①保护性隔离,粒细胞绝对值≤0.5×10⁹/L时,应给予保护性隔离,置患者于无菌层流室或单人病房,谢绝探视,严格执行消毒隔离制度。②讲述预防感染的重要性和易感染部位的防护措施,指导患者注意口腔、鼻腔、皮肤、肛门周围及会阴部的清洁卫生,注意保暖,防止受凉。③加强皮肤、口腔、肛门周围和会阴部的护理,定期洗澡换衣,保持皮肤清洁卫生,饭前、饭后用碳酸氢钠或氯己定漱口液漱口,大便后用1:5000高锰酸钾溶液坐浴,女性患者应每日冲洗会阴部。④化疗前,配合根除局灶性感染,化疗时,使用抗生素(常用头孢哌酮、头孢曲松、头孢他啶等)控制感染,必要时使用造血刺激因子升高白细胞,加强抗感染效果。

(2)出血:严重出血时,遵医嘱输新鲜血或输浓缩血小板,输注浓缩血小板时,采用有滤网的标准输血器尽快输入,输注前和输注过程中轻轻振荡血袋,使血小板悬起、防止血小板凝集;并发弥散性血管内凝血时,准确执行医嘱,迅速给予肝素持续静脉滴注。

(3)贫血:遵医嘱输血或输浓缩红细胞,使血红蛋白上升至80g/L以上。

3. 化疗护理

(1)保证静脉输液:①正确选择静脉,从远心端血管开始选用,远离关节部位、左右交替、避免最细的静脉,以防药液外渗。②静脉穿刺要一针见血,扎止血带时间不宜过长,不拍打静脉,不挤压皮肤,以免皮下出血。③化疗药物不宜与其他药物配伍,先用0.9%氯化钠溶液或5%葡萄糖注射液静脉推注,确保无外渗后,固定好血管,将配制的新鲜药液滴注或换注射器将药液注入,推注过程中要反复试抽回血,检查针头是否在血管内,静脉推注速度要慢(每2~3min推注20ml),以减轻对血管壁的刺激,推注完毕后,再换注射器推注0.9%氯化钠溶液或5%葡萄糖液,以免药液刺激血管和浪费药液;拔针后局部用干棉球加压数分钟止血。④静脉输液过程中,严密观察输液是否通畅,静脉推药过程中要反复试抽回血,注意有无局部肿胀和疼痛,以确保药液输入静脉,不发生外渗。⑤药液外渗时,立即停止输注或推注,保留针头,针对化疗药物种类注入相应解毒剂后再拔针,同时皮下注入解毒剂、局部涂抹氢化可的松、冰敷24h,或用0.5%普鲁卡因溶液局部封闭;局部苍白或紫红,用0.25%酚妥拉明溶液皮下浸润封闭,抬高患肢,必要时2~4h后重复封闭1次。

(2)化疗不良反应的护理:①骨髓抑制护理:化疗过程中定期检查血象,每次疗程结束配合骨髓检查,以观察疗效及骨髓受抑制情况;化疗结束后2周内,应加强预防感染和出血的措施,做各种治疗及护理时,严格无菌技术操作。②胃肠反应护理:提供清淡可口、易消化的饮食,少量多餐,进食时间安排在化疗前、后1h,必要时于餐后30min给予止吐剂。③口腔护理:避免进食辛辣、带刺或有碎骨头的食物,以免刺激口腔黏膜或引起黏膜创伤;指导患者睡前及餐后用碳酸氢钠、依沙吖啶稀释液交替漱口;发生口腔溃疡时,用0.5%普鲁卡因含漱,减轻疼痛。④出血性膀胱炎护理:应用环磷酰胺时,每日补水量应在4000ml以上,以稀释尿中药物浓度,防止发生出血性膀胱炎。⑤心肌损害护理:柔红霉素、阿霉素、三尖杉碱等药物可引起心肌损害,静脉输液速度应缓慢,滴速<40滴/分,注意观察心律和心率,定时检测心电图,以及时发现心肌损害表现。⑥末梢神经炎护理:长春新碱常可引起末梢神经炎,叮嘱患者不拿过热、过冷的物品,不用热水袋暖手,以免烫伤。

考点:化疗
护理

4. 鞘内注射的护理　鞘内注射化疗药物时,药液推注速度要慢,注射完毕后必须去枕平卧4~6h,并注意观察有无头痛、发热等症状发生。

5. 病情观察　密切观察患者的生命体征,口腔、咽喉、肺部等感染征象,贫血加重的征象及昏迷等颅内出血征象等,每日监测白细胞计数及分类计数,发现异常及时报告医师,配合抢救和护理。

(六)健康教育

1. 向患者及家属阐明急性白血病虽然是造血系统恶性疾病,但目前联合化疗的效果较好,应保持乐观的情绪、规律的生活、充足的休息和合理的营养,以利于化疗顺利完成。强调诱导缓解后的巩固治疗,应按医嘱用药,定期随访,每月全面体检1次,查血常规和血小板计数,必要时做骨髓检查。指出异基因造血干细胞移植是当前治愈白血病最有希望的疗法,鼓励患者及家属应积极争取和配合。

2. 指导预防出血和感染的措施,注意个人卫生,尽量减少外出和不去公共场所,以免交叉感染;发现出血、发热及骨、关节疼痛等症状时,要及时去医院检查。

二、慢性白血病患者的护理

(一)概述

慢性白血病(chronic leukemia)分为慢性髓细胞白血病、慢性淋巴细胞白血病和慢性单核细胞白血病。

慢性髓细胞白血病(简称慢粒,chronic myeloid leukemia,CML)是一种起源于多能干细胞的肿瘤增生性疾病。反复小剂量接触或一次大剂量接触苯及放射线照射是比较肯定的病因,其次可能与遗传有关。慢粒是最常见的慢性白血病,占白血病总数的20%~30%、慢性白血病的90%,各年龄均可发病,中年最多见,男性多于女性。

慢性淋巴细胞白血病(简称慢淋,chronic lymphoblast leukemia,CLL)是由于单克隆性小淋巴细胞凋亡受阻、存活时间延长而大量积聚在骨髓、血液、淋巴结和其他器官,最终导致正常造血功能衰竭的低度恶性疾病。反复小剂量接触或一次大剂量接触低频电磁场可能和慢淋发病有关,也与遗传有关。慢淋发病率低,约占白血病总数的5%以下,发病年龄多在50岁以上,男性略多于女性。

(二)护理评估

1. 健康史　主要询问有无反复小剂量或曾一次大剂量接触苯、放射线或低频电磁场,家族中是否有类似疾病的患者。

2. 临床表现

(1)慢粒:起病缓慢,早期多无自觉症状,常在健康体检或因其他疾病就医时发现血象异常或脾大而确诊。病程分3期:①慢性期:有乏力、消瘦、低热、多汗、盗汗、体重下降等代谢亢进症状;脾大为最常见最显著的体征,可占满全腹、甚至达盆腔,质地坚实、平滑、无压痛(脾梗死时压痛明显),可在病情缓解时缩小或因病情进展而增大,轻度肝大,部分患者有胸骨下段压痛。白细胞极度增高(>200×10⁹/L)时可发生"白细胞淤滞症",表现为呼吸困难、反应迟钝、语言不清及颅内出血等。此期可持续1~4年。②加速期:表现为发热、虚弱、进行性体重下降、骨痛、逐渐出现贫血和出血,脾进行性肿大。此期可维持数月到数年。③急性变:终末期表现,类似急性白血病,预后极差,常在数月内死亡。

（2）慢淋：起病十分缓慢，常无自觉症状，多在其他疾病就诊时发现和确诊。早期仅感乏力，后期有食欲减退、消瘦、低热、盗汗及贫血、皮肤黏膜紫癜等表现；淋巴结肿大是最常见的特征性体征，常累及颈部、腋部、腹股沟等处，肿大的淋巴结质地中等、无压痛、可移动，半数患者有轻至中度脾大和轻度肝大；由于免疫功能减退，易并发感染。病程可长达10余年，主要死亡原因是骨髓衰竭导致的严重贫血、出血或感染。

考点：慢粒和慢淋的特征性体征

（3）心理状态：慢粒患者担心发生急性变，常有紧张焦虑和揣测不安的心态；慢淋多为老年人，病后独立生活能力下降，常有抑郁、悲观失望心理，甚至拒绝治疗。

3. 辅助检查

（1）慢粒：①血常规：白细胞总数明显增高>20×10^9/L，分类以中幼、晚幼和杆状核中性粒细胞为主，原始细胞<10%；血红蛋白和血小板计数减少。②骨髓象：确诊的主要依据，骨髓粒细胞系增生极度活跃，中幼、晚幼粒细胞明显增多，慢性期原粒细胞小于10%、急变期原始粒细胞加早幼粒细胞高达50%以上。③其他：90%患者血细胞中出现Ph染色体。

（2）慢淋：①血常规：淋巴细胞持续性增多，白细胞计数>10×10^9/L、淋巴细胞占50%以上，血红蛋白和血小板减少。②骨髓象：有助于确诊，骨髓增生明显活跃，淋巴细胞≥40%、以成熟淋巴细胞为主，红系、粒系及巨核细胞系均减少。③其他：血清蛋白含量减少，抗人球蛋白试验阳性。

（三）治疗要点

1. **慢粒化疗药物**　首选羟基脲，或选用白消安（马利兰）、靛玉红和阿糖胞苷、三尖杉碱等；发生白细胞淤滞症时，采用血细胞分离机分离去除白细胞、服用羟基脲，同时口服碳酸氢钠碱化尿液和鼓励患者多饮水，保证每日尿量在2000ml以上；α-干扰素和甲磺酸伊马替尼，也可获得较好的疗效；脾大明显而化疗效果不佳时，采用脾区放射治疗；进入急变期，按急性白血病进行化疗。根治性的标准治疗方法是异基因造血干细胞移植。

2. **慢淋化疗药物**　常用苯丁酸氮芥和氟达拉滨，其他可选用的药物有喷妥司丁、克拉曲宾、环磷酰胺等，氟达拉滨与环磷酰胺联合化疗适用于复发难治性慢淋，也可应用阿来组单抗、利妥昔单抗进行免疫治疗。缓解期，采用干细胞移植以获得较理想的效果。

（四）主要护理诊断及合作性问题

1. **疼痛**：脾区痛　与脾大、脾梗死有关。
2. **有感染的危险**　与低免疫球蛋白血症、成熟粒细胞数量减少有关。
3. **潜在并发症**　化疗不良反应。

（五）护理措施

1. **一般护理**　治疗期间，安置患者于安静、舒适的环境中卧床休息；给予高蛋白、高维生素食物，以保证足够的营养，鼓励患者多饮水，保证每日尿量在1500ml以上，以利于尿酸、化疗药降解产物的稀释和排泄，减轻药物不良反应。

2. **对症护理**　脾大明显引起左上腹不适时，指导患者取左侧卧位、尽量避免弯腰和撞击腹部，防止脾破裂。

3. **尿酸性肾病的护理**　当周围血白细胞高于50×10^9/L时，应警惕尿酸性肾病，甚至急性肾衰竭的发生，叮嘱多饮水，保证每日尿量在1500ml以上，以利于尿酸及其他代谢产物的稀释和排泄，同时按医嘱给予口服碳酸氢钠以碱化尿液、口服别嘌醇以抑制尿酸形成。

4. **用药护理**　①羟基脲和苯丁酸氮芥的主要不良反应是骨髓抑制，化疗期间，须每周查白细胞计数和血小板计数等，以便及时调整药物剂量，防止骨髓过分抑制。②环磷酰胺除可引起骨髓抑制外，还常引起出血性膀胱炎，用药期间应注意观察有无血尿，并鼓励患者多饮水。

5. **病情观察**　对慢粒患者，应每日测量脾的大小、质地，检查有无压痛，并做好记录；如突然发生脾区剧痛,要密切观察生命体征,及时发现有无休克等脾破裂征象;出现不明原因的高热、贫血、出血加重、脾进行性肿大等急性变表现时,及时报告医生并配合处理。对慢淋患者,注意观察有无继发感染和自身免疫性溶血性贫血表现,以便及时报告医生处理。

案例 6-4 分析 化疗护理要点:①保证静脉输注:正确选择静脉,静脉穿刺时不拍打、挤压皮肤;长春新碱和柔红霉素分开注射,不与其他药物配伍,先用 5% 葡萄糖注射液静脉推注,确保无外渗后,固定好血管,再换注射器将药液缓慢注入,推注过程中反复试抽回血,推注完毕后,再换注射器推注 5% 葡萄糖溶液,以免药液刺激血管和浪费药液;拔针后局部用干棉球加压数分钟止血。②注意观察长春新碱和柔红霉素的不良反应。

重 点 提 示

1. 白血病是一类原因未明的造血干细胞克隆性疾病,是常见的恶性肿瘤,在儿童和青少年中最常见。

2. 急性白血病的主要表现为发热、出血、贫血和器官、组织浸润症状。联合化疗是目前最主要的有效治疗手段,造血干细胞移植是治愈急性白血病最有希望的疗法。护理的重点是心理护理、症状护理和化疗护理。

3. 慢粒白血病多见于中年,最常见最显著的体征是脾大,可发生急性变,首选治疗药物是羟基脲。

4. 慢淋白血病发病年龄多在 50 岁以上,淋巴结肿大是最常见的特征性体征。常用化疗药物是苯丁酸氮芥和氟达拉滨。

5. 造血干细胞移植前的护理是做好供者、无菌层流室和患者的准备;移植中的护理是配合干细胞的采集和输注;移植后的重点是配合做好预防感染、移植物抗宿主病,以及出血、心力衰竭、肝损害的护理。

附 造血干细胞移植术的护理

造血干细胞移植术(hematopoietic stem cell transplantation,HSCT)是指对患者进行全身照射、化疗和免疫预处理后,将正常供体或自体的造血干细胞经血管输注给患者,重建正常造血和免疫功能的一种治疗方法。是目前治疗白血病和血液系统恶性肿瘤最重要的和有效的方法。按干细胞的来源,分为自体移植、同基因移植和异基因移植;根据干细胞采集的部位不同又分为骨髓移植、外周血移植和脐血移植。

1. 术前准备

(1)供者的选择和准备:①供者选择:首选 HLA 配型相合的同胞兄弟姐妹为供者,如有 2 个以上供者,选择与患者 ABO 血型或性别相同者,供者年龄应<60 岁,无严重心肝肾及骨髓疾病,无活动性肺结核及巨细胞病毒感染。②组织配型:异基因干细胞移植应首先对供、受者做组织配型,混合淋巴细胞培养、细胞遗传及基因型检查等,供者与患者必须是 HLA 相合者。③移植前采血:移植前 2 周对供者进行循环采血,目的是保证移植时有足够的新鲜血液提供给供者,以免发生失血性休克,且可刺激供者骨髓造血干细胞生长。

(2)无菌层流室的准备:患者入室前进行严格的空气消毒,用过氧乙酸熏蒸 12~24h 后,通风排气 1~2 日,再用 1% 氯己定溶液擦洗全室,对室内不同空间采样行空气细菌学检测,合格后患者即可入住。

(3)患者准备:①选择合适的患者:年龄小于 45 岁,无心、肝、肾等重要脏器的损害;白血病病情处于完全缓解期,无中枢神经系统白血病迹象;移植前输血少,或虽输血较多但时间已超过 3 个月者。②心理准备:向患者详细解释造血干细胞移植的必要性、安全性和移植的程序、可能出现的并发症和预防措施,介绍层流室的环境与设施,解释入住无菌层流室的理由,阐明保护性隔离的重要性,以减轻患者紧张心理和孤独感,配合移植。③全面体检和必要的辅助检查,特别应注意有无感染灶,如有感染存在必须彻底消除,入室前做好清洁护理,包括沐浴、坐浴、修剪指(趾)甲、剃毛等,同时进行肠道准备,包括口服肠道不吸收抗生素、进食消毒饮食等,以预防外源性和内源性感染。

(4)预处理:造血干细胞移植前,受者需常规接受大剂量的化疗和(或)放疗,即"预处理",目的是清除基础疾病和抑制免疫功能,以免排斥移植物。患者在接受大剂量放疗和化疗时,可有恶心、呕吐、发热、腹泻、面色潮红、腮腺肿胀等反应,护理重点是保证每日补液量在4000ml以上,以稀释尿中药物和尿酸浓度,防止发生尿酸性肾病和出血性膀胱炎。

2. 术中配合

(1)造血干细胞的采集:①骨髓造血干细胞:在手术室内进行,在供者的髂前或髂后上棘多点穿刺抽取骨髓液,置于含有肝素的保养液中,充分混匀后经不锈钢网或尼龙网过滤后装入血袋。②外周血造血干细胞:正常外周血中的造血干细胞数量很少,需经造血刺激因子将骨髓内的造血干细胞动员到外周血中,再通过血细胞分离机多次采集而获得,应在干细胞动员后5~6日采集,通常需连续或隔日采集1~3次。③脐带血造血干细胞:健康产妇胎儿娩出后,迅速结扎脐带,以采血针穿刺脐静脉收集残留于脐带和胎盘内的血液。

(2)造血干细胞输注:①骨髓造血干细胞输注:在无菌层流室进行,经中心静脉插管滴注,先缓慢滴注,观察15~20min,无反应后可加快滴速达100滴/分左右,在30min内将300ml骨髓液输完,但须弃去最后的5~10ml骨髓液,以防骨髓液中的脂肪颗粒引起肺栓塞。同时,经另一条静脉输注鱼精蛋白,以中和骨髓液中的肝素,速度不宜过快,以免出现低血压、心动过速和呼吸困难等。②外周血造血干细胞输注:输注前15~20min受者应使用抗过敏药,冷冻保存的造血干细胞在床旁以38.5~40℃恒温水迅速复温融化后,用无滤网输液器从静脉导管输入,同时另一条静脉输注鱼精蛋白中和肝素。

3. 术后护理

(1)一般护理:关爱、体贴患者,帮助患者与家属沟通和联系,消除患者的孤独感与寂寞感,增强治病信心,帮助患者度过移植关。协助患者日常生活活动,提供无菌的高蛋白、高热量、高维生素,无渣、清淡、易消化饮食,鼓励多饮水,必要时提供肠道外高营养。加强大静脉插管的护理,注意调节输液时滴速,输注抗生素、人血丙种球蛋白和碱性药物时,要分开单独输入。

(2)预防感染:①严格执行层流室消毒的制度,室内地面、墙壁、日花板、物体表面,应每日消毒2次;各种物品、医疗护理器具、药品等,采取不同的消毒灭菌方法,进行消毒灭菌处理,消毒液、泡手液每日更换1次。②加强无菌层流室使用的管理,控制入室人员,保持环境、物品、人员的无菌化,严格执行各项操作的无菌规程,加强设备维护,当监测到空气含菌、含尘浓度明显增高时,应及时查找原因和检修。③严格执行医护人员的自身净化制度,患呼吸道感染者禁入室内,进入无菌室前必须用氯己定漱口,清洁外耳道、鼻腔、淋浴、更衣,穿戴无菌专用衣帽、口罩,头发不外露,接触患者前,需再次消毒双手、戴无菌手套、加套无菌隔离衣与袜套,治疗护理过程中严格无菌操作。④严格保持患者无菌,每日予以1:2000氯己定溶液进行拭浴1次,便后、睡前用1:5000高锰酸钾溶液坐浴,女性患者月经期间增加外阴冲洗次数;每日用抗生素滴眼、滴鼻、擦拭外耳道4次,每日雾化吸入抗菌药、抗病毒药3次;告知患者勿用手挖鼻、挖外耳道,不用牙签剔牙,每日口腔护理4次,进餐前后用漱口液漱口,如有口腔黏膜破溃,涂抹素高捷疗口腔膏或局部给予紫外线照射治疗。⑤遵医嘱应用粒细胞集落刺激因子、粒巨噬细胞集落刺激因子和免疫球蛋白,以增强防治感染的效果。

（3）预防移植物抗宿主病（GVHD）：移植物抗宿主病是指移植活的造血干细胞含有免疫活性细胞（主要是 T 淋巴细胞），与受者组织发生免疫反应，导致组织损伤，是异基因造血干细胞移植成功后最严重的并发症。急性 GVHD 发生在移植后 100 日以内，发生越早，预后越差，主要表现为广泛性皮肤红斑和斑丘疹、厌食和腹泻、黄疸和肝功能异常等；慢性 GVHD 发生于移植 100 日之后，出现类似系统性硬化病、皮肌炎、舍格伦综合征（干燥综合征）、关节炎、闭塞性细支气管炎、胆管变性和胆汁淤积等自身免疫病表现。护理配合重点：严格无菌操作，遵医嘱正确应用各种治疗药物和血液制品，注意药物疗效和不良反应，密切观察皮肤黏膜，饮食和排便情况，有无腹胀、黄疸、肝区胀痛、肝功能异常等，定时测量生命体征，如有可疑应即报告医生，配合做好相应的治疗和护理。

（4）其他：①预防出血：告知患者避免外伤，不要用手搔抓皮肤、不要用牙签剔牙，不要用手挖鼻和外耳道；观察有无皮肤瘀点、瘀斑、鼻出血和牙龈出血，注意尿液和粪便的颜色，发现异常立即报告医生，遵医嘱输注浓缩血小板。②预防心力衰竭：化疗药物对心脏的毒性作用和大量输液和输注骨髓液等，均可诱发心力衰竭，输液和输注骨髓过程中要观察呼吸、脉搏和心率，注意肺底有无湿啰音，发现异常立即减慢滴速，报告医生处理。③预防肝损害：肝损害包括肝静脉闭塞病、输血后肝炎和一过性肝损害，除密切观察有无腹胀、肝区胀痛、黄疸、腹腔积液外，应协助和配合医生进行有关检查和护理。

（周　丹）

第 5 节　淋巴瘤患者的护理

（一）概述

淋巴瘤（lymphoma）是起源于淋巴结或其他淋巴组织的免疫系统恶性肿瘤，其发生与免疫应答过程中淋巴细胞增殖分化产生的某种免疫细胞恶变有关。根据组织病理学，淋巴瘤分为霍奇金淋巴瘤（Hodgkin lymphoma，HL）和非霍奇金淋巴瘤（Non-Hodgkin lymphoma，NHL）2 大类，以 NHL 占多数。我国淋巴瘤的发病情况是男性高于女性，城市高于农村，死亡率为 1.5/10 万，发病年龄以 20~40 岁居多。

病因及发病机制尚不清楚，一般认为淋巴瘤的发生与病毒感染和免疫功能低下有关。研究表面，EB 病毒可能是 Burkett 淋巴瘤的病因，近年来发现遗传性或获得性免疫缺陷伴发淋巴瘤者较多，如 NHL 在艾滋病、舍伦格综合征、器官移植后长期应用免疫抑制剂等患者中，发病率增高。淋巴瘤可发生在身体任何部位，以淋巴结和结外淋巴组织如扁桃体、脾及骨髓等部位最易受累。

根据病理组织学特点，霍奇金淋巴瘤分为淋巴细胞为主型、结节硬化型、混合细胞型和淋巴细胞消减型 4 型，我国以混合细胞型最常见，其次为结节硬化型，其他 2 型较少见，预后最差的是淋巴细胞消减型；非霍奇金淋巴瘤分为低度恶性、中度恶性、高度恶性及其他 4 类。

（二）护理评估

1. 健康史　询问有无反复病毒感染史，有无遗传性或获得性免疫缺陷病，如艾滋病、舍伦格综合征，了解是否长期接受免疫抑制剂的治疗等。

2. 临床表现

（1）霍奇金淋巴瘤：多见于年轻人，儿童少见。①淋巴结肿大：多数以无痛性、进行性颈部或锁骨上淋巴结肿大为首发症状，其次是颌下、腋下、腹股沟等处的淋巴结肿大，肿大的淋巴结相互粘连融合成块,质硬无压痛。②压迫症状:深部淋巴结肿大可引起压迫邻近器官的症状,如纵隔淋巴结肿大可致咳嗽、胸闷、气促、肺不张及上腔静脉压迫综合征;腹膜后淋巴结肿大可压迫输尿管,引起肾盂积水。③全身症状:30%~40%的 HL 患者以不明原因的持续或周期性发热为主要起病症状,发热后常有盗汗、疲乏及消瘦;部分患者有局部或全身皮肤瘙痒,多为年轻女性患者。

（2）非霍奇金淋巴瘤:随年龄增长而发病增多,男性多于女性。①常以高热或各器官系统症状为主要临床表现,以无痛性进行性颈部或锁骨上淋巴结肿大作为首发表现者较 HL 少见。②结外淋巴组织病变多见,易有远处扩散,发展迅速,晚期可出现发热、消瘦、盗汗。③全身各器官组织受累表现:肝大、肝区疼痛和黄疸,腹痛、腹泻、腹部肿块,肾肿大、高血压、肾功能不全,以及脑膜脊髓浸润、骨(胸、腰椎常见)损害、骨髓浸润、口鼻咽部浸润、肺实质浸润、胸腔积液等。

考点: 2 类淋巴瘤临床表现的异同点

（3）临床分期

Ⅰ期:病变仅限于 2 个淋巴结区(Ⅰ)或单个结外器官受累(ⅠE)。

Ⅱ期:病变累及膈同侧 2 个或 2 个以上淋巴结区(Ⅱ),或病变局限侵犯淋巴结以外器官及膈同侧 1 个以上淋巴结区(ⅡE)。

Ⅲ期:膈上下两侧均有淋巴结病变(Ⅲ),可伴脾累及(ⅢS),或结外器官局限受累(ⅢE)或脾与局限性结外器官均受累(ⅢSE)。

Ⅳ期:1 个或有多个结外器官广泛侵犯,伴或不伴淋巴结肿大,肝或骨髓只要受累均属Ⅳ期。

（记录符号:①累及部位:E,结外;S,脾;H,肝;M,骨髓;D,皮肤;P,胸膜;L,肺。②有无发热、体重减轻、盗汗全身症状:A,无;B,有。）

（4）心理状态:常有恐惧不安的情绪变化,对生活、学习和工作失去信心,甚至产生无助感和绝望心理。

3. 辅助检查

（1）血常规及骨髓象:HL 常有轻或中度贫血,白细胞轻度增加,骨髓涂片找到 R-S 细胞是 HL 骨髓浸润的依据;NHL 白细胞多正常,少数患者晚期并发白血病,此时血常规及骨髓象酷似急性淋巴细胞白血病。

（2）淋巴结活检:淋巴结病理切片有助于确定诊断。

（3）其他检查:胸部 X 线、腹部超声或 CT 检查,有助于对纵隔、肺门淋巴结、腹腔内及腹膜后淋巴瘤的诊断。

（三）治疗要点

治疗原则:以化疗为主的化、放疗结合的综合治疗。

1. 放射治疗　⁶⁰Co 或直线加速器照射病变部位,适用于Ⅰ、Ⅱ期患者,HL 以ⅠA、ⅡA 疗效好,早期常可达根治目的;NHL 低度恶性组(Ⅰ、Ⅱ期)放疗后,半数患者可无复发存活10 年。

2. 化学治疗　采用联合化疗,争取首次治疗获得完全缓解。HL 的ⅠB、ⅡB 和Ⅲ~Ⅳ期患者,以化疗为主,常用方案为 MOPP(氮芥、长春新碱、丙卡巴肼、泼尼松)或 ABVD(阿霉素、博来霉素、长春新碱、达卡巴嗪),有巨大肿物者加用局部放疗。NHL 的中度和高度恶性组,以化疗为主,基本化疗方案为 COP(环磷酰胺、长春新碱、泼尼松)和 CHOP(环磷酰胺、阿霉素、长春新碱、泼尼松),必要时加局部放疗。

3. 其他治疗　可采用干扰素、单克隆抗体或造血干细胞移植等治疗方法;脾功能亢进有脾切除指征者,可采用脾切除术改善血常规。

(四) 主要护理诊断及合作性问题

1. 体温过高　与淋巴瘤有关。

2. 有感染的危险　与机体免疫力低下有关。

3. 有皮肤完整性受损的危险　与放疗有关。

4. 营养失调:低于机体需要量　与持续高热和放疗或化疗有关。

(五) 护理措施

1. 一般护理　化疗和放疗期间,患者应注意休息;给予高热量、高蛋白、高维生素饮食,以增强机体抗病能力,食物以柔软、容易咀嚼、易消化为原则;有恶心、呕吐时,以静脉途径补充营养;关爱患者,介绍疾病的有关知识,给予心理支持,以减轻或消除其恐惧不安心理,保持平和的心态;定期进行病室空气和地面消毒,严格无菌操作,预防感染。

2. 化疗护理　治疗淋巴瘤的化疗药物,常有胃肠道反应、骨髓抑制、肝肾功能损害等不良反应,护理措施参照白血病患者护理的相关内容。

3. 放疗护理　①加强皮肤护理,防止皮肤损伤。避免局部皮肤受到热、冷的刺激,不使用热水袋、冰袋,外出时避免阳光直接照射,不要用刺激性的化学物品,内衣应宽松柔软,洗澡时局部皮肤应轻轻擦洗,以减少对放射区皮肤的刺激。观察放疗局部皮肤有无发红、瘙痒、灼热感以及渗液、水疱形成等,如局部皮肤有烧伤时,应涂烫伤油膏保护;如局部皮肤有溃疡、坏死,应及早清创、植皮,同时给予抗感染治疗。②放疗期间出现胃肠道反应及后期发生骨髓抑制、放射性肺炎、放射性纵隔炎时,应按医嘱及时配合护理。③定期检查血常规,若出现白细胞<$3×10^9$/L时,应及时报告医生处理。

考点: 放疗护理

(六) 健康教育

1. 指导患者注意休息,早期可适当活动,避免剧烈运动,症状明显时需卧床休息;注意个人卫生,避免皮肤黏膜损伤,预防出血、感染。

2. 指导摄入高热量、高蛋白、高维生素、易消化的食物,以提高机体的抗病能力。

3. 介绍淋巴瘤的治疗方法和药物不良反应,鼓励患者坚持治疗,以利于疾病康复,叮嘱患者定时到医院复查,以便得到及时的处理。

> **重点提示**
>
> 淋巴瘤是原发于淋巴结或其他淋巴组织的恶性肿瘤,其发生与免疫应答有关。分为霍奇金淋巴瘤和非霍奇金淋巴瘤(占多数)两大类,前者以无痛性、进行性颈部或锁骨上淋巴结肿大为常见首发症状,后者常以高热或各器官系统症状为主要临床表现。治疗和护理的重点是放疗和化疗。

（周　丹）

目 标 检 测

A_1/A_2型题

1. 重度贫血是指血红蛋白量低于

　　A. 120g/L　　　　　B. 110g/L

　　C. 90g/L　　　　　 D. 60g/L

　　E. 30g/L

2. 革兰阳性球菌感染时,最可能出现的血常规检查结果

　　A. 嗜酸粒细胞计数增加

　　B. 淋巴细胞计数增加

　　C. 嗜酸粒细胞计数增加

　　D. 单核细胞计数增加

　　E. 中性粒细胞比例增加

3. 血液病患者需绝对卧床休息的标准之一是血小板计数低于

A. $50×10^9/L$ B. $40×10^9/L$

C. $30×10^9/L$ D. $20×10^9/L$

E. $10×10^9/L$

4. 血液病患者的皮肤黏膜护理措施不正确的是

  A. 勤剪指甲,避免搔抓皮肤

  B. 不用牙签剔牙

  D. 不用剃须刀刮胡须

  C. 及时挖出鼻孔内血痂以免感染

  E. 齿龈出血用肾上腺素湿棉片贴敷

5. 血液病患者最常见的继发感染部位是

  A. 口咽部   B. 呼吸道

  C. 胃肠道   D. 泌尿道

  E. 皮肤黏膜

6. 最常见的贫血类型是

  A. 再生障碍性贫血   B. 失血性贫血

  C. 缺铁性贫血   D. 溶血性贫血

  E. 巨幼红细胞贫血

7. 缺铁性贫血最常见的病因是

  A. 铁吸收不良   B. 铁补充不足

  C. 需铁量增加   D. 慢性失血

  E. 铁利用障碍

8. 缺铁性贫血特征性表现是

  A. 皮肤黏膜苍白

  B. 活动后心跳、气短

  C. 食欲不振、腹胀、腹泻

  D. 皮肤干燥、黏膜损害、毛发干枯、反甲

  E. 记忆力减退、嗜睡

9. 引起再生障碍性贫血最常见的药物是

  A. 磺胺药   B. 氯霉素

  C. 保泰松   D. 苯巴比妥

  E. 抗癌药

10. 慢性溶血性贫血的主要表现是

  A. 寒战高热、腰痛、血红蛋白尿

  B. 贫血、腰痛、血红蛋白尿

  C. 寒战高热、贫血、血红蛋白尿

  D. 贫血、黄疸、脾大

  E. 贫血、黄疸、血红蛋白尿

11. 治疗过敏性紫癜的关键是

  A. 去除病因

  B. 应用止血药

  C. 应用抗组胺类药物

  D. 应用糖皮质激素

  E. 应用免疫抑制剂

12. 特发性血小板减少性紫癜最主要的发病机制是

  A. 骨髓制造巨核细胞功能低下

  B. 血小板功能异常

  C. 自身免疫反应

  D. 微血管变态反应性炎症

  E. 脾破坏血小板增多

13. 特发性血小板减少性紫癜与过敏性紫癜最大的区别点是

  A. 发病前有无呼吸道感染

  B. 皮下出血程度

  C. 内脏出血情况

  D. 束臂试验结果

  E. 血小板计数

14. 弥散性血管内凝血最常见的致病因素是

  A. 感染   B. 病理产科

  C. 恶性肿瘤   D. 组织损伤

  E. 医源性疾病

15. 弥散性血管内凝血最早出现的症状是

  A. 皮肤栓塞   B. 肾栓塞

  C. 出血   D. 溶血

  E. 休克

16. 弥散性血管内凝血首选的抗凝药物是

  A. 阿司匹林   B. 肝素

  C. 双嘧达莫   D. 复方丹参

  E. 低分子右旋糖酐

17. 与白血病发病无关的致病因素是

  A. 药物化学因素   B. 病毒因素

  C. 物理因素   D. 免疫功能亢进

  E. 遗传因素

18. 急性白血病患者感染最主要的原因是

  A. 严重贫血   B. 广泛出血

  C. 成熟粒细胞减少   D. 血小板减少

  E. 白血病细胞广泛浸润

19. 急性白血病患者出血的主要原因是

  A. 弥散性血管内凝血

  B. 反复感染

  C. 白血病细胞浸润

  D. 感染毒素对血管的损伤

  E. 血小板数量减少及质量异常

20. 白血病患者贫血的主要原因是

  A. 红细胞寿命缩短

  B. 溶血

  C. 反复出血

  D. 幼红细胞代谢受干扰

  E. 弥散性血管内凝血

21. 急性白血病患者需要实行保护性隔离的病情是

A. 骨髓增生活跃时

B. 发热期间

C. 粒细胞绝对值≤0.5×10⁹/L

D. 严重贫血时时

E. 血小板计数<20×10⁹/L

22. 化疗时静脉给药的护理措施中不正确的一项是

A. 选择静脉应先近端后远端

B. 选用远离肘、腕关节的静脉

C. 静脉应有计划地交替使用

D. 穿刺成功后先用 0.9%氯化钠溶液输注

E. 药物输完后用 0.9% 氯化钠溶液冲洗后再拔针

23. 慢粒粒细胞白血病最突出的临床特征是

A. 进行性贫血 　　B. 反复出血

C. 肝大 　　D. 淋巴结肿大

E. 脾大

24. 异基因造血干细胞移植成功后最严重的并发症是

A. 免疫缺陷性感染 　　B. 移植物抗宿主病

C. 间质性肺炎 　　D. 肝静脉闭塞病

E. 排异反应

25. 淋巴瘤的首发症状是淋巴结肿大,最常发生于

A. 颈部 　　B. 腋下

C. 锁骨上 　　D. 腹股沟

E. 腹膜后

26. 患者,女,28 岁。因贫血入院,营养师为其制定的菜谱中有动物内脏、蛋黄、豆类、麦芽、海带、番茄、菠菜。患者所患的疾病最可能是

A. 急性白血病 　　B. 再生障碍性贫血

C. 溶血性贫血 　　D. 缺铁性贫血

E. 特发性血小板减少性紫癜

27. 患者,男,35 岁。因消化性溃疡伴黑粪入院,血红蛋白 90g/L。临床诊断缺铁性贫血,按红细胞形态分类属于

A. 大细胞正色素贫血

B. 大细胞低色素贫血

C. 小细胞低色素贫血

D. 正常细胞正色素贫血

E. 小细胞正色素贫血

28. 患者,男,30 岁。诊断缺铁性贫血入院。最恰当的饮食组合是

A. 鱼、咖啡 　　B. 瘦肉、牛奶

C. 鸡蛋、可乐 　　D. 羊肝、橙汁

E. 豆腐、绿茶

29. 患者,女,20 岁。因皮肤黏膜瘀点、瘀斑来诊,诊断"再生障碍性贫血"入院。T 39.5℃,时有抽搐。最适宜的降温措施是

A. 口服退热药 　　B. 温水擦浴

C. 乙醇擦浴 　　D. 冰水灌肠

E. 头部及大血管处放置冰袋

30. 患者,男,35 岁。因再生障碍性贫血入院治疗。入院当日血常规结果报告为 Hb 59g/L。患者休息与活动安排应是

A. 绝对卧床休息,协助自理活动

B. 卧床休息为主,间断床边活动

C. 床上活动为主,适当增加休息

D. 床边活动为主,增加午睡时间

E. 适当室内运动,避免重体力活动

31. 患者,男,40 岁。诊断非重型再生障碍性贫血入院,应用丙酸睾酮治疗。治疗期间应定期检查

A. 肝功能 　　B. 肾功能

C. 血压 　　D. 尿常规

E. 胸部 X 线片

32. 患者,女,50 岁。原有高血压,因寒战、高热入院,经检查后诊断为疟疾。应用抗疟药过程中,突然又起寒战、高热,伴头痛、呕吐、面色苍白和酱油色尿。最可能的病情变化是

A. 疟疾发作

B. 疟疾病情恶化

C. 急性溶血性贫血

D. 脑型疟疾

E. 高血压脑病

33. 患者,女,18 岁。诊断"特发性血小板减少性紫癜"急性型入院,血小板计数 20×10⁹/L,病程中突然出现剧烈头痛、喷射性呕吐、视物不清、意识模糊。最可能发生的病情是

A. 中枢神经系统白血病

B. 颅内出血

C. 败血症

D. 化疗药物反应

E. 造血功能衰竭

34. 患者,女,25 岁。特发性血小板减少性紫癜入院,应用糖皮质激素治疗后好转出院。护士进行的健康指导中错误的是

A. 避免进食带骨、带刺的食物

B. 饭后服药

C. 注意保暖预防感冒

D. 注意自我病情监测

E. 无新发出血可自行停药

35. 患者,男,16 岁。上呼吸道感染后出现大小不等、对称分布的皮肤紫癜,以两下肢及臀部明显,部分已融合成片、形成瘀斑。血小板 180×10^9/L。诊断应首先考虑为
   A. 血友病 A
   B. 血友病 B
   C. 弥散性血管内凝血
   D. 过敏性紫癜
   E. 特发性血小板减少性紫癜急性型

36. 患者,男,25 岁,患急性淋巴细胞白血病,医嘱静脉推注长春新碱。护理措施中错误的是
   A. 应选择粗直的外周静脉
   B. 首选中心静脉
   C. 推注药物前先用 0.9% 氯化钠溶液冲管,确定针头在静脉内方能注入药液
   D. 静注时边抽回血边注药
   E. 输注时若发现药液外渗立即拔针

37. 患者,男,50 岁。慢性粒细胞白血病入院,脾大平脐。WBC 50×10^9/L,Hb 100g/L,PLT 450×10^9/L。健康指导时应特别强调的内容是
   A. 保持情绪稳定　　　B. 按时服药
   C. 避免腹部受压　　　D. 预防感冒
   E. 注意劳逸结合

38. 患者,女,40 岁。患急性白血病入院,联合化疗过程中发现血尿。最可能引起此项不良反应的药物是
   A. 长春新碱　　　　B. 环磷酰胺
   C. 甲氨蝶呤　　　　D. 阿霉素
   E. 泼尼松

39. 患者,男,18 岁。诊断"急性淋巴细胞白血病"入院,采用 VP 方案治疗后病情进入缓解期,突然出现剧烈头痛、呕吐、视物不清、意识模糊。最可能发生的病情是
   A. 中枢神经系统白血病
   B. 颅内出血
   C. 败血症
   D. 化疗药物反应
   E. 造血功能衰竭

40. 男性,38 岁。发热、盗汗 2 个月余,发现左颈部无痛性肿块月余。检查发现左颈部淋巴结、腋下淋巴结及两侧腹股沟淋巴结均肿大,心肺无异常发现,肝未及,脾肋下 3cm。应诊断为淋巴瘤
   A. Ⅰ E 期　　　　　B. ⅡSE 期

C. ⅢS 期　　　　　D. ⅢSE 期
E. Ⅳ期

A_3/A_4 型题

(41~43 题共用题干)

患者,男,40 岁。"消化性溃疡"病史 5 年。6 个月来出现乏力、头晕、心悸,近 2 个月来出现咽下时有梗阻感。身体评估:睑结膜苍白、心尖部 Ⅱ/Ⅵ级收缩期吹风样杂音。

41. 应首先考虑的诊断是
   A. 溶血性贫血　　　　B. 缺铁性贫血
   C. 再生障碍性贫血　　D. 巨幼细胞贫血
   E. 贫血性心脏病

42. 对明确诊断最有意义的检查结果是
   A. 血清铁蛋白降低
   B. 血清总胆红素增高
   C. 血红蛋白量降低
   D. 外周血出现幼稚细胞
   E. 血小板计数降低

43. 采取口服铁剂治疗,错误的护理措施是
   A. 宜于进餐后服用
   B. 从小剂量开始
   C. 与牛奶同服可减轻消化道反应
   D. 不能与浓茶同服
   E. 血红蛋白正常后继续服药 3~6 个月

(44、45 题共用题干)

患者,女,40 岁。化工厂工人,长期与苯接触,1 年来全身乏力,Hb 40g/L,血小板 14×10^9/L,肝脾不大。诊断再生障碍性贫血。

44. 实验室检查不可能出现
   A. 血常规全血细胞减少
   B. 正常细胞性贫血
   C. 网织红细胞减少
   D. 骨髓巨核细胞增多
   E. 骨髓增生低下

45. 最有效的治疗方法是
   A. 中西医结合　　　　B. 雄性激素
   C. 造血干细胞移植　　D. 糖皮质激素
   E. 输新鲜血

(46、47 题共用题干)

患者,女,22 岁。月经过多伴皮肤瘀点诊断特发性血小板减少性紫癜入院,医嘱给予泼尼松治疗。

46. 应用糖皮质激素治疗的作用机制是
   A. 改变毛细血管通透性
   B. 对抗脾功能

C. 增加巨核细胞释放血小板

D. 抑制巨核细胞破坏

E. 抑制抗血小板抗体生成

47. 禁用的药物是

    A. 泼尼松   B. 阿司匹林

    C. 红霉素   D. 阿莫西林

    E. 地西泮

（48~50 题共用题干）

    患者，男，30 岁。感冒后出现高热、咽痛，常规抗感染药物治疗无效，并出现鼻出血和牙龈出血入院。T 39.5℃，全身多处瘀斑、瘀点，肝脾及淋巴结肿大。经骨髓检查明确诊断为急性非淋巴细胞白血病，应用 DA（柔红霉素加阿糖胞苷）方案治疗。

48. 静脉给药的护理错误的是

    A. 现配现用

B. 不与其他药物配伍

C. 静脉推药过程中反复试抽回血

D. 药液外漏应立即热敷

E. 静脉注射后用 0.9% 氯化钠溶液冲洗静脉

49. 下列采取的降温措施中，错误的是

    A. 多饮水   B. 头戴冰帽

    C. 大血管处置冰袋   D. 应用退热药物

    E. 乙醇擦浴

50. 患者咨询护士何时为干细胞移植的最佳时机，正确的答复是

    A. 病情最严重时

    B. 第 1 次完全缓解时

    C. 联合化疗时

    D. 第 2 次完全缓解时

    E. 白血病化疗前

第7章 内分泌与代谢性疾病患者的护理

内分泌系统是由内分泌腺(包括垂体、甲状腺、甲状旁腺、肾上腺、性腺和胰岛)和分布在心血管、胃肠、肾、脂肪组织、脑(尤其是下丘脑)的内分泌组织和细胞组成。内分泌系统辅助神经系统将体液性信息物质传递到全身各靶细胞,发挥其对细胞的生物作用。

内分泌系统主要功能是通过分泌各种激素,参与调节人体诸多生理活动,如调节蛋白质、糖、脂肪和水盐代谢,为生命活动供给能量;促进细胞增殖与分化,确保组织器官正常生长发育以及细胞的衰老与更新;促进生殖器官的发育成熟,确保生殖功能及性激素的分泌和调节;影响中枢神经系统的发育与学习和记忆的关系;与神经系统密切配合调节机体对环境的适应等。

内分泌系统的功能调节是由下丘脑直接调控的,下丘脑是重要的神经内分泌器官,是联系神经系统与内分泌系统的枢纽。在中枢神经系统的调控下,下丘脑分泌各种垂体激素的释放激素和释放抑制激素,作用于腺垂体;腺垂体又通过自身分泌的各种促激素作用于相关靶腺,调节各靶腺激素的合成和分泌;靶腺激素又对垂体、下丘脑具有反馈调节作用;此外,免疫细胞具有分泌细胞样的功能,可产生免疫因子和一般激素,同时亦有反向调节作用;由此形成了一个保持着动态平衡的神经-内分泌-免疫系统调节环路。内分泌疾病相当常见,可因多种原因引起内分泌腺及组织发生病理和病理生理改变,表现为功能亢进、功能减退和激素的敏感性缺陷。机体在遗传因素、自身免疫疾病、先天缺陷、感染、肿瘤、药物、营养障碍、精神刺激等不良因素的作用下,直接或间接引起内分泌疾病,出现内分泌功能障碍。

新陈代谢是人体生命活动的基础,包括物质的合成代谢和分解代谢两个过程。通过新陈代谢,机体与环境之间不断进行物质交换和转化,同时体内物质又不断进行分解、利用与更新,为人体的生存、劳动、生长、发育、生殖和维持内环境稳定提供物质和能量。营养物质不足、过多或比例不当,都可引起营养病,体内营养物质的中间代谢某一环节出现障碍,则会引起代谢性疾病,营养病和代谢性疾病关系密切,两者常并存,且相互影响。

随着分子生物学的发展,内分泌学的研究也已取得了许多成果,对激素的作用机制和激素受体基因有了进一步的认识,阐明了某些内分泌病的发生与遗传和免疫有密切的关系,并发现某些恶性肿瘤能分泌多种异源性激素、类似物引起内分泌病。内分泌及代谢性疾病的诊断较为复杂,常需进行大量的功能性试验,对标本采集的要求高,需要患者密切配合。内分泌及代谢性疾病治疗难度大,药物治疗很少能针对其病理生理机制,难以完全有效;而手术和放射治疗又常常会破坏相应的内分泌器官,导致另一个极端状态的出现。因此,内分泌及代谢性疾病的治疗任重而道远,护理人员特别需要给予患者细致有效的日常生活护理、心理疏导和健康教育。

第1节 常见症状的护理

一、身体外形改变

(一)概述

身体外形改变(special appearance)是指包括面容、体形和身高、体态、毛发、皮肤黏膜色素等的异常变化,是一组影响患者生理和心理状态的临床征象。

(二)护理评估

1. 病因 导致身体外形改变的病因主要是内分泌和代谢性疾病,如侏儒症、肢端肥大症、巨人症、呆小症、库欣(Cushing)综合征(肾上腺皮质功能亢进症、皮质醇增多症)、肾上腺皮质功能减退症(艾迪生病)、单纯性甲状腺肿、甲状腺功能亢进症、甲状腺功能减退症等;也可由长期服用糖皮质激素等引起。

2. 临床表现

(1)面貌异常:肢端肥大症患者可表现为脸部增长、下颌增大、颧骨凸出、嘴唇增厚、耳鼻长大等粗陋容貌;甲状腺功能减退症患者可出现黏液性水肿面容,面颊及眼睑水肿、表情淡漠呈“假面具样”;甲状腺功能亢进症患者可出现眼裂增宽、眼球突出、表情惊愕呈“甲亢面容”;Cushing 综合征患者可出现呈满月脸等。

(2)身高和体型异常:①身高异常:与常人相比身材过高或过矮。男性身高>200cm、女性>185cm 时为过高,称为巨人症,见于腺垂体功能亢进症,常伴有面貌粗陋、皮肤粗厚、手足厚大、手背宽厚、指趾粗短等异常外形改变;成人男性身高<145cm、女性身高<135cm 时为过矮,见于生长激素缺乏性侏儒症(垂体性侏儒症:身材矮小但体态匀称、营养状态良好、智力发育正常)及小儿甲状腺功能减退时出现的呆小症(身材矮小且发育障碍、皮肤干燥、毛发稀疏、智力低下)。②体形异常:Cushing 综合征患者,可呈现向心性肥胖、水牛背、腹大似球形、四肢相对细瘦等特殊体态。

(3)毛发和皮肤黏膜的改变:①原发性慢性肾上腺皮质功能减退症患者,可表现为皮肤黏膜色素沉着,尤以摩擦处、掌纹、乳晕、瘢痕处明显,毛发稀疏和脱落、发质干燥变细。②Cushing 综合征患者,由于雄性激素分泌增多,可有多毛、面红、痤疮等表现。③甲状腺功能减退症患者,头发干枯稀疏、脆弱、睫毛和眉毛脱落(尤以眉梢为甚),男性胡须生长缓慢。

考点:临床表现

(4)心理状态:特殊的外形改变常导致患者出现焦虑、自卑、抑郁、自我形象紊乱等心理异常。

(三)主要护理诊断及合作性问题

自我形象紊乱 与内分泌代谢疾病引起身体外形改变等因素有关。

(四)护理措施

1. 一般护理 ①休息与活动:注意休息、适当活动和生活有规律。②心理护理:关心、理解患者,与患者交谈时应语气温和、耐心倾听,给予真挚的心理支持。尊重患者对其身体外形改变的感觉及认知,理解患者需要有对身体外观改变的心理调适阶段,鼓励患者自我表达。向患者讲解疾病知识,提供相同疾病患者治疗成功的资料,如甲状能亢进症患者治疗后,突眼症状可好转,颈部增粗的外观可改善。使其了解治疗效果及病情转归,树立治疗疾病的信心。指导修饰技巧指导患者采取适当的方法改善自身形象,合适的衣着、恰当的修饰可增加患者心理的舒适度和美感,提升自信心。如甲亢突眼的患者外出可戴有色眼镜、颈部增粗者在颈部系上丝巾、肥胖患者选择合体的衣着等。

2. 促进社交活动 鼓励患者表达自己的感受,给予正面的引导,积极参加社区的团队活动,帮助患者接受身体外观改变的现实,教育家属和周围人群勿歧视患者,使患者得到良好的社会支持。

考点:心理护理

二、消 瘦

(一)概述

消瘦(emaciation)是指由于营养摄入不足、吸收减少或消耗过多,不能满足机体的需要,表现为体重减轻,低于标准体重的10%以上,严重消瘦者呈恶病质状态。根据病因不同,分为单纯性消瘦和症状性消瘦,单纯性消瘦是指临床上无明显疾病原因所致的消瘦;症状性消瘦也称继发性消瘦,是由各类疾病所引起的消瘦。

(二) 护理评估

1. 病因

(1) 单纯性消瘦:摄入的热量和营养不足,如偏食、挑食、厌食;相对运动量过度使机体所需能量增加,若饮食未能满足机体消耗需要时,则形成消瘦;少数人因节食过度而引起消瘦;或与遗传有关,表现为有家族性体型瘦小特征。

(2) 症状性消瘦:①内分泌疾病:见于下丘脑疾病、腺垂体功能减退、甲状腺功能亢进症、糖尿病等。②胃肠道疾病:见于慢性胃炎、胃下垂、胃及十二指肠溃疡等。③慢性消耗性疾病:见于肺结核、慢性肝病、恶性肿瘤等。④其他:见于神经性厌食、寄生虫病、药物所致消瘦等。

2. 临床表现　消瘦患者普遍表现出体重减轻、皮下脂肪减少、皮肤弹性差、皮下静脉显露、肩胛骨和髂骨突出等。此外,因消瘦程度不同,还可出现下列相应的临床症状。

(1) 轻度消瘦:精神委靡,疲乏型无力,食欲不振,贫血,记忆力下降,工作效率低等。

(2) 重度消瘦:表情淡漠,反应迟钝,皮肤干燥,皮下脂肪消失,内脏下垂,劳动能力丧失,抵抗力下降,周围循环不良,直立性晕厥,甚至出现低血糖昏迷。女性患者尚可有月经紊乱、闭经、不育等。

(3) 其他:单纯性消瘦,无其他器官疾病的伴随症状;消瘦始于婴儿期者,多属于营养不良性消瘦,生长发育常受到影响;神经性厌食,多见于青年女性,多数体力、精力异常旺盛,少数表现为极度衰竭无力;症状性消瘦,有原发病相应表现。

(4) 心理状态:反应迟钝、淡漠,记忆力下降,对周围事物不感兴趣,沉默寡言。神经性厌食,性格内向,不能很好适应环境。

考点：临床表现

(三) 主要护理诊断及合作性问题

营养失调:低于机体需要量　与营养摄入不足或消耗过多有关。

(四) 护理措施

1. 一般护理　①休息与活动:注意休息,保证充足睡眠,适当限制活动,减少不必要的消耗。②饮食护理:给予高热量、高蛋白、易消化的饮食,同时增加新鲜水果、蔬菜的摄入,以增加维生素的来源。开始时宜少量多餐,以后逐渐增加进食量并减少进食次数,最终过渡到正常饮食。提高烹调技巧,使食物色香味俱全,并适合患者的口味。对于不能经口进食者,采用管饲饮食;对于消化功能差的患者,采用要素饮食;对极度消瘦者,可遵医嘱静脉补充营养,如脂肪乳剂、氨基酸等。但不能长期靠要素饮食、输液来改善营养状况和增加体重。③心理护理:解释消瘦的原因和对健康的影响,纠正患者对消瘦的错误认识;对神经性厌食、过度节食的患者,帮助解除精神、心理上的障碍,建立正确的进食行为。

2. 皮肤护理　对极度消瘦者应注意皮肤护理,避免骨骼突出部位碰伤或引起压疮。

3. 原发病护理　遵医嘱做好有关原发疾病的检查、治疗配合及相应的护理。

考点：饮食护理

三、肥　　胖

(一) 概述

肥胖(obesity)是指体内脂肪堆积过多和(或)分布异常,体重指数(BMI)≥25或体重超过标准体重的20%。肥胖与遗传、疾病、饮食和生活方式有关。根据病因不同,分为单纯性肥胖和继发性肥胖,单纯性肥胖是指临床上无明显内分泌及代谢性疾病所致的肥胖;继发性肥胖是以某种疾病为原发病的症状性肥胖。

（二）护理评估

1. 病因 肥胖是多种因素共同作用引起的,主要是遗传因素和环境因素共同作用的结果。

（1）单纯性肥胖:分为2种类型。①体质性肥胖:脂肪细胞数量增多,与25岁以前营养过度有关,多半有家族性遗传史,肥胖程度较重、不易控制,常引起终身性肥胖。②获得性肥胖:多由于25岁以后营养过度,摄取热量超过机体新陈代谢活动所需;或由于体力活动过少、或因某种原因需较长期卧床休息,热量消耗少而引起,脂肪细胞数量不增多但细胞体积肥大,治疗效果较体质性肥胖为佳。

（2）继发性肥胖:①内分泌疾病:继发性肥胖的主要原因,有下丘脑性、垂体性、甲状腺功能低下性、库欣综合征、高胰岛素性、性腺功能低下和多囊卵巢综合征等。②先天性遗传性肥胖:由于遗传基因及染色体异常所致,见于先天性卵巢或睾丸发育不全症、糖原贮积症Ⅰ型等。

2. 临床表现

（1）脂肪分布特点:①体质性肥胖:脂肪分布均匀,幼年时可有外生殖器发育迟缓。②继发性肥胖:脂肪分布具有显著的疾病特征性,如库欣综合征,表现为向心性肥胖,以面部、肩背部、腰部最显著;下丘脑病变所致的肥胖性生殖无能综合征,表现为大量脂肪积聚在面部、腹部、臀部及大腿,性器官及第二性征发育不全。③肥胖体形:中心型肥胖(又称内脏型、腹型、苹果型和男性型肥胖),脂肪主要分布于腹腔和腰部,多见于男性;周围型肥胖(又称梨型、女性型肥胖),脂肪主要分布于腰以下,如下腹部、大腿和臀部。中心型肥胖发生代谢综合征的危险性大于周围型肥胖。

（2）一般症状:轻至中度肥胖常无任何自觉症状;重度肥胖常有:①气促、易疲劳,尤其是体力劳动时明显。②怕热多汗,对热的耐受能力低于常人,容易出汗。③腹部膨隆、弯腰前屈困难,有的患者提鞋穿袜均感困难,特别是饱餐后。④关节疼痛、负重关节易出现退行性变,可发生增生性脊椎骨关节炎,表现为腰痛及腿痛。⑤皮肤紫纹,分布于臀部外侧、大腿内侧及下腹部,紫纹细小,呈淡红色。⑥其他:嗜睡,下肢水肿,皮肤易发生皮炎、糜烂和化脓性或真菌感染,增加麻醉和手术的危险性等。

（3）伴发表现:①心血管系统表现:血脂异常、动脉粥样硬化、高血压、肥胖性心肌病、冠心病。②呼吸系统表现:肺活量降低、肺顺应性下降,导致低换气综合征,伴有阻塞性睡眠型呼吸困难;极度肥胖使肺泡换气不足、二氧化碳潴留,表现为发绀、嗜睡,稍事活动即感剧烈气促等症状,称"肥胖性肺心综合征(匹克威克综合征,Pickwickian syndrome)"。③消化系统表现:善饥多食、喜零食、糖果、糕点及甜食,便秘、腹胀、慢性消化不良、胆囊炎、胆石症、脂肪肝。④内分泌代谢系统表现:高胰岛素血症(高胰岛素血症性肥胖者的胰岛素释放量约为正常人的3倍)、胰岛素抵抗(肥大的细胞对胰岛素不敏感,糖耐量减低、血浆葡萄糖增高倾向,形成刺激胰岛B细胞的恶性循环)、糖尿病。⑤泌尿生殖系统表现:肥胖相关性肾病;男性睾酮水平降低、雌性激素水平升高、不育症发生率高;女孩月经初潮提前、月经不规则或闭经、多囊卵巢和不孕症。⑥其他:女性子宫内膜癌发生率比正常体重者高2~3倍,绝经后乳腺癌的发生率随体重增加而升高;男性结肠癌和前列腺癌的发生率高于非肥胖者;痛风的发生率明显增高。

（4）肥胖检测指标:①体重指数(BMI):BMI＝体重(kg)/身高(m)的平方,该指标考虑了体重和身高2个因素,主要反映全身性超重的肥胖,简单且易测量,不受性别的影响,但不能反映局部体脂的分布特征。②腰围(WC):反映脂肪总量和脂肪分布结构的综合指标。WHO

推荐的测量方法是:被测者站立,两脚分开 25～30cm,测量位置在水平位髂前上棘和第 12 肋骨下缘连线的中点,测量者坐在被测量者一旁,将软尺紧贴软组织,但不能压迫,测量值精确到 0.1cm。③腰臀比(WHR):腰围和臀围的比值,臀围是环绕臀部最突出点测出的身体水平周径。

考点:脂肪分布特点和一般症状

(5)心理状态:肥胖患者由于外表臃肿、动作迟缓,参加社交活动的能力降低,与外界接触的范围缩小,常有焦虑、自卑、抑郁等心理问题。

(三)主要护理诊断及合作性问题

营养失调:高于机体需要量　与遗传、体内激素调节紊乱、饮食习惯不良、活动量少、代谢需要量降低有关。

(四)护理措施

1. 一般护理　①休息与活动:鼓励患者积极参加运动,增加能量的消耗。指导患者在饮食治疗的基础上积极参加体力活动,选择适合患者的有氧运动方式,如快走、慢跑、骑车、游泳、舞蹈等。运动量要逐渐增加,注意循序渐进、长期坚持,通常 2 个月后才能奏效。若停止运动则体重可重新上升。②饮食护理:改变饮食结构,控制食物的总热量,避免高热量饮食。重度肥胖者以低糖、低脂、低盐、高纤维素、适量蛋白质为宜。养成良好的饮食习惯,如定量进食,细嚼慢咽;定时进食,不吃零食;使用小容量餐具,餐前饮水等。应根据患者的代谢率,算出 24h 所需热量再扣除 25 kJ,以每周体重下降 0.5～1 kg 为宜。饮食中供给的蛋白质为 1g/(kg·d),供给足够的维生素和其他营养素。有剧烈饥饿感时可给低热量的蔬菜,如芹菜、冬瓜、黄瓜、南瓜、卷心菜等,以增加饱腹感。避免油煎食品、方便食品、快餐、巧克力等。注意观察有无因热量过低而引发的衰弱、抑郁、脱发,甚至是心律失常等。③心理护理:根据不同年龄、性别、肥胖程度和情绪状态,给予恰当的分析、解释和指导,使患者明白肥胖的危害性。与患者及家属共同制订减肥计划,指导家属帮助患者正确实施。共同探讨利用服饰修饰外表的技巧,提高患者自信心。

2. 用药护理　经饮食调整、运动锻炼未能奏效时,指导患者遵医嘱短期应用减肥药。

考点:一般护理

重 点 提 示

1. 身体外形改变是指包括面容、体型和身高、体态、毛发、皮肤黏膜色素等的异常变化,是一组影响患者生理和心理状态的临床征象。主要是由内分泌和代谢性疾病引起。护理重点是给予心理支持。

2. 消瘦是指由于营养摄入不足、吸收减少或消耗过多,不能满足机体的需要,表现为体重减轻,低于标准体重的 10% 以上,严重消瘦者呈恶病质状态。分为单纯性消瘦和症状性消瘦。饮食指导是护理的重点。

3. 肥胖是指体内脂肪堆积过多和(或)分布异常,体重指数(BMI)≥25 或体重超过标准体重的 20%。肥胖与遗传、疾病、饮食和生活方式有关。分为单纯性肥胖和继发性肥胖。护理的重点是饮食指导和运动指导。

(高晓阳)

第 2 节　腺垂体功能减退症患者的护理

(一)概述

腺垂体功能减退症(hypopituitarism),是指各种病因引起一种或多种腺垂体激素分泌减少或缺乏继而出现的一组临床综合病征。

任何引起腺垂体或下丘脑病变的因素,均可引起腺垂体功能减退症的发生。①垂体瘤:最常见的原因,如嫌色细胞瘤、颅咽管瘤以及各种转移癌破坏或瘤体增大压迫,使腺体组织出现功能减退或功能亢进与减退合并存在。②下丘脑病变:炎症、肿瘤如淋巴瘤、白血病等,直接破坏下丘脑神经内分泌细胞,使相应激素分泌减少。③垂体缺血性坏死:妊娠期腺垂体血供丰富,出现增生性肥大,围生期一旦发生大出血休克或血栓形成,易致腺垂体缺血坏死和纤维化,这类病因所致疾病又称希恩综合征(sheehan 综合征);糖尿病血管病变使垂体供血障碍也可导致垂体缺血性坏死。④感染和炎症:巨细胞病毒、艾滋病病毒、结核分枝杆菌、真菌等感染引起的脑炎、脑膜炎及流行性出血热、梅毒、疟疾等,均可损伤下丘脑和垂体。⑤其他:医源性腺垂体功能低下,如手术、放疗或长期应用糖皮质激素后突然停用都可引起;也可见于自体免疫性垂体炎、空泡蝶鞍、海绵窦处颈内动脉瘤以及先天遗传性缺陷等。

考点:常见
病因

(二)护理评估

1. 健康史 询问有无产后大出血史或垂体肿瘤手术史或头部放疗史,有无颅脑外伤、颅脑感染史或全身性疾病(白血病、淋巴瘤、脑动脉硬化、营养不良等)病史。

2. 临床表现 腺垂体组织破坏 50% 以上可出现症状,最早出现的是促性腺激素、生长激素和催乳素缺乏的症状,次之为促甲状腺激素缺乏症状,然后出现促肾上腺皮质激素缺乏症状。

(1)性腺(卵巢、睾丸)功能减退症状:①女性:希恩综合征发生在产后大出血或休克后,最早表现为产后无乳,月经不再来潮、性欲减退或消失、阴道分泌物减少、外生殖器和子宫萎缩、乳房萎缩、毛发脱落,尤以阴毛、腋毛为甚。②男性:性欲减退、阳痿、睾丸松软缩小、胡须稀少、前列腺萎缩。

(2)甲状腺功能减退症状:少言懒语、表情淡漠、智力减退、动作迟缓、食欲减退、畏寒、皮肤干燥少汗、面部虚肿、苍黄,甚至出现黏液性水肿等。

(3)肾上腺功能减退症状:虚弱无力、厌食、恶心、呕吐、体重减轻、易感染、低血糖、低血压和晕厥,重者休克、昏迷等;由于缺乏黑素细胞刺激素,皮肤色素减退、面色苍白、乳晕色素变浅。

(4)生长激素减少症状群:成人表现为对胰岛素敏感,易发生低血糖反应,儿童可导致垂体性侏儒症。

(5)垂体肿瘤和占位病变压迫症状:最常见的是头痛及视神经交叉受压引起的视野缺损。

(6)垂体危象:在垂体功能全面减退的基础上出现的危重症表现称垂体危象。最常见的诱因是感染,其次是脱水、手术、麻醉、应用镇静剂及降糖药使用不当等。临床表现分为高热型($>40℃$);低温型($<30℃$);低血糖型;低血压、循环虚脱型;水中毒型和混合型等,突出的表现是高热、循环衰竭、休克、恶心、呕吐、疼痛、意识不清、谵妄、抽搐、昏迷等危重症状,可危及生命,应及时抢救。

(7)心理状态:男女性器官功能衰退,性征及体貌改变等,易引起焦虑、自卑和抑郁等心理问题。

3. 辅助检查 ①低血糖:葡萄糖耐量曲线低平或呈反应性低血糖症曲线,对胰岛素异常敏感。②腺垂体激素:如生长激素(GH)、泌乳素(PRL)、促甲状腺激素(TSH)、促肾上腺皮质激素(ACTH)、卵泡刺激激素(FSH)、促黄体生成素(LH)等均呈低水平;垂体对下丘脑释放激素(如 TRH、LHRH 兴奋试验)的刺激无反应或反应轻微。③继发性腺、甲状腺、肾上腺皮质功能减退:睾酮(T)、雌二醇(E_2)、甲状腺激素(T_3、T_4、FT_3、FT_4)、皮质醇水平降低;对相应的外源性垂体促激素的刺激(如 ACTH 兴奋试验)呈延迟反应。④影像学检查:CT、核素显像、视野检查、头颅 X 线平片、MRI 等检查,可判断垂体下丘脑区有无病变,MRI 的诊断价值最大;肾上腺和盆腔 B 超检查,可发现病变。 **考点:** 临床表现

(三) 治疗要点

1. **病因治疗**　垂体肿瘤,根据病情可选择手术、放疗或化疗;鞍区占位性病变,首先解除压迫和破坏作用,缓解颅内高压症状。

2. **激素替代治疗**　需要长期甚至终身维持治疗,可改善全身代谢和性功能,防治骨质疏松,提高生活质量。首先应用糖皮质激素,再补充甲状腺激素,以防止肾上腺危象发生。①糖皮质激素:首选氢化可的松 20~30mg/d,泼尼松 5~7.5mg/d,应激状态下应适当加量。②甲状腺激素:小剂量开始逐渐增加,左甲状腺素 50~150μg/d,甲状腺干片 40~120μg/d。③性激素:生育期妇女可进行人工周期性月经形成治疗,即月经周期第 1~25 日,使用妊马雌酮(结合型雌激素)0.625~1.25mg/d,第 12~25d,使用甲羟孕酮(安宫黄体酮)5~10mg/d,恢复第 2 性征及性功能。男性可联用促甲状腺素和黄体生成激素,诱导精子生成,应用丙酸睾酮 50mg/周肌注或十一酸睾酮 40mg 口服,每日 3 次,可提高性腺功能。④生长激素:仅用于儿童垂体性侏儒症。

3. **垂体危象的抢救**　①救治低血糖:静脉注射 50% 葡萄糖液 40~60ml,继而静脉滴注 10% 葡萄糖盐水。②解除急性肾上腺功能危象:每 500~1000ml 液体加氢化可的松 50~100mg 静脉滴注。③其他:包括积极抗休克、抗感染、纠正水电解质紊乱、纠正低温等。④禁用或慎用麻醉剂、镇静药催眠药和降糖药等。 **考点:** 激素替代治疗

(四) 主要护理诊断及合作性问题

1. **活动无耐力**　与肾上腺皮质功能和甲状腺功能减退有关。
2. **性功能障碍**　与促性腺激素分泌不足有关。
3. **营养失调:低于机体需要量**　与食欲减退、恶心、呕吐有关。
4. **焦虑**　与内分泌紊乱所致的身心失调有关。
5. **潜在并发症**　垂体危象、感染。

(五) 护理措施

1. **一般护理**　①休息与活动:充分休息,注意保暖,防止受凉,必要时生活专人协助;适当活动,避免过劳、精神刺激、意外受伤和感染等应激状态,以免诱使病情恶化。②饮食护理:给予高热量、高蛋白、多种维生素食物,注意电解质补充。③心理护理:重视患者情绪变化,多倾听、耐心解释;给予精神安慰和心理支持,告知患者坚持按医嘱正确服药可以控制症状。

2. **用药护理**　按医嘱定量、定时服药。慎用或禁用下述药物:安眠药如巴比妥类;中枢神经抑制药如氯丙嗪等;麻醉剂如吗啡;胰岛素和降糖药等。

3. **垂体危象护理**　①置患者于重症监护室,密切观察生命体征和意识等,记 24h 液体出入量,观察皮肤及黏膜有无感染灶,特别是会阴部及肛周等部位。②保持呼吸道通畅,昏迷患者取平卧位,头偏向一侧,备好吸引器,随时抽吸痰液,给予吸氧。③遵医嘱补液给予氢化可的松、抗生素治疗;出现低血糖,及时给予 50% 葡萄糖溶液静脉输注。④低温患者应加强保暖;高温则首选物理降温,避免使用退热药。 **考点:** 垂体危象护理

(六) 健康教育

告知患者腺垂体功能减退症为终身性疾病,需长期药物替代治疗。讲解药物正确用法及副作用,切勿擅自停药,尽量少用镇静药、降血糖及降压药等。教育患者定期门诊复诊;平时随身携带疾病卡,注明姓名、年龄、联系电话,标明疾病名称,急救时他人能及时协助送医院。感染、腹泻及手术等情况应及时复诊,并调整肾上腺皮质激素用量,防止垂体危象发生。

重 点 提 示

　　腺垂体功能减退症是一种或多种腺垂体激素分泌减少或缺乏所引起的一组临床综合征。最常见的病因是垂体瘤。最早出现的表现是促性腺激素、生长激素和催乳素缺乏症状，其次为促甲状腺激素缺乏，然后出现促肾上腺皮质激素缺乏表现。主要治疗是激素替代疗法，需要长期、甚至终身维持治疗，首先使用糖皮质激素，再补充甲状腺激素。护理重点是一般护理和垂体危象的抢救配合。

（王昆蓉）

第 3 节　甲状腺疾病患者的护理

一、单纯性甲状腺肿患者的护理

（一）概述

　　单纯性甲状腺肿（simple goiter）是指由于多种原因引起的非炎症性或非肿瘤性甲状腺肿大，一般不伴有甲状腺功能异常表现。本病常呈地方性分布（缺碘引起的单纯性甲状腺肿患病率超过 10%），称地方性甲状腺肿；也可散发性分布（主要与甲状腺激素合成障碍或致甲状腺肿物质有关），称散发性甲状腺肿。女性发病率高，为男性的 3~5 倍，常在青春期、妊娠期、哺乳期及绝经期缓慢起病。

　　1. 病因　①碘缺乏：地方性甲状腺肿最常见的原因，见于山区和远离海洋的地区，碘是合成甲状腺激素（TH）的重要原料，饮食长期缺碘，甲状腺激素合成减少，反馈引起腺垂体促甲状腺激素分泌增加，刺激甲状腺增生肥大。②碘相对不足：青春发育期、妊娠期、哺乳期等，机体对甲状腺激素的需要量增加，引起碘相对不足而致生理性甲状腺肿。③甲状腺激素合成障碍：如甲状腺内的碘转运障碍、过氧化物酶活性缺乏、碘化酪氨酸偶联障碍、异常甲状腺球蛋白形成、甲状腺球蛋白水解障碍、脱碘酶缺乏等。④致甲状腺肿大的食物：如白菜、卷心菜、花生、菠菜、萝卜、大豆、豌豆等，可抑制肠道对碘的吸收，阻碍甲状腺激素的合成和释放，是散发性甲状腺肿的发病原因。⑤致甲状腺肿大的药物：如硫氰酸盐、过氯酸盐、硫脲类、磺胺类、对氨基水杨酸、保泰松等，可抑制甲状腺素的合成，引起甲状腺肿大。⑥含碘高的食物：如海带、海蜇、紫菜等，由于长期摄入量过多，竞争过氧化物酶的活性基团，影响酪氨酸碘化、抑制甲状腺素的合成和释放，引起甲状腺肿大，称高碘性甲状腺肿。

考点：病因

　　2. 病理　甲状腺呈弥漫性或结节性肿大，重量 60~1000g 不等，可发生结节、纤维化、出血和钙化。病变初期，整个腺体滤泡增生、血管丰富、充满大量胶体，而滤泡壁细胞变扁平，显示甲状腺功能不足；随着病变进展，部分滤泡退化，部分滤泡增大并富含胶质，滤泡之间被纤维组织间隔。

（二）护理评估

　　1. 健康史　重点了解患者是否来自地方性甲状腺肿的流行地区，有无摄碘过多或不足的情况，有无对甲状腺激素需要量增加的情况，如妊娠、哺乳和青春期等，是否长期大量食用致甲状腺肿大的食物或服用致甲状腺肿大的药物。

　　2. 临床表现

　　（1）甲状腺肿大：大多呈轻度或中度肿大，两侧对称，表面平滑，质地较软，随吞咽上下移动，一般无震颤和血管杂音；少数重度肿大（图 7-1），可出现大小不等的结节，质坚硬，腺体外可见曲张的静脉。

（2）压迫症状：甲状腺重度肿大时可压迫临近器官而产生相应症状，如：压迫气管可引起咳嗽、呼吸困难；压迫食管可引起吞咽困难；压迫喉返神经可引起声音嘶哑；胸骨后甲状腺肿压迫上腔静脉可出现面部青紫、水肿、颈部与胸部浅静脉扩张等。

（3）并发症：严重流行区的小儿，因自幼碘缺乏严重，可并发地方性呆小病；少数结节性甲状腺肿，可出现继发性甲亢或可发生恶变。

（4）心理状态：因颈部增粗，易出现自卑、焦虑心理。

考点：临床表现

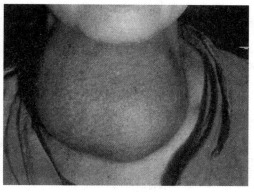

图 7-1　甲状腺重度肿大

3. 辅助检查

（1）甲状腺功能检查：①血清 T_4 正常或稍低、T_3 正常或略高。②血清 TSH 正常或偏高。③甲状腺摄碘率高于正常，但无高峰提前，并可被 T_3 抑制。④基础代谢率（BMR）一般正常，少数患者可偏低。

（2）甲状腺扫描：甲状腺弥漫性肿大，呈均匀分布；部分呈现有功能或无功能的结节。

（3）过氯酸钾排泌试验：甲状腺激素合成酶缺陷者呈阳性反应。

（三）治疗要点

1. 病因治疗　病因不同，治疗措施各异。①补充碘剂：缺乏碘所致的甲状腺肿大，应补充碘剂，WHO 推荐的成人每日碘摄入量为 $150\mu g$。在地方性甲状腺肿流行地区，可采用碘化食盐防治。40 岁以上的成年人，特别是结节性甲状腺肿患者，应避免大剂量碘治疗，以免诱发碘甲亢。②摄入过多致甲状腺肿物质或药物所致甲状腺肿，停用此类食物和药物。③生理性甲状腺肿，无须治疗。

考点：病因治疗

2. 甲状腺激素治疗　无明显诱因的明显甲状腺肿大的患者，可用甲状腺片（60~180mg/d）口服，以补充体内甲状腺激素不足，抑制促甲状腺激素（TSH）的释放，缓解甲状腺增生肿大。

3. 手术治疗　有压迫症状经药物治疗无效或疑有甲状腺结节癌变时，应施行甲状腺次全切除术，术后需长期使用甲状腺激素替代治疗。

（四）主要护理诊断及合作性问题

1. 自我形象紊乱　与甲状腺肿大致颈部外形改变有关。

2. 知识缺乏：缺乏单纯性甲状腺肿防治的相关知识。

（五）护理措施

1. 一般护理　①休息与活动：安置在安静，舒适的环境中休息，保持病室空气新鲜，适度活动，注意劳逸结合，避免受凉、感染、创伤和精神刺激。②饮食护理：摄取高蛋白，高维生素食物，食盐中加碘，多吃含碘丰富的食物，如海带，紫菜等。避免过多食用白菜、花生、萝卜、大豆等致甲状腺肿大的食物。③心理护理：鼓励患者诉说自身感受，解释单纯性甲状腺肿的病因和防治知识，使患者认识到经补碘等治疗或停用致甲状腺肿物质后，甲状腺肿可逐渐缩小或消失，树立患者治愈疾病的信心；帮助患者进行恰当的修饰打扮，改善自我形象，消除自卑感；积极与患者家属沟通，使家属能给予患者良好的心理支持。

考点：一般护理

2. 用药护理　指导患者遵医嘱准确服药，不可随意增多或减少。①碘剂补充应适量，尤其是成年人结节性甲状腺肿患者,应避免大剂量碘治疗,以免引发不良后果。②观察甲状腺素治疗的效果和不良反应,患者出现心动过速、怕热多汗、多食易饥、腹泻等甲状腺功能亢进症表现时,应及时通知医师进行相应的处理。

3. 病情观察　观察患者甲状腺肿大的程度、质地,有无结节及压痛,颈部增粗的进展情况及有无局部压迫表现等。

(六)健康教育

在地方性甲状腺肿流行地区,要加强宣传教育,指导通过补充碘盐预防缺碘;对处于青春发育期、妊娠期、哺乳期人群,适当增加碘的摄入量,多进食含碘丰富的食物,如海带、紫菜等,避免大量食用可阻碍甲状腺激素合成的食物和药物。嘱患者遵医嘱服药,定期复诊,对需长期使用甲状腺激素制剂的患者,告知其要坚持服药,指出停药可致复发,同时教会患者观察药物疗效及不良反应。

二、甲状腺功能亢进症患者的护理

案例 7-1

患者,女性,25 岁。双侧甲状腺肿大 1 年,有乏力,失眠,食欲亢进,消瘦,心悸,怕热和性情急躁。体检:明显突眼,双侧甲状腺弥漫性Ⅱ度肿大、质软,甲状腺上下极血管杂音明显,双手有细震颤,心率 120 次/分,血压 138/80mmHg。诊断为 Graves 病。拟进行 ^{131}I 治疗。

问题:1. 甲亢程度如何?

2. 主要护理问题是什么?

3. 如何进行饮食指导?

4. 如何进行突眼护理?

(一)概述

甲状腺功能亢进症(hyperthyroidism),简称甲亢是指甲状腺腺体本身产生甲状腺激素(TH)过多而引起的以神经系统、循环系统、消化系统等兴奋性增高和代谢亢进为主要表现的一组临床综合征。甲亢最常见的病因是弥漫性甲状腺肿(Graves 病,简称 GD),占全部甲亢的 80%~85%。在我国,普通人群患病率约 1.2%,女性显著高发,男女比例为 1∶4~1∶6,各年龄组均可发病,高发年龄为 20~40 岁。临床特征性表现主要为甲状腺毒症、弥漫性甲状腺肿和(或)突眼。

目前公认 Graves 病的发生与自身免疫有关,属器官特异性自身免疫病。

1. 自身免疫　患者血清中存在 TSH 受体抗体(TRAb,针对甲状腺细胞 TSH 受体的特异性自身抗体),TRAb 有 2 种类型,TSH 受体刺激性抗体(TSAb)和 TSH 受体阻断性抗体(TSB-Ab),TSAb 与 TSH 受体结合,激活腺苷酸环化酶信号系统,促使甲状腺细胞增生和甲状腺激素合成、分泌增加。此外,浸润在眶后组织的淋巴细胞分泌细胞因子干扰素-γ 等,刺激成纤维细胞分泌黏多糖,沉积在眼外肌和眶后组织,引起突眼和的眼外肌纤维化。

2. 遗传因素　Graves 病有明显的遗传倾向,家族中发生自身免疫性疾病者常见,目前发现与组织相容性复合体基因有关,与 HLA-Bw46 相关。

考点:病因　3. 环境因素　精神刺激、细菌感染、性激素、应激等因素,都可能对 Graves 病的发生和发展产生重要影响。

(二)护理评估

1. 健康史　评估家族中有无 Graves 病和其他自身免疫性疾病史,发病前有无诱发因素存在,如精神刺激、感染、创伤等。

2. 临床表现　多数起病缓慢,少数在精神创伤或感染等应激因素刺激下急性发病。主要临床表现是甲状腺毒症表现、甲状腺肿和突眼征。

（1）甲状腺毒症表现：①高代谢综合征：由于甲状腺激素分泌过多，导致交感神经兴奋性增高和新陈代谢加速，表现为疲乏无力、怕热多汗、皮肤湿暖、多食易饥、体重明显下降等。②神经系统：神经过敏、多言好动、紧张焦虑、焦躁易怒、失眠不安、注意力不集中、记忆力减退、手和眼睑有细震颤等。③心血管系统：心悸气短、心动过速（静息或睡眠时心率增快是其特征性表现）、第 1 心音亢进；收缩压升高、舒张压降低，脉压增大，可出现周围血管征。合并甲亢性心脏病时，可出现心律失常、心脏增大，甚至心力衰竭，最常见的心律失常是心房颤动，偶见房室传导阻滞。④消化系统：稀便、排便次数增加，重者可有肝大、肝功能异常，偶见黄疸。⑤肌肉骨骼系统：主要是甲亢性周期性瘫痪，多见于青年男性，主要累及下肢，伴有低钾血症；部分患者有甲亢性肌病，出现肌无力、肌萎缩，行动困难；尚可有骨质疏松、增生性骨膜下骨炎等。⑥其他：女性有月经减少或闭经，男性有阳痿、乳腺发育；周围血白细胞总数减低，淋巴细胞比例增加、单核细胞增加，轻度贫血，可伴发血小板减少性紫癜。

（2）甲状腺肿：多数患者有程度不等的弥漫性、对称性甲状腺肿大，质地不等、无压痛；甲状腺上下极可触及震颤和闻及血管杂音。

（3）眼征：分为单纯性突眼和浸润性突眼（图 7-2）。①单纯性突眼：与交感神经兴奋性增高有关。表现为：突眼度 19～20mm，瞬目减少，炯炯发亮，上睑挛缩、睑裂增宽，双眼向下看时，上眼睑不能随眼球下落而显现白色巩膜，眼球向上看时前额皮肤不能皱起；眼球辐辏不良。②浸润性突眼：与眶后组织的自身免疫炎症有关。除上述眼征外，眼球突出明显、突眼度大于 20mm，眼睑肿胀、结膜充血水肿，眼球活动受限，严重者眼球固定，眼睑闭合不全、角膜外露而发生角膜溃疡、全眼球炎，甚至失明；患者常诉眼内异物感，眼部胀痛，有畏光、流泪、复视等。

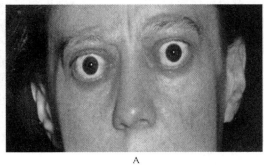
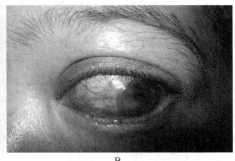

图 7-2 眼征

A. 单纯性突眼——双侧眼球对称性突出，上睑挛缩；B. 浸润性突眼——球结膜充血水肿，角膜溃疡

（4）特殊临床表现及类型：①甲状腺危象：Graves 病情急性加重的严重综合征，病死率高达 20% 以上。系因循环中 T_3、T_4 水平增高所致，多见于较重的甲亢未治疗或治疗不充分的患者，常见诱因有感染、手术、创伤、精神刺激等。表现为高热、大汗、心动过速（>140 次/分）、烦躁不安、谵妄、恶心、呕吐、腹泻等，严重者出现心力衰竭、休克、昏迷等。②淡漠型甲亢：多见于老年人。起病隐袭，高代谢综合征、眼征及甲状腺肿均不明显。主要表现为明显消瘦、表情淡漠、心悸、乏力、嗜睡、反应迟钝及厌食、腹泻等，可伴有心房颤动和肌病等，常发生误诊。③胫前黏液性水肿（图 7-3）：多发生在胫骨前下 1/3 处，也可出现于足背、小腿关节、肩部、手背等处，早期皮肤增厚、变粗，有广泛的对称性皮损，呈棕红色或红褐色或暗紫色突起不平的斑块或结节，边界清楚，大小不等，直径 5～30mm，周围皮肤发亮、薄而紧张，有感觉过敏或减退或伴痒感，后期皮肤粗厚呈橘皮样或树皮样，下肢粗大如象皮腿。④其他特殊类型：有 T_3 型甲

状腺毒症、亚临床甲亢、妊娠期甲状腺功能亢进症等。

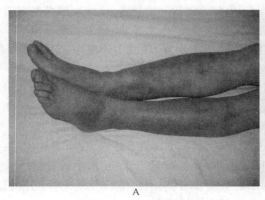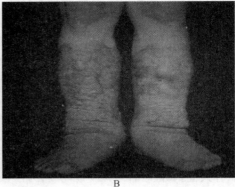

图 7-3 胫前黏液性水肿

A. 早期—胫骨前对称性棕红色大小不等的皮损；B. 后期—皮肤粗厚呈橘皮样，下肢粗大如象皮腿

3. 辅助检查

（1）基础代谢率（BMR）测定：BMR 正常参考值为 $-10\% \sim +15\%$。临床常使用简易测量法：在禁食 12h、睡眠 8h 以上、清晨静卧、空腹时测定脉率和血压，按公式"基础代谢率（%）= 脉率 + 脉压 -111"计算。轻度甲亢：$+20\% \sim +30\%$，中度甲亢：$+30\% \sim +60\%$，重度甲亢：$+60\%$ 以上。该方法不适用于心律失常患者。

（2）血清甲状腺激素测定：Graves 患者血清中 T_3、T_4 浓度均升高。测定项目有：血清总甲状腺素（TT_4）和总三碘甲腺原氨酸（TT_3）、血清游离甲状腺素（FT_4）和游离三碘甲腺原氨酸（FT_3）。由于 FT_3、FT_4 不受血甲状腺激素结合球蛋白（TBG）的影响，能直接反映甲状腺功能状态，因此是血清中具有生物活性的甲状腺激素，为临床诊断甲亢的首选指标。

（3）促甲状腺激素（TSH）测定：反映甲状腺功能最敏感的指标，甲亢时由于 T_3、T_4 增高，通过反馈抑制 TSH 分泌，TSH 明显降低 $<0.1\text{mU/L}$（正常值：$0.3 \sim 4.8\text{mU/L}$）。

（4）甲状腺摄 ^{131}I 率：正常值：3h 为 $5\% \sim 25\%$，24h 为 $20\% \sim 45\%$，高峰在 24h 出现。甲亢时摄 ^{131}I 率增高，且高峰前移、不被 T_3 抑制。妊娠期和哺乳期妇女禁忌采用此项检查。

考点：临床表现、辅助检查（5）TSH 受体刺激抗体（TRAb）测定：诊断 Graves 重要指标之一。$85\% \sim 100\%$ 的新患者血清 TSH 受体抗体（TRAb）呈阳性。

（6）影像学检查：超声、放射性核素扫描、CT、MRI 等，均有助于 Graves 病的诊断。

（三）治疗要点

Graves 病的治疗包括抗甲状腺药物治疗、放射性 ^{131}I 治疗及手术治疗 3 种，其中抗甲状腺药物治疗是甲亢的基础治疗。

1. 抗甲状腺药物治疗 常用药物有硫脲类和咪唑类，硫脲类包括丙硫氧嘧啶（PTU）和甲硫氧嘧啶（MTU）；咪唑类包括甲巯咪唑（MMI，他巴唑）和卡比马唑（CMZ，甲亢平）等。作用机制是抑制甲状腺过氧化酶，阻断甲状腺激素的合成。PTU 和 MMI 较为常用。PTU 还可抑制 T_4 转化为 T_3。①适应证：症状较轻、甲状腺较小；年龄 <20 岁；孕妇（以 PTU 为宜）、高龄或其他严重疾病不宜手术者；手术前或放射性 ^{131}I 治疗前准备；手术后复发又不适宜 ^{131}I 治疗者。②剂量与疗程：以 PTU 为例（MMI 剂量为 PTU 的 $1/10$）治疗分初治期、减量期和维持期。初治剂量：$300 \sim 450\text{mg/d}$，症状缓解或 T_3、T_4 恢复正常后减量，每 $2 \sim 4$ 周减量 1 次，每次减量 $50 \sim 100\text{mg/d}$，$3 \sim 4$ 个月减至维持量，维持量 $50 \sim 100\text{mg/d}$，维持治疗 $1 \sim 1.5$ 年。③不良反应：主要是粒细胞减少、药疹和肝损害。

2. ¹³¹I 治疗 ¹³¹I 被甲状腺摄取后释放出 β 射线破坏甲状腺组织细胞,减少甲状腺激素的合成与释放。是一种安全简便、费用低廉、疗效较高(总有效率达 95%、临床治愈率达 85% 以上,复发率小于 1%)的治疗方法,主要并发症是甲状腺功能减退。①适应证:成人 Graves 病伴甲状腺 Ⅱ 度以上肿大;抗甲状腺药物治疗失败或过敏;甲亢手术后复发;甲亢性心脏病或甲亢伴其他病因的心脏病;甲亢合并白细胞减少、血小板减少或全血细胞减少;老年甲亢;甲亢合并糖尿病;毒性多结节性甲状腺肿,自主功能性甲状腺结节合并甲亢。②相对适应证:青少年和儿童甲亢,抗甲状腺药物治疗失败拒绝手术或有手术禁忌证;甲亢合并肝、肾等脏器功能损害;Graves 眼病。③禁忌证:妊娠和哺乳期妇女。

考点: 抗甲状腺药物治疗和¹³¹I 治疗

3. 其他药物治疗 ①碘剂:复方碘溶液,仅用于术前准备和甲状腺危象时,可抑制已合成的甲状腺激素释放入血,减少甲状腺血流,使甲状腺变小变硬。②β 受体阻滞剂:阻断甲状腺素对心脏的兴奋作用,阻断外周组织 T_4 向 T_3 转化,主要在抗甲状腺药物初治期使用,可较快地改善心悸、紧张和震颤等症状,常用普萘洛尔 10~40mg,每日 3~4 次。③甲状腺素片:可稳定下丘脑-垂体-甲状腺轴的功能,避免 T_3、T_4 减少后对 TSH 的反馈抑制减弱。适用于抗甲状腺药物治疗过程中,甲状腺毒症缓解而突眼加重或甲状腺肿变大时。

4. 手术治疗 见外科有关内容。

5. 甲状腺危象的治疗 ①积极治疗诱因。②抑制甲状腺激素合成:首选 PTU,首次剂量 600mg 口服或胃管注入,以后 250mg、每 6h 1 次。③抑制甲状腺激素释放:服 PTU 1h 后口服复方碘溶液 5 滴、每 8h 1 次,或碘化钠 1.0g 加入 10% 葡萄糖盐水溶液中静滴 24h,以后视病情逐渐减量,一般使用 3~7d。④普萘洛尔 20~40mg、每 6~8h 口服 1 次,或 1mg 稀释后缓慢静脉注射。⑤氢化可的松 50~100mg 加入 5%~10% 葡萄糖溶液静滴,每 6~8h 1 次。⑥上述治疗效果不满意时,可选用血液透析、腹膜透析或血浆置换等措施迅速降低血浆 TH 浓度。⑦对症处理:高热,采用物理或药物降温,必要时使用异丙嗪进行人工冬眠,禁用阿司匹林,因该药可与甲状腺球蛋白结合而释放游离甲状腺激素,使病情加重;补充足量液体;持续低流量给氧;积极治疗感染、肺水肿等并发症。

(四)主要护理诊断及合作性问题

1. 焦虑 与神经系统功能改变有关。

2. 营养失调:低于机体需要量 与代谢率增高、消化吸收障碍有关。

3. 活动无耐力 与蛋白质分解增加、甲亢性心脏病、甲亢性肌病等因素有关。

4. 自我形象紊乱 与突眼和甲状腺肿大致身体外形改变有关。

5. 有组织完整性受损的危险 与浸润性突眼有关。

6. 潜在并发症 甲状腺危象。

(五)护理措施

1. 一般护理 ①休息和活动:安置患者于安静、凉爽的环境中,室温保持在 20℃ 左右,避免强光和噪声的刺激。轻症患者可照常工作和学习,但不宜紧张和劳累;病情重者应严格卧床休息。②饮食护理:补充足够的营养,给予高热量、高蛋白、高维生素及富含矿物质的饮食,成人每日总热量应在 12.5MJ 以上,约比正常人提高 50%,蛋白质 1.5~2g/(kg·d),膳食中以各种形式增加奶类、蛋类、瘦肉、鱼、豆类等优质蛋白以纠正体内的负氮平衡;给予充足的水分,每日饮水 2000~3000ml(有心脏疾病者除外,以免诱发水肿和心力衰竭),补偿因出汗、腹泻及呼吸加快引起的水分丢失;多摄入新鲜蔬菜和水果。避免摄入含碘丰富的食物如海带、紫菜等,以免导致甲状腺合成增多而加重病情;避免进食辛辣刺激性食物,戒烟戒酒,禁饮对中枢神经系统有兴奋作用的浓茶、咖啡等刺激性饮料;避免进食高纤维食物,以免导致肠蠕动加快加重腹泻。③心理护理:关爱、理解患者,交谈时语气温和,耐心倾听其述说,鼓励患者表达自我感受。了解患者家庭与工作环境,控制各种可能对患者造成不良刺激的因素,鼓励家属和亲友主动与患者沟通,避免刺激性语言,建立和谐的生活气氛,使患者感受到家庭的温暖和社会的关爱。指导外形修饰技巧,帮助患者改善自身形象,如突眼明显者外出戴有色眼镜,既可增加美感,又可以保护眼睛免受刺激,颈部增粗者,可在颈部系上丝巾等。

2. 突眼护理 ①外出时戴茶色眼镜,以防光线刺激和灰尘、异物的侵害,复视者戴单侧眼罩。②保持眼睛湿润,经常用眼药水滴眼,睡前涂抗生素眼膏,用无菌 0.9% 氯化钠溶液纱布覆盖双眼。③减轻球后组织水肿,睡眠时抬高头部,遵医嘱使用利尿剂,限制钠盐摄入。④避免加重损害,指导患者在眼睛有异物感、刺痛或流泪时,勿用手直接揉搓眼睛。

3. 用药护理

(1) 抗甲状腺药物:①抗甲状腺药物起效慢,一般在用药 4 周左右才开始显效,且对已合成的甲状腺激素无作用。应对患者做好解释,以免患者因见效慢而心生疑虑,加重心理负担。②告知患者不能随便中断治疗或自行变更药物剂量,总疗程需 1.5~2 年。③粒细胞减少主要发生在治疗开始的 1~2 个月,此阶段血白细胞计数和分类计数需每周检查 1 次,以后每 2~4 周检查 1 次。服药过程中,如患者出现发热、咽痛、皮疹等,应警惕粒细胞减少,如白细胞计数低于 3×10^9/L 或中性粒细胞计数低于 1.5×10^9/L,为停药指征,应与医师联系处理。用药过程中需检测肝功能,如出现严重肝损害,则要停药。药疹比较常见,可用抗组胺药控制,一般不必停药,如出现剥脱性皮炎,则立即停药。

考点:一般护理、突眼护理、用药护理

(2) 普萘洛尔:用药过程中须注意观察心率,以防心动过缓。有哮喘病史的患者禁用。

(3) 甲状腺片:告知患者应用甲状腺片是为了防止和减轻抗甲状腺药物治疗过程中出现的甲状腺增大或突眼加重。用药时须从小剂量开始,尤其对冠心病患者应控制好剂量,用药后注意观察心率有无明显增快,有无引起心绞痛发作。

(4) 放射性131I:①告知患者在治疗前、后各 1 个月内避免服用含碘的药物和食物,以免影响甲状腺组织对131I摄取。②应空腹服药,服药后 2h 内不吃固体食物,以免引起呕吐;服药后 24h 内避免咳嗽咳痰,防止131I的丢失。③服药后 2~3 日,饮水量应达到 2000~3000ml/d,以加速甲状腺组织以外的131I的排出。④服药后第 1 周避免用手按压甲状腺。⑤患者的排泄物、衣服、被褥、用具等须单独存放,待放射作用消失后再做清洁处理,以免污染环境;在处理患者的物品及排泄物时须戴手套,以免造成自身伤害。⑥定期复查甲状腺功能,以及早发现有无甲状腺功能减退的不良后果。

4. 病情观察 观察生命体征,尤其是脉率和脉压变化,以评估基础代谢率,动态观察甲亢的治疗效果和病情变化。注意有无甲状腺危象的迹象,如原有症状加重、体温升高、心率加快、大汗淋漓、腹泻、严重乏力或神经过度兴奋等,需考虑诱发甲状腺危象的可能,要及时与医师联系,并做好抢救准备。

5. 甲状腺危象的抢救配合 ①休息:安置患者于安静、室温偏低的病室中,绝对卧床休息,避免一切不良刺激;烦躁不安者,遵医嘱使用镇静剂。②给氧:呼吸困难时取半卧位,立即给氧。③营养支持:给予高热量、高蛋白、高维生素饮食,对严重呕吐、腹泻和大量出汗患者应通过口服或静脉及时补充足量的液体,以维持体液平衡。④病情监测:密切观察患者的生命体征、意识状态、心肾功能的变化,准确记录 24h 出入液量。⑤正确给药:及时准确使用 PTU、碘剂、氢化可的松和普萘洛尔等药,注意碘剂变态反应和其他药物的不良反应。⑥对症护理:躁动不安者使用床栏保护患者安全,昏迷者加强皮肤和口腔护理,定时翻身叩背,防止压疮和肺炎的发生,体温过高者迅速采取降温措施,避免使用乙酰水杨酸类药物。

(六)健康教育

指导患者合理安排工作和休息,保持身心愉快,避免过度劳累和精神刺激。鼓励家属与患者建立和谐的家庭关系,使患者得到良好的心理支持。告知患者眼睛的保护方法和自我护理方法,上衣领宜宽松,避免压迫甲状腺,严禁用手挤压甲状腺以免甲状腺激素分泌过多,加重病情。嘱患者坚持长期服药,不可随意减量和停药,服药期间定时检测血常规和甲状腺功能,每日清晨卧床时自测脉搏,定期测量体重,脉搏减慢、体重增加是治疗有效的标志。若出现高热、恶心、呕吐、腹泻、突眼加重等,应及时就诊,要警惕甲状腺危象发生的可能。对妊娠期甲亢妇女,应遵医嘱服用抗甲状腺药,力争在对母亲及胎儿无影响的条件下,使甲状腺功能恢复正常,禁用^{131}I治疗,慎用普萘洛尔。产后如需继续服药,则不宜哺乳。

考点: 健康教育

三、甲状腺功能减退症患者的护理

(一)概述

甲状腺功能减退症(hypothyroidism)简称甲减,是由多种原因引起的甲状腺激素合成、分泌或生物效应不足所致的全身性低代谢综合征。按起病年龄可分为三型:起病于胎儿或新生儿者,称克汀病(又称呆小病);起病于儿童者,称幼年型甲减;起病于成年者,称成年型甲减。病情严重时各型均可表现为黏液性水肿。本节主要介绍成年型甲减。

成年型甲减有原发性甲减、中枢性甲减(垂体性甲减、三发性甲减)和甲状腺激素不敏感综合征等。

(1)原发性甲减:最常见,占成人甲减的90%~95%,系甲状腺本身疾病所引起。①炎症:自身免疫损伤引起自身免疫性甲状腺炎。②手术:甲状腺大部或全部切除术后。③放疗:^{131}I治疗引起甲状腺破坏。④缺碘或摄碘过量:均可引起甲状腺功能减退症。⑤其他:如锂盐、硫脲类抗甲状腺药物所致的甲减等。

(2)中枢性甲减:由下丘脑和垂体病变引起的促甲状腺激素释放激素(TRH)或者促甲状腺激素(TSH)产生和分泌减少所致的甲减。包括垂体性甲减(垂体外照射、垂体大腺瘤、颅咽管瘤及产后大出血等引起)和三发性甲减(下丘脑肿瘤、肉芽肿、慢性炎症和放疗等导致TRH分泌不足,TSH和TH相继减少引起)。

(3)甲状腺激素不敏感综合征:由于甲状腺激素在外周组织实现生物效应障碍引起的综合征。

(二)护理评估

1. 健康史　询问女性患者有无产后大出血、休克、昏迷、产后无乳长期闭经、不育病史;评估男性患者有无长期使用糖皮质激素史;了解患者有无头颅部手术史、放射治疗史等。

2. 临床表现　多见于中年女性。起病隐袭,进展缓慢。

(1)一般表现:易疲劳、畏寒、少汗、体温偏低,食欲减退而体重无明显减轻,表情淡漠、少言、动作缓慢。体检可见面色苍白,眼睑和颜面水肿、皮肤干燥发凉、肿胀增厚、粗糙脱屑,毛发稀疏,眉毛外1/3脱落。手足掌面呈姜黄色,甲厚而脆、多裂纹,踝部呈非凹陷性水肿。

(2)各系统表现:①精神神经系统:记忆力减退、智力低下、反应迟钝、嗜睡、精神抑郁,有时出现猜疑型精神分裂症症状,后期呈痴呆、幻觉、木僵、昏睡或惊厥,出现共济失调、眼球震颤等。②肌肉与关节:肌肉软弱乏力,可有暂时性肌强直、痉挛、疼痛等,部分患者可出现进行性肌萎缩。黏液性水肿者可伴有关节病变,偶有关节腔积液。③心血管系统:表现为心动过缓、心浊音界扩大、心音减弱、心排血量下降,可伴发心包积液、胸腔或腹腔积液,易并发冠心病。④消化系统:患者有厌食、腹胀、便秘等,严重者可出现麻痹性肠梗阻或黏液水肿性巨结肠。⑤血液系统:可因甲状腺激素缺乏引起血红蛋白合成障碍,或铁、叶酸、维生素B_{12}吸收障碍导致贫血,恶性贫血则与自身免疫性甲状腺炎伴发的器官特异性自身免疫病有关。⑥内分泌系统:女性月经过多、经期延长和不育,约1/3患者有溢乳;男性可出现阳痿。

（3）黏液性水肿昏迷：见于病情严重者。诱发因素有寒冷、感染、手术、严重躯体疾病，中断甲状腺激素替代治疗和使用麻醉镇静剂等。表现为嗜睡，低体温（体温 < 35℃），呼吸减慢，心动过缓，血压下降，四肢肌肉松弛，反射减弱或消失，甚至昏迷、休克、心肾功能不全而及患者生命。

（4）心理状态：因肢体软弱无力等多种症状，加之容貌改变、反应迟钝、智力低下等，常使患者抑郁寡欢，缺乏自信，影响参与社交活动。

3. 辅助检查

（1）一般检查：血常规检查有轻、中度贫血；血生化检查有三酰甘油、总胆固醇、LDL-C 增高，HDL-C 降低及血清 CK、LDH 增高。

（2）甲状腺功能检查：血清 TSH 升高为原发性甲减的最早表现；FT_4 降低是诊断本病的必备条件；严重病例血清 TT_3 和 FT_3 也减低；亚临床甲减仅有血清 TSH 增高，血清 T_4 或 T_3 正常；甲状腺摄 ^{131}I 率降低。

（3）TRH 兴奋试验：用于病变部位鉴定。静脉注射 TRH 后血清 TSH 不增高，提示垂体性甲减；延迟升高者提示下丘脑性甲减；TSH 在增高的基值上进一步增高，提示原发性甲减。

（4）甲状腺自身抗体检查：血清 TPOAb 和 TgAb 阳性，提示自身免疫性甲状腺炎所致的甲减。

（三）治疗要点

1. 替代治疗　首选左甲状腺素（L-T_4）口服，为基本治疗方法，需终身应用。治疗目标是用最小剂量纠正甲减而不产生明显不良反应，使血 TSH 值恒定在正常范围内。成年患者 L-T_4 替代剂量为 50 ~ 200μg/d 或按照体重计算 1.6 ~ 1.8μg/（kg·d）；儿童剂量较高，为 2.0μg/（kg·d）；老年剂量较低，约 1.0μg/（kg·d）；妊娠时剂量要增加 30% ~ 50%；甲状腺癌术后剂量约需 2.2μg/（kg·d）。从小剂量开始，逐渐增加至最佳效果，初始剂量为 25 ~ 50μg/d，每 1 ~ 2 周增加 25μg/d，重建下丘脑-垂体-甲状腺轴的平衡一般需 4 ~ 6 周。长期维持量 75 ~ 150μg/d，每 6 ~ 12 个月复查 1 次激素指标。

2. 黏液性水肿昏迷的抢救　①立即补充甲状腺激素。首选 L-T_3 静脉注射，每 4h 给予 10μg，至患者症状改善、神志清醒后改为口服。②保温，给氧，保持呼吸道通畅，必要时行气管插管或气管切开、机械通气等。③氢化可的松 200 ~ 300mg/d 持续静脉滴注，待患者清醒及血压稳定后逐渐减量。④根据需要补液，但量不宜过大。⑤控制感染，抢救休克和昏迷。

3. 对症处理　有贫血者可补充铁剂、维生素 B_{12}、叶酸等。

（四）主要护理诊断及合作性问题

1. 体温过低　与机体基础代谢率降低有关。

2. 活动无耐力　与甲状腺激素合成分泌不足有关。

3. 排便异常：便秘　与肠蠕动减慢有关。

4. 有皮肤完整性受损的危险　与黏多糖皮下堆积致黏液性水肿有关。

5. 社交障碍　与精神情绪改变造成反应迟钝、冷漠有关。

6. 潜在并发症　黏液性水肿昏迷。

（五）护理措施

1. 一般护理　①休息与活动：保持病室环境清洁、光照充足，调节室温至 22 ~ 23℃，鼓励患者由简单活动开始，逐渐增加活动量及活动的复杂性，坚持从事简单的家务劳动，给予较多时间学习自我照顾的技巧。②饮食护理：给予高蛋白、高维生素、低钠、低脂肪饮食，细嚼慢咽、少量多餐，食物注重色、香、味，以增加患者食欲。桥本甲状腺炎所致甲状腺功能减退症者应避免摄取含碘食物和药物,以免诱发严重黏液性水肿。③心理护理:提供安静及安全的环境,以真挚、诚恳的态度与患者沟通,鼓励患者诉说自己的感受。告诉患者替代疗法可以达到较好的效果,树立治疗的信心。鼓励家属、亲友与患者交流,建立良好的社会支持系统,使患者感受到温暖和关怀,增强战胜疾病信心。鼓励患者多参与社交活动,介绍患有相同疾病且病情已改善的病友与其交流,以降低社交障碍的危险。

2. 生活护理 ①保暖:冬天外出时,戴手套、穿棉鞋,以免手脚冻伤;睡眠时加盖被等,以防体温过低,用热水袋保暖时防止烫伤。②排便:为卧床患者创造良好的排便环境;指导患者每日进行适度的运动,如散步、慢跑等;每日定时排便、按摩腹部,养成规律排便的习惯;多进粗纤维食物,如蔬菜、水果或全麦制品;必要时根据医嘱给予轻泻剂,保持大便通畅。观察大便的次数、性质变化,注意观察有无腹胀、腹痛等肠梗阻表现。③皮肤:皮肤干燥、粗糙时,可局部涂抹乳液和润肤油以保护皮肤。洗澡时避免使用肥皂。协助患者按摩受压部位,经常翻身或下床活动,避免血液循环不良而造成压疮。

考点: 生活护理

3. 用药护理 遵照医嘱按时按量给患者服用药物,尤其是心脏病、高血压、肾炎患者,剂量尤须准确,不可任意减量或增量。注意用药后疗效和不良反应的观察,如出现脉率加快>100次/分、心律失常、血压升高、多食消瘦、呕吐、腹泻、发热、大量出汗、情绪激动等,提示药物过量,应及时报告医师。同时服用利尿剂者,需记录24h时液体出入量。

4. 黏液性水肿昏迷的护理 迅速建立静脉通道,按医嘱静脉注射左甲状腺素,至患者清醒后改口服左甲状腺素片;静脉滴注氢化可的松,5%~10%葡萄糖盐水,必要时输血。注意保暖,保持呼吸道通畅,给氧,必要时配合医生建立人工气道。监测生命体征、尿量、24h出入量及水电解质、血气分析等。按医嘱应用抗感染药,做好休克、昏迷的抢救配合。

5. 病情观察 ①观察意识和生命征的变化,每日记录患者体重。若患者出现体温低于35℃、呼吸浅慢、心动过缓、血压降低、嗜睡等表现,或出现口唇发绀、呼吸深长、喉头水肿等症状,应立即通知医师并配合抢救。②注意黏液性水肿变化,每日观察皮肤弹性与水肿情况,服药后症状改善情况,观察皮肤有无发红、发绀、起水疱或破损等。③观察大便的次数、性质、量的改变,观察有无腹胀、腹痛等麻痹性肠梗阻的表现。

(六)健康教育

指导患者注意个人卫生,冬季要保暖,避免出入公共场所,以预防感染和创伤,多食高纤维食物,定时排便,防止便秘。解释终生服药的重要性和必要性,强调随意停药或变更药物剂量的危害;告诉患者甲状腺激素服用过量的表现、黏液性水肿昏迷的原因及表现,使患者学会预防和自我观察,如出现低血压、心动过缓、体温降低(体温<35℃)等,应及时就医;指出每6~12个月到医院检测1次。告知慎用镇静、安眠、止痛、麻醉等药物,以免导致心血管疾病。

案例7-1分析

1. 甲亢程度:基础代谢率+67%,属重度甲亢。

2. 主要护理问题:①营养失调:低于机体需要量。②自我形象紊乱。③有组织完整性受损的危险。

3. 饮食指导:①给予高热量、高蛋白、高维生素及富含矿物质的饮食,多饮水。②避免摄入含碘丰富的食物、辛辣刺激性食物、高纤维食物,戒烟戒酒,禁饮兴奋、刺激性饮料。

4. 突眼护理:①外出时戴茶色眼镜,复视者戴单侧眼罩。②经常用眼药水滴眼,睡前涂抗生素眼膏,用无菌0.9%氯化钠溶液纱布覆盖双眼。③睡眠时抬高头部,限制钠盐摄入。④眼睛有异物感、刺痛或流泪时,勿用手直接揉搓眼睛。

重·点·提·示

1. 单纯性甲状腺肿是由于多种原因引起的甲状腺非炎症性或非肿瘤性肿大,一般不伴有甲状腺功能异常。碘缺乏是地方性甲状腺肿的最常见原因。主要临床表现为甲状腺肿大和由肿大的甲状腺压迫临近器官产生的症状。主要治疗是病因治疗。护理重点是做好健康教育。

2. 甲状腺功能亢进症是指甲状腺腺体本身产生甲状腺激素过多而引起的以神经系统、循环系统、消化系统等兴奋性增高和代谢亢进为主要表现的一组临床综合征。最常见的病因是弥漫性甲状腺肿(Graves 病),属器官特异性自身免疫病。主要临床表现为甲状腺毒症、弥漫性甲状腺肿和突眼征。治疗包括抗甲状腺药物治疗、放射性[131]I 治疗及手术治疗 3 种,其中抗甲状腺药物治疗是甲亢的基础治疗。护理重点是饮食指导、突眼护理、用药护理、甲状腺危象的抢救配合和健康教育。

3. 甲状腺功能减退症简称甲减,是由多种原因引起的甲状腺激素合成、分泌或生物效应不足所致的全身性低代谢综合征。按起病年龄可分为克汀病(又称呆小病)、幼年型甲减和成年型甲减三型。疾病特点为因甲状腺激素降低而引起的全身各系统低代谢表现,病情严重时可产生黏液性水肿昏迷。主要治疗是甲状腺激素替代治疗。护理重点是准确给药和生活指导。

(高晓阳)

第 4 节　库欣综合征患者的护理

(一)概述

库欣综合征(Cushing syndrome)是指各种病因造成的糖皮质激素(皮质醇为主)分泌过多所致病症的总称。临床最常见垂体促肾上腺皮质激素(ACTH)分泌亢进引起,称库欣病(Cushing's disease)。成人多见,女性多于男性,发病年龄以 20~40 岁居多。

病因:①依赖 ACTH 的库欣综合征,包括库欣病,指垂体 ACTH 分泌过多,伴肾上腺皮质增生,常见于垂体腺瘤;异位 ACTH 综合征,指垂体以外肿瘤分泌大量 ACTH,伴肾上腺皮质增生,最常见的恶性肿瘤是肺癌,其次是胸腺癌、胰腺癌等。②不依赖 ACTH 的库欣综合征,包括肾上腺皮质腺瘤、肾上腺皮质癌、双侧肾上腺小结节性或大结节增生。

医源性库欣综合征是指长期使用大剂量肾上腺皮质激素治疗的患者,如类风湿关节炎、系统性红斑狼疮、支气管哮喘等患者,在激素治疗后出现的类似库欣病的症状,其双侧肾上腺皮质常萎缩。

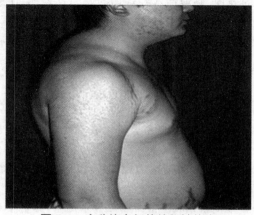
图 7-4　库欣综合征的特征性体态

(二)护理评估

1. 健康史　询问是否患过垂体疾病,有无其他部位恶性肿瘤史、有无长期糖皮质激素治疗史。

2. 临床表现　主要表现为三大物质代谢紊乱、多器官功能障碍及免疫能力低下而易感染。

(1)脂肪代谢障碍:肾上腺皮质激素促进了体内脂肪的分解与合成,不同部位脂肪组织对皮质醇的敏感性不同,使脂肪重新分布,堆积于面、颈、胸、腹及背部等处。出现红润多脂的满月脸、颈背部脂肪堆积似水牛背、腹大呈悬垂腹,四肢相对瘦小,即"向心性肥胖"等特征性外貌(图 7-4)。

（2）蛋白质代谢障碍：大量皮质醇促进蛋白质分解、抑制蛋白质合成，从而使蛋白质过度消耗，导致皮肤菲薄、微血管脆性增加、轻微损伤即引起瘀斑；因肥胖、皮肤薄、蛋白分解亢进、皮肤弹性纤维断裂，下腹两侧、大腿外侧等区域出现对称性分布的紫红色条纹。长期负氮平衡，可导致肌肉萎缩无力、腰酸背痛、行动不便、骨质疏松、脊椎压缩畸形使身材变矮、易骨折，儿童则生长发育停滞。

（3）糖代谢障碍：皮质醇拮抗胰岛素、抑制外周组织对葡萄糖的利用、促进糖异生而致血糖升高，部分患者出现糖尿病症状，称类固醇性糖尿病。

（4）电解质紊乱：皮质醇有潴钠排钾作用，但血电解质大多正常。低钾可加重乏力，水钠潴留可出现水肿。肾上腺皮质癌和异位 ACTH 综合征可出现明显低血钾低氯性碱中毒。

（5）多器官功能障碍：①心血管系统：高血压常见，与肾素-血管紧张素系统激活，对血管活性物质加压反应增强有关，可伴有动脉硬化和肾小动脉硬化，长期血压升高可并发左心室肥大、心力衰竭和脑血管意外等。②神经精神系统：皮质醇兴奋大脑皮质，引起中枢神经系统功能紊乱，表现为紧张、兴奋、失眠、烦躁易怒、注意力下降、记忆力减退，严重者甚至发生躁狂等精神症状。③造血系统：皮质醇刺激骨髓，使红细胞和血红蛋白增高，加之皮肤菲薄而呈现多血质面容。④性功能障碍：女性月经稀少、不规则或闭经，多伴不孕，并有多毛、痤疮，如有明显男性化表现，应警惕可能是肾上腺癌；男性患者可有性欲减退，睾丸变软、阴茎缩小。⑤皮肤色素沉着：异位 ACTH 综合征患者皮肤色素明显加深。

（6）感染：长期皮质醇增多使免疫细胞吞噬杀伤能力减弱、抗体形成受抑制、蛋白质分解代谢增强、组织修复能力低下，导致免疫功能减弱，易发生感染。呼吸道感染多见，化脓性细菌感染不易局限，可发展成蜂窝织炎、菌血症和败血症等；手、脚、指（趾）甲、会阴部、肛周等处常出现真菌感染。由于感染炎症反应轻，症状不典型，发热低，易漏诊误治而造成严重后果。

（7）心理状态：特殊体型与外貌影响患者社交和人际关系，常导致自卑和孤独心理，严重者可出现抑郁、精神异常。

3. 辅助检查

（1）血液检查：低血钾、高血糖、葡萄糖耐量减低等。

（2）糖皮质激素分泌异常：①血浆皮质醇水平：正常人早晨 8 点左右血浆皮质醇浓度最高，午夜最低。本病的正常昼夜节律消失。②24h 尿 17-羟皮质类固醇和尿游离皮质醇升高。③小剂量地塞米松抑制试验异常：正常人每 6h 口服地塞米松 0.5mg，连续服 2 天，对比给药前后的尿 17-羟皮质类固醇及游离皮质醇测定值，若明显被抑制 50% 以上者为正常人，抑制未达到对照值的 50% 者，应考虑本病。

（3）病因诊断检查：①大剂量地塞米松试验：垂体性库欣病，多数能被抑制；肾上腺皮质腺瘤、肾上腺皮质癌、异位 ACTH 综合征，不能被抑制。②ACTH 兴奋试验：垂体性库欣病和异位 ACTH 综合征，有反应，高于正常；肾上腺皮质腺瘤、肾上腺皮质癌大多数无反应。

（4）影像学检查：肾上腺超声检查、蝶鞍区断层摄片以及 CT、MRI 等可显示出病变部位。

（三）治疗要点

1. 垂体性库欣病　①经蝶窦切除垂体微腺瘤是治疗本病的首选方法。②肾上腺切除手术：不能做垂体手术时考虑。③开颅手术切除肿瘤加术后放射治疗：垂体大腺瘤患者。

2. 肾上腺肿瘤　手术切除可根治；未能根治或已有转移者可用药物治疗，减少肾上腺皮质激素分泌。

3. 不依赖 ACTH 的小结节性或大结节性双侧肾上腺增生　双侧肾上腺切除术加激素替代治疗。

4. 异位 ACTH 综合征　治疗原发性恶性肿瘤，视病情采用手术、放疗和化疗或应用肾上腺皮质激素合成阻滞药,如米托坦、美替拉酮、氨鲁米特、酮康唑等。

(四) 主要护理诊断及合作性问题

1. 自我形象紊乱　与 Cushing 综合征引起痤疮、多毛、特殊面容、体型改变有关。

2. 有感染的危险　与皮质醇增多使免疫功能减弱有关。

3. 有受伤的危险　与皮肤菲薄、水肿和骨质疏松有关。

4. 活动无耐力　与低钾、肌肉萎缩、骨质疏松有关。

5. 性功能障碍　与体内性激素水平异常有关。

6. 焦虑　与特殊面容、体型改变,药物不良反应,治疗时间漫长有关。

7. 潜在并发症　心力衰竭、脑血管意外、糖尿病等。

(五) 护理措施

1. 一般护理　①休息与活动:提供安全舒适的环境,重者卧床休息,轻者可适当活动,保证睡眠,取平卧位抬高双下肢,以利于静脉回流,减轻水肿。②饮食护理:给予高蛋白、高维生素、低脂、低热量、低糖、低钠、高钾、高钙饮食,进餐定时定量,纠正机体负氮平衡,补充钾、钙,多食柑橘、枇杷、香蕉、南瓜等含钾高的果蔬。避免刺激性食物,戒烟酒和兴奋性饮料。③心理护理:患者因体态、外貌改变和长期用药,易产生焦虑、悲观情绪,应耐心解释和疏导,做好患者及家属心理安抚工作,有明显精神症状者,应避免刺激性言行,减少其情绪波动,患者情绪由兴奋转为抑郁时,应加强监督,防范自杀、自伤等恶性意外事件的发生。

考点: 一般护理

2. 对症护理　①感染的预防:保持皮肤清洁和床单整洁,勤沐浴,勤更衣,监测体温,注意有无感染征象观察,口腔黏膜、咽、扁桃体、泌尿道及会阴部等区域为易感染部位,一旦发生感染须及早配合治疗。②损伤的预防:防止骨折、碰撞或跌伤,对有骨质疏松的患者,嘱其注意休息、避免过劳和剧烈运动,家具摆设合理,浴室注意防滑;药物注射时严格无菌操作,护理操作动作轻揉;避免碰击或擦伤皮肤,引起皮下出血。

3. 用药护理　皮质醇合成酶阻滞剂的主要不良反应有食欲不振、恶心、呕吐、嗜睡、共济失调等,偶可有皮疹和发热反应,用药前应告知患者,并在用药期间注意观察和给予相应的护理。

4. 病情观察　①观察生命体征,发现早期高血压,降压药治疗中需提醒患者避免直立性低血压引起意外跌倒,对高血压引发左心衰竭时,应立即给予半卧位和吸氧,应用降压药、利尿药等纠正心力衰竭。②观察有无低钾血症,如出现恶心、呕吐、腹胀、四肢无力、快速性心律失常等表现,应及时通知医师并配合处理,并检测血钾,低钾心电图表现为 U 波异常明显、快速性心率失常。③观察进食量和多饮、多食、多尿等糖尿病表现,必要时查空腹血糖诊断。

(六) 健康教育

介绍库欣综合征的相关知识,鼓励患者勇于面对现实,接受自己体态和外貌的改变,积极参与社会活动,进行有氧锻炼,以增强自信心,指出运动时应注意安全,防止创伤和骨折。指导低钠、高钾、高钙、高蛋白、高维生素、低热量饮食,适当限制饮水量,避免辛辣刺激性食物。强调遵医嘱用药的重要性,对肾上腺切除术后需补充糖皮质激素的患者,指出需终身服用,不能随意停药。

重点提示

库欣综合征是肾上腺分泌过多的糖皮质激素(皮质醇为主)所致的病症的总称。最常见的是垂体促肾上腺皮质激素(ACTH)分泌亢进所引起的临床类型,称库欣病。向心性肥胖、满月脸、水牛背、多血质是本病特征性的外貌及体态。垂体性库欣病的首选治疗方法是经蝶窦切除垂体微腺瘤。护理的重点是饮食护理和感染、外伤的防护。

(王昆蓉)

第5节　糖尿病患者的护理

案例 7-2

患者,男性,52岁。多尿、口渴、多饮已半年,现每日饮水量达3000ml,食量明显增加,仍有饥饿感。查体:体温38.6℃,血压180/106mmHg,下肢水肿,左脚趾皮肤破溃,血糖16.0mmol/L,尿蛋白+,心电图提示"心肌缺血",身高170cm,体重66kg。喜食油腻甜食,吸烟30年,常饮酒,每次饮酒量500ml左右,患病以来体重由76kg下降到66kg。

问题:1. 主要护理问题是什么?
　　　2. 护理措施是什么?
　　　3. 健康教育是什么?

(一)概述

糖尿病(diabetes mellitus)是一组因胰岛素分泌缺陷和(或)胰岛素作用缺陷所致的以慢性血糖水平增高为特征的代谢疾病症群。除糖代谢异常外,尚有蛋白质、脂肪代谢异常,久病可引起多个器官系统损害,导致眼、肾、心血管、神经系统等组织器官的慢性进行性病变、功能减退及衰竭。病情严重或应激状态下能导致严重代谢紊乱,如酮症酸中毒,高血糖高渗状态等。糖尿病多见中老年人,各年龄组均有发病,随着我国人口老龄化加速和生活方式的改变,患者数迅速增加,给家庭、社会带来沉重负担,已成为继心脑血管疾病和肿瘤之后的第三大非传染性疾病,是严重威胁人类健康的世界性公共卫生问题。

目前我国采用 WHO 糖尿病专家委员会(1999年)提出的病因学分型标准,将糖尿病分为4型,分别是:1型糖尿病、2型糖尿病、其他特殊类型糖尿病和妊娠期糖尿病。糖尿病的病因及发病机制尚未完全阐明,目前认为是遗传因素和环境因素共同参与的结果。

(1)1型糖尿病(T1DM):绝大多数 T1DM 是自身免疫性疾病。患者存在遗传异质性,当某些环境因素,如病毒感染(风疹病毒、腮腺炎病毒、柯萨奇病毒、巨细胞病毒等)、化学物质等作用于有遗传易感性的个体后,激活 T 淋巴细胞介导的自身免疫反应,引起胰岛 β 细胞破坏和功能衰竭;病毒感染可直接损伤胰岛 β 细胞,使体内胰岛素分泌绝对缺乏而导致糖尿病;除细胞免疫外,体液免疫也可损伤胰岛 β 细胞,参与 T1DM 的发病,在 T1DM 患者的血清中,可检测到多种胰岛细胞抗体阳性,包括胰岛细胞自身抗体(ICA)、胰岛素自身抗体(IAA)和谷氨酸脱羧酶自身抗体(GAD65),GAD65 检测有助于区分1型和2型糖尿病。当 T1DM 患者体内胰岛细胞持续破坏严重,仅残存10%的 β 细胞时,胰岛素分泌不足,出现临床糖尿病症状,需应用胰岛素治疗,当胰岛 β 细胞几乎完全消失时,则依赖胰岛素维持其生命。

(2)2型糖尿病(T2DM):由遗传因素、环境因素等多种原因综合引起。胰岛素抵抗和胰岛 β 细胞功能缺陷(包括分泌量不足和分泌延迟、减弱)是 T2DM 发病的2个重要因素。本病为多基因遗传,有家族遗传史的个体对糖尿病具有易感性;环境因素包括老龄化、肥胖、不良生活方式、各种应激事件和不良精神刺激等。

考点:糖尿病分型

链接 ░░░░░░░░ 胰岛素抵抗

胰岛素降糖机制:抑制肝葡萄糖的产生、刺激内脏组织(肝和胃肠道)对葡萄糖的摄取和促进外周组织(骨骼肌和脂肪)对葡萄糖的利用。胰岛素抵抗是指胰岛素作用的靶器官(主要是肝、肌肉和脂肪组织)对胰岛素作用的敏感性降低,达不到降低血糖的目的。

(二)护理评估

1. 健康史　询问有无糖尿病家族史,有无不良饮食习惯、体力活动减少、肥胖、大量饮酒、精神紧张、社会竞争压力大等危险因素;询问工作和居所有无空气污染、噪声等因素;青少年患者应询问有无病毒感染史。

2. 临床表现

(1) 代谢紊乱症候群:典型表现为"三多一少"即多饮、多食、多尿、体重减少。因血糖无法进入细胞内,导致血液中的血糖升高,引起渗透性利尿出现多尿,尿量可达 3000ml/d 以上,失水继而出现口渴多饮症状,维持细胞生理活动需要的能量不足,通过体液、神经传递信息使饮食中枢受刺激兴奋,出现食欲亢进、易饥多食症状;由于机体不能有效地利用葡萄糖,致使蛋白质和脂肪消耗增多,出现乏力、消瘦等症状。高血糖的刺激,引起皮肤和外阴瘙痒,如并发真菌感染,瘙痒更明显。其他症状有肢体麻木疼痛、腹泻、性欲减退、阳痿不育、月经失调等;血糖升高较快时,可使眼球内房水和晶状体渗透压改变,引起屈光改变而致视力模糊。

(2) T1DM 和 T2DM 的临床特点:见表 7-1。

表 7-1　T1DM 和 T2DM 的临床特点

	T1DM	T2DM
病因	病毒等环境因素作用于有遗传异质性个体引起自身免疫反应致胰岛 β 细胞破坏	多基因异常形成遗传易感性与环境因素综合引起胰岛素抵抗和胰岛 β 细胞功能缺陷
发病率	占 5%~10%	占 90%~95%
发病人群	幼年和青年多,常伴消瘦	40 岁以上中老年,常伴肥胖
病情	起病较急、症状明显、病情不稳定、易发生酮症酸中毒	发病缓慢、症状相对较轻、病情较稳定、心脑血管并发病多见
胰岛素水平	低于正常甚至缺乏	不确定,稍低、正常或增高
治疗	胰岛素敏感,口服降糖药效差	降糖药有效,胰岛素较不敏感

(3) 急重症:①糖尿病酮症酸中毒(diabetic ketoacidosis,DKA):最常见的糖尿病急症,多发生于 T1DM 和 T2DM 的严重阶段。糖尿病加重时,胰岛素绝对缺乏,代谢紊乱加重,血糖明显升高、脂肪分解加速,脂肪酸在肝脏经 β 氧化产生大量乙酰乙酸、β 羟丁酸和丙酮(合称为酮体),当酮体生成量超过肝外组织的氧化能力时血酮体水平升高,称酮血症,尿酮体排出增多称酮尿,若代谢紊乱进一步加剧,超出机体调节能力,产生代谢性酸中毒时,称酮症酸中毒。常见诱因有:感染、胰岛素治疗中断或不适当减量、饮食不当、创伤、手术、妊娠分娩和精神刺激等。早期表现为"三多一少"症状加重,酸中毒失代偿后病情迅速恶化,表现为食欲减退、恶心、呕吐等消化道症状,少数患者可出现腹痛等急腹症表现;呼吸系统症状有呼吸加深、加快,口中呼出气体有酮味(即烂苹果味);循环系统症状为严重脱水征象,脉细速、血压下降、尿量明显减少、皮肤黏膜干燥、眼球下陷、四肢厥冷;神经系统症状有头痛、烦躁或嗜睡,晚期出现神经反射迟钝或消失,伴抽搐,甚者昏迷、死亡。实验室检查:尿糖强阳性和尿酮阳性;血糖常高达 16.7~33.3mmol/L 以上,血酮增高超过 3.0mmol/L;血 CO_2 结合力降低;pH 降低。②高血糖高渗状态(hyperglycemic hyperosmolar state,HHS):糖尿病急性代谢紊乱的另一临床类型,多见 2 型糖尿病老年患者。常见诱因:急性感染、外伤、手术、脑血管意外、应用糖皮质激素、利尿剂等,引起血糖升高和脱水所致。临床上以显著的高血糖、高血浆渗透压症状和脱水征象为突出表现,常无明显酮症酸中毒,起病缓慢,初期表现为多尿、多饮、食欲减退,多食常不明显,随病情进展逐渐出现严重脱水和神经精神症状,如反应迟钝、烦躁或淡漠、嗜睡、抽搐、昏迷,晚期少尿或无尿。实验室检查:血糖常超过 33.3mmol/L;血浆渗透压超过 320mOsm/L;血钠多正常或增高;尿酮体多阴性;酸中毒较少见。与酮症酸中毒相比,失水征和神经精神症状更严重,病死率更高。

（4）感染性并发症：化脓性感染，如皮肤疖、痈等可反复发生，有时可引起败血症或脓毒血症；女性多发生尿路感染、白色念珠菌性阴道炎和巴氏腺炎，易转为慢性；皮肤真菌感染，如足癣、甲癣、体癣等较常见；肺结核常见，病情进展快，易形成空洞。

（5）慢性并发症：心、脑血管动脉粥样硬化及糖尿病肾病是最常见、最突出的慢性并发症，也是最常见的死亡原因。①大血管病变：1 型糖尿病多见，高血压、高脂血症等发病率明显增高，主要侵犯主动脉、冠状动脉、脑动脉、肾动脉和肢体外周动脉等，引起冠心病、缺血性或出血性脑血管病、肾动脉硬化、肢体动脉硬化等。②微血管病变：糖尿病性肾病（T1DM 的主要死亡原因），早期出现微量蛋白尿，典型表现为蛋白尿、水肿和高血压，晚期伴氮质血症，最终发生肾衰竭；糖尿病性视网膜病变，是糖尿病患者失明的主要原因之一，还可引起白内障、青光眼等；心脏微血管病变、心肌病变等。

（6）糖尿病足：是指与下肢远端神经异常和不同程度周围血管病变相关的足部溃疡、感染和深层组织破坏。轻者表现为足部畸形、皮肤干燥和发凉，重者可出现足部溃疡、坏疽（图7-5），且不易愈合，是导致截肢、致残的主要原因。

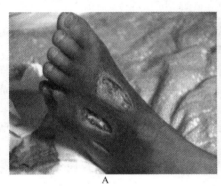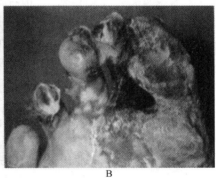

A　　　　　　　　　　　　　B

图 7-5　糖尿病足

A. 溃疡；B. 坏疽

（7）神经系统并发症：①周围神经病变，最常见，表现为对称性肢体感觉异常或肢端感觉减退，可伴痛觉过敏，出现隐痛、刺痛、烧灼痛等，后期可出现肌力减退、肌萎缩和瘫痪。②自主神经病变，影响胃肠道、心血管、泌尿系统和性器官功能，表现为瞳孔改变和排汗异常、胃排空延迟、腹泻、便秘、直立性低血压、持续心动过速以及尿失禁或尿潴留等。

（8）心理状态：糖尿病需长期坚持饮食控制和降糖药物治疗甚至终生依赖胰岛素治疗，且并发症多，致残率高，花费巨大，经济负担重，患者及其家庭承受心理压力很大，易出现焦虑、内疚、悲伤、绝望等情绪反应。

3. 辅助检查

（1）尿糖测定：尿糖阳性是诊断糖尿病的重要线索。

（2）血糖测定和 OGTT：血糖升高是诊断糖尿病的主要依据，是判断糖尿病病情及控制情况的主要指标（表 7-2）。诊断标准：不同天、不同时 2 次测定血糖数值均满足下列任何一项：①糖尿病症状加空腹血糖≥7.0mmol/L（126mg/dl）；②任意时间血糖≥11.1mmol/L（200mg/dl）；③OGTT 2 小时血糖≥11.1mmol/L（200mg/dl）。（空腹是指 8～10h 内无任何热量摄入，任意时间是指一日内任何时间，不论上一次是何时进餐及食物摄入量的多少）。血糖的控制目标是：空腹血浆葡萄糖 4.4～6.1mmol/L；非空腹血浆葡萄糖 4.4～8.0mmol/L。

表 7-2 糖尿病及其他类型高血糖的诊断标准(WHO 糖尿病专家委员会报告,1999 年)

	血糖浓度(mmol/L)		
	静脉血浆	静脉全血	毛细血管全血
糖尿病			
空腹和(或)	≥7.0	≥6.1	≥6.1
服糖后 2 h	≥11.1	≥10.0	≥11.1
糖耐量降低(IGT)			
空腹(如有检测)和	<7.0	<6.1	<6.1
服糖后 2 h	7.8~11.0	6.7~9.9	7.8~11.0
空腹血糖调节受损(IFG)			
空腹	6.1~6.9★	5.6~6.0	5.6~6.0
服糖后 2 h(如有检测)	<7.8	<6.7	<7.8

注:计量单位 mmol/L 转换成 mg/dl:前者乘以系数"18"即为后者。

★2003 年 11 月国际糖尿病专家委员会建议将 IFG 的界限值修订为 5.6~6.9mmol/L。

（3）口服葡萄糖耐量试验(OGTT):方法为 75g 葡萄糖溶入水后口服,服后 0.5h、1h、2h 分别查血糖。适用于空腹血糖高出正常范围,但未达到诊断糖尿病标准者。

（4）糖化血红蛋白 A1(GHbA1)和糖化血浆白蛋白(FA)测定:均为糖尿病病情监测的指标。GHbA1 的测定反映患者前 4~12 周的血糖总体水平;FA 测定则反映最近 2~3 周内血糖的总体水平。

（5）血浆胰岛素和 C-肽水平测定:反应 β 细胞的分泌功能(包括储备功能)。1 型糖尿病临床常降低。

考点:临床表现,辅助检查

（6）其他检查:三酰甘油和胆固醇增高,高密度脂蛋白降低;并发肾病变者可出现肾功能异常。

（三）治疗要点

糖尿病治疗原则:坚持早期、长期、综合治疗和治疗措施个体化。治疗目标:纠正代谢紊乱、消除症状、防止和延缓并发症发生,维持良好健康和学习、劳动能力,保障儿童生长发育,延长寿命,降低死亡率,提高生活质量。国际糖尿病联盟提出了医学营养治疗、运动疗法、血糖监测、药物治疗和糖尿病教育 5 个方面的治疗措施。

1. 医学营养治疗 糖尿病治疗的一项重要的基础治疗措施。T1DM 患者在此基础上配合胰岛素治疗可有效地控制高血糖。T2DM 患者尤其是肥胖或超重者进行医学营养治疗,能更有效地控制体重,改善糖、脂肪代谢,控制血压和减少降糖药用量。

2. 运动疗法 坚持安全、科学的有氧运动,可减轻过重体重,提高胰岛素敏感性,并改善代谢紊乱和降低血糖。T1DM 患者体育锻炼宜在餐后进行,运动量不宜过大,持续时间不宜过长,以免诱发低血糖。

3. 病情监测 近 10 年来糖尿病患者管理方法的主要进展之一。包括:应用便携式血糖计进行血糖自我检测;每 3~6 个月定期检测糖化血红蛋白(GHbA1C,A1C),以了解用药后一段时间内血糖控制的情况;尿糖试纸检测,可随时观察患者血糖水平,提供的动态数据为药物调整提供参考依据。

4. 口服降血糖药物治疗

（1）促胰岛素分泌剂

1）磺脲类:主要机制是刺激胰岛 β 细胞分泌胰岛素,也可通过生长抑素抑制胰高血糖素分泌来降低血糖,适用于有一定胰岛功能的 2 型糖尿病。①适应证:T2DM 非肥胖者、医学营养疗法和运动疗法控制血糖不理想、年龄>40 岁、病程<5 年、空腹血糖<10mmol/L。②禁忌证:T1DM、有各种急慢性并发症和突发应激事件的 T2DM、晚期 T2DM、手术、磺脲类药物过敏或有严重不良反应者和特殊人群(儿童、孕妇、哺乳期妇女)。③常用药物:第 1 代药物:甲苯磺丁脲(D_{860}),现已很少应用;第 2 代药物:格列本脲(glibenclamide,优降糖,降糖作用最强)、格列吡嗪(glipizide,美吡达)、格列齐特(gliclazide,达美康)、格列喹酮(gliquidone,糖适平)、格列美脲(qlimepiride)等(表 7-3)。餐前半小时口服。④不良反应:主要是低血糖反应,格列本脲最多见,特别是肝、肾功能不全和老年患者易发生,其他有胃肠道反应,偶有药物过敏如皮肤瘙痒和皮疹。

表 7-3 第 2 代磺脲类药剂量和作用时间

名称	每片剂量(mg)	剂量范围(mg)	每日服药次数	作用时间(h)	肾排泄率(%)
格列本脲	2.5	1.25~20	1~2	16~24	50
格列吡嗪	5	2.5~30	1~2	12~24	89
格列齐特	80	40~240	1~2	12~24	80
格列喹酮	30	30~180	1~2		5
格列美脲	1	1~8	1	10~20	60

2)格列奈类:快作用的胰岛素促分泌剂,降糖作用快而短,主要用于控制餐后高血糖。①适应证:T2DM 早期餐后高血糖或以餐后高血糖为主的老年患者。②禁忌证:同磺脲类,作用温和,低血糖发生率低。③常用药物:瑞格列奈(repaglinide)0.5~4mg,那格列奈(nateglinide)60~120mg,餐前或进餐时口服。可单独或与双胍类、胰岛素增敏剂等联合使用。

(2)双胍类:主要机制是通过促进肌肉等外周组织摄取葡萄糖,加速无氧糖酵解和抑制葡萄糖异生而降低血糖。①适应证:主要适用 T2DM 肥胖患者及伴有高血脂、高血压或高胰岛素血症的患者。②禁忌证:心、肺、肝、肾功能减退及高热者禁用;T1DM 不宜单独使用;T2DM 合并急性严重代谢紊乱、严重感染、外伤、大手术以及对双胍类药物过敏或有严重不良反应者、酗酒者和特殊人群(孕妇、哺乳期妇女、儿童)不宜使用;老年患者慎用;慢性胃肠病、慢性营养不良、消瘦者不宜使用。③常用药物:二甲双胍(metformin,甲福明),500~1500mg,分 2~3 次口服,最大剂量不超过 2g/d。④不良反应:因双胍类药物促进无氧糖酵解,产生乳酸,在肝、肾功能不全、休克或心衰者可诱发乳酸性酸中毒;其他有食欲减退、恶心、呕吐、口干、口苦、口中金属味,偶有过敏反应。

(3)噻唑烷二酮类(thiazolidinediones,TZDs,格列酮类):胰岛素增敏剂,能减轻胰岛素抵抗,刺激外周组织的葡萄糖代谢,降低血糖。①适应证:适用于肥胖、有明显胰岛素抵抗的 T2DM 患者,可单独使用或与其他降糖药联合使用。②禁忌证:不宜用于 T1DM 和孕妇、哺乳期妇女、儿童;心脏病、心力衰竭、肝病患者慎用。③常用药物:罗格列酮(rosiglitazone)4~8mg/d,每日 1 次或分 2 次口服,吡格列酮(pioglitazone)15~30mg/d,每日 1 次口服。④不良反应:水肿、体重增加。

(4)α-葡萄糖苷酶抑制剂(AGI):食物中的淀粉、糊精和双糖(如蔗糖)的吸收需要小肠黏膜刷状缘的 α-葡萄糖苷酶,AGI 抑制这类酶而延迟小肠黏膜对糖类吸收,降低餐后高血糖。①适应证:T2DM 第一线药物,尤其适用于空腹血糖正常,而餐后血糖明显升高者。②禁忌证:不宜用于胃肠功能紊乱者、孕妇、哺乳期妇女和儿童;肝、肾功能不全者应慎用。③常用药物:阿卡波糖(acarbose,拜糖平)50~100mg、每日 3 次,伏格列波糖(voglibose,倍欣)0.2mg、每日 3 次。④不良反应:常见腹胀、排气增多、腹泻等胃肠道反应。

5. 胰岛素治疗

（1）适应证：① T1DM；②糖尿病伴并发症，包括急性并发症，如糖尿病酮症酸中毒、高血糖高渗状态和乳酸酸中毒伴高血糖、感染等，慢性并发症，如冠心病、脑血管疾病等；③各种应激意外事件，如手术、妊娠和分娩；④T2DM 胰岛 β 细胞功能明显减退，口服降糖药无效者。

（2）胰岛素制剂：根据胰岛素作用起始时间、作用高峰和持续时间的不同，分为短（速）效、中效和长（慢）效 3 类（表7-4）。

表7-4　常用胰岛素制剂类型及特点

作用	类别及制剂类型	注射途径	作用时间（h）			注射时间
			开始	高峰	持续	
短效	胰岛素（RI）	静脉	即刻	0.5	2	即刻
		皮下	0.5	2~4	6~8	餐前 0.5h，每日 3~4 次
中效	低精蛋白胰岛素（NPH）	皮下	1~3	6~12	18~26	早餐或晚餐前 1 h，每 1~2 次
	慢胰岛素锌混悬液	皮下	1~3	6~12	18~26	同上
长效	精蛋白锌胰岛素（PZI）	皮下	3~8	14~24	28~36	早餐或晚餐前 1 h，每日 1 次
	特慢胰岛素锌悬液	皮下	3~8	14~24	28~36	同上

（3）使用原则：小剂量开始，逐渐增量，根据血糖控制情况和个体化的原则调整用量，部分患者胰岛素强化治疗后可联用口服降糖药以减少胰岛素的用量。

考点：治疗要点

（4）不良反应：①低血糖反应：最常见，与胰岛素剂量过大、给药不规范（注射不当）、饮食失调或运动过多等有关。②过敏反应：注射部位瘙痒、荨麻疹样皮疹，也可伴恶心、呕吐、腹泻等胃肠道反应。③脂肪营养不良：注射部位皮下脂肪萎缩或增生。

6. 其他治疗　①人工胰：由血糖感受器、微型电子计算机和胰岛素泵组成。血糖感受器能敏感地感知血中葡萄糖浓度的变化，将信息传给电子计算机，指令胰岛素泵输出胰岛素，模拟胰岛 β 细胞分泌胰岛素的模式。②胰腺移植和胰岛细胞移植：主要对象为 T1DM 发生终末性肾病的患者。

7. 糖尿病合并妊娠的治疗　妊娠期患糖尿病对孕妇和胎儿均可带来严重的不良影响。禁用口服降糖药，在饮食控制的基础上选用短效和中效胰岛素。妊娠 32~36 周宜住院治疗直至分娩，必要时进行引产或剖宫产，产后注意新生儿低血糖症的预防和处理。

8. 急重症抢救

（1）糖尿病酮症酸中毒：立即建立 2 条静脉通道，纠正脱水和降低血糖。①快速补液，恢复血容量是首要抢救措施，输液速度开始较快，应在 1~2h 内输入 0.9% 氯化钠溶液 1000~2000ml，24h 内输入 4000~6000ml，重症患者可达 6000~8000ml。②降低血糖也很关键，用 0.9% 氯化钠溶液加小剂量胰岛素持续静脉滴注，胰岛素量一般按 0.1U/（kg·h）给予，治疗中血糖如降至 13.9mmol/L 时应用 5% 葡萄糖溶液继续输入，直至血糖降至稍高于正常水平。③纠正电解质及酸碱平衡失调，监测电解质，根据需要及时补充钾盐；补碱指征为 pH<7.1、HCO_3^-<5mmol/L，可给予等渗碳酸氢钠溶液。④防治诱因及并发症，包括休克、心力衰竭、严重感染、肾功不全、脑水肿和急性胃扩张等。

（2）高血糖高渗状态：与酮症酸中毒大致相同。不同之处是快速输入 0.9% 氯化钠溶液，24h 补液量可达 6000ml 以上，血浆渗透压仍>350mOsm/L、血钠>155mmol/L 时，给予 0.45% 或 0.6% 低渗氯化钠溶液输入。血糖降低至 16.7mmol/L 时开始改用 5% 葡萄糖液（每 2~4g 葡萄糖加入 1U 胰岛素）。

(四) 主要护理诊断及合作性问题

1. 营养失调:高于或低于机体需要量 与糖、蛋白质、脂肪代谢紊乱有关。

2. 有感染的危险 与血糖增高、营养不良和微循环障碍有关。

3. 有皮肤黏膜完整性受损的危险 与感觉障碍、营养不良易致皮肤黏膜损伤有关。

4. 知识缺乏 缺乏糖尿病相关的防治知识。

5. 焦虑 与病程长、病情进展恶化有关。

6. 潜在并发症 酮症酸中毒、低血糖反应、糖尿病足等。

(五) 护理措施

1. 休息与活动

(1) 锻炼方式和运动量:①确定是否适合运动:根据患者年龄、体力、病情及并发症等情况结合体检结果判断,如无禁忌证,可选择适宜的运动,如步行、慢跑、骑自行车、打乒乓球、健身操、太极拳、游泳、跳交际舞等,提倡有氧运动,循序渐进,长期坚持。②确定运动量和运动时间:通过监测心率的快慢衡量运动量,公式为:心率=(220-年龄)×(60%~85%),患者的运动量以达到此心率数值为宜,开始运动时间为30min左右,随后逐步延长至1h或更久,每日1次。早餐或晚餐后0.5~1h适合运动。

(2) 注意事项:①运动前后应做准备和整理活动,下列情况避免运动或减少运动量:血糖>13.3mmol/L、尿酮阳性者、应激情况、较重的心脑血管病变、眼底病和肾病变等;以免运动诱心绞痛、心肌梗死、心律失常和眼底出血等。②运动中出现胸闷、胸痛、视力模糊、头痛及血压升高时,应立即停止活动并紧急处理。③应用胰岛素者,需随身携带糖果防范低血糖,出现低血糖症状时立即食用。④避开恶劣天气,避免独自一人运动,随身携带糖尿病病历卡,运动后检测血糖并做好运动日记。

2. 饮食护理 具体内容包括:①计算每日所需的总热量:根据年龄、身高用公式计算出理想体重:理想体重(kg)=身高(cm)-100,如<40岁,理想体重(kg)=身高(cm)-105;再根据理想体重和工作性质查表(表7-5)得出每日所需总热量;儿童、孕妇、哺乳期妇女、营养不良、消瘦或消耗性疾病者酌增,

表7-5 成年人每日每千克理想体重的热量需求

活动强度	所需总热量[kJ或kcal/(kg·d)]
休息者	105~125.5kJ(25~30kcal)
轻体力劳动者	125.5~146kJ(30~35kcal)
中体力劳动者	146~167kJ(35~40kcal)
重体力劳动者	167kJ(40kcal)以上

肥胖者酌减。通过控制饮食热量控制体重,目标是使患者体重接近理想体重±5%左右。②三大营养物质比例:糖类占饮食总热量50%~60%,主食提倡用粗制米、面和适量杂粮;蛋白质占总热量的12%~15%,成人0.8~1.2g/(kg·d),儿童、孕妇、哺乳期妇女、营养不良、消瘦或有消耗性疾病者1.5~2.0g/(kg·d),至少有1/3蛋白质为动物蛋白,保证必需氨基酸摄入;脂肪占总热量的25%~30%,饱和脂肪、多价不饱和脂肪与单价不饱和脂肪的比例为1:1:1,胆固醇摄入量<300mg/d;纤维素摄入>40g/d,可促进胃肠蠕动,保持大便通畅。③每日三餐分配:1/3、1/3、1/3或1/5、2/5、2/5供给。④饮食原则:严格限制各种甜食,如葡萄糖、蔗糖、蜜糖及其制品;提倡"二高"(高糖、高粗纤维)、"四低"(低糖、低盐、低脂、低胆固醇)、"一平"(蛋白质平衡)的饮食原则。每周定期测量体重1次。按规定食谱进食2~3周后,轻症患者体重和血糖多有不同程度下降。

3. 心理护理 告知患者及家属保持身心放松和心理平衡非常重要,焦虑、紧张等不良情绪或应急刺激,均引起交感神经兴奋,内分泌失调,血糖升高,常加重病情,并影响药物疗效。

4. 用药护理

(1) 口服降糖药:①遵医嘱按时、按量服用,不可随意增减。②正确服用降糖药:磺脲类

药物在早餐前半小时一次口服,剂量较大时可改为早、晚餐前各一次;格列奈类药物餐前或进餐时服用;双胍类药物餐中或餐后口服;α-葡萄糖苷酶抑制剂必须在进食第 1 口食物后服用,饮食中应有一定量的糖类,否则不能发挥作用。③观察不良反应:如胃肠道反应、皮肤过敏反应、肝功能损害、发胖等,特别应警惕低血糖反应的发生。

（2）胰岛素:①剂量使用准确:使用胰岛素专用注射笔或 1ml 注射器并准确抽吸。②注射时间正确:胰岛素三餐饭前 30min 皮下注射,鱼精蛋白锌(长效)胰岛素早饭前 1h 皮下注射。③注射部位正确:常用部位是上臂外侧、腹部、股外侧等,避开脐和脐周,2 周内不要使用同一位点,前后 2 次注射点相隔 2cm。用乙醇严密消毒以防感染,不可使用含碘消毒剂。④长、短效胰岛素混合使用时,针头应先插入短效胰岛素瓶抽取,然后再抽长效制剂,不可反向操作,以免将长效胰岛素混入短效胰岛素瓶内影响其速效性。⑤胰岛素存放:使用期间宜放

考点:护理措施 在室温 20℃ 以下,避免剧烈晃动,避免日光照射,不可<2℃或>30℃,更不能冰冻,否则失效,故坐飞机必须随身携带不能托运。⑥观察用药疗效和反应:胰岛素治疗开始需要每日监测血糖,血糖稳定后,每日三餐前和夜间收集小便各 1 次,检查尿糖,据此调节胰岛素的用量。应注意有无清晨空腹高血糖情况,即"黎明现象(dawn phenomenon)",即夜间血糖控制良好,也无低血糖,仅于黎明短时间内出现高血糖,可能与清晨皮质醇、生长激素等胰岛素拮抗素激素分泌增多所致;"Somogyi"效应,即夜间发生低血糖,可因睡眠常未被发觉,机体继而产生交感神经兴奋应激反应,导致胰岛素拮抗激素分泌增加,在低血糖现象后发生反跳性高血糖反应,可误为用药量小,反而加大用药剂量引发严重后果。⑦防治低血糖反应:对低血糖反应须立足于预防,当血糖低于 2.8mmol/L 时,患者有饥饿感、心慌、疲乏、头晕、大汗、面色苍白,如低血糖持续较久或继续下降,可出现精神症状、意识障碍甚至昏迷、死亡,一旦发生应及时进食含糖食品、糖果、糖水,严重者立即静脉注射 50% 葡萄糖溶液 40~100ml。

5. 糖尿病酮症酸中毒和高血糖高渗状态的护理　①安置患者绝对卧床,保暖,预防压疮。②严密观察生命体征、意识、瞳孔,记液体出入量;按时留取标本送检,如监测血糖、尿糖、血酮、尿酮、电解质、二氧化碳结合力等。③配合医生急救,迅速建立 2 条静脉通路,准确执行医嘱,迅速抗休克,纠正低血容量,使用胰岛素降低血糖、纠正电解质及酸碱平衡紊乱。④去除诱因和处理并发症。

6. 感染和外伤的预防及护理　①注意个人卫生,保持全身清洁,尤其要加强口腔、皮肤和会阴部的清洁,做到勤洗澡、勤换衣,帮助患者测试水温,防止手足烫伤。②指导患者穿着质地柔软、宽松的衣服,避免使用各种约束带。③注射时局部皮肤严格消毒以防感染。④告知患者,如皮肤黏膜发生外伤或感染时,应在医生指导下用药,不可随意涂药。

7. 糖尿病足的预防及护理　①每日观察足部颜色、温度、动脉搏动,注意足部有无病变,如甲沟炎、真菌感染、水疱等,及时治疗足部疾病。②保持足部清洁,每日用温水(<40℃)洗足,每次不超过 10min,用柔软而吸水性强的毛巾擦干。③保护足部,不赤足走路,选择软底宽头鞋子,勤换鞋袜,保持脚趾间干燥,趾甲修剪略呈弧形、与脚趾平齐,不要修剪过短以免伤及甲沟。④注意足部保暖,经常按摩足部,促进足部血液循环。⑤劝说戒烟,告知抽烟可加重供血障碍。

（六）健康教育

1. 告知患者和家属做好充分的思想准备,认识糖尿病的控制需持之以恒地坚持综合性治疗。

考点:健康教育 2. 讲解糖尿病知识,包括药物治疗、医学营养疗法、运动疗法等,知晓生活规律、合理饮食及运动、防治肥胖、戒除烟酒和预防感染等措施对控制高血糖的重要意义。

3. 介绍降糖药服用的注意事项,教会患者掌握胰岛素自行注射技术、便携式血糖测定仪

测定技术及尿糖测定方法、病情观察方法及自我护理的技能,如皮肤护理、足部护理等。

4. 指导患者掌握判断低血糖反应和自我救护方法,嘱患者出门携带糖尿病急救卡,发生突发事件时能及时获得有效帮助。

📖 **链接** ┈┈┈┈┈ 急救卡

我患有糖尿病,使用胰岛素治疗。如发现我面色苍白、大汗淋漓、意识不清时,请速将我衣袋中糖块放入我口中或喂糖水,如仍未好转,请急送我到附近医院。

我叫□□□,家住□□市□区□路□号,工作单位是□□,联系电话□□□□□□□,联系人□□□。

非常感谢您的救助!

□□□

👩‍⚕️ **案例 7-2 分析**

1. 主要护理问题:①营养失调:高于机体需要量。②组织完整性受损。③有感染的危险。④知识缺乏。⑤潜在并发症:糖尿病足。

2. 主要护理措施:①控制饮食。②遵医嘱准确使用胰岛素和降糖药物,注意方法及副作用观察。③遵医嘱给予治疗高血压、冠心病和糖尿病肾病的药物。④积极防治感染和糖尿病足。

3. 健康教育内容:指导患者①坚持饮食调控、戒除烟酒、学会血糖、尿糖及病情的自我检测和观察方法。②口服降糖、降压等药物应用及注意事项,学会胰岛素注射方法。③低血糖反应的判断和自我应对方法。④教会患者及家属糖尿病足及皮肤感染等并发症的家庭护理方法。

重 点 提 示

糖尿病是一组胰岛素分泌缺陷和(或)胰岛素作用缺陷所引起的以慢性血糖水平增高为特征的代谢性疾病。

病因与遗传因素和环境因素有关。临床分为 4 型:1 型糖尿病,2 型糖尿病,其他特殊类型糖尿病和妊娠期糖尿病。

典型临床表现为"三多一少"即多饮、多食、多尿和体重减轻。酮症酸中毒是最常见的糖尿病急症,血管动脉粥样硬化是 2 型糖尿病最常见慢性并发症,心、脑血管动脉粥样硬化是 2 型糖尿病最常见的死亡原因;糖尿病肾病是 1 型糖尿病最常见的死亡原因。诊断糖尿病的主要依据、判断病情及控制情况的主要指标是血糖测定。

糖尿病的控制措施包括医学营养治疗、运动疗法、血糖监测、药物治疗和糖尿病教育五个方面。降血糖药物最常见的副作用是低血糖反应。护理的重点包括:饮食疗法、降糖药及胰岛素使用注意事项、低血糖反应和处理、酮症酸中毒观察及抢救、并发症防治和护理、糖尿病健康教育。

(王昆蓉)

第 6 节　痛风患者的护理

(一)概述

痛风是一组长期嘌呤代谢紊乱引起的异质性疾病,临床特点有高尿酸血症、急性关节炎、痛风石、慢性关节炎、痛风肾病、尿酸性尿路结石和代谢综合征。

根据病因分为两大类:①原发性痛风:属遗传性疾病,由先天性嘌呤代谢异常引起,与肥胖、原发性高血压、脂代谢紊乱、糖尿病、胰岛素抵抗等密切相关。②继发性痛风:主要由肾病、血液病或药物、高嘌呤食物等动作因素引起。

高尿酸血症发生机制:①尿酸排泄减少:引起高尿酸血症的重要因素,包括肾小球滤过率减少、肾小管分泌减少和(或)重吸收增加,以肾小管分泌减少最重要。②尿酸生成增多:嘌呤代谢过程的各环节都有酶参与调控,当发生酶缺陷和(或)功能异常时,如磷酸核糖焦磷酸合成酶、磷酸核糖焦磷酸酰基转移酶、黄嘌呤氧化酶活性增高,次黄嘌呤-鸟嘌呤磷酸核糖转移酶部分缺乏等,均可导致嘌呤合成增加而导致尿酸水平增高。③肥胖、糖尿病、原发性高血压、冠心病等:高尿酸血症与胰岛素抵抗有关。

考点:病因 痛风是血尿酸过高和(或)在酸性环境下析出结晶,沉积在骨、关节、肾脏和皮下等组织,而导致痛风性关节炎、痛风肾和痛风石等。高尿酸血症患者仅有 10%~20% 发生痛风。

(二)护理评估

1. 健康史　询问有无家族病史,有无肾病、血液病、糖尿病、高血压和冠心病等病史,了解是否存在酗酒、高蛋白及高嘌呤饮食、劳累、关节外伤、手术、感染、受寒及使用抑制尿酸排泄药物等诱发因素。

2. 临床表现　血尿酸持续性或波动性增高而无症状出现的时间,可长达数年至 10 年,甚至可终身不出现症状,称之为无症状期。随着年龄的增长,痛风的患病率增加,与高尿酸血症的水平和持续时间有关。

考点:急性 关节炎期表现 (1)急性关节炎期:急性关节炎是痛风最常见的首发症状,系尿酸盐结晶、沉积引起的关节炎症反应。起病急骤,多在半夜或清晨突然起病,疼痛剧烈,数小时内出现受累关节红肿热痛和功能障碍,以单侧跖趾及第 1 跖趾关节最多见,其次为踝、膝、腕、指、肘关节。可伴有发热等全身症状,初次发作常呈自限性,在数日自行缓解,受累关节皮肤出现脱屑和瘙痒,为本病特有的表现。

(2)痛风石和慢性关节炎期:痛风石(痛风结节),痛风的特征性损害,系血尿酸升高超过饱和度,在身体某部位析出的白色晶体。常见于耳轮、指间和掌指关节,呈黄白色大小不一的隆起,小如芝麻、大如鸽蛋,初起质软、随纤维增生渐变硬如石。痛风石可使多关节受累,且多见于关节远端,表现为关节肿胀、僵硬、畸形及周围组织的纤维化和变性,严重时患处皮肤发亮、菲薄,破溃则有豆渣样的白色物质排出;形成瘘管时周围组织呈慢性肉芽肿,虽不易愈合但很少感染。

(3)肾病变:①痛风性肾病:起病隐匿,有间歇性蛋白尿,逐渐出现持续性蛋白尿、夜尿增多;晚期发展为肾功能不全,表现为水肿、高血压、血尿素氮和肌酐升高;少数可出现少尿或无尿等急性肾衰竭表现。②尿酸性肾石病:10%~25% 的痛风患者有肾尿酸结石、多为泥沙样,结石小者无症状、结石较大时可有肾绞痛、血尿;引起尿路梗阻时可导致肾积水、肾盂肾炎、肾积脓或肾周围炎,感染又可加速结石的增长和肾实质的损害。

(4)心理状态:痛风急性发作,剧烈疼痛影响休息、睡眠,反复发作导致关节畸形和肾功能损害,患者易产生忧虑和情绪低落等心理反应。

3. 辅助检查

(1)尿酸测定:①血尿酸:升高,≥420μmol/L 即具有诊断价值(正常男性为 150~380μmol/L、正常女性为 100~300μmol/L)。②尿尿酸:限制嘌呤饮食 5 日后,尿酸排出量>3.57mmol(600mg)/24h,提示尿酸生成增多。

(2)滑囊液、痛风石检查:旋光显微镜下,见到双折光的针形尿酸盐结晶可确诊。

(3)X 线与 CT、MRI 检查:①X 线摄片:急性期,可见受累关节非特异性软组织肿胀;慢性期,显示软骨缘和骨质破坏、缺损。②CT、MRI:可发现痛风石阴影。

(三) 治疗要点

治疗目的:迅速终止急性关节炎发作,控制高尿酸血症,预防复发、防止尿酸结石形成和肾功能损害。

1. 一般治疗　控制总热量摄入,限制嘌呤食物,严禁饮酒,适当运动,止超重和肥胖,多饮水,减少尿酸形成和增加尿酸排出。避免各种诱发因素如避免外伤、避免使用抑制尿酸排泄的药物,积极治疗继发性痛风的相关疾病等。

2. 终止急性痛风性关节炎发作　①秋水仙碱:治疗痛风急性发作的特效药,对制止炎症、止痛有特效,应尽早应用。一般服药后6~12h症状减轻,24~48h内90%患者症状缓解。有骨髓抑制、肝肾功能不全、白细胞减少者禁用,孕妇及哺乳期妇女不可使用。②非甾体抗炎药(NSAID):常用药物有吲哚美辛、双氯芬酸、布洛芬、美洛昔康、塞来昔布、罗非昔布等,止痛效果不如秋水仙碱。③糖皮质激素:上述2类药物无效或禁忌时用。 考点:终止急性痛风关节炎发作

3. 间歇期和慢性期处理　①促进尿酸排泄:常用苯溴马隆、丙磺舒、磺吡酮等,用药期间多饮水。②抑制尿酸生成:别嘌醇。③碱性药物:碳酸氢钠可碱化尿液,使尿酸不易在尿中积聚形成结晶。④其他:保护肾功能、剔出较大痛风石等。

4. 其他　积极寻找和治疗原发病因和其他相关因素,如积极控制高血压、降血脂,减轻体重、戒酒、改善胰岛素抵抗等。

(四) 主要护理诊断及合作性问题

1. 疼痛:关节痛　与尿酸盐结晶引起关节炎症有关。
2. 躯体移动障碍　与关节受累、关节畸形有关。
3. 知识缺乏　缺乏与痛风相关的防治知识。

(五) 护理措施

1. 一般护理　①休息与活动:注意休息,避免劳累;急性关节炎期,绝对卧床休息,抬高下肢以减轻疼痛,疼痛缓解72h后,可恢复活动。②饮食护理:清淡、易消化、低热量饮食;避免进食高嘌呤食物,如动物肝脏、猪肠、浓肉汁、鱼虾、贝壳类、海产品、酵母、菠菜、香菇、蘑菇、黄豆、扁豆、豌豆、浓茶等,禁烟酒、忌辛辣;指导患者进食碱性食物,如牛奶、鸡蛋、马铃薯、蔬菜、苹果、柑橘类水果等碱性食物,使尿液的pH在7.0或以上,以减少尿酸盐结晶沉积,每日饮水量保持在2000ml以上,以促进尿酸的排出。③心理护理:关爱患者,给予心理安慰和精神鼓励,指导患者保持心情舒畅、避免紧张焦虑,告知合理饮食和避免相关诱因可减少或减轻痛风的发作,鼓励患者积极配合治疗和护理。 考点:饮食护理、对症护理

2. 对症护理　①疼痛:抬高患肢,避免受累关节负重,或在病床上安放支架支托盖被,减少患部受压,夹板固定制动关节,以减轻疼痛;受累关节冰敷或25%硫酸镁湿敷,消除关节肿胀和疼痛。②皮肤溃疡护理:注意维护患部皮肤清洁,避免发生感染。

3. 用药护理　指导患者正确用药,观察药物疗效,及时处理不良反应。①秋水仙碱:口服后常有恶心、呕吐、水样腹泻等胃肠道反应;静脉给药可产生严重不良反应,如肝损害、骨髓抑制、DIC、脱发、肾衰竭、癫痫样发作,甚至死亡等,应用时需慎重,一旦出现不良反应,应及时停药;静脉应用秋水仙碱时,切勿外漏,以免造成组织坏死。②丙磺舒、苯溴马隆、磺吡酮:有皮疹、发热、胃肠道反应等不良反应,使用期间嘱患者多饮水、同时口服碳酸氢钠等碱性药。③非甾体抗炎药:注意有无活动性消化性溃疡或消化道出血的发生。④别嘌醇:除有皮疹、发热、胃肠道反应外,还有肝损害、骨髓抑制等;有肾功能不全者,宜半量应用。⑤糖皮质激素:应密切注意"反跳"现象,同时口服秋水仙碱,可防止"反跳"。

4. 病情观察　①受累关节疼痛的部位、性质、程度、间隔时间和有无夜间剧痛,受累关节有无红、肿、热和功能障碍,有无僵硬、破溃、畸形。②有无痛风石,痛风石的部位及有无溃破。

③监测血尿酸、尿尿酸和体温的变化。④了解有无疲劳、寒冷、潮湿、紧张、饮酒、饱餐、脚扭伤等诱发因素。

(六) 健康教育

阐明痛风是一种终身性疾病,经积极有效治疗患者可正常生活和工作。保持乐观的情绪和有规律的生活,防止受凉、劳累、感染、外伤等诱因,可减少发作。指导患者避免进食高蛋白和高嘌呤的食物,多食碱性食物,禁忌烟酒和辛辣刺激食物,每日至少饮水 2000ml。指出运动应适度,活动时尽量使用大肌群,能用肩部负重者不用手提,能用手臂者不要用手指,交替完成轻、重程度不等的工作,不要长时间持续进行重体力工作,经常改变姿势,保持受累关节舒适。指导自我观察病情,定期门诊随访。

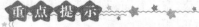

重点提示

> 痛风是一组长期嘌呤代谢紊乱引起的高尿酸血症所致的异质性疾病,急性关节炎是痛风最常见的首发症状,多在半夜或清晨突然起病,疼痛剧烈,关节红肿热痛和功能障碍,以单侧跖趾及第 1 跖趾关节最多见。秋水仙碱是治疗痛风急性发作的首选特效药,护理重点是饮食护理。

（肖晓燕）

第 7 节　骨质疏松症患者的护理

(一) 概述

骨质疏松症(osteoporosis,OP)是一种以骨量降低和骨组织微结构破坏为特征,以骨质脆性增加和易于骨折为主要表现的代谢性骨病。常见于老年人,女性的发病率为男性的 2 倍以上。

骨质疏松症分为:①原发性骨质疏松症:包括Ⅰ型,即绝经后骨质疏松症,发生于绝经期后女性(雌激素缺乏使破骨细胞功能增强,骨丢失加速);Ⅱ型,即老年性骨质疏松症,多见于 60 岁以上的老年人。②继发性骨质疏松症:常由内分泌代谢疾病(如甲亢、甲旁亢、库欣综合征、1 型糖尿病等)或全身性疾病(如肠吸收不良综合征、神经性厌食、慢性肾衰竭、SLE 等)引起。

环境因素的影响,如运动较少、吸烟、酗酒、高蛋白或高盐饮食、大量饮用咖啡、浓茶、光照不足等,可成为骨质疏松症的易发因素。骨吸收增加、骨形成减少,导致骨含量下降和骨微结构破坏(骨皮质菲薄,骨小梁稀疏萎缩,类骨质层变薄),骨脆性增加,甚至发生骨折。

(二) 护理评估

1. 健康史　询问患者的年龄、饮食习惯、生活环境及女性患者妊娠、哺乳、月经情况,了解有无相关的内分泌代谢疾病、全身性疾病,以及运动情况等。

2. 临床表现

(1) 骨痛:最常见的症状。轻者,不明显;较重时,有腰背痛或全身性骨痛,骨痛常为弥漫性、无固定部位,但以脊柱、骨盆的持续性疼痛为主,多与骨折有关。

(2) 肌无力:劳累或活动后负重能力明显下降。

(3) 骨折:骨折常因轻微活动或创伤而诱发,如在弯腰、负重、挤压或摔倒后发生,好发于脊柱、髋部和前臂,可为单发或多发。

(4) 身材缩短:椎体压缩性骨折可致身材缩短,严重者可伴驼背、胸廓畸形。

(5) 并发症:易并发上呼吸道、肺部感染和心功能不全。

（6）心理状态：常有紧张、焦虑、恐惧等不良心理反应。

3. 辅助检查

（1）生化检查：原发性骨质疏松症，血清钙、磷及碱性磷酸酶正常。

（2）X线检查：①骨质减少：骨透亮度增加、骨小梁减少、骨皮质变薄、骨结构模糊。②骨折及其他：压缩性骨折（常见于第11、12胸椎和第1、2腰椎）、骨关节炎、椎间盘疾病等。

（3）骨密度（BMD）检查：双能X线吸收测定（DXA）最常用，可显示低骨量、骨质疏松等。

（4）骨更新标志物：①骨形成指标：碱性磷酸酶、骨钙素、Ⅰ型胶原羧基前肽。②骨吸收指标：抗酒石酸酸性磷酸酶、尿羟脯氨酸等。

考点：主要临床表现

（三）治疗要点

1. 原发性骨质疏松症

（1）一般治疗：坚持体育锻炼，促进骨量增加；适当补充钙剂，如碳酸钙、葡萄糖酸钙等制剂；增加阳光照射，必要时补充维生素D、骨化三醇或阿法骨化醇；应用非甾体抗炎药缓解骨痛；治疗骨折。

（2）特殊治疗：①雌激素和选择型雌激素受体调节剂：常用己烯雌酚和尼尔雌醇，主要用于绝经后骨质疏松症的预防和治疗。②雄激素：用于男性患者，常用甲睾酮、羟甲雄二烯酮或苯丙酸诺龙。③降钙素：有良好的治疗骨质疏松和缓解骨痛的作用，可选用鲑鱼降钙素、鳗鱼降钙素。④二膦酸盐，用于骨吸收明显增强的代谢性骨病，可选用依替膦酸二钠、阿仑膦酸钠口服，或静脉使用氯屈膦酸二钠、帕米膦酸钠等。

2. 继发性骨质疏松症 ①针对原发病治疗。②补充钙、降钙素、维生素D等。

考点：特殊治疗

（四）主要护理诊断及合作性问题

1. 疼痛：骨痛 与骨质疏松有关。

2. 有受伤的危险 与关节损伤、畸形有关。

3. 躯体移动障碍 与骨质疏松症引起骨折有关。

4. 潜在并发症 骨折。

（五）护理措施

1. 一般护理 ①休息与活动：疼痛明显时，应卧于硬板床休息，取仰卧位或侧卧位，骨折者应绝对卧床休息；疼痛缓解后，适当的体育锻炼，如步行、骑自行车、游泳等，避免剧烈运动；坚持户外活动，接受日光浴，以促进活性维生素D生成。②饮食护理：给予高钙、低磷、低盐、低糖、低脂、适量蛋白质和富含维生素D的饮食，如牛奶、鸡蛋、大豆、芝麻、虾皮、海带、骨头汤和新鲜绿叶蔬菜等，注意烹调方法，适量添加食醋；同时补充维生素A和C，以利于钙的吸收。减少富含草酸、鞣酸的食物，如菠菜、油菜、茶叶、咖啡等，以避免影响钙的吸收。③心理护理：耐心解释随着年龄增长，骨质疏松症为常见病变，消除患者焦虑和恐惧心理，积极配合预防和治疗。

2. 对症护理 ①疼痛：热敷、理疗和按摩。②预防骨折和跌倒：告知应注意运动安全，指导患者使用手杖，以增加活动时的稳定性；体位改变时，动作不宜过快、过大，预防跌倒。

考点：护理措施

3. 用药护理 ①正确补钙：钙剂宜在餐间或餐后2~3h服用，与维生素D同服以提高治疗效果，适度饮水以免形成尿路结石；避免滥用补钙药品，以免造成不良后果。②激素治疗：应用雌激素类药物时，应定期进行妇科检查和乳腺检查，反复阴道出血者应及时住院检查。③降钙素：为多肽类物质，有过敏史者慎用或禁用。④二膦酸盐类药物：应空腹服用，服后30min内禁止平卧，多饮水，注意观察有无消化道不良反应。

4. 病情观察 观察骨痛的部位、程度、性质，以确定骨质疏松的严重程度，以及有无骨折、呼吸道感染和心功能不全等并发症。

（六）健康教育

指导患者保持良好的心态和合理的生活方式，坚持体育锻炼，运动中注意安全保护，接受适量日光浴，以利于钙的吸收。摄入含钙丰富的食物和新鲜蔬果，避免高盐、高脂饮食，戒除烟酒，少饮浓咖啡。告知绝经后的妇女应在医生指导下适当补充雌激素，定期复查骨密度。

重点提示

骨质疏松症是一种以骨量降低和骨组织微结构破坏为特征，以骨质脆性增加和易于骨折为主要表现的代谢性骨病，常见于女性和老年人。主要临床表现是骨痛、肌无力、骨折和身材缩短。主要治疗是合理补钙和正确应用性激素、降钙素，护理重点饮食护理和用药护理。

（肖晓燕）

目 标 检 测

A_1/A_2 型题

1. 直接调控内分泌系统的器官是
   - A. 大脑
   - B. 脊髓
   - C. 小脑
   - D. 下丘脑
   - E. 胸腺

2. 治疗内分泌代谢疾病的主要原则是
   - A. 激素替代疗法
   - B. 纠正激素异常所致的功能紊乱
   - C. 手术切除
   - D. 放射疗法
   - E. 免疫治疗

3. 肥胖的判定标准是 BMI
   - A. ≥22
   - B. ≥23
   - C. ≥24
   - D. ≥25
   - E. ≥26

4. 腺垂体功能减退症最常见的病因是
   - A. 先天性遗传缺陷
   - B. 下丘脑病变
   - C. 垂体瘤
   - D. 围生期大失血
   - E. 感染和炎症

5. 腺垂体功能减退症禁用的药物不包括
   - A. 催眠药
   - B. 氯丙嗪
   - C. 肾上腺皮质激素
   - D. 吗啡
   - E. 胰岛素

6. 地方性甲状腺肿最主要的原因是
   - A. 碘缺乏
   - B. 碘过多
   - C. TH 合成障碍
   - D. 致甲状腺肿物质
   - E. TH 需要量增加

7. 单纯性甲状腺肿患者要避免过多摄入的食物是
   - A. 青菜
   - B. 鱼虾
   - C. 卷心菜
   - D. 猪肉
   - E. 鸡蛋

8. 甲状腺功能亢进症的直接致病原因是
   - A. 甲状腺激素分泌过多
   - B. 促甲状腺激素受体刺激性抗体作用
   - C. 遗传因素和环境因素
   - D. 促甲状腺激素受体抑制性抗体作用
   - E. 促甲状腺激素分泌过多

9. 甲状腺功能亢进的特征性心血管表现是
   - A. 心律失常
   - B. 睡眠时心率仍然增快
   - C. 脉压增大
   - D. 收缩压增高
   - E. 心力衰竭

10. 甲状腺功能亢进症最具特征临床表现是
    - A. 易激动
    - B. 怕热多汗
    - C. 多食易饥
    - D. 皮肤温暖
    - E. 突眼征

11. 甲状腺功能亢进症甲状腺肿大的特征是
    - A. 弥漫性肿大
    - B. 对称性肿大
    - C. 质地软
    - D. 无压痛
    - E. 上下极触及震颤和闻及血管杂音

12. 甲状腺功能亢进最严重的表现是
    - A. 浸润性突眼
    - B. 甲状腺危象
    - C. 甲亢性心脏病
    - D. 周期性瘫痪
    - E. 淡漠型甲亢

13. 甲状腺功能亢进症甲状腺摄 ^{131}I 率的结果是
    - A. 摄 ^{131}I 率增高，高峰提前，不被 T_3 抑制
    - B. 摄 ^{131}I 率增高，高峰不提前，可被 T_3 抑制
    - C. 摄 ^{131}I 率正常，高峰提前，不被 T_3 抑制
    - D. 摄 ^{131}I 率正常，高峰不提前，可被 T_3 抑制

E. 摄 ^{131}I 率降低,无高峰,不被 T_3 抑制

14. 抗甲状腺药物硫脲类和咪唑类的主要作用机制是
    A. 抑制甲状腺激素合成
    B. 抑制抗原抗体反应
    C. 抑制甲状腺激素释放
    D. 抑制促甲状腺激素分泌
    E. 降低外周组织对甲状腺激素反应

15. 抢救甲状腺危象时的首选药物是
    A. 甲巯咪唑　　　　　B. 丙硫氧嘧啶
    C. 复方碘液　　　　　D. 糖皮质激素
    E. 普萘洛尔

16. 妊娠期和哺乳期妇女伴发甲状腺功能亢进时禁忌的检查项目是
    A. 基础代谢率　　　　B. 血清总 T_3、T_4
    C. 血清游离 T_3、T_4　　D. 甲状腺摄 ^{131}I 率
    E. 血清 TSH

17. 甲状腺功能减退症的面容特点是
    A. 面色苍白、唇舌色淡、表情疲惫
    B. 颜面水肿、目光呆滞、眉毛稀疏
    C. 面容惊愕、眼球凸出、目光炯炯
    D. 面色晦暗、双颊暗红、口唇发绀
    E. 面圆如满月、皮肤发红、伴痤疮和胡须

18. 甲状腺功能减退症患者畏寒、少汗的原因是
    A. 维生素 B_{12} 吸收不良
    B. 皮肤组织营养障碍
    C. 基础代谢率降低
    D. 血红蛋白合成障碍
    E. 甲状腺激素合成过多

19. 甲状腺功能减退症的饮食是
    A. 高蛋白、高维生素、高纤维素
    B. 低蛋白、高维生素、高纤维素
    C. 高蛋白、高维生素、低纤维素
    D. 高蛋白、高维生素、高脂肪
    E. 高蛋白、高维生素、高钠

20. 库欣综合征最常见的病因是
    A. 垂体腺瘤　　　　　B. 异位 ACTH 综合征
    C. 肾上腺皮质腺瘤　　D. 肾上腺皮质癌
    E. 不依赖 ACTH 的双侧肾上腺结节增生

21. 最常见的异位 ACTH 综合征的原发恶性肿瘤是
    A. 肝癌　　　　　　　B. 肺癌
    C. 胰腺癌　　　　　　D. 胸腺癌
    E. 甲状腺髓样癌

22. 皮质醇增多症最主要的代谢障碍是

    A. 高钾血症　　　　　B. 高钙血症
    C. 水钠潴留　　　　　D. 低钙血症
    E. 低钾血症

23. 确诊糖尿病的标准是
    A. 空腹血糖≥7.0mmol/L
    B. 糖化血红蛋白 A1>10%
    C. 尿糖阳性
    D. 血浆胰岛素<5mU/L
    E. 餐后血糖≥7.8mmol/L

24. 糖尿病的基础治疗是
    A. 饮食疗法　　　　　B. 口服降糖药
    C. 胰岛素　　　　　　D. 糖尿病教育
    E. 运动疗法

25. 糖尿病患者饮食护理的关键是控制
    A. 高蛋白　　　　　　B. 钠盐量
    C. 高脂肪　　　　　　D. 钾盐量
    E. 总热量

26. 胰岛素应用的注意事项中错误的一项是
    A. 皮肤消毒不能使用含碘消毒剂
    B. 抽吸药液时须避免振荡
    C. 皮下注射部位应经常更换
    D. 胰岛素宜冰冻保存
    E. 混合注射时先抽吸胰岛素

27. 1 型糖尿病死亡的主要原因是
    A. 酮症酸中毒　　　　B. 高血糖高渗状态
    C. 心脑血管病变　　　D. 糖尿病肾病
    E. 糖尿病足

28. 痛风发生的主要代谢障碍是
    A. 糖代谢紊乱　　　　B. 嘌呤代谢紊乱
    C. 蛋白质代谢紊乱　　D. 脂肪代谢紊乱
    E. 水盐代谢紊乱

29. 治疗急性痛风性关节炎的特效和首选药物是
    A. 泼尼松　　　　　　B. 吲哚美辛
    C. 秋水仙碱　　　　　D. 布洛芬
    E. 双氯芬酸

30. 骨质疏松最常见最主要的症状是
    A. 骨痛　　　　　　　B. 骨折
    C. 肌无力　　　　　　D. 身长缩短
    E. 驼背

31. 患者,女,50 岁。因高血压住院治疗,出院时向护士咨询减肥方法。该患者身高 160cm,体重 80kg,膝关节有陈旧疾患,无法负重。适合其最好的减肥运动方式是
    A. 举重　　　　　　　B. 跳绳
    C. 游泳　　　　　　　D. 爬山

E. 慢跑

32. 患者,女,18 岁。因甲状腺肿大及颈部压迫感就诊,查甲状腺 II 度肿大,无结节,TSH 在正常范围,甲状腺功能正常。最可能的诊断是
   A. 甲亢　　　　　　　B. 单纯性甲状腺肿
   C. 甲状腺炎　　　　　D. 甲减
   E. 甲状腺瘤

33. 患者,女,32 岁。诊断甲状腺功能亢进入院治疗,突眼明显,其眼部护理内容不包括
   A. 外出佩戴有色眼镜
   B. 睡前涂抗生素眼膏
   C. 睡眠时抬高头部
   D. 饮食中增加碘盐摄入
   E. 加盖眼罩防止角膜损伤

34. 患者,女,28 岁。甲状腺功能亢进病史半年,妊娠 2 个月时甲状腺功能亢进症状加重,不适宜的治疗是
   A. 甲巯咪唑　　　　　B. 卡比马唑
   C. 甲硫氧嘧啶　　　　D. 丙硫氧嘧啶
   E. ^{131}I

35. 患者,女,40 岁。因甲状腺功能亢进入院接受 ^{131}I 治疗。出院时护士叮嘱患者定期到医院复查,最主要的目的是及早发现有无
   A. 甲状腺癌变　　　　B. 诱发甲状腺危象
   C. 粒细胞减少　　　　D. 突眼恶化
   E. 甲状腺功能减退

36. 患者,男,50 岁。甲状腺功能减退症患者,因肺部感染住院治疗。用于替代治疗的药物是
   A. 丙硫氧嘧啶　　　　B. 甲硫氧嘧啶
   C. 甲巯咪唑　　　　　D. 左甲状腺素
   E. 卡比马唑

37. 患者,男,20 岁。因皮质醇增多症入院治疗,其的饮食护理的错误是
   A. 高蛋白　　　　　　B. 高维生素
   C. 低糖　　　　　　　D. 低脂
   E. 低钾

38. 患者,男,60 岁。糖尿病病史 15 年,血糖波动于 8.6～9.8mmol/L。近几日尿频、尿痛,1h 前突然神志不清。血糖 33.3mmol/L,尿素氮 20mmol/L,肌酐 90μmol/L,血钠 152mmol/L,血钾 4.1mmol/L,CO_2 CP15mmol/L,尿酮(++)。最可能的诊断为
   A. 糖尿病酮症酸中毒
   B. 糖尿病肾病尿毒症
   C. 高血糖高渗状态

D. 糖尿病急性心肌梗死
E. 糖尿病急性脑卒中

39. 患者,男,50 岁。患 2 型糖尿病 5 年。护士对患者进行糖尿病足预防的健康指导中,不妥的是
   A. 保持足部清洁　　　B. 勤换鞋袜
   C. 每日温水洗足　　　D. 外出不穿拖鞋
   E. 足部破损立即自擦药物

40. 患者,男,40 岁。午夜突然发生右第 1 跖趾关节剧痛,伴红肿、发热和活动障碍。到医院急诊,查血尿酸为 600μmol/L。最可能的诊断是
   A. 风湿性关节炎　　　B. 类风湿关节炎
   C. 化脓性关节炎　　　D. 痛风性关节炎
   E. 非特异性关节炎

A_3/A_4 型题

(41、42 题共用题干)

　　患者,女,30 岁。初产妇,分娩时发生大出血,临床医生担心发生希恩综合征。

41. 最早能提示该病的表现是
   A. 产后无乳汁分泌　　B. 患者表情淡漠
   C. 明显食欲减退　　　D. 产后虚弱无力
   E. 出现低血压

42. 应用激素替代疗法时应首先使用的药物是
   A. 雌激素　　　　　　B. 甲状腺素
   C. 生长激素　　　　　D. 糖皮质激素
   E. 雄激素

(43～45 题共用题干)

　　患者,男,30 岁。因怕热多汗、食欲亢进、腹泻入院,患者紧张、焦虑。经全面检查后诊断甲状腺功能亢进。

43. 不适宜该患者的饮食是
   A. 高糖食物　　　　　B. 高碘食物
   C. 高钾食物　　　　　D. 高磷食物
   E. 高蛋白食物

44. 心理护理的错误是
   A. 向患者解释病情
   B. 理解同情患者
   C. 建议患者少参与社团体活动
   D. 鼓励患者表达内心的感受
   E. 告知患者家属勿提供兴奋的信息

45. 应用硫脲类药物时需密切观察的主要不良反应是
   A. 粒细胞减少　　　　B. 血小板减少
   C. 血红蛋白降低　　　D. 肝功能受损
   E. 过敏反应

(46~48 题共用题干)

　　患者,女,26 岁,妊娠 6 个月。孕期检查发现糖尿病。

46. 最适宜的治疗措施是
　　A. 单纯饮食控制
　　B. 口服磺脲类降糖药
　　C. 胰岛素注射治疗
　　D. 口服双胍类降糖药
　　E. 运动疗法

47. 治疗过程中,患者出虚汗、诉心慌、乏力和饥饿感。该孕妇发生的病情是
　　A. 过敏反应　　　　　B. 低血糖反应
　　C. 反应性高血糖　　　D. 胃肠道反应
　　E. 酮症酸中毒

48. 需立即采取的措施是
　　A. 报告值班医生
　　B. 静脉滴注 0.9% 氯化钠溶液
　　C. 静脉滴注胰岛素

　　D. 静脉注射 50% 葡萄糖溶液
　　E. 皮下注射肾上腺素

(49、50 题共用题干)

　　患者,男,50 岁。2 型糖尿病住院治疗,现血糖已控制,病情稳定,准备出院。

49. 护士进行出院饮食指导时,应告诉患者每日总热量在三餐中的比例为
　　A. 早餐 1/6、余下中、晚餐各半
　　B. 早餐 1/5、余下中、晚餐各 2/5
　　C. 早餐 1/4、中餐 1/2、晚餐 1/4
　　D. 早餐 1/2、余下中、晚餐各半
　　E. 早餐 1/4、余下中、晚餐各半

50. 患者准备在家自行监测血糖,护士告知其餐后 2h 血糖的正常值为
　　A. <5.8mmol/L　　　B. <6.1mmol/L
　　C. <7.0mmol/L　　　D. <7.8mmol/L
　　E. <11.8mmol/L

第8章　风湿性疾病患者的护理

风湿性疾病(rheumatic diseases)是指病因不相同,但均累及关节及其周围组织的一大类疾病。在发达国家,风湿性疾病占总门诊量的10%,与高血压相当;在我国风湿性疾病亦呈现上升趋势。

风湿性疾病的病因复杂,主要与免疫、感染、代谢、内分泌、环境、遗传等有关。根据发病机制、病理和临床特点分为10大类(表8-1)。

表8-1　风湿性疾病的分类

名称	症状
1. 弥漫性结缔组织病	类风湿关节炎、红斑狼疮、硬皮病、多肌炎、重叠综合征、血管炎病等
2. 脊柱关节病	强直性脊柱炎、Reiter综合征、银屑病关节炎、未分化脊柱关节病等
3. 退行性变	骨关节炎(原发性、继发性)
4. 代谢内分泌相关的风湿病	痛风、假性痛风、马方综合征、免疫缺陷病等
5. 感染相关的风湿病	反应性关节炎、风湿热等
6. 肿瘤相关的风湿病	原发性(滑膜瘤、滑膜肉瘤等)、继发性(多发性骨髓瘤、转移瘤等)
7. 神经血管疾病	神经性关节病、压迫性神经病变(周围神经受压、神经根受压等)、雷诺病等
8. 骨与软骨病变	骨质疏松、骨软化、肥大性骨关节病、弥漫性原发性骨肥厚、骨炎等
9. 非关节性风湿病	关节周围病变、椎间盘病变、特发性腰痛、其他痛综合征(如精神性风湿病)等
10. 其他有关节症状的疾病	周期性风湿病、间歇性关节积液、药物相关的风湿综合征、慢性活动性肝炎等

风湿性疾病常引起关节疼痛、肿胀、功能障碍等症状,给患者生活造成极大痛苦,甚至生活不能自理。尤其是疼痛日益受到医护人员的高度重视,如何减轻患者的疼痛是医护要解决的主要问题。

第1节　常见症状的护理

一、关节疼痛、肿胀

(一)概述

关节及周围软组织疼痛是因关节及周围软组织的炎症所致,是风湿性疾病最常见的症状之一。关节肿胀多由于关节腔积液或滑膜肥厚所致,二者常伴随出现。

(二)护理评估

1. 病因

(1)风湿性疾病:引起关节疼痛最主要的原因,如类风湿关节炎、风湿性关节炎、骨关节炎、强直性脊柱炎、痛风等。

(2)其他:如铅中毒、尿毒症所致的骨关节损害等。

2. 临床表现

（1）关节疼痛：因不同疾病受累关节的部位不同，疼痛的性质也有所不同，疼痛发作的时间、性质、部位、伴随症状和缓解方式常能为诊断提供线索。如类风湿关节炎多累及腕、掌指及近端指间关节，呈多个对称性分布的持续性痛；风湿性关节炎多为大关节的游走性痛；痛风多累及单侧第一趾关节的锥刺样或烧灼感的剧烈疼痛。

（2）关节肿胀：不同疾病关节肿胀也有不同特点，特征性的关节肿胀具有诊断价值，如关节呈梭形肿胀，常见于类风湿关节炎；而关节及其周围软组织的弥漫性肿胀，伴有发红、发亮，称之为腊肠指（趾），见于血清阴性脊柱关节病。

（3）伴随症状：①伴关节僵硬：见于类风湿关节炎、骨关节炎、风湿性多肌痛等。②伴关节畸形和功能障碍：见于类风湿关节炎、强直性脊柱炎等。③伴疲乏：大多数风湿性疾病都有此症状。④伴发热、体重下降：见于系统性红斑狼疮、风湿热、幼年性特发性类风湿关节炎等。⑤伴皮肤损害：见于系统性红斑狼疮、皮肌炎、类风湿关节炎、痛风等。

（三）主要护理诊断及合作性问题

1. 疼痛：关节痛　与关节及周围软组织的炎症反应有关。

2. 焦虑　与疼痛反复发作、病情迁延不愈有关。

（四）护理措施

1. 一般护理　①休息和活动：炎症的急性期，应卧床休息，减少活动。疾病的恢复期可适当的活动，防止关节功能废退；尽可能保持关节处于功能位置，必要时可给予夹板等固定。②饮食护理：给予足够热量和高蛋白、丰富维生素的饮食，以保证充足的营养。③心理护理：多与患者沟通，与患者建立良好的护患关系，耐心倾听患者对疼痛的感受，表示同情和理解，尽量解答患者提出的问题和提供有益的信息；帮助患者建立社会支持网，使其感受到家人、亲朋好友、同事、社会的关爱。

2. 疼痛护理　①协助完成日常生活活动，帮助患者完成洗漱、进食、大小便、穿脱衣裤鞋、翻身、起床等活动，以减轻其疼痛。②指导患者听音乐、看电视、聊天、做深呼吸等活动，以分散注意力，减轻其疼痛。③根据病情选择红外线、超声波、热敷、水疗、磁疗或针灸、拔火罐等理疗方法缓解疼痛。④必要时按医嘱给予镇痛药物。

考点：疼痛护理

3. 用药护理　风湿性疾病常选用的止痛药是非甾体类抗炎药，如布洛芬、阿司匹林、萘普生、吲哚美辛等，此类药长期服用有消化道反应，如恶心呕吐、食欲减退、胃部不适等，严重时有上消化道出血。应指导患者饭后服用，观察用药后疼痛缓解的情况，注意观察用药后有无不适反应，出现异常及时报告医生。孕妇及肾功能不全者慎用。

二、关节僵硬、功能障碍

（一）概述

关节僵硬是指经过一段静止或休息后，关节活动困难，需经过一定时间的活动后才能缓解或消失。关节功能障碍指关节腔、骨遭受破坏时，关节失去正常的形态，活动范围受到限制。

（二）护理评估

1. 病因

（1）风湿性疾病：引起关节僵硬最主要的原因。如类风湿关节炎、骨关节炎、风湿性多肌痛等。

（2）其他：如铅中毒、尿毒症所致的骨关节损害等。

2. 临床表现

（1）关节僵硬：不同的风湿性疾病关节僵硬的时间出现的部位不同，如类风湿关节炎表现为四肢小关节的晨僵，晨僵时间常超过1h，持续超过6周；骨关节炎表现为以大关节为主、起始运动时出现的短暂的僵硬;风湿性多肌痛则表现为持续而严重的晨僵。

（2）关节功能障碍:以类风湿关节炎最突出。关节功能障碍多伴有关节畸形,如类风湿关节炎出现手的掌指关节尺侧偏斜,"天鹅颈"等手畸形,进而出现手的功能障碍,不能完成日常生活、工作(不能握笔写字、不能握筷、梳头困难、不能扣纽扣等);如果脊柱受累则出现翻身起床困难、甚至无法下床。骨关节炎也常有关节功能障碍;而风湿性关节炎、痛风等则无关节功能畸形、障碍。

（3）伴随症状:①伴关节疼痛肿胀:见于类风湿关节炎、骨关节炎、风湿性多肌痛、血清阴性脊柱关节病等。②伴疲乏:大多数风湿性疾病都伴有此症状。③伴发热、体重下降:见于类风湿关节炎、骨关节炎、风湿性多肌痛、血清阴性脊柱关节病等。④伴皮肤损害:见于类风湿关节炎等。

（三）主要护理诊断及合作性问题

1. 躯体移动障碍　与关节僵硬、功能障碍有关。

2. 焦虑　与生活自理能力减弱或丧失、病情迁徙不愈有关。

（四）护理措施

1. 一般护理　保持环境的安静舒适,注意关节保暖。给予足够热量和高蛋白、丰富维生素的饮食,保证充足的营养。积极与患者建立良好的关系,了解其感受,帮助合理安排作息时间,调整好心态,树立战胜疾病的信心,积极配合治疗。

2. 关节护理　①安置患者舒适的体位,使关节处于功能位,定时翻身以防止压疮发生。②急性发作期协助完成日常生活活动,保护关节;缓解期鼓励患者从事力所能及的活动和工作,必要时可提供适当的辅助工具,避免长期不活动而加重关节功能的退化。③根据病情选择适宜的理疗方法,缓解晨僵和关节功能障碍。

考点: 关节护理

三、皮 肤 损 害

（一）概述

皮肤属于结缔组织,风湿性疾病常用累及皮肤,引起多种多样的皮肤损害,常可被误诊为皮肤病。

（二）护理评估

1. 病因　常见于系统性红斑狼疮、皮肌炎、类风湿关节炎、痛风、雷诺病、舍伦格综合征、硬皮病等。

2. 临床表现

（1）典型的皮肤损害具有重要诊断价值。面颊部蝶形红斑、四肢盘状红斑,常见于系统性红斑狼疮;眼眶周围淡紫红色的水肿性红斑,常见于皮肌炎;风湿性小结,常见于风湿热;耳郭的痛风石,常见于痛风;甲床或指端小血管炎,见于系统性红斑狼疮、类风湿关节炎;雷诺现象(肢体末梢发冷、感觉异常,肢端皮肤苍白,发绀等),见于雷诺病。

（2）伴随症状:①伴关节疼痛、肿胀:见于类风湿关节炎、风湿性关节炎、痛风、皮肌炎等。②伴关节僵硬:见于类风湿关节炎、骨关节炎、风湿性多肌痛等。③伴关节畸形和功能障碍:见于类风湿关节炎。

（三）主要护理诊断及合作性问题

皮肤完整性受损　与血管炎性病变有关。

（四）护理措施

1. 一般护理　采取正确的体位,避免受损的皮肤受压,必要时协助患者翻身、穿衣、穿鞋等,以免皮肤受摩擦加重皮肤损害。给予足够的营养以促进病情的恢复。指导患者采取适当的方法掩饰皮损处,以维护良好的心态。

2. 皮损护理 ①保持皮肤清洁干燥,可用温水清洗,清洗不可频繁且动作要轻柔,以免皮肤损害加重;衣着、鞋子要宽松、清洁、柔软、干燥;床铺要平整、干净;教会患者和家属正确使用便器和减压设备,如海绵垫、气垫、水垫等。②有光敏感患者,避免日光直接照射,外出时带遮阳设备。③告知患者不搔抓和挤压皮疹部位,以免加重皮肤损害。④指导患者避免引起血管收缩的因素,寒冷天气尽量减少外出、外出时注意保暖;避免用冷水清洗手、足;避免饮用引起交感神经兴奋的食品,如可可、咖啡、烟酒等。⑤正确使用减轻皮损和控制感染的药物,并注意观察疗效和不良反应。

考点:皮损护理

(赵 珊)

第2节 类风湿关节炎患者的护理

案例 8-1

患者,女,50岁。双侧掌指关节、腕关节、膝关节、踝关节肿痛2个月余,伴晨僵、发热、口干、眼干。查:ANA(+)、RF(+)。

问题:1. 主要护理问题是什么?

2. 关节肿痛如何护理?

3. 健康教育内容是什么?

(一)概述

类风湿关节炎(rheumatoid arthritis,RA)是一种慢性、对称性、周围性关节损害为特征的炎症性、系统性自身免疫病。以四肢小关节的疼痛、肿胀、畸形、功能障碍为主要表现,病程呈持续、反复发作的过程。我国患病率为0.32%~0.36%,任何年龄均可发病,女性多于男性,为2:1~3:1,发病高峰在30~50岁,是造成我国人群劳动力丧失和致残的主要原因之一。

类风湿关节炎的病因及发病机制尚未完全明确,感染和自身免疫反应可能是类风湿关节炎发病的中心环节,性激素和遗传因素是发病的易感因素,寒冷、潮湿、疲劳、营养不良、创伤和精神刺激等是常见的诱发因素。感染等因素使易感机体的T淋巴细胞活化,进而启动了一系列自身免疫反应,包括激活B淋巴细胞分化为浆细胞,分泌大量的免疫球蛋白和类风湿因子,后者与变性的IgG发生免疫反应,形成免疫复合物,沉积在关节滑膜组织、激活补体,导致关节组织的炎性损伤。同时可侵及脉管系统,累及全身多个脏器。

类风湿关节炎的基本病理改变是滑膜炎,急性期表现为渗出性和细胞浸润性炎症;进入慢性期,特征性表现是血管翳形成,即一种以血管增生和炎性细胞浸润为特征的肉芽组织,有很强的破坏性,是造成关节破坏、畸形、功能障碍的病理基础。

考点:诱因

(二)护理评估

1. 健康史 询问家族中有无类似发病者,了解有无细菌、支原体、病毒感染情况,以及有无过度疲劳、创伤、精神刺激等诱发因素,生活环境是否寒冷、潮湿等。

2. 临床表现 大多起病缓慢,先出现一个或多个关节肿痛,其前可有发热、乏力、肌肉酸痛等症状,而后逐渐出现典型的关节症状。

(1)关节表现:①关节痛:最早出现的症状,常伴有压痛,具有对称性、持续性、时轻时重的特点,受累关节皮肤有褐色素沉着。最常见的受累关节是腕、掌指关节、近端指间关节,其次为足趾、膝、踝、肘、肩等关节。②关节肿胀:受累关节均有肿胀,系由关节腔内积液、周围软组织炎症及滑膜慢性炎症引起。③晨僵:95%以上的患者可出现晨僵,这是观察本病活动的指标之一。病变关节在夜间或日间静止不动后出现较长时间(至少1h)的僵硬,晨僵持续时间和关节炎症的程度成正比。④关节畸形(图8-1):由于软骨、肌腱、韧带等损害引起关节畸形,伴关节活动障碍(障碍程度分级见表8-2),晚期患者表现为腕和肘关节伸直、掌指关节半脱位、手指向尺侧偏移呈"天鹅颈样",严重时导致生活不能自理。⑤特殊关节表现:颈椎的可动小关节及周围腱鞘受累,出现颈痛、活动受限;肩、髋关节受累,出现局部疼痛和活动受限;颞颌关节受累,表现为讲话或咀嚼时疼痛加重,严重时张口困难。

考点:关节表现

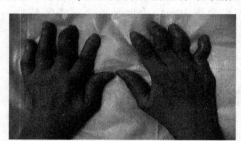

图8-1 指间和掌指关节畸形

表8-2 关节功能障碍程度分级

分级	生活能力
Ⅰ级	能照常进行日常生活和各项工作
Ⅱ级	可进行一般的日常生活和某种职业工作,但参与其他项目活动受限
Ⅲ级	可进行一般的日常生活,但参与某种职业工作或其他项目活动受限
Ⅳ级	日常生活的自理和参与工作的能力均受限

(2)关节外表现:①类风湿结节:特异的皮肤表现,为直径数毫米至数厘米的硬结节,不易活动,无疼痛和触痛;多发于尺骨鹰嘴下方、膝关节及跟腱附近等易受摩擦的部位,还可见于胸膜、心包、心内膜、中枢神经系统、巩膜等组织。②类风湿血管炎:表现为皮肤溃疡、紫癜、指(趾)端坏疽、巩膜炎、角膜炎、视网膜血管炎等,见于重症患者。③心脏:可出现心包炎、心内膜炎、心肌炎。④胸膜和肺:表现为胸膜炎、肺间质纤维化、间质性肺炎、肺类风湿结节、肺血管炎等。⑤肾损害:可出现肾小球肾炎、间质性肾炎、局灶性肾小球硬化等。⑥神经系统损害:可出现周围神经病、多发性神经炎等。⑦其他:贫血、淋巴结病变、干燥综合征等。

(3)心理状态:病情反复发作、顽固性关节疼痛、疗效不佳、经济负担重等常导致患者及家属出现情绪低落、焦虑、悲哀、孤独等。

3. 辅助检查 ①血液检查:有轻、中度贫血;活动期红细胞沉降率增快、C反应蛋白增高。②自身抗体:70%的患者血清中可测得类风湿因子IgM-RF,以及抗核周因子(APF)抗体、抗角蛋白(AKA)抗体、抗聚角蛋白微丝蛋白(AFA)抗体、抗环瓜氨酸肽(CCP)抗体(敏感性和特异性最高的抗体)和免疫复合物、补体。③关节滑液:量增多(正常情况下不超过3.5ml),滑液中的白细胞明显增多、含糖量低于血糖。④影像学检查:关节X线检查对本病的诊断、关节病变的分期、监测病变的演变都很重要,其中以手指及腕关节的X线片价值最大,可表现为骨质疏松(Ⅰ期)、关节间隙变窄(Ⅱ期)、关节面虫蚀样改变(Ⅲ期)、关节半脱位和纤维性、骨性强直(Ⅳ期)。⑤类风湿结节活检:典型改变有助于诊断。

(三)治疗要点

临床上尚无根治和预防本病的有效措施。治疗目标是减轻关节肿痛和关节外症状,延缓病情进展,防止和减少关节的破坏,保护关节功能,最大限度地提高患者的生活质量。

1. 一般治疗 关节肿痛明显者,应注意休息及关节制动;关节肿痛缓解后,注意关节功能锻炼,并辅以理疗缓解关节症状。

2. 药物治疗 ①非甾体类抗炎药:改善类风湿关节炎症状的一线药,具有镇痛消肿作用,但不能阻止病情的进展,必须与改变病情抗风湿药同服。常用非甾体消炎药有塞来昔布、美洛昔康、双氯芬酸、吲哚美辛、萘普生、布洛芬等。主要不良反应是胃肠道不良反应,应避免2种以上NSAID药物同时服用。②改变病情抗风湿药:起效缓慢,具有改善和延缓病情进展的作用,但不能彻底消除滑膜炎症反应。首选甲氨蝶呤,也可选用柳氮磺吡啶、来氟米特、羟氯喹、氯喹等；以及生物制剂(如依那西普、英夫利西单抗、阿达木单抗、阿那白滞素、利妥昔单抗)、免疫抑制剂、金制剂、青霉胺、硫唑嘌呤、环孢素等。常见的副作用有恶心、呕吐、腹泻、皮疹、白细胞减少等。③糖皮质激素：其抗炎作用可迅速明显缓解关节炎症状，改善关节功能，但不能根治本病，停药后症状复发，不作为治疗类风湿关节炎的首选药物，适用于有关节外症状者或关节炎明显或急性发作者。常用泼尼松。④其他药物：中药雷公藤等。 **考点**：药物治疗

3. 外科治疗　有滑膜切除术(仅用于缓解病情)、关节置换术(适用于晚期有关节畸形并失去功能的关节)等。

(四) 主要护理诊断及合作性问题

1. 疼痛：慢性关节痛　与关节炎性反应有关。

2. 生活自理缺陷　与关节功能障碍、关节疼痛有关。

3. 预感性悲哀　与疾病久治不愈、关节可能致残、影响生活质量有关。

4. 有失用综合征的危险　与关节炎反复发作、疼痛和关节骨破坏有关。

(五) 护理措施

1. 一般护理　①休息与活动：急性期发热或有内脏受累时，应保证患者充足的卧床休息时间，以减轻体力消耗，保护关节功能，避免加重脏器负担，但不宜绝对卧床，协助患者洗漱、进食、大小便及个人卫生等。症状基本控制后，鼓励患者下床逐渐增加活动，进行轻微的医疗体操，防止关节僵硬和肌肉萎缩。鼓励患者自我护理，积极活动关节，预防关节畸形，争取早日融入社会。②饮食护理：给予丰富蛋白质和维生素的饮食，有贫血者增加含铁食物，饮食宜清淡、易消化、忌辛辣、刺激性食物。③心理护理：安排患者与同室病友沟通交流，以增强与疾病抗争的信心，积极配合药物治疗和进行功能训练。指导服用免疫抑制剂后脱发的患者戴假发，伴干燥综合征的患者口干时适当饮水或用人工唾液，眼干可用人工泪液滴眼。

2. 关节护理　①晨僵：夜间肢体戴手套保暖，起床后用热水浸泡或洗温水浴，以减轻晨僵程度，尽快缓解症状；指导患者在关节局部热敷、按摩、红外线、超短波或短波透热疗法，以增加局部血液循环，使肌肉松弛，消除关节僵硬；关节僵硬缓解后，应积极从事力所能及的活动，避免长时间不活动。②关节痛：疼痛明显时，遵医嘱服止痛药物；卧床休息时应平卧硬床，不宜取高枕屈颈和膝部屈曲姿势，必要时使用矫形支架和夹板，维持关节于功能位，避免足下垂、腕下垂等关节畸形；鼓励患者在可以耐受的范围内积极进行主动或被动锻炼，以加强肌肉的力量和耐力，保持关节的活动功能。③关节畸形：尽可能锻炼健康肢体，以增强自理能力。 **考点**：关节护理

3. 用药护理

(1) 非甾体抗炎药：应在饭后服用，同时服用胃黏膜保护剂，以减轻胃黏膜损伤。主要不良反应有消化不良、上腹痛、恶心、呕吐、消化道出血等；非甾体抗炎药还可影响肾脏血流灌注而造成肾损害，故伴肾受累的患者应慎用。

(2) 改变病情抗风湿药：应注意观察疗效和不良反应。①甲氨蝶呤：主要不良反应有恶心、口炎、腹泻等胃肠道症状，脱发、肺炎、转氨酶升高、肝纤维化、肾损害和血液学毒性。②羟氯喹和氯喹：主要不良反应有胃肠道反应、头痛、神经肌肉病变、眼毒性及心脏反应。③金制剂：常见不良反应有皮疹、口炎，少见的有肾损害和血细胞减少。④青霉胺：不良反应有恶心呕吐、口腔溃疡、味觉丧失，蛋白尿、血尿，贫血、白细胞和血小板减少，偶见天疱疮、多发性肌炎、药物性狼疮等。⑤其他：硫唑嘌呤、环磷酰胺、甲氨蝶呤、环孢素等，不良反应有白细胞减少、胃肠道反应、黏膜溃疡、皮疹、肝功能损害、脱发、出血性膀胱炎等。

(3) 肾上腺糖皮质激素：主要的不良反应有满月脸、水牛背、血压升高、骨质疏松、消化性溃疡等。服药期间应给予低盐、含钾丰富的食物，补充钙和维生素 D_3；定期测量血压，注意有无呕血等消化道症状。

4. 病情观察　主要观察关节疼痛、肿胀和活动受限的变化,晨僵、关节畸形的进展或缓解的情况;注意关节外症状,如胸痛、心前区疼痛、腹痛、消化道出血、头痛、发热、咳嗽、呼吸困难等,一旦出现,表示病情严重,应及时报告医生处理。

(六)健康教育

1. 让患者充分了解疾病的特点,了解疾病的治疗方案,积极配合治疗,自觉遵医嘱服药。

2. 养成良好的生活方式,每日有计划地进行锻炼,注意保护关节功能,防止废用。

考点:健康教育

3. 避免感染、寒冷、潮湿、劳累等各种诱因,保持良好的心情,以免诱发疾病的复发。若病情加重时应及时就诊。

案例 8-1 分析

1. 主要护理问题:①疼痛:慢性关节痛。②有失用综合征的危险。③生活自理缺陷。

2. 关节肿痛护理:①急性期,卧床休息,限制关节活动,保持关节功能位。②早晨起床后用热水浸泡僵硬的关节,并活动关节,夜间用手套保暖。③缓解期,鼓励患者适当活动关节。

3. 健康教育内容:①介绍治疗方案,指导患者自觉按医嘱服药,积极配合治疗。②加强关节锻炼,注意保护关节功能,防止失用。③避免感染、寒冷、潮湿、劳累等,保持良好的心情。

重 点 提 示

类风湿关节炎是一种慢性的以关节损害为特征的全身性自身免疫性疾病。以对称性的四肢小关节的疼痛、肿胀、畸形、功能障碍为主要临床表现,严重者会丧失生活自理能力。治疗和护理的重点是减轻关节的损害,防止废用综合征的发生。

(赵　珊)

第3节　系统性红斑狼疮患者的护理

案例 8-2

患者,女性,26 岁。关节疼痛 2 年,并有口腔溃疡,皮肤光过敏,在当地诊断为"系统性红斑狼疮",应用泼尼松 60mg 每日一次,1 个月后症状好转,患者自行减量并最终停服。现又出现关节疼痛和发热,并伴蛋白尿。已婚未育,有怀孕的愿望。

问题:1. 主要护理问题是什么?

2. 健康教育内容是什么?

(一)概述

系统性红斑狼疮(systemic lupus erythematosus,SLE)是自身免疫介导的、以免疫性炎症为突出表现的弥漫性结缔组织病。主要临床特点是多系统、多器官受累和血清中有多种自身抗体(以抗核抗体为代表),病程迁延,病情缓解和急性发作交替发生。我国发病率约 1/1000,好发于生育期女性,女:男为(7~9):1。

病因和发病机制尚未明确,可能与遗传、雌激素水平过高有关,而紫外线照射、某些药物(如肼屈嗪、普鲁卡因胺、苯妥英钠、异烟肼等)、病毒感染等,则可诱发系统性红斑狼疮的发生。现认为 SLE 的发病机制是多种因素相互作用的结果,引起人体 B 细胞活化,自身核抗原的免疫耐受丧失,核抗原成分暴露和递呈,引起免疫调节紊乱,产生大量不同类型的致病性自身抗体(抗核抗体、抗双链 DNA 抗体、抗血小板抗体、抗红细胞抗体、抗 SSA 抗体、抗磷脂抗体、抗核糖体抗体等)和免疫复合物,免疫复合物沉积在组织造成器官损伤而发病。T 细胞和 NK 细胞功能失调可导致新抗原不断出现,使自身免疫持续存在。SLE 的主要病理变化是炎症反应和血管异常,包括结缔组织广泛的纤维蛋白样变性、淋巴细胞和浆细胞浸润以及坏死性血管炎,可出现在机体各种器官,导致局部组织缺血和功能障碍。

考点: 诱因

(二)护理评估

1. 健康史　评估家族中有无 SLE 患者、有无光过敏史、有无特殊药物服用史(如肼屈嗪、普鲁卡因胺等);了解育龄妇女发病与妊娠、分娩的关系,发病前有无感染、紫外线照射、摄入含补骨脂素食物等诱发因素。

2. 临床表现　SLE 临床表现复杂,多数呈隐匿起病。部分患者长期处于稳定的亚临床状态或表现为轻症,但大部分患者的病情由轻逐渐加重,少数可突然由轻症转为重症。SLE 的自然病程多表现缓解和复发、加重交替进行。

(1) 症状和体征:①全身症状:发热、乏力、体重下降等。②皮肤黏膜:特征性的表现为分布于鼻翼和双面颊部蝶形红斑(图 8-2),其他有光敏感、手足掌面和甲周红斑、四肢盘状红斑、指端出血(图 8-3)、结节性红斑、脱发、雷诺现象等。③关节和肌肉:常出现对称性关节疼痛、肿胀,不伴关节畸形;可出现肌痛和肌无力。④肾:几乎 100% 的患者有肾损害的病理变化,大部分患者表现为狼疮肾炎,有不同程度的水肿、高血压、蛋白尿、血尿、管型尿,最终导致肾衰竭,是 SLE 的主要死亡原因。⑤心血管:心包炎最常见,其他有心肌炎、心内膜炎、心绞痛等,严重者可因心力衰竭而死亡。⑥肺与胸膜:表现为狼疮性肺炎和胸膜炎,可出现干咳、咯血、呼吸困难等。⑦神经系统:脑损害最常见,表现为神经精神狼疮,有偏头痛、性格改变、记忆力减退的症状,甚至出现脑血管意外、昏迷、抽搐等。⑧血液系统:常有贫血、白细胞减少和血小板减少,少数患者有淋巴结肿大、脾大。⑨消化系统:可有恶心、呕吐、腹痛、腹泻等症状,部分患者有肝功能损害,少数患者可发生各种急腹症。⑩其他:可有眼部损害、抗磷脂抗体综合征、干燥综合征等。

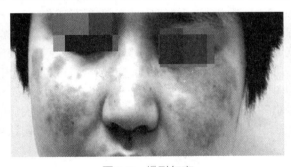

图 8-2　蝶形红斑

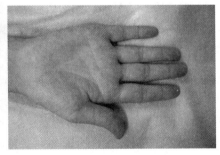

图 8-3　肢端出血

(2) 病情分型:①轻型:SLE 诊断明确或高度怀疑,病情稳定,受累的靶器官(肾、中枢神经、血液系统、肺、心脏、消化系统等)功能正常或稳定。②重型:有重要脏器受累并有功能的损害或功能衰竭或出现狼疮危象(表现为急进性肾炎、严重的中枢神经系统损害、严重的溶血性贫血、血小板减少性紫癜、粒细胞缺乏症、严重的心脏损害、严重的狼疮性肺炎、严重的狼疮性肝炎等)。

(3) 心理状态:SLE 常反复发作,重者引起心、肾、神经系统等功能障碍,严重影响日常生活和工作,多数患者正值育龄期,一旦确诊,患者及家属常难以接受;对未婚或无子女的育龄女性可造成巨大的心理压力。故患者常表现为抑郁或暴躁、易怒、焦虑或悲观厌世等心理反应。

3. 辅助检查

(1) 一般检查:血常规检查有贫血和白细胞减少;尿常规检查有蛋白尿、血尿、管型尿等;血清补体 C3、C4 低下;血小板减少;红细胞沉降率加快等。

(2) 免疫学检查:抗核抗体(ANA)几乎见于所有 SLE 患者,但特异性低;抗双链 DNA(ds-DNA)抗体的特异性达 95%,敏感性为 70%;抗 Sm 抗体特异性高达 99%,但敏感性仅

考点: 临床
表现,免疫
学检查

25%;抗单链 DNA、抗组蛋白、抗 RNP、抗 SSA、抗 SSB 等抗体也常为阳性,但特异性低。

(3)肾活检:有助于狼疮肾炎的诊断、治疗,并对预后估计有价值。

(三)治疗要点

1. 一般治疗 活动期卧床休息,病情稳定时可适当工作和学习,但应注意劳逸结合、避免劳累,避免强烈的日光和紫外线照射,避免应用可能诱发狼疮的药物和食物。

2. 药物治疗 ①糖皮质激素:治疗的首选药物,可减轻病情。常用泼尼松、甲泼尼龙,鞘内注射用地塞米松。②免疫抑制剂:主要用于活动程度较高的 SLE,与糖皮质激素联合应用能有效地改善病情。常用药物有环磷酰胺、硫唑嘌呤、环孢素 A 等,但副作用大。③非甾体抗炎药:可缓解发热、关节肌肉疼痛等症状,常用药物有布洛芬、阿司匹林、萘普生、吲哚美辛等。④抗疟药:具有抗光敏感和减轻皮损的作用,常用药物有羟氯喹、氯喹。⑤丙种球蛋白:适用

考点: 药物
治疗

于病情严重和并发全身感染者。

3. 其他治疗 包括血浆置换、造血干细胞移植和应用生物制剂等。

(四)主要护理诊断及合作性问题

1. 皮肤完整性受损 与疾病所致的血管炎性病变有关。

2. 口腔黏膜改变 与疾病本身、使用糖皮质激素和免疫抑制剂有关。

3. 预感性悲哀 与病情迁延不愈、预后不良有关。

4. 知识缺乏 缺乏系统性红斑狼疮相关的防治知识。

5. 潜在并发症 慢性肾衰竭等。

(五)护理措施

1. 一般护理 ①休息与活动:保持病室环境安静、整洁、温度适宜,病床应安排在没有阳光直射的地方。急性活动期的患者应以卧床休息为主,病情缓解后可正常学习、工作,但应避免过度劳累。②饮食护理:给予高热量、高维生素、高蛋白饮食,忌食芹菜、香菜、无花果、蘑菇、烟熏食物、无鳞鱼、干咸海产品等,以免诱发或加重病情;避免咖啡、浓茶、辣椒等辛辣刺激性食物,以减少口腔黏膜损伤和疼痛;肾功能不全时,给予高热量、高维生素、高钙和低蛋白、低磷、低钠饮食。③心理护理:帮助患者认识不良心态会造成内环境失衡,引起食欲不振、失眠、便秘等症状,对康复的不利,还会加重病情;鼓励患者参与社会集体活动,积极参与疾病的治疗和护理计划的决策,同时协助建立社会支持网,使患者感受到家人、亲朋好友、同事、社会的关爱,激发战胜疾病的信心。

2. 对症护理

(1)皮肤黏膜护理:①指导患者户外活动时避免日光照射,外出时用遮阳伞或太阳帽,穿长袖衣裤,戴保护性眼镜,面部可涂用氯喹冷霜以减少光过敏。②保持皮肤清洁卫生,皮肤损害处可用温水清洗,忌用碱性肥皂、化妆品或其他化学用品,如染发烫发剂、洁面护肤品等。③皮疹或红斑处涂抹皮质类固醇霜或软膏,局部感染时使用抗生素并做无菌清创换药处理,以保持皮肤完整,防止损伤。④口腔护理,每日早晚和进餐前后用漱口液漱口;为预防长期应用激素或免疫抑制剂引起的口腔真菌或细菌感染,用 4% 碳酸氢钠溶液或 1%~4% 克霉唑溶液或口腔杀菌漱口液漱口;发生真菌感染时,口含制霉菌素;溃疡伴发细菌感染时,用中药冰硼散、锡类散等涂敷,或用口腔溃疡药膜局部贴敷,促进溃疡愈合。⑤雷诺现象,避免精神紧张和过度劳累,注意保暖,停止吸烟,以减少病变小血管痉挛。

(2)关节疼痛护理:帮助患者采取舒适体位,减少活动;以听音乐、聊天转移注意力;用缓慢深呼吸、全身肌肉放松、局部按摩等方法缓解疼痛;叮嘱患者切勿热敷红肿疼痛的关节,以免加重病损;做好生活护理,减轻其精神和身体上的压力。

(3)肾损害护理:急性期卧床休息,预防发生肾功能不全。密切观察尿量、尿色、体重、血压

的变化;注意尿液检查结果、监测血电解质、肌酐、尿素氮的变化,及时发现有无肾功能不全发生。肾功能不全者,给予低盐、优质蛋白质饮食,限制水钠摄入,记录尿量、血压和体重的变化。

3. 用药护理　①糖皮质激素:告知患者应按医嘱服药,不可自行停药或减量过快,以防止病情"反跳"。长期使用可引起高血压、水肿、低钾、血糖升高、骨质疏松,加重消化性溃疡,继发感染,还可诱发精神失常;指导患者在饭后服用、同时服用保护胃黏膜药物,定期测量血压,观察血糖、尿糖变化,给予低盐、高蛋白、含钾含钙丰富的食物,补充钙剂和维生素 D_3;注意安全,防止骨折。②免疫抑制剂:主要不良反应是白细胞和血小板减少,也可引起胃肠道反应、黏膜溃疡、皮疹、肝功能损害、脱发、出血性膀胱炎等。服药过程中要仔细观察皮肤、口腔黏膜情况,及时处理口腔黏膜溃疡和皮疹,定期复查血象、尿常规、肝、肾功能,观察尿液颜色改变,及早发现出血性膀胱炎。长期服用羟氯喹等药物,可引起视网膜退行性变,服药期间要定期检查眼底;雷公藤、环孢素等的主要不良反应是肾功能减退、高血压、多毛症,要注意定期监测血压和肾功能。

考点: 饮食护理、皮肤黏膜护理、用药护理

4. 病情观察　①动态观察皮肤的温度和颜色,检查有无结节、红斑,以及时发现有无血栓性血管炎或坏死性血管炎的发生。②严格记录 24h 出入液量(尤其是尿量),观察有无水肿、少尿、高血压、氮质血症等肾功能不全的表现。③监测体温、呼吸、血压、脉搏等,观察有无心力衰竭、心律失常表现,必要时进行心电监护。④观察有无神经系统症状,如有剧烈头痛、恶心、呕吐、颈项强直、肢体瘫痪等表现,常提示蛛网膜下隙出血或脑血栓形成;还应观察有无行为异常、忧郁、淡漠或过度兴奋、幻觉、强迫观念或偏执等精神症状。

(六) 健康教育

1. 向患者介绍本病的有关知识,使其了解本病并非"不治之症",阐明及时用药并坚持有效治疗可以使病情得到长期缓解,病情稳定后可正常参加社会活动和日常工作,鼓励患者以积极、开朗的情绪,正确应对疾病。

2. 教育患者避免各种诱发因素,注意生活规律,劳逸结合,保持个人卫生,防止呼吸道及其他部位感染;尽量避免日光曝晒,做好皮损部位的防护;指导育龄妇女避孕,对有心、肺、肾功能不全者应告知终止妊娠的必要性,待病情稳定后经医生同意再考虑生育,并在妊娠期间去产科和风湿科定期门诊或随诊。

3. 向患者详细介绍常用药物名称、剂量和用法,并教会其观察药物疗效和不良反应,指导患者坚持按医嘱服药,不可随意改变药物剂量或突然停药,以免影响药物疗效和加重药物的不良反应。指出本病有缓解和发作交替出现的特点,因此要定期监测血压、尿常规、肾功能等,若症状复发应及时就诊。

考点: 健康教育

案例 8-2 分析

1. 主要护理问题　①皮肤完整性受损。②口腔黏膜改变。③疼痛:关节痛。④知识缺乏。
2. 健康教育内容　①尽量避免直接暴露在紫外线下。②明了规律用药的意义,强调长期随访的必要性。③注意避孕,待病情稳定后再考虑生育。

重点提示

系统性红斑狼疮是自身免疫介导的,以免疫性炎症为突出表现的弥漫性结缔组织病。血清中有以抗核抗体为代表的多种自身抗体,病程特点为病情缓解和急性发作交替出现。最具特征性的皮疹是颊部蝶形红斑,最常见的内脏损害是肾脏病变,肾衰竭是 SLE 的主要死亡原因。标志性自身抗体是抗核抗体,但特异性低,而抗 Sm 抗体特异性高达 99%。糖皮质激素是首选的治疗药物,护理的重点是皮肤黏膜护理。

(赵　珊)

目标检测

A₁/A₂型题

1. 关于类风湿关节炎不正确的叙述是
   - A. 一种炎症性自身免疫疾病
   - B. 基本病理改变是滑膜炎
   - C. 常用非甾体抗炎药改善症状
   - D. 免疫抑制剂可控制病情发展
   - E. 糖皮质激素类可达根治目的

2. 类风湿关节炎的诱因不包括
   - A. 感染
   - B. 妊娠
   - C. 寒冷
   - D. 潮湿
   - E. 过劳

3. 诊断类风湿关节炎敏感性和特异性最高的自身抗体是
   - A. 抗核周因子抗体
   - B. 类风湿因子
   - C. 抗环瓜氨酸肽抗体
   - D. 抗角蛋白抗体
   - E. 抗聚角蛋白微丝蛋白抗体

4. 类风湿关节炎恢复期最重要的护理是
   - A. 观察病情变化
   - B. 避免疲劳
   - C. 营养丰富的饮食
   - D. 避免精神刺激
   - E. 指导关节功能锻炼

5. 类风湿关节炎的错误护理措施是
   - A. 绝对卧床休息以保护关节功能
   - B. 观察关节疼痛的性质和程度
   - C. 给予清淡易消化饮食
   - D. 指导饭后服药以减少胃肠道反应
   - E. 鼓励晨起后用热水浸泡僵硬的关节

6. 系统性红斑狼疮主要的病理改变是
   - A. 周围神经病变
   - B. 滑膜炎
   - C. 骨质增生
   - D. 软骨增生
   - E. 血管炎

7. 系统性红斑狼疮患者典型的面部皮损是
   - A. 色素沉着
   - B. 网状红斑
   - C. 湿疹
   - D. 蝶形红斑
   - E. 紫癜

8. 系统性红斑狼疮最常损害的脏器是
   - A. 心
   - B. 肾
   - C. 肝
   - D. 肺
   - E. 脑

9. 系统性红斑狼疮特异性最高的标志性抗体是
   - A. 抗 SM 抗体
   - B. 抗核抗体
   - C. 抗双链 DNA 抗体
   - D. 抗 RNP 抗体
   - E. 抗 SSA 抗体

10. 系统性红斑狼疮病人应避免使用的药物是
    - A. 泼尼松
    - B. 阿司匹林
    - C. 普鲁卡因
    - D. 磷酸氯喹
    - E. 环磷酰胺

11. 女性,50 岁。类风湿关节炎 5 年。近日来两手关节肿痛明显,晨起发僵,但尚能自己吃饭、洗漱等。错误的护理措施是
    - A. 鼓励手部功能锻炼
    - B. 晨起热水泡手
    - C. 理疗
    - D. 注意维持功能姿势
    - E. 适当给予生活帮助

12. 女性,26 岁,已婚。诊断系统性红斑狼疮入院,T 38.5℃,面部蝶形红斑、有少许鳞屑。现用泼尼松 45mg/d 治疗。不正确的护理措施是
    - A. 床位安置在非阳光直射的地方
    - B. 忌用碱性肥皂
    - C. 适当用化妆品掩饰面部红斑
    - D. 忌食芹菜、香菜、无花果等食物
    - E. 鼓励摄取高热量、高蛋白、高维生素饮食

A₃/A₄型题

(13~15 题共用题干)

患者,女,30 岁。患系统性红斑狼疮已 2 年,因发热、心悸及颜面水肿入院。检查:面颊部蝶形红斑,口腔真菌感染,心率 90 次/分;尿蛋白(+)。

13. 水肿的原因首先应考虑
    - A. 营养不良
    - B. 肾损害
    - C. 心力衰竭
    - D. 肝功能异常
    - E. 心包炎

14. 首选的治疗药物是
    - A. 阿司匹林
    - B. 氯喹
    - C. 泼尼松
    - D. 免疫抑制剂
    - E. 雷公藤

15. 患者口腔真菌感染应选用的漱口液是
    - A. 1%~3%过氧化氢溶液
    - B. 2%~3%硼酸溶液
    - C. 0.1%醋酸溶液
    - D. 1%~4%碳酸氢钠溶液
    - E. 0.08%甲硝唑溶液

第9章 神经系统疾病患者的护理

神经系统分为中枢神经系统和周围神经系统,中枢神经系统包括脑(大脑、间脑、脑干、小脑)和脊髓,周围神经系统包括脑神经和脊神经。神经系统能对内外环境传递的信息做出适当的反应,调节机体的运动、感觉及自主神经活动,参与人类的意识、学习、记忆和综合等高级神经活动,以保持内环境的稳定和与外环境相适应。

1. 脑 ①大脑:调控高级思维活动、情绪、行为、记忆、语言,躯体运动与躯体感觉,视觉、听觉、味觉,内脏感觉与内脏活动等。②间脑:与体温、体重、代谢、饮食、睡眠和觉醒、内分泌生殖功能有关。③脑干:由中脑、脑桥和延髓组成,是生命中枢(包括呼吸中枢、血管运动中枢等)所在部位,还有传导功能及控制睡眠和觉醒的功能;第Ⅲ～第Ⅻ对脑神经均是自脑干发出的。④小脑:调节肌张力和协调肌肉的运动,维持身体平衡,使自主运动功能精良。

2. 脊髓和脊神经 脊髓是四肢和躯干的初级反射中枢,上端连接延髓、下端平齐第1腰椎椎体下缘,有2处膨大,即颈膨大和腰膨大,分别是支配上肢和下肢各对脊神经的发出部位,自脊髓发出31对脊神经,包括:颈神经8对、胸神经12对、腰神经5对、骶神经5对及尾神经1对,由脊神经前根、后根在椎间孔处合并而成,每条脊神经都是混合神经,分感觉、运动纤维和躯体、内脏纤维。

3. 传导功能 神经系统感受器不断接受机体内外环境刺激,转换为神经冲动经感觉神经元传向中枢,综合分析后,再经运动神经元传至效应器,使机体做出相应的反应。传导功能主要由2大系统完成:①感觉传导系统:分为痛觉、温度觉和粗触觉传导通路,深感觉和精细触觉传导通路与视觉传导通路3部分。②运动传导系统:包括锥体系(皮质核束支配头面颈部和内脏肌肉活动、皮质脊髓束支配躯干和四肢肌的运动)和锥体外系(调节肌张力、协调肌肉活动、维持和调节身体姿势、进行习惯性和节律性动作等)。

4. 自主神经系统 包括交感神经和副交感神经,支配和调节内脏器官功能,以维持体内环境的平衡。

神经系统疾病是指由感染、血管病变、肿瘤、外伤、变性、自身免疫、遗传、中毒、先天发育异常、营养缺陷和代谢障碍等致病因素,引起的脑、脊髓、周围神经和骨骼肌病变。临床上表现出相应的运动、感觉、反射、自主神经及高级神经活动等功能障碍。

近年来,神经系统的基础研究,如神经生理、生化、免疫、遗传等获得了显著成就;神经系统的应用技术迅速发展,如电子计算机体层扫描(CT)、CT血管造影(CTA)、磁共振成像(MRI)、数字减影血管造影(DSA)、视觉诱发电位(VEP)、脑干听觉诱发电位(BAEP)、经颅多普勒超声(TCD)、24h脑电图磁带记录及神经和肌肉活组织检查等,使神经系统疾病得以更早期、更准确的诊断。神经系统疾病病情复杂、死亡率高、并发症多、致残率高,故积极挽救患者生命、预防并发症、减轻痛苦、促进康复已成为神经系统疾病患者的主要护理目标。

第1节　常见症状的护理

一、头　痛

(一) 概述

头痛(headache)是指各种原因刺激颅内外的疼痛敏感结构,引起的眉以上至下枕部之间的疼痛。疼痛敏感结构包括颅内的血管、神经和脑膜,以及颅外的骨膜、血管、头皮、颈肌、韧带等,这些结构受挤压、牵拉、移位、炎症、血管扩张和痉挛、肌肉紧张性收缩等刺激时均可产生头痛。

(二) 护理评估

1. 病因　①颅脑疾病:如脑血管病变、颅脑感染、脑肿瘤、脑外伤、脑积水、静脉窦血栓、癫痫等。②头部邻近器官疾病:如五官及颈部疾病等。③全身性疾病:如急性感染发热、高血压、缺氧、代谢紊乱、中毒等,以及神经症等心因性疾病。④诱发因素:用力、低头、咳嗽、打喷嚏、服用某些食物和药物、饥饿、睡眠不足、噪声、强光、气候变化及女性患者经前期或经期情绪紧张等。

2. 临床表现

(1) 一般表现:眉以上至枕部以下部位疼痛,伴有痛苦表情、情绪烦躁、呻吟、哭泣、注意力转移于自身、注意范围缩小,并采取保护性姿势。严重时,伴有血压升高、脉搏增快、呼吸急促、出汗、瞳孔散大等。

(2) 临床特征:①起病:急性突发性头痛,多为脑血管病等;慢性进行性加重的头痛,多为脑肿瘤等。②部位:全头痛,多为颅内外急性感染;后头部和颈部疼痛,见于蛛网膜下隙出血、高血压等。③性质:搏动性头痛,多为血管性头痛如偏头痛、高血压、急性感染发热;电击样或刀割样剧痛,多为脑神经病变。④程度:三叉神经痛、偏头痛及脑膜刺激征引起的头痛最剧烈,五官疾病如眼、鼻、齿源性头痛,程度较轻,多为中度头痛。⑤时间:有规律的晨间头痛常见于鼻窦炎,晨间加剧的头痛见于颅内占位病变;长时间阅读后发生的头痛常由眼病引起,月经期发生的头痛多为偏头痛;持续性头痛,多为颅内压增高,短暂性头痛,多为三叉神经痛。⑥伴随症状:伴高热,常见于颅内感染;伴喷射性呕吐、呼吸和心率减慢、血压升高,提示颅内压增高;伴两侧瞳孔不等大、意识变化、呼吸不规则等,提示脑疝;伴脑膜刺激征,见于脑膜炎、蛛网膜下隙出血;伴剧烈眩晕,见于小脑病变、椎-基底动脉供血不足;伴癫痫发作,见于脑肿瘤、脑寄生虫病、脑血管畸形;伴失眠、焦虑、注意力不集中等症状,提示神经症。

(三) 主要护理诊断及合作性问题

1. 疼痛:头痛　与颅内外疾患导致的痛觉刺激有关。

2. 焦虑　与头痛以及其他不适症状有关。

(四) 护理措施

1. 一般护理　①休息:提供安静、舒适、光线柔和的病室环境,以减少刺激、保证休息;颅内高压时,床头抬高15°~30°,低压性头痛时,安置去枕平卧位。②心理护理:加强护患沟通,给予心理安慰,以解除焦虑和紧张情绪,特别是减轻心因性头痛。

2. 对症护理　①指导减轻头痛的方法:如听轻音乐、缓慢深呼吸、气功疗法等,以松弛身心、转移注意力、提高痛阈、减轻疼痛。②合理应用冷热敷及指压、按摩等方法:如采用头部冷敷或压迫颞、额部动脉,可减轻血管扩张性头痛;热敷或局部按摩、颈部活动,可缓解肌肉紧张性头痛。

3. 用药护理　遵医嘱合理应用止痛药,观察疗效和注意不良反应,防止产生药物依赖和成瘾。

4. 病情观察　观察头痛的变化,以及情绪、表情、姿势、生命体征、意识状态、瞳孔变化、神经反射及脑膜刺激征等,发现异常报告医生处理。

考点:护理措施

二、感觉障碍

(一)概述

感觉障碍(sense disorder)是指机体对各种形式的刺激无感知、感知减退或感知异常。感觉分为内脏感觉(由自主神经支配)、一般感觉(由脊神经和某些脑神经的皮肤、肌肉分支支配)和特殊感觉(由脑神经支配)。一般感觉包括浅感觉(痛觉、温度觉和触觉)、深感觉(又称本体感觉,是指运动觉、位置觉和振动觉)和复合感觉(又称精细触觉,是指实体觉、图形觉、两点辨别觉);特殊感觉,包括视觉、听觉、嗅觉、味觉、前庭觉和平衡觉。

(二)护理评估

1. 病因　包括神经系统感染、血管病变、药物及毒物中毒、脑肿瘤、脑外伤以及全身代谢障碍性疾病等;情绪激动、睡眠不足、过度疲劳、暗示等,为常见诱发因素。

2. 临床表现

(1)抑制性症状:感觉传导系统被破坏或功能受抑制而出现的感觉缺失或减退。同一部位各种感觉均缺失,为完全性感觉缺失;同一部位只有某种感觉障碍而其他感觉保存,称分离性感觉缺失。

(2)刺激性症状:感觉传导系统受刺激或兴奋性增高时出现的症状。分为:①感觉过敏:轻微刺激引起强烈的感觉。②感觉过度:轻微刺激引起强烈、持久、定位不明确、难以忍受的感觉。③感觉倒错:非疼痛性刺激出现疼痛感觉、冷刺激诱发热感觉等。④感觉异常:没有任何外界刺激而发生的感觉,常见麻、痒、发重、针刺、冷热、蚁行、肿胀、电击和紧束感等。⑤疼痛:临床上最常见的刺激性症状。可分为:局部疼痛,病变部位的局限性疼痛;放射性疼痛,神经干、神经根或中枢神经受病变刺激时,疼痛不仅发生于受刺激的局部,且可扩展到受累感觉神经的支配区,如周围神经损伤、脊髓后根受压;灼性神经痛,呈烧灼样的剧烈疼痛,迫使患者用冷水浸湿患肢,多见于正中神经或坐骨神经损伤;扩散性疼痛,刺激由一个神经分支扩散到另一个神经分支而产生的疼痛,如三叉神经痛;牵涉性疼痛,内脏病变时疼痛冲动扩散到相应节段的体表,如心绞痛、胆石症等。

(3)感觉障碍类型(图9-1):①末梢型:四肢远端手套、袜套样痛、温度觉、触觉减退,见于多发性神经炎。②节段型:脊髓某些节段的病变产生感觉缺失或感觉分离,如椎间盘脱出,出现单侧相应节段感觉缺失,常伴相应节段的根性疼痛;脊髓空洞症,出现节段性痛觉缺失、触觉存在的分离性感觉障碍。③传导束型:如脊髓半切综合征,出现感觉分离,病变平面以下对侧痛、温度觉丧失,同侧深感觉丧失,见于髓外肿瘤早期、脊髓外伤等;脊髓横贯性损害,受损部位以下完全性传导束型感觉缺失,见于急性脊髓炎、脊髓压迫症后期;内囊病变,病变对侧偏身感觉减退或缺失。④交叉型:同侧面部和对侧躯体痛、温觉减退或缺失,见于延髓背外侧和脑桥病变。⑤皮质型:中央后回皮质感觉区某部分损害,常产生对侧某一肢体精细性感觉障碍,如形体觉、两点辨别觉、图形觉。

(4)心理状态:感觉缺失或减退的患者常小心翼翼、担惊受怕;感觉过敏或过度的患者常心情烦躁、焦虑不安。

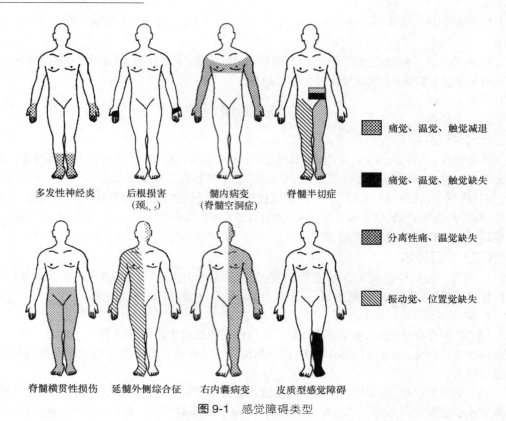

痛觉、温觉、触觉减退

痛觉、温觉、触觉缺失

分离性痛、温觉缺失

振动觉、位置觉缺失

多发性神经炎　　后根损害　　　髓内病变　　　脊髓半切症
　　　　　　　　（颈$_{6,5}$）　　（脊髓空洞症）

脊髓横贯性损伤　延髓外侧综合征　右内囊病变　皮质型感觉障碍

图 9-1　感觉障碍类型

（三）主要护理诊断及合作性问题

感知改变　与神经系统疾病、代谢障碍、肌肉病变导致感觉传导通路受损有关。

（四）护理措施

1. 一般护理　关爱患者,多与患者沟通,缓解其心理压力,消除紧张感,主动协助日常生活活动,取得信任,使患者能积极配合治疗。

2. 对症护理　①浅感觉障碍:衣服宜柔软,床褥宜轻软、平整,以减少皮肤刺激;床上不可有锐器,避免被刺伤;慎用热水袋和冰袋,以防烫伤、冻伤。②深感觉障碍:提供安全的活动环境,不要在黑暗处行走,活动时有人陪伴,预防跌伤;避免感觉障碍局部受压,注意观察局部皮肤有无红肿、渗出、溃破,防止发生压疮。

3. 感觉功能训练　①浅感觉障碍:每日用棉絮丝、毛线等刺激触觉,用热水、冷水刺激温度觉,用大头针刺激痛觉。②深感觉障碍:每日被动活动患者的关节和反复适度地挤压关节、牵拉肌肉和韧带,同时让患者注视患肢,体会位置、方向和运动的感觉;让患者反复握持不同物体,提高综合感知能力。③定期在感觉障碍处拍打、按摩、冷热刺激、理疗、针灸和温水擦洗,以促进局部血液循环和利于感觉障碍的康复。

考点:护理
措施

三、运 动 障 碍

（一）概述

运动障碍是指神经系统执行运动功能的部分发生病变或肌肉病变,导致的骨骼肌运动功能异常。包括瘫痪、肌张力改变、共济失调和不自主运动等几类异常表现。瘫痪（paralysis）是指随意运动功能减退或缺失,是最常见的运动障碍,是由上、下运动神经元、锥体束及周围神经病变所致。

（二）护理评估

1. 病因　脑和脊髓的占位性病变、感染性病变（如脑脊髓膜、脑实质的急慢性炎症）、脑血管病变（如出血性或缺血性脑血管病等）、颅脑外伤，中毒性疾病及周围神经病变等。

2. 临床表现

（1）瘫痪程度：瘫痪程度用肌力表示，分6级，见表9-1。

（2）肢体活动功能分级：瘫痪肢体活动功能分5级，见表9-2。

表 9-1　肌力分级

分级	临床表现
0 级	完全瘫痪，无任何肌肉收缩
Ⅰ 级	有肌肉收缩，但无肢体运动
Ⅱ 级	肢体能沿床面移动，但不能克服地心引力，不能抬起
Ⅲ 级	肢体能克服地心引力抬离床面，但不能对抗阻力
Ⅳ 级	肢体能做抗阻力运动，但未达正常
Ⅴ 级	正常肌力

表 9-2　肢体活动功能分级

分级	临床表现
0 级	完全能独立活动
1 级	需要使用辅助活动的器械，如拐杖、轮椅等
2 级	需要他人的帮助、监护和指导
3 级	既需要他人的帮助，也需要辅助器械
4 级	完全依赖他人，不能自行活动

（3）上运动神经元瘫痪（又称痉挛性瘫痪、中枢性瘫痪）和下运动神经元瘫痪（又称弛缓性瘫痪、周围性瘫痪）：临床特点及鉴别见表9-3。

表 9-3　上、下运动神经元瘫痪的临床特点及鉴别

临床特点	上运动神经元瘫痪	下运动神经元瘫痪
病损部位	大脑皮质、内囊、脊髓	脊髓前角、前根、神经丛或周围神经
瘫痪范围	较广，如单瘫、偏瘫、截瘫	多局限，以肌群为主
肌张力	增高	减低
腱反射	增强	减弱或消失
病理反射	（+）	（-）
肌萎缩	无或轻度失用性萎缩	显著
肌束震颤	无	可有
皮肤营养障碍	多数无	常有
肌电图	神经传导速度正常	神经传导速度降低
	无失神经电位	有失神经电位

（4）上运动神经元瘫痪的定位（图9-2）：①单瘫：大脑中央前回皮质运动区局限性病变，导致对侧单瘫。②偏瘫：内囊病变，导致对侧一侧性面部和肢体瘫痪，伴对侧偏身感觉障碍和对侧同向偏盲。③交叉瘫：脑干部位病变，出现同侧脑神经瘫痪和对侧肢体瘫痪。④四肢瘫：颈膨大病变，出现双上肢下运动神经元瘫痪、双下肢上运动神经元瘫痪。⑤截瘫：腰膨大病变，引起双下肢下运动神经元瘫痪。

（5）下运动神经元瘫痪的定位：①周围神经：瘫痪及感觉障碍与神经支配区相符。②脊髓前角：支配区节段性弛缓性瘫痪、肌萎缩，常有肌束颤动，无疼痛及感觉障碍。

（6）心理状态：患者常有自卑、悲观等心理反应。

考点: 临床表现

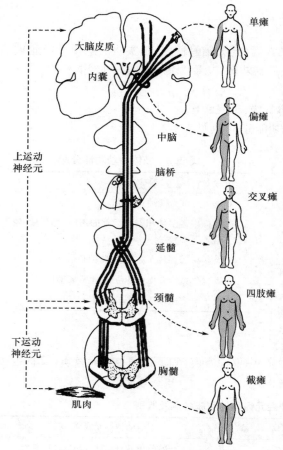

图 9-2　上运动神经元瘫痪的定位

（单瘫　偏瘫　交叉瘫　四肢瘫　截瘫）

（三）主要护理诊断及合作性问题

躯体移动障碍　与运动神经元受损或肌肉疾病等有关。

（四）护理措施

1. 一般护理　①休息与活动：协助卧床患者采取正确的卧姿，包括仰卧位、侧卧位、半卧位等，保持瘫痪肢体处于功能位，防止关节变形而丧失正常功能；必要时借助体位辅助器调整体位，如枕头、卷筒、夹板等，避免尺神经、腓总神经等经过骨组织的部位受压；同时做到定时翻身、按摩受压部位、活动四肢，以预防坠积性肺炎、压疮和肢体挛缩等；协助患者完成进食、洗漱、大小便、沐浴、穿脱衣服等日常活动，满足患者基本生活需要；呼叫器和常用物品应放置在床头伸手可及处，以方便患者随时所需。②饮食护理：提供高热量、高蛋白、高维生素、高纤维素食物，合理搭配饮食结构，以加强营养支持和预防便秘。③心理护理：加强与患者的沟通，主动、热情关爱患者，帮助患者克服不良情绪反应，鼓励患者做力所能及的事情，对患者的每一点进步及时给予鼓励，动员亲朋好友奉献爱心，树立患者战胜疾病的信心。

2. 安全护理　①保持床单位整洁、干燥、无渣屑，指导患者床上正确使用便器，减少对皮肤的机械性损伤。②床铺设置保护性护栏，以防坠床。③地面保持平整、干燥、防滑，穿防滑软橡胶底鞋，走廊装有扶手，行走时选用合适的辅助器械如三角手杖并有人陪伴，防止摔倒和受伤。④活动和功能训练场所要宽敞明亮，无障碍物。

考点：一般护理，安全护理

3. 康复护理　解释早期康复的重要性和必要性，鼓励患者尽早开始肢体康复锻炼，以利于促进肌肉收缩、保持关节正常活动范围、改善瘫痪肢体功能、防止长期卧床并发症，有助于最大限度地恢复活动能力，减轻致残度，提高生活质量，恢复从事社会活动的能力。

（1）原则：被动与主动相结合，床上与床下相结合，肢体功能与其他功能锻炼相结合，实效性与安全性相结合，合理适度、循序渐进，活动量由小到大，时间由短到长。

（2）方法：①床上锻炼：采取仰卧位进行各关节和肌肉的运动，如伸手、抬腿、大小关节伸屈、转动、拉绳等，以及床上翻身。②行走训练：待患者坐稳、站稳后，训练下蹲，然后行走，辅助使用助行器。③手的精细动作训练：患者坐稳后即可练习手屈伸、抓握、捻动、捏持、使勺筷、翻书报、扣纽扣、系鞋带等。④使用轮椅练习：自己不能行走或可借助助行器行走的患者，教会患者使用轮椅，训练过程中注意保护，防止发生意外。⑤鼓励患者使用健侧肢体完成日常活动及帮助患肢运动。⑥配合针灸、按摩、理疗等辅助治疗，以促进瘫痪肢体的康复。

4. 病情观察　观察并记录患者的生命体征、营养状态、肌力和肌张力、肢体活动、感觉功能、神经反射等，以评估瘫痪程度及预后。

四、意识障碍

（一）概述

意识是大脑功能活动的综合表现，即对环境的知觉状态，由觉醒状态和意识内容组成。意识障碍（disturbance of consciousness）是指人对周围环境及自身的识别和觉察能力出现水平下降的状态，为病情严重的表现，系大脑皮质、皮质下结构、脑干网状上行激活结构等部位损害或功能抑制的结果。

（二）护理评估

1. 病因　①颅脑疾病：颅内感染、急性脑血管病、颅内占位性疾病、颅脑外伤、癫痫等。②颅外疾病：全身严重感染、休克、内分泌代谢障碍、心血管疾病、中毒、物理损伤等。

2. 临床表现

（1）嗜睡（somnolence）：最轻的意识障碍，是一种持续的病理性睡眠状态，患者能被唤醒，醒时能正确回答问题和做出各种反应，但反应较迟钝，当刺激去除后很快再入睡。

（2）意识模糊（confusion）：较嗜睡重的一种意识障碍，意识水平轻度下降，患者能保持简单的精神活动，但对时间、地点、人物的定向能力发生障碍，思维和语言不连贯。

（3）昏睡（stupor）：接近于人事不省的意识状态，患者处于病理性沉睡状态而不易唤醒，在强烈刺激下（如压迫眶上神经、摇动患者身体等）能被唤醒，但很快又入睡，醒时答话含糊或答非所问。

（4）昏迷（coma）：最严重的意识障碍，表现为意识持续中断或完全丧失，任何刺激均不能唤醒患者。①轻度昏迷：意识大部分丧失，无自主运动，对声、光刺激无反应、对疼痛刺激可有痛苦表情和肢体退缩等防御反应，角膜反射、瞳孔对光反射、咳嗽反射、吞咽反射等生理反射和眼球运动存在。②中度昏迷：对周围事物及各种刺激均无反应，对强烈刺激可出现防御反射，角膜反射减弱、瞳孔对光反射迟钝，无眼球转动。③深度昏迷：全身肌肉松弛，对各种刺激全无反应，深、浅反射均消失。

（5）谵妄（delirium）：一种以兴奋性增高为主的高级神经中枢急性活动失调状态，表现为意识模糊、定向力丧失、感觉错乱（幻觉、错觉）、躁动不安、言语杂乱。

（6）特殊类型的意识障碍：①去皮质综合征（又称无皮质状态）：是大脑皮质损害较广泛，在恢复过程中仍处于抑制状态的表现。患者能睁眼、闭眼，眼球能活动，有瞳孔对光反射、角膜反射，存在觉醒与睡眠周期，但大小便失禁，对外界的刺激不能产生有意识的反应，肌张力增高、腱反射亢进、病理反射阳性。见于缺氧性脑病、脑血管病、脑外伤等导致的大脑皮质损害。②无动性缄默症（又称睁眼昏迷）：脑干上部和丘脑的网状激活系统损害，而大脑半球及其传导通路无病变的表现。患者对外界刺激无意识反应，存在无目的的睁眼或眼球运动，貌似醒觉、能注视周围的人，但缄默不语、不能活动，大小便失禁，肌肉松弛、四肢肌张力低，腱反射消失，无病理反射，有觉醒与睡眠周期。③脑死亡：指全脑（包括大脑、小脑、脑干）功能的不可逆丧失，表现为意识丧失、呼吸停止、脑干和脑神经反射全部消失，但脊髓反射可存在。

（7）昏迷程度判定：采用国际通用的 Glasgow 昏迷评定量表见表9-4。最高得分15分，最低得分3分，得分越低病情越重，8分以上恢复机会较大，7分以下预后差，3～5分伴脑干反射消失者有潜在死亡的危险。

（8）临床特征：①急骤发生严重的意识障碍，伴有感觉及运动障碍，常见于颅脑外伤、急性脑血管病、外源性中毒等。②缓慢发生的意识障碍，多为内分泌代谢障碍、脑肿瘤等。③在高温和烈日环境下，突然发生的意识障碍，应考虑中暑。④高血压、动脉硬化患者，突然发生

考点：昏迷表现，昏迷程度判定

意识障碍,应考虑急性脑血管病或心血管病。

表 9-4 Glasgow 昏迷评定量表

检查项目	临床表现	评分
A. 睁眼反应	自动睁眼	4
	呼之睁眼	3
	疼痛引起睁眼	2
	不睁眼	1
B. 言语反应	定向正常	5
	应答错误	4
	言语错乱	3
	言语难辨	2
	不语	1
C. 运动反应	能按指令动作	6
	对针痛能定位	5
	对针痛能躲避	4
	刺痛肢体屈曲反应	3
	刺痛肢体过伸反应	2
	无动作	1

(三) 主要护理诊断及合作性问题

1. 急性意识障碍 与各种病因导致大脑皮质、脑干网状上行激活结构等部位损害或功能抑制有关。

2. 潜在并发症 感染、窒息、营养失调等。

(四) 护理措施

1. 一般护理 ①休息与活动:绝对卧床休息,卧气垫床或按摩床,保持床单位清洁、平整、干燥、无渣屑,避免对皮肤的机械性损伤;定时翻身、拍背,避免拖、拉、拽等粗鲁动作,按摩受压部位,骨突处放置棉垫或海绵垫、气垫,防止压疮形成;慎用热水袋,防止烫伤;摆放肢体关节于功能位,避免肢体挛缩加重致残;病床安装护栏或将床位放低,躁动患者适当约束,防止坠床。取平卧位头偏向一侧或取侧卧位,防止呕吐物误吸;去除义齿,防止误咽;肩下垫高,使颈部伸展,防止舌根后坠阻塞呼吸道。②饮食护理:提供含高热量、高蛋白、丰富维生素的食物,补充足够水分,急性昏迷 24h 内暂禁食,病情稳定后遵医嘱给予鼻饲流质饮食,以保证营养供给,喂食后抬高床头防止食物反流。

2. 预防感染 ①保持室内空气流通、新鲜,限制探视,预防呼吸道感染。②对眼睑不能闭合者,涂抗生素眼膏、滴眼药水,用 0.9% 氯化钠溶液纱布覆盖等,保护角膜免受损伤和感染。③口腔护理:张口呼吸者用 0.9% 氯化钠溶液消毒纱布盖在口鼻上,防止口腔感染。④排泄护理:尿失禁患者要勤换尿布、勤洗会阴部、保持会阴部的干燥与清洁,做好留置尿管的护理,意识清醒后及时拔除尿管,诱导自主排尿,防止泌尿道感染;保持大便通畅,避免用力排便导致颅内压增高。

考点:护理措施 3. 病情观察 定时观察并记录生命体征、瞳孔、意识、眼球运动、角膜反射、瞳孔对光反射、病理反射等变化,以协助判断病情变化。

重点提示

1. 头痛是指各种原因刺激颅内外的疼痛敏感结构,引起的眉以上至下枕部之间的疼痛。

2. 感觉障碍是指机体对各种形式的刺激无感知、感知减退或感知异常。护理的重点是对症护理,避免损伤。

3. 瘫痪是指随意运动功能的减退或缺失,是最常见的运动障碍。瘫痪程度用肌力表示,护理的重点是日常生活护理和保障安全。

4. 昏迷是最严重的意识障碍,Glasgow 昏迷评定量表有助于判定昏迷的严重程度,护理的重点是保持呼吸道通畅和预防压疮、损伤和感染。

(周 丹)

第2节　周围神经疾病患者的护理

一、三叉神经痛患者的护理

（一）概述

三叉神经痛（trigeminal neuralgia）是一种原因未明的在三叉神经分布区内短暂的、难以忍受的、发作性剧烈疼痛。具有突发突止、周期发作的特点，可以缓解，但极少自愈。多发于中老年人，40岁以上起病者占70%~80%，女性多于男性。

三叉神经痛分为原发性和继发性，以前者多见。①原发性三叉神经痛：病因未明，可能是三叉神经根被邻近小团的异常血管压迫引起，造成纤维挤压、脱髓鞘性变，伪突触形成发生"短路"，轻微触觉刺激即通过"短路"传入中枢，中枢的传出冲动也可通过"短路"成为传入冲动，很快达到一定"总和"，引起一阵剧烈疼痛。②继发性三叉神经痛：可由脑桥小脑角占位病变、多发性硬化等所致。

（二）护理评估

1. 健康史　了解有无引起三叉神经痛的原发病，如多发性硬化症、颅内占位性病变等病史，询问既往发作情况和发作的诱发因素。

2. 临床表现

（1）疼痛部位：疼痛多局限于单侧三叉神经分布区内某一分支，以第2、第3支单独受累多见，偶尔也可累及2支，可长期固定；部位以面颊、上颌、下颌或舌部最明显。

（2）发作特征：骤然发作，呈电击样、针刺样、刀割样、撕裂样或烧灼样剧痛，患者常以手掌或毛巾紧按或用力揉擦病侧面部减轻疼痛，久之面部皮肤粗糙、增厚、眉毛脱落；严重者出现反射性面部肌肉抽搐，口角牵向患侧，称"痛性抽搐"。疼痛区内的上下唇、鼻翼、颊部、口角、舌等处非常敏感，轻触即可诱发发作，这些部位称之为"触发点"或"扳机点"，甚至洗脸、刷牙、说话、咀嚼、呵欠等都可诱发，以致患者不敢说话、恐惧进食。发作时间由数秒到1~2min不等，发作来去突然，间歇期完全正常。病情大多呈逐渐加重趋势，发作次数由少到多，发作持续时间由短到长，间歇期越来越短；部分患者疼痛发作可呈周期性。

（3）体征：原发性三叉神经痛，多无神经系统阳性体征；继发性三叉神经痛，常伴有其他脑神经或脑干受损的症状和体征。

（4）心理状态：突然发作和疼痛剧烈难忍，致使患者因害怕发作而紧张、焦虑、恐惧不安。

3. 辅助检查　颅底X线摄片、头颅CT、MRI检查等，有助于查明继发性三叉神经痛的原发病因，如颅内占位性病变等。

考点： 疼痛部位和发作特征

（三）治疗要点

1. 药物治疗　卡马西平为首选的止痛药物，可抑制三叉神经的病理性神经反射，开始0.1g，每日2次，之后每日增加0.1g，必要时可增至0.4g，3次/日，疼痛控制后逐渐减量维持，0.2g，3~4次/日。其他可选用苯妥英钠、氯硝西泮、巴氯芬等。

2. 神经阻滞疗法　药物治疗无效时，可选用无水乙醇封闭三叉神经分支或半月节，或射频热凝治疗，阻断其神经传导而止痛，但易复发。

3. 手术治疗　以上治疗无效时，可施行三叉神经终末支或半月神经节内感觉支切断术，或三叉神经微血管减压术。

（四）主要护理诊断及合作性问题

1. 疼痛：面颊、上颌、下颌或舌部疼痛　与三叉神经损害有关。

2. 焦虑　与疼痛发作剧烈和疼痛反复发作有关。

(五) 护理措施

1. 一般护理　①休息与活动:提供安静、舒适的环境,建立良好的生活规律,保证患者充分休息,以利于减轻疼痛。②饮食护理:选择质软、易咀嚼的清淡食物,多食新鲜蔬菜、水果,避免坚硬、粗糙的食物,必要时给予营养丰富的流质或半流质饮食。③心理护理:关心、安慰患者,做好解释工作,指导正确对待疾病,树立信心,去除不良心理;鼓励患者适当参加娱乐活动(如看电视、听轻音乐、跳交谊舞等)、进行指导式想象、气功疗法,以利于患者松弛身心、转移注意力、减轻疼痛和消除紧张情绪。

2. 对症护理　告知患者洗脸、刷牙、剃须、咀嚼时动作要轻柔,以减少对"扳机点"的刺激,防止疼痛发作;气候寒冷时,注意面部保暖,外出戴口罩,避免面部受寒冷刺激而诱发疼痛发作。

3. 用药护理　卡马西平应从小剂量开始服用,逐渐增量,疼痛控制后逐渐减量,以预防或减轻药物不良反应。用药过程中注意有无眩晕、嗜睡、恶心、行走不稳、皮疹、白细胞减少等不良反应。

考点: 护理措施

4. 病情观察　观察疼痛的程度、发作的频率、治疗效果,以及发作的诱发因素。

(六) 健康教育

介绍三叉神经痛相关的防治知识,指导减轻疼痛的方法,如洗脸、刷牙、剃须、咀嚼时动作要轻柔,食物应柔软,保持乐观的心态,避免各种诱发因素。告知患者必须按医嘱服用卡马西平,不可随意停、换药物,服药期间不要独自外出,不能开车或登高作业,以免发生意外,每周查血常规1次,以及时发现骨髓抑制的不良反应。叮嘱继发性三叉神经痛患者,明确诊断后应积极治疗原发病。

二、急性炎症性脱髓鞘性多发性神经病患者的护理

(一) 概述

急性炎症性脱髓鞘性多发性神经病(acute inflammatory demyelinating polyradiculonearitise, AIDP)又称吉兰-巴雷综合征(Guillain-Barré syndrome, GBS),是一种可能与感染、疫苗接种有关的、免疫机制参与的急性(或亚急性)多发性脊神经根受累的神经病。临床特征为急性、对称性、弛缓性肢体瘫痪及脑脊液蛋白-细胞分离现象。以儿童和青壮年多见,男性略高于女性,夏秋季节发病率高。预后良好,70%~75%的患者在6个月至1年基本痊愈,25%的患者有不同程度的后遗症,少数复发,极少数(5%)死亡,主要死于呼吸麻痹。

GBS的确切病因不清,但众多证据提示与感染、疫苗接种等有关,是由免疫介导的迟发性自身免疫疾病。感染是启动免疫反应的首要因素,最主要的感染因子是空肠弯曲杆菌,也与巨细胞病毒、EB病毒、乙型肝炎病毒、人类免疫缺陷病毒(HIV)和肺炎支原体等感染有关。这些病原体中的某些组分与周围神经髓鞘组分相似,机体免疫系统发生错误识别,产生自身免疫性T细胞和自身抗体,对周围神经髓鞘组分发生免疫应答,引起周围神经脱髓鞘和神经根炎症反应。

(二) 护理评估

1. 健康史　询问发病前1~4周有无发热、腹痛、腹泻等肠道感染史或发热、咳嗽、咽痛等上呼吸道感染表现,有无近期免疫接种史、慢性乙型肝炎史等。

2. 临床表现

(1) 起病:急性或亚急性发病,病前1~4周有胃肠道或呼吸道感染症状,或有疫苗接种史。

（2）肢体瘫痪：为首发症状。呈四肢对称性弛缓性瘫痪，先从双下肢开始而后累及两上肢，并在 1~2 日内迅速加重，下肢重于上肢，近端重于远端。严重者瘫痪平面迅速上升累及脑神经（Landry 上升性麻痹），发生呼吸麻痹，急性呼吸衰竭是本病主要的死亡原因。

（3）感觉障碍：一般较轻，但较常见。可先于瘫痪出现或与瘫痪同时出现。肢体远端感觉异常，表现为麻木、刺痛、烧灼感和蚁走感，或呈轻微的手套-袜套样感觉减退。部分患者伴有肌肉痛。

（4）脑神经损害：常见双侧面神经麻痹，其次为延髓性麻痹（球麻痹），出现声音嘶哑、饮水呛咳、吞咽困难和构音障碍，易并发肺炎、肺不张、窒息及营养不良等。

（5）自主神经功能紊乱：以心脏损害最常见也最严重，表现为心律失常、直立性低血压、高血压、多汗、皮肤潮红、手足肿胀、营养障碍、肺功能受损、暂时性尿潴留、麻痹性肠梗阻等。

（6）心理状态：因突然发病、病情凶险、进展迅速，患者缺乏心理准备，常因担心预后而焦虑不安、紧张和恐惧。

3. 辅助检查 ①脑脊液检查：脑脊液改变在发病 2~3 周后最明显，表现为细胞数正常而蛋白质明显增高，即蛋白-细胞分离现象，这是 GBS 最重要的特征性表现。②电生理检查：运动和感觉神经传导速度明显减慢。③腓肠神经活检：神经脱髓鞘和炎性细胞浸润。

考点： 临床表现，脑脊液检查

（三）治疗要点

1. 病因治疗 消除外周血液中的免疫活性细胞、细胞因子和抗体等，减轻神经损害。①血浆交换：在发病 2 周内进行，每次 40ml/kg 或按 1~1.5 倍血浆容量计算。②免疫球蛋白静脉滴注：成人剂量为 0.4g/（kg·d），连用 5 日，尽早使用或在出现呼吸麻痹前使用。③糖皮质激素：无条件采用上述 2 种治疗方法时，可试用泼尼松龙 500mg/d 静脉滴注，连用 5~7 日，或地塞米松 10mg/d 静脉滴注，连用 7~10 日。

2. 辅助呼吸 呼吸麻痹是 GBS 的主要危险。重症患者应在重症监护病房治疗，正确使用呼吸机是抢救呼吸麻痹最有效的措施，注意保持呼吸道通畅，预防呼吸道感染。

3. 对症治疗和预防并发症 包括应用维生素 B_{12}、辅酶 A、ATP、加兰他敏和纠正心律失常、维持正常血压等，以及预防坠积性肺炎、肺不张、窒息、脓毒血症、压疮、尿潴留等。

（四）主要护理诊断及合作性问题

1. 躯体移动障碍 与脊神经受累有关。
2. 低效性呼吸型态 与呼吸麻痹有关。
3. 吞咽障碍 与延髓性麻痹致舌咽神经损害有关。
4. 恐惧 与病情进展迅速、四肢瘫痪和呼吸困难有关。

（五）护理措施

1. 一般护理 保持病室通风良好，环境温度适宜，定期紫外线消毒。卧床休息，安置利于呼吸的姿势和体位，清除呼吸道分泌物，保持呼吸道通畅，必要时给氧。减少探视，严格执行无菌操作，防止交互感染。帮助患者尽快适应环境，提供正向效果的信息及自我心理调节的方法，使患者能保持稳定的情绪，正确面对现实，树立治病信心。

2. 肢体瘫痪护理 保持瘫痪肢体功能位，手下垂和足下垂的患者，采用"T"形板固定，定时翻身、按摩患肢，病情稳定后，及时进行肢体的被动和主动运动，加强功能锻炼，促进瘫痪肢体功能的恢复。

3. 咽肌瘫痪护理 做好进食护理，选择适合患者吞咽且营养丰富的食物，保证进食安全，保持营养状况良好，发现误吸时立即急救；不能自行进食时，予以鼻饲。指导吞咽功能训练，促进吞咽功能恢复。

4. 特殊治疗护理 ①配合医生行气管内插管或气管切开术，做好气管切开的护理，确保痰液稀释并排出,防止肺炎、肺不张、肺脓肿等并发症;根据血气分析检查结果,随时调整呼吸机各项指标,改善通气。②应用血浆置换疗法时,应严密观察有无枸橼酸盐毒性反应、一过性低血压或心律失常、心肌梗死、溶血反应、血栓形成、重度感染及出血等,发现异常立即停药,并与医生联系和配合做相应处理。

考点：特殊治疗护理

5. 病情观察　注意观察呼吸频率、节律和深度,呼吸音及有无肺部啰音,痰液性状及排痰情况,以及心率、心律、脉搏、血压、躯体活动能力、皮肤受压情况、吞咽功能和意识状态等病情变化。

考点：护理措施

(六) 健康教育

指导恢复期患者及早进行肢体功能锻炼,并坚持肢体被动和主动运动,加强日常生活活动能力的训练。选择高蛋白、高热量、富含维生素的易消化食物,多吃新鲜蔬菜、水果、豆类、谷类、蛋、肝及瘦肉等。注意保暖,避免受凉、雨淋、疲劳等,以防感冒。

重 点 提 示

1. 三叉神经痛是一种原因未明的在三叉神经分布区内短暂的、难以忍受的、发作性剧烈疼痛,以原发性多见。卡马西平为首选的止痛药物,护理重点是对症护理和用药护理。

2. 急性炎症性脱髓鞘性多发性神经病是与感染、疫苗接种有关的,免疫机制参与的急性(或亚急性)多发性脊神经根受累的神经病。临床特征为急性、对称性、弛缓性肢体瘫痪及脑脊液蛋白-细胞分离现象。呼吸麻痹是主要的死亡原因,正确使用呼吸机是抢救呼吸麻痹最有效的措施。护理重点是配合医生维持患者呼吸道通畅,改善和恢复呼吸功能。

附　腰椎穿刺术

腰椎穿刺术(lumber puncture)是将腰椎穿刺针通过腰椎间隙刺入蛛网膜下隙,抽取脑脊液或注射药物的一种诊疗技术。目的是检查脑脊液的性质、测定颅内压及检查蛛网膜下隙有无阻塞,协助中枢神经系统疾病的病因诊断,并可向椎管内注入药物进行治疗,或从椎管内引流炎性分泌物、放出适量脑脊液,以改善临床症状。

【适应证及禁忌证】

1. 适应证　①中枢神经系统疾病的诊断及鉴别诊断,如各种脑膜炎和脑炎、蛛网膜下隙出血、脑膜癌病、颅内转移瘤、脊髓病变、急性炎症性脱髓鞘性多发性神经病等。②诊断性穿刺,注入造影剂观察蛛网膜下隙梗阻情况。③治疗性穿刺,进行鞘内药物注射。

2. 禁忌证　①颅内压增高和明显视盘水肿。②怀疑后颅凹占位性病变。③穿刺部位化脓性感染或脊椎结核。④脊髓压迫症的脊髓功能处于即将丧失的临界状态。⑤血液系统疾病。⑥应用肝素等药物导致出血倾向及血小板$<50×10^9/L$者。

【护理措施】

1. 术前准备

(1) 用物准备:常规消毒治疗盘1套、腰穿包1个(内有腰穿针、镊子、洞巾、纱布、棉球、测压管1根等),以及1%普鲁卡因溶液2ml,无菌手套、无菌试管及培养管、胶布、火柴、所需药品及氧气等。

(2) 患者准备:①向患者说明穿刺目的、过程及注意事项,穿刺时需采取的特殊体位,消除患者的恐惧心理,以取得配合。②普鲁卡因皮试。③穿刺前患者排空大小便,在床上静卧15~30min。

2. 术中配合

(1) 将患者安置于硬板床上,取侧卧位,背部靠近床沿、头部垫枕,双手抱膝、双膝向胸前屈曲、头向前屈、脊背弯成弓形(图9-3),使椎间隙增大,便于穿刺。

（2）取腰 3~4 椎间隙作穿刺点，相当于两髂前上棘连线的稍上或稍下（图9-4）。

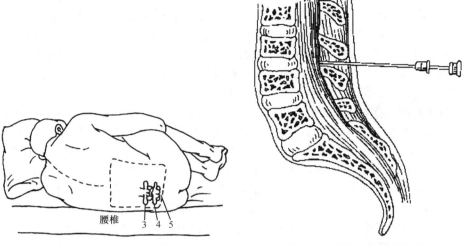

图 9-3 腰椎穿刺体位

图 9-4 腰椎穿刺进针部位

（3）常规消毒穿刺部位皮肤，铺消毒洞巾，行局部麻醉，当术者穿刺时，协助患者保持上述正确的体位，患者不能乱动，以免发生断针。穿刺成功后，如测脑脊液压力，协助术者接上测压管进行测压；如怀疑有椎管梗阻，可协助术者进行脑脊液动力学检查；或配合医生缓慢放出脑脊液 3~5ml 送检；如需做脑脊液细菌培养，应将无菌试管口在酒精灯上火焰消毒后或直接用培养皿接流出的脑脊液，再以上法消毒试管后盖好无菌塞，立即送检；鞘内给药时，应先放出等量脑脊液，然后再注入药物。

（4）穿刺时密切观察患者的全身情况，如出现呼吸、脉搏、面色等异常改变时，应通知医生停止操作，并协助相应处理。

（5）术毕，将针芯插入，并一起拔出穿刺针，局部稍按压，穿刺点覆盖消毒纱布，胶布固定。

3. 术后护理

（1）术后去枕平卧 4~6h，24h 内不宜下床活动，并多进饮料，以防穿刺后反应，如头痛、恶心、呕吐、眩晕等发生。颅内压较高者不宜多饮水。

（2）严格卧床的同时密切观察意识、瞳孔及生命体征的变化，以及时发现脑疝症状，如意识障碍、剧烈头痛、频繁呕吐、呼吸加深、血压上升、体温升高等。

（肖晓燕）

第 3 节 脑血管疾病患者的护理

案例 9-1

患者，男，60 岁。因和他人争吵后突然倒地，不省人事，大小便失禁 2h 急诊入院，诊断为"高血压性脑出血"。有高血压史 12 年，间断服降压药。浅昏迷、双侧瞳孔不等大，体温37.2℃，脉搏 60 次/分，呼吸 24 次/分，血压 200/120mmHg。有鼾音，右侧鼻唇沟变浅，口角歪向左侧，右侧上、下肢瘫痪，肌力 0 级，针刺无反应。心率 60 次/分，律齐，无心脏杂音。颈项强直、Kernig 征阳性。

问题：1. 主要护理问题是什么？

2. 急性期护理要点是什么？

脑血管疾病(cerebral vascular disease,CVD)是指各种血管源性脑病变引起的脑功能障碍,脑卒中(stroke)是指急性脑循环障碍迅速导致的局限性和弥漫性脑功能缺损的临床事件。脑血管疾病是神经系统常见病和多发病,死亡率和致残率高,与心血管疾病、恶性肿瘤共同构成了目前人类的 3 大主要致死病因。近年来我国的流行病学资料结果显示,年发病率为 185~219/10 万,患病率为 349~719/10 万,死亡率为 116~185/10 万,死亡率约占所有疾病的 10%;存活者中 50%~70% 遗留瘫痪、失语等严重残疾,给家庭和社会带来沉重负担。男女比为 (1.3~1.7):1,发病率、患病率和死亡率随年龄增长而增加。

1. 脑的血液供应 脑部的血液供应来自 2 个动脉系统,即颈内动脉系统和椎-基底动脉系统。①颈内动脉:从颈总动脉发出,经颈动脉管进入颅内,供应眼部及大脑前 3/5 部分的血液,包括额叶、顶叶、颞上回和基底核等。②两侧椎动脉:由锁骨下动脉发出,经枕骨大孔进入颅内,至脑桥下缘汇合成 1 条基底动脉。椎动脉供应大脑后 2/5 部分和丘脑、脑干、小脑的血液。脑部血管有丰富的侧支循环,其中 Willis 环(由前交通动脉沟通两侧大脑前动脉、后交通动脉沟通两侧大脑后动脉共同构成)最重要,对颈内动脉系统和椎-基底动脉系统之间,尤其是两侧大脑半球之间的血液供应,有重要的调节和代偿作用。脑的质量占体重的 2%~3%,但脑的血流量占心搏输出量的 20%,当脑血供中断 2min 内脑电活动停止,中断 5min 后脑组织发生不可逆损伤。

2. 脑血管疾病的分类 ①按病程发展,分为短暂脑缺血发作、进展性卒中和完全性卒中。②按病理改变,分为缺血性卒中和出血性卒中,前者又称脑梗死,包括脑血栓形成和脑栓塞;后者包括脑出血和蛛网膜下隙出血。脑神经功能缺失不足 24h 者称为短暂性脑缺血发作。

3. 脑卒中的常见病因 ①血管壁病变:动脉粥样硬化(最常见)、动脉炎、先天性血管病变、外伤、颅脑手术、穿刺和插入导管所致的血管损伤等。②心脏病和血流动力学改变:高血压、低血压、心功能障碍、心律失常等。③血液成分改变和血液流变学异常:高血脂、高血糖、红细胞增多症、白血病等,导致血液黏滞度增高或 DIC 等凝血机制异常。④其他:各种栓子引起的脑栓塞,脑血管痉挛、受压和外伤等。

4. 脑卒中的危险因素 ①可干预因素:高血压(脑卒中最重要的独立危险因素)、心脏病、糖尿病、短暂性脑缺血发作(缺血性脑卒中最重要的独立危险因素)、脑卒中史、吸烟、酗酒、高脂血症、高同型半胱氨酸血症,以及体力活动减少、摄入高盐及高动物油饮食、超重、滥用药物、口服避孕药、眼底动脉硬化、无症状性颈动脉杂音、抗磷脂抗体综合征、摄入外源性雌激素等,给予积极有效的干预可降低脑卒中的发病率。②不可干预的危险因素:高龄、性别、种族、气候和卒中家族史等,均是无法干预的。

考点:脑卒中的常见病因和危险因素

5. 脑血管病的预防 ①一级预防:指脑血管病发病前的预防。通过改变不健康的生活方式、控制危险因素,如合理膳食、适度运动、平衡心态、戒烟限酒,防治高血压、糖尿病、心脏病等,达到不发生脑血管病或推迟发生脑血管病的目的。②二级预防:预防或降低再次发生脑卒中的危险,减轻残疾程度。主要针对已发生过 TIA、可逆性缺血性神经功能缺损者,预防完全性脑卒中的发生。③三级预防:脑卒中发病后的预防,通过积极治疗将神经功能损伤降至最低、防治并发症、减少残疾,预防复发。

一、短暂性脑缺血发作患者的护理

(一)概述

短暂性脑缺血发作(transient ischemic attack,TIA)是指局限性脑缺血导致突发短暂性、可逆性神经功能障碍。症状持续时间数分钟到数小时内恢复,最长持续 24h 即完全缓解,可反复发作。TIA 好发于 50~70 岁的中老年男性。TIA 是公认的缺血性卒中最重要的独立危险因素。

TIA 的病因和发病机制尚未完全明了,相关因素:①微栓塞:与来源于颈内动脉狭窄处附壁血栓及动脉粥样硬化斑块脱落形成的微栓子反复在同一血管分支形成微栓塞,并反射性刺激小动脉痉挛有关,导致脑部区域性缺血而反复出现刻板样雷同症状;栓塞血管内皮细胞受到刺激可分泌大量溶栓酶,使小栓子溶解,血管再通,临床症状缓解。②血流动力学改变:如低血压、心律失常、脑外盗血综合征、颈椎病导致椎动脉受压等,均可使脑血流量减少,引起TIA。③血液成分改变:如真性红细胞增多症、血小板增多症、白血病、异常蛋白血症、高凝状态和镰状细胞贫血等,也可引起 TIA。

(二)护理评估

1. 健康史　询问有无动脉粥样硬化病史,有无高血压、冠心病、心瓣膜病、心律失常、糖尿病、颈椎病等病史,了解发病前有无血压明显升高或急性血压过低、急剧的头部转动和颈部伸屈、严重失水等血流动力学改变的情况。以前有无 TIA 类似发作史。

2. 临床表现　突然起病,迅速出现局限性神经功能缺失症状和体征,数分钟达高峰,持续数分钟或十余分钟缓解,不留后遗症,反复发作,每次发作症状相似。

(1)症状和体征:①颈动脉系统 TIA:持续时间短,发作频率少,易发生脑梗死。对侧单肢无力是最常见的症状,短暂的单眼失明是颈内动脉分支眼动脉缺血的特征性症状,优势半球受累可出现失语症,还可有对侧感觉异常或减退等。②椎-基底动脉系统 TIA:持续时间长,发作频率少,进展至脑梗死机会少。眩晕伴视野缺损、复视而一般不伴耳鸣是最常见的症状,交叉性感觉障碍或交叉性瘫痪是最典型的表现,还可发生言语不清、共济失调、视物模糊、声音嘶哑、呃逆、呕吐,偶有意识障碍。 **考点:**临床表现

(2)心理状态:因起病急,出现肢体麻木、偏瘫、偏盲、眩晕等神经定位症状而产生恐惧;部分患者由于反复发作未产生后遗症而疏忽大意。

3. 辅助检查　①实验室检查:血脂、血糖测定,血液流变学检查,可发现血黏度及血小板聚集性增高。②影像学检查:心脏超声检查,可发现心脏病变;彩色经颅多普勒(TCD)脑血流检查,可显示颅内动脉粥样硬化斑块、狭窄及血流速度改变;数字减影血管造影(DSA),可发现脑动脉狭窄和粥样斑块;颈椎摄片,可发现颈椎骨质增生、椎动脉压迫现象。

(三)治疗要点

治疗目的:消除病因,减少和预防复发,保护脑功能,防止脑梗死。

1. 病因治疗　针对卒中危险因素进行治疗,如治疗动脉粥样硬化,控制高血压,治疗心脏病、糖尿病、高脂血症、颈椎病等,消除微栓子来源和血流动力学障碍。

2. 药物治疗　目的是预防进展和复发,防治 TIA 后再灌注损伤,保护脑组织。可应用抗血小板聚集药,常用阿司匹林 50~150mg/d,也可选用双嘧达莫、氯吡格雷;抗凝药物,肝素100mg 加入 0.9%氯化钠溶液 500ml 静脉滴注,或华法林;钙通道阻滞剂,扩张血管防止脑血管痉挛,抑制血小板聚集,可选用尼莫地平 20~40mg,3 次/日,或氟桂利嗪;以及中药川芎、丹参、红花,低分子葡萄糖等扩张血管、活血化淤、稀释血液,改善微循环。

3. 手术治疗　经血管造影证实颈内动脉粥样硬化斑块导致的血管中至重度狭窄病变时,可行颈动脉内膜切除术、血管成形术和血管内置支架术治疗。

(四)主要护理诊断及合作性问题

1. 焦虑　与 TIA 突然发病或反复发作有关。
2. 有受伤的危险　与 TIA 发作导致神经系统功能受损有关。
3. 潜在并发症　缺血性脑卒中。

（五）护理措施

1. 一般护理　给予低盐、低脂、低胆固醇、富含蛋白质和维生素的食物。对发作频繁、有跌倒发作的患者,应注意安全保护。

2. 用药护理　应用抗凝药物时,应密切观察有无出血倾向,定期监测出、凝血时间和凝血酶原时间。如阿司匹林宜饭后服用,以减少消化道刺激,并注意观察有无上消化道出血征象;氯吡格雷应注意观察有无皮疹和消化道刺激症状。

3. 病情观察　观察 TIA 发作的频率、每次发作持续的时间,以及神经系统症状的严重程度,特别应注意有无病情加重的表现,警惕发生严重脑卒中的危险。同时应注意观察伴随疾病如高血压、糖尿病、心脏病等的病情变化,特别应注意血压的变化。

（六）健康教育

向患者讲解 TIA 的疾病知识,指导患者寻找和消除自身的危险因素,积极治疗相关疾病,改变不良生活方式,注意生活起居规律,保持情绪稳定,适当体育活动,戒烟限酒,合理饮食。经常发作者应避免重体力劳动和剧烈运动,扭头和仰头动作不宜过急,动作幅度不要过大,防止诱发 TIA 和跌倒。坚持按医嘱用药,不可随意停药或换药,定期复查;发现肢体麻木、无力、眩晕、复视或突然跌倒等,应及时就医。

考点：健康教育

二、脑血栓形成患者的护理

（一）概述

脑血栓形成(cerebral thrombosis,CT)是脑动脉主干或皮质支动脉粥样硬化导致血管增厚、管腔狭窄闭塞和血栓形成,引起脑局部血流减少或供血中断,脑组织缺血缺氧而软化、坏死,出现局灶性神经系统症状和体征。脑血栓形成是脑梗死最常见的类型,也是最常见的脑血管疾病。

最常见的基本病因是脑动脉粥样硬化。常伴高血压,与动脉粥样硬化相互影响,糖尿病和高脂血症可加速动脉粥样硬化的进程。脑动脉粥样硬化主要发生在直径 $500\mu m$ 以上的脑动脉,血栓形成常见于颈内动脉和椎-基底动脉系统任何部位,以动脉分叉处多见。也可由各种动脉炎(结缔组织病,细菌、病毒、螺旋体感染,可卡因、安非他明)及红细胞增多症、血小板增多症、弥散性血管内凝血等引起。动脉粥样硬化性脑血栓形成多见于中老年,动脉炎引起的脑血栓形成以中青年多见。约 1/4 的患者病前有 TIA 病史。

在脑动脉管壁病变的基础上,于睡眠、失水、心力衰竭、心律失常等情况时,出现血流缓慢、血压下降,胆固醇容易沉积在内膜下层,引起血管壁脂肪透明变性、纤维增生、动脉变硬迂曲、管壁厚薄不匀,血小板、纤维素等血液中有形成分黏附、沉积于血管壁形成血栓。以颈内动脉和大脑中动脉为多见,基底动脉和椎动脉次之。血栓增大导致血管管腔狭窄、最终完全闭塞,使血管供血区的脑组织缺血性损伤、坏死、软化。

考点：常见病因

（二）护理评估

1. 健康史　询问有无动脉粥样硬化、高血压、高脂血症、糖尿病、TIA 等病史,了解发病前有无失水、大出血、心力衰竭、心律失常、降压药使用过量等造成血压下降、血流缓慢、血液黏稠度增加、血管痉挛等诱因。

2. 临床表现

(1)起病:常在安静或睡眠中发病,部分患者有 TIA 前驱症状如头昏、头痛、肢体麻木、无力等。局灶性体征多在发病后 1~2 日达到高峰,一般无意识障碍。

(2)神经系统表现:①颈内动脉系统血栓形成:主要是同侧大脑半球受累,表现为对侧偏瘫(或单瘫)、感觉障碍、同向偏盲,主侧大脑半球损伤时可伴失语。②椎-基底动脉系统血栓形成:主要是脑干和小脑受累,以眩晕最多见,伴有感觉障碍、复视、眼肌麻痹、眼球震颤、共济失调、呛咳、吞咽困难、构音障碍、声音嘶哑、交叉性瘫痪或四肢瘫等。③范围:脑梗死范围小者,症状轻微,经治疗后在1~3周内病情缓解,不留后遗症;脑梗死范围大、进展快者,症状严重,常伴有压疮、坠积性肺炎、泌尿道感染、血栓性静脉炎等一系列并发症,出现颅内高压、昏迷,甚至死亡。

（3）临床类型:①完全性卒中:发生缺血性卒中后,神经功能缺失症状较严重、较完全,进展较迅速,常于6h内达高峰。②进展性卒中:发生缺血性卒中后,神经功能缺失症状较轻微,但呈渐进性加重,在48h内仍然不断进展,直至出现较严重的神经功能缺损。③可逆性缺血性神经功能缺失:发生缺血性卒中后,神经功能缺失症状较轻,但持续存在,可在3周内恢复。

考点:临床表现

（4）心理状态:因突然出现运动和感觉障碍、生活自理能力下降、担心预后不良,使患者心理压力很大,出现焦虑、急躁、自卑、沮丧、悲哀等负性心理反应。

3. 辅助检查 ①头颅CT和MRI:CT扫描应在发病24h后检查,可见低密度梗死区(图9-5),MRI在发病数小时后即可清晰显示早期缺血性梗死和动脉管壁病变,均有助于确诊。②脑血管造影:可显示血栓形成部位、血管狭窄程度及侧支循环情况。③脑脊液检查:多正常,梗死区域大时脑脊液压力可增高。④其他检查:血糖测定、心电图检查、血液流变学检查、血脂测定等,有助于查明病因。

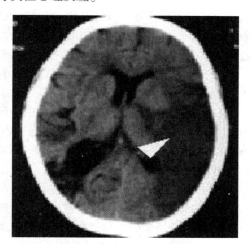

图9-5 脑血栓形成CT图像

（三）治疗要点

1. 急性期治疗原则 ①超早期治疗:力争在发病后3~6h的治疗时间窗内溶栓治疗。②个体化治疗:根据患者年龄、病情和基础疾病等采取最适当的治疗。③防治并发症:如感染、脑心综合征、多器官衰竭等。④整体化治疗:支持治疗、对症治疗、早期康复治疗、卒中危险因素干预等。

（1）超早期溶栓:可恢复梗死区的血流灌注,减轻神经元损伤,挽救缺血半暗带(梗死病灶中心坏死区周围的存在侧支循环的区域)。静脉溶栓常用尿激酶、重组组织型纤溶酶原激活剂,必须经CT证实无出血灶和患者无出血素质方可使用,并应监测出凝血时间,凝血酶原时间等;在DSA直视下进行超选介入动脉溶栓,采用尿激酶(100万~150万U)或重组组织型纤溶酶原激活剂(0.9mg/kg)动脉溶栓和小剂量肝素静脉滴注。

（2）防治脑水肿:脑水肿影响脑梗死后缺血带的血供,加重脑组织的缺血、缺氧,导致脑组织坏死,应尽早防治。发病48h至5日为脑水肿高峰期,大面积脑梗死时有明显颅内压升高,会加剧脑组织缺血、缺氧,应进行降低颅内压治疗。常用20%甘露醇溶液250ml快速静脉滴注,1次/4~6h,也可使用呋塞米、10%清蛋白等,还可施行脑室引流和开颅减压术。

（3）调控血压:血压应维持在比病前稍高的水平,除非血压过高,一般急性期不使用降压药,以免血压过低而导致脑血流量不足,使脑梗死加重。血压低者可加强补液或给予适量药物以升高血压。如血压大于220/120mmHg以上时可给予缓慢降压,切忌过度降压导致脑缺血加剧。

（4）脑保护治疗:通过降低脑细胞代谢、干预缺血引发的细胞毒性机制减轻缺血性脑损伤。可采用自由基清除剂如过氧化物歧化酶、维生素C、维生素E等,阿片受体阻断剂如纳洛酮,以及钙通道阻断剂、镁离子或头部亚低温治疗等。

(5) 抗血小板凝集治疗:可降低死亡率和复发率,但不能与溶栓治疗同时使用。常用药物为阿司匹林,也可选用噻氯匹定、氯吡格雷。

(6) 抗凝和降纤治疗:进展性脑梗死患者可选择应用抗凝治疗,出血性梗死或高血压者则禁用抗凝治疗。抗凝,常用肝素、低分子肝素和华法林;降纤,通过降解血中纤维蛋白原、增强纤溶系统活性而抑制血栓形成,可选用巴曲酶、降纤酶、蚓激酶等。

(7) 其他治疗:①高压氧治疗:可为神经组织的再生和神经功能的恢复,提供良好的基础。若呼吸道无明显分泌物、呼吸正常、无抽搐、血压正常,宜尽早高压氧治疗。②血管扩张剂:因缺血区血管呈麻痹或过度灌流状态,血管扩张剂可能引起脑内盗血和加重脑水肿,应慎用。③脑代谢活化剂:胞磷胆碱、吡拉西坦、γ-氨酪酸、都可喜、心脑通、脑通等,宜在卒中第2~4周使用。④中药治疗:采用活血化淤、通筋活络,可用丹参、川芎、红花等。⑤手术治疗:小脑梗死使脑干受压导致病情恶化,通过抽吸梗死小脑组织和颅后窝减压术可挽救生命;对大面积梗死有脑水肿、占位效应和脑疝征象者,可行开颅减压术。⑥控制感染、调控血糖、纠正心律失常、预防肺栓塞和深静脉血栓形成、维持水电解质平衡、控制癫痫发作等。

考点:急性期治疗原则

(8) 设立脑卒中绿色通道和建立卒中单元(stroke unit,SU):有利于为急性期溶栓及脑保护抢救治疗赢得时间,使患者得到及时、规范的治疗,降低病死率和致残率。

2. 恢复期治疗 恢复期是指患者的神经系统症状体征不再加重,并发症控制,生命体征稳定。治疗目的是促进神经功能的恢复,应尽早进行并持续整个恢复期。在一般和特殊疗法的基础上,对患者进行体能和技能训练,以降低致残率,增进神经功能恢复,提高生活质量。积极处理脑卒中危险因素,预防复发。

(四) 主要护理诊断及合作性问题

1. 躯体移动障碍 与瘫痪或平衡能力降低有关。
2. 语言沟通障碍 与语言中枢受损有关。
3. 吞咽障碍 与椎-基底动脉系统血栓形成引起舌咽、迷走神经损伤及意识障碍有关。
4. 有失用综合征的危险 与意识障碍、瘫痪、长期卧床有关。
5. 焦虑 与肢体瘫痪、感觉障碍,沟通困难影响工作和生活或家庭照顾不周有关。
6. 潜在并发症 颅内压增高。

(五) 护理措施

1. 一般护理 ①休息与活动:安置患者平卧位,安静休息,以保证脑部血液供应;头部禁用冷敷,避免血管收缩或痉挛加重脑缺血。恢复期,鼓励患者尽量完成生活自理,以增进自我照顾能力和信心。②饮食护理:给予低盐、低脂、高蛋白饮食,鼓励自行进食,如有吞咽困难或呛咳,可给予糊状半流质,小口缓慢喂食,必要时给予鼻饲流质饮食。③心理护理:鼓励患者正确对待疾病,消除不良情绪或心理,摆脱对他人的过分依赖心理;尊重理解患者,避免任何不良言行刺激,耐心细致,不要流露厌烦情绪;多与患者交谈(对失语者可借助非语言辅助方式沟通),给予精神支持,树立患者克服困难战胜疾病的信心。

2. 生活护理 协助卧床患者完成日常生活如穿衣、洗漱、大小便等;保持皮肤、衣服、床单清洁干燥,定时翻身,保护受压部位,避免压疮;有意识障碍和躁动不安的患者,床边加护栏以防坠床。

3. 用药护理 应用溶栓、抗凝药物时,严格执行用药剂量,监测凝血时间和凝血酶原时间,观察有无出血倾向;甘露醇使用时间过长易出现肾损害、水电解质紊乱,监测尿常规和肾功能;阿司匹林宜饭后服用,并注意有无观察胃肠道反应、黑便等。

4. 病情观察 密切观察意识、生命体征的变化,病后2~5日注意观察脑水肿和颅内压增高的表现,发现症状加重及时报告医生处理。

5. 康复护理 在病情稳定、心功能良好、无出血倾向时及早进行,一般在发病 1 周后开始。指出早期功能训练和持之以恒的必要性、重要性,指导患者卧床休息时肢体摆放的位置,保持关节功能位防止关节变形,鼓励积极主动参与早期活动,开始运动强度不宜过大,依个体情况合理、适度、循序渐进,被动与主动相结合,语言训练与肢体训练相结合;注意加强主观性训练,即由大脑发出指令让肢体执行各种活动,进行神经冲动的训练;对失语者要进行语言功能恢复训练。

考点：护理措施

(六)健康教育

向患者和家属介绍本病的病因、临床表现、治疗及预防知识,教会患者自我护理和功能恢复锻炼的方法,帮助患者消除恐惧心理。指出生活必须规律,坚持适量的体力活动以促进心血管功能,改善脑血液循环;饮食宜低脂、低胆固醇、丰富维生素,忌烟、酒及辛辣食物,避免暴饮暴食。强调遵医嘱坚持用药,不可随意更改药物及停药,告知患者药物的作用、不良反应及用药注意事项,指导患者定期复查。

三、脑栓塞患者的护理

(一)概述

脑栓塞(cerebral embolism)是各种栓子(血流中的异常固体、液体、气体)随血流进入脑动脉使血管腔急性闭塞,引起相应供血区的脑组织缺血坏死及脑功能障碍。在活动中骤然发病,数秒至数分钟达到高峰,表现为完全性卒中。可发生于任何年龄,青壮年多见。

根据栓子来源不同,脑栓塞分为:①心源性脑栓塞:最多见,占脑栓塞的 60%~75%,常为风湿性心瓣膜病二尖瓣狭窄合并心房颤动时附壁血栓脱落而引起,也可由亚急性感染性心内膜炎瓣膜炎性赘生物脱落、心肌梗死或心肌病附壁血栓脱落引起。②非心源性脑栓塞:如动脉粥样硬化斑块脱落、肺静脉血栓或血凝块、骨折时脂肪栓、手术时气栓、败血症或肺部感染的脓栓、癌栓、寄生虫虫卵栓子、异物栓子等。③来源不明脑栓塞:约占 30%。

栓子随血流进入脑循环突然堵塞动脉,侧支循环难以迅速建立,引起相应供血区急性缺血梗死,缺氧导致血管痉挛,故发病时脑缺血范围较广。缺氧局部,酸中毒导致血管继发损伤、麻痹扩张,血液可自病变血管渗漏进入原缺血梗死区,形成出血性梗死。脑栓塞常发生于颈内动脉系统,尤以大脑中动脉多见;椎-基底动脉系统少见。脑栓塞多为多灶性、完全性栓塞,且可反复发生,带菌栓子可伴发脑脓肿。脑栓塞合并出血性梗死(点片状渗血)的发生率约 30%。

考点：常见病因

(二)护理评估

1. 健康史 询问有无心脏疾病如慢性风湿性心瓣膜病心房颤动、动脉粥样硬化、心肌梗死、亚急性感染性心内膜炎、先天性心脏病和心脏手术、血管内介入治疗、严重细菌感染及肿瘤、长骨骨折、减压病等栓子来源的病史。了解有无用力排便、提取重物、体育运动等诱因。

2. 临床表现

(1)起病:脑栓塞是起病最快的急性脑血管病,在活动中突然出现局灶性神经体征而无先兆,瞬间即达高峰,呈完全性卒中。

(2)神经系统表现:①颈内动脉系统栓塞:约占 4/5,有短暂轻度的意识障碍,偏瘫和偏身感觉障碍,失语或局限性癫痫发作,如为全身抽搐,则提示栓塞范围广,病情较重。②椎-基底动脉系统栓塞:约占 1/5,表现为眩晕、复视、交叉瘫或四肢瘫、共济失调,以及饮水呛咳、吞咽困难、构音障碍等延髓麻痹症状。③其他部位血管栓塞:包括肾、脾、肠、肢体、视网膜等栓塞。

(3)心理状态:因骤然发病、出现明显神经功能障碍,使患者出现紧张、焦虑、恐惧等心理反应。

3. 辅助检查 ①头部 CT 和 MRI 检查:发病 24h 后可见低密度梗死灶,对确诊有决定性意义。②脑脊液检查:大多正常,出血性梗死时出现红细胞增多。

(三)治疗要点

1. 一般治疗 同脑血栓形成。

2. 抗凝治疗 预防再栓塞或栓塞继发血栓形成,常用药物有肝素和华法林,治疗中要定期监测凝血功能。可同时试用抗血小板凝集药阿司匹林。

3. 原发病治疗 目的是根除栓子来源,防止复发。如心源性栓塞,积极治疗引起心房颤动的原发心脏病;感染性栓塞,积极抗感染;脂肪栓塞,应用 5% 碳酸氢钠等脂溶剂;气栓,患者取头低、左侧卧位,并给予高压氧疗等。

(四)主要护理诊断及合作性问题

1. 躯体移动障碍 与脑栓塞引起肢体瘫痪有关。

2. 吞咽障碍 与椎-基底动脉系统栓塞引起延髓麻痹有关。

3. 恐惧 与骤然发生肢体瘫痪、吞咽困难、构音障碍有关。

(五)护理措施

参见脑血栓形成。

四、脑出血患者的护理

(一)概述

脑出血(intracerebral hemorrhage,ICH)是指非损伤性原发性脑实质出血。病死率高,致残率高。常发生于 50~70 岁中老年,男性多于女性,冬春季易发。近年脑出血发病有年轻化趋势,但好发年龄仍在 50 岁以上。

高血压是脑出血最常见的病因,其他病因有血液病(白血病、再生障碍性贫血、血小板减少性紫癜、血友病等)、脑淀粉样血管病、脑动脉瘤、脑血管畸形、脑动脉炎、Moyamoya 病、原发性或转移性脑肿瘤、梗死后脑出血及抗凝或溶栓治疗等。用力活动和情绪激动等,使血压骤然升高,是脑出血最常见的诱因。

由于脑内动脉壁结构薄弱,肌层和外膜结缔组织较少,而且无外弹力层,易破裂出血。长期高血压使脑内细小动脉发生玻璃样变和纤维素性坏死,弹性减弱,并且在血流冲击下,血管壁病变也会导致微小动脉瘤形成,当血压波动时,微小动脉瘤破裂导致脑出血。高血压性脑出血最常见的部位是基底核区、内囊附近(约 70%),因为供应此处的豆纹动脉从大脑中动脉呈直角发出,受压力较高的血流冲击易导致血管破裂。依次为大脑中动脉深穿支豆纹动脉(42%)、基底动脉脑桥支(16%)、大脑后动脉丘脑支(15%)、小脑上动脉支(12%)及顶枕叶、颞叶白质分支(10%)。脑血管突然破裂,血液外溢形成血肿,造成脑组织受压、推移、水肿、软化、坏死等损伤,引起脑水肿、颅内压增高和脑疝是导致脑出血死亡的主要原因。

考点:常见
病因

(二)护理评估

1. 健康史 询问有无高血压史,有无动脉粥样硬化、颅内动脉瘤、脑血管畸形、脑动脉炎、脑瘤等病史,了解发病前有无情绪激动、酗酒、用力活动及排便、精神紧张等诱发因素。

2. 临床表现

(1)起病:大多发生在白天,在活动和情绪激动时突然起病,常无先兆,少数有头昏、头痛、肢麻和口齿不清等前驱症状。

(2)全脑表现:突然头部剧烈疼痛,常伴呕吐、重者呕吐咖啡色胃内容物;血压明显升高,呼吸深沉带有鼾音,重者呈潮式呼吸或不规则呼吸,脉搏缓慢而有力,颜面潮红或苍白,全身大汗淋漓,大小便失禁,迅速出现意识模糊或昏迷。

（3）局灶表现：①基底核部位出血：包括壳核、丘脑和尾状核出血，其中壳核出血易波及内囊而称内囊出血，是高血压性脑出血最常见的类型。出现头、眼转向出血病灶侧，呈"凝视病灶"状和典型的"三偏"症状，即病灶对侧偏瘫（病灶对侧中枢性面瘫，即鼻唇沟变浅，鼓腮时漏气，口角低垂；开始时，病灶对侧上下肢肌张力低下、腱反射减弱或消失、病理反射阴性，数日后发展为典型的上运动神经元性瘫痪，出现肌张力增高、腱反射亢进、病理反射阳性）、偏身感觉缺失（针刺病灶对侧肢体、面部时无反应或反应较另一侧为迟钝）和偏盲（病灶对侧同向偏盲）。累及优势半球时常伴失语；累及丘脑可伴持续高热、消化道出血等；出血量大时，可引起脑疝而死亡；尾状核出血，有脑膜刺激征，常无明显的偏瘫和意识障碍。②脑叶出血：又称皮质下出血。常出现头痛、呕吐、失语症、视野异常、脑膜刺激征及癫痫样发作，昏迷较少见，预后较好。顶叶出血最多见，可有偏身感觉障碍、空间构象障碍；额叶出血，主要引起单瘫、运动性失语等；颞叶出血，多见感觉性失语、命名性失语和精神症状；枕叶出血，主要引起对侧同向偏盲。③脑桥出血：大量出血时，迅速波及脑桥两侧，患者于数秒至数分钟内陷入深昏迷、四肢瘫痪和去皮质强直发作，两侧瞳孔缩小呈"针尖样"和固定于正中位（脑桥出血的特征性表现）、呕吐咖啡样胃内容物、中枢性高热、中枢性呼吸衰竭等，通常在48h内死亡。小量出血时，表现为交叉性瘫痪或共济失调性轻偏瘫，两眼向瘫痪肢体凝视，无意识障碍，可较好恢复。④小脑出血：起病急骤，数分钟内出现头痛、眩晕、呕吐和平衡障碍等，但无肢体瘫痪；大量出血可在12～24h内陷入深昏迷和脑干受压征象，晚期瞳孔散大、中枢性呼吸障碍，可引起枕大孔疝（又称小脑扁桃体疝）而死亡。⑤脑室出血：脑出血最严重的类型，预后极差。患者很快陷入深昏迷，四肢弛缓性瘫痪及去皮质强直发作、频繁呕吐咖啡渣样液体、瞳孔缩小呈针尖样、呼吸不规则、血压不稳定等，病情危重，多迅速死亡。

考点： 内囊出血的典型表现

（4）并发症和后遗症：长期卧床常并发便秘、坠积性肺炎、泌尿系统感染、消化道出血等。病后可遗留瘫痪、排便功能障碍、痴呆等。

（5）心理状态：患者苏醒后，面对发生的肢体运动障碍、感觉障碍和生命威胁，表现出焦虑、恐惧和悲观绝望情绪。

3. 辅助检查

（1）影像学检查：①CT 检查（图9-6）：首选检查方法，可显示圆形或卵圆形的、边界清楚的、均匀的、高密度血肿，并可确定血肿部位、大小、形态，以及是否破入脑室、血肿周围水肿带和占位效应等。②MRI 检查：可发现 CT 不能确定的脑干和小脑小量出血。③DSA：可检出脑动脉瘤、脑动静脉畸形、Moyamoya 病和血管炎等。

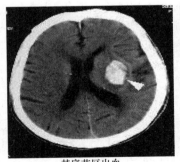
基底节区出血

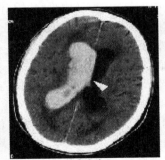
脑室出血

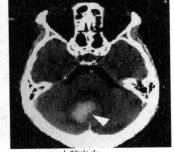
小脑出血

图9-6　脑出血 CT 图像

考点： 影像学检查

（2）脑脊液检查：压力增高呈均匀血性，对诊断脑出血有意义。重症脑出血不宜腰穿，以免诱发脑疝和促进死亡。

（三）治疗要点

急性期治疗原则:防止再出血;控制脑水肿、降低颅内压;维持生命功能和防治并发症。

1. 一般治疗 ①卧床休息2~4周,维持肢体于功能位,保持安静,减少搬动。②严密观察生命体征,注意瞳孔和意识变化。③保持呼吸道通畅,及时清理呼吸道分泌物,必要时给氧,维持动脉血氧饱和度在90%以上。④意识障碍或消化道出血者禁食24~48h,静脉补充营养,保证营养供给,清醒后不能进食者,给予鼻饲。⑤保持大便通畅,必要时给予缓泻剂。

2. 内科治疗

（1）控制高血压:急性期慎用降压药,维持舒张压在100mmHg水平。急性期过后可常规应用降压药控制血压,血压调控应个体化,降压不宜过快过低,以防止造成脑的低灌注,加重脑损害。

考点:一般治疗和内科治疗

（2）控制血管源性脑水肿防止脑疝形成:脑出血后48h水肿达高峰,脑水肿可使颅内压增高和导致脑疝,是脑出血的主要死亡原因,应积极控制。常用20%甘露醇溶液250ml快速静脉滴注(30min内滴完),1次/4~6h;呋塞米20~40mg静脉注射,两者交替使用;或10%血浆清蛋白静脉滴注,1次/日。同时可采用亚低温治疗,以减轻脑水肿,促进神经功能恢复。

（3）止血治疗:疾病早期(3h以内)可给予抗纤溶药6-氨基己酸、氨甲环酸等,同时进行凝血功能监测以指导止血治疗。

（4）防治并发症:脱水、高热、吞咽困难时,注意维持水电解质和营养的平衡;预防感染和有效抗感染;中枢性高热,采取物理降温和局部亚低温治疗;上消化道出血,用冰盐水胃内灌洗、制酸、止血药等。

3. 外科治疗 可挽救重症患者的生命和促进神经功能恢复。手术宜在发病后6~24h内进行,预后直接与术前意识水平有关,昏迷患者通常手术效果不佳。常用手术方式:大脑半球出血量在30ml以上和小脑出血量在10ml以上者,可考虑进行钻孔微创血肿清除术、去骨瓣减压术、开颅血肿清除术等。

4. 康复治疗 病情稳定后宜及早进行康复治疗,对神经功能恢复和提高生活质量有益。

（四）主要护理诊断及合作性问题

1. 急性意识障碍 与脑出血、脑水肿损害大脑皮质、皮质下结构及脑干网状上行激活结构有关。

2. 躯体移动障碍 与脑出血形成血肿损害皮质脊髓束和锥体外系,导致运动传导系统受损有关。

3. 感知改变 与脑叶出血损害感觉中枢及内囊、脑桥出血损害感觉传导束有关。

4. 语言沟通障碍 与内囊出血累及优势半球大脑皮质,脑叶出血损害言语功能区,或内囊出血、脑桥出血损害双侧皮质核束和锥体外系有关。

5. 生活自理缺陷 与脑出血致偏瘫、共济失调有关。

6. 体温过高 与内囊出血累及下丘脑体温调节中枢、脑桥出血阻断下丘脑对体温的调节和合并感染有关。

7. 焦虑 与肢体瘫痪、感觉障碍、沟通交流困难影响工作和生活、经济压力增大、家庭照顾不周有关。

8. 潜在并发症 脑疝、坠积性肺炎、泌尿道感染、消化道出血、水电解质紊乱等。

（五）护理措施

1. 一般护理 ①休息与安全:急性期绝对卧床休息,发病48h内尽量避免不必要的搬动,床头抬高15°~30°以利于脑部静脉回流,减轻脑水肿;侧卧位,防止呕吐物反流,利于呼吸道分泌物流出;头部放置冰袋或冰帽,可减轻脑细胞耗氧量;限制探视,避免各种刺激和情绪激动,避免剧烈咳嗽、用力排便,进行各项护理操作时,注意动作轻柔,以防止颅内压升高和血压波动而导致进一步出血。②饮食护理:禁食 24~48h,3 日后如因意识障碍、消化道出血等不能进食者,可根据病情给予鼻饲流质饮食,保证营养的供给。③心理护理:康复护理的首要任务,对意识恢复清醒的患者介绍康复的意义、目标和方法,指出早期康复锻炼和持之以恒,偏瘫等表现可在几年内逐渐改善,以消除患者不良的心理反应,鼓起生活的勇气,树立康复的信心。

2. 排泄护理　及时清理大小便,保持会阴部清洁;留置尿管者用 1 : 5 000 呋喃西林液冲洗膀胱,防止泌尿系统感染;便秘者可使用缓泻剂,避免屏气用力排便导致颅内压升高。

3. 病情观察　①密切观察生命体征、意识、瞳孔等情况,及时判断有无病情加重及并发症的发生。②脑疝的观察:如患者出现烦躁不安、频繁呕吐、意识障碍加重、两侧瞳孔不等大、血压进行性升高、脉搏减慢、呼吸不规则等脑疝先兆,立即与医生联系,遵医嘱快速静脉滴注 20% 甘露醇 250ml,迅速降低颅内压,同时寻找和消除可能引起颅内压增高的因素。③上消化道出血的观察:注意观察有无呕血、黑便,每次鼻饲前要抽吸胃管,以及时发现上消化道出血。④持续高热:常系脑出血累及丘脑体温调节中枢所致,应迅速给予物理降温,头部放置冰袋或冰帽。

4. 康复护理　急性期患者绝对卧床休息时,病情稳定后应定时翻身,以免局部皮肤长期受压,翻身后肢体关节安置于功能位,病情稳定后及早进行康复训练,包括肢体功能恢复训练、语言功能恢复训练。

考点: 一般护理、病情观察

(六)健康教育

向患者和家属介绍本病的基本知识,告知脑出血有再出血的危险,应避免情绪激动、便秘等诱因;应保持生活规律、充足睡眠、情绪稳定、心态乐观、劳逸结合;积极治疗高血压、糖尿病、心脏病等原发病。给予饮食指导,强调饮食应以清淡为主,多吃蔬菜水果,戒烟忌酒。教育患者持之以恒地坚持康复训练,尽量做到日常生活自理,康复训练时应注意克服急于求成的心理,引导家属以乐观的态度接受患者躯体和精神方面的改变。教会患者和家属自我护理的方法和注意事项,如再次出现脑出血的先兆症状,应及时就医。

五、蛛网膜下隙出血患者的护理

(一)概述

蛛网膜下隙出血(subarachnoid hemorrhage,SAH)是指脑底部动脉瘤或脑动静脉畸形破裂后,血液直接流入蛛网膜下隙引起相应临床症状的一种脑卒中。约占急性脑卒中的 10%、出血性卒中的 20%。粟粒样动脉瘤破裂多发生于 40~60 岁,男女发病率相近,动静脉畸形破裂常在 10~40 岁发病,男性发生率为女性 2 倍。蛛网膜下隙出血大多可治愈,但可反复发作,开展手术治疗后死亡率下降,但脑动脉瘤破裂、意识障碍进行性加重、血压增高、有神经系统定位体征者预后较差。

最常见的病因是粟粒样动脉瘤(75%),其次为动静脉畸形(10%),以及梭形动脉瘤、脑底异常血管网(Moyamoya 病)等,此外,感染性心内膜炎播散至脑动脉引起的"霉菌性"动脉瘤,及颅内肿瘤、垂体卒中、脑血管炎、血液病、凝血障碍疾病、颅内静脉系统血栓和抗凝治疗并发症等,也可引起 SHA,尚有 10% 为原因不明者。

脑底部的粟粒样动脉瘤存在着动脉壁弹力层和中膜发育异常缺陷、脑动静脉畸形的血管壁薄弱处于破裂临界状态,在重体力劳动、情绪激动、血压突然升高、酗酒等诱因的影响下,可致脑血管破裂;动脉炎、脑动脉病变、脑肿瘤侵蚀等,直接可导致病变血管破裂出血。血液流入蛛网膜下隙刺激痛觉敏感结构引起头痛,颅内容增加使颅内压增高可加剧头痛、甚至引起脑疝,血液及其分解产物直接刺激引起丘脑下部功能紊乱,出现发热、血糖升高、急性心肌缺血和心律失常等,血液释放的血管活性物质引起脑动脉痉挛,严重者致脑梗死。由于动脉瘤出血常限于蛛网膜下隙,不会引起局灶性脑损害,神经系统检查很少发现局部体征,而动静脉畸形破裂常见局灶性异常,并与脑实质定位一致。

考点: 常见病因

(二)护理评估

1. 健康史　重点询问突然用力活动、情绪激动、酗酒等诱发因素,以及有无脑动脉病变的病史;了解有无动脉硬化、高血压等病史、有无家族史和过去有无类似发作及诊治情况。

2. 临床表现

(1)起病:常在明显诱因(剧烈运动、重体力劳动、情绪激动、用力排便、咳嗽、饮酒等)下急骤发病;少数患者有头痛、头晕、视物模糊等前驱症状。可反复发作。

(2)典型表现:①头痛:以突发头部劈裂样剧痛为首发和最常见的突出症状,伴有面色苍白、出冷汗,继之呕吐。②意识障碍:常见短暂的意识障碍,伴有抽搐发作,少数患者有头昏、眩晕等;严重者突然昏迷并在短期内死亡。③脑膜刺激征:重要和特征性的体征,包括颈项强直、Kernig 征、Brudzinski 征。

(3)局灶性神经症状:具有定位意义。如大脑前动脉瘤可出现精神症状,大脑中动脉瘤可出现偏瘫、偏身感觉障碍和痫性发作,椎-基底动脉瘤可出现面瘫等脑神经瘫痪;动静脉畸形常见痫性发作,可伴轻偏瘫、失语或视野缺损等。

考点: 临床表现

(4)老年 SAH:临床表现不典型,起病较缓慢,头痛、脑膜刺激征不明显,而意识障碍较重,常伴发肺部感染、消化道出血、泌尿道和胆管感染,而易漏诊或误诊。

(5)常见并发症:①再出血:SAH 的主要急性并发症,20% 的动脉瘤患者可在病后 10~14 日发生再出血,病情稳定后再次突发剧烈头痛、呕吐、痫性发作、昏迷、去脑强直发作、脑膜刺激征加重、血性脑脊液,死亡率增加 1 倍。②脑血管痉挛:发生在病后 10~14 日,脑实质出血引起轻偏瘫等局灶性体征,是 SAH 死亡和伤残的重要原因。③脑积水:发生于发病当日或数周后,出现进行性嗜睡、上视受限,展神经瘫痪,下肢腱反射亢进等。

(6)心理状态:突然起病,剧烈头痛,病情急重等,常使患者产生恐惧心理,表现为精神紧张、烦躁不安。

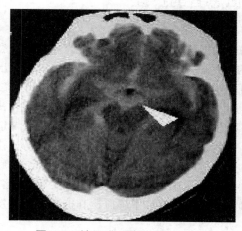

图 9-7　蛛网膜下隙出血 CT 图像

3. 辅助检查　①CT 检查(图 9-7):首选的检查方法,可显示血管破裂处附近的脑池或脑裂内有凝血块,有助于蛛网膜下隙出血的确诊。②脑脊液检查:外观呈均匀血性,压力增高。须注意腰穿有诱发脑疝的危险。③眼底检查:可见玻璃体下片状出血。④数字减影血管造影(DSA):可明确动脉瘤和动静脉畸形的位置,显示供血动脉、侧支循环和血管痉挛情况。

(三)治疗要点

治疗原则:控制继续出血、防治继发性脑血管痉挛、去除病因和预防复发。

1. 内科治疗　①一般处理:病房保持安静、舒适和暗光,绝对卧床休息 4~6 周,床头抬高15°~30°;避免引起血压和颅内压增高的诱因,如用力排便、咳嗽、喷嚏和情绪激动等,以免发生动脉瘤再破裂;注意营养支持;避免使用损伤血小板功能的药物。②对症处理:高血压时缓慢降压至 160/100mmHg,头痛时用镇痛药,保持大便通畅可用缓泻剂,心电监护和防治心律失常,适量给予 0.9% 氯化钠溶液以保证正常血容量和足够的脑灌注,不限制液体。③降低颅内压:可用 20% 甘露醇、呋塞米、10% 清蛋白脱水,有脑疝趋势者可行颞下减压术和脑室引流,以挽救患者生命。④预防再出血:应用抗纤溶药 6-氨基己酸、氨甲苯酸、巴曲酶(立止血)、维生素 K_3 等;预防应用抗癫痫药,以防止癫痫发作增加动脉瘤破裂的风险。⑤预防性应用钙通道拮抗剂:可减少动脉瘤破裂后迟发性血管痉挛导致缺血并发症。⑥放脑脊液疗法:腰穿缓慢放出血性脑脊液,可减少迟发性血管痉挛、降低脑积水发生率、降低颅内压,应注意诱发脑疝、颅内感染和再出血风险。

2. 外科治疗 ①动脉瘤:常用动脉瘤颈夹闭术,动脉瘤切除术等。②动静脉畸形:可采用整块切除术、供血动脉结扎术、血管内介入栓塞或 γ 刀治疗等。

(四) 主要护理诊断及合作性问题

1. 疼痛:头痛 与脑血管破裂、脑动脉痉挛、颅内压增高有关。
2. 恐惧 与突然发病及担心再出血和损伤性检查治疗有关。
3. 潜在并发症 再出血、脑血管痉挛。

(五) 护理措施

1. 防止再出血 绝对卧床休息 4～6 周,头部抬高 15°～30°,保持环境安静,严格限制探视,避免搬动或过早离床活动,避免各种刺激,保持情绪稳定;多食蔬菜、水果,保持大便通畅,避免用力排便;防止咳嗽、打喷嚏,对剧烈头痛和烦躁不安者,可使用止痛剂、镇静剂。

2. 病情观察 密切观察病情,初次发病 2 周内易发生再出血,密切观察意识、瞳孔,注意有无头痛、呕吐、肢体疼痛及脑疝的先兆,观察生命体征有无变化,及时发现并处理并发症。 **考点**:护理措施

(六) 健康教育

介绍本病的有关知识,解除患者思想顾虑,指出及早进行原发病因治疗,必要时进行手术治疗,防止再出血的发生。平时应养成良好的生活习惯,保持情绪稳定,定时排便,防止便秘,戒烟酒,避免各种诱因。

案例 9-1 分析

1. 主要护理问题:①急性意识障碍。②躯体活动障碍。③感觉改变。④潜在并发症:脑疝。

2. 急性期护理要点:①绝对卧床休息,发病 24～48h 内避免搬动,尤其是避免牵动头部;取面瘫侧朝上侧卧位,头部抬高 15°～30°,各项护理操作动作需轻柔。②保持呼吸道通畅,保护感觉障碍的肢体,置瘫痪肢体功能位。③遵医嘱正确、及时地应用降压药物,每 30min 测血压 1 次并做好记录。④密切观察生命征、意识状态和瞳孔变化,及时发现脑疝等并发症。⑤保证营养补充。

重点提示

1. 脑血管疾病是指各种血管源性脑病变引起的脑功能障碍,脑卒中是指急性脑循环障碍迅速导致的局限性和弥漫性脑功能缺损的临床事件。高血压是脑卒中最重要的独立危险因素。

2. 短暂性脑缺血发作是指局限性脑缺血导致突发短暂性、可逆性神经功能障碍,症状在 24h 内即完全缓解,可反复发作,是缺血性脑卒中最重要的独立危险因素。

3. 脑血栓形成是脑梗死最常见的类型,也是最常见的脑血管疾病,其最常见的基本病因是脑动脉粥样硬化。以颈内动脉系统血栓形成常见,多在安静状态下发病,头颅 CT 在起病 24h 后可出现梗死区低密度灶,早期溶栓、防治脑水肿和脑保护治疗最为关键,护理要点是症状护理。

4. 脑栓塞是起病最快的急性脑血管病,以心源性脑栓塞最多见。

5. 脑出血是指非损伤性原发性脑实质出血,病死率高,致残率高。常发生于 50～70 岁中老年,高血压是脑出血最常见的病因,多在情绪激动、酗酒、用力活动及排便、脑力紧张活动等情况下诱发。基底核部位出血是最常见的临床类型(内囊出血),典型表现为头、眼凝视病灶侧和"三偏"症状群(病灶对侧偏瘫、偏身感觉缺失和同向偏盲)。头颅 CT 是确诊的首选检查。治疗的首要措施是降低颅内压、减轻脑水肿和调控血压。护理重点是防止颅内压升高和血压波动,密切观察脑疝等并发症先兆。

6. 蛛网膜下腔出血最常见的病因是粟粒样动脉瘤,最突出的表现是突发剧烈头痛和脑膜刺激征。主要治疗是控制继续出血和防治继发性脑血管痉挛,护理要点是保证患者绝对卧床休息 4～6 周,避免诱发再出血。

(廖俊廉)

第 4 节　帕金森病患者的护理

(一)概述

帕金森病(Parkinson's disease)又称震颤麻痹(Paralysis agitans),是一种中老年常见的神经系统变性疾病。临床以静止性震颤、肌强直、运动减少和姿势步态异常为主要特征。好发于 50～60 岁男性,呈慢性进行性发展,药物可减轻症状,但不能阻止疾病的发展。少数轻症患者尚能继续工作,重者发展至完全残废。主要死于晚期出现的各种并发症。

高血压脑动脉硬化、脑炎、外伤、中毒、代谢障碍、基底核附近肿瘤或服用吩噻嗪类药物(氟桂利嗪、氯丙嗪、利血平等)引起的震颤、肌强直等症状,称帕金森综合征(Parkinson syndrome)。

病因尚未阐明,目前认为是多因素共同作用的结果:①年龄老化加速:中老年人纹状体中多巴胺含量显著减少,且 D_1 和 D_2 受体随年龄增高而逐年下降,但生理性老化不足以引起本病,只有在纹状体多巴胺递质减少 80% 以上才会发病,提示年龄老化加速与发病有关。②环境因素:研究发现,环境中存在的与 1-甲基-4-苯基-1、2、3、6-四氢吡啶(MPTP)分子结构类似的工业毒素、农业毒素与发病有关,长期接触杀虫剂、除草剂或某些工业化学品是发病的危险因素。③遗传:约 10% 的患者有家族史,包括常染色体显性遗传或常染色体隐性遗传,提示遗传因素参与发病。

正常人纹状体中多巴胺(由黑质生成并输入纹状体)和乙酰胆碱 2 种神经递质处于动态平衡,前者是抑制性递质、后者是兴奋性递质。当黑质严重破坏、生成多巴胺减少,导致输入纹状体中的多巴胺不足、抑制性作用减弱,乙酰胆碱的兴奋性相对增强,出现帕金森病症状。主要病理改变是黑质多巴胺(DA)能神经元变性和路易小体形成。

(二)护理评估

1. 健康史　了解家族中是否有患同种疾病者;是否有长期接触分子结构类似 MPTP 的工业毒素和农业毒素;以及有无继发性因素,如高血压脑动脉硬化、脑炎、外伤、肿瘤史及服用吩噻嗪类药物史等。

2. 临床表现

(1)静止性震颤:最常见的典型的首发症状。从一侧上肢开始,呈现有规律的拇指对掌和手指屈曲的不自主震颤,类似"搓丸样动作"。静止状态时出现、情绪激动时加重、运动时减轻、入睡后完全停止,故称为"静止性震颤"。疾病后期,震颤可累及下颌、口唇、面和四肢。70 岁以上发病者可无震颤。

（2）肌强直：多从一侧上肢或下肢近端开始，逐渐蔓延至远端、对侧和全身肌肉。屈肌和伸肌的肌张力均增高，被动运动关节时出现类似弯曲软铅管的感觉，故称"铅管样肌强直"，多数患者同时合并有震颤，被动运动关节时有类似转动齿轮的感觉，称为"齿轮样肌强直"。

（3）运动减少：随意运动减少、减慢。表现为：手指很难完成精细动作，不能独立刷牙、剪指甲、系鞋带和穿脱鞋袜；出现书写困难，字越写越小，称"写字过小症"；面肌运动减少，表情呆板、不眨眼，称"面具脸"。

（4）姿势步态异常：①由于颈肌、躯干肌强直，出现头部前倾，躯干俯屈，前臂内收，肘关节屈曲，腕关节伸直，手指内收，拇指对掌，指间关节伸直，髋、膝关节稍屈曲的特殊"屈曲体姿"。②早期走路拖步，迈步时身体前倾，行走时步距缩短，两上肢协同摆动的动作减少或消失；晚期行走时出现起步困难、迈步后步距小、往前冲、越走越快、不能立刻停步，称"慌张步态"。

（5）其他：可出现流涎、吞咽困难、顽固性便秘、多汗、排尿不畅、言语障碍等，长期卧床可并发肺炎和压疮，晚期可发生痴呆。

（6）心理状态：常有无助、无望、孤独、自卑等心理问题。

3. 辅助检查　脑脊液中多巴胺及其代谢产物高香草酸含量降低。

考点：临床表现

（三）治疗要点

治疗原则：及早使用多巴胺替代药物和抗胆碱药物治疗，必要时辅以手术治疗和行为疗法，可达到减轻症状、减少并发症、增强自理能力、延长生命的目的。

1. 抗胆碱药　协助维持纹状体的递质平衡，适用于早期轻症患者。常用盐酸苯海索（安坦），或选用苯甲托品、丙环定等。

2. 多巴胺替代药物　帕金森病最重要的治疗方法。左旋多巴（多巴胺的前体）可透过血-脑脊液屏障进入脑内，经多巴脱羧酶作用转化成多巴胺而发挥治疗作用。常用复方多巴制剂帕金宁（左旋多巴加 α-甲基多巴肼）或美多巴（左旋多巴加苄丝肼）或森纳梅脱（左旋多巴加卡比多巴）。

3. 多巴胺受体激动剂　能直接激动纹状体，早期使用可延迟使用左旋多巴及减少左旋多巴用量，中、晚期应用可改善症状和减少多巴胺替代药物的用量，减少副作用。常选用多巴胺 D_2 受体激动剂溴隐亭，无效时可选用培高利特。

4. 手术疗法　适应于症状限于一侧或一侧较重的患者，年龄在 60 岁以下，药物治疗无效或副作用严重而不能耐受药物治疗者。采用立体定向手术破坏丘脑腹外侧核后部，可以控制对侧肢体震颤，破坏丘脑腹外侧核前部，可制止对侧肌强直。

考点：治疗原则和常用药物

5. 行为治疗　进行肢体运动、语言、进食等训练，有助于改善生活质量，减少并发症。

（四）主要护理诊断及合作性问题

1. 躯体移动障碍　与黑质病变、锥体外系功能障碍有关。

2. 自尊紊乱　与自体形象改变和生活依赖他人有关。

3. 营养失调：低于机体需要量　与吞咽困难、摄食减少和肌强直、震颤致机体消耗量增加有关。

（五）护理措施

1. 一般护理　①生活护理：指导和鼓励患者自我护理，做力所能及的事情，必要时协助患者洗漱、进食、沐浴、料理大小便，患者床边应配备呼叫器。穿着柔软、宽松的棉质衣物，不穿系鞋带的鞋，穿衣时提供适当的隐蔽条件，鼓励患者独立更衣、修饰，必要时提供帮助。经常清洁皮肤，勤换被褥衣物，勤洗澡，洗澡有困难时协助其完成，包括调节适宜的水温，洗澡用具放在容易拿到的地方，并提供安全保护措施。提供高度适中的坐厕或便桶，周围设置扶手，手纸放在伸手可及处，训练、鼓励患者尽量独立使用便器；对顽固性便秘患者，指导多食富含纤维素的食物、多吃新鲜蔬菜和水果、多饮水，适量服用蜂蜜，养成定时排便习惯，每日按摩腹部,必要时提供缓泻剂(液状石蜡、番泻叶等)或开塞露塞肛、灌肠、人工协助排便等。对排尿困难者,指导患者精神放松,给予腹部热敷、按摩,必要时导尿。②饮食护理:提供高热量、高维生素、高纤维素、低盐、低脂、适量优质蛋白饮食(蛋白不宜过多,以免降低左旋多巴类药物的疗效),根据病情变化,及时调整和补充各种营养素。对咀嚼能力减退的患者,给予易咀嚼、易消化、无刺激的细软食物或半流质饮食,如稀粥、面片、蒸蛋等,少量分次吞咽;对进流质或饮水时出现呛咳的患者,为了预防误吸、窒息或吸入性肺炎,应给予鼻饲,并做好相应的护理。进食时安置患者取坐位或半坐位,从小量食物开始,让患者逐渐掌握进食的步骤,进食时不催促、不打扰,注意合适的食物温度,以防进食时烫伤,餐具最好使用不易打碎的不锈钢餐具,不能持筷进食者改用汤勺。观察患者营养状况改善和体重变化的情况,必要时由静脉补充足够的营养。③心理护理:细心观察患者的心理反应,注意倾听患者的意愿,鼓励患者积极自我评价,尽量维持以往的兴趣与爱好,并帮助培养和寻找新的爱好;多提供正面信息,避免批评性意见。经常安排家人和亲友探视,鼓励患者与病房内其他患者接触和交往,创造良好的亲情和人际关系氛围,以获得社会支持、减轻心理压力。

考点: 一般护理

2. 用药护理　用药过程中,除密切观察治疗效果外,要注意药物的不良反应和及时配合医生处理。①左旋多巴(复方)制剂:主要不良反应有恶心、呕吐、厌食、不自主运动、直立性低血压,幻觉、妄想等精神症状,指导患者在进食时服药或减小服药剂量,有助于减轻消化道症状;出现幻觉、妄想等精神症状和长期服药后出现运动障碍(舞蹈样或肌张力障碍样异常不随意运动)时,应报告医生并配合处理。此外,告知患者在服用左旋多巴制剂的同时,不能服维生素 B_6、利血平、氯丙嗪等药物,以免影响左旋多巴的疗效和导致直立性低血压。②抗胆碱能药:主要副作用有口干、瞳孔扩大、少汗、便秘、排尿困难等;合并前列腺增生或青光眼者,禁用此类药物。③多巴胺受体激动剂:主要有恶心、呕吐、头晕、乏力、皮肤瘙痒、便秘、幻觉、直立性低血压等副作用。

3. 病情观察　动态监测病情有助于掌握病情的发展与演变、有无并发症的发生及药物的治疗效果。应重点观察肌强直、肌震颤及其发展情况,吞咽困难及其程度,每日的进食量及体重变化情况,有无肺炎、压疮等并发症出现,发现异常应及时报告医生做相应的处理。

4. 康复护理　①制订切实可行的运动锻炼计划,鼓励患者尽量参与各种形式的活动,如散步、打太极拳、做床边体操等,运动时保持身体和各关节的活动强度及最大的活动范围,每周至少 3 次,每次至少 30min。②功能障碍训练:起坐困难的患者,指导反复练习起坐动作;起步困难或步行时突然僵住不能动的患者,指导患者行走时眼睛注视前方不要注视地面,尽量跨大步、尽量抬脚、双臂尽量摆动,如协助患者行走,不要强行拉着患者走;不能行走的患者,每日协助其进行全关节运动及伸展运动,按摩四肢肌肉。在运动锻炼过程中,注意活动与休息交替进行,为功能锻炼的环境配备沙发、坐椅、床护栏、手杖、走道扶手等必要的辅助设施。

(六) 健康教育

加强日常生活动作、平衡功能及语言功能等康复训练,坚持参加适量的力所能及的活动和体育锻炼,活动时尽量保持最大限度的全关节活动,以增强自理能力和预防继发性关节僵硬。按医嘱坚持正确用药,定期随访和复查肝、肾功能,监测血压变化。外出时随身携带有患者姓名、住址和联系电话的"安全卡"。

重·点·提·示

帕金森病是中老年常见的神经系统变性疾病,临床以静止性震颤、肌强直、运动减少和姿势步态异常为主要特征。最重要的治疗方法是应用左旋多巴(复方)制剂,主要的护理是一般护理和康复护理。

(孙冬雪)

第 5 节 癲痫患者的护理

案例 9-2

患者,女,23 岁。在校大学生,上午第 2 节课时突然倒地,意识丧失,全身抽搐,口吐白沫,尿失禁。既往有类似发病。

问题: 1. 最可能的病情诊断是什么?

2. 如何进行现场处理和护理配合?

(一) 概述

癲痫(epilepsy)是指慢性反复发作性短暂脑功能失调综合征,以脑神经元异常放电引起反复痫性发作(脑神经元过度同步放电引起的一次脑功能障碍发作)为特征,可表现为运动、感觉、意识、精神、行为和自主神经等功能异常。癲痫是神经系统仅次于脑卒中的第二大常见疾病,我国有 600 万以上患者,每年新发患者为 65 万~70 万,青少年多见,首次发作在 20 岁之前者占 60%~80%。癲痫是可治性疾病,大多预后良好,对生命威胁较小,但个别患者可因外伤、窒息等产生严重后果,癲痫持续状态如不能及时控制,则可引起并发症而导致死亡。

病因:①特发性癲痫及癲痫综合征:有遗传倾向,无其他明显病因,常在某一特殊年龄段起病,具有特征性临床表现和脑电图表现,有明确的诊断标准。②症状性癲痫及癲痫综合征:中枢神经系统病变所致,包括脑结构异常或影响脑功能的各种因素,如染色体异常、先天性畸形、围产期损伤、颅脑外伤、中枢神经系统感染、中毒、脑肿瘤、脑血管疾病、代谢遗传性疾病、变性疾病等。③隐源性癲痫:临床提示为症状性癲痫,但未找到明确病因,也可能在特殊年龄阶段起病,但无特定的临床表现和脑电图特征。④状态关联性癲痫:发作与特殊状态有关,如高热、缺氧、内分泌改变、电解质失调、药物过量、长期饮酒戒断、睡眠剥夺、过度饮水等,属痫性发作,去除有关状态后不再发作,一般不诊断为癲痫。

影响癲痫发作的因素颇多,缺乏睡眠、疲劳、饥饿、便秘、饮酒、电解质失调、光刺激、感情冲动等均可诱发,部分女性患者仅在月经期或妊娠早期发作。

癲痫的发病机制极为复杂,推测为异常神经元集合体高度同步化电活动的结果。发作的病理基础是癲痫病理灶(与痫性放电和癲痫发作直接或间接相关的脑组织病变或结构异常),直接导致发作的是致痫灶(脑电图上出现的一个或数个最明显的痫性放电部位),神经递质与突触传递影响神经元兴奋性是发作的重要环节(抑制性神经递质 GABA 和兴奋性神经递质谷氨酸异常可导致癲痫发作)。

(二) 护理评估

1. 健康史 询问有无癲痫家族史,了解首次癲痫发作的年龄,有无脑部病变或外伤史,有无一氧化碳、铅、汞、妊娠中毒及营养代谢障碍疾病存在;有无睡眠不足、疲乏、饥饿、饮酒、便秘、感情冲动、过度换气、过度饮水等诱发因素;是否在某种特定条件下(如闪光、音乐、下棋、刷牙等)发作,女患者应注意询问癲痫发作与月经的关系。

2. 临床表现

(1) 部分性发作:又称局灶性发作,一般无意识障碍,为最常见的临床类型。脑电图改变提示异常放电源于一侧脑部。

1) 单纯部分性发作:持续时间较短,一般不超过 1min,无意识障碍。分为:①部分运动性发作,以发作性一侧面部(口角、眼睑)或肢体远端(大拇指或足趾)节律性抽动为特征,如抽搐按大脑皮质运动区的分布逐渐扩展,自一侧拇指沿腕部、肘部和肩部渐传至半身,称 Jackson

发作。②部分感觉(体觉或特殊感觉)性发作,表现为口角、舌、手指或足趾麻木感或针刺感,或表现为视觉性、听觉性、嗅觉性、味觉性和眩晕性感觉异常。③自主神经性发作,表现为苍白、潮红、多汗、立毛、瞳孔散大、呕吐、腹鸣、烦渴和欲排尿感等。④精神性发作,表现为记忆扭曲、情感异常、幻觉或错觉等。

2)复杂部分性发作:又称颞叶发作、精神运动性发作。主要特征为部分性发作伴有意识障碍,常表现为意识障碍伴自动症(意识模糊伴协调的、适应性的无意识活动,并伴有遗忘)或运动症状。

3)部分性发作继发泛化:单纯部分性发作发展为复杂部分性发作,单纯或复杂部分性发作可泛化为全面性强直-阵挛发作。

(2)全面性发作:特征为发作时伴有意识障碍或以意识障碍为首发症状,脑电图改变提示双侧大脑半球受累。

1)全面性强直-阵挛发作:又称大发作,是常见的发作类型。主要表现为全身肌肉强直和阵挛,伴意识丧失及自主神经功能障碍。大多发作前无先兆,部分患者发作前一瞬间有含糊不清或难以描述的先兆,如胸腹部气血上涌、局部轻微抽动、无名恐惧或梦境感等。发作过程分3期:①强直期:患者突然意识丧失,伴一声尖叫后跌倒在地;全身骨骼肌强直性收缩,颈部和躯干先前屈、后转为角弓反张、上肢上举后旋转为内收前旋、下肢由屈曲转为伸直及足内翻;呼吸肌强直收缩导致呼吸暂停、面色由苍白或充血转为青紫,眼球上翻。持续10~30s后,肢端出现细微震颤、幅度增大并延及全身,进入阵挛期。②阵挛期:全身肌肉一张一弛地交替性抽动,阵挛频率由快变慢、松弛期逐渐延长,最后一次强烈阵挛后抽搐突然终止,所有肌肉松弛,但意识、呼吸、瞳孔均未恢复。本期持续约1min。上述2期均可发生舌咬伤,伴心率增快、血压升高、瞳孔散大及对光反射消失等自主神经症状,巴宾斯基征阳性。③痉挛后期:抽搐停止,自口鼻喷出泡沫或血沫,括约肌松弛发生尿失禁,进入昏睡状态,生命体征逐渐恢复正常、神志逐渐清醒,清醒后常感头痛、全身酸痛和疲乏,对发作过程全无记忆,个别患者在完全清醒前可有自动症、暴怒、惊恐等变化。自发作开始至意识恢复历时为5~10min。

考点:全面性强直阵挛发作的典型表现

2)强直性发作:多见于弥漫性脑损害儿童,在睡眠中发作。表现为全身或部分肌肉强烈持续的强直性收缩、角弓反张,无阵挛期,头、眼、肢体固定在某一位置,有短暂意识丧失及面部青紫、呼吸暂停、瞳孔散大等。

3)阵挛性发作:仅见于婴幼儿。特征是阵挛性抽搐伴意识丧失,肢体抽动的幅度、频率和分布多变,无强直期,持续1至数分钟。

4)肌阵挛发作:特征是突发短促的震颤样肌收缩,可对称累及双侧肌群而表现为全身闪电样抖动,或为面部或某一肢体或个别肌群肉跳,在刚入睡或清晨欲醒时发作较频繁。一般无意识障碍。

5)失神发作:①典型失神发作:也称小发作,儿童期起病、青春期前停止发作。特征表现为突发短暂的意识丧失和正在进行的动作中断,两眼瞪视不动、呼之不应、手中持物坠落,一般不会跌倒,持续5~10s清醒后继续原先的活动,事后对发作全无记忆。无脑损害,药物治疗反应良好。②非典型失神发作:意识障碍的发生及神志恢复均较典型者缓慢,肌张力改变明显。多见有弥漫性脑损害,预后较差。

6)失张力发作:表现为部分或全身肌张力突然降低,出现垂头、张口、肢体下垂、持物坠落或跌倒,持续数秒至1min,发作后立即清醒并站起。

(3)癫痫持续状态(癫痫状态):指癫痫连续发作之间意识尚未完全恢复又频繁再发,或癫痫发作持续30min以上不能自行停止。任何类型癫痫均可出现,但通常是指全面性强直-阵挛发作持续状态。常见诱因有突然停用抗癫痫药、感染、精神因素、过度疲劳、孕产和饮酒等,常伴高热、脱水和酸中毒,继而发生多脏器功能衰竭,致残率和死亡率很高。

（4）心理状态：癫痫反复发作影响正常生活与工作,以及发作表现有碍自身形象,自尊心受到严重打击,患者常有自卑、孤独离群的异常心态。

3. 辅助检查 ①脑电图检查：发作期特异性的脑电图改变对本病诊断有重要价值,有助于分型、估计预后及手术前定位。间歇期可采用24h磁带记录监测。②影像学检查：头颅X线、脑血管造影、头颅CT及MRI等检查,有助于发现继发性癫痫的病因。③实验室检查：血常规、血糖、寄生虫检查等,可了解患者有无贫血、低血糖、寄生虫病等。

（三）治疗要点

癫痫以药物治疗为主,难治性癫痫且已精确定位的颞叶癫痫,采取前颞叶切除手术。

链接 ┈┈┈┈┈ 难治性癫痫

经2年以上正规抗癫痫治疗,已单独或联合试用所有主要抗癫痫药物并达到患者所能耐受的最大剂量,而每月仍有4次以上发作。

1. 抗癫痫药物治疗一般原则 ①确定是否用药：1年中有2次以上发作,脑电图显示癫痫放电者需用抗癫痫药。②正确选择药物：根据发作类型,患者年龄、全身状况、经济情况和药物耐受性、治疗反应等,选择和调整药物。当1种药物使用足够剂量和时间后仍然无效,可考虑换药,换药时需有一定的重叠时间,增加第2种药物控制并稳定一段时间后,可试行将第1种药物逐渐减量至停用,如减量过程中再出现发作,应考虑联合用药。③尽量单药治疗,必要时可联合用药。④注意药物用法。⑤坚持个体化治疗原则,注意长期监控药物的疗效和毒副作用,及时调整剂量以达到最佳疗效和避免不良反应。⑥严密观察不良反应。⑦坚持长期规律治疗,部分患者需终生服药。⑧掌握停药时机和方法：能否停药和何时停药需根据癫痫类型、病因、发作已控制的时间、难易度及试停药反应等决定;停药过程应根据病情,通常需经1~2年逐渐减量至停用。停药过程中病情有反复时,应恢复原剂量继续服用。

2. 常用抗癫痫药 ①苯妥英：对全身性强直-阵挛发作和部分性发作有效,可加重失神发作和肌阵挛发作。②卡马西平：部分性发作的首选药物,对复杂部分性发作的疗效优于其他抗癫痫药,但可加重失神发作和肌阵挛发作。③丙戊酸钠：广谱抗癫痫药,是全面性发作、尤其是全身性强直-阵挛发作合并典型失神发作的首选药物。④苯巴比妥：小儿癫痫的首选药物,对全身性强直-阵挛发作疗效较好,也用于单纯及复杂部分性发作。⑤扑痫酮：适用于全身性强直-阵挛发作,以及单纯及复杂部分性发作。⑥乙琥胺：仅用于单纯失神发作和肌阵挛发作。⑦氯硝西泮：辅助用药。⑧新型抗癫痫药：有托吡酯,拉莫三嗪,加巴喷丁,菲氨酯和氨己烯酸等,根据临床需要选用。

3. 全面性强直-阵挛发作时的现场处理原则 预防外伤及并发症。

4. 癫痫持续状态的救治原则 尽快控制发作,以防危及生命。

（四）主要护理诊断及合作性问题

1. 有受伤的危险 与癫痫发作时肌肉抽搐、意识障碍有关。

2. 有窒息的危险 与癫痫发作时喉头痉挛、气道分泌物增多、意识障碍有关。

3. 自尊紊乱 与害怕在公共场合发病引起的窘迫有关。

4. 潜在并发症 脑水肿、酸中毒及水电解质紊乱。

（五）护理措施

1. 全面性强直-阵挛发作时的现场处理和护理配合 ①发现发作先兆时,迅速将患者就地平放,避免摔伤;将患者的头部放低、偏向一侧,使唾液和呼吸道分泌物由口角流出,解松领扣和裤带,以保持呼吸道通畅;摘下眼镜、义齿,将手边的柔软物垫在患者头下,移去患者身边的危险物品,以免碰撞受伤。②尽快将压舌板或筷子、纱布、手帕、小布卷等置于患者口腔的一侧上、下臼齿之间,以防咬伤舌和颊部。③抽搐发作时,切不可用力按压肢体,以免造成骨折、肌肉撕裂及关节脱位等。④发作缓解后,安置患者休息,患者可能有短期的意识模糊,禁用口表测体温;为预防再次发作,根据病情选用抗癫痫药治疗。⑤发作期间严密观察生命体征及神志、瞳孔变化,有无心率加快、血压升高、呼吸减慢或暂停、瞳孔散大等;注意发作的类型,记录发作持续时间与频率、发作停止后意识恢复的时间、意识恢复过程中有无自动症、头痛、疲乏及肌肉酸痛等表现。

2. 癫痫持续状态的救治和护理配合　①迅速建立静脉通路,按医嘱首选地西泮立即缓慢静脉注射,成人每次 10～20mg,儿童一次静注量为 0.3～0.5mg/kg,速度不超过每分钟 2mg,必要时可在 15～30min 内重复给药;也可用地西泮 100～200mg 溶于 5% 葡萄糖或 0.9% 氯化钠溶液中,于 12h 内缓慢静脉滴注;用药中密切观察患者呼吸、心律、血压的变化,如出现呼吸变浅、昏迷加深、血压下降,宜暂停注射。也可选用 10% 水合氯醛溶液保留灌肠,或氯硝西泮或异戊巴比妥钠静脉注射,或利多卡因静脉滴注等。②严密观察生命体征、意识、瞳孔等变化,监测血清电解质和酸碱平衡情况,及时发现并处理高热、周围循环衰竭、脑水肿等严重并发症。③保持病室环境安静、光线稍暗,避免外界各种刺激;床旁加床档,关节、骨突处用棉垫保护,以免患者受伤。④连续抽搐者应控制液体摄入量,按医嘱快速静滴脱水剂,并给氧气吸入,以防缺氧所致脑水肿。⑤保持呼吸道通畅和口腔清洁,24h 以上不能经口进食的患者,应给予少量多次鼻饲流质食物。⑥控制发作后,使用长效抗癫痫药过渡和维持,早期用苯巴比妥钠肌内注射,而后服用相应有效的口服抗癫痫药。

3. 心理护理　同情和理解患者,鼓励患者说出心理感受,帮助患者正确面对现实,指导患者进行自我调节,以维持良好的心理状态。告知患者疾病相关知识、预后的正确信息和药物治疗知识,帮助掌握自我护理的方法,尽量减少发作次数;鼓励家属、亲友向患者表达关爱的情感,解除患者的精神负担,增强其自信心;指导患者积极主动地参与各种社交活动、承担力所能及的社会工作,在与社会接触、交往中体现自身的价值。

4. 用药护理　除需观察药物治疗效果外,应注意药物不良反应:苯妥英有胃肠道反应、牙龈增生、共济失调、粒细胞减少等,卡马西平有眩晕、共济失调、白细胞减少、骨髓抑制等,丙戊酸钠有食欲不振、恶心呕吐、血小板减少、肝损害等。对血液、肝、肾功能有损害的药物,服药前应遵医嘱做血、尿常规和肝肾功能检查,服药期间定期抽血做血象和生化检查,必要时做血药浓度的测定,以防药物不良反应发生。

考点:护理 措施

(六)健康教育

1. 指导患者养成良好的生活习惯,注意劳逸结合,避免过度疲劳、睡眠不足、情感冲动等诱发因素;食物应清淡、富营养,避免辛、辣、咸,不宜进食过饱,多吃蔬菜、水果,戒除烟酒。

2. 强调遵医嘱坚持长期用药的重要性,不可自行停药、间断用药或不规则用药,以免诱发癫痫持续状态。阐明抗癫痫药的疗程一般为 4～5 年(或需终生服药),停药需在医生指导下遵循缓慢和逐渐减量的原则,一般需 6 个月以上的时间。告知用药期间注意有无药物的不良反应,出现异常及时就医。

3. 禁止从事带有危险的活动,如攀高、游泳、驾驶、带电作业等,以免发作时危及生命;平时应随身携带简要的病情诊疗卡,注明姓名、地址、病史、联系电话等,以备突然发作时得到及时有效的处理。

案例 9-2 分析

1. 最可能的病情:癫痫全面性强直-阵挛发作。

2. 现场处理和护理配合:①放低患者头部并偏向一侧,将衣物垫在头下,解松领扣和裤带,保持呼吸道通畅。②移去患者身旁的危险物品。③用手帕包成布卷置于患者口腔一侧的上、下白齿之间,以防咬伤舌和颊部。④发作缓解后,安置患者休息,服用抗癫痫药。

重点提示

癫痫是指慢性反复发作性短暂脑功能失调综合征,以脑神经元异常放电引起反复痫性发作为特征,可表现为运动、感觉、意识、精神、行为和自主神经等功能异常。部分性发作为最常见的临床类型,一般无意识障碍;全面性强直-阵挛发作的主要表现为全身肌肉强直和阵挛,伴意识丧失及自主神经功能障碍。护理重点是全面性强直-阵挛发作和癫痫持续状态的现场处理、救治和护理配合。

(孙冬雪)

目 标 检 测

A₁/A₂型题

1. 肢体感觉障碍的肢体不适宜
   - A. 睡软床
   - B. 经常翻身
   - C. 热水袋保暖
   - D. 乙醇按摩
   - E. 温水拭浴

2. 一侧面部和肢体运动障碍称之为
   - A. 单瘫
   - B. 偏瘫
   - C. 交叉性瘫痪
   - D. 截瘫
   - E. 局限性瘫痪

3. 瘫痪肢体可脱离床面活动,但不能对抗阻力,其瘫痪程度属于
   - A. 0级
   - B. Ⅰ级
   - C. Ⅱ级
   - D. Ⅲ级
   - E. Ⅳ级

4. 符合下运动神经元瘫痪的一项是
   - A. 肌张力降低
   - B. 无明显的肌萎缩
   - C. 腱反射亢进
   - D. 病理反射阳性
   - E. 病损部位在大脑和脊髓

5. 昏迷患者取平卧位头偏向一侧或取侧卧位的目的是防止
   - A. 加重昏迷
   - B. 呕吐物误吸
   - C. 血压下降
   - D. 污染衣服
   - E. 坠积性肺炎

6. 吉兰-巴雷综合征患者最大的危险是
   - A. 呼吸麻痹
   - B. 肾衰竭
   - C. 心力衰竭
   - D. 心律失常
   - E. 肝衰竭

7. 吉兰-巴雷综合征最常见的首发症状是
   - A. 面神经麻痹
   - B. 心律失常
   - C. 四肢对称性弛缓性瘫痪
   - D. 肢体远端感觉异常
   - E. 呼吸肌麻痹

8. 脑卒中最重要的独立危险因素是
   - A. 高血压
   - B. 脑动脉粥样硬化
   - C. 脑血管畸形
   - D. 短暂脑缺血发作
   - E. 高脂血症

9. 短暂性脑缺血发作的时间最长不超过
   - A. 8h
   - B. 12h
   - C. 24h
   - D. 3d
   - E. 5d

10. 脑血栓形成最重要的基本病因是
    - A. 高血压
    - B. 风湿性心脏病
    - C. 2型糖尿病
    - D. 脑动脉硬化
    - E. 血黏度增高

11. 脑血栓形成早期溶栓治疗的用药时间是指发病后
    - A. 3h 内
    - B. 6h 内
    - C. 12h 内
    - D. 24h 内
    - E. 48h 内

12. 脑出血最常见的病因
    - A. 高血压
    - B. 动脉硬化
    - C. 出血性疾病
    - D. 先天性动脉瘤
    - E. 颅内血管畸形

13. 脑出血最常见的部位是
   A. 小脑　　　　　　B. 脑室
   C. 脑桥　　　　　　D. 间脑
   E. 内囊

14. 内囊出血的典型表现是
   A. 高热　　　　　　B. 瞳孔缩小
   C. 三偏症状群　　　D. 中枢性呼吸衰竭
   E. 昏迷

15. 蛛网膜下隙出血的最常见的病因是
   A. 高血压脑动脉硬化　B. 脑动脉炎
   C. 脑底异常血管网　　D. 动静脉畸形
   E. 粟粒样动脉瘤

16. 蛛网膜下隙出血患者应绝对卧床休息的时间为
   A. 1~2 周　　　　　B. 2~3 周
   C. 3~4 周　　　　　D. 4~6 周
   E. 6~8 周

17. 帕金森病早期最常见的特征性首发症状是
   A. 面具脸　　　　　B. 屈曲体姿
   C. 写字过小症　　　D. 静止性震颤
   E. 慌张步态

18. 帕金森病最重要的治疗方法是
   A. 抗胆碱药　　　　B. 多巴胺替代药物
   C. 金刚烷胺　　　　D. 镇静剂
   E. 多巴胺受体激动剂

19. 帕金森病患者服用左旋多巴(复方)制剂时不能同时使用的维生素是
   A. 维生素 A　　　　B. 维生素 B_1
   C. 维生素 C　　　　D. 维生素 D
   E. 维生素 B_6

20. 癫痫全面性强直-阵挛发作时最重要的处理措施是
   A. 立即送医院救治
   B. 防止外伤
   C. 及时使用抗癫痫药物
   D. 保持气道通畅
   E. 及时吸氧

21. 患者,女,30 岁。有风湿性心脏病史 10 年,今晨晨练时突然右侧上肢活动不便,其他锻炼者发现其口角歪斜。首先要考虑的疾病是
   A. 脑血栓形成　　　B. 脑栓塞
   C. 脑出血　　　　　D. 脑肿瘤
   E. 蛛网膜下隙出血

22. 患者,男,65 岁。高血压史 20 年,1h 前与人争吵时突然人事不省,诊断脑出血急诊入院。急性期抢救的重要环节是
   A. 降低颅内压
   B. 维持和稳定生命功能
   C. 止血和给氧
   D. 早期手术治疗
   E. 防治并发症

23. 患者,男,80 岁。高血压脑出血入院 3 日,昏迷、呕吐、便秘,血压 180/110mmHg,左侧偏瘫。禁用的护理措施是
   A. 平卧位头偏向一侧
   B. 应用脱水剂降低颅内压
   C. 遵医嘱调控血压防止出血加重
   D. 置瘫痪肢体功能位
   E. 采用灌肠法保持大便通畅

24. 患者,男,60 岁。高血压史 10 年,诊断脑出血入院。起病后至少应禁食
   A. 4h　　　　　　　B. 8h
   C. 12h　　　　　　 D. 24h
   E. 48h

25. 患者,女,28 岁。突然出现意识障碍,全身抽搐、眼球上翻、瞳孔散大、口吐白沫、牙关紧闭、大小便失禁,持续约 3 分钟。清醒后对发生的情况全无记忆。最可能的病情是
   A. 神经症　　　　　B. 低血钙抽搐
   C. 癫痫　　　　　　D. 精神障碍
   E. 短暂脑缺血发作

A_3/A_4 型题

(26、27 题共用题干)

　　患者,女,30 岁。上呼吸道感染后 10 日出现两下肢不能活动,检查肌张力减弱,膝跳反射引不出;同时有足底蚁走感。脑脊液检查蛋白质含量明显增高而细胞数正常。

26. 最可能的病情是
   A. 周围神经炎　　　B. 急性脊髓炎
   C. 脑血栓形成　　　D. 周期性瘫痪
   E. 吉兰-巴雷综合征

27. 最重要的病情观察内容是
   A. 血压变化　　　　B. 心律和心率
   C. 体温变化　　　　D. 呼吸状况
   E. 意识状态

(28~30 题共用题干)

　　患者,男,65 岁。高血压史多年。在活动中突发意识障碍,诊断为"脑出血"收入院。

28. 查体发现一侧瞳孔散大、两侧瞳孔不等圆,提示患者的病情为

A. 脑疝形成　　　　　B. 出血部位靠近眼睛

C. 脑干出血　　　　　D. 动眼神经瘫痪

E. 脑出血量较大

29. 安置患者取头部抬高卧位的主要目的是

A. 利于口腔分泌物引流

B. 防止再出血

C. 防止呕吐

D. 防止脑缺氧

E. 减轻脑水肿

30. 医嘱给予20%甘露醇溶液快速静脉滴注,其主要作用是

A. 降低血压　　　　　B. 营养脑细胞

C. 帮助止血　　　　　D. 降低颅内压

E. 保护血管

(31~33 题共用题干)

　　患者,男,60 岁。高血压和动脉硬化史5 年,早晨起床时右侧上下肢瘫痪、言语不清,意识清楚。

31. 最可能的诊断是

A. 暂性脑缺血发作　　B. 脑血栓形成

C. 脑栓塞　　　　　　D. 脑出血

E. 蛛网膜下隙出血

32. 医嘱头部禁止用冷的目的是防止

A. 体温不升　　　　　B. 意识障碍加深

C. 出血加重　　　　　D. 脑缺血加重

E. 血压升高

33. 患者能够经口进食,但存在吞咽困难。为防止进食时发生误吸和窒息,不妥的护理措施是

A. 进食前注意休息

B. 营造安静的进餐环境

C. 鼓励使用吸管喝汤

D. 进餐时不要讲话

E. 餐后保持坐位半小时以上

(34、35 题共用题干)

　　患者,男,30 岁。有癫痫发作史,自行停药3 个月。3h 前开始频繁抽搐发作,间歇期意识不清,来院急诊。

34. 应考虑的病情是

A. 癫痫持续状态

B. 典型失神发作

C. 强直性发作

D. 全面性强直-阵挛发作

E. 阵挛性发作

35. 首选的处理是

A. 鼻饲抗癫痫药

B. 静脉推注地西泮

C. 肌注苯巴比妥

D. 0.1%水合氯醛溶液保留灌肠

E. 20%甘露醇溶液静脉滴注

第10章 传染病患者的护理

第1节 总 论

传染病是由病原微生物（细菌、病毒、衣原体、立克次体、支原体、螺旋体、真菌等）和寄生虫（原虫、蠕虫）感染人体后产生的具有传染性的疾病。在人类历史上，一些烈性传染病如天花、霍乱、鼠疫等流行十分猖獗，并造成了重大的灾难。在"预防为主"的卫生工作方针指导下，大力开展防治工作，传染病的发病率已大幅度下降，病死率也显著降低。然而，有些传染病，如病毒性肝炎、感染性腹泻、流行性出血热等依然广泛存在，鼠疫仍处于活跃期，霍乱时有流行，结核病卷土重来，AIDS 感染率处于高峰，给广大民众的健康和生命造成严重威胁。传染病疾病谱也在发生改变，传染性非典型肺炎、人感染高致病性禽流感、甲型 H1N1 流感等，这些新出现的传染病对人民群众的身体健康与生命安全构成了新的威胁，传染病防治工作仍然严峻。只有坚持贯彻"预防为主"和"防治结合"的方针，切实落实"三级预防"措施，才能最终达到控制或消灭传染病的目的，实现"人人享有初级卫生保健"的目标。

传染病护理是传染病防治工作的重要组成部分，面对传染病流行的新形势、新特点，也对传染病的护理工作提出了新的、更高的要求。

一、感染与免疫

感染又称传染，是指病原体侵入人体后在人体内的一种寄生过程，也是病原体与人体之间相互作用、相互斗争的过程。此过程受病原体的致病能力（侵袭力、毒力、数量、变异性）、机体的免疫应答（非特异性免疫、特异性免疫）及外界干预（如药物治疗）的影响，从而可产生不同的表现。临床上的传染病仅是感染过程中的表现形式之一，而不是感染的全部。

（一）传染病感染过程的表现

1. 病原体被清除 病原体进入人体后，在人体有效的防御作用下，如皮肤黏膜的屏障作用、胃酸的杀灭作用、多种体液成分的溶菌、杀菌作用，血脑屏障和组织细胞的吞噬作用等，均能使病原体在体内被消灭或通过鼻咽、气管、肠或肾排出体外，人体不发生病理变化，也不出现任何症状。

2. 隐性感染 又称亚临床感染或不显性感染。指病原体进入人体后，仅引起机体产生特异性免疫应答，病理变化轻微，而临床上无任何症状、体征和生化改变，只有通过免疫学检查才能发现。大多数传染病（如脊髓灰质炎、流行性乙型脑炎）以隐性感染为最常见。隐性感染后可获得对该传染病的特异性免疫力，病原体被清除；某些传染病（如乙型肝炎、伤寒、菌痢等）隐性感染后，少数可转变为病原携带状态（病原体持续存在于体内），成为传染源。

3. 潜伏性感染 指病原体侵入人体后寄生于机体某个部位，机体的免疫功能可使病原体局限化而不引起显性感染，但又不能将病原体清除时，病原体潜伏于机体内的状态。潜伏性感染期间，病原体一般不排出体外，这是与病原携带状态不同之处；同时人体也不出现临床表现。但在机体免疫功能下降时，潜伏在机体内的病原体可引起显性感染，常见于结核病、带状疱疹、疟疾等。

4. 显性感染　又称临床感染。指病原体侵入人体后,不但引起机体发生免疫应答,而且通过病原体本身的作用或机体的变态反应,导致组织损伤和病理改变,出现临床特有的症状、体征。在大多数传染病中,显性感染仅占小部分;但少数传染病(如麻疹),则以显性感染为主。显性感染后机体可获得特异性免疫力;少数显性感染者可转变为病原携带者,成为传染源。

5. 病原携带状态　指病原体侵入人体后,在人体内生长繁殖并不断排出体外,成为重要的传染源,而人体不出现临床表现。在乙型肝炎、伤寒、痢疾、霍乱等许多传染病中,病原携带者是重要的传染源。按病原体种类不同,分为带病毒者、带菌者和带虫者;按发生的时期不同,分为潜伏期携带者(发生于显性感染临床症状出现之前)、恢复期携带者(显性感染之后)、无症状病原携带者(隐性感染之后);按携带病原体持续时间长短不同,分为急性携带者(持续时间在 3 个月以内)、慢性携带者(持续时间在 3 个月以上)。

上述 5 种感染表现形式在不同的传染病中各有侧重,一般以隐性感染最常见,病原携带状态次之,显性感染比例最小但最容易识别。各种感染表现形式在一定条件下是可以相互转化的。

(二) 感染过程中病原体的致病作用

感染过程中,病原体的侵袭力、毒力、数量和变异性等,在传染过程中起着重要的作用。

1. 侵袭力　指病原体侵入人体并在体内扩散的能力。有些病原体可直接侵入人体,如钩端螺旋体、钩虫丝状蚴等;有些病原体经呼吸道、消化道进入人体,先黏附在呼吸道和消化道黏膜表面,再进一步侵入组织细胞,产生酶和毒素,引起病变,如溶血性链球菌产生透明质酸酶,金黄色葡萄球菌产生血浆凝固酶等;病原菌的荚膜能够抵抗吞噬细胞的吞噬、菌毛能黏附在黏膜上皮表面,增强其侵袭力。

2. 毒力　包括毒素和其他毒力因子。毒素包括外毒素和内毒素,具有代表性的外毒素有破伤风外毒素和白喉外毒素;大多数革兰阴性菌都有内毒素,如伤寒杆菌、痢疾杆菌等。其他毒力因子中,有些具有穿透能力,有些具有侵袭能力,有些具有溶组织能力。许多细菌还能分泌一些针对其他细菌的毒力因子。

3. 数量　在同一种传染病中,入侵病原体的数量与致病力成正比。然而,在不同的传染病中,能引起疾病的最低病原体数量可有较大的差异,如伤寒需要 10 万个菌体,而菌痢仅需10 个菌体。

4. 变异性　病原体可因遗传、环境、药物等因素而发生变异。一般来说,经过人工多次传代培养可使病原体的致病力减弱,如用于预防结核病的卡介苗;在宿主之间反复传播,则可使病原体的致病力增强,如肺鼠疫。病原体的抗原变异可逃避机体的特异性免疫,从而不断引起疾病发生或使疾病慢性化,如艾滋病病毒等。

(三) 感染过程中机体的免疫应答作用

在感染过程中,人体的免疫应答在抵御病原体致病方面起着主导作用。免疫应答包括非特异性免疫应答和特异性免疫应答。免疫应答可以是保护机体免受病原体入侵与破坏的保护性免疫应答,也可以是促进病理生理过程及加重组织损伤的变态反应,变态反应属于特异性免疫应答。病原体侵入机体后是否发病,取决于病原体的致病能力和机体免疫应答的综合作用。保护性免疫反应分为非特异性免疫与特异性免疫应答。

1. 非特异性免疫　机体对进入体内异物的一种清除机制,通过遗传获得,在出生时即有的一种较为稳定的免疫能力,又称先天性免疫。无抗原特异性,在抵御感染过程中非特异性免疫首先发挥作用。

（1）天然屏障：包括皮肤、黏膜及其分泌物（胃酸、溶菌酶等）与附属器（鼻毛、气管黏膜上皮细胞的纤毛）等外部屏障及血脑屏障、胎盘屏障等内部屏障。

（2）吞噬作用：单核-巨噬细胞系统包括血液中游走性单核细胞、以中性粒细胞为主的各种粒细胞和肝、脾、骨髓、淋巴结中固定的吞噬细胞，具有非特异性吞噬功能，可清除体液中的颗粒状病原体。

（3）体液因子：包括体液中的补体、溶菌酶和各种细胞因子（白介素、肿瘤坏死因子、γ-干扰素等），能直接或通过免疫调节作用清除病原体。

2. **特异性免疫** 通过对抗原进行特异性识别后产生的针对该抗原的特异性免疫应答，是一种后天获得的主动免疫。包括：由 T 淋巴细胞介导的细胞免疫和由 B 淋巴细胞介导的体液免疫。

（1）细胞免疫：T 细胞被某种病原体抗原刺激后能对该抗原产生致敏，当再次与该抗原相遇时，则通过细胞毒性和淋巴因子杀伤病原体及其所寄生的细胞。细胞免疫在对抗病毒、真菌、原虫和部分在细胞内寄生的细菌（如伤寒杆菌、结核杆菌、麻风杆菌）的感染中起重要作用。T 细胞还有调节体液免疫的功能。

考点：传染病感染过程的表现和机体的免疫应答作用

（2）体液免疫：致敏 B 细胞再次受到该抗原刺激后，转化为浆细胞，并产生与致敏 B 细胞抗原相对应的抗体，即免疫球蛋白，如 IgG、IgM、IgA、IgD、IgE 等。感染过程中最早出现的是IgM，持续时间短，是近期感染的标志，有早期诊断意义；IgG 在感染后临近恢复期时出现，持续时间较长，是既往感染的标志，IgG 含量最高，占免疫球蛋白的 80%，能通过胎盘，是用于防治某些传染病的丙种球蛋白及抗毒血清的主要成分；IgA 是呼吸道和消化道黏膜抗感染的主要抗体；IgE 主要作用于入侵的原虫和蠕虫。

二、传染病的流行过程及影响因素

传染病的流行过程就是传染病在人群中发生、发展和转归的过程。构成流行过程的 3 个基本条件是传染源、传播途径、人群易患性。流行过程还受社会因素和自然因素的影响。

（一）传染病流行过程的基本条件

1. **传染源** 指病原体在体内生长繁殖并能将其排出体外的人和动物。①患者：急性患者（尤其是轻型患者数量多且不易被发现）可通过咳嗽、呕吐、腹泻等症状而使病原体播散，慢性患者可长期污染环境，在不同传染病中各种类型患者的流行病学意义各异。②隐性感染者：在某些传染病（如脊髓灰质炎），隐性感染者是重要传染源。③病原携带者：病原携带者（特别是慢性携带者而无任何症状、体征时不易被发现）可长期排出病原体，在某些传染病（如伤寒）中具有重要的流行病学意义。④受感染的动物：某些动物源性传染病（如狂犬病、鼠疫），可由动物传给人类导致发病。

2. **传播途径** 指病原体从传染源体内排出后，到达另一个易感者所经历的途径。①空气、飞沫、尘埃：呼吸道传染病（如流感、麻疹、SARS 等）的主要传播途径，当传染源咳嗽、喷嚏时，含有病原体的飞沫被排出而漂浮于空气中，较大的飞沫和痰液坠落于地，外层干燥后形成蛋白膜，随尘埃飞扬于空气中，易感者通过呼吸而感染。②水、食物、苍蝇：消化道传染病（如伤寒、细菌性痢疾等）的主要传播途径，易感者因进食被病原体污染的水或食物（苍蝇、蟑螂等可通过机械性携带病原体污染食物和水）而感染。此外，某些传染病（如血吸虫病、钩端螺旋体病等）可通过与疫水接触，病原体经皮肤或黏膜侵入人体导致感染。③手、用具、玩具：又称日常生活接触传播，既可传播消化道传染病（如细菌性痢疾），也可传播呼吸道传染病（如流感），主要接触了被传染源的分泌物和排泄物污染的餐具或日常生活用品等而感染。④吸血节肢动物：又称虫媒传播，见于以吸血节肢动物（蚊虫、跳蚤、白蛉、恙虫等）为中间宿主的传染病,如蚊虫传播疟疾、乙脑,虱传播斑疹伤寒等。⑤血液、体液、血制品:含有病原体的血液、体液、血制品通过血管进入人体而感染,见于乙型肝炎、丙型肝炎、艾滋病等。⑥土壤:易感者接触被病原体的芽胞(如破伤风、炭疽)、幼虫(如钩虫)、虫卵(如蛔虫)污染的土壤时,土壤就成为这些传染病的传播途径。⑦母婴传播:某些传染病的病原体可通过产前、产时、产后传播,如乙型病毒性肝炎、风疹及艾滋病等。母婴传播属于垂直传播,以上其他传播途径统称为水平传播。

3. 人群易患性　指某一特定人群中对某种传染病的易感程度。对某一传染病缺乏特异性免疫力的人称为易感者,人群易患性取决于易感者在某一特定人群中的比例。对某一特定传染病的易感者所占比例越多,人群易患性越高,如果有传染源存在且又有合适的传播途径时,该传染病就很容易发生流行。在普遍推行人工自动免疫后,可将易感者比例降至最低,从而控制或阻止传染病的流行。

(二)影响流行过程的因素

传染病流行过程的 3 个基本条件为传染病的流行提供了可能性,但是否流行及流行程度则受自然因素和社会因素的制约,其中社会因素起主导作用。

1. 自然因素　包括地理、气象、生态环境等。自然环境中的各种因素对流行过程的发生和发展起着重要的作用,既可直接影响病原体在外环境中的生存能力,又可影响传播途径和机体的非特异性免疫力。如呼吸道传染病多见于冬春季节,与气候寒冷干燥、人们喜欢室内活动而空气不流通,呼吸道传染病病原体对寒冷和干燥耐受力强,寒冷和干燥可减弱呼吸道抵抗力等因素有关;消化道传染病多见于夏秋季节,与气候炎热适宜于肠道细菌生长繁殖、胃酸分泌减少及机体饮水多使胃酸稀释而减弱消化道抵抗力等有关。传染病的地区性和季节性与自然因素密切相关,如长江流域某些湖沼地区,适宜于钉螺的生存,因而形成血吸虫病的地方性流行区;而乙型脑炎严格的夏秋季发病的季节性特点,则与其传播媒介蚊虫的活动习性有关。

2. 社会因素　包括社会制度、经济水平、生活条件、文化水平、风俗习惯、职业活动、医疗卫生条件等,对传染病的流行过程有决定性的影响,其中尤以社会制度为重要。新中国成立前,许多传染病(如鼠疫、天花、霍乱、疟疾、血吸虫病等)在我国流行极为猖獗;建国后,我国组建了各级卫生防疫机构,颁布了"传染病防治法",制定了各项卫生管理法规,通过开展爱国卫生运动、宣传卫生知识、实行计划免疫、开展群防群治运动和开展社区卫生服务等干预措施,培养了公民良好的卫生意识、卫生习惯和应对突发传染病的能力,有效地控制了传染病的流行。

考点:传染病流行过程的基本条件

三、传染病的基本特征和临床特点

(一)传染病的基本特征

传染病与其他疾病的主要区别在于传染病具有 4 个基本特征。

1. 有病原体　每种传染病都是由特异的病原体感染引起的,包括各种致病微生物和寄生虫,其中病毒和细菌感染最常见。如霍乱的病原体为霍乱弧菌,疟疾的病原体为疟原虫。临床上检出特异性的病原体对传染病的诊断及防治具有重要意义。

2. 有传染性　病原体由一个宿主排出体外,经一定的途径传给另一个宿主的特性称为传染性。所有传染病都具有一定的传染性,是传染病与其他感染性疾病的主要区别。传染病患者排出病原体的整个时期称为传染期,每一种传染病都有相对固定的传染期,是确定传染病患者隔离期的重要依据。

3. 有流行病学特征

(1)流行性:在一定条件下,传染病能在人群中传播的特性称为流行性。按传染病的流行强度和广度分为:①散发:指某种传染病发病率为某地区近年来的一般水平。②流行:指某种传染病在某地区的发病率显著高于当地一般的发病水平。③大流行:指某种传染病在一定时间内迅速蔓延,波及范围广泛,甚至超出国界、洲界。④暴发:指某种传染病有大量病例的发病时间高度集中于一个短时间之内。

(2)季节性:由于受气温、湿度、雨水等环境因素影响,某些传染病的发病率在每年一定季节出现升高的现象。

(3)外来性和地方性:①外来性:指在国内或地区内原来不存在,而是从国外或外地传入的传染病,如霍乱。②地方性:指地理气候、人们生活习惯等某些特定的自然或社会条件下,某些地区持续发生的传染病,如血吸虫病。某些自然生态环境有利于某些传染病(如鼠疫、恙虫病、钩端螺旋体病等)在野生动物间传播,野生动物成为主要传染源,人类进入该地区时也可感染发病,称为自然疫源性传染病,也属于地方性传染病。存在这种疾病的地区称自然疫源地。

此外,传染病在不同人群(年龄、性别、职业)中的分布,也属于流行病学特征。

4. 有感染后免疫 人体感染病原体后,无论是显性或隐性感染,都能产生针对病原体及其产物(如毒素)的特异性免疫。感染后免疫属于主动免疫,其持续时间在不同传染病中有很大差异。一般情况下,病毒性传染病(如麻疹、水痘、流行性乙型脑炎)的感染后免疫持续时间最长,甚至可保持终身(少数例外,如流行性感冒);细菌、螺旋体、原虫性传染病(如细菌性痢疾、钩端螺旋体病、阿米巴病)感染后免疫持续时间通常较短,仅为数月至数年(也有例外,如伤寒);蠕虫感染后一般不产生保护性免疫,因而常可重复感染(如血吸虫病、蛔虫病、钩虫病)。

(二)传染病的临床特点

1. 病程发展的阶段性 急性传染病的发生、发展、转归和病程,具有一定的规律性和阶段性,大致分为 4 个阶段。

(1)潜伏期:自病原体侵入人体之后至出现临床症状之前的时期。各种传染病的潜伏期长短不一,但每种传染病的潜伏期都有一个范围(最短、最长),通常相当于病原体在体内繁殖、转移、定位、引起组织损伤和功能改变导致临床症状出现之前的整个过程。潜伏期是确定医学观察、留验等检疫期限(隔离期、观察期)的重要依据(参阅附录)。

(2)前驱期:自起病开始至出现该病明显的症状为止的时期。该期的临床表现多属于非特异性的全身反应,如发热、头痛、乏力、肌肉酸痛、食欲不振等,为许多传染病所共有的症状,一般持续 1~3 日。起病急骤者可无前驱期表现。多数传染病在前驱期有较强的传染性。

(3)症状明显期:急性传染病在前驱期后,逐渐表现出某种传染病所特有的症状和体征的时期。如麻疹患者特征性的皮疹、肝炎患者的黄疸、肝脾大、流脑患者的脑膜刺激征等。本期病情由轻变重达到高峰,然后逐渐缓解,又可分为上升期、极期和缓解期。此期容易发生各种并发症,传染性极强。

(4)恢复期:机体免疫力增长到一定程度,体内病理生理过程基本终止,临床症状和体征基本消失,直至完全康复的时期。此期体内产生的功能失调和组织损伤等病变逐步调整和修复,血清中抗体效价也逐渐升至最高水平。病原体大多被消除,少数患者体内仍可带有病原体,可复发或成为病原携带者。也可发生并发症,部分患者可转为慢性或留有后遗症。①复发:某些传染病(如伤寒、疟疾)患者进入恢复期后,已稳定退热一段时间,由于潜伏于体内的病原体再度繁殖到一定程度,使初发病的症状再次出现时称复发。②再燃:患者进入恢复期后,体温尚未稳定下降至正常而又再次上升者,称为再燃。③再感染:传染病痊愈后,经过一段时间免疫力逐渐消失,又感染同一种病原体称为再感染,见于细菌性痢疾等。④重复感染:

传染病尚未痊愈,又受到同一种病原体感染,称为重复感染,多见于寄生虫病,如血吸虫病、钩虫病等。⑤后遗症:恢复期结束后,较长时间内机体功能仍不能恢复正常时,称为后遗症。多见于中枢神经系统传染病,如乙脑、脊髓灰质炎等。

2. 常见症状和体征　　常见的主要症状和体征包括发热、发疹和毒血症状,严重者有意识障碍、呼吸衰竭、循环衰竭及肝、脾、淋巴结肿大等。

(1) 发热:发热是机体对感染的一种全身性反应,也是许多传染病所共有的最常见症状。热型是传染病重要特征之一,具有鉴别诊断意义:稽留热,见于伤寒极期、流行性斑疹伤寒等;弛张热,见于伤寒缓解期、流行性出血热、败血症等;间歇热,见于疟疾、败血症等;波状热,见于布鲁菌病;双峰热,见于黑热病;不规则热,见于流行性感冒、肺结核等。

(2) 发疹:发疹是许多传染病的特征性体征,可分为皮疹和黏膜疹。不同的传染病皮疹的性质、形态、颜色、大小、分布部位、出现时间、出疹顺序、演变、疹后有无脱屑及色素沉着等均不同,有助于传染病的诊断和鉴别诊断。①皮疹种类:斑丘疹,常见于麻疹、风疹、幼儿急疹等;玫瑰疹,见于伤寒;红斑疹,见于猩红热;出血疹(瘀点、瘀斑),见于流行性脑脊髓膜炎、流行性出血热、登革出血热、败血症等;黏膜疹,如麻疹黏膜斑(Koplik 斑),见于麻疹前驱期;疱疹或脓疱疹,见于水痘、天花、带状疱疹、单纯疱疹等;荨麻疹,多见于寄生虫病、血清病、食物和药物过敏者等。②出疹时间:传染病发病后出疹时间有一定规律性,水痘和风疹于病程第 1 天、猩红热于病程第 2 天、麻疹于病程第 4 天、斑疹伤寒于病程第 5 天、伤寒于病程第 6 天出疹,出疹时间有助于传染病的诊断及鉴别诊断。③出疹顺序:传染病出疹的顺序对诊断有价值。如麻疹自耳后发际开始,渐及前额、面部、颈部,然后自上而下蔓延至胸部、腹部、背部及四肢,最后到达手掌和足底;水痘皮疹先见于躯干、头部,逐步延及面部,最后达四肢。④皮疹分布:皮疹的分布特点对某些传染病的诊断与鉴别有重要价值。如水痘的皮疹多集中于躯干,而四肢较少,呈向心性分布;伤寒的玫瑰疹多见于胸部和上腹部,呈不规则分布。

3. 临床类型　　根据传染病临床过程的长短可分为急性、亚急性、慢性;根据病情轻重可分为轻型、中型(或普通型)、重型、暴发型(极重型);根据临床特征可分为典型(相当于中型或普通型)、非典型(病情可轻可重,极轻者可照常工作称逍遥型)等。临床类型的识别对估计病情、判定预后、确定治疗方案及进行流行病学调查分析有重要意义。

考点:传染病的基本特征和临床特点

四、传染病的诊断和防治

(一) 传染病的诊断

传染病早期正确的诊断,不仅可以使患者得到及时治疗,而且还利于早期隔离、防止传染病的传播。传染病的诊断要综合分析 3 个方面的资料。

1. 流行病学资料　　在传染病的诊断中有重要的价值。应仔细询问患者的年龄、职业、籍贯、发病季节、居住与旅行地点、既往病史、输血史、密切接触史、不洁饮食习惯及预防接种史等。

2. 临床资料　　包括详尽的病史和全面的体格检查,对确定临床诊断极为重要。发病的诱因和起病方式对传染病的诊断有重要参考价值,体格检查要特别注意有诊断意义的阳性体征。

3. 辅助检查资料　　实验室检查对传染病的诊断有特殊意义。所有传染病都有其特异性病原体,只要从患者体内查到相关病原体就可确诊,而免疫反应检测出特异性抗体,亦有确诊的意义。

(1) 一般常规检查项目:包括血液、尿液、粪便常规检验和生化检查。血常规检查以白细胞计数和分类意义较大,如白细胞显著升高多为化脓性细菌感染,百日咳和流行性出血热等;

分类中嗜酸粒细胞减少、消失常表示有伤寒可能,增多则多为寄生虫感染;异常淋巴细胞增多常为病毒感染,如传染性单核细胞增多症、流行性出血热等。尿及粪便检查,方法简便、易于操作,对确定某些传染病和寄生虫病的诊断有重要价值。生化检查有助于病毒性肝炎、流行性出血热等传染病的诊断和病情判定。

（2）病原学检查:①直接检出病原体:许多寄生虫病可通过肉眼观察或显微镜观察检出病原体而确诊,如肉眼发现虫体或绦虫节片,或在骨髓中镜检出疟原虫;血液中镜检发现微丝蚴;粪便中检出阿米巴原虫及各种寄生虫卵以及通过孵化法在粪便中检出血吸虫毛蚴等。②分离培养病原体:可采用血液、尿、粪、脑脊液、痰、骨髓、皮疹吸出液等分离培养病原体,采集标本应注意在疾病的早期、应用抗病原体药物治疗前进行,标本应正确保存和及时运送,可用人工培养基、组织细胞培养及动物接种等方法分离病原体。③分子生物学检测:以核酸杂交法和核酸体外扩增法为主。核酸杂交法包括斑点杂交、Southern 印迹杂交和 Northern 印迹杂交等方法,是利用放射性核素^{32}P 或生物素标记的核酸探针对病原体进行分子水平的检测。核酸体外扩增法以聚合酶链反应（polymerase chain reaction,PCR）法为常用,PCR 法分普通 PCR 法、反转录 PCR（RT-PCR）法及原位 PCR（in-situ PCR）法等多种方法。具有快速、简便、灵敏、省时、对受检样品条件要求不高等特点,可用于病毒、细菌和寄生虫等多种病原体的检测。④免疫学检查:目前最常用于传染病和寄生虫病诊断的检测技术。包括血清学检查、皮肤试验、T 细胞亚群和免疫球蛋白检测等。⑤其他:包括活体细胞病理检查,内镜检查和影像学检查等。

（二）传染病的治疗

1. 治疗目的　促进患者康复;控制传染源,防止传染病进一步传播。

2. 治疗原则　"治疗、护理与隔离、消毒并重,一般治疗、对症治疗与特效治疗并重"的综合治疗原则。

3. 治疗方法　①一般及支持治疗:包括隔离、护理和心理治疗,合理饮食和支持治疗。②病原或特效治疗:具有清除病原体,达到根治和控制传染源的目的,常用药物有抗生素、化学治疗药物和血清免疫制剂等。③对症治疗:目的在于减轻患者的痛苦、减少机体消耗、保护重要器官,使损伤减低至最低限度,度过危险期,以便机体免疫功能及病原治疗得以发挥其清除病原的作用,促进和保证康复。④康复治疗:某些传染病可引起一定程度的后遗症,采取相应的康复措施有助于机体康复。⑤中医中药治疗:对调整患者各系统的功能具有相当重要的作用。

（三）传染病的预防

做好传染病的预防工作,对减少传染病的发生与流行,最终达到控制和消灭传染病的目的具有重要意义。根据《中华人民共和国传染病防治法》规定:国家对传染病实行预防为主方针,预防工作应针对传染病流行过程的 3 个环节进行,根据各传染病的特点采取相应的预防措施。

1. 管理传染源

（1）患者的管理:对患者应尽量做到五早:早发现、早诊断、早报告、早隔离、早治疗。建立健全的医疗卫生防疫机构,积极开展传染病卫生宣传教育,提高人群对传染病识别能力,对早期发现、早期诊断传染病有重要意义。一旦发现传染病患者或疑似患者,应立即隔离治疗。隔离期限由传染病的传染期或化验结果而定,应在临床症状消失后做 2～3 次病原学检查（每次间隔 2～3 日）,结果均为阴性时方可解除隔离。传染病的报告制度是早期发现传染病的重要措施,每个医疗、护理及防疫人员必须严格遵守。经传染病防治法规定管理的传染病分为甲、乙、丙 3 类,共 38 种（甲类 2 种、乙类 25 种、丙类 11 种）。

甲类:鼠疫、霍乱。

乙类:传染性非典型肺炎、艾滋病、病毒性肝炎、脊髓灰质炎、人感染高致病性禽流感、麻疹、流行性出血热、狂犬病、流行性乙型脑炎、登革热、炭疽、细菌性和阿米巴性痢疾、肺结核、伤寒和副伤寒、流行性脑脊髓膜炎、百日咳、白喉、新生儿破伤风、猩红热、布鲁菌病、淋病、梅毒、钩端螺旋体病、血吸虫病、疟疾。

丙类:流行性感冒、流行性腮腺炎、风疹、急性出血性结膜炎、麻风病、流行性和地方性斑疹伤寒、黑热病、棘球蚴病、丝虫病,除霍乱、细菌性和阿米巴性痢疾、伤寒和副伤寒以外的感染性腹泻病、手足口病。

我国传染病防治法实施办法规定:①甲类传染病:为强制管理的传染病,责任疫情报告人发现甲类传染病和乙类传染病中的人感染高致病性禽流感、肺炭疽、传染性非典型肺炎、脊髓灰质炎的患者、病原携带者和疑似传染病患者时,城镇于 2h 内,农村于 6h 内通过传染病疫情监测信息系统进行报告。②乙类传染病:为严格管理的传染病,责任疫情报告人发现其他乙类传染病患者、疑似患者和伤寒副伤寒、痢疾、梅毒、淋病、乙型肝炎、白喉、疟疾的病原携带者,城镇应于 6h 内、农村应于 12h 内通过传染病疫情监测信息系统进行报告。③丙类传染病:为监测管理的传染病。责任疫情报告人在丙类传染病监测区发现丙类传染病患者时,应当在 24h 内通过传染病疫情监测信息系统进行报告。 **考点**:患者的管理

(2) 接触者的管理:接触者是指曾经和传染源发生过接触的人,可能受到感染而处于疾病的潜伏期,有可能是传染源。对接触者采取的防疫措施称为检疫。检疫期限由最后接触之日算起,至该病最长潜伏期。可对接触者分别采取医学观察、留验或卫生处理,也可根据具体情况进行紧急免疫接种或药物预防。①医学观察:指对接触者的日常活动不加限制,但每日进行必要的诊查,以了解有无早期发病的征象。主要用于乙类传染病。②留验:又称隔离观察,是对接触者的日常活动加以限制,并在指定场所进行医学观察,确诊后立即隔离治疗。对集体单位的留验,又称集体检疫,主要用于甲类传染病。

(3) 病原携带者的管理:应做到早期发现。重点对传染病接触者,有传染病史者,流行区居民和服务性行业、托幼机构、供水行业的工作人员等进行定期普查,以便及早发现和检出病原携带者。检出的病原携带者须隔离治疗,做好登记、加强管理,指导督促其养成良好卫生、生活习惯,并随访观察,必要时应调整工作岗位、隔离治疗等。

(4) 动物传染源的管理:应根据动物的病种和经济价值,予以隔离、治疗或杀灭。属有经济价值而又非烈性传染病的动物,应分群放牧或分开饲养,给予治疗;对无经济价值或危害性大的动物,如鼠类、狂犬应予杀灭,动物尸体应焚毁或深埋,尽可能减少污染。在流行地区对动物家畜、家禽进行预防接种,可降低发病率。

2. 切断传播途径　以消灭被污染环境中的病原体及传递病原体的生物媒介为目的,以爱国卫生运动和除四害(老鼠、臭虫、苍蝇、蚊子)为中心的一般卫生措施为重点。对于消化道传染病、虫媒传染病和寄生虫病,切断传播途径是起主导作用的预防措施,应根据传染病的不同传播途径采取不同措施。消化道传染病,应着重加强饮食管理、饮水管理、粪便管理和消灭苍蝇、蟑螂、老鼠等,以及饭前便后洗手、加强个人卫生等措施;呼吸道传染病,应着重保持室内空气新鲜、加强通风、空气消毒,提倡外出时戴口罩,流行期间少到公共场所,不随地吐痰,咳嗽和打喷嚏时用手帕捂住口鼻;虫媒传染病,应大力开展爱国卫生运动,采用药物等措施进行防虫、驱虫、杀虫;加强血源和血制品的管理、防止医源性传播,是预防血源性传染病的有效手段。

消毒是切断传播途径的重要措施,广义的消毒包括消灭传播媒介(即杀虫措施)在内,狭义的消毒是指消灭污染环境的病原体。消毒分为疫源地消毒(包括随时消毒和终末消毒)及预防性消毒 2 大类。消毒方法有物理消毒法和化学消毒法 2 种。

3. 保护易感人群 主要通过提高人群免疫力来实施,提高人群免疫力可以从以下2个方面进行。

(1) 提高非特异性免疫力:主要措施包括加强体育锻炼,调节饮食,增加营养,改善居住条件,养成良好卫生习惯,协调人际关系,保持心情愉快等。

(2) 提高特异性免疫力:人体可通过隐性感染、显性感染或预防接种获得对该种传染病的特异性免疫力,其中预防接种起关键作用。

1) 人工主动免疫:将减毒或灭活的病原体,纯化的抗原和类毒素制成疫(菌)苗接种于人体内,使人体于接种后1~4周产生特异性抗体,即预防接种,称为人工主动免疫。免疫力可保持数月甚至数年,主动免疫是控制和最终消灭传染病的主要措施。根据国家和地方对控制传染病以至消灭传染病的要求,结合有关流行病学资料和国内通用的免疫程序,对易感人群有计划地进行有关生物制品的预防接种称为计划免疫。实施儿童计划免疫是预防传染病的关键性措施之一,其要求是所有适龄儿童全部接种百白破、卡介苗、脊髓灰质炎、麻疹4种疫苗制品,预防相应的6种传染病,目的是使儿童获得恒定的免疫,实现基本消灭脊髓灰质炎、麻疹、白喉、百日咳,把结核病、破伤风的发病率控制在最低水平的目标。我国现行的儿童计划免疫程序中已纳入乙肝疫苗的接种(表10-1)。此外,某些重点人群,如免疫水平低、人口稠密、流动性大和发病率高的地区,以及由于职业关系受感染威胁大的人群,为预防接种的重点。

表 10-1 儿童计划免疫顺序

起始免疫月(年)龄	疫苗
出生	卡介苗,乙肝疫苗
1 月龄	乙肝疫苗
2 月龄	脊髓灰质炎三价混合疫苗
3 月龄	脊髓灰质炎三价混合疫苗、百白破混合制剂
4 月龄	脊髓灰质炎三价混合疫苗、百白破混合制剂
5 月龄	百白破混合制剂
6 月龄	乙肝疫苗
8 月龄	麻疹疫苗
1.5~2 岁	百白破混合制剂
4 岁	脊髓灰质炎三价混合疫苗
7 岁	麻疹疫苗,吸附精制白喉、破伤风二联类毒素

预防接种的实施:①准备工作:接种前制订计划,确定接种对象、人数和时间,准备好必要的物资器械,做好宣传工作,以取得群众的密切配合。生物制品应仔细检查,注意有无破损、变质、过期以及摇不散的凝块或异物等情况,并登记批号。②接种对象:须根据各类生物制品所确定的接种对象进行接种。在接种前应做详细体检,严格掌握禁忌证。凡发热和急性传染病、肝肾疾病、糖尿病、活动性肺结核、原发性高血压、妊娠期以及月经期等,暂缓接种。③接种方法:接种时严格遵照说明书的规定,掌握好接种方法、剂量、次数和时间间隔,注意无菌操作。

预防接种的反应及处理:绝大多数人接种后不引起反应或反应轻微,个别人可出现严重反应。①局部反应:接种后局部出现红、肿、热、痛。红肿直径在2.5cm内为弱反应,2.5~5.0cm为中反应,大于5.0cm为强反应。强反应常伴局部淋巴结肿痛。②全身反应:主要表现为发热、头痛、全身不适、食欲不振、恶心、呕吐等。局部反应和全身反应轻微者,经适当休息后可恢复,无须特殊处理;反应严重,体温高达 39℃ 以上时给予对症处理。③异常反应:主要为晕厥和过敏性休克,少见。晕厥多在空腹、疲劳及精神紧张时发生,故注射前应做好宣传解释,解除紧张心理。一旦出现心慌、虚弱感、胃部不适或恶心、手部发麻等表现,立即让患者平卧,保持安静,喂给糖水或温开水,针刺人中、十宣等穴位,一般不需服药。若有面色苍白、手足冰凉、出冷汗、恶心、呕吐、血压下降等过敏性休克表现时,应迅速报告医生,同时静注高渗葡萄糖或皮下注射 1∶1000 肾上腺素 0.5~1.0ml(儿童为 0.01~0.03ml/kg)。

考点:人工主动免疫

2)人工被动免疫:将特异性抗体或免疫血清注入易感者体内,使人体迅速获得免疫力,称人工被动免疫。免疫力可维持 2~4 周,可用于治疗,接触者的紧急预防。常用制剂有白喉抗毒素、破伤风抗毒素、特异性免疫球蛋白、人丙种球蛋白、胎盘球蛋白等。

3)药物预防:对某些尚无特异性免疫方法降低发病率和或免疫效果不理想的传染病,在流行期间给易感者口服预防药物,对控制流行有一定作用,如口服乙胺嘧啶预防疟疾、口服磺胺药预防流行性脑脊髓膜炎等。

(四)标准预防

标准预防认定患者血液、体液、分泌物、排泄物均具有传染性,必须进行隔离,不论是否有明显的血迹污染或是否接触了非完整的皮肤与黏膜,接触上述物质者,必须采取防护措施。

1. 标准预防的基本特点　①既要防止血源性疾病的传播,又要防止非血源性疾病的传播。强调双向防护,既要防止疾病从患者传至医护人员,又要防止疾病从医护人员传至患者。②根据疾病的主要传播途径,采取相应的隔离措施。

2. 标准预防的措施　①洗手:预防感染传播最经济最有效的措施。医疗活动前后,应按照洗手法要求认真洗净双手。②戴手套:当接触血液、体液、分泌物、排泄物及皮肤黏膜有破损时,应戴手套。戴手套不能代替洗手。③戴面罩、护目镜和口罩:戴面罩、护目镜和口罩可以减少患者的血液、体液、分泌物、排泄物等有传染性的物质飞溅到医护人员的眼睛、口腔及鼻腔黏膜。④隔离衣:为了防止被传染性的血液、分泌物、渗出物等污染时使用。⑤隔离室:对可能污染环境的患者应安置在专用的病房,以维持适当的卫生或环境控制。负压隔离室能够最大限度地控制污染的范围,尤其适用于严重的呼吸道传染病。空气在排出室外或流向其他领域之前,应经高效过滤处理,有患者在房间时房门应保持关闭。⑥其他:包括可重复使用设备的清洁消毒,医院日常设施、环境的清洁标准和卫生处理程序的落实,医护人员的职业健康安全措施,用后的针头及尖锐物品应弃于锐器盒,防治针刺伤,必要时注射疫苗和(或)特异性的免疫球蛋白等。

五、传染病区的护理管理和隔离消毒

(一)传染病房的区域划分和隔离要求

1. 清洁区　指未与传染病患者接触、未被病原微生物污染的区域,如工作人员会议室、值班室、配餐室、更衣室等。

隔离要求:①患者及患者接触的物品不得进入清洁区。②工作人员不得穿隔离衣、穿工作服、戴口罩、戴帽子、穿隔离鞋进入清洁区。

2. 污染区　指已被患者接触、经常受病原微生物污染的区域,如病房、患者洗浴间、厕所、入院处置间、传染科化验室等。

工作人员的隔离要求:①工作人员进入污染区需按要求穿隔离衣、戴口罩、戴帽子、穿隔离鞋,必要时戴护目镜或防护面具。②工作人员出入呼吸道病室,要随手关门,防止病室中病原微生物污染中间环境。③工作人员的脸部不可与患者或污染物接触,避免患者对着自己打喷嚏、咳嗽,如果出现此污染,须立即清洗消毒;严格遵守隔离技术规定,污染的手不能触摸自己的五官及非污染物品,直接、间接接触患者或污染物品后,必须认真清洗双手。④污染区一切物品需经严格消毒才能进入半污染区。

患者的隔离要求:①入院患者经病区污染端进入,更换患者衣服,换下的衣服及携带物品,经消毒处理后,交家属带走或由医院统一管理。患者出院时,经卫生处置后换上清洁衣服,由病区的清洁端出院。②为防止交叉感染,患者不得随意离开病室,只能在病室内活动。③向患者及家属进行宣传,污染物品及信件等未经消毒,不得带出院外,以免病原微生物污染外界环境。

3. 半污染区 指有可能被病原微生物污染的区域,如内走廊、病室的缓冲间、医护办公室、治疗室、工作人员厕所等。

隔离要求:①工作人员进入半污染区一般不穿隔离衣,穿工作服,以减少交叉感染机会。②患者不得进入半污染区。③治疗室内的清洁物品、已消毒的医疗器械和药物必须与污染物品严格分开放置,由病室带回的物品应先消毒后放在一定的位置。

(二)传染病的隔离种类和要求

1. 隔离 指将处于传染期间的传染病患者或病原携带者安置在指定场所,与健康人和非传染病患者分开,便于集中治疗和护理,以防止传染和扩散。

2. 隔离的种类及要求 隔离的种类分 A 和 B 两大系统:A 系统是将不同的传染病归属于 7 类,同一类目的疾病隔离措施相同,特点是易掌握、易操作,但针对性不强;B 系统是以针对每种疾病制定相对应的隔离措施,特点是针对性强,但对医护人员要求较高。目前我国大多数医院实行 A 系统隔离法。

(1)严密隔离(黄色标志):适用于传染性强、病死率高的传染病,如鼠疫、霍乱、肺炭疽、传染性非典型肺炎、人感染高致病性禽流感等。

隔离要求:①病室要求设内、外走廊,患者由外门进病室,病室内有独立的卫生间。通向内走廊的门外设有二道间及洗手设施,通向内走廊的墙上安装双侧推拉递物柜。②患者住单人间(同一病种可住同一室),门上挂"严密隔离"标记,不得随意开启门窗;门口设用消毒液浇洒过的脚垫,门把手包以消毒液浸湿的布套。③工作人员进入病室要戴口罩、帽子,穿隔离衣,换隔离鞋。密切接触患者可能受到血液、体液、分泌物污染时,应戴护目镜,必要时戴防护面具。④霍乱患者要设立洞床,患者的分泌物、排泄物及便器需严密消毒。⑤病室的墙壁、地面、家具需每日用消毒液擦洗 1 次,病室的空气每日用紫外线消毒 1 次。⑥病室内物品固定、专用,所有用物一经进入病室,均视为污染,必须经严密消毒。⑦患者禁止出病房,禁止陪护、探视。⑧患者出院或死亡,病室必须进行终末消毒。

(2)呼吸道隔离(蓝色标志):适用于经呼吸道传染的疾病,如麻疹、白喉、流行性脑脊髓膜炎等。

隔离要求:①病室的门应紧闭,通向内走廊的门外设有二道间及洗手设施,病室内应有特殊的通风装置。②相同病种的患者,住同一病房,床与床之间的距离为 2m。③工作人员接触患者须戴口罩、帽子,必要时穿隔离衣。④患者不能外出,如需要到其他科室就诊时,须戴口罩。⑤患者的血液、体液污染过的物品,须进行消毒处理。⑥病室用紫外线对空气消毒、每日 2 次,通风每日 3 次,地面擦洗每日 2 次。

(3)消化道隔离(棕色标志):适用于消化道传染疾病。如伤寒、菌痢、甲型和戊型肝炎等。

隔离要求:①不同病种的患者,最好分室收住,如条件不允许,不同病种也可同住一室,但每个患者之间必须实行隔离,床边挂"床边隔离"标记。②工作人员密切接触患者时,需穿隔离衣、戴手套、戴帽子,护理不同的病种需更换不同的隔离衣,接触患者后要严格清洗、消毒双手。③患者的呕吐物、排泄物要严格消毒,食具、便器要专用,用后消毒;地面、墙壁每日用消毒液擦洗。④督促患者饭前便后要洗手,控制彼此之间的相互接触;患者之间不得交换报纸、用具、食物等;患者不得随意离开隔离单位。⑤病房设纱门、纱窗,做好防蝇、灭蝇、灭蟑螂工作。

(4) 接触隔离(橙色标志):适用于病原体直接或间接接触皮肤、黏膜而引起的传染病,如狂犬病、破伤风等。

隔离要求:①不同病种患者分室收住。②接触患者需穿隔离衣、戴手套、戴口罩,接触不同的患者需更换不同的隔离衣和洗手。③为患者换药时应带橡胶手套,患者用过的医疗器械要严格消毒,用过的敷料应焚烧。④患者出院或死亡,病室进行终末消毒。

(5) 脓汁(分泌物)隔离(绿色标志):防止因直接或间接接触感染部位的脓液或分泌物引起的传染。适用于轻型皮肤和伤口感染、溃疡、脓肿、小面积烧伤感染等。

隔离要求:①给患者换药时戴口罩、穿隔离衣、戴手套。②接触患者或污染物品后及护理下一个患者之前要洗手。③污染物品要弃去,并装袋、贴标签、送消毒处理。

(6) 血液和(或)体液隔离(红色标志):适用于经血液、体液及血制品传播的疾病,如乙型肝炎、丙型肝炎、艾滋病、梅毒等。

隔离要求:①同病种患者收住一室。②接触患者需穿隔离衣、戴手套,必要时带护目镜。③医疗器械应严格消毒,有条件时使用一次性用品。④被患者的血液、体液污染的物品,应销毁或装入污物袋中做好标记,送出病房,彻底消毒或焚烧。⑤接触患者或血液后,要认真洗手,再接触其他患者。

(7) 结核菌隔离(AFB隔离)(灰色标志):用于开放性肺结核或活动性结核者。

隔离要求:①隔离室有特别通风设备,门窗关闭,同疗程者可同住一室。②医护人员接触患者时应戴口罩、穿隔离衣,患者咳嗽时应戴口罩。③接触患者或污染物品后及护理下一个患者之前要洗手。④污染物品要彻底消毒、清洗后弃去。

此外,以昆虫作媒介的传染病需进行虫媒隔离:如流行性乙型脑炎、疟疾等,病室要有严密的防蚊设备;由虱子传播的疾病如斑疹伤寒等,患者需洗澡、更衣、灭虱处理后才能进入病室,衣被需灭虱消毒。

(三) 传染病的消毒种类和方法

1. 消毒的定义　消毒是指用物理、化学或生物等方法消除或杀灭环境中的病原体,达到无害化的方法,是切断传播途径,阻止病原体传播,控制传染病发生、蔓延的重要措施。

2. 消毒的种类

(1) 预防性消毒:指未发现传染源,对可能受病原体污染的场所、物品和人体所进行的消毒措施。目的是预防传染病的发生。如垃圾粪便的无害化处理、饮水消毒、餐具消毒等。

(2) 疫源地消毒:指对目前存在或曾经存在传染源的地方进行的消毒措施。目的是杀灭由传染源排到外界环境中的病原体。疫源地消毒又可分为:①随时消毒:指对传染源的排泄物、分泌物及其所污染的物品及时进行消毒,杀灭从传染源排出的病原体,防止传播。②终末消毒:当患者痊愈或死亡后,应对其原居住场所进行一次彻底地消毒,以杀灭残留在疫源地内各种物品上的病原体。随时消毒和终末消毒,应用于医院内时称为院内消毒。

3. 消毒方法分类　根据消毒杀灭微生物种类的作用强弱,将各种物理和化学消毒方法分为4种:①灭菌法:杀灭外界环境中的一切微生物。可采用热力、电离辐射、微波等物理消毒法和应用醛类(甲醛、戊二醛)、环氧乙烷、过氧化氢等高效消毒剂消毒。②高效消毒法:杀灭一切致病微生物的消毒方法。主要采用紫外线消毒法和应用臭氧、含氯消毒剂的消毒方法。③中效消毒法:可杀灭除细菌芽胞以外的各种微生物。主要消毒方法有超声波消毒法和应用中效消毒剂如碘类消毒剂(包括碘伏、碘酊、氯己定碘等)、磺类、醇类、酚类和某些含氯消毒剂。④低效消毒法:只能杀灭细菌繁殖体和亲脂病毒。消毒方法包括通风换气、冲洗等物理消毒法和使用苯扎溴铵、氯己定等低效消毒剂。

4. 常用消毒方法

(1)物理消毒法:利用物理因素作用于病原体,将其消除或杀灭的方法。物理消毒法经济简便,应用广泛。①热力灭菌法:包括煮沸消毒、高压蒸汽灭菌、真空压力蒸汽灭菌、流动蒸汽消毒和巴氏消毒法等。②辐射消毒法:包括紫外线、红外线和微波等非电离辐射和 γ 射线、高能电子束的电离辐射。

(2)化学消毒法:应用化学消毒剂使病原体蛋白质凝固变性,或使其失去活性而将其杀灭的方法。常用化学消毒剂:①含氯消毒剂:常用有漂白粉、次氯酸钠、氯胺、二氯异氰尿酸钠等。②氧化消毒剂:如过氧乙酸、过氧化氢、臭氧、高锰酸钾等。③醛类消毒剂:甲醛、戊二醛等。④杂环类气体消毒剂:主要有环氧乙烷、环氧丙烷等。⑤碘类消毒剂:常用 2.5% 碘酊和0.5% 碘伏。⑥醇类消毒剂:主要有 75% 乙醇和异丙醇。⑦其他消毒剂:有酚类如苯酚、来苏等,季铵盐类如苯扎溴铵、氯己定、消毒净等(常用化学消毒剂使用方法见表 10-2;常用传染病污染物品的消毒方法见表 10-3)。

表 10-2　常用化学消毒剂使用方法

消毒剂名称	消毒效力	使用方法	注意事项
碘酊	高效	2% 碘酊用于皮肤消毒,涂擦 20 秒后用 70% 乙醇脱碘	①不能用于黏膜消毒;②皮肤过敏者禁用;③对金属有腐蚀性;④用后需加盖保存
过氧乙酸(PAA)	高效	①0.2% 溶液,用于手的消毒浸泡 2 分钟,用于物体表面的擦拭或浸泡 10 分钟;②0.5% 溶液,用于餐具消毒浸泡 30~60 分钟;③1%~2% 溶液,用于室内空气消毒;④1% 溶液,用于体温消毒浸泡 30 分钟	①对金属有腐蚀性;②易氧化分解而降低杀菌力,故需现配现用;③浓溶液有刺激性和腐蚀性,配制时要戴口罩和橡胶手套;④存放于阴凉通风处以防高温引起爆炸
戊二醛	高效	2% 戊二醛(2% 碱性戊二醛、2% 强化酸性戊二醛、2% 中性强化戊二醛)用于浸泡器械、内镜等,消毒需 30~60 分钟,灭菌需 10 小时	①每周过滤一次,每 2~3 周更换消毒剂一次;②酸性戊二醛有腐蚀性,中性戊二醛浸泡碳钢制器械时应加防锈剂(0.5% 亚硝酸钠);③戊二醛一经碱化,稳定性即降低,应现配现用
含氯消毒剂(漂白粉、漂白粉精、氯胺 T、二氯异氰脲酸钠)	中、高效	①0.5% 漂白粉溶液或 0.5%~1% 氯胺溶液,用于消毒餐具、便器等浸泡 30 分钟;1%~3% 漂白粉溶液或 0.5%~3% 氯胺溶液,用于喷洒或擦拭地面、墙壁及物品表面;现用。②漂白粉干粉与粪便以 1:5 用量搅拌后放置 2 小时;尿液 100ml 加漂白粉 1g 放置 1 小时	①消毒剂保存在密闭容器内,置于阴凉、干燥、通风处,减少有效氯的丧失;②配制的溶液性质不稳定,应现配;③有腐蚀性和漂白作用,不宜用于金属制品、有色衣服及油漆家具的消毒

续表

消毒剂名称	消毒效力	使用方法	注意事项
乙醇	中效	①70%乙醇,用于皮肤消毒;②95%乙醇,用于燃烧灭菌	①易挥发,需加盖保存,定期测试以保证有效浓度;②有刺激性,不宜用于黏膜及创面消毒;③易燃,应存放在阴凉、避火处
碘伏	中效	0.5%溶液,用于皮肤、黏膜消毒	①易受溶液中拮抗物的影响;②避光、密闭存放于阴凉处
氯己定(洗必泰)	中效	①0.02%溶液,用于手的消毒浸泡 3 分钟;②0.05%溶液,用于黏膜消毒;③0.1%溶液,用于器械消毒浸泡 30 分钟	忌与肥皂及盐类相遇,以免使消毒作用降低
苯扎溴铵(新洁尔灭)	低效	①0.05%溶液,用于黏膜消毒;②0.1%溶液,用于皮肤消毒和浸泡 30 分钟消毒金属器械(加入 0.5%亚硝酸钠防锈)	①与阴离子表面活性剂(如肥皂)有拮抗作用;②有吸附作用,溶液内勿投入纱布、毛巾等,以免降低药效;③对铝制品有破坏作用,不可用铝制容器盛装
苯扎溴铵酊	中效	0.1%用于皮肤、黏膜消毒	

表 10-3　常用传染病污染物品的消毒方法

物品名称		消毒方法	备注
病室空气		①甲醛熏蒸,12.5~25ml/m³,作用 12 小时(加热法);②过氧乙酸熏蒸,1g/m³、20℃、1 小时;③紫外线照射,30W功率,轮流照射,每方位 30 分钟	先除尘,后照射,有效距离 2m
窗、家具、地面、墙壁		①3%~5%来苏溶液擦洗;②0.5%过氧乙酸溶液擦洗;③0.5%~1.5%漂白粉溶液擦洗(肝炎用 3%漂白粉)	
门把套		①0.2%~0.4%过氧乙酸溶液浸湿;②强力杀菌液或 84消毒液浸湿;③3%~5%来苏溶液浸湿	一日多次,保持湿润
衣服、被单		①高压蒸汽,压力 15 磅,30 分钟后洗净;②在肥皂水内煮沸 15~30 分钟后洗净;③0.4%过氧乙酸溶液浸泡 20 分钟后洗净;④甲醛 80ml/m³ 熏蒸 6 小时,或 125ml/m³ 熏蒸 3 小时;⑤环氧乙烷熏蒸 400~1000g/m³	
褥垫、棉絮、枕芯、绒毯		①日光暴晒 6 小时;②环氧乙烷 400g/m³ 熏蒸 12 小时;③甲醛 80ml/m³ 熏蒸 6 小时	物品敞开,定期翻动,如有呕吐物、排泄物,应以过氧乙酸刷净后再熏蒸
敷料		①煮沸 30 分钟;②高压蒸汽;③焚烧	
医疗用具	玻璃搪瓷类物品	①高压蒸汽;②煮沸 15 分钟;③搪瓷类用 0.2%过氧乙酸溶液或 84 消毒液浸泡 1~2 小时后清洗消毒备用	先用消毒剂浸泡,刷净后再煮沸和高压蒸汽消毒
	金属类物品	①0.1%~0.5%苯扎溴铵溶液浸泡 30 分钟;②环氧乙烷熏蒸;③高压蒸汽或煮沸	加亚硝酸钠以防锈
	血压计、手电筒、听诊器、热水袋、冰袋	①环氧乙烷熏蒸;②甲醛熏蒸;③2%~3%来苏溶液擦拭;④0.1%苯扎溴铵溶液或 0.5%过氧乙酸溶液擦拭;⑤84 消毒液或强力杀菌液擦拭	

续表

	物品名称	消毒方法	备注
	体温计	①0.5%过氧乙酸溶液浸泡 30 分钟；②75%酒精浸泡 30 分钟；③0.1%苯扎溴铵溶液浸泡 30 分钟	使用前擦干药液，患者使用后应先擦干净再放置消毒液中
日常用物	食具、药杯、茶壶、漱口杯	①0.5%优氯净浸泡 30～60 分钟后洗净；②84 消毒液或强力杀菌液浸泡 30 分钟后洗净；③0.2%～0.5%过氧乙酸溶液浸泡 30 分钟后洗净；④煮沸 15～30 分钟；⑤高压蒸汽	餐具去残渣，水冲净后再浸泡
	压舌板	①84 消毒液或强力杀菌液浸泡 30 分钟；②0.1%～0.2%过氧乙酸溶液浸泡或擦拭；③1%漂白粉澄清液浸泡 30 分钟；④环氧乙烷熏蒸；⑤煮沸 15 分钟	
	书信、杂志、报纸、钱币、饭菜票	①直射阳光消毒 6 小时；②高压蒸汽；③环氧乙烷熏蒸；④过氧乙酸熏蒸	作废者焚烧
	痰盂、面盆、痰杯、便器	①3%漂白粉澄清液浸泡 1 小时；②1%～3%来苏溶液浸泡 1 小时；③84 消毒液或强力杀菌液浸泡 30 分钟；④紫外线照射；⑤痰杯可煮沸 15 分钟或高压蒸汽消毒，15 磅 15～30 分钟	正反面均须照射 30min
	平车、担架、轮椅	①0.2%～0.4%过氧乙酸溶液擦拭，作用 30～60 分钟；②3%来苏溶液擦拭，作用 30～60 分钟	
排泄物	尿	尿 1000ml，漂白粉干粉 5～10g 搅匀，加盖消毒 2 小时	
	脓液、痰	①脓液或痰 1 份加干漂白粉 5 份搅匀静置 2 小时（加盖）；②脓液或痰加等量 0.5%过氧乙酸搅匀，加盖消毒 30～60 分钟；③痰可盛入纸盒内焚烧	
	粪便	1 份粪便加 2 份 0.1%～0.2%过氧乙酸溶液或 10%～20%漂白粉乳剂搅匀，加盖静置 2 小时	
皮肤（手或污染部位）		①0.2%～0.5%过氧乙酸溶液浸泡 1～2 分钟后流水冲净；②2%来苏溶液浸泡 1～2 分钟；③肥皂流水洗刷 1～2 分钟；④0.2%优氯净或强力杀菌液浸泡 2 分钟	
残余食物		煮沸 30 分钟后倒入便池	

六、传染病的护理

传染病具有起病急、病情重、变化快、并发症多等特点，更主要的是具有传染性。护理工作在传染病的防治过程中处于十分重要的地位，精心的护理、细微的观察、准确及时地执行治疗，可使患者转危为安、早日康复；严格执行消毒隔离制度、切断传播途径，可防止发生院内感染和传染病的扩散。

（一）传染病护理工作内容

1. **严格执行消毒隔离制度** 因传染病院或传染科是传染患者集中的场所，易造成院内外交互感染，要求护理人员必须了解各种传染病的病原体性质、流行过程，掌握各种隔离技术和消毒方法，熟悉各种管理制度，在工作中严格执行消毒隔离制度，以防止和控制传染病的传播。

2. **准确及时报告疫情** 护士是传染病的责任报告人之一，应按照传染病报告制度，准确及时报告疫情，以利疾病控制部门正确估计和预测疫情，及时采取有效措施，防止疫情扩散。

3. **身心护理** 传染病患者除疾病本身引起的躯体表现外，常有焦虑、恐惧以及因隔离而产生孤独、自卑等不良心理反应，因此，护理人员不但要掌握常见传染病患者的护理知识和技术操作方法，同时要求护理人员在工作中具有高度责任感和同情心，按照护理程序进行身心护理,以利患者尽快康复。

4. 病情观察　传染病大多起病急骤、病情危急、变化快、并发症多,尤其是年龄幼小者,自己不能诉说,护理人员应深入病房,加强巡视,密切观察病情,及时准确发现病情变化,配合医生积极采取抢救措施,挽救患者生命。

5. 开展健康教育工作　与其他科疾病相比,传染病护理中的预防宣传尤为重要,护理人员应开展健康教育工作,宣传传染病及其预防的有关知识,指导患者及家属遵守隔离、探视等管理制度,做好消毒隔离工作。

(二)传染科护士应具备的职业素质

传染科护士应具备的职业素质包括:①建立以患者为中心的整体护理观,克服惧怕被传染的心理,对患者具有高度的责任感与同情心。②掌握隔离消毒的知识和技能。③基本掌握各种常见传染病的传染源、传播途径、易感人群的规律,按照整体护理要求实施护理措施。④重视患者的心理护理,关心患者,鼓励其树立战胜疾病的信心。⑤熟悉各种常见传染病的流行病学情况及预防措施。⑥严格《中华人民共和国传染病防治法》,护士是法定报告人,应及时向当地卫生防疫机构报告疫情。

(三)传染病常见症状和体征的护理

虽然不同传染病的临床表现各异,但在病原体及其各种代谢产物的作用下,可表现出一些共同的症状和体征,最常见的症状体征是发热和发疹。

【发热】

1. 概述　发热(fever)是传染病共有的、最常见的症状。传染病的发热多系感染性发热,其过程可分为体温上升期、极期和体温下降期 3 个阶段,不同的传染病发热程度及持续时间各不相同。

2. 护理评估

(1)健康史:询问发热的起始时间,起病的缓急,可能的原因或诱因,处理经过。近期有无与传染病患者接触史,是否到过疫区。家中或接触的亲朋好友有无类似病情等。

(2)临床表现

1)发热的特点:发热时,患者表现为体温升高,皮肤温热发红,心率和呼吸频率加快。评估时,应了解发热前有无畏寒、寒战,体温的高低及变化、发热持续时间及热型,退热过程中有无大量出汗等。如短期高热见于痢疾、流行性乙型脑炎,长期高热见于伤寒、布鲁菌病,长期低热见于结核病、艾滋病等;稽留热见于伤寒极期、斑疹伤寒,弛张热见于伤寒缓解期、流行性出血热,间歇热见于疟疾、败血症等;发热前有寒战、退热时伴大汗,见于疟疾。

2)伴随状况:询问有无发疹、黄疸、咳嗽、胸痛、咯血、食欲减退、恶心、呕吐、腹痛、腹泻,以及头痛、乏力、肌肉酸痛、意识障碍等伴发症状。如发热伴腹痛、脓血便见于细菌性痢疾;发热伴结膜充血见于麻疹、流行性出血热;发热伴黄疸、肝脾大见于病毒性肝炎;发热伴脑膜刺激征见于流行性脑脊髓膜炎、乙型脑炎等。

3)护理体检:主要检查生命体征,意识状态,皮肤黏膜色泽、皮肤是否完整、有无发疹,肝脾淋巴结,脑膜刺激征及病理反射等。

4)心理状态:评估有无紧张、焦虑、恐惧和被约束、孤独感等不良心理反应。

3. 主要护理诊断及合作性问题

体温过高　与病原体释放的各种内、外源性致热原作用于体温调节中枢,导致体温中枢功能紊乱有关。

4. 护理措施

(1)一般护理:安置患者卧床休息,保持病室环境整洁、空气新鲜,维持室温于 20~24℃,

湿度在 55%~60%,使患者有舒适感;患者宜穿柔软的棉质内衣,避免衣被过厚而阻碍散热,寒战时应注意保暖。

(2)补充营养与液体:进食高热量、高维生素、营养丰富的流质或半流质饮食;鼓励患者多饮水,无禁忌证者每日至少摄入 2000ml 水,以防脱水,必要时按医嘱给予静脉输液,维持水和电解质平衡。

(3)皮肤和口腔护理:患者退热大汗时及时温水擦浴,更换内衣,保持皮肤清洁、干燥,使患者有舒适感;高热患者易发生口腔炎,应于饭后、睡前用 0.9% 氯化钠溶液漱口,病重者协助口腔护理,防止感染。

(4)物理降温:冷敷头部或大动脉处,用 32~36℃温水或 25%~50% 乙醇擦浴、冷(温)盐水灌肠等。要避免持续长时间的同一部位冰敷,以防局部冻伤。注意观察微循环状态,有脉搏细数、面色苍白、四肢厥冷者,禁用冷敷和乙醇擦浴,全身发疹者禁用乙醇擦浴。

(5)用药护理:按医嘱使用退热药物,注意剂量及出汗情况,避免大汗导致虚脱;应用亚冬眠疗法者,用药之前先补足血容量,用药期间避免搬动患者,密切观察生命征,保持呼吸道通畅;按医嘱进行病因治疗,严格按规定用药,注意观察疗效及药物副作用。

(6)病情观察:监测并记录体温变化,根据病种及病情确定测量体温的间隔时间,密切观察生命征及病情变化。

5. 健康教育 教育患者加强体育锻炼,养成良好的卫生习惯;传染病流行期间做好预防工作,尽量不去公共场所,防止感染。出现发热症状应去医院就诊,不要自行使用退热药,以免延误病情。发热期间要多饮水、注意口腔卫生,退热时要注意保暖。

【发疹】

1. 概述 许多传染病可伴有发疹(eruption),包括皮疹(又称外疹)和黏膜疹(又称内疹)。不同传染病发疹的形态、出疹时间、出疹顺序、分布部位、疹的消退及伴发症状等方面各有其特点。

2. 护理评估

(1)健康史:询问皮疹出现的时间,形态,出疹顺序及分布。出疹后的处理情况;伴随症状,可能的原因和诱因。近期有无与类似有发疹传染病患者的接触史或以往有无类似的发病情况等。

(2)临床表现

1)皮疹的特征:包括出疹的时间,皮疹的形态及出疹顺序及分布部位等。

2)伴随状况:包括皮疹部位有无瘙痒、疼痛,以及有无发热、乏力、食欲减退、恶心、呕吐、意识障碍等表现。

3)护理体检:重点检查目前皮疹的状况,有无红肿、破溃或感染,皮疹消退后的色素沉着;以及生命征、意识状态、浅表淋巴结和心、肺、腹部等情况。

4)心理状态:有无紧张、焦虑等心理反应。

3. 主要护理诊断及合作性问题

组织完整性受损 与病原体和(或)其代谢产物引起皮肤(黏膜)发疹有关。

4. 护理措施

(1)一般护理:向患者及家属讲解导致皮疹和黏膜疹的相关知识,介绍配合治疗、护理的方法,提高防病治病的意识,消除患者的顾虑,使其保持良好的心理状态。注意饮食,避免进食过冷、过热及刺激性食物。

(2)皮肤护理:保持皮肤清洁干燥,每日温水洗浴(禁用肥皂水、乙醇),床铺要清洁、平整,应穿着宽松、柔软的棉质内衣,衣被须勤换洗,翻身时应避免皮损处受压、碰撞、损伤。剪短患者的指甲,避免直接用手搔抓皮损处,瘙痒重时给以炉甘石洗剂、碳酸氢钠溶液局部洗浴,或按医嘱给予抗组胺类药物等;皮疹消退、脱皮时,用消毒剪刀修剪。患者出现皮肤大面积瘀斑、坏死时,局部用海绵垫、气垫保护,注意防止大、小便浸渍,尽量避免发生溃破;若发生破溃或合并继发感染时,按医嘱局部涂用 2% 甲紫、消炎软膏等。

(3)口腔护理:有口腔黏膜疹的患者,每日常规应用温水漱口 2~3 次,每次进食后用温水清洁口腔;合并溃疡时,局部用 3% 过氧化氢溶液清洗后涂以冰硼散,鼓励用吸管进食。

(4)眼部护理:眼结膜充血、水肿的患者,应注意保持眼部清洁,防止继发感染,可用 4% 硼酸水或 0.9% 氯化钠溶液清洁眼痂,滴 0.25% 氯霉素眼药水或抗生素眼膏,每日 2~4 次。

(5)病情观察 观察皮疹(黏膜疹)消长情况以及与全身症状的关系,退疹时是否伴有脱屑、脱皮、结痂、色素沉着等变化。

5. 健康教育 指导患者保持皮肤清洁,保护受损的皮肤和黏膜。告知患者皮肤瘙痒时不能用手搔抓,更不能用热水洗烫,可用手背或手掌轻擦或轻拍痒处,或遵医嘱用药物止痒;皮疹消退出现脱屑、脱皮时,不能用手撕扯,以防导致出血或继发感染。

重点提示

1. 传染病是由病原微生物和寄生虫感染人体后产生的具有传染性的疾病。

2. 传染病感染过程有 5 种表现:病原体被消除、隐性感染、潜在性感染、病原携带状态、显性感染。

3. 传染病的流行过程必须具备 3 个基本条件:传染源、传播途径和易感人群,并受自然因素和社会因素的影响。

4. 传染病的基本特征是:有病原体、有传染性、有流行病学特征及有感染后免疫。

5. 传染病从发生发展到转归大致分为潜伏期、前驱期、症状明显期、恢复期等阶段,最常见临床表现为发热、发疹。潜伏期是确定医学观察、留验等检疫期限(隔离期、观察期)的重要依据。

6. 传染病的诊断需要综合分析流行病学资料、临床资料和辅助检查资料,找到病原体即可确诊。

7. 传染病的治疗坚持"治疗、护理与隔离、消毒并重,一般治疗、对症治疗与特效治疗并重"的综合治疗原则。

8. 传染病的预防措施包括:管理传染源、切断传播途径、保护易感人群。

9. 传染科护士日常工作中最重要的护理内容是严格执行消毒隔离制度及疫情报告制度。

(钟 锋)

第 2 节 病毒性肝炎患者的护理

案例 10-1

男性,45 岁。因腹胀、乏力伴皮肤瘙痒 1 个月,加重 1 周入院。意识清,精神差,慢性肝病面容,颈部及前胸见数枚蜘蛛痣,皮肤及巩膜黄染,心肺无异常体征。腹饱满,肝肋下未触及,脾肋下 1cm,质地中等、有触痛,移动性浊音阳性,双下肢轻度压陷性水肿。实验室检查:ALT 243U/L,AST 345U/L,ALB 29g/L,A/G<1,TBil 102μmol/L。HBsAg、抗 HBe、抗 HBc 均呈阳性。腹部 B 超报告:腹腔积液少量。

问题:1. 主要护理问题是什么?

2. 主要护理措施是什么?

（一）概述

病毒性肝炎（viral hepatitis）简称肝炎，是由多种肝炎病毒引起的以肝细胞损害为主的一组全身性传染病。按病原学分类：包括甲型肝炎、乙型肝炎、丙型肝炎、丁型肝炎和戊型肝炎5种。5型病毒性肝炎的病原学和流行病学各有不同，但均以疲乏、食欲减退、肝大和肝功能异常为主要表现，部分患者可出现黄疸。甲型和戊型肝炎经粪-口途径传播，多表现为急性感染；乙型、丙型和丁型肝炎主要经血液、体液等途径传播，起病较缓，部分转为慢性肝炎，少数可进展为肝硬化或肝细胞癌。按临床经过分类：分为急性肝炎、慢性肝炎、重型肝炎、淤胆型肝炎和肝炎肝硬化5种类型。我国是病毒性肝炎的高发区，以甲型和乙型肝炎最为多见，两者均可通过疫苗预防。

1. 病原学　①甲型肝炎病毒（hepatitis A virus，HAV）：属于微小RNA病毒科，感染后可在肝细胞内复制，随胆汁经肠道排出。感染人体的HAV仅有1个血清型和1个抗原-抗体系统，感染后早期出现IgM型抗体，是近期感染的标志，一般持续8~12周；IgG型抗体是既往感染的标志，可保持多年。HAV对外界抵抗力较强，耐酸碱和低温，在贝壳类动物、污水、淡水、海水、泥土中能存活数月，但对热和紫外线敏感，紫外线照射1h或煮沸5min可灭活；此外，余氯10~15ppm 30min或3%甲醛5min也可使之灭活。②乙型肝炎病毒（hepatitis B virus，HBV）：属嗜肝DNA病毒科，在HBV感染者的血清中（电镜下）可见3种形式的颗粒，即大球形颗粒（又名Dane颗粒）、小球形颗粒和管状颗粒；HBV在肝细胞内合成后释放入血，还可存在于唾液、精液及阴道分泌物等各种体液中；HBV抵抗力很强，对热、低温、干燥、紫外线及一般浓度的消毒剂均能耐受，但煮沸10min或高压蒸汽消毒可使之灭活；戊二醛、过氧乙酸等也有较好的消毒效果。③丙型肝炎病毒（hepatitis C virus，HCV）：属黄病毒科，为RNA病毒，HCV易变异，不易被机体清除，但对有机溶剂敏感，加热100℃5min、10%氯仿、1：1000甲醛6h、高压蒸汽和紫外线照射等均可使之灭活。④丁型肝炎病毒（hepatitis D virus，HDV）：一种缺陷的RNA病毒，定位于细胞核内，以HBsAg作为病毒外壳，必须与HBV共存才能复制，大多数情况下是在HBV感染的基础上再感染HDV，引起重叠感染，但也可与HBV同时感染人体（协同感染）。⑤戊型肝炎病毒（hepatitis E virus，HEV）：为无包膜球形RNA病毒，主要在肝细胞内复制，经胆管随粪便排出体外，发病早期HEV可在感染者的粪便和血液中存在，HEV在碱性环境下较稳定，对热、氯仿敏感。

2. 发病机制　病毒性肝炎的发病与病毒的损伤作用和机体的免疫应答相关：①甲型肝炎，HAV侵入体内可引起短暂的病毒血症，继而在肝细胞内复制，2周后随胆汁经肠道排出体外。HAV在肝细胞内增殖并不直接引起肝细胞病变，而是通过免疫介导引起肝细胞损伤。②乙型肝炎，发病机制尚未完全明了，目前认为肝细胞病变主要取决于机体的免疫状况，即机体在清除HBV的过程中（免疫应答）可造成肝细胞损伤，损伤程度及临床表现因个体免疫反应不同而有所差异：机体免疫功能正常者，感染HBV后多呈急性肝炎经过，当感染病毒数量少、毒力弱时肝细胞损害轻，发生急性无黄疸型肝炎，感染病毒量较多、毒力较强时表现为急性黄疸型肝炎；多数急性乙型肝炎患者能彻底清除HBV而获痊愈；机体免疫功能低下、免疫耐受或病毒发生变异时，HBV很难及时清除，导致慢性肝炎或慢性无症状HBsAg携带状态，慢性无症状HBsAg携带者的发生机制可能与感染者的年龄、遗传等因素有关，初次感染年龄越小，慢性携带率越高，可能与其免疫系统发育未成熟，机体处于免疫耐受状态，不发生免疫应答有关，进而导致肝炎慢性化；自身免疫反应过强易导致大片肝细胞坏死，发生急性重型肝炎，亚急性及慢性重型肝炎的发病机制可能与急性重型肝炎和慢性肝炎类似。③丙型肝炎，引起肝细胞损伤的机制与HCV直接致病作用及免疫损伤有关，感染后易转为慢性，可能与病毒的高度变异性、泛嗜性及在血中水平低、抗原性弱等特点有关，急性HCV感染一般临床表现较轻，很少出现重型肝炎,慢性丙型肝炎除非经过有效的抗病毒治疗,自发性痊愈很少。④丁型肝炎病毒（HDV）的外壳是 HBsAg 成分,其发病机制类似乙型肝炎,但一般认为 HDV 对肝细胞有直接致病性。⑤戊型肝炎的发病机制与甲型肝炎相似。

3. 病理 各型病毒性肝炎的基本病理改变,以弥漫性肝细胞变性、坏死、再生、炎症细胞浸润和间质增生为特征。肝细胞变性,通常表现为气球样变和嗜酸性变;肝细胞坏死,可分为单细胞坏死、点状坏死、灶状坏死、碎屑状坏死（PN）、桥状坏死（BN）、融合坏死。炎症细胞浸润主要为淋巴细胞,还有单核细胞、组织细胞等,是判断炎症活动度的一个重要指标。间质增生,包括库普弗（Kupffer）细胞增生、间叶细胞和成纤维细胞增生、细胞外基质增多和纤维化形成。网状支架塌陷后,再生的肝细胞排列成结节状,导致肝小叶结构破坏、紊乱。①急性肝炎:肝大,肝细胞气球样变和嗜酸性变,灶状坏死及肝细胞再生,汇管区有炎性细胞浸润。②慢性肝炎:肝细胞变性、碎屑样或桥形坏死,伴肝小叶及汇管区胶原及纤维组织增生,肝细胞再生结节形成。③重型肝炎:急性重型肝炎,以肝缩小、大量肝细胞坏死、网状纤维支架塌陷及肝细胞、胆小管胆汁淤积为特征;亚急性重型肝炎在急性重型基础上出现肝细胞再生、胶原及纤维组织增生、再生结节的形成;慢性重型肝炎,在慢性肝炎或肝硬化病变基础上出现大块新的肝细胞坏死。④淤胆型肝炎:除有急性肝炎病变外,可有肝细胞内胆色素滞留、毛细胆管内胆栓形成、汇管区水肿和胆小管扩张等。

（二）护理评估

1. 流行病学资料

（1）传染源:①甲型和戊型肝炎:为急性期患者和亚临床感染者。在发病前 2 周至起病后 1 周从粪便排出 HAV 量最多,此阶段传染性最强;由于亚临床感染者数量较多且不易识别,而成为重要的传染源。②乙型、丙型和丁型肝炎:除急、慢性患者和亚临床感染者外,还有病毒携带者,其中慢性患者和病毒携带者是主要的传染源。传染性的强弱与病毒复制指标（HBcAg、HBV-DNA、DNA-P、HCV-RNA、HDV-RNA）有关。

（2）传播途径:①甲型和戊型肝炎:以粪-口途经为主,日常生活接触是散发性病例的主要传播方式,通过手、用具、玩具等污染食物或直接经口传播,水源和水生贝类（如毛蚶）食物的污染可导致暴发流行。此外,苍蝇和蟑螂在传播中也起一定作用。②乙型、丙型和丁型肝炎:主要有 3 条途径,血液传播是我国目前最主要的传播途径,如输注含有肝炎病毒的血液和血制品,尤其是反复输血及血制品者,HCV 感染以输血为主要途径,占输血后肝炎的 70% 以上;使用染有病毒的注射器、医疗器械、意外针刺伤或血液透析、脏器移植等也可造成传播。次要的传播方式是日常生活密切接触,HBV 可通过各种体液排出体外,如精液、阴道分泌物、唾液、乳汁等,但以精液和阴道分泌物传染性较大,故性接触也是一条重要的传播途径;此外,共用牙刷和剃刀、文身、文眉中的微量污血进入体内同样可造成感染。我国母婴传播是导致婴幼儿 HBV 感染的重要途径,包括宫内感染、围生期或分娩后传播,其中以围生期和分娩过程中传播为主,母亲的血液、羊水或阴道分泌物接触婴儿破损的皮肤或黏膜使婴儿感染;分娩后传播主要是由于母婴之间密切接触所致。

（3）人群易感性:人类对各型肝炎普遍易感。①甲型肝炎:6 个月以下的婴儿因有来自母体的抗-HAV 而不易感染,而学龄前儿童和青年人则为易感人群,随着年龄增长,在绝大多数成年人血中均可检出抗-HAV（我国成人抗-HAV 阳性率达 80%）,易患性也随之下降,感染后可获得持久免疫力。②乙型肝炎:易感者以婴幼儿、青少年多见,因新生儿通常不具备来自母体的抗-HBs 而易感。高危人群包括 HBsAg 阳性母亲的新生儿、HBsAg 阳性者家属、反复输血及血制品（如血友病患者）、血液透析患者、多个性伴侣者、静脉药物依赖者及接触血液的医务工作者等。随年龄增长经隐性感染或疫苗接种出现抗-HBs 而易患性降低,我国 30 岁以上成人抗-HBs 阳性率为 50% 左右。③丙型肝炎:普遍易感,且不同 HCV 株间无交叉免疫反应。④丁型肝炎:普遍易感。⑤戊型肝炎:以青壮年多见,感染后免疫力不持久,孕妇感染后病情较重,易发生肝衰竭,病死率较高。目前尚未发现对 HCV、HDV 和 HEV 有保护性抗体。

(4)流行特征:①甲型肝炎:发病有明显季节性,秋冬季为发病高峰,与人群生活环境、经济状况、饮食习惯、卫生条件等有关。②戊型肝炎:多发生在雨季或洪水后,呈地方性流行。③乙型、丙型和丁型肝炎:以散发为主,HBV 感染有家庭聚集现象,无明显季节性。我国是乙型肝炎高发区,全球 HBsAg 携带者有 3.5 亿,其中我国约有 1.2 亿,总感染率达 10% ~ 15%。随着乙肝疫苗的广泛接种,乙型肝炎的发病率将有所下降。

2. 临床表现　潜伏期:甲型肝炎 2~6 周(平均 4 周);乙型肝炎 1~6 个月(平均 3 个月);丙型肝炎 2~24 周(平均 40 日);丁型肝炎 4~20 周;戊型肝炎 2~9 周(平均 6 周)。

按临床经过病毒性肝炎分为急性肝炎(分急性黄疸型肝炎和急性无黄疸型肝炎)、慢性肝炎(分轻、中、重 3 度)、重型肝炎(分急性、亚急性、慢性 3 型)、淤胆型肝炎和肝炎肝硬化 5 型。

(1)急性肝炎:分为急性黄疸型和急性无黄疸型肝炎,各型肝炎病毒均可引起。

1)急性黄疸型肝炎:典型临床经过分为 3 期,总病程 2~4 个月。①黄疸前期:持续 1~21日,平均为 5~7 日。甲型、戊型肝炎起病较急,乙型、丙型、丁型肝炎起病较缓慢,突出表现为病毒血症(如疲乏、畏寒、发热等)和消化系统症状(如食欲减退、恶心、呕吐、厌油腻、上腹痛和腹泻等),部分患者可有皮疹及关节酸痛等症状。②黄疸期:持续 2~6 周。发热逐渐消退,而尿色加深如浓茶样,黄疸逐渐加深于 1~3 周达高峰,自觉症状有所减轻,临床以巩膜及皮肤黄染为进入此期的标志。部分患者可伴有皮肤瘙痒、心动过缓、大便颜色变浅等。常见体征有肝大、质软、明显压痛和叩击痛,部分有轻度脾大,此期肝功能明显异常。③恢复期:症状明显减轻或消失,食欲好转,黄疸逐渐消退,肝脾回缩,肝功能恢复正常,持续 1~2 个月。

2)急性无黄疸型肝炎:病程为 2~3 个月。除无黄疸外,其他症状和黄疸型相似。临床症状较轻,主要表现为全身乏力、食欲减退、恶心、腹胀及肝区痛等,少数患者有短暂发热、呕吐及腹泻等症状。肝大,质较软,有轻压痛和叩击痛。脾大较少见。肝功能轻、中度异常。由于此型肝炎症状较轻,易被忽视诊断。由于症状不明显,不易被发现而成为重要的传染源。乙型、丙型肝炎多见此型,且易转变为慢性。

(2)慢性肝炎:急性病毒性肝炎病程超过 6 个月或原有急性乙型、丙型、丁型肝炎或有HBsAg 携带史出现肝炎症状、体征、肝功能异常者称为慢性肝炎,仅见于乙型、丙型、丁型肝炎。部分患者发病日期不确定或无急性肝炎病史,但临床有慢性肝炎表现者也可诊断。临床表现有乏力、畏食、恶心、腹胀、肝区痛等症状;肝大、质地呈中等硬度、有轻压痛;病情较重者可伴有慢性肝病面容、蜘蛛痣、肝掌和脾大。肝功能检查异常。

根据病情轻重分为:①轻度:反复出现疲乏、厌食、恶心、肝区不适等症状,伴肝病面容、轻度肝脾大,部分患者可无明显症状和体征,但肝功能指标 1~2 项异常。②中度:症状、体征和实验室检查结果均居于轻度和重度之间。③重度:有明显或持续的肝炎症状,如乏力、食欲不振、腹胀、尿黄、便溏等,伴有肝病面容、肝掌、蜘蛛痣、脾大;血清 ALT 和(或)AST 反复或持续升高,白蛋白降低或 A/G 比值异常,丙种球蛋白明显升高。除前述条件外,凡白蛋白≤32g/L、胆红素大于 5 倍正常值上限、凝血酶原活动度 40% ~ 60%、胆碱酯酶<2500U/L,四项检测中有1 项以上者即可诊断为重度慢性肝炎。

(3)重型肝炎(肝衰竭):发生率为 0.2% ~ 0.5%。病毒性肝炎中最严重的类型,各型病毒性肝炎均可引起,预后差,病死率高。常因劳累、营养不良、饮酒、服用损肝药物、妊娠、重叠感染(如乙型和戊型肝炎感染)或并发其他急慢性疾病(如甲状腺功能亢进、糖尿病等)等因素诱发。

1）急性重型肝炎(急性肝衰竭,acute liver failure,ALF)又称暴发性肝炎:初期以急性黄疸型肝炎起病,但在2周内病情迅速进展,出现极度疲乏、严重消化道症状和突出的神经精神症状。①黄疸急剧加深,胆红素每日上升≥17.1 μmol/L或大于正常值10倍,出现"酶-胆分离(转氨酶轻度增高或正常,而胆红素明显增高)"。②肝进行性缩小、肝臭。③有出血倾向,凝血酶原活动度<40%。④迅速出现腹腔积液或中毒性鼓肠。⑤肝性脑病,出现神经精神症状。⑥急性肾衰竭(肝肾综合征),出现少尿或无尿,血尿素氮增高。病程一般不超过3周,常因肝性脑病、继发感染、出血、电解质紊乱及肝肾综合征等并发症而死亡。

2）亚急性重型肝炎(亚急性肝衰竭,subacute liver failure,SALF)又称亚急性肝坏死:发病15~26日之后出现上述表现,以肝性脑病为主者称脑病型,首先出现腹腔积液以及其他相关症候(包括胸腔积液等),称腹腔积液型。一旦出现肝肾综合征,预后不良。病程长达3周至数月,易转化为慢性肝炎和肝硬化。

3）慢加急性重型肝炎(慢加急性肝衰竭,acute on chronic liver failure,ACLF):在慢性肝病基础上出现急性肝功能失代偿。表现为黄疸(血清总胆红素≥85 μmol/L)和凝血障碍(PTA<40%),4周内并发腹腔积液和(或)肝性脑病。

4）慢性重型肝炎(慢性肝衰竭,chronic liver failure,CLF):在慢性肝炎或肝硬化的基础上出现亚急性肝炎的表现,预后差,病死率高。

(4)淤胆型肝炎:又称毛细胆管型肝炎。起病似急性黄疸型肝炎,胆汁淤积性黄疸持续3周以上,表现为皮肤瘙痒、粪便颜色变浅、肝大、消化道症状轻,化验具有胆汁淤积性黄疸特点。病程较长,急性者大多预后良好,慢性者可发展成胆汁性肝硬化。

(5)肝炎肝硬化:除外其他原因后,凡具有食管、胃底静脉曲张及腹壁静脉曲张、腹腔积液等门静脉高压表现的慢性肝炎患者,或影像学检查发现肝缩小、脾大、门静脉和脾静脉明显增宽等表现者属此型。分为:①活动性肝硬化:有慢性肝炎活动表现,如明显的消化系统症状、黄疸、肝功能异常和清蛋白下降等,预后不良。②静止性肝硬化:虽有上述体征,但无慢性肝炎活动的表现,临床症状轻或无特异性,可较长时间维持生命。

以上5种肝炎也可因病毒重叠感染或协同感染而使病情加重和复杂化。甲型、戊型肝炎除极少数发展成重症肝炎外,一般不转为慢性肝炎,大多预后良好;乙型、丙型和丁型肝炎可以是急性或慢性肝炎,也可成为慢性病原携带者,部分可发展成肝硬化或肝细胞性肝癌。

(6)心理状态:急性期肝炎患者由于住院隔离和限制活动,担心影响工作、学习和医疗费用,缺乏肝炎相关知识,以及怕传染给家人或怕转为慢性等,可出现不同程度的紧张、焦虑、不安、忧愁等不良情绪。慢性肝炎患者常因病情反复、久治不愈、惧怕变成肝硬化或肝癌等,以致出现消极悲观、怨恨愤怒、抑郁、恐惧等不良心理反应。

3. 辅助检查

(1)血常规检查:急性肝炎初期白细胞总数正常或增高,黄疸期正常或降低,淋巴细胞相对增多,偶见异型淋巴细胞;重型肝炎血白细胞升高,红细胞、血红蛋白下降;肝炎肝硬化合并脾功亢进者红细胞、白细胞、血小板均减少。

(2)肝功能检查:①血清酶:丙氨酸转移酶(ALT)是目前临床判断肝细胞损害最敏感、最常用的指标。急性肝炎在黄疸出现前3周即开始升高,黄疸消退后开始下降;慢性肝炎和肝硬化可持续或反复升高,天冬氨酸转移酶(AST)/丙氨酸转移酶(ALT)>1,比值越大、预后越差;重型肝炎患者随黄疸迅速加深ALT反而下降,呈现"酶-胆分离",提示肝细胞大量坏死。②血清蛋白:由于持续的肝功能损害,肝合成清蛋白减少,同时因较多的抗原物质进入血液刺激免疫系统,而使球蛋白(G)升高、A/G下降或倒置,对判断慢性肝炎后期和肝硬化有一定参考价值。③血清和尿胆红素:黄疸型肝炎,血清总胆红素、结合和游离胆红素、尿胆原和尿胆红素升高,尿胆红素和尿胆原的检测是早期发现黄疸型肝炎简易而有效的方法,并有助于黄疸的鉴别诊断;淤胆型肝炎,以血结合胆红素、尿胆红素增加为主,尿胆原减少或阴性。④凝血酶原活动度(PTA):对重型肝炎的临床诊断和预后判断有重要意义,PTA越低、预后越差。重型肝炎,如PTA<40%提示肝损害严重。⑤血氨:肝衰竭时血氨升高,常见于重型肝炎和肝性脑病者。⑥胆固醇:肝细胞损伤严重时,胆固醇合成减少而明显下降,胆固醇越低预后越差;胆汁淤积性黄疸,胆固醇可升高。⑦肝纤维化指标:透明质酸、层黏蛋白、Ⅲ型前胶原和Ⅳ型胶原等,对肝纤维化的诊断具有一定意义,但无特异性。

(3)肝炎病毒标志物检测:①甲型肝炎:血清抗HAV-IgM阳性,提示近期有HAV感染,是早期诊断甲型肝炎可靠的血清学标志;血清抗HAV-IgG是保护性抗体,阳性提示对HAV已产生了免疫力,见于甲肝疫苗接种后或既往感染者。②乙型肝炎:病毒标志物的临床意义见表10-4;HBV-DNA与DNA多聚酶阳性表示有HBV活动性复制,传染性较强,是反映HBV感染最直接、最特异、最敏感的指标。③丙型肝炎:HCV-RNA在血液中含量很少,可用免疫扩增法检出;抗-HCV为非保护性抗体,阳性是HCV感染的标志;抗HCV-IgM阳性见于急性期和慢性HCV感染病毒活动复制期;高滴度抗HCV-IgG也提示病毒复制活跃,低滴度则提示病毒处于静止状态。④丁型肝炎:HDAg和HDV-RNA存在于血清或肝组织中,HDAg阳性是HDV感染的直接证据;抗HDV-IgG阳性是现症感染的标志,当HDV处于复制状态时,可在肝细胞、血液及体液中检出HDV-RNA。⑤戊型肝炎:抗HEV-IgM和抗HEV-IgG阳性可作为近期HEV感染的指标。

考点:流行病学资料、临床表现、肝炎病毒标志物

表10-4　乙型肝炎病毒血清标志物的临床意义

血清标志物	临床意义
乙型肝炎表面抗原(HBsAg)	阳性表示体内存在HBV,有无传染性必须结合其他指标而定;如无任何临床表现,肝功能正常而HBsAg持续6个月以上阳性者为慢性乙肝病毒携带者
乙型肝炎表面抗体(抗-HBs)	为保护性抗体,阳性表示对HBV有免疫力,见于乙型肝炎恢复期、乙肝疫苗接种后或既往感染者
乙型肝炎e抗原(HBeAg)	阳性提示HBV复制活跃,传染性强,持续阳性易转为慢性
乙型肝炎e抗体(抗-HBe)	阳性表示HBV复制减少和传染性减低,但少数也可因HBV发生某种基因变异而不表达
乙型肝炎核心抗原(HBcAg)	一般方法不易检出,阳性表示病毒呈复制状态,有传染性
乙型肝炎核心抗体(抗-HBc)	抗HBc-IgG阳性提示过去感染或近期低水平感染;高滴度抗HBc-IgM阳性则提示HBV有活动性复制

(三)治疗要点

目前无特效治疗方法,各型肝炎以适当休息和合理营养为主,辅以药物治疗,避免饮酒、过劳和使用对肝有损害的药物。

1. 急性肝炎　强调早期卧床休息,急性期应隔离,恢复期可逐渐增加活动量,避免过度劳累,待症状消失、肝功能正常后继续休息1~3个月;饮食宜清淡富于营养,补充多种维生素;对进食少、胃肠道症状明显者,可静脉补充葡萄糖及维生素C等;适当应用非特异性护肝药物;除急性丙型肝炎早期可使用干扰素或长效干扰素或加用利巴韦林治疗外,一般急性期不主张抗病毒治疗。

2. 慢性肝炎　强调整体治疗(适当休息、合理营养和心理平衡),根据患者具体情况采用以抗病毒为主,保护肝细胞、减轻肝炎症状、防止肝纤维化和癌变等为辅的综合治疗措施。①休息和营养:活动期应静养休息,稳定期可从事轻工作。慢性肝炎活动期临

床表现消失、肝功能恢复正常 3 个月以上可恢复原工作,但需定期复查,随访 1~2 年。饮食宜进食较多蛋白质,应避免高糖和过高热量膳食,以防诱发糖尿病和脂肪肝。②抗病毒药物:抗病毒治疗可抑制病毒复制、减少传染性、减轻肝组织损害、改善肝功能,提高生活质量、延缓或减少肝硬化和肝癌的发生。主要用于慢性乙肝患者(处于活动期,ALT 升高者),目前常用药物包括干扰素 α 和核苷类抗病毒药物(拉米夫定、阿德福韦酯、恩替卡韦、替比夫定)等,干扰素通过诱导宿主产生细胞因子在多环节上起抗病毒作用,成人每次 3~5 MU,每周 3 次,皮下或肌内注射,疗程 4~6 个月,根据病情可延长至 1 年;拉米夫定为一种反转录酶抑制剂,具有较强的抑制 HBV 复制的作用,可使 HBV-DNA 水平下降或阴转、ALT 恢复正常、改善肝组织病变,但不能使 HBsAg 阴转,因其无法彻底清除病毒,部分患者停药后又可启动病毒复制循环。③非特异性护肝药物:改善和恢复肝功能的药物包括维生素类药物(B 族维生素、维生素 C、维生素 E、维生素 K 等),促进解毒功能的药物(葡醛内酯、维丙胺等),促进能量代谢药物(三磷腺苷、肌苷、辅酶 A 等),促进蛋白质合成药物(马洛替酯、肝安、水解蛋白等),降酶药如五味子类(联苯双酯等)、山豆根类(苦参碱等)、垂盆草、齐墩果酸,改善微循环药物如丹参、低分子右旋糖酐等。④其他药物:调节免疫药物,如胸腺素、转移因子、左旋咪唑涂布剂等,促肝细胞生长素对促进肝细胞的再生和减轻纤维化有一定作用,某些中药如猪苓多糖、丹参、冬虫夏草、核仁提取物等亦有一定疗效。

考点:治疗要点

3. 重型肝炎　以支持、对症治疗为基础的综合性治疗,促进肝细胞再生,预防和治疗并发症。有条件者可采用人工肝支持系统,争取肝移植。①一般支持疗法:绝对卧床休息,实施重症监护;补充维生素,保证热量;输注新鲜血浆、白蛋白或免疫球蛋白;维持水、电解质及酸碱平衡;有肝性脑病先兆者应限制食物中蛋白质的摄入。②促进肝细胞再生:选用促肝细胞生长因子(HGF)或胰高糖素-胰岛素疗法,即胰高糖素 1mg 和胰岛素 10U 加入 10% 葡萄糖溶液 500ml,缓慢静脉滴注,每日 1 次,疗程 14 日。③治疗并发症:防治出血、肝性脑病、继发感染及肾衰竭等并发症。④抗病毒治疗:重型肝炎 HBV 复制活跃,尽早用核苷类似物抗病毒治疗有助于改善预后。⑤人工肝支持系统(ALSS)和肝移植:主要通过 ALSS 替代已丧失的肝功能,清除患者血中毒性物质及补充生物活性物质,以延长患者生命。此外,晚期肝硬化和肝衰竭患者可考虑肝移植。

4. 淤胆型肝炎　治疗同急性黄疸型肝炎。在护肝治疗的基础上,试用泼尼松或地塞米松,2 周后如血清胆红素显著下降,可逐步减量,并于 1~2 周后停药,或经 2 周治疗胆红素无明显下降,也应停药。也可用中医中药治疗。

5. 肝炎肝硬化　参照慢性肝炎和肝硬化的治疗。

(四) 主要护理诊断及合作性问题

1. 活动无耐力　与肝功能受损、能量代谢障碍有关。

2. 营养失调:低于机体需要量　与食欲减退、摄入减少、呕吐、消化吸收功能障碍有关。

3. 焦虑　与隔离治疗、病情反复、久治不愈、担心预后等有关。

4. 有皮肤完整性受损的危险　与胆盐沉着刺激皮肤神经末梢引起瘙痒或重型肝炎大量腹腔积液形成、长期卧床有关。

5. 潜在并发症　出血、肝性脑病、继发感染、肝肾综合征等。

(五) 护理措施

1. 一般护理

(1) 休息:急性肝炎、重型肝炎、慢性活动期、ALT 升高者,应卧床休息,休息可减少患者能量消耗,降低机体代谢率,减轻肝代谢的负担,增加肝血流量,促进肝细胞的修复和再生,有利于炎症的恢复,可改善腹水和水肿;充足的睡眠还可增加糖原和蛋白质的合成。根据疾病的不同时期指导患者合理休息:①急性肝炎:在发病 1 个月内,除进食、洗漱、排便外,患者应安静卧床休息,待症状好转、肝功能改善后,可指导其逐渐增加活动。②慢性肝炎:宜根据病情和肝功能状况指导患者合理安排休息,活动期应静养,稳定期指导患者逐渐增加活动量,以不感疲劳为度。③重型肝炎:应绝对卧床休息,做好口腔和皮肤的护理。

(2) 饮食护理:合理的饮食可改善患者的营养状况,促进肝细胞再生和修复,有利于肝功能恢复。各型肝炎患者均应禁酒和戒烟,因乙醇中的杂醇油和亚硝胺可使脂肪变性、解毒功能降低和致癌,即使少量饮酒亦可加重肝损害;烟草中因含有多种有害物质,能损害肝功能,抑制肝细胞生成和修复。①急性期:宜进食清淡、易消化、含多量维生素的可口饮食,如米粥、菜汤、清肉汤、豆浆、蛋羹等,并多吃水果和新鲜蔬菜、豆类、猪肝、牛奶、胡萝卜等;保证足够热量,给予糖类 250~400g/d,患者食欲差时,可静脉输入 10% 葡萄糖溶液加维生素 C;给予适量蛋白质 1.0~1.5g/(kg·d),以营养价值高的动物蛋白为主,如鸡蛋、瘦肉、鱼类等;适当限制脂肪的摄入,避免诱发脂肪肝;伴腹胀时应减少牛奶、豆制品等产气食品的摄入;病情好转、食欲改善后,仍应少食多餐,避免暴饮暴食,防止营养过剩。②慢性肝炎:饮食宜适当的高蛋白、高热量、高维生素、易消化的食物,以优质蛋白为主,避免高糖、过高热量和饮酒,以防止发生糖尿病和脂肪肝。③重型肝炎:给予低脂、低盐、高热量、高维生素、易消化的流质或半流质,有肝性脑病先兆表现者,限制或禁止蛋白质摄入<0.5g/(kg·d),以减轻肝负担,避免诱发肝性脑病;合并腹水、少尿者,应给予低盐或无盐饮食,钠盐摄入量限制在 500mg/d(氯化钠 1.2~2.0g),进水量不超过 1000ml/d,以减少体内水、钠潴留。

(3) 心理护理:急性期患者由于对疾病知识缺乏、被隔离和限制活动,以及担心对工作或学业影响而出现不同程度的紧张、焦虑或忧愁等,但也有个别患者对疾病抱"无所谓"的态度,不注意休息,不愿"受限制";长期或反复住院的患者因病情反复、久治不愈而失去信心,以致悲观、消极、甚至怨恨愤怒,部分患者猜疑或缺乏根据的揣测自己病情和预后而产生焦虑、抑郁等心理,表现为情绪低落、兴趣减退,少言寡欢、自责沮丧或自卑孤独,睡眠障碍;在治疗护理中出现不配合或过分依赖医护人员的情况,由于隔离治疗,限制了社交需要,患者迫切希望亲友常来看望和陪伴自己。病情严重者,可因疾病进展、面临死亡而感恐惧,甚至出现绝望的心理反应。因此,①对缺乏疾病知识的患者,介绍肝炎相关知识、预后、隔离意义及主要治疗护理措施,指导患者阅读一些有关肝炎的科普文章。②对抑郁患者,应增加与患者交谈时间,随时了解患者的心理活动,以热情、友好、诚恳的态度鼓励患者说出所关心的问题并耐心解答,给予精神上的安慰和支持。③对消极悲观的患者,要同情和理解他们,进行疏导和劝解,增强患者战胜疾病的信心。同时劝导家属宽容、理解患者,使患者保持生活和心理上的愉悦。通过心理护理使疑虑的患者产生信任感、紧张的患者得以松弛、孤独感的患者得到温暖、焦虑恐惧的患者获得安全感,从而能安心养病。

2. 皮肤护理　认真做好皮肤清洁,指导患者修剪指甲,以防皮肤瘙痒时抓破皮肤,造成感染,必要时按医嘱给予抗组胺药物和止痒剂。对重型肝炎等有大量腹腔积液形成、长期卧床者应预防压疮的发生。当有出血倾向时,应避免碰撞、损伤,不用手挖鼻、用牙签剔牙,不用硬牙刷刷牙,以免诱发出血等。

3. 生活护理　协助病情严重患者做好进餐、沐浴、入厕等生活护理。

4. 病情观察　注意发热、消化道症状和黄疸的程度;有无心悸、呼吸困难等症状;了解腹水消长情况。注意皮肤黏膜有无瘀点、瘀斑、牙龈出血、鼻出血、呕血、便血等,以及穿刺后局部是否出血难止,监测血小板计数、凝血酶原时间及凝血酶原活动度等指标。密切观察生命体征、意识和瞳孔;注意有无并发症,如观察口腔、呼吸道等是否存在感染的危险因素;有无肝性脑病的早期表现;有无厌食、恶心、呕吐等早期肾功能不全等表现。一旦发现病情变化,及时报告医师并配合抢救。对重型肝炎(肝衰竭)患者应严格记录 24h 尿量,监测尿常规、尿相对密度、血尿素氮、血肌酐及血清钾、钠等情况。

5. 用药护理　因大部分药物都在肝代谢,为减轻肝负担,禁用损害肝的药物。按医嘱使用抗病毒药物时,应注意剂量和疗程,观察其疗效和不良反应,并向患者解释使用干扰素治疗的目的和注意事项。①注射干扰素 2~4h 后可出现发热、头痛、面色潮红、全身乏力、酸痛等"流感样综合征",体温常随剂量增大而增高,反应随治疗次数增加而逐渐减轻,此时应向患者做好解释,鼓励患者多饮水,卧床休息,必要时按医嘱对症处理。②干扰素有骨髓抑制作用,应定时进行肝功能和血常规检查,出现粒细胞或血小板减少应及时报告医师。③用药过程中部分患者可能出现恶心、呕吐、食欲减退、ATL 升高,甚至黄疸、脱发、甲状腺功能减退等,一般不需停药,治疗终止后可逐渐好转。④应用大剂量干扰素皮下注射时,少数患者会出现局部触痛性红斑,一般 2~3 日可自行消失。⑤用药时可适当增加溶媒量,并缓慢推注,以减轻或避免上述反应的发生。此外,在应用拉米夫定等药物治疗时,应注意有无停药反跳及骨髓抑制等现象。

考点: 一般护理、病情观察

(六) 健康教育

1. 使患者及家属了解本病的病因、传播途径、临床表现和转归等,向患者解释各项检查和治疗的目的及意义,强调急性肝炎彻底治愈的重要性和早期隔离的必要性,减少陪护和探视以避免交叉感染。

2. 指导患者保持豁达、乐观的心情,正确对待疾病,消除不良情绪,说明情绪稳定有助于疾病的康复或病情的缓解。

3. 说明休息对肝炎患者的重要性,适当休息、劳逸结合、规律的生活有利于疾病的康复。向患者和家属讲明合理饮食的意义和原则,遵循饮食计划,避免高热量、高脂肪饮食和暴饮暴食,戒烟禁酒,以免肝炎复发和加重病情。

4. 指导家属在给予患者关心和照顾的同时,应注意及早识别病情变化,如有无性格、行为改变和出血倾向等;观察生命体征、神志、24h 尿量变化;慢性肝炎患者和无症状病毒携带者应定期检测各项传染性指标,如有出血倾向或精神症状应及时就医。

5. 指导患者及家属进行家庭护理和自我保健,学会采取适当的家庭隔离措施,避免肝炎病毒重叠感染或传染给他人,采用家庭分餐制,患者有专用的日常生活用具并定时消毒,患者的分泌物、排泄物用 3% 漂白粉消毒后弃去,陪护或接触患者之后要用肥皂和流动水洗手;指导患者和家属做好皮肤护理;家属密切接触者,如 HBsAg 和抗-HBs 阴性时,督促其尽早进行预防接种;对慢性无症状乙肝病毒携带者,指导其正确对待疾病,坚持正常的学习和工作,提高机体免疫力,戒烟禁酒,定期随访;养成良好的卫生习惯,防止血液、唾液、分泌物及排泄物等污染环境;适当隔离,禁止献血和从事饮食、水管、托幼工作。

6. 向患者详细介绍所用药物的名称、剂量、给药时间和方法等,教育其按医嘱用药,教会其观察疗效和不良反应;告知避免滥用药物或使用苯巴比妥类、磺胺类、抗结核等药物,以免加重肝负担和肝功能损害。强调抗病毒药物必须在医师的指导、监督下应用,患者不得擅自加量或停药;对应用干扰素者,鼓励其多饮水,说明药物的作用及可能出现的副作用,解释定期检查肝功能和血常规的目的与要求;在用拉米夫定治疗期间,需定期检测肝功能、HBV-DNA 定量、HBeAg 和抗-HBe,停药后随访半年以上,以防 HBV-DNA 反弹。对于转氨酶正常、无症状的慢性乙肝病毒携带者,无论有无病毒复制指标,劝告其不要擅自购药进行抗病毒治疗。

（七）预防措施

1. **控制传染源** 甲型、戊型肝炎自发病之日起进行消化道隔离 3 周；急性乙型肝炎进行血液（体液）隔离至 HBsAg 转阴；慢性乙型和丙型肝炎患者应分别按病毒携带者管理，禁止献血。接触甲型、戊型肝炎患者的儿童应检疫 45 日；密切接触急性乙型、丙型肝炎者亦应医学观察 45 日；密切接触戊型肝炎者应医学观察 60 日。

2. **切断传播途径** ①甲型和戊型肝炎主要通过消化道传播流行，必须采取以切断消化道传播途径为主的综合预防措施，做好粪管、水管、饮食管理、消灭苍蝇，防止"病从口入"。②预防乙型、丙型、丁型肝炎的重点是防止病毒通过血液和体液的传播，如加强血制品管理，减少输血机会；各种医疗器械及用具实行一用一消毒制，推广应用一次性注射用具；对带血和体液的污染物应严格消毒，严防血液透析、介入性诊疗和脏器移植时传播肝炎病毒，造成医源性传播。避免共用牙刷和剃刀，理发、洗浴、美容等用具应按规定进行消毒处理。

3. **保护易患人群**

（1）甲型肝炎：对幼儿、学龄前儿童和其他高危人群，可接种甲型肝炎病毒纯化灭活疫苗或减毒活疫苗以获得主动免疫；对近期与甲型肝炎患者有密切接触的易感儿童可于接触后 10 日内应用人丙种球蛋白肌内注射，以提高机体免疫力，注射时间越早越好，不应迟于接触后 7~14 日，免疫期 2~3 个月。

（2）乙型肝炎：①乙肝疫苗：适用于未受 HBV 感染的人群，凡 HBsAg 和抗-HBs 阴性的高危人群（如 HBsAg 阳性的配偶、医护人员、血液透析者）均可接种，目前我国对新生儿进行乙肝疫苗的普种对阻断母婴传播，降低乙型肝炎发病率具有十分重要的意义。普遍采用预防 0 个月、1 个月、6 个月的接种程序，每次注射 5μg（基因疫苗），高危人群可适当加大剂量。接种乙肝疫苗后有抗体者保护效果一般可持续 12 年，一般人群不需要进行抗-HBs 监测或加强免疫。但对高危人群应进行抗-HBs 监测，如抗-HBs<10mU/ml，可给予加强免疫。对免疫功能低下或无应答者，应增加疫苗的接种剂量和针次；对 3 针免疫程序无抗体者可再接种 3 针，并于第 2 次接种 3 针后 1~2 个月检测血清中抗-HBs。②乙肝免疫球蛋白（HBIG）：主要用于阻断母婴传播，也适用于 HBV 意外暴露者。如母亲为 HBsAg 和 HBeAg 阳性的新生儿，应在出生后立即肌内注射 HBIG 100~200U，3d 后注射乙肝疫苗 10μg，生后 1 个月和 6 个月再分别注射 1 次，保护率可达到 95% 以上。对意外暴露者，被 HBsAg 阳性污血的针头刺伤皮肤或溅于眼、鼻、口等黏膜时，若已知自己是 HBsAg 阳性或抗-HBs 阳性可不予特殊处理；如不清楚者，最重要的是尽早肌内注射 HBIG，并抽血查 HBsAg 及抗-HBs，如 HBsAg 及抗-HBs 均为阴性，2 周后再接种乙肝疫苗。

（3）丙型、丁型、戊型肝炎：目前尚缺乏特异性免疫预防措施。

考点： 预防措施

案例 10-1 分析

1. **主要护理问题：** ①活动无耐力。②有皮肤完整性受损的危险。③体液过多。④营养失调：低于机体需要量。

2. **主要护理措施：** ①休息、平卧位并抬高下肢，定期进行翻身防压疮。②给予高热量、高维生素易消化饮食，适当控制蛋白质和限制水钠摄入。③观察腹腔积液和下肢水肿的消长，准确记录出入液量，测腹围与体重等、按医嘱应用利尿剂时应注意水电解质酸碱平衡紊乱，防止各种并发症发生。按医嘱给予护肝治疗、长期卧床者应定期翻身防压疮等。④认真做好皮肤清洁，指导患者修剪指甲，以防皮肤瘙痒时抓破皮肤，造成感染；必要时按医嘱给予抗组胺药物和止痒剂。

重点提示

1. 病毒性肝炎是由多种肝炎病毒引起的以肝损害为主的一组全身性传染病。有甲型、乙型、丙型、丁型、戊型 5 种,甲型和戊型肝炎经粪-口途径传播,多表现为急性感染;乙型、丙型、丁型肝炎主要经血液、体液等途径传播,部分能转为慢性,少数可进展为肝硬化和肝细胞癌。各型病毒性肝炎临床表现相似,主要表现为乏力、食欲减退、厌油腻、恶心、腹胀、肝脾大及肝功能异常,部分病例可出现黄疸,甚至有肝内外并发症。按临床经过分为急性肝炎、慢性肝炎、重型肝炎、淤胆型肝炎和肝炎肝硬化 5 种类型。

2. 治疗以适当休息、合理营养为主,辅以适当的护肝药物治疗。应防止过劳和精神刺激,避免饮酒和使用有肝损害的药物,注意防治各种感染,以免病情加重。主要护理措施包括:休息与隔离、生活护理与皮肤护理、合理调节饮食、加强病情观察、做好心理护理、用药护理及健康教育等。

3. 甲型和戊型肝炎的预防重点是做好“三管一灭”,注意个人卫生,甲型肝炎流行期间可接种甲型肝炎减毒活疫苗,对接触者可接种丙种球蛋白或胎盘球蛋白。乙型、丙型、丁型肝炎的预防重点是加强血液、血制品和医疗器械管理,防止医源性传播;对乙型肝炎易感者接种乙肝疫苗,母亲 HBsAg 阳性的新生儿,应用乙肝疫苗和乙肝免疫球蛋白(HBIG)进行联合免疫。

(钟　锋)

第 3 节　流行性乙型脑炎患者的护理

案例 10-2

患者,男性,5 岁。高热、头痛、呕吐 3 日,清晨抽搐 1 次,于 7 月 28 日急诊入院。体温 39.5℃,血压 90/62 mmHg,呼吸 30 次/分;浅昏迷,唇绀,颈抵抗明显,双侧 Babinski 征(+);心肺无异常现。血白细胞 14×10⁹/L,中性 0.84;脑脊液微混,细胞数 200×10⁶/L,多核 0.8。临床诊断:流行性乙型脑炎。

问题:1. 主要护理问题是什么?

　　　2. 如何进行抢救配合?

　　　3. 如何进行病情观察?

(一)概述

流行性乙型脑炎(epidemic encephalitis B)简称乙脑,是由乙型脑炎病毒引起的以脑实质炎症为主要病变的急性传染病。临床以高热、意识障碍、抽搐、病理反射及脑膜刺激征为特征。重症可出现中枢性呼吸衰竭,病死率高达 20%~50%,存活者可有后遗症。

1. **病原学**　乙型脑炎病毒简称乙脑病毒,属黄病毒科黄病毒属,直径 40~50nm,为 RNA病毒,抗原性较稳定,人与动物感染乙脑病毒后体内可产生补体结合抗体、中和抗体及血凝抑制抗体。病毒抵抗力不强,对温度、乙醚和酸敏感,易被一般消毒剂杀灭,加热 100℃、2min 或56℃、30min 可灭活病毒。

2. **发病机制**　乙脑病毒进入人体后,先在单核-巨噬细胞内繁殖,随后入血引起病毒血症,多数情况下乙脑病毒不侵入中枢神经系统而呈现隐性感染或轻型感染,并可获得终身免疫。当机体免疫力低下、病毒量多、毒力强,病毒通过血-脑脊液屏障进入中枢神经系统,引起脑炎。

3. **病理**　乙脑病变范围较广,可累及脑和脊髓,以大脑皮质、间脑和中脑病变最为严重。主要病理变化:神经细胞变性、肿胀、坏死,严重时形成坏死软化灶,散在于脑实质各部位,少数融合成块状,如不能修复则可致后遗症;炎性细胞浸润和胶质细胞增生,常聚集在血管周围形成“血管套”,胶质细胞呈弥漫性增生,聚集在坏死神经细胞周围形成胶质小结;脑实质和脑膜血管充血扩张,大量浆液性渗出,形成脑水肿;血管内皮细胞肿胀、坏死、脱落,产生附壁血栓,形成栓塞,局部淤血和出血。脑实质病变、颅内压升高、脑水肿等,可引起意识障碍、惊厥或抽搐、呼吸衰竭等临床表现,以及与脑实质损伤部位相应的神经系统症状和体征。

(二)护理评估

1. 流行病学资料

(1)传染源:乙脑是人兽共患的疾病,人和动物如猪、马、牛、羊、鸡、鸭、鹅等感染乙脑病毒后,可发生病毒血症成为传染源。人感染后病毒血症短暂,血中病毒含量少,不是主要传染源;而动物如猪、马、狗等,乙脑病毒感染率高,特别是猪,饲养量多、更新率快、易感率高(幼猪感染率可高达100%),感染后血中病毒含量多、病毒血症时间长、传染性强,成为最主要的传染源。乙脑病毒在人群中流行前1~2个月,往往有猪乙脑病毒感染高峰期。

(2)传播途径:蚊虫是乙脑的主要传播媒介。带乙脑病毒的蚊虫(以三带喙库蚊为主)经叮咬将乙脑病毒传给人或动物。蚊感染病毒后不发病,但可携带病毒越冬、经虫卵传代,成为乙脑病毒长期的储存宿主。

(3)人群易患性:人群普遍易感,但大多为隐性感染(乙脑患者与隐性感染者之比为1:1000~1:2000),感染后可获持久免疫力。仅少数人发病,患者大多为10岁以下儿童,以2~6岁儿童发病率最高。由于儿童广泛接种疫苗后发病率有所下降,成人和老年人发病比例相对增高,但总发病率已大幅度下降。

(4)流行特征:乙脑流行有严格的季节性,主要流行于夏秋季,80%~90%的病例集中于7、8、9月,与气温、雨量和蚊虫孳生密度高峰有关。

2. 临床表现 潜伏期为4~21日,一般为10~14日。典型乙脑的临床经过分为初期、极期、恢复期和后遗症期4期。

(1)初期:发病第1~3日。起病急,体温在1~2d内高达39~40℃,伴头痛、恶心、呕吐,或可有嗜睡,少数患者出现颈项强直及抽搐。

(2)极期:病程第4~10日。以脑实质受损症状为主。①高热:体温高达40℃以上,体温越高、持续时间越长、病情越重。此期一般持续7~10日,重者可长达3周。②意识障碍:最早于病程第1~2日出现,多见于第3~8日。包括嗜睡、谵妄、昏迷、定向力障碍等,昏迷的深浅及持续时间的长短与病情轻重和预后呈正相关。一般持续1周左右,重者可达4周以上。③惊厥或抽搐:多见于病程第2~5日。系因高热、脑实质炎症及脑水肿所致。先见于面部、眼肌、口唇的小抽搐,随后肢体阵挛性抽搐,重者全身抽搐、强直性痉挛,历时数分钟至数十分钟不等,伴有意识障碍。频繁抽搐使缺氧和脑水肿加重,导致发绀,甚至呼吸暂停。④呼吸衰竭:主要为中枢性呼吸衰竭,多见于重症患者,是乙脑最严重的症状。表现为呼吸节律不规则及幅度不均,如呼吸表浅、双吸气、叹息样呼吸、潮式呼吸、抽泣样呼吸等,最后呼吸停止。可伴有剧烈头痛、喷射性呕吐等颅内压增高的表现;如发生脑疝,则出现昏迷、瞳孔忽大忽小、呼吸突然停止等表现;也可因呼吸道阻塞、并发肺炎或脊髓受损致呼吸肌麻痹,而出现周围性呼吸衰竭,呼吸先增快后减慢、呼吸减弱、呼吸困难、发绀等,但呼吸节律整齐。⑤神经系统症状和体征:多在病程10日内出现。浅反射减退或消失,深反射先亢进后消失,病理反射如巴宾斯基征阳性,脑膜刺激征如颈项强直、Kernig征阳性。其他可有吞咽困难、失语、听觉障碍、肢体瘫痪、精神异常、大小便失禁或尿潴留等。

高热、抽搐和呼吸衰竭是极期的严重症状,三者之间互相影响,可形成恶性循环,其中呼吸衰竭是乙脑最主要的死亡原因。

(3)恢复期:多数患者于发病10日后进入恢复期,体温逐渐下降,精神神经症状逐日好转,大多于2周内完全恢复。重症患者恢复较慢,经治疗后大多于6个月内恢复。

（4）后遗症期：少数重症患者在发病 6 个月后仍有精神神经症状（如反应迟钝、失语、痴呆、吞咽困难、肢体瘫痪等）者称后遗症。发生率 5% ~ 20%，积极治疗后可有不同程度的恢复，但癫痫后遗症可持续终身。

（5）临床类型：轻型、普通型、重型和极重型（表 10-5）。

考点：流行病学资料、临床表现

表 10-5　乙脑的临床类型

	轻型	普通型	重型	极重型
体温	38~39℃	39~40℃	40℃以上	在 1~2 日内升至 40℃以上
意识状态	意识清楚	嗜睡或浅昏迷	昏迷	深度昏迷
抽搐	无	偶有	反复或持续抽搐	反复或持续强烈抽搐
呼吸衰竭	无	无	可有	迅速出现
脑膜刺激征	不明显	明显	明显	明显
病理反射	阴性	阳性	阳性	阳性
后遗症	无	无	少数有	有且严重

（6）并发症：发生率为 10% 左右。以支气管肺炎最常见，多因昏迷患者呼吸道分泌物不易咳出，或应用人工呼吸器后引起。此外，可出现肺不张、败血症、尿路感染、压疮、消化道出血等。

（7）心理状态：疾病初期因起病突然、症状明显和担心病情恶化，年长病儿常可出现紧张不安、哭泣等不良情绪反应；疾病后期有功能障碍或后遗症者，易产生悲观、抑郁等情绪。

3. 辅助检查

（1）血常规：白细胞总数多在（10~20）×10⁹/L，疾病初期中性粒细胞增高可达 0.8 以上，随后淋巴细胞增多，部分患者可始终正常。

（2）脑脊液：呈非化脓性改变，即脑脊液压力增高，外观无色透明或微混，白细胞计数常在（50~500）×10⁶/L，早期中性粒细胞稍增多，氯化物正常、糖正常或偏高，蛋白质轻度增加。少数病例病初脑脊液正常。

（3）血清学检查：确诊的重要依据。发病后 3~4 日血及脑脊液中出现特异性 IgM 抗体，有助于早期诊断；采用单克隆抗体致敏羊红细胞进行反向血凝抑制试验，检测血清中乙脑病毒抗原，特异性和敏感性较高，是目前较理想的快速诊断方法；补体结合试验主要用于乙脑的流行病学调查。

（三）治疗要点

1. 抗病毒治疗　可试用利巴韦林、干扰素等。

2. 对症治疗　积极对症处理是降低乙脑病死率的关键。

（1）高热：采用综合性措施，以物理降温为主，包括冰敷额、枕部和体表大血管部位（腋下、颈部及腹股沟等）、温水拭浴、冷盐水灌肠等；药物降温为辅，应用 50% 安乃近滴鼻，适用于幼儿和年老体弱者，以防过量退热药致大量出汗而引起虚脱；高热伴抽搐者，亚冬眠疗法，同时降低室温。

（2）惊厥或抽搐：去除病因和镇静止痉。高热引起者，以降温为主；脑水肿所致者，以脱水剂降低颅内压为主；呼吸道分泌物堵塞使脑缺氧所致者，应及时吸痰通畅呼吸道和给氧，必要时气管切开、加压呼吸；脑实质病变引起者，使用镇静剂，首选地西泮，成人每次 10~20mg，小儿每次 0.1~0.3mg/kg（每次不超过 10mg），肌内注射或缓慢静脉注射；也可用水合氯醛鼻饲、灌肠、异戊巴比妥钠或巴比妥钠肌注或亚冬眠疗法。

（3）中枢性呼吸衰竭：主要应用脱水剂如 20% 甘露醇和血管扩张剂如东莨菪碱，以改善微循环、减轻和消除脑水肿；应用呼吸兴奋剂，经鼻导管使用高频呼吸器（送氧压力 0.4~

0.8kg/cm², 频率 80~120 次/分)治疗等;同时及时清除呼吸道分泌物,必要时行气管内插管或气管切开术,并适当应用抗菌药物预防感染。

考点: 对症治疗

3. 恢复期及后遗症处理　进行功能训练和针灸、理疗、按摩、高压氧治疗等。

(四) 主要护理诊断及合作性问题

1. 体温过高　与病毒血症及脑部炎症有关。
2. 气体交换受损　与脑实质损害、呼吸道分泌物增多有关。
3. 有受伤的危险　与意识障碍、惊厥或抽搐有关。
4. 躯体移动障碍　与意识障碍、肢体瘫痪、长期卧床有关。
5. 潜在并发症　脑疝。

(五) 护理措施

1. 一般护理　①患者安置于安静、光线柔和、配有防蚊设备的房间内,防止声、光刺激,室温至少应控制在 30℃ 以下。患者应卧床休息,意识障碍者专人护理,加床栏、必要时使用约束带,防止坠床等意外发生;做好生活护理及皮肤、眼、鼻、口腔的清洁护理,防止压疮和继发感染;有计划地集中安排各种检查、治疗及护理操作,减少对患者的刺激,以免诱发惊厥或抽搐。②根据病情给予相应的饮食,以补充营养。早期,给以清淡流质饮食,如牛奶、豆浆、米汤、绿豆汤、果汁等;有吞咽困难或昏迷不能进食者,给予鼻饲,每日少量多次、缓慢注入,以防冲击胃壁引起反射性呕吐,或按医嘱静脉补充足够的营养和水分,注意补钾;恢复期,逐步增加有营养的高热量饮食。③做好意识清楚患者的心理护理,解除患者焦虑不安、紧张、急躁等不良情绪;对恢复期留有功能障碍或后遗症者,以高度的责任心和同情心给予关心和照顾,鼓励患者积极配合康复治疗。

2. 对症护理

(1) 高热:积极采取物理降温措施,如温水拭浴、头部冰帽、体表大血管处冰袋冷敷、冷盐水灌肠等,尽快将体温控制在 38℃ 左右;同时降低室温,以利皮肤散热;按医嘱使用退热药物或应用亚冬眠疗法,注意观察疗效及药物不良反应,定时监测并记录体温,直至体温恢复正常。

(2) 惊厥或抽搐:注意观察惊厥的先兆表现,如患者出现两眼呆视、面部肌肉及口角、指(趾)抽动、惊跳等,应及时报告医生,并积极协助处理。①将患者置于仰卧位,头偏向一侧,松解衣服和领口,有义齿应取下,及时清除口咽部分泌物和痰液,以保证呼吸道通畅。②用缠有纱布的压舌板或开口器置于患者上下臼齿之间,防止咬伤舌头。③按医嘱使用镇静药物,如地西泮、苯巴比妥等,严格执行给药剂量及用药间隔时间,注意观察呼吸和意识状态变化,特别要注意药物抑制呼吸的副作用。④遵医嘱对惊厥或抽搐的原因进行治疗,并做好相应护理。

(3) 昏迷:①安置患者仰卧、头偏向一侧,用舌钳拉出舌头,以防舌后坠阻塞呼吸道,定时翻身、拍背、吸痰,保持呼吸道通畅。②按医嘱给予鼻饲或静脉补充足够的营养和水分,做好生活护理,及时清理大小便,保持皮肤、五官的清洁卫生,每日温水擦浴,及时更换内衣,勤翻身、定时皮肤按摩,预防压疮等。③采用鼻导管吸氧,氧流量 1~2L/min,或漏斗法吸氧,氧流量 2~4L/min。

(4) 脑水肿:①安置患者于头高脚低位,头部抬高 15°~30°,以利于脑水肿的消退;静脉输液时注意滴速,避免液体进入过多或过快,以免颅内压进一步升高而诱发脑疝。②备好气管内插管、气管切开和人工呼吸器等抢救物品,加强监护。如突然发生呼吸停止、痰液阻塞、呼吸肌麻痹等紧急情况,配合医生立即开通气道(气管内插管、气管切开),保持呼吸道通畅并给氧,采用人工呼吸器辅助呼吸;迅速建立静脉通路,按医嘱快速静脉滴注 20% 甘露醇溶液,以控制脑水肿,降低颅内压;准确记录出入液量。

3. 用药护理　按医嘱及时准确使用呼吸兴奋剂、血管扩张剂等药物,并注意观察疗效和不良反应,如大剂量呼吸兴奋剂可能诱发惊厥,应用东莨菪碱等类药物可有口干、腹胀、尿潴留、心动过速等;20% 甘露醇溶液为高渗液体,必须快速静脉滴注(在 30min 内),应注意患者心功能情况,防止发生心功能不全。

4. 病情观察　①监测生命体征,密切观察体温变化,注意呼吸频率、节律、深度等,以及时**考点**:对症发现呼吸衰竭。②注意意识状态是否继续加重,有无烦躁不安等。③有无惊厥发作先兆,如护理、病情烦躁不安、口角抽动、指(趾)抽动、两眼呆视、肌张力增高等表现。④有无颅内压增高和脑疝观察的先兆,如剧烈头痛和喷射性呕吐,血压升高等;注意瞳孔的大小、形状、两侧是否对称,以及对光反射等,如患者出现极度烦躁、意识障碍突然加深、脉搏先快后慢、呼吸先快后慢而不规则、眼球固定、瞳孔忽大忽小或两侧不等、对光反应消失,提示发生脑疝。⑤准确记录 24h 出入液量,注意水电解质平衡。⑥注意有无肺部感染、肺不张、败血症、尿路感染、压疮、消化道出血等并发症。⑦对恢复期患者要观察各种生理功能和运动功能的恢复情况。

(六)健康教育

宣传乙脑的预防知识,强调开展防蚊、灭蚊工作,消灭越冬蚊、早春蚊和蚊虫孳生地的重要性。阐明 10 岁以下儿童和从非乙脑流行区的易感者进入流行区时,进行乙脑疫苗接种的目的和意义。介绍乙脑的流行病学特点和主要临床表现,以便在流行季节出现高热、头痛、意识障碍等表现的患者,能尽快发现和及时送医院诊治。

乙脑患者出院时如仍遗留有瘫痪、失语、痴呆等神经精神症状时,向患者及家属阐明积极康复治疗的意义,教会家属切实可行的护理措施及康复疗法,如鼻饲、按摩、肢体功能锻炼及语言训练等,鼓励患者坚持康复训练和治疗、定期复诊,尽可能争取在 6 个月内恢复,以免留下不可逆的后遗症。

(七)预防措施

以灭蚊、防蚊及预防接种为主的综合性预防措施。包括:①控制传染源:主要是针对易患家畜、尤其是幼猪,在流行季节前进行疫苗接种,减少猪群的病毒血症,可有效地控制乙脑在人群中的流行。②切断传播途径:主要采取防蚊、灭蚊措施,消灭越冬蚊和早春蚊,消灭蚊虫孳生地,用蚊帐、驱蚊剂防蚊。③保护易患人群:预防注射疫苗,提高人群的特异性免疫力,可减少乙型脑炎的发病。

案例 10-2 分析

1. 主要护理问题:①体温过高。②急性意识障碍。③潜在并发症:脑疝。

2. 抢救配合:①温水拭浴、头部冰帽、体表大血管冷敷,体温控制在 38℃ 左右。②置患者于头高脚低卧位(头部抬高 15°~30°),头偏向一侧。③遵医嘱静脉补充足够的营养。④保持呼吸道通畅,鼻导管给氧,氧流量控制在 1~2L/min。⑤遵医嘱给予退热药、镇静剂、脱水剂、呼吸兴奋剂等。⑥备好气管内插管、人工呼吸器等急救物品。

3. 病情观察:①生命体征,重点是体温及呼吸。②意识状态和瞳孔变化。③惊厥发作先兆表现。④颅内压增高和脑疝的先兆表现。

重 点 提 示

流行性乙型脑炎是由乙型脑炎病毒引起的以脑实质炎症为主要病变的急性传染病。临床以高热、意识障碍、抽搐、病理反射及脑膜刺激征为特征。重症可出现中枢性呼吸衰竭,病死率高达 20%~50%,存活者可有后遗症。目前无有效的抗病毒药物,积极对症治疗和护理是降低乙脑病死率的关键。预防乙型脑炎主要采取灭蚊、防蚊及易感人群预防接种乙型脑炎疫苗的综合性措施。

(肖晓燕)

第4节 艾滋病患者的护理

案例 10-3

患者,男性,50 岁。3 个月前曾因突感发热、干咳,肺部 X 线检查发现左侧肺炎,经多种抗生素治疗 3 周痊愈出院。现因发热、乏力再次入院。意识清楚,紧张焦虑。体温 37.8℃,慢性消耗病容,脾轻度肿大,胸部 CT 示右肺脊柱旁高密度影,血 CD4⁺T 淋巴细胞显著降低,血清抗-HIV 阳性。临床诊断:艾滋病。

问题: 1. 主要护理问题是什么?

2. 护理要点是什么?

（一）概述

艾滋病是获得性免疫缺陷综合征(acquired immune deficiency syndrome,AIDS)的简称,是由人类免疫缺陷病毒引起的致命性慢性传染病。主要通过性接触和血液传播,病毒侵犯和破坏辅助性 T 淋巴细胞,使机体细胞免疫功能受损,最终因并发各种严重的机会性感染和恶性肿瘤而死亡。

1. **病原学** 人类免疫缺陷病毒(human immunodeficiency virus,HIV)属于反转录病毒科慢病毒亚科,目前已知 HIV 有 2 型,即 HIV-1 和 HIV-2,两者均为单链 RNA 病毒,均可引起艾滋病。HIV 既嗜淋巴细胞性、又嗜神经性,主要感染辅助性 T 淋巴细胞(CD4⁺T 淋巴细胞),也能感染单核-巨噬细胞、B 细胞、小神经胶质细胞和骨髓干细胞等。HIV 对外界环境的抵抗力不强,离开人体后,常温下在血液或分泌物内只能生存数小时至数天,对热及化学消毒剂敏感,56℃、30min、25% 以上浓度的乙醇、0.2% 次氯酸钠及漂白粉等均能灭活病毒,但对 0.1% 甲醛、紫外线不敏感。

2. **发病机制** HIV 侵入人体后,主要感染 CD4⁺T 淋巴细胞,以 RNA 为模板,在反转录酶的作用下反转录成单链 DNA,在 DNA 多聚酶作用下复制成双链 DNA,部分 DNA 可作为前病毒整合到宿主细胞核的染色体中,经 2~10 年的潜伏性感染阶段后被某种因素所激活,继而转录装配成新的病毒以出芽方式释出,再侵入其他细胞。由于 HIV 选择性地侵犯并破坏 CD4⁺T 淋巴细胞,使之数量明显减少,最后可使 CD4⁺T 淋巴细胞迅速耗竭,从而导致整个免疫系统崩溃,促发各种严重的机会性感染和恶性肿瘤。HIV 侵入人体数周至 6 个月后能刺激机体产生抗体,但作用极弱,故血清中抗体和病毒同时存在的情况下,血清仍具有传染性。

3. **病理** AIDS 的病理改变表现出多样性和非特异性病变,主要有:①机会性感染:组织中病原体繁殖多,而炎症反应少。②免疫器官病变:以淋巴结和胸腺病变为主,前者表现为反应性病变和肿瘤性病变。③病毒随感染细胞进入中枢神经系统,造成神经系统病变及肿瘤。HIV 极易发生抗原和毒力变异的特点,一方面使 HIV 逃避特异的体液免疫和细胞免疫的攻击,不易被机体消灭,另一方面可影响疾病的进程及严重性。HIV 感染中协同因子的作用如毒品、巨细胞病毒感染及其他持续的病毒感染等,可使病情迅速进展。

（二）护理评估

1. **流行病学资料**

（1）传染源:患者和 HIV 无症状携带者是本病的传染源,后者尤为重要。病毒主要存在于血液、精液、子宫和阴道分泌物中,其他体液如唾液、泪液和乳汁也含病毒,均具有传染性。无论 AIDS 病毒感染者处于病程的哪一时期,都将终身成为本病的传染源。

（2）传播途径:①性接触传播:艾滋病的主要传播途径,同性恋、异性恋者均可通过性行为造成传播。②血液传播:共用注射器静脉吸毒是经血液传播艾滋病的重要危险行为。输入被 HIV 污染的血液或血液制品,使用未经严格消毒的手术、注射、针灸、拔牙、美容等进入人体的器械,都能传播艾滋病。③母婴传播:感染了 HIV 的妇女通过妊娠、分娩和哺乳都可能将艾滋病传染给胎儿或婴儿,在未采取预防措施的情况下,约 1/3 的胎儿和婴儿会受到感染。④其他途径:应用 HIV 感染者的器官移植、人工授精及破损皮肤意外受污染。

　　研究表明,在日常生活和工作中,与 HIV 感染者或患者握手、拥抱、礼节性接吻、共同进餐、共用劳动工具、办公用品、钱币等,都不会感染艾滋病;艾滋病也不会经马桶圈、电话机、餐饮具、卧具、游泳池或浴池等公共设施传播;咳嗽和打喷嚏、蚊虫叮咬均不传播艾滋病。

　　(3) 人群易患性:人群普遍易感,但多发生于青壮年。男性同性恋者、性乱交者、静脉药物依赖者、血友病和多次接受输血、使用血制品者、HIV 感染的母亲所生婴儿为高危人群。

　　(4) 流行状况:1981 年美国报告首例艾滋病,目前已有 150 个以上的国家发生艾滋病,我国于 1985 年发现首例 AIDS 患者。《中国艾滋病防治联合评估报告 (2007)》显示,截至 2007 年 10 月底,全国累计报告 HIV 感染者和艾滋病患者 223 501 例,其中艾滋病患者 62 838 例,死亡报告 22 205 例。截至 2007 年年底,估计中国现存 HIV 感染者和患者约 70 万,人群感染率为 0.05%,其中艾滋病患者 8.5 万;当年新发 HIV 感染者 5 万,当年因艾滋病死亡 2 万。估计现存的 70 万 HIV 感染者和患者中,经异性性接触感染占 40.6%。中国的艾滋病疫情处于总体低流行、特定人群和局部地区高流行的态势。中国艾滋病流行的特点:艾滋病疫情上升速度有所减缓;性传播逐渐成为主要传播途径;艾滋病疫情地区分布差异大;艾滋病流行因素广泛存在。在艾滋病流行比较严重的地区,艾滋病对社会的影响已经显现。 **考点**:流行病学资料

　　2. 临床表现　潜伏期较长,临床表现错综复杂,经 2~10 年发展为 AIDS。潜伏期的长短与感染病毒的数量、类型、感染途径,机体的免疫状况、营养状况和生活习惯等有关。因输血感染者,潜伏期较短。

　　(1) 临床分期

　　Ⅰ期(急性感染期):感染 HIV 后 2~4 周,部分患者出现发热、全身不适、头痛、厌食、肌肉关节疼痛、淋巴结肿大等血清病样症状,持续 3~14 日后自然消失。因症状轻,无特异性而易被忽略。血液中可检出 HIV。

　　Ⅱ期(无症状感染期):由原发感染或急性感染症状消失后延伸而来,临床上没有任何症状和体征,但有传染性,此期可持续 2~10 年或更长。血清中能检出 HIV 及 HIV 抗体。

　　Ⅲ期(持续性全身淋巴结肿大综合征):除腹股沟淋巴结以外,全身其他部位 2 处或 2 处以上淋巴结肿大,淋巴结直径在 1cm 以上,质地柔韧、无压痛、无粘连、能自由活动,活检为淋巴结反应性增生。一般持续肿大 3 个月以上,1 年后逐步消散,亦可再次肿大。

　　Ⅳ期(艾滋病期):此期临床表现复杂,可出现 5 种表现:①体质性疾病:发热、乏力、不适、盗汗、体重下降、厌食、慢性腹泻、肝脾大。②神经系统症状:头痛、癫痫、下肢瘫痪、进行性痴呆。③机会性感染:包括卡氏肺孢子虫、弓形虫、隐孢子虫、隐球菌、念珠菌、结核杆菌、鸟分枝杆菌、巨细胞病毒、疱疹病毒、EB 病毒等感染。④继发肿瘤:最多见为卡氏肉瘤(Kaposi sarcoma)和淋巴瘤。⑤继发其他疾病:如慢性淋巴性间质性肺炎等。

　　(2) 各系统临床表现:①肺部:70%~80% 的患者过 1 次或多次孢子虫肺炎,约 50% 的 AIDS 患者死于孢子虫肺炎。表现为慢性咳嗽、短期发热、呼吸急促和发绀,肺部偶可闻及啰音,动脉血氧分压降低,X 线表现为间质性肺炎,但无特异性;此外,巨细胞病毒、结核杆菌、鸟分枝杆菌、念珠菌和隐球菌等,常引起肺部感染;卡氏肉瘤也常侵犯肺部,引起相应的症状和体征。②胃肠系统:以口腔和食管的念珠菌病和疱疹病毒、巨细胞病毒感染为最常见,主要表现为吞咽疼痛和胸骨后烧灼感;累及胃肠黏膜时,可出现慢性腹泻、体重减轻;同性恋者常见肛门周围疱疹病毒感染和疱疹性直肠炎;累及肝时,可出现肝大及肝功能异常。③神经系统:

30%～70% AIDS 患者有神经系统症状,包括机会性感染如脑弓形虫病、隐菌性脑膜炎等,机会性肿瘤如原发中枢淋巴瘤、转移性淋巴瘤等,以及 HIV 感染引起艾滋病痴呆综合征、无菌性脑膜炎等。主要表现有头痛、头晕、癫痫、脑神经炎、进行性痴呆、肢体瘫痪、痉挛性共济失调、膀胱和直肠功能障碍等。④皮肤黏膜:卡氏肉瘤侵犯下肢皮肤和口腔黏膜,表现为紫红色或深蓝色浸润斑或结节,可融合成大片状,表面出现溃疡并可向四周扩散;念珠菌感染,口腔毛状白斑(舌的两侧边缘有粗厚的白色突起),以及外阴疱疹病毒感染、尖锐湿疣等。⑤眼部:常见有巨细胞病毒性视网膜炎、弓形虫视网膜脉络膜炎、眼底棉絮状白斑及侵犯眼睑、睑板腺、泪腺和结膜、虹膜等部位的眼部卡氏肉瘤。

考点:临床
表现

    (3) 心理状态:晚期患者由于健康状况迅速恶化,预后差,且无特殊有效治疗,加之特殊的流行病学特征而易遭受社会的歧视,难以得到亲友的关心和照顾;而且治疗 AIDS 的药物价格较高,患者不仅有心理压力和躯体痛苦,还有经济压力。因此,患者极易产生恐惧、焦虑、抑郁和悲观等不良心理状态。社会上对 HIV 感染者的歧视态度也会殃及家庭,其家庭成员也同样会背起沉重的心理负担。

    3. 辅助检查

    (1) 常规检查:白细胞计数降低,主要为淋巴细胞减少。有不同程度贫血,血小板减少,血沉加快;尿常规检查尿蛋白阳性。

    (2) 免疫学检查:T 细胞绝对计数下降,CD4$^+$T 淋巴细胞计数下降,正常为$(0.8～1.2)×10^9$/L;CD4/CD8< 1.0,正常为 1.2～1.5。

    (3) 血清学检查:①HIV 抗体检查:检测血液中 HIV 抗体是目前最常用的检测 HIV 感染的实验室方法,初筛试验阳性者,再经确认试验阳性可诊断为 HIV 感染。②HIV 抗原检查:可用 ELISA 法检测 p24 抗原。

    (4) HIV-RNA 检测:有助于诊断、判断疗效及预后。

    (5) 其他:胸部 X 线检查因感染病原的不同而变化较大,可显示间质性肺炎或肺脓肿等;食管镜和胃肠内镜检查有助于食管和胃肠病变的诊断;脑脊液及 CT 检查有助于神经系统病变的诊断。

(三) 治疗要点

    AIDS 至今无特效疗法。早期抗病毒治疗对缓解病情、减少机会性感染和机会性肿瘤、预防和延缓 AIDS 相关疾病的发生有重要意义。

    1. 抗病毒治疗   目前治疗艾滋病的重要手段。实施规范的抗病毒治疗可有效抑制病毒复制,降低传播危险,延缓发病,延长生命,提高生活质量。目前用于抗 HIV 的药物有 3类:①核苷类反转录酶抑制剂,如齐多夫定、拉米夫定、司坦夫定、双脱氧胞苷、双脱氧肌苷等。②非核苷类反转录酶抑制剂,如奈韦拉平、施多宁等。③蛋白酶抑制剂,如沙奎那韦、英地那韦、奈非那韦、利托那韦等。通常采用三联或四联的特定方式组合应用,即 3 类药物的联合或使用 2 种不同的核苷类反转录酶抑制剂加上 1 种(或 2 种)蛋白酶抑制剂。

    2. 免疫治疗   基因重组 IL-2 与抗病毒药物同时应用。

    3. 并发症治疗   根据机会性感染的病原体及肿瘤的不同选择相应的治疗。①卡氏肺孢子虫肺炎:应用喷他脒或复方磺胺甲噁唑。②卡氏肉瘤:联合应用齐多夫定和 α-干扰素,或博来霉素、长春新碱和阿霉素联合化疗。③隐孢子虫感染:应用螺旋霉素。④弓形虫病:应用螺旋霉素和克林霉素,常与乙胺嘧啶联合或交替使用。⑤巨细胞病毒感染:应用更昔洛韦或膦甲酸钠。⑥隐球菌脑膜炎:应用氟康唑和两性霉素 B。

    4. 支持及对症治疗   包括输血、营养支持、补充维生素(特别是维生素 B$_{12}$和叶酸)等。

    5. 预防性治疗   ①结核菌素试验阳性者,异烟肼治疗 1 个月。②CD4$^+$T 淋巴细胞<0.2×

10^9/L,应用喷他脒气雾剂喷雾或复方磺胺甲噁唑口服预防孢子虫肺炎。③医务人员被污染针头刺伤或实验室意外者,在 2h 内进行齐多夫定等治疗,疗程 4~6 周。

6. 预防母婴传播的治疗　HIV 感染的孕妇从妊娠 28 周起应用齐多夫定治疗直至婴儿出生 3 日,可减少母婴传播和婴儿出生后 1 年的死亡率。

(四) 主要护理诊断及合作性问题

1. 体温过高　与 HIV 感染和继发其他感染有关。

2. 营养失调:低于机体需要量　与消耗过多、热量摄入不足有关。

3. 腹泻　与肠道感染有关。

4. 有感染的危险　与免疫功能受损有关。

5. 有传播感染的危险　与缺乏 AIDS 预防知识和人群普遍易感有关。

6. 皮肤黏膜完整性受损　与皮肤黏膜感染、卡氏肉瘤有关。

7. 恐惧　与疾病预后不良、病情严重、担心受到歧视有关。

8. 社交孤立　与实施强制性管理及担心他人歧视有关。

(五) 护理措施

1. 一般护理　①安置在清新、安静、舒适的隔离病室内,采取严格的血液、体液隔离措施的同时,实施保护性隔离,以防止各种机会性感染发生。②急性感染期和艾滋病期,应卧床休息,协助做好生活护理,症状减轻后可逐步起床活动,鼓励动静结合,适当进行一些力所能及的活动,使活动耐力逐步得到提高。无症状感染期者可从事正常工作和学习。③评估营养情况,每周测体重 1 次。给予高热量、高蛋白、高维生素、清淡易消化的食物,注意食物的色、香、味,创造良好的进食环境,鼓励患者摄取食物,以保证营养供给,增强机体抗病能力。不能进食者则给予鼻饲或按医嘱给予静脉高营养。④加强生活护理,预防继发感染。床铺应平整、干燥、清洁,对卧床不起者每 2h 为其翻身 1 次,保持皮肤清洁干燥,保护骨隆突处受压皮肤,预防发生压疮;定期修剪指甲,防止抓破皮肤;督促和协助患者进行口腔清洁护理,每日清洁口腔 3 次,进食后漱口或刷牙,减少食物残渣潴留,注意口腔黏膜破损或继发感染,必要时遵医嘱给予抗生素,口唇干裂时涂以润滑剂。⑤心理护理:尊重患者的人格,关心患者的疾苦,提供良好的医疗服务,注意保护患者的隐私,建立良好的护患关系。多与患者沟通,引导其正视已被感染病毒的事实,知道艾滋病虽然不能治愈、但药物能很有效地控制病情,保持乐观的情绪和积极治疗,感染者生存时间的长短在很大程度上可以自己把握。帮助患者建立自尊和自信,帮助患者增加必要的社会联络,鼓励亲属、朋友给患者提供生活上和精神上的帮助,良好的家庭、亲友关系能给患者以安慰和支持,解除孤独和恐惧感。用积极、正面和肯定的态度鼓励感染者之间互相关心和支持,帮助感染者建立联系和定期组织活动,诉说各自内心的感受,宣泄情绪和交流自己保养身体的心得,有利于重新建立生活的信心。

2. 对症护理　①腹泻:按医嘱给予抗生素、止泻剂和静脉输液,维持水电解质平衡,同时做好肛门周围皮肤护理,在每次排便后用温水清洗局部,再用软布轻轻吸干,并涂以凡士林软膏,防止肛周皮肤糜烂。②发热:鼓励多饮水,给予温水或冷水拭浴降温,遵医嘱给予抗菌药和退热药,出汗后及时更换汗湿的衣服,防止受凉。③呼吸困难和发绀:协助安置舒适的体位以利呼吸,给氧和遵医嘱使用有效抗生素治疗肺部感染。④呕吐:餐前给予止吐药,因口腔、食管念珠菌感染而致咽痛、食欲减退者,遵医嘱给予抗真菌药并做好相应的护理。

3. 防止医源性感染　AIDS 进展期患者需注意隔离治疗,尤其对其血液和体液需进行严格消毒处理;护理 AIDS 患者时要戴手套、口罩、护目镜及穿隔离衣;严格消毒患者的排泄物和被患者血液、体液等污染过的一切物品;患者的日常生活用品如毛巾、牙刷、剃须刀等应独自使用,定期消毒;有皮肤破损者应避免接触患者的血液和体液,如不慎被患者用过的针头或器械刺伤,除局部消毒处理外,应在 2h 内服用齐多夫定,时间至少 1 周以上。

4. **用药护理** 进行用药依从性教育,指导患者坚持规范服药,治疗中出现问题应及时寻求医务人员的帮助,随意停药或不定时、不定量服用抗病毒药物,可能导致 HIV 产生耐药性,降低治疗效果,甚至治疗失败。注意观察抗肿瘤药物的疗效和不良反应,如头痛、恶心呕吐、荨麻疹、肝功能损害等;齐多夫定等药物有抑制骨髓造血功能,可出现贫血、中性粒细胞和血小板减少,用药期间应定期检查血象,当中性粒细胞$<0.5\times10^9/L$ 时,应报告医生处理;长期用药应注意是否出现耐药性,停药或换药时有无反跳现象。

5. **病情观察** 注意发热的程度,有无肺部、胃肠道、中枢神经系统、皮肤黏膜等感染的表现;注意一般状态的检查,如生命体征、神志,定时评估患者的营养状况、体重等,皮肤黏膜局部有无卡氏肉瘤,有无口腔、食管炎症或溃疡,有无腹部压痛及肝脾情况,注意肺部有无啰音;有无癫痫发作、瘫痪、进行性痴呆等神经系统受累表现。疾病后期,严密观察有无出现各种严重的机会性感染和恶性肿瘤等并发症,详细记录病情变化,及时与医生联系,配合治疗和及时采取相应的护理措施。

考点：护理措施

(六)健康教育

1. **普及 AIDS 的防治知识** 开展广泛的宣传教育,使群众了解 AIDS 的病因、传播途径和自我防护措施。向群众阐明完全可以与 AIDS 患者进行正常的接触和社交活动,因为一般的社交接触、如握手、共同进餐、共用办公品、共用浴室(游泳池)及礼节性的接吻等不会被感染,通过空气、水、食物,以及昆虫叮咬也不会造成传播。

2. **对无症状 HIV 感染者的知识教育** 注意个人卫生,避免过度疲劳,在保证正常工作、学习、生活的前提下,适当限制活动范围,以防止继发感染。定期或不定期的访视及医学观察,每隔 3~6 个月进行 1 次临床及免疫学检查,出现症状应及时隔离治疗。告诫 HIV 感染者应避免不安全性行为,性生活应使用避孕套,不能和他人共用注射器、剃须刀、指甲刀、牙刷、手帕等,被自己的血液、体液污染的物品必须用 0.2% 次氯酸钠溶液消毒处理,以防将 HIV 传染给他人。已感染 HIV 的育龄妇女应避免妊娠,已受孕者应终止妊娠,切断母婴传播途径,减少母婴传播机会,已感染 HIV 的哺乳期妇女应人工喂养婴儿。

3. **对 AIDS 患者及其家属的指导** 机会性感染是 AIDS 患者的常见死亡原因,向患者及其家属介绍感染的表现、预防和减少感染的措施,以及出现危急征象时需采取的急救措施及护理;介绍 AIDS 治疗药物的使用方法、剂量、副作用及指出治疗的长期性,出院后应定期到医院复查,坚持治疗以控制病情发展;宣传消毒隔离的重要性和方法,日常生活用品应单独使用和定期消毒,家属接触被患者血液、体液污染的物品时,要戴手套、穿隔离衣、戴口鼻罩等,以免被传染,处理污物后一定要洗手;患者要合理安排休息,避免精神、体力过劳,加强营养,阐明营养对疾病和康复的影响,鼓励和指导慢性、稳定期患者进行适当锻炼,勇敢地面对疾病,鼓起生活的勇气,增强战胜疾病的信心,延长存活期。

(七)预防措施

我国预防和控制艾滋病的基本原则:预防为主、防治结合、综合治理。建立政府主导、多部门合作和全社会共同参与的防控机制,才能有效地防治艾滋病。

1. **管理传染源** ①健全艾滋病的监测网络,对献血员、性病患者和吸毒者等进行重点监测。②鼓励有过高危性行为、共用注射器吸毒、卖血、怀疑接受过不安全输血或注射的人及艾滋病高发地区的孕产妇,主动到当地艾滋病自愿咨询检测(VCT)门诊(室)进行咨询检测,及早发现感染者和患者。对接触者进行必要的检疫。③对艾滋病患者及 HIV 感染者,做好隔离、治疗工作,对其血液、分泌物、排泄物应进行严格消毒,并妥善处理。④关心、帮助、不歧视 HIV 感染者和患者,鼓励他们参与艾滋病的防治工作。

2. 切断传播途径　①洁身自爱、遵守性道德是预防经性接触感染艾滋病的根本措施。要树立健康的恋爱、婚姻、家庭及性观念，不提倡性自由、多性伴的生活方式，打击卖淫、嫖娼等活动。②正确使用质量合格的避孕套，及早治疗并治愈性病。避孕套可大大减少感染艾滋病的危险，每次性交都应全程使用。由于生理上的差别，男性感染者将艾滋病传给女性的危险明显高于女性感染者传给男性。妇女应主动使用女用避孕套或要求对方在性交时使用避孕套。③拒绝毒品，不与他人共用注射器吸毒，在注射吸毒人员中开展美沙酮维持治疗或针具交换。④提倡无偿献血，杜绝贩血卖血，严格筛选献血员，劝阻有危险行为的人献血，加强血液管理和检测，防止艾滋病经采、供血途径传播。⑤避免不必要的注射、输血和使用血液制品；必要时使用检测合格的血液和血液制品，以及血浆代用品或自身血液，并使用一次性注射器或经过严格消毒的器具，注射器必须做到一人一针一管、一用一消毒。⑥注意个人卫生，不共用毛巾、牙刷、刮脸用具等。酒店、旅馆、澡堂、理发店、美容院、洗脚房等服务行业所用的刀、针和其他刺破或擦伤皮肤的器具必须经过严格消毒。⑦对感染 HIV 的孕产妇及时采取抗病毒药物干预、减少产时损伤性操作、避免母乳喂养等预防措施，可大大降低胎、婴儿感染的可能性。检测出 HIV 感染的孕产妇也可自愿选择终止妊娠。所生的婴儿应在第 12 个月和第 18 个月进行 HIV 抗体检测。

3. 保护易患人群　目前尚无有效预防艾滋病的疫苗。公民应积极参加预防控制艾滋病的宣传教育工作，学习和掌握预防艾滋病的基本知识，避免危险行为，加强自我保护。

考点：预防措施

案例 10-3 分析

1. 主要护理问题：①体温过高。②营养失调：低于机体需要量。③有传播感染的危险。④恐惧。

2. 护理要点：①休息和隔离。②保证热量和足够的营养供给。③遵医嘱应用抗病毒药物和抗菌药物。④加强心理护理。

重点提示

1. 艾滋病是由人类免疫缺陷病毒引起的致命性慢性传染病。主要通过性接触和血液传播，最终因各种严重的机会性感染和恶性肿瘤而死亡。

2. HIV 感染者经过 2~10 年的潜伏期，发展成为艾滋病，出现原因不明的低热、体重下降、盗汗、慢性腹泻、咳嗽、皮疹等症状，经 HIV 抗体或抗原的检查及 HIV RNA 的检测可明确诊断。目前尚无有效疫苗和治愈药物，但有较好的治疗方法，可以延长生命，改善生活质量。护理重点是合理休息，加强营养，重视心理支持，做好症状护理、皮肤护理和用药护理。采取自我防护措施，防止医源性感染，对高危人群实施行为干预，艾滋病是可以预防的。

（曾志励）

第 5 节　狂犬病患者的护理

（一）概述

狂犬病（rabies）又名恐水症（hydrophobia），是由狂犬病病毒侵犯中枢神经系统引起的致命性急性人兽共患传染病。人主要通过被犬、狼、猫等动物咬伤或抓伤而感染发病。主要表现为特有的恐水、恐声、恐风、恐惧不安、咽肌痉挛、进行性瘫痪等。迄今无特效治疗，病死率几乎达 100%。

1. 病原学　狂犬病病毒属弹状病毒科，病毒颗粒呈子弹状、中心为单股负链 RNA，外壳为含有脂蛋白和糖蛋白的包膜。狂犬病病毒对外界环境抵抗力不强,易被紫外线照射、季胺化合物、碘酊、高锰酸钾、乙醇、甲醛等灭活,加热 100℃、2min 可杀灭病毒;但对苯酚等苯酚类化合物有高度抵抗力。糖蛋白能与乙酰胆碱受体结合,决定了狂犬病毒的嗜神经性,并具有免疫原性,能刺激机体产生保护性免疫反应。从自然条件下感染的人或动物体内分离的病毒称为野毒株或街毒株,其致病力强,潜伏期较长,能在涎腺中繁殖,多种途径感染后均可导致发病。野毒株连续在家兔脑内多次传代获得的病毒株称为固定毒株,其毒力减弱,不侵犯涎腺,对人和动物失去致病力,但仍保留免疫原性,可供制备狂犬病减毒活疫苗。

2. 发病机制　狂犬病病毒自皮肤和黏膜破损处进入人体后,对神经组织有强大的亲和力,致病过程分为 3 个阶段:①伤口局部组织繁殖期:病毒侵入人体后,首先在伤口附近的肌细胞内繁殖,在局部停留 3 日或更久后侵入周围神经,此时患者处于潜伏期。②侵入中枢神经期:病毒沿周围神经的轴索向中枢神经系统向心性扩散,至脊髓的背根神经节再大量繁殖,入侵脊髓并很快到达脑部,主要侵犯脑干和小脑等处的神经细胞。③病毒向各器官扩散期:中枢神经系统的病毒向周围神经离心性扩散,侵入各器官组织,尤以涎腺、舌根部味蕾、嗅神经上皮等处含有的病毒数量较多。由于迷走神经核、舌咽神经核和舌下神经核受损,导致吞咽肌及呼吸肌痉挛,患者出现恐水、吞咽及呼吸困难;交感神经受损时出现唾液分泌增加和多汗;迷走神经节、交感神经节和心脏神经节受损时,可引起患者心血管功能紊乱或猝死。

考点:发病
相关因素

被病兽咬伤后是否发病与下列因素有关:①头、面、颈、手指处神经血管分布丰富,咬伤后发病机会多。②伤口深而大者,发病率高。③伤口及时彻底清洗处理者,发病机会较少。④衣着厚,感染机会少。⑤及时、全程、足量注射狂犬疫苗者,发病率低。⑥被咬者的免疫功能低下或免疫缺陷者,发病机会多。

(二)护理评估

1. 流行病学资料

(1)传染源:带狂犬病病毒的动物是本病的传染源,在我国主要传染源是狂犬,一些貌似健康的犬的唾液中也可带病毒,携带率达 22.4%,也能传播狂犬病。其次为猫、猪、牛、马等,野生动物如蝙蝠、狼等,可传播本病。患者的唾液可含有少量病毒,一般不为成为主要传染源。

(2)传播途径:病毒主要通过病兽咬伤、抓伤的皮肤伤口侵入人体,也可由染毒的唾液经各种创口或黏膜而感染,少数可在宰杀病兽、剥皮、切割等过程中吸入含有病毒的气溶胶而感染。

(3)人群易患性:人对狂犬病病毒普遍易感,兽医、动物饲养员及野外工作人员受感染机会较多。人被病犬咬伤后的发病率为 15%～30%,被病狼咬伤后的发病率为 50%～60%。感染后若能及时处理伤口和正确接种疫苗,发病率可降至 0.15%左右。

(4)流行特征:全国各地均有发生。发病无明显年龄差异,亦无季节性。近年随着我国养犬者逐渐增多,狂犬病疫情有上升趋势。

2. 临床表现　潜伏期长短不一,5 日至 19 年或更长,一般为 1~3 个月。超过 3 个月者约占 15%。潜伏期与年龄、伤口部位与深浅、入侵病毒数量和毒力等因素有关。典型临床经过分 3 期。

(1)前驱期:最有意义的早期症状,是愈合的伤口周围及神经支配区有痒、痛、麻及蚁走等异样感觉,发生率约 80%。常有低热、倦怠、头痛、恶心、全身不适,继而渐呈兴奋状态,有恐惧不安,烦躁失眠,对声、光、风等刺激敏感而有喉部紧缩感。此期持续 2~4 日。

(2)兴奋期:①高度兴奋,表现为表情极度恐怖,激动不安,限制其行动常会引起反抗。②体温升高达 38~40℃。③恐水,本病的主要特征,最初为吞咽口水时诱发咽部肌肉收缩,继而逐渐加重,典型患者出现渴极而不敢饮,常导致声音嘶哑和脱水。闻水声、见水或仅谈论水时,即可引起咽喉肌严重痉挛,此外,风、光、声、触动等刺激也可激发躁动,引起咽喉肌痉挛,严重时出现全身肌肉阵发性抽搐和强直性惊厥,且可因呼吸肌痉挛而致呼吸困难和发绀。④交感神经功能亢进,表现为大量流涎、大汗淋漓、心率加快、血压升高等。⑤多数患者意识清晰,少数患者可出现幻听、幻觉等精神失常症状。本期为 1~3 日。

（3）麻痹期:肌肉痉挛停止,全身弛缓性瘫痪,由安静进入昏迷状态,最后因呼吸和循环衰竭而死亡。本期一般为 6~18h。

狂犬病病程一般不超过 6 日。除上述典型表现外,部分病例可表现为无兴奋期或无明显恐水,即所谓的"瘫痪型"或"静型",也称哑狂犬病。常以高热、头痛和咬伤部位痛痒起病,继而出现肢体无力、共济失调、瘫痪、大小便失禁等症状,最终因瘫痪而死亡。

（4）心理状态:由于本病无特效治疗,发病后病情呈进行性加重,且多数患者神志清晰,面对疾病的进展常失去应对能力,出现焦虑、恐惧、忧伤的心理;又因咽喉肌或全身肌肉的痉挛,导致吞咽及呼吸困难而出现痛苦挣扎,在濒死过程中,患者害怕孤独和面对死亡,迫切希望得到亲人以及医护人员的关心和心理支持。

考点: 流行病学资料、临床特征

3. 辅助检查　①外周血及脑脊液检查:血白细胞总数轻至中度增多,中性粒细胞占 0.8 以上;脑脊液细胞数及蛋白质稍增多,糖及氯化物正常。②病原学检查:取患者的唾液、脑脊液、泪液或脑组织接种鼠脑分离到病毒,取狂犬病动物或死者的脑组织切片染色,镜检找到内格里小体,均可确诊,阳性率可达到 70%~80%。③病毒抗体检测:取患者脑脊液或唾液涂片、角膜印片或咬伤部位皮肤组织、脑组织,采用 ELISA 法检测血清特异性抗体用于诊断,阳性率可达 98%,主要用于流行病学调查。

（三）治疗要点

目前尚无特效疗法,以对症支持、综合治疗为主。

1. 一般治疗　单室严格隔离患者,尽量保持环境安静,让患者安静卧床,避免声、光、风的刺激。医护人员必须穿隔离服、戴口罩及手套,防止唾液污染。患者的分泌物、排泄物及污染物品均须严格消毒。加装床栏,防止患者痉挛发作时坠床受伤。

2. 支持及对症疗法　①保证热量供应,纠正酸中毒、维持水电解质平衡。②兴奋不安、痉挛发作严重时,应用地西泮或巴比妥类镇静剂。③保持呼吸道通畅,维护呼吸功能,必要时气管切开,间歇正压给氧。④加强监护治疗,有脑水肿时给予甘露醇等脱水剂;有心动过速、心律失常、高血压等病情时,应用 β 受体阻滞剂、降压药及强心剂。⑤适当使用抗生素防治继发感染。

（四）主要护理诊断及合作性问题

1. 皮肤完整性受损　与病犬、病猫等动物的咬伤或抓伤有关。
2. 有受伤的危险　与患者极度兴奋、狂躁、挣扎及攻击性行为有关。
3. 低效性呼吸型态　与病毒损害中枢神经系统导致呼吸肌痉挛有关。
4. 体液不足　与疾病导致液体摄入不足而体液丢失过多有关。
5. 恐惧　与病情进行性加重,患者失去应对能力有关。

（五）护理措施

1. 一般护理　①休息:将患者安置于安静、避光的单人房间内,绝对卧床休息,避免干扰和声光的刺激,注意安全,必要时给予约束。②饮食护理:禁食、禁饮水,在痉挛发作的间歇期或应用镇静剂后采用鼻饲徐徐注入高热量流质饮食,以补充营养;必要时予以静脉输液,保证每日摄入量及维持水电解质平衡,准确记录出入液量。③心理护理:多数患者(除疾病后期昏迷者)神志清楚,因病情进展快,痉挛发作、恐水等引起痛苦和恐惧不安,应给患者更多的关心和加倍地爱护,尽量减少患者独处。根据患者心身等方面的需要,提供必要的帮助,减轻其忧虑不安和恐惧心理。医护人员还应支持和安慰其家人,协助患者家属逐渐适应病情变化。

2. 消毒隔离　单独隔离病房、专人护理,实施严密接触隔离,医务人员接触患者时要穿隔离衣、戴口罩、手套;因患者唾液含有狂犬病病毒,在口腔护理、清除咽喉部分泌物时要戴乳胶手套,注意自身防护,避免被患者咬伤或击伤;患者的残余食物应焚烧,患者的唾液、尿液、血液和其他体液或分泌物,以及被污染的环境均应彻底消毒,应用 0.1% 苯扎溴铵、2% ~ 5% 碘酊、0.5% 碘伏、75% 乙醇等消毒剂以及紫外线照射等,均可达到消毒目的。

3. 对症护理

(1) 减轻惊厥与抽搐:烦躁不安者,注意有无痉挛发作,为防止患者自伤或伤及他人,应加床栏保护或适当约束;向家属解释患者兴奋、狂躁的原因,嘱其对患者应避免水的刺激,包括避免喝水、见到水、听到水声或者谈论水,室内不要放置水容器,不可洗澡,适当遮蔽输液装置。尽量减少一切不必要的其他刺激,如光、声、风、触动、拖曳等,以免诱发咽部肌肉发生痉挛、兴奋和狂躁。有计划地安排并简化医疗、护理操作,集中在使用镇静剂后进行,动作要轻、快,以免引起不必要的刺激诱发痉挛。

(2) 维持正常呼吸功能:①加强监护、给氧,及时清除口腔及呼吸道分泌物,保持呼吸道通畅,防止窒息。②密切观察病程进展,定时记录意识、面色及生命征,尤其应注意呼吸频率、节律的改变。③准备好所需急救物品和药品,如镇静剂、呼吸兴奋剂、气管内插管及气管切开包、人工呼吸机等,若有严重呼吸衰竭,不能自主呼吸者,应配合医生行气管内插管、气管切开或使用人工呼吸机辅助呼吸。

4. 用药护理　苯巴比妥等镇静药有抑制呼吸作用,在遵医嘱使用时,应注意观察患者有无呼吸抑制现象。

考点: 护理措施

5. 病情观察　观察患者有无高度兴奋、恐水、怕风表现的变化;注意生命征及意识状态是否稳定,尤其是呼吸频率和节律的改变,有无呼吸困难、发绀;痉挛性发作(发作部位和持续时间)或弛缓性瘫痪的状况,发作时有无幻觉和精神异常、有无呼吸和循环衰竭表现。

(六)健康教育

加强健康教育,宣传狂犬病的预防知识:①预防关键是消灭狂犬、野犬和对家犬进行预防接种。家中最好不养犬、猫,对喂养者应加强犬类管理、遵循登记制度,定期给宠物预防接种兽用狂犬病毒疫苗;对野犬、野猫应捕杀并焚毁或深埋;进口动物必须检疫。②阐明狂犬病缺乏特效治疗方法,是一种"只可预防,不可治疗"的疾病,一旦发病,几乎 100% 的死亡。应广泛宣传被犬、猫(尤其野犬、野猫)等动物咬伤或抓伤后,应立即进行彻底地伤口处理和及时、全程、足量地接种狂犬疫苗,以减少发病机会和提高生存率,指出接种疫苗期间应戒酒,多休息。③对野外工作人员、兽医、捕狗者和洞穴探险者等特殊人群,应实施疫苗预防注射。

(七)预防措施

1. 管理传染源　以犬的管理为主,包括捕杀病犬、管理和免疫家犬和对进口动物检疫。对病死动物应予以焚毁或深埋处理。

2. 伤口处理　及时、有效地处理伤口可明显降低狂犬病的发病率。尽快用 20% 肥皂水或 0.1% 苯扎溴铵溶液反复冲洗(两者不可合用)至少 30min,力求祛除狗涎、挤出污血,再用大量凉开水反复冲洗后,局部用 70% 乙醇溶液及 2% ~ 5% 碘酊反复消毒。应注意彻底冲洗以清除和消灭局部伤口的病毒,伤口较深者,要进行清创,用注射器插入伤口进行灌注、清洗。伤口一般不宜缝合或包扎,以便排血引流。使用狂犬病免疫球蛋白或免疫血清在伤口底部及周围进行局部浸润注射,每次剂量为 40U/kg,皮试阳性者要进行脱敏疗法。此外,要注意预防破伤风和细菌感染。

3. 预防接种　①疫苗接种:目前多采用地鼠肾细胞疫苗。暴露前预防,接种 3 次,每次 2ml,肌 **考点**:预防 内注射,于 0 日、7 日、21 接种;暴露后预防,采用 5 针免疫方案,即咬伤后第 0 日、3 日、7 日、14 日 措施 和 30 日各肌内注射 2ml;严重咬伤者(如伤口在手指、头颈部或多处受伤),用全程 10 针预防,即当 日至第 6 日每日 1 针,后于 10 日、14 日、30 日、90 日再各注 1 针。②免疫球蛋白接种:人抗狂犬病病 毒免疫球蛋白(HRIG)20IU/kg,总量的一半在伤口行局部浸润注射,余量在臀部肌注。

重点提示

　　狂犬病是由狂犬病毒侵犯中枢神经系统引起的致命性急性人兽共患传染病。人主要通过被 犬、狼、猫等动物咬伤或抓伤而感染发病。临床表现为特有的高度兴奋、恐水、怕风、流涎、咽肌痉 挛、进行性瘫痪。本病无特效治疗,病死率几乎 100%。主要护理措施包括:一般护理、对症护理、 病情观察、用药护理等。预防是关键,预防措施包括加强犬类等动物的管理,及时正确处理伤口, 应用狂犬病免疫血清与狂犬病疫苗联合接种。

(钟　锋)

第 6 节　流行性出血热患者的护理

案例 10-4

　　男性,27 岁。突起发热 6 日,伴全身酸痛、头痛,腰痛更甚,有恶心呕吐、牙龈出血、尿量减少。T 39.5℃、P 124 次/分、R 22 次/分、BP 100/70mmHg,急性痛苦面容,面部潮红,腋前及胸部有散在出血 点及条索状瘀斑,双眼睑水肿,咽部充血,两肺呼吸音增粗,心率 124 次/分,肾区轻叩痛。血常规:RBC $302×10^{12}$/L,Hb 122g/L,WBC $8.9×10^9$/L,N 0.64,L 0.26,异型 L 0.04。尿常规:RBC 3~5/HP,尿蛋 白(+++)。BUN 35mmol/L,SCr 6.48 mol/L。临床诊断:流行性出血热。

问题:1. 主要护理问题是什么?
　　　2. 护理要点是什么?

(一)概述

　　流行性出血热(hemorrhagic fever with renal syndrome,HFRS)是由汉坦病毒引起的一种自 然疫源性传染病,又称流行性出血热(epidemic hemorrhagic fever,EHF)。鼠为主要传染源。临 床主要表现为发热、出血、低血压和急性肾衰竭。

　　1. 病原学　汉坦病毒(hantavirus,HV)为 RNA 病毒,根据血清学方法可分为多个血清型, 我国流行的是 Ⅰ 型(汉滩病毒,野鼠型)和 Ⅱ 型(汉城病毒,家鼠型)。汉坦病毒对乙醚、氯仿 和去氧胆酸盐敏感,不耐热(37℃ 以上)、不耐酸(pH 5.0 以下),加热 56℃、30min 或 100℃、 1min 均可灭活,对紫外线、乙醇和碘酊也很敏感。

　　2. 发病机制　汉坦病毒进入机体后,随血流侵入血管内皮细胞、肝、脾、肺、肾、淋巴等组 织,经复制后再释放入血引起病毒血症。发病机制可能是病毒直接作用与病毒感染后诱发免 疫损伤共同作用的结果。①病毒的直接作用:主要作用于血管内皮细胞,使血管内皮细胞广 泛受损,血管壁通透性及脆性增加,血浆外渗,出现组织水肿、出血,血管舒缩功能和微循环障 碍。②免疫损伤:病毒侵入人体的同时引起机体一系列免疫应答反应,一方面清除病原,保护 机体,另一方面也可引起组织损伤,其中 Ⅲ 型变态反应是引起本病血管和肾损害的主要原因, 此外,Ⅰ 型、Ⅱ 型、Ⅳ 型变态反应,各种细胞因子和介质如白介素 1(IL-1)和肿瘤坏死因子 (TNF)等,也参与本病的发病过程。

　　3. 病理　全身小血管和毛细血管的广泛损伤是最基本的病理变化,血管内皮细胞肿胀、变性、坏死,管腔内可有微血栓形成。以肾脏病变最明显,其次为心脏、垂体等组织器官。休克的发生,早期主要是因血管通透性增加、血浆外渗、血液浓缩、血液黏滞度增加和 DIC,使血液循环淤滞、有效血容量降低;后期则因大出血、继发感染、多尿、水与电解质补充不足,导致有效血容量不足。血管壁的损伤、血小板减少和功能障碍,以及 DIC 所致的凝血机制异常,则是出血的主要原因。急性肾衰竭与灌注不足和肾实质损害有关,主要是肾小球和肾小管的损伤、坏死,肾小管管腔阻塞,肾间质水肿和出血,以及肾素、血管紧张素的激活而致。

(二) 护理评估

1. 流行病学资料

(1) 传染源:病毒呈多宿主性,我国发现有 53 种动物携带汉坦病毒。鼠类为主要传染源,其他宿主动物包括猫、猪、狗、家兔等。在我国以黑线姬鼠和褐家鼠为主要宿主动物和传染源,带病毒的动物可经粪、尿、唾液等排出病毒。早期患者的血和尿中也可携带病毒,但不是主要传染源。

(2) 传播途径:有多种途径传播。①呼吸道传播:鼠携带病毒的排泄物污染尘埃后形成气溶胶,经呼吸道吸入而侵入人体。②消化道传播:进食被鼠排泄物污染的食物,病毒经口腔及胃肠道黏膜侵入人体。③接触传播:带有病毒的鼠类血液、排泄物通过人体破损的皮肤、黏膜或被鼠咬伤而感染。④母婴垂直传播:孕妇感染本病后,病毒可经胎盘或分娩感染胎儿。⑤虫媒传播:寄生鼠类的革螨或恙螨亦可能通过吸血传播本病。

(3) 人群易患性:人群普遍易感,以显性感染为主,病后可获持久免疫力,再次发病的机会极少。

(4) 流行状况:世界上有 30 多个国家发现流行性出血热,主要分布在欧亚大陆,其中发病最多的为中国、俄罗斯、朝鲜、芬兰、瑞典、挪威、波兰等。我国每年流行性出血热发病数占世界汉坦病毒感染病例的 90% 以上,是感染汉坦病毒最为严重的国家。我国大陆 31 个省、市、自治区及台湾均有病例发生。我国年发病数最高曾超过 11 万,近 10 年来我国年报告发病者数一直在 2 万~5 万,新疫区不断出现,并时有暴发流行,老疫区的类型也有所变化,个别省份发病率明显升高。发病以青壮年农民和工人为多(约占 80%),不同人群发病率高低与接触传染源的机会多少有关。我国存在姬鼠型、家鼠型和家鼠姬鼠混合型 3 种疫区:①姬鼠型疫区主要在农村和林区,传染源为黑线姬鼠和大林姬鼠,病原体为汉滩病毒,发病高峰在 11 月至次年 1 月,5~7 月为小高峰,临床病情多较重。②家鼠型疫区主要在城市,传染源为褐家鼠,病原体为汉城病毒,发病高峰在 3~5 月,临床以轻、中型为多。③混合型疫区主要在农村小城镇,黑线姬鼠和褐家鼠共存地区,Ⅰ型和Ⅱ型病毒混杂流行。

2. 临床表现 潜伏期 4~46 日,平均 1~2 周。

典型病程分为发热期、低血压休克期、少尿期、多尿期及恢复期 5 期。非典型和轻型患者可有越期现象,重型患者前 3 期可互相重叠。

(1) 发热期:主要有发热和全身中毒症状,出血及小血管损伤,肾损害 3 大症状。①发热:起病急骤,畏寒发热,体温 39~40℃,以稽留热或弛张热多见,持续 3~7 日。体温越高,持续时间越长,病情越重。②全身中毒症状:有乏力、全身不适及头痛、腰痛、眼眶痛(称三痛),是由于相应部位充血和水肿所致;多数患者出现食欲减退、恶心、呕吐、腹痛、腹泻等消化道症状;腹痛剧烈时腹部有压痛、反跳痛,易误诊为急腹症;部分患者出现嗜睡、兴奋不安、谵妄、神志恍惚等神经系统症状。③充血、出血及外渗表现:颜面、颈部、胸部潮红(称皮肤三红),重者呈醉酒貌;眼结膜、软腭与咽部充血(称黏膜三红),可见出血点;球结膜水肿,轻者眼球转动时结膜有涟漪波,重者球结膜呈水泡样;皮肤瘀点,多在腋下和胸背部,如呈搔抓样、条痕样则更具特征性;少数患者有内脏出血,如呕血、黑便、咯血等。④肾损害:发热 2~3 日即可出现,主要表现为蛋白尿和尿镜检发现管型。

（2）低血压休克期：常发生于病程 4~6 日，一般持续 1~3 日。多在发热末期或退热同时出现血压下降，也可在热退后出现。轻者表现为一过性低血压，重者可为顽固性休克，持续时间的长短和休克的严重程度与治疗是否及时、正确有关。特点是热退后其他症状反而加重，血压下降初期患者颜面仍潮红，四肢尚温暖；随病情加剧则出现脸色苍白、四肢厥冷、脉搏细弱、尿量减少；重症患者可出现 DIC、脑水肿、急性呼吸窘迫综合征和急性肾衰竭。

（3）少尿期：常继低血压休克期后出现，系急性肾损害而引起，是本病的极期。发生于第 5~8 病日，一般持续 2~5 日。以少尿（<400ml/24h）或无尿（<100ml/24h）、尿毒症、水电解质和酸碱平衡紊乱为特征。临床表现有厌食、恶心、呕吐、呃逆，头昏、头痛、嗜睡、烦躁、昏迷和抽搐等，并可有不同程度的内脏出血，如咯血、呕血、便血、血尿等。代谢性酸中毒如呼吸增快和呼吸深大，水和电解质平衡失调如高钾、低钠、高镁等；严重者可发生高血容量综合征，出现水肿、体表静脉充盈、脉搏洪大、脉压增大、心率增快、脸部胀满、血压升高和并发肺水肿等。

（4）多尿期：出现于第 9~14 病日，持续 7~14 日。多尿期是指 24h 尿量>2000ml。因新生的肾小管吸收功能尚未完全恢复，肾的吸收功能差，以及体内潴留的尿素氮等物质的渗透性利尿作用所致，患者尿量从 500ml/d 渐增至 3000ml/d 以上。尿量 500~2000ml/d 为移行期，血尿素氮（BUN）、血肌酐（SCr）仍可升高；多尿早期，尿量>2000ml/d，多尿后期，尿量≥3000ml/d。随着尿量增加，症状逐日减轻，氮质血症逐渐好转。此期患者由于尿量过多易引起水和电解质紊乱，出现低血钠、低血钾等相应的症状，如水和电解质补充不足，则可发生继发性休克。此外，患者因全身抵抗力下降易导致继发感染，又可进一步引发和加重休克。

（5）恢复期：多尿期后，尿量逐步回复至 2000ml/d 以下，精神和食欲好转，但须经 1~3 个月或更长的时间，体力才能完全恢复。少数患者可遗留高血压、肾障碍、心肌损害和垂体功能减退等症状。

（6）心理状态：患者由于缺乏疾病有关知识和对医院环境的陌生，易产生抑郁、焦虑等不良情绪；危重患者因发病突然、病情进展快、症状明显、担心预后等，患者及家属会出现紧张、恐惧等心理反应。

3. 辅助检查

（1）血常规：白细胞总数增高，可达（15~30）×10^9/L，发病初期中性粒细胞增多，第 4~5 病日后淋巴细胞增多，出现异型淋巴细胞则有助于诊断，重症患者还可见幼粒细胞呈类白血病反应；血小板常有不同程度下降，若血小板进行性下降伴凝血酶原时间延长，可能发生 DIC，提示预后不良。

（2）尿常规检查：病程第 2 日即可出现蛋白尿，随病情加重而增加，可伴有血尿和管型尿；少数患者尿中出现膜状物（为凝血块、蛋白和上皮细胞共同构成的凝聚物）对本病诊断有帮助。

（3）血液生化检查：在低血压休克期血尿素氮和血清肌酐开始升高，少尿期升高最明显；休克期和少尿期以代谢性酸中毒为主；血清钠、氯、钙在病程中均降低，血钾在少尿期增高、多尿期降低。

（4）凝血功能检查：发热期开始血小板减少，DIC 时，开始为高凝阶段，凝血时间缩短，其后为低凝阶段，血小板进一步减少，纤维蛋白原下降，凝血酶原时间延长，凝血酶时间延长。

（5）血清学检查：可用 ELISA、免疫荧光法检测尿沉渣及血清特异性抗原及血中特异性抗体 IgM、IgG。血清中 IgM 抗体于病后 1~2 周即可检出（1：20 为阳性），IgG 抗体出现较晚（1：40 为阳性），1 周后滴度上升 4 倍有诊断价值。

（6）病原学检查：患者血清中可分离到汉坦病毒和（或）检出汉坦病毒 RNA。

考点：发热期表现

（三）治疗要点

治疗原则：综合疗法为主，早期应用抗病毒治疗，中晚期则为对症治疗。治疗原则为"三早一就"，即早期发现、早期休息、早期治疗和就近医治。通过综合性抢救治疗措施，预防和控制休克、肾衰竭、出血。

1. 发热期治疗 ①抗病毒治疗：应在病后第 1 周内尽早进行抗病毒治疗，静脉滴注利巴韦林 800~1000mg/d，连用 3~5 日。②减轻外渗：静脉输注平衡盐液和葡萄糖盐水 1 000ml/d；应用路丁、维生素 C 以改善血管通透性；发热后期给予 20% 甘露醇静脉滴注，以提高血浆胶体渗透压，减轻外渗和组织水肿。③改善中毒症状：高热以物理降温为主，忌用强烈退热药以防大量出汗而丧失血容量；中毒症状严重时静脉滴注地塞米松。④预防 DIC：静脉滴注低分子右旋糖酐或丹参注射液，以降低血液黏稠度，必要时应用肝素。

2. 低血压休克期治疗 ①补充血容量：以早期、快速、适量为原则，争取在 4h 内使血压稳定并维持 24h 以上。扩容液体应晶体液与胶体液结合，晶胶液比为 3：1，晶体液以平衡盐液为主，胶体液可用低分子右旋糖酐、20% 甘露醇、血浆或白蛋白等。②纠正酸中毒：应用 5% 碳酸氢钠溶液，不但能纠正酸中毒，尚有扩容作用。应以动态血气检测结果为纠正酸中毒的依据。③强心剂的应用：血容量基本补足，心率在 140 次/分以上者，可给予毛花苷 C 或毒毛花苷 K。④改善微循环：应用血管活性药和糖皮质激素，在选用血管活性药如间羟胺，多巴胺等的同时给予地塞米松。

3. 少尿期治疗 ①稳定内环境：严格控制入液量（补液量为前 1 日尿量、呕吐量加 500ml），除纠正酸中毒使用的 5% 碳酸氢钠溶液外，补液成分以高渗葡萄糖为主。②控制氮质血症：给予高糖、高维生素、低蛋白饮食，以供给充足热量，减少蛋白质分解。③利尿：应用 20% 甘露醇、呋塞米、依他尼酸等。④导泻：为防止高血容量综合征和高血钾，可口服甘露醇、硫酸镁或中药大黄。⑤透析：适用于明显氮质血症、高血钾或高血容量综合征，常用血液透析。

4. 多尿期治疗 移行阶段和多尿早期治疗原则与少尿期相同，随尿量增加应注意补充水和电解质，补液以口服为主。因机体抵抗力极低，应注意防治呼吸道和泌尿道继发感染。

5. 恢复期治疗 加强营养，注意休息，出院后应休息 1~2 个月，逐渐增加活动量，定期复查肾功能等。

6. 并发症治疗 ①消化道大出血：血小板明显减少者，输新鲜血小板；继发性纤溶时，用 6-氨基己酸或对羧基苄胺；肝素类物质增高者，用鱼精蛋白；尿毒症所致者则需透析治疗。②心衰、肺水肿：应停止或控制输液，吸氧，半卧位，给予强心、镇静、扩血管、利尿等治疗。③急性呼吸窘迫综合征（ARDS）：应用大剂量地塞米松，及时用呼吸机进行呼气末正压通气，并积极治疗肺水肿。④中枢神经系统并发症：出现抽搐时可用地西泮、异戊巴比妥钠等镇静剂；脑水肿或颅内高压者可用甘露醇。⑤防治继发感染：注意皮肤黏膜的清洁和保护，注意室内空气的流通及消毒；并发细菌感染时，及时应用对肾无损害的抗菌药物。

（四）主要护理诊断及合作性问题

1. 体温过高 与病毒血症有关。

2. 组织灌注量改变 与全身广泛小血管损伤、DIC、出血、继发感染等导致有效血容量不足有关。

3. 体液过多 与病变损害肾脏致少尿有关。

4. 营养失调：低于机体需要量 与发热、呕吐、进食减少、大量蛋白尿有关。

5. 焦虑 与病情重和缺乏疾病相关知识有关。

6. 潜在并发症 腔道出血、内脏出血、心力衰竭、肺水肿、DIC 等。

（五）护理措施

1. 一般护理 ①休息与活动：保持病室安静，疾病早期绝对卧床休息，协助患者保持舒适体位,切忌随意搬动,以免加重组织和脏器出血;保持大便通畅,排便时勿用力过度;不要过早下床活动,恢复期可逐渐增加活动量。②饮食护理:给予清淡可口、易消化、高热量、高维生素的流质或半流质饮食。发热时应注意适当增加饮水量;少尿期必须严格限制饮水量、钠盐和蛋白质的摄入,以免加重钠水潴留和氮质血症,口渴时可采用漱口或湿棉签擦拭口唇的方式加以缓解;多尿期应遵医嘱注意液体、电解质、蛋白质和维生素的补充,指导患者摄取高蛋白、高糖和富含多种维生素的食物,如鱼、虾、蛋、瘦肉、新鲜水果、蔬菜等,尤应注意含钾多的食品的摄取。③心理护理:指导患者正确对待疾病,避免不良刺激,关心体贴患者,耐心向患者解释本病的特点和临床经过,细心倾听患者的诉说,并尽力满足其需求。告知患者本病经过积极治疗是能够治愈和康复的,鼓励患者树立战胜疾病的信心,克服消极悲观情绪和焦虑状态,以最佳的心理状态积极配合治疗和护理。叮嘱家属不要将焦虑、紧张的情绪影响患者,以免加重患者的心理负担。护理时做到沉着冷静、动作熟练,以增强患者及其家属对医护人员的信任感和康复的信心。

2. 治疗配合

(1)高热:以物理降温为主,如头部冰帽、大血管处放冰袋,但不能用乙醇或温水擦浴,以免加重皮肤的充血、出血损害。必要时可配合药物降温,但忌用大量退热药,以防大量出汗诱发低血压促使患者提前进入休克期。

(2)低血压休克:进入低血压休克期后应按医嘱早期补充血容量,保证输液通畅,输液时应警惕输液反应的发生。一旦出现休克症状,配合采取以下措施:①迅速建立静脉通道,按医嘱准确、快速、适量地输入液体以扩充血容量,并及时输入碱性溶液及血管活性药物,以迅速纠正休克,快速扩容时,注意观察心功能状况,尤其是老年或原有心肺疾病的患者应特别注意,以免发生急性肺水肿。②给予吸氧,严密监测 T、P、R、BP、尿量变化,密切观察治疗效果。③因出血而导致周围循环衰竭时,应做好交叉配血、备血、输血的准备工作,备好抢救药品及物品。

(3)急性肾衰竭:严格控制液体入量,坚持"量出而入"的原则;遵医嘱给予利尿、导泻治疗,协助排尿、排便,严格记录 24h 出入液量,注意观察患者的治疗为反应,及时抽血进行氮质、电解质检测。做好血液透析患者的护理,严密观察生命体征及透析的各项指标是否在正常范围,及时发现患者的不适、监护系统的报警、仪器故障等,注意预防并及时处理症状性低血压、失衡综合征、致热原反应、出血等并发症。

(4)出血:有皮肤黏膜出血者,在进行注射时,拔针后应按压针眼至不出血为止,尽量减少注射次数;保持床铺清洁、干燥、平整,减少对皮肤的不良刺激,护理患者时动作要轻柔,协助患者定时变换体位时,避免推、拉、拽等动作,测血压时袖带绑扎不可过紧和时间过长,以防加重皮下出血。如多处出血不止者,应考虑 DIC 的可能性,做好相关检查。**考点:** 治疗配合

3. 病情观察　本病病情重、变化快,早期发现和防治休克、肾衰竭、腔道和内脏出血等并发症是抢救成功的关键。因此,及时准确地观察病情是本病的护理重点之一。

(1)监测生命体征和意识状态变化:有无嗜睡、昏迷等意识障碍表现;定时测量体温、血压、脉搏,注意有无体温骤降、烦躁不安、脉搏增快、脉压缩小等休克早期征象,一旦出现脉搏细弱、口唇发绀、四肢冰冷、尿量减少、血压下降等表现,应立即配合抢救。

(2)观察皮肤黏膜和内脏出血征象:注意皮肤的温湿度和色泽变化,充血、渗出及出血表现,皮肤瘀斑的分布、大小及有无破溃等;在休克期、少尿期和多尿期早期更要注意有无呕血、便血等腔道、内脏出血征象。当患者出现咯血、呕血、便血、剧烈头痛、视力模糊等表现时,应及时报告医生,并针对各部位出血的情况给予相应的护理。

(3)早期发现氮质血症:当尿量减少至无尿时,出现脉搏洪大、血压升高,提示已进入少尿

期,应注意患者有无厌食、恶心、呕吐、顽固性呃逆等症状,并监测血尿素氮和血肌酐的变化。

（4）密切观察病程进展情况和治疗效果;准确记录24h出入量,注意尿量、颜色、性状及尿蛋白的变化;加强电解质、酸碱平衡的监测和凝血功能的检查等。

（六）健康教育

1. 宣传预防流行性出血热的有关知识,强调防鼠、灭鼠是预防本病的关键。消灭老鼠栖息场所,流行期间应大面积的投放鼠药,在野外作业或疫区工作时应加强个人防护,以减少感染机会。

2. 告知患者和家属,患者出院后,虽然临床症状已经消失,但因肾功能完全恢复需要较长时间,故需继续休息1~3个月。休息期间要做到生活有规律,保证足够的睡眠,参与力所能及的活动,避免劳累,加强营养,以促进康复,并定期随访复查血压及肾功能,以了解其恢复情况,若有异常,应及时就诊。

（七）预防措施

1. 管理传染源　①开展出血热的流行病学和病原学监测,了解疫情动态和流行规律,了解宿主动物情况和病原分布,分析其流行因素,对预防控制工作至关重要。②采用器械和药物灭鼠,并防止鼠排泄物污染环境,尤其污染食物及食具。

2. 切断传播途径　①加强食品卫生,食物加盖,不吃被鼠类排泄物污染的食品。②做好个人防护,不用手接触鼠类及其排泄物,皮肤伤口要及时包扎处理,避免被鼠类排泄物污染。清扫储粮仓库时宜戴多层口罩。疫区野外工作时衣服领口、袖口、裤脚要扎紧,并避免被鼠咬伤,野外住宿应选择地势较高处,睡铺离地0.6m以上,周围挖防鼠沟。③流行地区屋内每7~10日用1‰乐果或2‰敌敌畏灭螨1次;稻草收入屋内之前应晒干。

考点:预防 措施

3. 保护易患人群　高危人群应接种疫苗,使用双价流行性出血热疫苗产生特异性抗体的阳性率可达90%以上。

案例10-4分析

1. 主要护理问题:①体温过高。②体液过多。③组织完整性受损。④疼痛:头痛,腰痛。
2. 护理要点:①绝对卧床休息。②提供高热量、高维生素的易消化饮食,适当控制钠和水的摄入量。③采用冰帽、冰枕和大血管处冰袋降温,忌乙醇擦浴。④保护皮肤黏膜。⑤遵医嘱应用抗病毒药物、利尿剂和糖皮质激素。

重点提示

　　流行性出血热是由汉坦病毒引起的一种自然疫源性传染病,鼠为主要传染源。临床主要表现发热、出血、低血压和急性肾衰竭。典型病例有发热期、低血压休克期、少尿期、多尿期和恢复期5期经过。治疗强调早发现、早休息、早治疗、就近治疗,通过综合性抢救治疗措施,预防和控制休克、肾衰竭、出血。主要护理措施包括及早卧床休息,加强饮食护理、病情观察、治疗配合和心理护理。本病预防以灭鼠防鼠最为关键,并注意加强个人防护,重点人群可行预防接种。

（曾志励）

第7节　传染性非典型肺炎患者的护理

（一）概述

传染性非典型肺炎（infectious atypical pneumonia）又称严重急性呼吸综合征（severe acute respiratory syndrome,SARS），是由一种新型冠状病毒－SARS 冠状病毒感染而引起的具有高度传染性的急性呼吸道传染病。主要通过近距离飞沫、接触患者呼吸道分泌物及密切接触传播。临床主要表现为急起发热、干咳、胸闷，严重者有明显的呼吸困难，出现快速进展的呼吸功能衰竭，并可累及多个脏器系统。本病是自限性疾病，大部分患者经综合性治疗后可缓解或痊愈，少数患者可进展至急性呼吸窘迫综合征（ARDS）甚至死亡。

SARS 是一种新的传染病，具有极强的呼吸道传染性。2002 年 11 月我国发现并报告首例非典型肺炎，2003 年 3 月 12 日 WHO 将其命名为严重急性呼吸综合征。此后，全世界共有 26 个国家（包括 3 个地区）报告临床诊断病例 8098 例，死亡 774 例，全球平均病死率为 10% 左右。中国内地总发病者数为 5327 例，死亡 349 例。我国《传染病防治法》将 SARS 列为乙类传染病，但按照甲类传染病进行隔离治疗和管理。

1. 病原学　SARS 冠状病毒（SARS-CoV）是单股正链 RNA 病毒，有包膜。干燥塑料表面最长可活 4 日，尿液中至少 1 日，腹泻患者粪便中可存活 4 日以上，在 4℃温度下培养存活 21 日，－80℃保存稳定性佳。但当暴露于常用消毒剂或固定剂后即失去感染性。加热、紫外线照射及过氧乙酸、75% 乙醇溶液、含氯消毒剂等，均可以灭活 SARS 病毒。

2. 发病机制　目前认为 SARS 的肺部损害，主要与 SARS 病毒诱导机体细胞免疫损伤有关，是否有病毒的直接作用，有待确定。起病早期出现病毒血症，发病期间淋巴细胞减少，CD4$^+$T 和 CD8$^+$T 淋巴细胞均明显下降，表明细胞免疫受损，应用皮质类固醇可改善肺部炎症反应、减轻临床症状，提示 SARS 相关冠状病毒感染诱导的免疫损伤是本病发病的主要原因。

3. 病理　肺部的病理改变明显，外观明显膨胀，主要病变为弥漫性肺泡损伤，有肺水肿及透明膜形成；起病 3 周后，肺泡内机化及肺间质纤维化而致肺泡纤维闭塞，小血管内微血栓和肺出血、散在的小叶性肺炎、肺泡上皮脱落、增生等病变；肺门淋巴结充血、出血及淋巴组织减少。

（二）护理评估

1. 流行病学资料

（1）传染源：主要传染源是患者，传染性主要在急性期。个别患者传染性极强，在流行期间可造成数十甚至成百的与其接触过的易感者感染，被称为"超级传播者"。无症状携带者在本病传播中的作用有待证实；另外，可能存在有动物传染源。

（2）传播途径：飞沫传播是最主要的传播途径，SARS 相关冠状病毒存在于患者呼吸道黏液或纤毛上皮脱落细胞内，咳嗽、打喷嚏时形成气溶胶颗粒喷出，易感者吸入而感染。当易感者密切接触患者的呼吸道分泌物、消化道排泄物或患者污染的物品，均可感染。

（3）易患人群：人群普遍易感，发病者以青壮年为主。医护人员和患者家属为高危人群，有慢性疾病、年长者病死率较高。

（4）流行特征：本病发生于冬春季节，随气温升高及湿度增加发病减少。主要流行于人口密集的大城市，农村地区发病甚少，有明显的家庭和医院聚集发病现象。人群分布特点呈现各种职业均有，以医务人员比例最高（约占 25.5%）；年龄在 2 月龄到 92 岁之间，但以青壮年（20~49 岁）为主（约占 80%）；男女之间发病无差异。死亡病例中老年人比例较大（60 岁以上者约占 41%）。

考点：流行病学资料

2. 临床表现　潜伏期一般为 1~14 日，平均为 4~5 日。

（1）症状和体征：轻症患者临床症状轻，病程短；重症患者病情重，进展快，易出现呼吸窘迫综合征。

1）全身中毒症状：起病急，常以发热为首发症状，体温一般高于 38℃，发热持续 1~2 周，可伴有头痛、关节肌肉酸痛、乏力、腹泻等。

2) 呼吸系统症状:早期呼吸系统症状不明显,通常无鼻塞、流涕等上呼吸道卡他症状,后期可有干咳、少痰、胸闷;重症患者病情进展迅速,短时间内即可出现急性呼吸窘迫综合征(呼吸急促或明显呼吸窘迫)或多器官功能障碍综合征。肺部体征常不明显,部分患者可闻少许湿啰音,或有肺实变体征。

3) 重症表现:符合下列标准中的 1 条即可诊断为重症:①呼吸困难,呼吸频率>30 次/分。

考点:临床表现 ②低氧血症,在吸氧 3～5L/min 条件下,动脉血氧分压(PaO$_2$)<70 mmHg,或脉搏容积血氧饱和度(SpO$_2$)<93%;或诊为急性肺损伤(ALI)或急性呼吸窘迫综合征(ARDS)。③多叶病变且病变范围超过 1/3 或 X 线胸片显示 48h 内病灶进展>50%。④休克或多器官功能障碍综合征(MODS)。⑤具有严重基础性疾病或合并其他感染或年龄>50 岁。

(2) 心理状态:SARS 传染性强,需实施严密隔离,病情进展快,治疗缺乏特殊有效手段,重症者死亡率较高等特点,使患者容易出现恐惧、焦虑,甚至悲观失望的不良情绪。

3. 辅助检查

(1) 血常规:早期白细胞总数不增高或降低,常有淋巴细胞计数减少;晚期合并细菌性感染时,白细胞总数可增高。多数重症患者白细胞总数减少,部分患者血小板可减少。

(2) 血生化检查:多数患者出现肝功能异常,丙氨酸氨基转移酶(ALT)、乳酸脱氢酶(LDH)、肌酸激酶(CK)升高。少数患者血清清蛋白降低。

(3) 血气分析:部分患者出现低氧血症和呼吸性碱中毒改变。

(4) 病原学和血清学检查:①SARS 特异性抗体检测:应用 IFA 或 ELISA 法,双份血清抗体有 4 倍或以上升高,为确诊依据。②SARS-RNA 检测:用 RT-PCR 法检查患者咽拭子、漱口液、粪便等标本,单份或多份标本 2 次以上阳性者可明确诊断。③病毒分离:采集患者呼吸道分泌物、排泄物、血液等标本进行病毒分离,阳性可明确诊断。

(5) 肺部影像学检查:肺部不同程度的片状、斑片状浸润阴影或呈网状改变,部分患者进展迅速,呈大片状阴影;常为多叶或双侧改变,阴影吸收消散较慢。肺部阴影与症状体征可不一致,检查结果阴性者,1～2 日后应予复查。

(三) 治疗要点

1. 一般治疗　按呼吸道传染病隔离,给予积极支持治疗,保持水电解质平衡和营养供给等。

2. 对症治疗　①咳嗽剧烈者给予镇咳,咳痰者给予祛痰药。②发热超过 38.5℃者,可使用解热镇痛药,高热者给予物理降温。儿童忌用阿司匹林,因该药有可能引起瑞氏(Reye)综合征。③出现气促或 PaO$_2$<70mmHg 或 SpO$_2$<93% 给予持续鼻导管或面罩吸氧。④有心、肝、肾等器官功能损害,应做相应处理。

3. 糖皮质激素治疗　指征:①有严重中毒症状,高热持续 3 日不退。②48h 内肺部阴影进展超过 50%。③有急性肺损伤或出现 ARDS。一般选用甲泼尼龙 80～320mg/d,根据病情调整剂量及疗程,待病情缓解或胸片上阴影有所吸收后需逐渐减量停用。大剂量应用时间不宜过长,儿童慎用。

4. 抗菌治疗　继发细菌感染时,根据病情选用喹诺酮类等抗生素。

5. 抗病毒药物　无针对 SARS 病毒的特异性药物,早期可试用利托那韦、奥司他韦(达菲)、利巴韦林、干扰素等。

6. 增强免疫功能　重症者可使用已康复 SARS 患者的血清进行治疗,亦可使用免疫增强药物如胸腺肽和免疫球蛋白治疗。

7. 中药辅助治疗　治则为:温病,卫、气、营、血和三焦辨证施治。

8. 重症病例的处理　①按危重病进行动态监护。②及早使用无创机械通气(NPPV)或有创的正压机械通气(出现 ARDS 者,直接采用有创正压机械通气)。模式通常使用持续气道正压通气(CPAP),压力水平一般为 4~10cmH$_2$O;吸入氧流量一般为 5~8L/min,维持血氧饱和度>93%,或压力支持通气+呼气末正压(PSV+PEEP),PEEP 水平一般为 4~10cmH$_2$O,吸气压力水平一般为 10~20cmH$_2$O。NPPV 应持续应用(包括睡眠时间),暂停时间不宜超过30min,直到病情缓解。③患者不能耐受 NPPV 或氧饱和度改善不满意,应及时进行有创正压机械通气治疗。④出现休克或 MODS,给予相应支持治疗。

(四) 主要护理诊断及合作性问题

1. 体温过高　与 SARS 病毒血症及肺部炎症有关。
2. 气体交换受损　与肺部炎症导致有效呼吸面积减少和气道内分泌物增加有关。
3. 恐惧　与起病急骤、病情凶险、处于全封闭隔离状态和担心预后有关。
4. 有传播感染的危险　与 SARS 病原体排出有关。
5. 潜在并发症　休克、急性呼吸窘迫综合征、多器官功能障碍综合征等。

(五) 护理措施

1. 严格执行严密隔离和呼吸道隔离　①SARS 患者实行迅速、就地、全封闭隔离治疗,独立设区,病房内关闭中央空调;住院患者均需戴口罩,严格管理,不得离开病区,严禁患者间相互接触;严格探视制度,不设陪护,不得探视;严格执行出院标准(体温正常 7 日以上,呼吸系统症状明显改善,X 线胸片有明显吸收,必须同时具备以上 3 个条件方可出院)。②病区消毒:加强隔离病房、放射科机房、病区值班室、更衣室、配餐室、患者电梯间、门诊候诊室、病区走廊等空气消毒;地面和物体表面可用过氧乙酸、含氯消毒剂擦拭、拖地或喷洒;患者的排泄物、分泌物和其使用的物品可用含氯消毒剂处理;患者出院、转院或死亡后,病房必须进行终末消毒。③医护人员个人防护:医护办公室应经常通风换气,保持室内空气流通;医护人员进入病区必须戴 N-95 口罩,每次使用时先行检查,以确保口罩紧贴面部覆盖口鼻,进入病房均需穿隔离衣、戴手套、工作帽、鞋套和佩戴防护面罩;在每次接触患者后立即进行手的消毒和清洗(使用液体肥皂、流动洗手,用一次性手巾擦干或烘干);进行近距离操作时,除做好上述防护外,应戴防护眼镜。

2. 一般护理　①休息与生活:卧床休息,取舒适安全体位,做好生活护理及皮肤、眼、耳、鼻、口腔的清洁护理。②饮食护理:给予高热量、高蛋白、高维生素、清淡易消化的食物,鼓励患者多进食、多饮水,必要时给予静脉补充营养,注意维持水电解质平衡。③心理护理:关心患者,多与患者沟通。告知患者有关 SARS 的医学知识及检查治疗方案、耐心解答患者的疑问,使患者对疾病有较正确的认识,以平和的心态接受患病现实,减轻或消除焦虑不安、紧张、急躁的不良情绪,鼓励患者积极配合治疗,树立战胜 SARS 的坚定信念,促进疾病的康复。

3. 对症护理　①高热:发热超过 38.5℃、全身酸痛明显者,可按医嘱使用退热药物,注意观察疗效和不良反应,并及时更换汗湿的衣服,保持皮肤清洁;高热者应积极采取物理降温措施,如冰敷、乙醇拭浴等,定时监测并记录体温。②咳嗽、咳痰:遵医嘱给予镇咳、祛痰药物,定时翻身拍背,促进排痰,痰液黏稠者给予雾化吸入。③呼吸困难:保持气道通畅,必要时给予雾化吸入,以促进分泌物的排出;采用面罩吸氧,保证患者氧的供给,密切观察氧饱和度情况和血气分析,效果不佳时应遵医嘱采用无创机械通气;对采用人工气道的患者,按气管插管和气管切开护理常规执行,使用密闭式吸痰系统,以减少通气中断和避免气道内痰液喷出,最大限度地减少传播的机会。

4. **用药护理** 应用干扰素等生物制品可引起发热、皮疹等变态反应,需注意观察;对使用糖皮质激素的患者,应严密观察有无消化道出血、继发感染、血糖升高、骨质疏松等表现,一旦发生,应及时与医生联系并配合处理。

考点:护理措施

5. **病情监测** ①多数患者在发病后 14 日内都有可能发生病情快速进展期,必须严密观察病情变化,动态检测临床症状、体温、呼吸频率、血常规、X 线胸片、血氧饱和度或动脉血气分析等;注意有无进行性呼吸困难,急性呼吸窘迫综合征和多器官功能障碍综合征等表现。②对于重症 SARS 给予持续心电监测,定时观察记录神志、瞳孔、面色、心律及生命体征,尤其是呼吸和发绀的变化,认真做好记录;按医嘱设定输液泵参数,根据病情及时调整;准确记录每小时尿量;观察各种管道是否通畅;对使用呼吸机者,严密观察记录各种参数,发现报警及时报告,配合抢救;对于严重免疫功能低下者,要警惕继发感染发生。备好气管插管、气管切开和人工呼吸器等抢救物品。

(六)健康教育

宣传 SARS 的预防知识,使群众了解本病的特征与预防方法,消除不必要的紧张、恐惧心理。教育群众要注意勤洗手,养成良好的个人卫生习惯;室内经常通风换气,搞好环境卫生;注意防寒保暖,参加锻炼,增强身体的抵抗力;注意均衡饮食、充足休息、减轻压力和戒除烟酒。加强急性呼吸道传染病的预防教育,强调流行期间避免前往空气流通不畅、人口密集的公共场所,与呼吸道传染病患者接触者需戴口罩。强化公共社区健康政策和隔离措施,防止 SARS 在社区的传播,对出现 SARS 患者或疑似患者的家庭成员或其他密切接触者,应进行医学观察 2 周;疫点要及时采取消毒措施。告知出院后的患者在家继续休息 1~2 周,保证充足的睡眠,避免过度疲劳,注意个人卫生,保持乐观情绪,注意摄取高热量、高蛋白、高维生素、清淡易消化的食物,避免刺激性食物;根据出院前 X 线胸片情况,必要时嘱患者 1~2 周后复查胸片。

(七)预防措施

1. **管理传染源** ①建立发热门诊,做好可疑患者的筛查。②严格隔离、治疗确诊患者,隔离期为起病后 21 日。③严格隔离疑似患者,排除诊断后方可解除隔离。④确诊患者和疑似患者均应按规定进行疫情报告。⑤密切接触者应实施医学观察 14 日。⑥加强对动物的管理。

2. **切断传播途径** ①加强医院内感染控制,工作人员严格执行消毒、隔离制度,做好个人防护;对病区要常规进行空气、物品、地面等的消毒,对患者分泌物随时消毒处理。②宣传预防 SARS 的有关知识,强调预防的重要性,注意环境卫生、保持居室通风,勤洗手;流行期间,尽量减少聚会,避免去人多拥挤的公共场所,外出时戴口罩。

考点:预防措施

3. **保护易患人群** 目前尚无疫苗或有效的药物预防方法。平时应注意锻炼身体,加强营养,养成良好的个人卫生习惯。

重·点·提·示

传染性非典型肺炎是由一种新型冠状病毒-SARS 冠状病毒感染引起的具有高度传染性的急性呼吸道传染病。主要通过近距离飞沫传播,人群普遍易感。临床主要表现为急起发热、干咳、胸闷,严重者有明显的呼吸困难,出现快速进展的呼吸功能衰竭,并可累及多个脏器系统。治疗以对症为主,护理除实施严格隔离措施外,应做好一般护理、对症护理,密切观察病情变化、做好抢救准备。预防则以管理传染源、控制院内传播为主,采取综合性措施。

(曾志励)

第 8 节　人感染高致病性禽流感患者的护理

（一）概述

人感染高致病性禽流感（human avian influenza）简称人禽流感，是由禽甲型流感病毒（H5N1）某些亚型中的一些毒株引起的急性呼吸道传染病，是人、禽共患的高致病性传染病，以呼吸道症状为主，严重者可因全身多脏器功能衰竭、败血性休克而死亡。世界卫生组织（WHO）指出该疾病可能是对人类有潜在威胁最大的疾病之一，我国已将人感染高致病性禽流感列入法定的乙类传染病，但按甲类传染病进行管理。

1. 病原学　禽流感病毒（avian influenza virus，AIV）属正黏病毒科甲型流感病毒属，呈多形性，有囊膜。基因组为分节段单股负链 RNA。依据其外膜血凝素（H）和神经氨酸酶（N）蛋白抗原性的不同，目前可分为 16 个 H 亚型（H1～H16）和 9 个 N 亚型（N1～N9）。禽甲型流感病毒除感染禽外，还可感染人、猪、马、水貂和海洋哺乳动物。到目前为止，已证实感染人的禽流感病毒亚型为 H5N1、H9N2、H7N7、H7N2、H7N3 等，其中感染 H5N1 的患者病情重，病死率高。禽流感病毒对乙醚、氯仿、丙酮等有机溶剂均敏感。常用消毒剂如氧化剂、稀酸、卤素化合物（漂白粉和碘剂）等容易将其灭活，对热较敏感，65℃加热 30min 或煮沸（100℃）2min 可灭活。裸露的病毒在直射阳光下 40～48h 即可灭活，如果用紫外线直接照射，可迅速破坏其活性。禽流感病毒对低温抵抗力较强，病毒在较低温度粪便中可存活 1 周，在 4℃水中可存活 1 个月，对酸性环境有一定抵抗力。

2. 发病机制　禽流感病毒经呼吸道黏膜等感染人体后，在人体中快速复制，使得人体免疫偏移出现炎症，从而出现免疫抑制而继发感染。

（二）护理评估

1. 流行病学资料

（1）传染源：主要是患禽流感或携带禽流感病毒的鸡、鸭、鹅等禽类，野禽在禽流感的自然传播中起着非常重要的作用。目前尚无人与人之间传播的确切证据。

（2）传播途径：经呼吸道传播，也可通过密切接触感染的家禽分泌物和排泄物、受病毒污染的物品和水等被感染，直接接触病毒毒株也可被感染。

（3）易患人群：任何年龄均可被感染，但 13 岁以下儿童感染率较高，病情较重。高危人群是从事家禽养殖业者及其同地居住的家属、在发病前 1 周内到过家禽饲养、销售及宰杀等场所者、接触禽流感病毒感染材料的实验室工作人员、与禽流感患者有密切接触的人员。

（4）流行特征：呈散发性，冬春季发病率高。

2. 临床表现　潜伏期为 1～7 日。

（1）全身症状：急性起病，早期表现类似普通型流感，主要为发热，体温多在 39℃以上、持续 2～3 日，伴有流涕、鼻塞、咳嗽、咽痛、头痛、肌肉酸痛和全身不适；部分有恶心、腹痛、腹泻、稀水样便等消化道症状。

（2）重症表现：高热不退，病情发展迅速，有明显的肺实变体征，可出现急性肺损伤、急性呼吸窘迫综合征（ARDS）、肺出血、胸腔积液、全血细胞减少、多脏器功能衰竭、休克及瑞氏（Reye）综合征等多种并发症，继发细菌感染、败血症。**考点：**临床表现

（3）心理状态：突然发病、迅速进展的重症患者，常会出现焦躁不安、紧张、恐惧等心理反应。

3. 辅助检查

（1）血常规：白细胞总数正常或降低，重症白细胞总数及淋巴细胞减少，并有血小板降低。

（2）病毒检测：呼吸道标本可检测到甲型流感病毒核蛋白抗原（NP）或基质蛋白（M1）、禽流感病毒 H 亚型抗原、禽流感病毒亚型特异性 H 抗原基因；还可分离到禽流感病毒。

（3）血清学检查:发病初期和恢复期双份血清禽流感病毒亚型毒株抗体滴度4倍或以上升高,有助于回顾性诊断。

（4）影像学检查:肺部浸润表现为肺内片状影,重症患者,肺内病变进展迅速,呈大片状毛玻璃样影及肺实变影像,病变后期为双肺弥漫性实变影,可合并胸腔积液。

（三）治疗要点

1. 一般治疗　卧床休息,多饮水,补充营养,给予易消化的饮食;给予退热、镇咳、祛痰等对症处理。儿童忌用阿司匹林等水杨酸类药物退热,以免诱发 Reye 综合征。

2. 抗病毒治疗　应在发病48h内试用抗流感病毒药物。①神经氨酸酶抑制剂:奥司他韦（达菲）为新型抗流感病毒药物,对禽流感病毒 H5N1 和 H9N2 有抑制作用。②离子通道 M_2 阻滞剂:金刚烷胺和金刚乙胺可抑制禽流感病毒株的复制,早期应用可能有助于阻止病情发展,减轻病情,改善预后。老年患者及孕妇应慎用,哺乳期妇女、新生儿和1岁以内的婴儿禁用。

3. 抗菌治疗　有继发细菌感染或有充分证据提示继发细菌感染时,应及时使用抗菌药物。

4. 重症治疗　①安置 ICU 病房救治。②积极氧疗,保证血氧分压>60mmHg;如常规氧疗后低氧血症不能纠正,应及时进行机械通气治疗,按照急性呼吸窘迫综合征的治疗原则,采取低潮气量（6ml/kg）加适当呼气末正压（PEEP）的保护性肺通气策略,同时加强呼吸道管理,防止机械通气的相关并发症。③机械通气过程中应注意室内通风、空气流向和医护人员防护,防止交叉感染。④出现多脏器功能衰竭时,采取相应的治疗措施。

5. 中医治疗　辨证施治,可使用中药汤剂或中成药治疗。

（四）主要护理诊断及合作性问题

1. 体温过高　与禽流感毒血症有关。

2. 气体交换受损　与并发肺部炎症有关。

3. 知识缺乏　缺乏防治人禽流感的相关知识。

4. 潜在并发症　急性肺损伤、急性呼吸窘迫综合征、多脏器功能衰竭等。

（五）护理措施

1. 一般护理　按甲类传染病进行隔离治疗和管理。急性期应卧床休息。给予高热量、高维生素、高蛋白、易消化的流质或半流质饮食,鼓励多饮水,忌食辛辣和有刺激性的食物。关心患者,多与患者沟通,及时正确地交流治疗护理信息,以减轻患者的焦虑、孤独和恐惧心理,满足患者的合理需要,取得患者的理解和配合。

2. 对症护理　①高热:体温超过39℃者应行降温处理,可用物理降温和药物降温,监测体温变化,并做好记录。鼓励患者多饮水,出汗后及时擦汗、更换衣被,保持皮肤清洁。②鼻塞、咽痛、声嘶:局部热敷或麻黄碱滴鼻液滴鼻,含服西瓜霜、喉宝等。③咳嗽、咳痰:指导咳嗽排痰,痰液黏稠时给予超声雾化。④呼吸费力:半卧位,保持呼吸道通畅,吸氧。

3. 用药护理　注意观察用药效果及不良反应,服用金刚烷胺时,要注意药物副作用,如焦虑、注意力不集中、眩晕、嗜睡、神经过敏、加重癫发作等神经系统不良反应和恶心、呕吐、食欲不振、腹痛等消化系统不良反应。

考点:护理措施

4. 病情观察　观察生命体征和意识状态变化,观察有无肝肾功能损害、败血症和呼吸窘迫综合征等并发症,一旦发生,及时报告医生并配合处理。

（六）健康教育

注意个人卫生,食用禽类食品必须煮熟;流行期间尽量不要用手接触活禽,接触后要及时用水清洗双手。可疑患者应尽快去医院隔离观察和治疗,防止病情恶化。

（七）预防措施

1. 管理传染源　①加强禽类疾病的监测。发现患病或死亡的禽类,应立即向有关部门报告。疑似禽流感发生时立即隔离、封锁并采集标本送检,发现有强毒株感染时立即采取严格处理措施,即"早期诊断,划分疫区,严格封锁"。对疫源地进行严格封锁,实施检疫 21 日,疫点周围 3km 以内的禽类予以捕杀、深埋、焚烧,5km 以内所有易感禽类进行紧急免疫接种,同时进行彻底的周围环境消毒,防止疫情扩散。动物防疫部门一旦发现疑似禽流感疫情,应立即通报当地疾病预防控制机构,指导职业暴露人员做好防护工作。②加强对密切接触禽类人员的监测。有流行病学接触史,1 周内出现流感样临床表现者,应进行 7 日医学观察,可口服神经氨酸酶抑制剂预防。③规范收治人禽流感患者医疗单位的院内感染控制措施,严格执行专门病房的设置规定和消毒隔离措施。接触人禽流感患者应戴口罩、戴手套、戴防护镜、穿隔离衣。接触后应洗手。④加强检测标本和实验室禽流感病毒毒株的管理,严格执行操作规范,防止实验室的感染及传播。

2. 切断传播途径　①保持室内卫生,注意通风换气。②注意饮食卫生,不喝生水,不吃未煮熟的肉类及蛋类等食品,不进食病死的禽类,不食用表面粗糙、有小突起的可疑病禽蛋。③注意个人防护,尽量不与活禽接触,不直接接触病禽及其排泄物、分泌物。因职业关系必须接触者,工作期间应戴口罩、穿工作服。勤洗手。④不到疫区旅行。

3. 保护易患人群　高危人群在医生指导下,可口服金刚烷胺或中草药预防。

考点:预防措施

> **重点提示**
>
> 人感染高致病性禽流感是由禽甲型流感病毒(H5N1)某些亚型中的一些毒株引起的急性呼吸道传染病。主要传染源是患禽流感或携带禽流感病毒的鸡、鸭、鹅等禽类,经呼吸道传播,也可通过接触感染的家禽分泌物和排泄物或病毒污染的物品和水等被感染。临床表现以呼吸道症状为主,严重者可因全身多脏器功能衰竭、败血性休克而死亡。治疗措施包括对症处理、早期试用抗病毒药物、加强支持治疗及防治并发症。护理强调急性期卧床休息,给予高营养易消化的流质或半流质饮食,做好对症护理和心理护理,注意观察病情变化及用药不良反应。严格封锁疫源地和避免接触患病的禽类是关键的预防措施。

(曾志励)

第 9 节　细菌性痢疾患者的护理

案例 10-5

患者,男性,8 岁。高热伴头痛 1 日,近 2h 内已惊厥 3 次。直肠温度 40℃,血压 90/60mmHg,嗜睡状态,口唇发绀,面色苍白,颈稍有抵抗,心率 130 次/分,肺无啰音。血白细胞 $24×10^9$/L,肛门拭子取大便镜检:白细胞 6/HP、红细胞 4/HP、巨噬细胞 1/HP。临床诊断:中毒性菌痢。

问题:1. 主要护理问题是什么?

2. 抢救配合措施是什么?

(一)概述

细菌性痢疾(bacillary dysentery)简称菌痢,是由志贺菌属细菌(痢疾杆菌)引起的肠道传染病。临床主要表现为腹痛、腹泻、黏液脓血便和里急后重,伴有发热及全身毒血症状,严重者有感染性休克和(或)中毒性脑病。

1. 病原学　痢疾杆菌属肠杆菌科,革兰染色阴性,需氧、无鞭毛、无荚膜、不活动。根据抗原结构和生化反应分为 4 群、43 个血清型(不包括亚型),即 A 群志贺菌、B 群福氏菌、C 群鲍氏菌及 D 群宋内菌。我国流行的菌群以 B 群为主,其次为 D 群,少数地区有 A 群流行。痢疾杆菌在外界环境中生存力较强,在蔬菜、水果及污染物品上能存活 1~3 周。对理化因素抵抗力较弱,日光直接照射 30min,加热 56~60℃、10min,煮沸 100℃、2min 都可杀灭,对酚液、氯化汞、苯扎溴铵、过氧乙酸等化学消毒剂敏感。

考点:病原

2. **发病机制** 痢疾杆菌侵入人体后是否发病,取决于细菌数量、致病力及人体抵抗力。痢疾杆菌进入消化道后,大部分被胃酸杀死,少量进入肠道的细菌也因肠道正常菌群的拮抗作用及肠黏膜上的分泌型 IgA 阻止其对肠黏膜的吸附而不发病。当细菌数量过多或机体免疫力低下时,未被消灭的细菌侵入乙状结肠与直肠的黏膜和固有层中繁殖,产生内、外毒素,引起肠黏膜炎症反应和固有层小血管循环障碍、坏死、溃疡,临床表现腹痛、腹泻、脓血便。痢疾杆菌释放的内毒素不但可引起全身毒血症,而且可致血管活性物质增加,引起急性微循环障碍,导致血栓形成和 DIC 发生,使重要脏器功能衰竭,出现感染性休克、脑水肿、脑疝、呼吸衰竭等;外毒素可导致肠黏膜坏死,水样腹泻及神经系统症状。

3. **病理** 病变部位以结肠为主,乙状结肠和直肠最为显著。急性期表现为弥漫性纤维蛋白渗出性炎症,并有多个不规则浅表溃疡,病变限于固有层,很少引起穿孔和大出血。慢性期黏膜水肿、肠壁增厚、肠管狭窄。中毒性菌痢肠道病变不显著,但全身发生多脏器微循环障碍,出现水肿、坏死、点状出血等。

(二) 护理评估

1. 流行病学资料

(1) **传染源**:菌痢患者和带菌者是传染源,尤其是慢性患者和带菌者在流行病学中具有重要意义。

(2) **传播途径**:经粪-口途径传播,病原菌污染的水、食物、生活用品或手,经口使人感染,也可通过进食被苍蝇污染的食物而传播。

(3) **易患人群**:人群普遍易感,病后免疫力短暂,不同菌群和血清型之间无交叉免疫,故易反复感染。

(4) **流行特征**:终年散发,以夏秋季为多,与气候、进食生冷瓜果机会多及苍蝇密度高等因素有关。以学龄前儿童和青壮年多见,可能与接触病原菌机会多有关。多见于卫生条件较差的地区。

2. **临床表现** 潜伏期为 1~3 日,一般为数小时到 7 日。急性菌痢的自然病程为 1~2 周。痢疾志贺菌感染的临床表现较重,预后良好;宋内志贺菌感染症状较轻,非典型病例多;福氏志贺菌感染的病情介于两者之间,易转为慢性。

(1) **急性菌痢**

1) **普通型(典型)**:起病急,高热(体温达 39℃ 以上)伴寒战、乏力、头痛等,继而出现腹痛、腹泻和里急后重。大便每日十几次至数十次,量少,初为稀便,1~2 日后转为黏液脓血便,左下腹压痛,肠鸣音亢进。腹泻常持续 1~2 周后缓解。少数患者可转为慢性。

2) **轻型(非典型)**:全身毒血症状轻,不发热或仅有低热,腹泻次数少,大便呈糊状或稀便、常无脓血,腹痛轻,里急后重无或轻。病程短,3~6 日后痊愈。少数患者可转为慢性。

3) **中毒型**:多见于 2~7 岁、体质较好的儿童。起病急骤,病势凶险,突然发热,体温可达 40℃ 以上,有严重的全身中毒症状,迅速发生呼吸衰竭及循环衰竭。肠道症状轻,病初可无腹痛、腹泻,数小时后出现痢疾样大便。分 3 型:①休克型(周围循环衰竭型):较多见。主要表现为感染性休克,如面色苍白、四肢厥冷、心率增快、脉搏细速、血压下降、皮肤花斑、发绀等,并可出现心、肾功能不全的表现。②脑型(呼吸衰竭型):较严重,病死率高,与脑血管痉挛引起脑缺氧、脑水肿甚至脑疝有关。多数患者无肠道症状而突然发病,表现为烦躁不安、惊厥、昏迷、瞳孔不等大、对光反射消失等,严重者出现中枢性呼吸衰竭,最终因呼吸衰竭而死亡。

③混合型:兼有以上 2 型表现,常先出现高热、惊厥,如抢救不及时则迅速发展为呼吸衰竭、循环衰竭。此型预后最差,病死率极高。

（2）慢性菌痢:急性菌痢反复发作或迁延不愈超过 2 个月即为慢性菌痢。导致慢性菌痢的原因:一是患者因素,如原有营养不良、胃肠道慢性疾病、急性期治疗不及时或不当、肠道分泌性 IgA 减少,导致免疫力下降;二是致病菌因素,如福氏志贺菌感染或耐药菌株感染。按临床表现分 3 型:①慢性迁延型:最多见。急性菌痢迁延不愈,有腹痛、长期腹泻、黏液脓血便,或腹泻与便秘交替出现。长期腹泻可导致营养不良、贫血等。左下腹压痛,部分患者可触及增粗的乙状结肠。②急性发作型:较多见。有慢性菌痢病史,因进食生冷食物、受凉或过度劳累等诱发,出现腹痛、腹泻、脓血便,一般不发热。③慢性隐匿型:少见。1 年内有细菌性痢疾病史,近期无明显临床症状,在粪检或乙状结肠镜检时发现病原菌或结肠病变。

（3）心理状态:急性菌痢起病急、全身毒血症状和肠道症状明显,尤其是中毒型菌痢出现休克、呼吸衰竭等凶险情况,常使患者及其家属出现紧张和惊恐不安;慢性菌痢因病程迁延,患者易出现焦虑情绪。

3. 辅助检查

（1）血常规:急性期白细胞总数升高,达（10~20）×10⁹/L,中性粒细胞升高。慢性菌痢常有轻度贫血。

（2）粪便常规:外观为黏液脓血便,常无粪质,镜检有大量脓细胞、白细胞、红细胞和少量巨噬细胞。

（3）病原学检查:确诊的依据。粪便培养宜在抗菌治疗前取新鲜粪便的脓血部分,立即送检,并需连续多次培养。

考点:临床表现及辅助检查

（三）治疗要点

1. 急性菌痢　①隔离:消化道隔离至临床症状消失,大便培养连续 2 次阴性。②休息与饮食:卧床休息,给予少渣、易消化的流质或半流质饮食,注意水电解质的酸碱平衡。③抗菌治疗:首选喹诺酮类,如环丙沙星成人 0.5g/d、分 2 次口服,3~5 日为 1 疗程;或复方磺胺甲噁唑、庆大霉素等。重症或口服吸收不良者,肌内注射或静脉滴注抗生素。④对症治疗:高热以物理降温为主,必要时使用退热药;毒血症状严重者,给予小剂量糖皮质激素;腹痛剧烈者,可用阿托品等。

2. 中毒性菌痢　①病原治疗:选用环丙沙星、左氧氟沙星或头孢曲松、头孢噻肟,或 2 类药物联合应用。②降温止惊:物理降温配合药物降温,使用镇静止惊药如地西泮、苯巴比妥钠、水合氯醛等。③休克型治疗:迅速补充血容量（低分子右旋糖酐）、纠正酸中毒（5% 碳酸氢钠）、改善微循环（山莨菪碱）和纠正心力衰竭、短期使用糖皮质激素等。④脑型治疗:应用脱水剂（20% 甘露醇）降低颅内压,防治呼吸衰竭等。

3. 慢性菌痢　①根据药物敏感试验选用 2 种不同类型的抗菌药物,疗程 10~14 日,重复 1~3 个疗程;也可采用药物保留灌肠疗法,选用 0.3% 小檗碱液、5% 大蒜素液或 2% 磺胺嘧啶银悬液,每次 100~200ml,每晚 1 次,10~14 日为 1 疗程。②进食易消化、吸收的食物,忌食生冷、油腻、刺激性食物。③积极治疗其他慢性消化道疾病和肠道寄生虫病。

考点:治疗要点

（四）主要护理诊断及合作性问题

1. **体温过高**　与痢疾杆菌感染释放内毒素有关。
2. **腹泻**　与痢疾杆菌导致肠道炎症、溃疡病变引起肠蠕动增快、吸收减少、肠痉挛有关。
3. **腹痛**　与痢疾杆菌引起的肠蠕动增快、肠痉挛有关。
4. **组织灌注量改变**　与内毒素致全身小血管痉挛引起急性微循环障碍有关。
5. **营养失调**:低于机体需要量　与长时间腹泻、肠道吸收减少,摄入不足,消耗增多有关。
6. **潜在并发症**　感染性休克、中枢性呼吸困难。

（五）护理措施

1. 一般护理 ①隔离与休息：实施消化道隔离，患者的粪便、呕吐物及污染物进行严格消毒；急性期患者卧床休息，中毒性菌痢患者绝对卧床休息，取平卧位或休克体位，注意保暖，专人监护。②饮食护理：给予易消化、高蛋白、高维生素、清淡流质或半流质饮食，忌生冷、多渣、油腻及刺激性食物，少食多餐，多饮淡盐水；严重腹泻伴呕吐者，暂禁食，静脉补充所需营养，待病情缓解后调整饮食。③心理护理：建立良好的护患关系，取得患者的信任；向患者及其家属介绍细菌性痢疾的相关知识，给患者以真诚的安慰和帮助，对中毒型痢疾患者和家庭成员应做到及时、细致、耐心的心理护理，以减轻其恐惧感。

2. 对症护理 ①发热：除采取常规降温措施外，可用2%冷（温）盐水低压灌肠，以达到降温和清除肠内积物的目的。②腹痛：热水袋热敷，或遵医嘱使用阿托品或颠茄制剂。③腹泻：伴发热、虚弱无力者，协助床边排便以减少体力消耗，并用屏风遮挡；排便后协助清洗肛门周围皮肤，可用 1：5000 高锰酸钾溶液坐浴，涂凡士林，以保持肛门周围皮肤清洁，减少刺激，防止糜烂、感染；里急后重明显者，嘱患者排便时不要过度用力，以免脱肛，发生脱肛时可戴橡胶手套按摩，助其回复。④休克：安置中凹卧位，注意保暖（调高室温、加盖棉被或用热水袋），给氧。⑤惊厥：注意防止跌伤或舌咬伤，并保持病室安静，避免声、光刺激。

3. 粪便培养标本采集 宜在抗菌治疗前，多次、连续采集新鲜粪便中脓血、黏液部分并及时送检，以提高阳性检出率。

4. 病情观察 ①密切观察大便的次数、量、性状及伴随症状；注意患者的饮食情况、脱水征象，记录24h 出入量。②休克型：重点监测生命体征、神志、尿量变化、瞳孔反射等，如发现四肢湿冷、脉细速、烦躁等休克征象时，立即报告医师，配合抢救。③脑型：重点观察呼吸型态、瞳孔和意识状态等，出现烦躁不安、抽搐、意识障碍、呼吸节律不规则、瞳孔不等大等变化时，立即报告医生并配合抢救。

考点：护理 措施

5. 抢救配合 ①对组织灌注量不足的患者，迅速开放 2 条静脉通路以便及时用药，记录24h 出入液量，遵医嘱给予扩容、纠正酸中毒、血管扩张剂等抗休克治疗。根据血压、尿量随时调整输液速度，防止速度过快而诱发肺水肿；如用多巴胺静脉滴注时，注意控制滴速，防止剂量过大或滴速过快而出现呼吸困难、心律失常及肾功能减退等不良反应。监测抗休克治疗反应，如患者面色转红、肢端回暖、血压回升，收缩压维持在80mmHg、脉压＞30mmHg、尿量＞30ml/h，表示治疗有效。②对脑水肿患者，遵医嘱用20% 甘露醇脱水，应用血管扩张剂改善脑血管痉挛，用呼吸兴奋剂治疗呼吸衰竭等；并配合做好气管切开及应用人工呼吸器的相应护理。

（六）健康教育

1. 宣传养成良好的个人卫生习惯，做好饮食、饮水卫生和搞好环境卫生，防止"病从口入"。向患者和家属说明做好消毒隔离的重要性，患者必须至临床症状消失、粪便培养 2 次阴性方可解除隔离；接触者医学观察 7 日。

2. 向患者讲解休息、饮水、饮食的具体要求。指出急性期患者应遵医嘱按时、按量、按疗程坚持服药，争取彻底治愈，以防转变为慢性菌痢；指导慢性菌痢患者加强体育锻炼，保持生活规律，避免暴饮暴食、进食生冷食物、劳累、情绪变化等诱因，以防疾病复发。

3. 教会患者肛门周围皮肤护理及留取粪便标本的方法，观察及识别病情变化的内容，如大便的次数、量、性状及伴随症状等。

（七）预防措施

1. 控制传染源 患者进行消化道隔离至症状消失 1 周或 2 次粪便培养阴性；接触者观察 1 周，对从事饮食、保育、供水系统等重点行业人群应定期进行粪便检查，发现慢性带菌者应暂离原岗位,接受治疗。

2. 切断传播途径　加强饮食、饮水、粪便的管理,搞好个人及环境卫生,消灭苍蝇。

3. 保护易患人群　菌痢流行期间口服多价痢疾减毒活菌苗,可增强机体免疫力,对同型痢疾杆菌有一定的预防作用,免疫力可维持 6~12 个月。 **考点:**预防措施

案例 10-5 分析

1. 主要护理问题:①体温过高。②急性意识障碍。③潜在并发症:中枢性呼吸困难。

2. 抢救配合措施:①绝对卧床休息,平卧位头偏向一侧,避免声、光刺激,防止舌咬伤和意外损伤。②物理降温。③给氧。④迅速建立开放 2 条静脉通路。⑤遵医嘱给予止惊镇静药和正确使用 20% 甘露醇脱水。

重点提示

1. 细菌性痢疾是由志贺菌属细菌(痢疾杆菌)引起的肠道传染病。临床主要表现为腹痛、腹泻、黏液脓血便和里急后重,伴有发热及全身毒血症状,严重者有感染性休克和(或)中毒性脑病。

2. 主要治疗包括应用抗菌药物、对症处理,防治休克和消除脑水肿。护理要点是实施消化道隔离,保证营养供给,对症护理、病情观察和配合抢救护理。预防的重点是切断传播途径。

(肖晓燕)

第 10 节　伤寒患者的护理

案例 10-6

患者,男性,20 岁。发热 3 周、持续高热 2 周,伴腹胀、食欲不振、全身乏力、精神委靡。体温39.5℃,心率 80 次/分,律齐,两肺未闻湿啰音,肝右肋下 2cm,脾肋下 1cm。临床诊断:伤寒。

问题:1. 主要护理问题是什么?

2. 护理措施是什么?

(一)概述

伤寒(typhoid fever)是由伤寒杆菌引起的急性肠道传染病。临床特征为持续发热、相对缓脉、神经系统中毒症状、消化道症状、玫瑰疹、肝脾大及白细胞减少等。肠出血和肠穿孔是本病最主要的严重并发症。

1. 病原学　伤寒杆菌系肠道杆菌中的沙门菌属 D 群,革兰染色阴性,菌体呈短杆状、有鞭毛、能运动、无芽胞、无荚膜,为需氧和兼性厌氧菌,在普通培养基上可生长,含有胆汁的培养基上生长更佳。主要抗原有菌体"O"抗原、鞭毛"H"抗原和体表"Vi"抗原,3 种抗原都能刺激机体产生相应抗体。伤寒杆菌在外界环境中生命力较强,耐低温,在-20℃下可长期存活,在水中能存活 2~3 周。对热抵抗力较差,60℃、15min 即可杀灭,煮沸后迅速死亡;对一般化学消毒剂都敏感,5% 苯酚 5min 可杀死。

2. 发病机制　伤寒的发病主要取决于细菌感染数量、毒力(主要为内毒素)及人体的免疫力。伤寒杆菌进入消化道后,可被胃酸杀死。当入侵病菌较多或胃酸缺乏时,细菌则进入小肠,侵入肠黏膜,经淋巴管进入肠道淋巴组织及肠系膜淋巴结繁殖,经胸导管进入血流,引起第 1 次菌血症,患者无症状(即潜伏期);继而伤寒杆菌随血流进入肝、脾、胆囊、肾和骨髓大量繁殖,引起第 2 次菌血症,同时释放内毒素,使全身毒血症状加重(发病初期),此时相当于病程第 1~2 周,血培养多为阳性;病程第 2~3 周,伤寒杆菌随血流播散至全身各脏器,加重肠

道的病变(极期),此时粪、尿培养均阳性;病程第4周进入恢复期,机体免疫力逐渐加强,血流和脏器中的细菌逐渐被消灭。少数免疫功能低下者,可再度复发。

3. 病理 病理演变过程分为增生、坏死、溃疡形成与愈合4期。第1周淋巴组织肿胀、增生呈纽扣样突起;第2周肿大的淋巴组织坏死;第3周坏死组织脱落形成溃疡,若病灶波及血管可引起肠出血,若侵入肌层与质膜层可导致肠穿孔;第4周溃疡逐渐愈合,不留瘢痕,不引起肠道狭窄。

(二)护理评估

1. 流行病学资料

(1)传染源:患者和带菌者是伤寒的主要传染源。2%~5%的患者可持续排菌3个月以上,称为慢性带菌者,是伤寒流行和传播的主要传染源。原有慢性胆管疾病者,更易成为慢性带菌者。

(2)传播途径:通过污水、食物、日常生活接触及苍蝇、蟑螂等媒介经粪-口传播;水和食物污染是暴发流行的主要原因。

(3)易感人群:人群普遍易感,尤以儿童和青壮年多发,病后可产生持久免疫力。

(4)流行特征:世界各地均有发生,以温带和热带地区多见。散发为主,夏秋季多见。

2. 临床表现 潜伏期长短不等,一般为10日左右。食物暴发流行可短至48h,水源暴发流行可长达30日。

(1)典型临床经过

1)初期(病程第1周):起病缓慢,发热是最早出现的症状,体温呈阶梯样上升,于5~7日可达39~40℃。发热前可有畏寒,退热时微汗。常伴全身不适、乏力、咽痛、咳嗽、食欲减退等症状。

2)极期(病程第2~3周):①发热:稽留热多见,持续10~14日。②消化道症状:食欲不振、腹部不适、腹胀、便秘。③神经系统症状(与疾病的严重程度成正比):表情淡漠、反应迟钝、听力下降、耳鸣等,重症可有严重意识障碍。④循环系统症状:相对缓脉(体温升高1℃,每分钟脉搏增加少于15~20次);并发心肌炎时,脉搏增快、血压下降,严重者可出现循环衰竭。⑤肝脾大:多数有脾大、质软,压痛;部分患者有肝大,并发中毒性肝炎时可见黄疸或肝功能异常。⑥玫瑰疹:病程7~13日,部分患者皮肤出现少量直径为2~4mm的淡红色小斑丘疹,多分布在胸、腹部或背部,分批出现,压之褪色,多在3~4日内消退。⑦肠出血、肠穿孔等并发症多在本期发生。

3)缓解期(病程第3~4周):临床表现逐渐减轻,体温渐降,肿大的肝脾开始回缩,但仍有肠出血、肠穿孔的危险。

4)恢复期(始于病程第4周末):体温正常,症状消失,食欲好转,1个月左右完全康复。

(2)临床类型:由于致病因素、患者年龄、免疫力等因素的不同,以及近年来预防接种和抗生素的广泛应用,临床除普通型外,还可见轻型、迁延型、逍遥型、暴发型、小儿伤寒、老年伤寒、复发与再燃等类型。

(3)并发症:①肠出血:最常见的并发症,轻重不等,少量出血可无症状,大出血可引起失血性休克。②肠穿孔:最严重的并发症,部位多在回肠末段,常有腹膜刺激征。X线检查膈下有游离气体。③其他:可发生中毒性心肌炎、中毒性肝炎、支气管肺炎、胆囊炎、溶血性尿毒综合征等。

考点:临床表现

(4)心理状态:患者常因高热或出现肠出血、肠穿孔而紧张、焦虑,甚至出现恐惧等不良心理反应。

3. 辅助检查

(1)血常规:白细胞大多为(3~4)×10⁹/L,中粒细胞减少、嗜酸粒细胞减少或消失,白细胞计数、中性粒细胞、嗜酸粒细胞的消长情况,可作为判断病情与疗效的指征之一。血小板计数正常或稍低。

(2)细菌培养:血培养阳性是确诊依据(病程第1周阳性率可达90%);骨髓培养阳性率高,且对已用抗生素,血培养阴性者也有意义;粪便培养,对判断病程的发展与转归有意义。

（3）免疫学检查：①伤寒血清凝集试验（Widal reaction，肥达反应）：病程的第 7～10 日出现阳性反应，第 3～4 周阳性率最高。单份血清抗体效价 O≥1：80 及 H≥1：160 者有诊断价值。"Vi"抗体的检测可用于慢性带菌者的调查，效价在 1：32 以上有诊断意义。肥达反应可出现假阳性或假阴性。②其他：被动血凝试验（PHA）、对流免疫试验（CIE）、酶联免疫吸附试验（ELISA）、聚合酶链反应（PCR）等，用于血清中伤寒特异性抗原和抗体的监测。

（三）治疗要点

1. 一般治疗　按消化道传染病隔离治疗，发热期应卧床休息，退热后可逐渐恢复正常生活，密切观察生命体征，给予高热量、高营养、易消化饮食，防止饮食不当引起肠出血、肠穿孔。

2. 对症治疗　高热时适当物理降温，不宜用退热药，以免诱发虚脱；便秘用开塞露，禁用泻剂；腹胀可用松节油腹部热敷或肛管排气，禁用新斯的明；有严重毒血症者，可在足量有效抗菌药物治疗的配合下，使用糖皮质激素，常用氢化可的松或地塞米松。

3. 抗菌治疗　首选药为喹诺酮类，常用氧氟沙星 300mg/次，口服，或 200mg 每 8～12h 静脉滴注 1 次，2 周为 1 疗程。也可选用其他喹诺酮类药物如环丙沙星、依诺沙星等；或选用氯霉素、复方磺胺甲噁唑，以及第二、三代头孢菌素、氨苄西林等，疗程为 14 日。

4. 慢性带菌者治疗　可选用氨苄西林或阿莫西林，氧氟沙星或环丙沙星，口服用药，疗程 6 周。

5. 并发症治疗　①肠出血：禁食、休息、静脉补液纠正水电解质紊乱、应用止血药物、输血等内科治疗，无效者外科手术治疗。②肠穿孔：应尽快手术治疗。 **考点**：抗菌治疗

（四）主要护理诊断及合作性问题

1. 体温过高　与伤寒杆菌所致毒血症有关。

2. 营养失调：低于机体需要量　与高热及消化道症状有关。

3. 有感染的危险　与长期卧床、机体抵抗力低下有关。

4. 潜在并发症　肠出血、肠穿孔。

（五）护理措施

1. 一般护理　①休息与隔离：严格执行消化道隔离措施，发热期患者卧床休息至退热后 1 周。并发肠出血时必须卧床。②做好口腔、皮肤及生活护理，防止压疮和肺部感染的发生。③饮食护理：疾病初期进食易消化、少渣的软食；发热期间应摄入足够的水分及富含营养的流质饮食（如牛奶、豆浆、青菜汤、鲜果汁等），少量多餐，入量不足者给予静脉补液；缓解期患者肠道病变未愈，尤应预防肠出血、肠穿孔，故应给高热量、少渣、少纤维、不易产气的半流质饮食（如软面条、米粥等），另加适量豆腐、瘦肉末等，观察进食后的反应；恢复期视病情逐渐过渡至正常饮食。切忌生冷、粗糙不易消化的食物及饱餐。注意补充钾盐。④心理护理：在病情允许的情况下，适当增加与患者的交流，讲解本病的有关知识和将要实施的治疗、护理计划，鼓励患者说出内心的感受和要求，与患者及其家属一起讨论可能面对的问题，并给予真诚的安慰和支持，减轻患者的心理压力。

2. 用药护理　嘱患者遵医嘱服药，注意观察喹诺酮类药物（如氧氟沙星）的不良反应（胃肠道反应、失眠、头痛、头晕、皮疹、可逆性白细胞减少等），因其影响骨骼发育，故儿童、孕妇、哺乳期妇女慎用。氯霉素有引起再生障碍性贫血、骨髓抑制的危险，用药期间应定期监测血常规，同时应注意灰婴综合征、周围神经炎、视力障碍等不良反应的发生。服用复方磺胺甲噁唑者，应嘱患者多饮水，以防引起肾损害。

3. 病情观察　密切监测体温、脉搏、血压、面容及意识状态的变化；注意观察大便颜色、性状，大便隐血及消长情况，便秘、腹泻等情况；注意玫瑰疹出现的部位、数量等；尽早识别有无突发右下腹剧痛、腹肌紧张、腹部压痛及反跳痛等肠道并发症的征象；此外还要注意有无肝脾大及肝功能异常等情况。 **考点**：护理措施

（六）健康教育

指导患者和家属学习和了解本病的相关知识和自我护理方法,协助患者树立战胜疾病的信心。向患者及家属说明饮食治疗、个人卫生、休息与睡眠(出院后继续休息1~2周、逐渐增加活动量)的重要性。教会患者及家属观察病情变化的内容和方法,重点观察脉搏、神志变化、便血、腹痛等情况,如有发热等不适表现,应及时就诊,以防复发。向患者详细介绍所用药物的名称、剂量、给药时间和方法及可能出现的不良反应,嘱患者按医嘱用药,并注意药物不良反应,定期随访。

（七）预防措施

1. 控制传染源 隔离患者至体温正常后15日,或每隔5日大便培养1次,连续2次阴性方可解除隔离。患者的大小便、生活用品等均须进行消毒处理。对饮食从业人员进行重点检查,发现带菌者应及时调离工作岗位并治疗。

2. 切断传播途径 深入社区做好卫生宣传工作,做好"三管一灭"(粪便、水源、饮食卫生管理和消灭苍蝇),养成良好的卫生习惯。

3. 保护易患人群 易感人群定期进行预防接种,口服灭活菌苗 Ty21a 株的疫苗,提高人群免疫力。

案例 10-6 分析

1. 主要护理问题:①体温过高。②潜在并发症:肠出血、肠穿孔。

2. 护理措施:①消化道隔离,卧床休息,物理降温。②摄入足够水分及富含营养的流质饮食,少量多餐,同时静脉补液。③松节油腹部热敷或肛管排气。④遵医嘱给予抗菌治疗。⑤密切观察腹部情况和粪便颜色,警惕肠出血、肠穿孔的发生。

重 点 提 示

伤寒是由伤寒杆菌引起的急性肠道传染病。慢性带菌者是伤寒流行和传播的主要传染源。临床特征为持续发热、相对缓脉、神经系统中毒症状、消化道症状、玫瑰疹、肝脾大及白细胞减少等。肠出血和肠穿孔是本病最主要的严重并发症。抗菌治疗首选喹诺酮类;饮食指导是预防肠出血、肠穿孔的关键。控制传染源、切断传播途径是预防的重点。

（肖晓燕）

第 11 节 霍乱患者的护理

案例 10-7

患者,男性,45岁。晚餐食用菜市场购得的烤鱼,深夜即腹泻,先稀便后转为米汤样大便,共排便10次,随后呕吐米泔水样内容物7次,伴上腹不适,乏力,尿少,双下肢抽搐,无里急后重,无发热。T 37℃,P 100次/分,BP 70/40mmHg,精神差,大便常规 WBC 8~10/HP,RBC 0~2/HP,血常规 WBC 16.8×10⁹/L,N 0.94,L 0.06;大便霍乱弧菌检查动力阳性,O139型弧菌血清制动试验阳性。

问题:1. 主要护理问题是什么?

2. 护理措施是什么?

3. 健康教育是什么?

（一）概述

霍乱(cholera)是由霍乱弧菌引起的一种急性肠道传染病。典型临床表现为剧烈腹泻、呕吐及由此引起的水、电解质紊乱、酸碱失衡和循环衰竭等症。霍乱是《国际卫生条例》规定的国际检疫传染病之一,在《中华人民共和国传染病防治法》中列为甲类传染病。

1. 病原学 霍乱弧菌属弧菌科弧菌属,革兰染色阴性,呈弧形或逗点状,菌体末端有鞭毛,活动力极强,在暗视野悬滴镜检时可见有穿梭状运动,粪便直接涂片染色弧菌呈鱼群状排列。在碱性蛋白胨水或碱性琼脂平板中可以快速增菌,并抑制其他细菌生长。在 WHO 腹泻控制中心霍乱弧菌分类中的 O1 群霍乱弧菌是霍乱的主要致病菌,O1 群包括 2 种生物型,即古典生物型和埃尔托生物型,从 1817~1923 年发生的 6 次霍乱世界性大流行,均由古典生物型霍乱弧菌引起,而 1961 年开始的第 7 次世界性霍乱大流行则由埃尔托生物型霍乱弧菌引起。近年来又发现非 O1 群霍乱弧菌中的 O139 的新血清型,含有与 O1 群相同的毒素基因,可引起霍乱样流行性腹泻。霍乱弧菌对干燥、热、酸和一般消毒剂均敏感,干燥 2h、加热 55℃、10min,煮沸 1~2min,0.1% 漂白粉中 10min 即可杀死;但对低温和碱耐受力强。在正常胃酸中仅存活 4min,在江、河或湖海中,埃尔托弧菌能生存 1~3 周,在鱼虾或贝壳生物中可生存 1~2 周,在冰箱内的鲜肉、鱼虾水产品、牛奶中的存活时间分别为 1 周、1~3 周、2~4 周,在砧板和抹布上可存活相当长的时间,香料、醋、酒等均不利于弧菌的生存。霍乱弧菌产生的肠毒素(即霍乱毒素)是致病的主要因素,不耐热,56℃、30min 即破坏。

2. 发病机制 霍乱弧菌侵入人体后是否发病取决于胃酸分泌程度和霍乱弧菌的致病力。霍乱弧菌经口进入胃内后,可被胃酸杀死。当胃酸分泌减少、胃液稀释或细菌数量较多时,未被杀死的弧菌进入小肠后通过鞭毛的活动、黏蛋白溶解酶、黏附素等作用,黏附于小肠上段黏膜上皮细胞,在小肠碱性环境中大量繁殖,并产生霍乱肠毒素(属外毒素)。霍乱肠毒素有 A、B 2 个亚单位,B 亚单位与小肠上皮细胞膜表面受体-神经节苷脂结合,A 亚单位进入细胞膜,激活腺苷酸环化酶(AC),促使三磷腺苷(ATP)转变为环磷酸腺苷(cAMP)。当黏膜细胞内 cAMP 浓度升高时,即发挥其第 2 信使作用,刺激隐窝细胞过度分泌氯化物、水及碳酸氢盐,同时抑制肠绒毛细胞对氯及钠的正常吸收,以致出现大量水分与电解质聚集在肠腔,形成了本病特征性的剧烈水样腹泻。由于剧烈泻吐,导致胆汁分泌减少,而肠液中积聚有大量的水、电解质和黏液,泻吐物呈白色"米泔水"样。由于水和电解质大量丢失,形成严重脱水、血容量骤减、血液浓缩而出现周围循环衰竭、低钠与低钾血症,严重时出现急性肾衰竭及代谢性酸中毒。

(二)护理评估

1. 流行病学资料

(1)传染源:主要传染源是患者和带菌者。中、重型患者排菌量大,传染性强。流行期间轻型患者、隐性感染者的人数数倍于中、重型患者,且不易被发现,因而成为更重要的传染源。

(2)传播途径:经水和食物途径经口传播,其中经水传播是最重要的传播途径。因水源极易被患者和带菌者的粪便、排泄物所污染,且霍乱弧菌在水中存活时间较长,易感人群因直接饮用污染的生水而感染,常呈暴发流行。也可通过水对食物、餐具的污染而经食物传播,其作用仅次于水。此外,日常生活接触及苍蝇的传播,也是传播途径之一。

(3)人群易患性:人群普遍易感。病后可产生一定免疫力,但产生的抗菌抗体和抗肠毒素抗体维持时间短暂,故有再次感染的可能。

(4)流行状况:霍乱有沿海、沿江、沿河分布的特点,流行形式为暴发型和慢性迁延型并存。霍乱在热带地区全年均可发病,我国以夏秋季为流行季节,高峰在 7~9 月。O139 的新血清型霍乱流行特征为疫情来势凶猛、传播快、病例散发、无家庭聚集现象;与 O1 群和非 O1 群其他弧菌感染无交叉免疫力。我国从 1962 年第 7 次霍乱世界大流行开始便受到波及,除西藏无病例报告外,其余各省(市、区)均有疫情发生。1992 年开始,我国部分地区也相继发生 O139 霍乱的局部暴发与流行。随后出现了多菌群(型)混合流行的局面。沿海水域、河口和内陆河流、湖泊等自然水体是霍乱弧菌的自然生境,在自然水体中霍乱弧菌依附浮游生物生存,监测研究发现霍乱的暴发流行与气候和水温、浮游生物的繁殖有高度的关联。在我国这些水域中分布着海水、淡水产品养殖基地,霍乱患者粪便常污染人群生活邻近水体,这些水体中以及水产品携带的产毒霍乱弧菌在人群霍乱的发生和传播中发挥作用。

2. 临床表现　潜伏期为 1~3 日,一般为数小时至 7 日。

(1) 典型霍乱:临床经过分 3 期。①泻吐期:大多数病例以突起剧烈腹泻开始,继而呕吐,无腹痛和里急后重。大便次数可从每日数次至数十次,甚至难以计数;量多,每次可超过1000ml;外观,初为泥浆样或黄色稀水样、有粪质,迅速成为米泔水样、无粪臭;少数重症患者大便呈洗肉水样。呕吐多在腹泻后出现,常为喷射性和连续性,呕吐物初为胃内容物,继而呈米泔水样。部分病例伴有恶心,一般无发热。此期可持续数小时至 1~2 日。②脱水虚脱期:由于剧烈泻吐,使机体丧失大量水分和电解质,导致脱水、电解质紊乱和代谢性酸中毒,表现为口渴、声音嘶哑或失音,皮肤干燥、无弹性,眼窝凹陷、指纹皱瘪、舟状腹;腓肠肌和腹直肌痛性痉挛,肌张力减弱、鼓肠、心律不齐、呼吸增快、烦躁不安、表情恐慌或淡漠甚至昏迷;严重者出现循环衰竭、肾衰竭,表现为四肢厥冷、脉搏细数、血压下降甚至测不出,少尿或无尿、尿相对密度增酸高、氮质血症。本期病程的长短取决于治疗是否及时、正确,一般为数小时至 2~3 日。③恢复期(反应期):随着腹泻停止,脱水纠正后,症状逐渐消失,体温、脉搏、血压恢复正常,尿量增多,体力逐步恢复。但由于大量输液使循环改善,残存在肠内的毒素继续吸收,约 1/3 患者出现反应性发热,体温一般波动在 38~39℃,持续 1~3 日后自行消退,尤以儿童多见。

(2) 临床分型:霍乱病情轻重不一,有典型临床表现者按脱水程度、血压、脉搏、尿量等分为轻型、中型、重型 3 型(表 10-6)。

表 10-6　霍乱的临床分型

表现	轻型	中型	重型
大便次数	10 次以下	10~20 次	20 次以上
脱水(体重%)	5% 以下	5%~10%	10% 以上
意识	清	不安或呆滞	烦躁,昏迷
皮肤	稍干,弹性稍差	弹性差,干燥	弹性消失,干皱
口唇	稍干	干燥,发绀	极干,青紫
前囟、眼窝	稍陷	明显下凹	深凹,目不可闭
肌肉痉挛	无	有	多
脉搏	正常	稍细,快	细速或摸不到
血压(收缩压)	正常	90~70mmHg	<9.3mmHg
尿量	稍减少	少尿	无尿
血浆相对密度	1.025~1.030	1.030~1.040	>1.040

此外,尚有:①暴发型霍乱:罕见,以休克为首发症状,病情急骤,发展迅猛,未见吐泻已死于循环衰竭,又称"干性霍乱"。②接触带菌者或健康带菌者:受感染者无任何症状,仅呈排菌状态,排菌期为 5~10 日。③小儿霍乱:腹泻、呕吐较少见,表现为极度不安,面色青灰,皮肤、肌肉枯萎,高热,昏迷,病情重,病死率高。

(3) 心理状态:霍乱需住院隔离、禁止陪伴,患者感觉孤独、焦虑;剧烈泻吐、血压下降、少尿或无尿,导致患者紧张和惊恐不安。

3. 辅助检查

(1) 血液检查:脱水致血液浓缩,红细胞和血红蛋白增高,白细胞数可高达 $(10~30)×10^9/L$,中性粒细胞及单核细胞增多。血清钠、钾、碳酸氢盐正常或降低,碳酸氢钠下降<15mmol/L。

（2）尿液检查：呈酸性，尿中有少量蛋白、红细胞、白细胞和管型。

（3）粪便检查：①粪便常规检查：粪便呈水样，镜检可见少量红细胞、白细胞。②涂片染色：取粪便直接涂片革兰染色镜检，可见革兰阴性稍弯曲弧菌，呈鱼群状排列。③动力试验（悬滴试验）及制动试验：将新鲜粪便直接滴于玻片上，暗视野镜检可见呈穿梭样或流星样运动的弧菌，为动力试验阳性；加入霍乱免疫血清后可抑制弧菌的动力，为制动试验阳性，可作为初筛诊断。④粪便培养：将粪便接种于 pH 8~4 的碱性蛋白胨水增菌，在 36~37℃下培养 6~8h 后再分离培养。增菌培养和分离培养为明确诊断提供依据，并可鉴定其生物型和血清型。上述①②③项为霍乱流行期间的快速诊断方法。

（4）血清免疫学试验：霍乱弧菌的感染者能产生抗菌抗体和抗肠毒素抗体，若前者效价于病程 2 周达 1：100，后者效价达 1：32 以上或双份血清抗体效价 4 倍以上增长，用于流行病学的追溯性诊断和粪便培养阴性患者的诊断。

考点：典型霍乱临床表现

（三）治疗要点

治疗原则包括严格隔离、补液、抗菌和对症治疗。

1. **严格隔离**　患者应按甲类传染病进行严格的消化道隔离，直至症状消失后 6 日，并隔日粪便培养 1 次、连续 3 次阴性方可解除隔离。确诊患者和疑似患者应分别隔离，患者排泄物应彻底消毒。

2. **补液治疗**　及时补充液体和电解质是治疗霍乱的关键。补液的原则是口服为主，静脉补液为辅；静脉补液遵循早期、快速、足量，先盐后糖，先快后慢，纠酸补钙，及时补钾的原则。霍乱患者对葡萄糖的吸收功能好，且葡萄糖的吸收能带动水和等量的 Na^+、K^+ 等电解质的吸收。只有当休克时间已经持续很长，各内脏器官受到损伤甚至处于昏迷时，才完全依靠静脉补液。一旦血压恢复、病情好转，应尽快改为口服补液。

（1）静脉补液：适用于重型、不能口服的中型及少数轻型患者。输液总量应包括纠正脱水量和维持量。静脉补液的种类包括 541 溶液、2：1 溶液、林格乳酸钠溶液等。输液量及速度应根据失水程度决定：①轻度失水：以口服补液为主，静脉输液成人为 3000~4000ml/d（儿童 100~150ml/kg），成人最初 1~2h 宜快速，一般 5~10ml/min。②中度失水：成人输液量 4000~8000ml/d（儿童 150~200ml/kg），最初 1~2h 内快速输入 2000~3000ml，待血压、脉搏恢复正常后，速度减为 5~10ml/min。入院 8~12h 内补进入院前、后累计损失量和每天生理需要量（成人约 2000ml/d），以后则以排出多少补充多少为原则给予口服补液。③重度失水：成人输液量 8000~12000ml/d（儿童 200~250ml/kg），建立 2 条静脉通道，先按 40~80ml/min 速度输液，30min 后按 20~30ml/min 速度继续输入，直至休克纠正后，减慢输入速度。补足入院前、后累计损失量后，继之可按每日生理需要量加排出量为原则补液。④补钾与纠正酸中毒：凡泻吐者均应补充钾盐，同时注意纠正酸中毒。

（2）口服补液：适用于轻型、中型患者及经静脉补液休克纠正、情况改善的重型患者。口服补液的常用配方：葡萄糖 20g，氯化钠 3.5g，碳酸氢钠 2.5g，氯化钾 1.5g，溶于 1000ml 可饮用水内。口服剂量，最初 6h 成人 750ml/h，小儿 250ml/h，以后每 6h 口服量为前 6h 泻吐量的 1.5 倍。

3. **抗菌治疗**　液体治疗的重要辅助措施。抗菌药物能控制病原菌、减少腹泻量、缩短泻吐期及排菌期、缩短疗程。常用药物有多西环素、诺氟沙星、环丙沙星、复方磺胺甲噁唑等，可选其中 1 种，连服 3 日。对于耐药菌株感染患者，可根据药物敏感试验选用用药。

4. **对症治疗**　重症患者经补液后，血压仍较低，可加用血管活性药物如多巴胺、间羟胺直至血压恢复正常并维持稳定；有急性肺水肿及心力衰竭应暂停输液，给予强心剂、利尿剂、镇静剂治疗；出现急性肾衰竭，应纠正酸中毒及电解质紊乱；伴有高血容量、高血钾、严重酸中毒者，采用透析治疗。

考点：补液治疗

（四）主要护理诊断及合作性问题

1. 腹泻　与霍乱弧菌产生的肠毒素导致肠细胞分泌功能增强有关。
2. 体液不足　与剧烈腹泻、呕吐有关。
3. 恐惧　与严密隔离、病情进展快、死亡率较高有关。
4. 潜在并发症　电解质紊乱、急性肾衰竭、急性肺水肿。

（五）护理措施

1. 一般护理　①按甲类传染病执行严格的消化道隔离措施。②泻吐频繁者应绝对卧床休息,床边放置容器,协助床边排便,或卧于带孔的床上,床下对孔放置便器,方便患者排便,减少患者体力消耗;呕吐时协助患者取头侧位,避免造成窒息或吸入性肺炎,呕吐后给以温水漱口,做好口腔护理,经常用漱口水或温生理盐水漱口,以保持口腔清洁湿润;及时采集泻吐物送检。休克患者应取休克位,吸氧,做好保暖工作。③注意保持床铺清洁、平整、干燥,做好臀部皮肤护理,以免局部皮肤发生糜烂和压疮。④剧烈泻吐时应暂禁食,随临床症状逐渐好转,可给予少量多次饮水,病情控制后可给予低脂流质饮食如果汁、米汤、淡盐水等,尽量避免饮用牛奶、豆浆等不易消化和加重肠胀气食物。⑤关爱患者,与患者进行有效沟通,满足合理要求,解释病情的经过和消毒隔离措施的必要性,帮助患者消除恐惧心理,必要时遵医嘱应用镇静剂。

2. 补液护理　口服补液者,应少量多次喂服。采用静脉补液时,输液种类、速度和先后顺序应严格按照医嘱执行,做好输液计划,争分夺秒,使患者迅速得到救护。①迅速建立 2 条静脉通道或做中心静脉穿刺,输液的同时监测中心静脉压的变化,以利判断病情和疗效。②按医嘱确定的输液量和速度进行补液,必要时应用输液泵以保证及时准确地输入液体。③大量或快速输液时,液体应加温至 37~38℃,以免出现不良反应。④补液过程中应仔细观察患者症状和体征,如血压是否恢复正常、皮肤弹性是否好转、尿量是否增加等;快速补液期间,应注意患者有无输液反应,如出现烦躁、胸闷、咳嗽、心悸、颈静脉充盈、肺部啰音等,提示发生急性肺水肿,应及时报告医生并做出相应处理;大量输液后,患者循环有好转但主诉四肢无力,脉搏不整者,应考虑低钾,报告医生,并做补钾准备;出现肌肉痉挛,立即通知医生,执行相关医嘱,并给予局部热敷或按摩等。

考点: *护理* 措施

3. 病情观察　①每小时观察及记录泻吐物的颜色、性质、次数和量,正确记录 24h 出入液量。②密切观察生命体征、神志及尿量的变化,如出现血压下降、尿量明显减少、意识障碍时,提示循环衰竭、肾衰竭的可能,应立即报告医生,并配合治疗和护理。③注意观察水、电解质、酸碱平衡失调症状,特别要注意低钾的表现,监测血清钠、钾、钙、氯、$CO_2\text{-}CP$、尿素氮等生化结果。

（六）健康教育

宣传霍乱早期发现、早期隔离、早期治疗的重要意义。教育群众加强环境卫生和饮水、饮食、粪便的管理,积极杀蛆、灭蝇,严禁用新粪施肥,养成良好的个人卫生习惯,不吃生或半熟水产品,不喝生水,饭前便后洗手,以切断传播途径。指导患者遵医嘱服药,向患者介绍所用药物的名称、剂量、给药时间和方法,教会其观察药物疗效、不良反应和病情的方法。解释消毒隔离的重要性及隔离期限,指出被患者污染的衣物、用具等均必须消毒处理。

（七）预防措施

1. 控制传染源　切实执行《中华人民共和国传染病防治法》有关甲类传染病的管理规定,加强疫情监测,建立、健全肠道门诊,对腹泻患者进行登记和粪便培养,以便及时发现霍乱患者。对患者进行隔离治疗。在霍乱流行时,应加强对车辆、船舶、飞机上旅客的医学观察。对接触者应严密检疫 5 日,并预防用药,如多西环素 300mg 顿服或诺氟沙星 200mg,每日 3 次,连服 2 日。

2. 切断传播途径　定期对水体、水产品、海产品、饮用水及外环境进行监测,加强饮水消毒、食品卫生管理和粪便管理,改善环境卫生,消灭苍蝇。注意个人卫生,不喝生水,不吃生冷变质食品,饭前便后洗手等。对患者及带菌者的排泄物、呕吐物要严格消毒处理,做好随时消毒和终末消毒。

3. 保护易患人群　霍乱流行时接种霍乱菌苗,可减少急性病例,控制流行规模。目前使用的全菌体死菌苗,保护率 50% ~ 90%,保护期为 3~6 个月。

案例 10-7 分析

1. 主要护理问题:①腹泻。②体液不足。③有传播感染的危险。

2. 护理措施:①按甲类传染病执行严格的消化道隔离措施。②安置患者休克位,吸氧,做好保暖工作,绝对卧床休息,床边放置容器,协助床边排便,呕吐时协助患者取头侧位,避免造成窒息或吸入性肺炎,呕吐后给以温水漱口,做好口腔护理。③迅速建立 2 条静脉通道,按医嘱确定的输液量和速度及时准确地输入液体。④补液过程中密切观察输液效果和反应。⑤按摩下肢并局部热敷。⑥密切观察病情变化。

3. 健康教育:①教育患者养成良好的个人卫生习惯,不吃生或半熟水产品。②指导患者遵医嘱服药,严格执行消化道隔离措施。

重 点 提 示

霍乱是由霍乱弧菌引起的烈性肠道传染病,为我国法定的甲类传染病,需强制管理。患者和带菌者是本病的传染源,经水传播是最重要的传播途径。典型患者有剧烈泻吐和脱水、电解质紊乱、代谢性酸中毒,严重者出现循环衰竭、肾衰竭。及时补充液体和电解质是霍乱治疗的关键。护理的重点是及时正确地补液治疗。通过严密隔离治疗患者、对接触者进行检疫并预防用药,加强饮水、饮食卫生管理、粪便管理和消灭苍蝇,霍乱流行时接种霍乱菌苗等措施,可预防和控制本病的流行。

(曾志励)

第 12 节　流行性脑脊髓膜炎患者的护理

案例 10-8

患者,女,6 岁。高热、呕吐 1 日。体温 39.5℃,颈项强直,皮肤瘀点、瘀斑,凯尔尼格征阳性。外周血白细胞 $14×10^6$/L,中性粒细胞 0.80;脑脊液混浊,细胞数 $1000×10^6$/L,蛋白明显增高,糖、氯化物降低。临床诊断:流行性脑脊髓膜炎。

问题:1. 主要护理问题是什么?

2. 护理要点是什么?

(一)概述

流行性脑脊髓膜炎(epidemic cerebrospinal meningitis)简称流脑,是由脑膜炎奈瑟菌经呼吸道传播所致的一种化脓性脑膜炎。临床特征为突发高热、剧烈头痛、频繁呕吐、皮肤黏膜瘀点、瘀斑和脑膜刺激征,脑脊液呈化脓性改变。严重者可有败血症休克及脑实质损害。本病冬春季多见,儿童易患。

1. 病原学　脑膜炎奈瑟菌(又称脑膜炎球菌)属奈瑟菌属,革兰染色阴性,菌体呈肾形或卵圆形,直径 0.6~1.0μm,凹面相对成双排列,可分 13 个血清群,其中 A、B、C 三群最常见,我国目前流行的主要菌群是 A 群,占 90%以上。细菌在外界生存力很弱,可产生自溶酶,在体外极易自溶而死亡,对干燥、寒冷、热和常用消毒剂均很敏感,温度低于 30℃或高于 50℃时易死亡。

2. 发病机制　人体免疫力强时,脑膜炎奈瑟菌侵入人体后大多被迅速杀灭;如免疫力较弱,病原菌可在鼻咽部繁殖,多数感染者成为无症状带菌状态、部分则可出现轻微上呼吸道炎症并因此获得免疫力而不治自愈。当机体免疫力低下或侵入人体的脑膜炎奈瑟菌毒力较强,细菌自鼻咽部黏膜侵入血流,多数无明显症状或仅出现皮肤黏膜瘀点、瘀斑,可获得免疫力而自愈;仅极少数患者发展为败血症,或进而通过血-脑脊液屏障继续侵入脑脊髓膜引起化脓性脑膜炎。细菌进入血循环,在其中大量繁殖并裂解释放内毒素是致病的重要因素,作用于小血管和毛细血管,引起局部出血、坏死、细胞浸润及栓塞,使皮肤、黏膜出现瘀点、瘀斑;引起全身小血管痉挛,导致严重微循环障碍、有效循环血容量减少,临床出现感染性休克及酸中毒,进而发生 DIC 及继发性纤溶亢进,加重微循环障碍,导致皮肤、内脏广泛出血和多器官功能衰竭;引起脑血管内皮细胞充血、出血、炎症和水肿,通透性增加,导致脑脊髓膜炎;严重者有脑组织坏死、充血、出血、水肿及颅内压显著升高,甚至发生脑疝,可迅速致死。

(二)护理评估

1. 流行病学资料

(1)传染源:主要是带菌者,流脑流行期间人群带菌率甚高,可达 50% 以上,且不易被发现;患者仅自潜伏期末至发病后 10 日内具有传染性,且治疗后病原菌很快消失,故作为传染源,带菌者比患者更重要。

(2)传播途径:主要通过咳嗽、喷嚏等随飞沫排出体外由呼吸道直接传播。2 岁以下婴幼儿常通过密切接触,如同睡、怀抱、喂乳、亲吻等方式而受到传染。由于病原菌在外界生活力极弱,间接传播机会较少。

(3)人群易感性:人群普遍易感,10 岁以下儿童多见,以 6 个月至 2 岁婴幼儿免疫水平最

考点:流行病学资料、临床表现

低,故发病率高。病后可获持久免疫力。

(4)流行特征:全年均可发病,多见于冬春季,3~4 月为高峰。本病可呈周期性流行,一般 3~5 年小流行、7~10 年大流行,但在易感者中普遍进行预防接种,此周期性流行已被打破。我国于 1984 年开始广泛接种 A 群多糖菌苗后,发病率逐年下降。

2. 临床表现 潜伏期一般为 1~7 日,平均 2~3 日。

(1)普通型流脑:最常见,占全部病例的 90% 以上。前驱期表现为低热、咽痛、咳嗽等上呼吸道感染症状。多数患者无前驱症状而急起发病,表现为寒战、高热(体温迅速升至 39~40℃)、头痛、肌肉酸痛、食欲减退、烦躁不安、精神委靡等败血症期毒血症状及皮肤黏膜瘀点、瘀斑;继而出现剧烈头痛、频繁呕吐等脑膜炎期表现及脑膜刺激征阳性,血压升高、脉搏减慢,重者昏迷、抽搐。经治疗后体温逐渐恢复正常,症状和体征消失,在 1~3 周内痊愈。

(2)暴发型流脑:①败血症休克型:多见,循环衰竭是本型的特征。除急起寒战、高热、头痛、呕吐外,全身皮肤黏膜广泛性瘀点、瘀斑并迅速融合成片,伴中央坏死,全身中毒症状更严重,表现为面色苍白、四肢厥冷、发绀、皮肤呈花斑状、血压下降等,而脑膜刺激征缺如或不明显,易并发 DIC。②脑膜脑炎型:以脑实质严重损害为主。除寒战、高热、头痛、呕吐外,意识障碍加深,迅速陷入昏迷状态,反复惊厥,脑膜刺激征及锥体束征阳性,脑水肿严重者可发生脑疝、呼吸衰竭。③混合型:同时具有上述 2 个类型的临床表现,可先后或同时出现,病情极严重,病死率高。

(3)其他类型:①轻型:见于流行后期,表现为低热、轻微头痛及咽痛,皮肤黏膜细小出血点及脑膜刺激征阳性。②婴幼儿流脑:婴幼儿因颅骨骨缝及囟门未闭合、中枢神经系统发育未成熟,症状常不典型。表现为咳嗽等呼吸道症状和拒乳、呕吐、腹泻等消化道症状,以及烦躁、尖叫、嗜睡、惊厥、囟门隆起,而脑膜刺激征不明显。③老年流脑:特点为暴发型发病率较高,上呼吸道感染症状多见,皮肤黏膜瘀点、瘀斑发生率高,意识障碍明显,并发症多、夹杂症多,预后差,病死率高。

(4)心理状态:因起病急、症状重、担心预后等,常出现紧张、焦虑、恐惧等负性心理反应。

3. 辅助检查

（1）血常规：白细胞总数显著增加，多在 $20×10^9/L$ 以上，中性粒细胞增高可达 0.8 以上。并发 DIC 时血小板可明显减少。

（2）脑脊液：明确诊断的重要方法。压力增高，外观混浊，白细胞数明显增高>$1000×10^6/L$、多核细胞增高为主，蛋白含量增高，糖和氯化物明显减低。

（3）细菌学检查：刺破皮肤瘀点取少量组织液或取脑脊液离心沉淀后做涂片染色镜检，阳性率为 60%～80%；亦可取血或脑脊液做细菌培养。

（4）其他：血清或脑脊液中的细菌抗原、血清中特异性抗体及脑脊液 $β_2$ 微球蛋白检测等，有助于早期诊断。

（三）治疗要点

1. 普通型流脑　以病原治疗和对症处理为主。①病原治疗：首选青霉素，成人剂量为 20万 $U/（kg·d）$，儿童 20 万～40 万 $U/（kg·d）$，分次加入 5% 葡萄糖溶液内静脉滴注，疗程 5～7日，亦可酌情选用氯霉素、头孢菌素或磺胺嘧啶、复方磺胺甲噁唑等抗菌药物。②对症处理：高热者给予物理降温和退热药物，颅内压增高者应用 20% 甘露醇溶液快速静脉滴注以脱水降颅内压，成人每次 1～2g/kg、儿童每次 0.25g/kg，间隔 4～6h 1 次。

2. 暴发型流脑　尽早使用有效抗生素。①休克型：关键抢救措施是迅速纠正休克，包括补充 **考点：**治疗血容量，纠正酸中毒，应用血管活性药物改善微循环，短期应用糖皮质激素减轻毒血症状等措施；抗 要点DIC 治疗，如瘀点、瘀斑不断增加并有血小板明显减少时，应及早应用肝素，高凝状态纠正后，应输入新鲜血、血浆，应用维生素 K，以补充消耗的凝血因子；保护重要脏器功能。②脑膜脑炎型：静脉快速滴入脱水剂和辅以糖皮质激素，以迅速减轻脑水肿和降低颅内压；防治脑疝和呼吸衰竭。

（四）主要护理诊断及合作性问题

1. 体温过高　与脑膜炎奈瑟菌进入血循环后大量繁殖释放内毒素有关。

2. 皮肤完整性受损　与内毒素作用于皮肤小血管和毛细血管引起局部出血、坏死、细胞浸润和栓塞以及意识障碍、长期卧床等有关。

3. 组织灌注量改变　与内毒素导致微循环障碍有关。

4. 潜在并发症　脑疝。

（五）护理措施

1. 一般护理　①休息与隔离：按呼吸道隔离要求隔离患者至体温正常后 3 日，保持病室安静、清洁、温暖、舒适、空气新鲜流通，患者卧床休息，注意保暖。②饮食护理：给予营养丰富、易消化的流质、半流质饮食，鼓励患者多次少量饮水，保证入水量 2000～3000ml/d，高热、频繁呕吐者适当增加饮水量；进食不足者应静脉补充足够水分和营养，昏迷者给予鼻饲，做好口腔护理。③心理护理：关心患者，多与患者沟通，给予心理支持，消除患者紧张、焦虑、恐惧等不良心理反应。

2. 对症护理　①高热：以物理降温为主，如头部或大动脉冷敷、32～36℃ 温水拭浴，禁用乙醇拭浴；使用退热药物时注意出汗情况，避免大汗导致虚脱。②烦躁不安：加床栏或用约束带保护，以防发生坠床。

3. 皮肤护理　①床褥保持清洁、平整，内衣裤应柔软、宽松、勤换洗，患者大小便后应及时清洗，防止浸渍，保持会阴部皮肤清洁干燥。②保护瘀点、瘀斑处皮肤，尽可能避免受压和摩擦，剪短患者指甲，以免抓破；皮肤如有破溃，应及时用 0.9% 氯化钠溶液清洗局部后涂以抗生素软膏，以防继发感染。③昏迷患者，应定时翻身、拍背、按摩受压部位，以防发生压疮。

4. 用药护理　①按医嘱使用有效抗菌药物，观察疗效及不良反应。使用青霉素时，应注意用药剂量、给药次数、间隔时间、疗程及变态反应等；使用氯霉素时，应遵医嘱定期送检血常规，观察血象变化，注意有无骨髓造血抑制等不良反应；使用磺胺类药物时，应鼓励患者多饮水，饮水量应>

2000ml/d,保证尿量>1000ml/d,按医嘱使用碱性药物以碱化尿液,注意尿量及其颜色变化,每日或隔日复查尿常规,以防血尿或磺胺结晶。②遵医嘱使用甘露醇等脱水剂降颅内压时,滴注速度应快,并注意观察呼吸、瞳孔和心率、血压的变化,以及颅内高压征象有无好转等情况。③肝素静脉滴注抗凝治疗时,不能与其他药物混合使用,应准确执行医嘱和观察用药后症状改善的情况,肝素应用后按医嘱输注鲜血、血浆或凝血酶原复合物,以补充消耗的凝血因子。

5. **腰椎穿刺术后护理** 腰椎穿刺术后患者应去枕平卧4~6h;采集的脑脊液标本应立即送检,并注意保温和避免污染。

考点:护理 措施

6. **病情观察** ①注意观察瘀点、瘀斑的进展状况及末梢循环变化,如瘀点、瘀斑迅速融合成片,出现面色苍白、四肢厥冷、发绀、皮肤呈花斑状、血压下降等循环衰竭表现时,应立即报告医生并配合实施抗休克治疗和护理。②严密观察生命体征和瞳孔、意识状态变化,发现意识障碍加重、两侧瞳孔不等大或有抽搐先兆等颅内高压症状或脑疝征象时,应立即报告医生并迅速备好抢救物品和药品,配合医生抢救和护理。

(六) 健康教育

开展预防流脑的卫生宣教工作:在冬春季节流脑流行期间,发现有感冒症状,尤其是高热、头痛、呕吐、颈项强直、皮肤瘀点等表现时,应及时就诊,以期早期发现、治疗和隔离患者;搞好环境卫生,保持室内通风,外出戴口罩,尽量避免到人多拥挤的公共场所和探望流脑患者。宣传应用脑膜炎奈瑟菌A群多糖体菌苗0.5ml皮下注射1次可明显降低发病率的作用。对于少数留有神经系统后遗症的患者,应指导家属帮助患者进行切实可行的功能锻炼和按摩等,以促进患者早日康复。

(七) 预防措施

1. **控制传染源** 早期发现患者并早期隔离治疗,患者必须按呼吸道传染病隔离要求隔离至体温正常、症状消失后3日,或不少于发病后7日,以防疫情扩散。密切观察接触者需医学观察7日。

2. **切断传播途径** 流行期间加强卫生宣教,尽量避免举行大型集会或集体活动,不要携带婴儿到公共场所,外出应戴口罩。

考点:预防 措施

3. **保护易患人群** 积极应用脑膜炎球菌A群多糖菌苗的预防接种,提高易感人群的免疫力。密切接触者服用复方磺胺甲唑预防,成人每2g/d,儿童50~100mg/(kg·d),分2次口服,连服3日。

案例 10-8 分析

1. 主要护理问题:①体温过高。②皮肤完整性受损。

2. 护理要点:①物理降温。②给予营养丰富的流质饮食,鼓励多饮水,并静脉补液,保证足够营养和液体摄入。③保护皮肤,避免瘀点、瘀斑处皮肤受压和摩擦。④遵医嘱给予抗菌药物。

重·点·提·示

流行性脑脊髓膜炎是由脑膜炎奈瑟菌经呼吸道传播所致的一种化脓性脑膜炎。临床特征为突发高热、剧烈头痛、频繁呕吐、皮肤黏膜瘀点、瘀斑和脑膜刺激征,脑脊液呈化脓性改变。严重者可有败血症休克及脑实质损害。传染源主要是带菌者,人群普遍易感,10岁以下儿童多见,6个月至2岁婴幼儿发病率最高。病原治疗首选青霉素,护理重点是皮肤护理和病情观察。易感人群接种脑膜炎球菌A群多糖菌苗是有效的预防措施。

(肖晓燕)

第 13 节　钩端螺旋体病患者的护理

（一）概述

钩端螺旋体病（leptospirosis）简称钩体病，是由致病性钩端螺旋体引起的动物源性传染病。临床特征为早期钩体败血症，中期各脏器损害和功能障碍，后期各种变态反应后发症。重者可发生肝肾衰竭和肺弥漫性出血而危及生命。

1. 病原学　钩端螺旋体（简称钩体）形体细长（$6\sim20\mu m$），有 $12\sim18$ 个螺旋，两端有钩，能做活跃的旋转式运动，穿透能力强，革兰染色阴性，镀银染色呈黑色或褐色，用含兔血清的培养基培养或接种于豚鼠腹腔内可分离到病原体。钩体在自然界适宜的条件下能存活 $1\sim3$ 个月，对寒冷、干燥、酸碱、消毒剂均敏感。根据钩体群、型特异性抗原不同，分 23 个血清群和 200 个血清型，我国有 18 个血清群 70 个血清型，常见的有波摩那群（分布最广、引起洪水型流行）、黄疸出血群（毒力最强、引起稻田型流行）及七日热群、犬群、澳洲群、秋季热群。

2. 发病机制　钩体穿过人体黏膜、皮肤进入血流，迅速在血中大量繁殖形成钩体败血症，产生钩体毒素引起全身性毛细血管中毒性损伤，导致早期钩体败血症中毒症状。此后，钩体侵入全身各组织器官引起相应内脏的病变，多数患者内脏损害轻，少数出现较重的内脏损害，如肺出血、肝炎、间质性肾炎、脑膜脑炎等；后期可因变态反应而引起眼及中枢神经系统后发症。本病临床表现复杂，病情轻重差别大，主要与入侵钩体的型别、数量及机体免疫力有关。侵入钩体毒力强或初入疫区、未接受过预防接种、缺乏免疫力者可出现严重临床表现。

（二）护理评估

1. 流行病学资料

（1）传染源：主要传染源是野鼠和猪。黑线姬鼠是稻田型钩体病的主要传染源，猪为洪水型钩体病的主要传染源。多种动物可感染和携带钩体，但仅为一般储存宿主，患者尿中排出钩体很少，作为传染源的可能性很小。

（2）传播途径：主要通过直接接触传播。易感者下田劳动、下河捕鱼、涉水游泳、下水道作业等，接触被钩体污染的田水、废水或土壤后，钩体侵入皮肤黏膜而感染；次外，接触患病动物的皮毛、排泄物等也可被感染。

（3）人群易患性：人群普遍易感，新入疫区者易患性更高。感染后可获得对同型钩体较持久的免疫力，但各群、型之间无交叉免疫力。

（4）流行特征：具有明显的季节性、地方性、流行性和一定的职业性。我国大多在夏秋季（$6\sim10$ 月）发病，稻田型在秋收季节，洪水型在洪水多雨季节，可有短期局部流行或大流行，非流行期间常为散发。

2. 临床表现　潜伏期为 $7\sim14$ 日。

（1）感染中毒型（又称流感伤寒型）：为钩体病各型共有的早期钩体败血症表现，病程 $5\sim10$ 日。急起发热（呈稽留型、部分为弛张型），伴全身乏力、头痛、肌痛、腓肠肌明显触痛、结膜充血（无明显畏光及分泌物）、浅表淋巴结肿大触痛（腹股沟和腋下淋巴结群常见）等。

（2）黄疸出血型：初期表现与感染中毒型相同。病后第 $4\sim8$ 日出现进行性加重的黄疸、出血倾向和肾损害。轻型患者以轻度黄疸为主，无明显出血倾向和肾损害；严重者可迅速因肾衰竭、肝衰竭、大出血而死亡。

（3）肺出血型：初期症状与感染中毒型相同，病程第 $3\sim5$ 日后出现不同程度的肺出血表现。①一般肺出血型：表现为咳嗽、痰中带血、肺部少许湿啰音。②肺弥散性出血型：以迅速发展的广泛肺微血管出血为特点。先为咳嗽、痰中带血，短时内可大量咯血、甚至口鼻涌血；

继而呼吸、循环功能障碍进行性加重,出现心悸、胸闷、气促、发绀、呼吸节律改变、奔马律,以及肺部局限细湿啰音发展成满肺粗大湿啰音等;最终因肺泡迅速充满血液而窒息死亡。

（4）肾衰竭型:钩体病各型都可有蛋白尿、管型尿等,出现少尿或无尿、氮质血症与尿毒症等,则为肾衰竭型的表现,常与黄疸出血型合并存在,单独出现者少见。

考点: 临床表现
（5）脑膜脑炎型:少见。起病3~4日后出现头痛、呕吐、颈项强直等脑膜炎表现,或神志不清、瘫痪、昏迷等脑炎表现,重者可因脑水肿、呼吸衰竭而死亡。

（6）后发症:在恢复期(病后2周至6个月)再次出现发热、眼部症状(虹膜睫状体炎、脉络膜炎、葡萄膜炎)和中枢神经系统症状(闭塞性脑动脉炎)。

（7）心理状态:患者因突然发病而常有紧张、焦虑的心理反应,肺出血型患者因病情来势猛、发展快,常出现紧张和惊恐不安的表现。

3. 辅助检查
（1）常规检查:血常规,白细胞总数和中性粒细胞增高或正常;尿常规,轻度蛋白尿,镜检可见红细胞、白细胞或管型。

（2）特异性检查:①血液或尿液钩体培养,在1周后生长,阳性率为20%~70%,培养4周无钩体为阴性;豚鼠腹腔接种可分离到钩体。②血清学试验:显微镜下凝集试验,抗体效价>1/400,或早期及恢复期双份血清抗体效价上升4倍以上,可确定诊断。

（3）肺部X线检查:一般肺出血型,双肺散在点状或小片状阴影;肺弥散性出血型,双肺呈散在点、片状至弥散漫性点状、片状阴影,进而为双肺融合性片状毛玻璃样阴影。

（三）治疗要点

治疗原则:"三早一就"即早期发现、早期诊断、早期治疗及就地治疗。

考点: 病原治疗
1. 病原治疗　首选青霉素,首剂40万U肌注,病情重者可在2h后追加40万U,每日剂量160万~240万U,用至热退后3d,全疗程一般为5~7日;青霉素过敏者可选用庆大霉素、四环素等。部分患者在接受首剂青霉素或其他抗菌药物注射后可出现赫氏反应,小剂量与分次给药可预防。

📖 **链接** ∷∷∷∷∷∷∷ **赫 氏 反 应**
　　螺旋体病患者在接受青霉素或其他敏感抗菌药治疗后2~4h（可短至15min、长至6h）内,突然出现寒战、高热、血压下降等,严重者出现休克、厥冷或超高热,伴神志不清、抽搐、呼吸心跳停止。发生的原因是短时间内大量螺旋体死亡释出毒素所致的临床症状加重。

2. 各型钩体病的治疗　①黄疸出血型:注射维生素K;静脉输入足量的热量和液体;短期应用糖皮质激素。②肺出血型:适当应用镇静剂,尽早使用糖皮质激素。③肾衰竭型:纠正水电解质和酸碱平衡紊乱,必要时采取透析治疗。④脑膜脑炎型:应用镇静剂及脱水剂,出现呼吸衰竭时给予呼吸兴奋剂和高频人工呼吸机。

3. 后发症的治疗　轻症可自行缓解,眼后发症可酌情应用糖皮质激素。

（四）主要护理诊断及合作性问题

1. 体温过高　与钩体毒素引起的毒血症有关。
2. 疼痛:肌肉酸痛　与钩体毒血症致肌肉损害有关。
3. 恐惧　与钩体病肺弥散性出血致大咯血、呼吸困难有关。
4. 潜在并发症　肝衰竭、肾衰竭、呼吸衰竭、循环衰竭等。

（五）护理措施

1. 一般护理　①休息与活动:卧床休息,协助做好生活护理,以减少体力消耗和缓解不适;恢复期不宜过早活动,须至临床症状体征完全消失后方可下床,逐渐增加活动量和活动时间。②饮食护理:供给充足营养,急性期给予易消化的高热量、高维生素、低脂、适量蛋白的饮食,每日水分摄入量应保持在 2500～3000ml,必要时可静脉补给。③心理护理:关爱患者,给予心理支持,以减轻患者紧张、焦虑、恐惧情绪。

2. 对症护理 ①指导患者深呼吸、分散注意力等缓解疼痛的方法,严重疼痛伴全身肌肉酸痛者,遵医嘱给予镇痛药,局部肌肉疼痛予以热敷。②高热时,给予降温护理措施。

3. 用药护理 正确使用抗菌药物,首剂抗菌药物注射后,必须严密监护药物反应,一旦发生赫氏反应,应积极配合医生抢救,给氧,使用镇静药、降温措施及糖皮质激素等。

4. 病情观察 ①注意生命体征的变化,注意有无呼吸困难、心率加快、血压下降等出血性休克表现。②观察黄疸、尿量、意识状态等变化,以及时发现肾衰竭、脑膜脑炎的早期征象。③观察皮肤、黏膜有无出血点及瘀斑,有无鼻出血、呕血、便血、血尿等内脏出血表现,重点观察有无肺出血征象,如患者突然烦躁不安、痰中带血、呼吸急促、心率加快、肺部出现湿啰音等肺出血表现,应立即报告医生并配合抢救。

5. 肺出血的抢救配合 ①绝对静卧,避免不必要的检查、操作或搬动,对烦躁不安者立即给予镇静剂,以免加重出血。②给予氧气吸入。③保持患者于侧卧位,以利血液引流,防止发生窒息;如患者出现呼吸困难、烦躁、发绀等呼吸道阻塞的征象,应配合医生施行紧急气管切开,吸出血块,保持呼吸道通畅。④静脉使用氢化可的松等药物,滴注时速度不宜过快,以免增加心脏负担。⑤出血严重或有失血性休克者,静脉输注低分子右旋糖酐以补足血容量,并及时配血、少量多次输鲜血。

考点:肺出血的抢救配合

(六)预防措施

消灭田鼠及管理好家畜(主要是猪)的粪、尿是控制传染源的主要措施;加强个人防护,减少和防止不必要的疫水接触,以切断传播途径;每年流行季节前 1 个月预防接种钩体多价菌苗,皮下注射 2 次(成人第 1 次 1ml,第 2 次 2ml,7～13 岁儿童用量减半,7 岁以下再酌情减量,其间相隔 15 日),当年保护率可达 95%;在接触疫水期间,每周口服多西环素 200mg,也有 80% 以上的保护率。

重点提示

　　钩端螺旋体病是由致病性钩端螺旋体引起的动物源性传染病。临床类型有感染中毒型、黄疸出血型、肺出血型、肾衰竭型和脑膜脑炎型;治疗原则为"三早一就":早期发现、早期诊断、早期治疗及就地治疗;首选病原治疗药物是青霉素,首剂治疗时应注意赫氏反应;护理重点是用药护理、病情观察和肺出血的抢救配合。

（夏泉源）

第 14 节　疟疾患者的护理

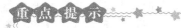 **案例 10-9**

患者,男,26 岁。拟于 8 月去海南(疟疾高发区)度假。

问题:预防疟疾的措施是什么?

(一)概述

疟疾(malaria)是由按蚊叮咬传播疟原虫引起的寄生虫病。临床以间歇性寒战、高热,继以大汗后缓解为特点。

1. 病原学 感染人类的疟原虫有间日疟原虫、三日疟原虫、恶性疟原虫和卵形疟原虫 4

种。4 种疟原虫的生活史相似(图 10-1),疟原虫发育过程中,需 2 个宿主,按蚊为终末宿主,人为中间宿主。

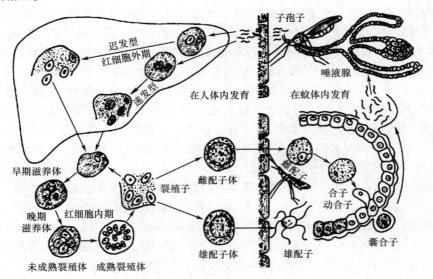

图 10-1　疟原虫的生活史

（1）疟原虫在人体内的发育:①肝细胞内发育(红细胞外期):感染性子孢子随雌性按蚊唾液经叮咬进入人体后,随血流迅速侵入肝细胞内发育成裂殖体,成为疟疾复发的根源。②红细胞内发育(红细胞内期):裂殖体释放出大量裂殖子进入血循环,裂殖子侵入红细胞后进行裂体增殖,先后发育成小滋养体(环状体)、大滋养体、裂殖体、裂殖子,红细胞破裂后释出大量裂殖子,临床疟疾发作;小部分裂殖子侵入其他红细胞重复裂体增殖,导致疟疾间歇性发作(因裂殖体成熟时间不同,间日疟、卵形疟为48h,三日疟为 72h,恶性疟为 36~48h,故发作有不同的周期和间歇期)。裂殖体增殖 3~4 代后,部分裂殖子分别发育成雌、雄配子体,配子体被雌性按蚊吸入胃内,则在蚊体内进行有性生殖。

考点: 疟原虫的生活史

（2）疟原虫在蚊体内的发育:①有性生殖:雌、雄配子体被雌蚊吸入胃内后,有性生殖成为偶合子,经动合子发育成熟为囊合子。②孢子增殖:囊合子继续发育成孢子囊(内含数千个具有感染性的子孢子),孢子囊释放出子孢子进入蚊涎腺内,当蚊虫再次叮咬人体时,子孢子便进入人体内。

2. **发病机制**　疟原虫经血流侵入肝细胞内、红细胞内繁殖后,使红细胞破裂而发病。红细胞大量破坏可引起贫血,疟原虫在人体内裂体增殖可引起强烈的吞噬反应,单核-巨噬细胞系统增生,致肝脾增大,以脾大为主,骨髓亦有增生。疟疾发病与症状的严重程度主要取决于原虫血症的数量,恶性疟原虫能产生巨量的原虫血症,因此,临床症状明显,成为最严重的疟疾类型。恶性疟原虫在红细胞中大量繁殖,受染的红细胞体积增大成球形且彼此粘连成团,黏附于微血管内皮细胞,引起局部病理反应,导致微血管堵塞,微血管病变累及脑、肺、肾等重要器官则可引起相应的严重临床表现,如脑型疟发作。

（二）护理评估

1. **流行病学资料**

（1）传染源:疟疾患者及带疟原虫者。

（2）传播途径:雌性按蚊为传播媒介,经蚊虫叮咬皮肤为主要传播途径;此外,输入带疟原虫的人血或使用被疟疾患者血液污染的注射器也可感染。

（3）人群易患性:人群普遍易感,感染后有一定免疫力,但不持久,且各型疟疾之间无交叉免疫。

（4）流行特征:我国以间日疟最多,遍及全国,一年四季均可发病,但以夏秋季多见;我国云南省、海南省为间日疟及恶性疟的混合流行区。三日疟和卵形疟少见。

2. 临床表现　潜伏期:间日疟 13~15 日,恶性疟 7~12 日,三日疟 24~30 日,卵形疟 13~15 日,输血感染者,7~10 日。

(1)典型发作:特点是间歇性发作,分 3 个阶段:①寒战期,有寒战,面色苍白,唇指发绀,鸡皮样皮肤等,持续 10min 至 2h。②高热期,体温达 40℃以上,全身酸痛乏力,面色潮红,皮肤干热,脉搏快速有力,神智清楚,持续 2~6h。③大汗期,高热之后全身大量出汗,体温骤降至正常,症状消失,感疲乏无力,思睡,此期为 1~2h。以上发作过程,间日疟和卵形疟间歇期为 48h,三日疟间歇期为 72h,恶性疟发热无规律,无明显间歇。

(2)脑型疟:恶性疟严重的临床类型,偶见于间日疟。以谵妄和昏迷为主要症状,常有剧烈头痛、高热、烦躁不安、抽搐等表现,脑膜刺激征可阳性,并有失语、瘫痪、反射亢进;严重者可因脑水肿、脑疝、呼吸衰竭而死亡。

(3)其他表现:①疟疾多次发作后脾可明显增大并有压痛,慢性患者脾质地变硬,肝常同时增大并有压痛。②反复发作可有不同程度的贫血,尤以恶性疟更严重,偶可发生溶血性黄疸。③间日疟和三日疟,鼻唇部常有单纯疱疹。　**考点:临床表现**

(4)复发:指初发后血中疟原虫已完全消失,因过劳、受凉等致机体免疫力减退时,肝细胞内疟原虫再次侵入红细胞引起发作,复发时症状较轻。间日疟常有复发,而恶性疟、三日疟或输血后疟疾无复发。

(5)黑尿热:又称溶血尿毒综合征,为突然发生的一种急性血管内溶血,表现为急性寒战、高热、腰痛、酱油色尿、贫血、黄疸,严重者可发生急性肾衰竭。

(6)心理状态:疟疾初次发作时,因起病急骤,患者常有紧张心理;间日疟因多次复发,易出现焦虑;恶性疟因病情严重,易产生恐惧心理。

3. 辅助检查

(1)血常规:疟疾多次发作后,红细胞及血红蛋白下降,白细胞总数正常或降低、单核细胞比例增高。

(2)病原检查:血涂片及骨髓涂片染色后直接镜检,查及疟原虫是确诊的可靠依据,骨髓涂片阳性率高于血涂片。

(3)其他检查:B 型超声检查可查及脾大;脑型疟发作时,脑脊液检查压力稍增高,细胞数及蛋白偏高;免疫学检查检测抗疟抗体,阳性率可达 90%,主要用于流行病学调查。

(三)治疗要点

1. 疟疾发作治疗　采用磷酸氯喹与磷酸伯氨喹联合疗法。①控制临床发作:消灭红细胞内期裂殖体,常用磷酸氯喹口服,首次 1g(基质 0.6g),6~8h 后再服 0.5g,第 2、3 日各 0.5g,总量 2.5g。②抗复发:杀灭红细胞外期疟原虫,口服磷酸伯氨喹成人 39.6mg(基质 22.5mg),每日 1 次,连用 8 日。对磷酸氯喹耐药的疟疾发作,可选用青蒿素、甲氟喹、磷酸咯萘啶。

2. 凶险型疟疾发作的治疗　抗疟药可选氯喹、奎宁、磷酸咯萘啶、青蒿琥酯等,同时使用低分子右旋糖酐,以改善微血管的堵塞,及时纠正低血糖,出现脑水肿与昏迷时给予积极脱水治疗,并针对高热、抽搐、呼吸衰竭、休克等给予相应处理。

3. 黑尿热的治疗　立即停用可能诱发溶血的抗疟药物如奎宁、伯氨喹,抗疟可改用氯喹、乙胺嘧啶、青蒿素;补液和用 5%碳酸氢钠溶液碱化尿液以控制溶血反应,必要时加用糖皮质激素;贫血可小量输注新鲜血,少尿或无尿,按急性肾衰竭处理。

(四)主要护理诊断及合作性问题

1. 体温过高　与疟原虫感染、大量致热原释放入血有关。

2. 活动无耐力　与发热、出汗、贫血有关。

3. 潜在并发症　脑水肿、脑疝、黑尿热等。

(五) 护理措施

1. 一般护理　①病室内应有防蚊、灭蚊措施。②发作期卧床休息、间歇期增加休息时间，以减少机体能量的消耗。③发热时进流质、半流质饮食，间歇期可进普通饮食，给予高热量、高蛋白、高维生素和富含铁质的食物，以补充消耗，纠正贫血；鼓励患者多饮水，必要时静脉补充液体。④贫血严重者，按医嘱少量多次输注新鲜全血，并做好输血的护理。

2. 发热护理　密切观察体温变化，每 4h 测体温 1 次，必要时随时测量。发冷时注意保暖，可加盖毛毯、棉被或用热水袋；高热时以物理降温为主，必要时给以药物降温或温水灌肠；出汗后用温水拭浴，及时更换内衣裤及床褥，避免受凉。

3. 用药护理　正确使用抗疟药物，注意观察疗效和有无不良反应。①口服氯喹可引起食欲不振、胃肠道反应、头晕、皮肤瘙痒、心律失常等，指导患者饭后服用，以减少对胃肠道的刺激。②应用奎宁、伯氨喹、阿司匹林等可能诱发溶血反应的药物时，应嘱患者多饮水，并密切观察有无急起高热、腰痛、黄疸、酱油色尿等黑尿热表现，一旦出现立即停用上述药物，按医嘱应用糖皮质激素、5% 碳酸氢钠等药物，并保证每日液体入量达 3000~4000ml，尿量不少于 1000ml，以减轻溶血和肾功能损害，发生少尿或无尿等急性肾衰竭表现时，配合医生按急性肾衰竭护理。

4. 病情观察　密切观察病情，包括生命体征、意识和瞳孔的变化，如患者出现剧烈头痛、寒战、抽搐、颈强直、意识障碍、呼吸衰竭等危重表现时，立即报告医生，并配合抢救。

考点： 用药护理和病情观察

5. 抢救配合　发生脑水肿、呼吸衰竭时，按医嘱正确使用脱水剂、降低颅内压；有惊厥、昏迷时，保持呼吸道通畅，并给予适当的约束和保护。

(六) 预防措施

1. 控制传染源　及时发现并彻底治疗患者及带虫者，防止疟疾的传播，近 1~2 年内有疟疾发作的患者，应在流行高峰前 2 个月进行抗复发治疗，常用乙胺嘧啶 8 片 (基质 50mg)、连服 2 日，加伯氨喹 2 片 (基质 15mg)、连服 8 日，可有效清除疟原虫，根治传染源。

2. 切断传播途径　主要是灭蚊，以消灭幼蚊为最重要，消灭按蚊孳生场所，如填注、疏沟、消灭积水等。采用蚊帐、纱窗、涂抹防蚊油、蚊烟驱蚊等防蚊措施，可减少易感人群受染的机会。

考点： 预防措施

3. 保护易患人群　对疟疾高发区人群及流行季节出入流行区的易感者，应预防服药，首选氯喹 (0.3g、每周 1 次)，或甲氟喹 (0.25g、每周 1 次)，或乙胺嘧啶 (25mg、每周 1 次) 多西环素等药物口服。

案例 10-9 分析

预防疟疾的措施：①指导预防服药：口服氯喹 0.3g、每周 1 次，或甲氟喹 0.25g、每周 1 次，或乙胺嘧啶 25mg、每周 1 次。②防止蚊虫叮咬：外出时，涂抹防蚊油；卧室配有防蚊灭蚊设施，如纱门、纱窗、蚊帐、灭蚊灯、蚊香等。

重 点 提 示

疟疾是由按蚊叮咬传播疟原虫引起的寄生虫病。临床以间歇性寒战、高热，继以大汗后缓解为特点；脑型疟是恶性疟的严重类型。疟原虫在肝细胞内发育为疟疾复发的根源，疟疾间歇性发作与裂殖体成熟时间有关。疟疾发作采用磷酸氯喹与磷酸伯氨喹联合疗法，达到控制症状和抗复发的目的。护理重点是用药护理和病情观察。

(夏泉源)

第 15 节　日本血吸虫病患者的护理

（一）概述

日本血吸虫病(schistosomiasis japonicum)简称血吸虫病,是日本血吸虫寄生于人体门静脉系统引起的疾病。急性期表现为发热、肝大和压痛、腹泻或排脓血便,血中嗜酸粒细胞显著增多;慢性期以肝脾肿大为主;晚期则以门静脉高压、巨脾和腹水为主要表现。

1. 病原学　日本血吸虫成虫雌雄异体,合抱在一起寄生于人体门静脉系统,主要在肠系膜下静脉,存活时间一般 4~5 年,长者可达 10~20 年。雌虫在肠壁黏膜下层末梢静脉内产卵,大多数虫卵沉积于肠黏膜和肝组织内,少数虫卵随粪便排出体外;虫卵入水后,如温度适宜(25~30℃)即可孵化成毛蚴,毛蚴浮游于水中,钻入中间宿主钉螺体内,约经 2 个月后逐渐发育成形成具有传染性的尾蚴(毛蚴—母雷蚴—子雷蚴—尾蚴);当人、畜接触含有尾蚴的疫水时,尾蚴很快从皮肤或黏膜侵入人体内,脱尾后成童虫,经心、肺至肝门静脉内,约 1 个月发育成成虫后雌雄合抱,逆血流移行至肠系膜下静脉末梢血管内产卵,完成其生活史。在日本血吸虫的生活史中(图 10-2),人是终宿主,钉螺是唯一的中间宿主。

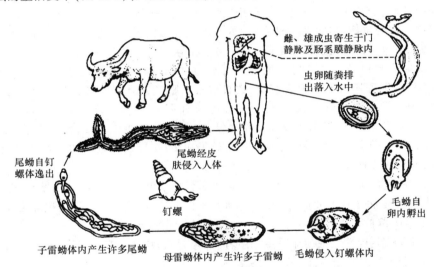

图 10-2　日本血吸虫的生活史

2. 发病机制　血吸虫病的主要病理损害是虫卵沉积在肝与结肠内形成虫卵肉芽肿所致,肉芽肿中央坏死形成嗜酸性脓肿。急性血吸虫病是体液与细胞免疫反应的混合表现,慢性、晚期血吸虫病的免疫病理属于迟发性变态反应,血吸虫病肝纤维化是在肉芽肿基础上产生的。急性期结肠黏膜充血、水肿,黏膜下层有堆积的虫卵结节,溃破后形成浅表溃疡,出现腹痛、腹泻、脓血便;慢性期由于纤维组织增生,肠壁增厚,引起息肉样增生与结肠狭窄;早期即有肝大,后期因纤维组织不断增生,形成肝纤维化、出现肝门静脉高压。

（二）护理评估

1. 流行病学资料

(1) 传染源:主要是患者和保虫宿主牛、猪,野生哺乳动物被感染后亦可成为传染源。

(2) 传播途径:传播必须具备 3 个条件:含有虫卵的粪便污染水源;水源中存在感染性钉螺;人或动物接触含尾蚴的疫水,通过皮肤而感染。

(3) 人群易患性:人群普遍易感,多为男性青壮年农民、渔民及儿童,5 岁以下儿童感染率低,10~20 岁的人群感染率最高。

（4）流行特征：血吸虫病流行必有钉螺存在,钉螺孳生的自然环境和气候条件构成了本病的地区性分布,我国主要分布在长江沿岸及其以南十二省、市、自治区（包括江苏、浙江、湖南、湖北、安徽、江西、福建、云南、四川、广东、广西、上海市）的湖沼、水网和山丘地区,以湖沼区血吸虫病流行为最严重。夏秋季节为感染高峰。非流行区无免疫力的人,初次感染大量血吸虫尾蚴易发生急性血吸虫病;集体感染后,可暴发流行。

2. 临床表现　复杂多样,视病期早晚、感染轻重、虫卵沉积部位和机体免疫反应不同而异,分为急性、慢性、晚期血吸虫病和异位损害。

（1）急性血吸虫病：在接触疫水后,尾蚴侵入皮肤处可出现有痒感的蚤咬样红色点状丘疹（尾蚴性皮炎）,2~3 日内自行消退;随后童虫移行经肺时,肺组织发生点状出血和白细胞浸润,引起低热、咳嗽、痰中带血,1~2 周内自行消失;在接触疫水后 1 个月左右（潜伏期）急起发考点：流行病学资料和临床表现病。①发热：以间歇热、弛张热多见,早晚波动大、温差可达 5℃左右,持续 1 个月左右;少数为重症,发热可迁延达数月。②变态反应：以荨麻疹较常见,其他有血管神经性水肿、全身淋巴结大压痛等。③消化系统症状：有食欲不振、呕吐、腹痛、腹泻、脓血便;重症有高度腹胀、腹腔积液、腹膜刺激征,以及肝大伴压痛（左叶显著）、脾大。④其他表现：有咳嗽、气喘、胸痛;重症可出现痰中带血、心肌损害、重度贫血、消瘦、恶病质、意识模糊等严重毒血症状。

（2）慢性血吸虫病：多数无明显症状;少数以慢性腹泻、黏液脓血便为最常见的症状,重者可有贫血、消瘦、营养不良、体力下降、内分泌紊乱等。主要体征为肝脾肿大。

（3）晚期血吸虫病：①巨脾型：最常见,脾进行性肿大,下缘可达盆腔,伴脾功能亢进。②腹腔积液型：中等量以上的腹腔积液,致腹部极度膨隆、腹壁静脉怒张、下肢高度水肿、呼吸困难,常因并发上消化道出血、肝性脑病或感染而死亡。③结肠肉芽肿型：慢性腹痛、腹胀,腹泻与便秘交替出现、稀水便或黏液脓血便,左下腹肿块伴压痛,结肠黏膜增厚、溃疡、息肉,易癌变。④侏儒型：少见,系幼年反复重度感染血吸虫,导致腺垂体和性腺功能减退,影响生长发育,表现为身材矮小,第二性征缺乏,但智力发育正常。

（4）异位损害：虫卵沉积在门静脉系统以外脏器所引起的损害,以脑型（急性酷似脑膜脑炎、慢性表现为癫痫发作）和肺型（表现为肺间质性病变）异位损害多见,也可发生在肾、睾丸、卵巢、子宫等部位。

（5）心理状态：慢性及晚期血吸虫病患者,常因劳动力减退和对预后缺乏了解而焦虑,或担心并发上消化道出血、肝性脑病而恐惧。

3. 辅助检查

（1）血常规：急性血吸虫病嗜酸粒细胞显著增多,达 20%~40% 甚至 90% 为其特点,慢性期仍有轻度增多;晚期,红细胞、白细胞、血小板均减少。

（2）病原学检查：粪便沉渣浓集涂片镜检、新鲜粪便沉淀后进行虫卵毛蚴孵化、直肠黏膜活检等进行病原学检查,阳性结果有助于诊断。

（3）免疫学检查：如皮内试验、环卵沉淀试验（COPT）、间接血凝试验（IHA）、酶联免疫吸附试验（ELISA）、循环抗原酶免疫法（EIA）等,对诊断有参考价值。

（4）肝功能试验：急性期患者,血清丙氨酸氨基转移酶（ALT）增高、球蛋白显著增高;晚期患者,血清清蛋白明显降低、清/球倒置。

（5）影像学检查：B 型超声,有助于判断肝纤维化程度及有无脾肿大;CT 扫描,肝包膜增厚、钙化及龟背样图像。

（三）治疗要点

1. 病原治疗　首选吡喹酮口服,毒性低,不良反应少,无致畸、致癌作用。适用于各期各型血吸虫病患者。

2. 对症治疗　①急性期:加强营养和支持疗法,维持水电解质酸碱平衡。②晚期:加强营养,改善体质,及时治疗并发症。

(四) 主要护理诊断及合作性问题

1. 体温过高　与血吸虫急性感染后虫卵和毒素的作用有关。

2. 腹泻　与血吸虫虫卵沉积于结肠,导致结肠黏膜充血、水肿、溃疡形成有关。

3. 营养失调:低于机体需要量　与发热、腹泻、腹水等消耗过多及肝功能损害导致营养代谢障碍有关。

4. 潜在并发症　上消化道出血、肝性脑病。

(五) 护理措施

1. 急性期护理　①患者卧床休息,体温超过39℃时给予物理降温或遵医嘱使用药物降温,退热过程中常出汗较多,应予温水拭浴,及时更换衣服,防止受凉。②保持皮肤清洁,皮肤瘙痒时,遵医嘱给予抗组胺药、局部涂止痒剂,防止抓破皮肤引起感染;做好腹泻患者肛门周围皮肤的护理,防止继发感染。③给予高热量、高蛋白、高维生素、低脂、少渣易消化饮食,避免油炸、油腻、产气食物,禁烟酒,鼓励患者多饮水。④腹泻患者应避免腹部受凉,观察大便次数、性状和颜色,并做好记录。

2. 慢性期护理　①保证患者充分的睡眠,适当活动,避免劳累。②给予营养丰富、易消化食物,少量多餐,避免粗糙、过热、多纤维、刺激性食物。③消瘦、贫血、营养不良性水肿明显时,遵医嘱补充血浆、清蛋白或鲜血。

3. 晚期护理　①给患者以精神安慰和支持,使其能保持愉快心理,配合治疗和护理。②定时测量体重及腹围,腹水明显者,应严格限制钠盐的摄入,遵医嘱给予利尿剂,纠正电解质紊乱,配合医生做好腹水回输术术前准备和术中、术后护理;发生肝性脑病时,应暂停蛋白质摄入。③密切观察病情变化,观察腹围、体重、肝脾大小、水肿情况和肝功能变化;注意有无呕血、黑便、意识障碍等上消化道出血、肝性脑病的表现,发现异常,及时报告医生并配合处理。 **考点:** 预防措施

4. 用药护理　应用吡喹酮时,指导患者按时、按量坚持服药,并观察服药后的反应,若出现轻微的头晕、头痛、乏力、恶心、腹痛,一般不需要处理,多数可在数小时内自行消失;如出现心律失常,应立即停药,报告医生及时处理。

(六) 预防措施

流行区,每年对患者和病畜进行普查普治,以控制传染源;积极查、灭钉螺,是预防血吸虫病的关键措施,做好粪便无害化处理,防止人、畜粪便污染水源,提倡使用自来水和井水;人群应避免接触疫水,严禁在疫水中游泳、戏水,无法避免时应采取个人防护措施,用防护剂涂抹入水肢体,或穿着长筒胶靴、防护裤、戴手套等。

重点提示

日本血吸虫病是日本血吸虫寄生于人体门静脉系统引起的疾病,病理损害主要是虫卵沉积在肝与结肠内形成虫卵肉芽肿所致。急性期表现为发热、肝大和压痛、腹泻或排脓血便,血中嗜酸粒细胞显著增多;慢性期以肝脾肿大为主;晚期则以门静脉高压、巨脾和腹腔积液为主要表现。病原治疗的首选药物是吡喹酮;护理重点是急性期患者护理;查、灭钉螺是预防血吸虫病的关键措施。

(夏泉源)

目标检测

A₁／A₂型题

1. 不属于传染源的感染表现是
   A. 隐性感染　　　　B. 显性感染
   C. 病原携带者　　　D. 潜伏性感染
   E. 亚临床感染

2. 传染病的流行过程必须具备的3个基本环节是
   A. 病原体、环境、易患人群
   B. 病原体、人体、环境
   C. 病原体、环境、传染源
   D. 传染源、环境、传播途径
   E. 传染源、传播途径、易患人群

3. 某种传染病在一个较小的范围短时间内突然出现大批同类病例称为
   A. 散发　　　　　　B. 暴发
   C. 流行　　　　　　D. 大流行
   E. 局部流行

4. 确定传染病接触者医学观察、留验期限的主要依据是
   A. 传染期　　　　　B. 前驱期
   C. 症状明显期　　　D. 潜伏期
   E. 恢复期

5. 在发病第4天出疹的传染病种是
   A. 风疹　　　　　　B. 水痘
   C. 麻疹　　　　　　D. 猩红热
   E. 伤寒

6. 列为甲类传染病的病种是
   A. 病毒性肝炎、流脑
   B. 流脑、肺结核
   C. 鼠疫、霍乱
   D. 非典型肺炎、手足口病
   E. 艾滋病、禽流感

7. 列入乙类传染病，按甲类传染病管理的疾病是
   A. 肺结核　　　　　B. 麻疹
   C. 伤寒　　　　　　D. 百日咳
   E. 传染性非典型肺炎

8. 护士在工作中患血源性传染病最常见的原因是
   A. 针刺伤　　　　　B. 侵袭性操作
   C. 接触被污染体液　D. 为污染伤口换药
   E. 接触被污染的衣物

9. 我国最常见的病毒性肝炎类型是
   A. 甲型肝炎和乙型肝炎

   B. 乙型肝炎和丙型肝炎
   C. 丙型肝炎和丁型肝炎
   D. 甲型肝炎和戊型肝炎
   E. 乙型肝炎和戊型肝炎

10. 甲型和戊型肝炎最主要的传播途径是
    A. 输血或血制品途径
    B. 注射途径
    C. 粪-口传播
    D. 母婴传播
    E. 性接触传播

11. 以血液及体液为主要传播途径的病毒性肝炎类型是
    A. 甲型、乙型、丙型　　B. 甲型、乙型、戊型
    C. 丙型、丁型、戊型　　D. 乙型、丙型、丁型
    E. 乙型、丁型、戊型

12. 急性黄疸型肝炎黄疸前期最突出的表现是
    A. 消化道症状　　　　B. 呼吸道症状
    C. 泌尿道症状　　　　D. 神经系统症状
    E. 血液系统症状

13. 抗 HAV-IgM 阳性常提示
    A. HAV 保护性抗体
    B. 甲型肝炎疫苗接种反应
    C. HAV 现症感染
    D. 甲型肝炎既往感染者
    E. 慢性 HAV 携带状态

14. 对 HBV 具有免疫保护作用的抗体是
    A. 抗 HBs　　　　　　B. 抗 HBc
    C. 抗 HBe　　　　　　D. 抗 HBc-IgM
    E. HBsAg

15. 反映 HBV 感染最直接、最特异和最灵敏的实验室指标是
    A. HBV-DNA 及 DNA 多聚酶
    B. HBsAg 和抗-HBe
    C. HBsAg 和抗-HBs
    D. HBcAg 和抗-HBc
    E. HBeAg 和抗-HBe

16. 需要接种乙型肝炎疫苗的重点对象是
    A. 急性乙型肝炎患者
    B. 慢性乙型肝炎患者
    C. 乙型肝炎病毒携带者
    D. 母亲 HBsAg 阳性的新生儿
    E. 接受输血或应用血制品的患者

17. 人体感染乙型脑炎病毒后最常见的表现是
    A. 病原体被清除　　　B. 隐性感染
    C. 病原携带状态　　　D. 潜伏性感染
    E. 显性感染

18. 在我国流行性乙型脑炎的流行季节为
    A. 4、5、6 月　　　　B. 5、6、7 月
    C. 6、7、8 月　　　　D. 7、8、9 月
    E. 8、9、10 月

19. 流行性乙型脑炎最主要的传染源是
    A. 乙型脑炎患者
    B. 乙型脑炎病毒携带者
    C. 蚊
    D. 猪
    E. 鸭

20. 流行性乙型脑炎患者最主要的死亡原因是
    A. 胃肠道出血　　　　B. 呼吸衰竭
    C. 循环衰竭　　　　　D. 频繁抽搐
    E. 继发感染

21. 乙型脑炎高热患者应尽快将体温控制在
    A. 36℃左右　　　　　B. 37℃左右
    C. 38℃左右　　　　　D. 39℃左右
    E. 40℃左右

22. 制止乙型脑炎患者惊厥发作的首选措施是
    A. 亚冬眠疗法
    B. 肌内或缓慢静脉注射地西泮
    C. 肌内注射苯巴比妥
    D. 水合氯醛溶液灌肠
    E. 肌内或缓慢静脉注射硫酸镁

23. 艾滋病的病原体是
    A. 人类嗜 T 细胞病毒 I
    B. 人类嗜 T 细胞病毒 II
    C. EB 病毒
    D. 人类免疫缺陷病毒
    E. 人白血病病毒

24. 在我国艾滋病最主要的传播途径是
    A. 器官移植　　　　　B. 人工授精
    C. 性接触　　　　　　D. 输液
    E. 输血

25. HIV 的传播途径不包括
    A. 同性或异性间性行为
    B. 药瘾者共用注射器
    C. 垂直传播
    D. 输血和器官移植
    E. 日常生活的一般接触

26. HIV 致病的关键因素是

A. HIV 基因可以和宿主基因整合
B. 可合并各种类型的机会性感染
C. HIV 易变异而逃避免疫系统攻击
D. 可发生各种肿瘤而致死
E. 侵犯 CD_4^+ T 淋巴细胞, 造成严重的免疫缺陷

27. 艾滋病患者要重点防治的病情是
    A. 淋巴结肿大　　　　B. 机会性感染
    C. 吞咽困难　　　　　D. 肌肉关节痛
    E. 皮疹

28. 艾滋病目前不能实现的预防措施是
    A. 普及防治知识　　　B. 取缔暗娼
    C. 加强国境检疫　　　D. 接种 HIV 疫苗
    E. 加强对献血员和血制品的严格检测

29. 预防狂犬病的首要措施是
    A. 应用狂犬病疫苗
    B. 狂犬病疫苗+免疫血清
    C. 正确及时伤口处理
    D. 消灭狂犬
    E. 立即注射免疫血清

30. 狂犬病早期最有意义的临床表现是
    A. 低热、头痛和全身不适
    B. 恶心呕吐
    C. 烦躁失眠
    D. 伤口及其神经支配区麻木蚁走感
    E. 对声光风敏感

31. 流行性出血热的主要传染源是
    A. 患者　　　　　　　B. 病原携带者
    C. 犬　　　　　　　　D. 禽类
    E. 鼠类

32. 流行性出血热病变最严重的脏器是
    A. 心　　　　　　　　B. 肾
    C. 脑垂体　　　　　　D. 肝
    E. 肺

33. 关于流行性出血热患者不正确的护理措施是
    A. 发热期大量退热药尽快使体温降到正常范围
    B. 低血压休克期适量输入液体及血管活性药物
    C. 少尿期应严格控制液体摄入量
    D. 多尿期及时补充液体和电解质
    E. 恢复期症状消失后应休息 1~3 个月

34. 流行性出血热患者不宜采用的降温措施是
    A. 冰帽　　　　　　　B. 冰枕
    C. 大血管处置冰袋　　D. 乙醇擦浴

E. 温水拭浴

35. 传染性非典型肺炎最重要的传染源是
    A. 患者　　　　　　　B. 隐性感染者
    C. 病原携带者　　　　D. 治愈患者
    E. 动物

36. 传染性非典型肺炎最主要的传播途径是
    A. 消化道传播　　　　B. 接触分泌物传播
    C. 飞沫传播　　　　　D. 血液传播
    E. 动物传播

37. SARS 密切接触者应实施医学观察
    A. 3 日　　　　　　　B. 5 日
    C. 7 日　　　　　　　D. 14 日
    E. 21 日

38. SARS 患者出现病情恶化可发生在发病后的
    A. 2 日内　　　　　　B. 3 日内
    C. 1 周内　　　　　　D. 2 周内
    E. 3 周内

39. 感染人的禽流感病毒中导致病情重、病死率高
    的病毒亚型是
    A. H5N1　　　　　　B. H9N2
    C. H7N7　　　　　　D. H7N2
    E. H7N3

40. 细菌性痢疾最重要的传染源是
    A. 急性期患者　　　　B. 轻症患者
    C. 重症患者　　　　　D. 急性恢复期患者
    E. 慢性患者和带菌者

41. 细菌性痢疾的病变部位主要在
    A. 十二指肠和空肠　　B. 空肠和回肠
    C. 回肠和升结肠　　　D. 横结肠和升结肠
    E. 乙状结肠和直肠

42. 典型细菌性痢疾患者的粪便呈
    A. 稀水样便　　　　　B. 糊状便
    C. 黏液脓血便　　　　D. 果酱样便
    E. 柏油样便

43. 中毒型菌痢最常见于
    A. 婴儿　　　　　　　B. 2~7 岁的儿童
    C. 青少年　　　　　　D. 成年人
    E. 老年人

44. 中毒型菌痢最严重的临床表现是
    A. 高热　　　　　　　B. 惊厥
    C. 水电解质紊乱　　　D. 循环衰竭
    E. 呼吸衰竭

45. 细菌性痢疾最重要的预防措施是
    A. 彻底治疗患者　　　B. 积极治疗带菌者
    C. 饮食饮水卫生　　　D. 口服痢疾活菌苗

E. 药物预防

46. 伤寒最重要的传染源是
    A. 伤寒的极期患者　　B. 潜伏期末的患者
    C. 恢复期带菌者　　　D. 缓解期带菌者
    E. 慢性带菌者

47. 伤寒最常见的并发症
    A. 肠出血　　　　　　B. 肠穿孔
    C. 中毒性心肌炎　　　D. 肺炎
    E. 肝炎

48. 霍乱最重要的传播途径是
    A. 生活接触　　　　　B. 食物传播
    C. 苍蝇媒介　　　　　D. 水源传播
    E. 带菌动物传播

49. 典型霍乱患者的临床分期是
    A. 发热期、吐泻期、反应及恢复期
    B. 前驱期、吐泻期、脱水休克期、缓解期及恢
       复期
    C. 发热期、脱水休克期、缓解期及恢复期
    D. 泻吐期、脱水虚脱期、反应期及恢复期
    E. 吐泻期、脱水休克期、缓解期及恢复期

50. 霍乱弧菌污染食具的最佳消毒措施是
    A. 紫外线　　　　　　B. 煮沸
    C. 2% 漂白粉　　　　D. 乙醇
    E. 3% 苯酚

51. 我国流脑流行的主要菌群是
    A. A 群　　　　　　　B. 群
    C. C 群　　　　　　　D. D 群
    E. E 群

52. 流脑最重要的传染源是
    A. 轻症患者　　　　　B. 典型患者
    C. 无症状带菌者　　　D. 重症患者
    E. 不典型患者

53. 流脑最常见的发病对象是
    A. 6 个月至 2 岁婴幼儿
    B. 10 岁以下儿童
    C. 青少年
    D. 青年
    E. 60 岁以上老年

54. 流脑病原治疗的首选药物是
    A. 磺胺嘧啶　　　　　B. 青霉素
    C. 氯霉素　　　　　　D. 喹诺酮
    E. 头孢菌素

55. 流脑患者应用磺胺类药治疗时每日饮水量不
    少于
    A. 1000ml　　　　　B. 1500ml

C. 2000ml　　　　D. 2500ml

E. 3000ml

56. 钩端螺旋体病病原治疗的首选药物是

　　A. 青霉素　　　　　　B. 链霉素

　　C. 庆大霉素　　　　　D. 四环素

　　E. 磺胺药

57. 在我国最常见的疟疾是

　　A. 间日疟　　　　　　B. 三日疟

　　C. 卵形疟　　　　　　D. 恶性疟

　　E. 输血后疟

58. 控制疟疾临床发作的首选药物是

　　A. 青蒿素　　　　　　B. 奎宁

　　C. 氯喹　　　　　　　D. 伯氨喹

　　E. 乙胺嘧啶

59. 血吸虫病病原治疗的首选药物是

　　A. 呋喃丙胺　　　　　B. 酒石酸锑钾

　　C. 吡喹酮　　　　　　D. 血防 846

　　E. 硝硫氰胺

60. 预防血吸虫病传播最重要的关键措施是

　　A. 治疗患者

　　B. 治疗病牛

　　C. 防止人粪和畜粪污染水源

　　D. 查、灭钉螺

　　E. 接触疫水时采取个人防护措施

61. 护士小王,曾检查过乙型肝炎病毒血清标志物
　　均为(-)。在给 HBeAg 阳性患者输液时,不慎
　　扎破自己的手指,最合理的处理措施是

　　A. 立即局部乙醇消毒

　　B. 立即接种乙肝疫苗

　　C. 立即检查肝功能

　　D. 定期检测 HBV-IgM

　　E. 立即肌内注射高效乙肝免疫球蛋白

62. 患者,男,30 岁。诊断"输血后肝炎"入院,经
　　查血液中 HBsAg(-),抗 HBs(+)。最可能感
　　染的病毒是

　　A. HAV　　　　　　　B. HBV

　　C. HCV　　　　　　　D. HDV

　　E. HEV

63. 患儿,女,3 岁。高热、呕吐伴抽搐 2 日于 8 月
　　26 日入院。体温 39.5℃,颈有抵抗,巴宾斯基
　　征阳性。血白细胞 18×10^9/L,中性粒细胞
　　0.80;脑脊液细胞数 100×10^6/L,糖 2.8μmol/
　　L,氯化物 120μmol/L,蛋白 500mg/L。最可能
　　的诊断是

　　A. 结核性脑膜炎　　　B. 流行性脑脊髓膜炎

C. 中毒型细菌性痢疾　D. 流行性乙型脑炎

E. 脑型疟疾

64. 患儿,男,5 岁。高热、头痛伴烦躁不安 3 日,时
　　有抽搐发生。体温 41℃,呼吸 32 次/分,神志
　　清,颈项强直。血白细胞 15×10^9/L,中性粒细
　　胞 0.82;脑脊液:细胞数 100×10^6/L、蛋白
　　400mg/L、糖和氯化物正常。临床诊断流行性
　　乙型脑炎。首要的护理措施是

　　A. 采用物理降温措施和退热药降低体温

　　B. 给氧以改善呼吸困难

　　C. 静脉补液维持水和电解质平衡

　　D. 使用脱水剂预防抽搐

　　E. 应用抗病毒药物

65. 患者,男,35 岁。因低热月余就诊,查体中发
　　现血清抗-HIV 阳性。护士对其进行健康教育
　　时,不正确的指导是

　　A. 排泄物用漂白粉消毒

　　B. 严禁献血

　　C. 性生活应使用避孕套

　　D. 不能和他人共用牙刷

　　E. 外出时应戴口罩

66. 患者,男,18 岁。被狂犬咬伤,其伤口处理的
　　措施中,方法错误的是

　　A. 立即同时用 20% 肥皂水和 0.1% 苯扎溴铵
　　　　溶液冲洗

　　B. 冲洗后用 5% 碘酊消毒伤口

　　C. 伤口周围注射抗狂犬病免疫血清

　　D. 伤口不能立即包扎缝合

　　E. 伤口周围注射破伤风抗毒血清

67. 患者,男,39 岁。剧烈腹泻伴休克入院,经检
　　查明确诊断霍乱,治疗和护理的关键措施是

　　A. 抗菌药物治疗　　　B. 应用血管活性药物

　　C. 补充液体和电解质　D. 静脉输注碳酸氢钠

　　E. 糖皮质激素治疗

68. 患者,女,20 岁。发热、腹泻伴里急后重 3 日入
　　院,诊断细菌性痢疾入院。病原治疗的首选药
　　物是

　　A. 氯霉素　　　　　　B. 四环素

　　C. 庆大霉素　　　　　D. 喹诺酮类

　　E. 磺胺嘧啶

69. 患儿,男,8 岁。诊断暴发性流脑入院,现病情
　　危重,患儿和家属均出现了焦虑及恐惧心理。
　　护士在护理时的不妥做法是

　　A. 镇静守候在患儿床前

　　B. 鼓励患儿的家人探视

C. 密切观察患儿病情变化

D. 取得患儿及家属的信赖

E. 做好安慰解释工作

70. 患者,男,30 岁。间日发作寒战、高热、大汗已 4 日,临床诊断疟疾。给予氯喹和伯氨喹联合治疗,用药第 2 日热退、第 4 日停用氯喹,第 5 日高热又起,出现腰痛及酱油色尿。巩膜黄染,贫血貌,血红细胞 $2.4×10^{12}$/L,血红蛋白 60g/L。首先考虑的诊断是

A. 病情加重　　　　B. 疟原虫混合感染

C. 疟疾复发　　　　D. 黑尿热

E. 恶性疟

A_3/ A_4 型题

(71、72 题共用题干)

患儿,男,5 岁。发热、头痛、呕吐 3 日,频繁抽搐 1 小时,于 8 月 29 日入院。体温 40℃,呼吸 38 次/分,血压 94/62mmHg,浅昏迷,颈抵抗明显,脑膜刺激征(+),巴宾斯基征(+),血白细胞 $12×10^9$/L,中性 0.85。临床诊断流行性乙型脑炎

71. 最有助诊断的检查是

A. 粪常规　　　　　B. 血培养

C. 脑脊液检查　　　D. 血电解质

E. 血涂片检查

72. 最重要的病情观察内容是有无

A. 高热　　　　　　B. 休克

C. 心力衰竭　　　　D. 呼吸衰竭

E. 消化道出血

(73~75 题共用题干)

患者,男,42 岁。因剧烈腹泻来诊,根据临床症状高度怀疑为霍乱。正在等待检查结果以确认诊断。

73. 此时对该患者的正确处置方法是

A. 在指定场所单独隔离

B. 在留下联系电话后要求其回家等通知

C. 在医院门诊等待结果

D. 收住入本院消化科病房

E. 要求患者尽快自行前往市疾控中心确诊

74. 经确诊为霍乱后,对患者应实施

A. 消化道严密隔离

B. 接触隔离

C. 呼吸道隔离

D. 血液/体液隔离

E. 脓汁/分泌物隔离

75. 家属询问患者的隔离期限,护士的正确答复是

A. 以临床症状消失为准

B. 根据医学检查结果确定

C. 由当地人民政府决定

D. 由隔离场所的负责人确定

E. 由公安机关决定

(76~78 题共用题干)

患儿,男,4 岁。发热伴反复抽搐 3 小时,排便 2 次,为黏液脓血便。查体:面色苍白、四肢厥冷、心率增快、脉搏细速、血压下降、皮肤花斑。血白细胞 $14×10^9$/L,中性粒细胞 0.84。粪便镜检有大量脓细胞、白细胞、红细胞和少量巨噬细胞。

76. 最可能的诊断是

A. 中毒型细菌性痢疾　B. 流行性乙型脑炎

C. 败血症　　　　　　D. 脑型疟疾

E. 急性胃肠炎

77. 错误的护理措施是

A. 安置患儿平卧位

B. 记录 24 小时出入液量

C. 热水袋保暖

D. 迅速建立静脉通路

E. 每 1 小时测量 1 次生命体征

78. 首选的治疗措施是

A. 抗菌治疗　　　　B. 静脉注射地西泮止惊

C. 甘露醇脱水　　　D. 迅速补充血容量

E. 应用血管活性药

(79、80 题共用题干)

患儿,女,8 岁。突起畏寒、发热伴剧烈头痛、频繁呕吐 6 小时,惊厥 3 次,昏迷 1 小时,于 3 月 2 日入院。体温 39.5℃,脉搏 100 次/分,血压 90/60mmHg,呼吸约 22 次/分钟、时快时慢、深浅不一。深昏迷,瞳孔忽大忽小,颈、胸部皮肤见数个瘀点,颈强直,凯尔尼格征(+)。血白细胞 $20×10^9$/L,中性粒细胞 0.90。临床诊断流行性脑脊髓膜炎。

79. 应立即采取的治疗措施是

A. 加快输液速度

B. 使用升压药物

C. 甘露醇快速脱水

D. 使用大剂量青霉素

E. 使用肝素预防 DIC

80. 不恰当的护理措施是

A. 立即准备腰椎穿刺术

B. 头部放置冰袋

C. 保持呼吸道通畅

D. 迅速建立静脉通道

E. 气管切开准备工作

实 训 指 导

临床实习是内科护理学教学不可缺少的内容,有助于培养学生良好的敬业精神、职业道德和分析问题能力、人际沟通能力、环境适应能力。各院校可根据各自条件,采用课间临床见习或集中临床见习 2 种方式进行,或部分采用护理病案讨论的形式弥补临床见习的不足。

一、临床见习

【见习要求】

1. 在老师指导下,组织学生与患者交谈,进行护理体检,阅读住院病历、护理记录及辅助检查报告等,对患者进行护理评估。

2. 将收集到的资料进行分析、整理,确定患者的存在的健康问题,制订护理措施。

3. 在实习中结合患者的健康问题对患者进行健康教育。

4. 在实习中体现关心、爱护、尊重患者和认真负责的态度。

【见习方法】

1. 带教老师在病房选择相关疾病患者若干例。

2. 学生分组(每组 10～12 人)。

3. 带教老师提供相关患者的病历和有关临床资料,让学生参阅。学生在熟悉患者的基本情况及患病情况后,确定交谈目的及交谈方式。

4. 安排合适的环境对患者进行护理评估,重点询问患者病后感到的身体不适和心理反应,以及对医疗护理的要求等,然后进行必要的护理体检。

5. 对患者进行健康宣教后,有礼貌地向患者道谢和告别。

6. 整理分析资料,小组讨论,每组完成 1 份护理病历,老师讲评。

【见习内容】

各系统需见习的病种及诊疗护理技术:

1. 呼吸系统疾病:慢性阻塞性肺疾病,肺炎,肺结核,呼吸衰竭;体位引流术,胸腔穿刺术。

2. 循环系统疾病:心力衰竭,心律失常,原发性高血压,冠状动脉粥样硬化性心脏病。

3. 消化系统疾病:消化性溃疡,肝硬化,肝性脑病;纤维胃十二指肠镜检查术。

4. 泌尿系统疾病:肾盂肾炎,慢性肾小球肾炎,慢性肾衰竭。

5. 血液及造血系统疾病:再生障碍性贫血,急性白血病;骨髓穿刺术,成分输血。

6. 内分泌代谢疾病:甲状腺功能亢进,糖尿病。

7. 风湿性疾病:系统性红斑狼疮。

8. 传染病:乙型病毒性肝炎,流行性乙型脑炎,流行性脑脊髓膜炎;传染病医院(或传染病区)病区内的区域划分及隔离要求。

9. 神经系统疾病:急性脑血管病;腰椎穿刺术,高压氧治疗。

二、护理病案讨论

【讨论方法和要求】

1. 分小组阅读病案,根据提出的问题展开讨论,写出汇报提纲。

2. 各小组由 1 位同学代表发言,进行大组交流。

3. 教师进行总结。

【护理病案】

1. 患者,男性,60 岁。慢性支气管炎病史 20 年。近 10 年来活动后气急,且逐年加重,活动后心慌及下肢水肿。1 周前受凉后咳嗽加剧,痰量增多而黏稠、色黄,不易咳出,心慌气促,不能平卧,腹胀。查体:体温 38.5℃,脉搏 120 次/分,呼吸 28 次/分,血压 140/90mmHg,意识清楚,表情紧张。口唇发绀,颈静脉怒张,半坐位。桶状胸,两肺散在湿啰音。心率 120 次/分,律齐,肺动脉瓣区第 2 心音亢进。腹软,肝右肋下 2cm,肝颈静脉回流征阳性。双下肢压陷性水肿。血常规:红细胞 $5.5×10^{12}$/L,血红蛋白 170g/L,血白细胞 $10×10^9$/L,中性粒细胞 0.82;血气分析:PaO_2 60mmHg,$PaCO_2$ 50mmHg。

讨论:①医疗诊断和治疗要点。②护理要点。③健康教育措施。

2. 患者,女性,30 岁。昨日受凉后突然寒战、高热,伴咳嗽、胸痛、咳黏液痰,今晨气促、烦躁、出冷汗,急诊入院。查体:体温 39.5℃,脉搏 110 次/分,呼吸 26 次/分,血压 80/50mmHg。意识模糊,烦躁不安,口唇发绀,右下肺叩诊浊音、语颤增强,听到支气管呼吸音,心音钝,心律 110 次/分。X 线胸片显示右肺下野可见大片状致密阴影;血常规检查见 WBC $15.0×10^9$/L,N 0.92,L 0.08。

讨论:①临床诊断。②主要护理措施。

3. 患者,女性,28 岁。因低热、乏力、咳嗽 3 个月,咯血 1 日入院。3 个月前自觉下午发热、体温波动于 37.6~38.0℃,伴盗汗、食欲不振、咳嗽,初为干咳,继而咳少量白色黏液痰。自服"感康"胶囊等药物,未见明显好转。今晨咳嗽并咯出鲜血约 300ml,即来医院就诊。查体:T 38.5℃,P 90 次/分,R 20 次/分,BP 120/80mmHg,急性病容,神情紧张,右锁骨上闻及湿啰音。心脏及腹部未见异常。血常规:WBC $8.8×10^9$/L,N 0.70。胸片示:右上肺片状阴影,中间有透亮区。考虑肺结核空洞形成。

讨论:①护理计划。②健康教育内容。

4. 患者,男性,60 岁。每年冬季有咳嗽、咳痰 10 多年。近 2 年来咳嗽、咳痰常年不断,伴喘息和呼吸困难。5 日前"感冒"后发热,咳嗽加剧、咳大量黄脓痰、气急、发绀。今晨出现意识不清、躁动不安,急诊入院。吸烟史 30 余年。查体:T 38.2℃,P 100 次/分,R 26 次/分,BP 120/90mmHg,意识模糊,面色发绀,球结膜充血,皮肤湿润、桶状胸,叩诊过清音,呼吸音减弱,闻及哮鸣音及湿啰音。心律齐,未闻及杂音。血常规:WBC $5.8×10^9$/L,N 0.96;血气分析:PaO_2 50mmHg,$PaCO_2$ 60mmHg。

讨论:①临床诊断。②主要护理措施。

5. 患者,女性,22 岁。劳累后心悸、气促 4 年。4 日前受凉后心悸、气促加重,夜间不能平卧,咳少量粉红色泡沫痰而入院。查体:体温 38.0℃,脉搏 100 次/分,律不齐,呼吸 24 次/分,血压 110/70mmHg。半卧位,两颊暗红、唇发绀,咽部充血,颈静脉不充盈。心率 100 次/分,心律绝对不齐,心尖部舒张期隆隆样杂音伴震颤,两肺底湿啰音。肝肋下未及,双下肢无水肿。幼年曾患"风湿热",近 4 日每日服"地高辛"1 片。

讨论:①临床诊断。②护理要点。③健康教育。

6. 患者,男性,50 岁。头晕、头痛 2 小时。5 年前发现"高血压",断续服药,用过"硝苯地平、卡托普利"等,经常更换,剂量亦随意调整。经常饮酒、量较多,不吸烟。查体:T 36.8℃,P 96 次/分,BP 180/100mmHg,体态肥胖,两肺无异常发现,心界向左下移位,心音增强,心尖区可闻及 Ⅱ/Ⅵ 级收缩期杂音,神经系统检查无异常发现。X 线胸片示左心室大,心电图 V_5 导联 R 波 2.8mV。

讨论:①可能的临床诊断。②明确诊断需进一步检查的项目。③健康教育计划。

7. 患者,男性,50岁。约1小时前就餐时突感胸骨后压榨样闷痛,向左前臂放射,随即出现呃逆,继之呕吐,出冷汗及伴濒死感而急诊入院。患者脾气急躁、喜好烟酒、爱吃猪脑和大肠。查体:体温36.8℃,脉搏98次/分,呼吸22次/分,血压160/90mmHg,身高168cm,体重85kg。意识清楚,表情紧张,面色苍白,烦躁不安。肺部无干、湿啰音。心率106次/分,律不齐,心音低钝。心电图检查:窦性心律,V_1~V_5导联见宽而深的Q波、S-T段弓背向上抬高、T波倒置,频发室性期前收缩。诊断:急性广泛前壁心肌梗死、室性心律失常。

讨论:①护理计划和护理措施。②健康教育计划。

8. 患者,男性,40岁。反复发作上腹痛10年,近1周加剧并伴有恶心、反酸、黑便。5年前诊断为"消化性溃疡",服用"雷尼替丁和硫糖铝"等药物后病情缓解。5年来先后发作3次,均在服用上述药物后缓解。1周前因喝了约300ml白酒,又出现上腹痛等症状,自购"雷尼替丁和硫糖铝"服用,但腹痛未减,恶心、反酸等症状更明显,并解黑便2次。有吸烟(每日吸烟40~50支)和饮酒嗜好,饮食习惯偏于辛辣,饮食无规律,经常处于饱餐和过饥之中。查体:体温37.0℃(腋),脉搏90次/分,呼吸22次/分,血压120/80mmHg,意识清楚,脸色苍白。心肺未发现异常。腹软,未见胃、肠型及胃肠蠕动波,上腹部偏右有轻微压痛,无反跳痛和肌紧张,肝、脾未触及,肠鸣音稍强。血常规:红细胞$3.8×10^{12}$/L,血红蛋白115g/L。2年前X线钡餐检查结果显示十二指肠球部变形。

讨论:①目前的临床诊断。②主要护理措施及健康指导要点。

9. 患者,男性,50岁。腹胀、食欲减退、乏力1年,呕血和黑便1日。1年前因上腹饱胀不适、乏力、恶心、食欲不振,厌食油腻食物等,先后在多家医院诊断为"消化不良"、"胃炎"、"肝炎"等,治疗后症状均无明显改善。入院前1日突然呕血,量约500ml,伴头晕、心慌,解黑色大便。既往有乙型肝炎病史,无烟酒不良嗜好,否认血吸虫疫水接触史。查体:体温37.2℃,脉搏110次/分,呼吸22次/分,血压90/60mmHg。慢性病容,神志清楚,颈部及前胸可见蜘蛛痣3枚,无颈静脉怒张。心肺未发现异常。腹部膨隆,腹壁静脉显露,肝脏未触及,脾左肋下约3cm,质中等,无明显触痛,移动性浊音阳性,两下肢中度压凹性水肿。血液检查:红细胞计数$2.13×10^{12}$/L,血红蛋白80g/L,白细胞计数$3.5×10^9$/L,血小板计数$120×10^9$/L;尿液检查:尿胆原阳性,尿胆素阳性;肝功能检查:ALT 120U/L,清蛋白26g/L,球蛋白32g/L,总胆红素35.1μmol/L;血清乙肝血清标志物测定:HBsAg(+),HBsAb(−),HBeAg(−),HBeAb(+),HBcAb(+);腹腔积液为漏出液;胃镜检查:食管静脉曲张呈串珠状。

讨论:①最可能的临床诊断。②护理计划。③健康教育计划。

10. 患者,男性,45岁。近2个月感食欲不振、乏力、腹胀,常有牙龈出血,曾在当地医院按"消化不良"诊治,效果不佳。2日前饮酒后突然出现恶心、上腹不适,呕出咖啡色胃内容物约400ml,伴头晕、心悸,立即到医院就诊,经"止血"治疗,呕血停止。今晨患者意识恍惚,举止反常,继而呈睡眠状态。既往有"肝炎"病史。查体:体温37℃,脉搏100次/分,呼吸22次/分,血压110/80mmHg。营养中等,慢性肝病面容,昏睡。巩膜轻度黄染,未见肝掌及蜘蛛痣,无颈静脉怒张。心肺检查无异常。腹膨隆,腹壁静脉显露,肝未触及,脾肋下2cm,移动性浊音阳性。有扑翼样震颤,肌张力增高,膝腱反射亢进。

讨论:①目前的病情。②主要护理措施。③健康教育计划。

11. 患者,女性,30岁。尿频、尿急、尿痛3日,伴寒战、高热、腰痛2日。既往无类似发病。查体:体温39.0℃,脉搏100次/分,呼吸18次/分,血压120/76mmHg,面色潮红,痛苦表情,心肺检查未发现异常,右肾区叩痛。患者情绪紧张,担心影响工作和生活。血常规:Hb 100g/L,RBC $4.0×10^{12}$/L,WBC $10×10^9$/L;尿常规:红细胞(+)、白细胞(++)、白细胞管型

(+),尿蛋白(+)。

讨论:①最可能的医疗诊断。②确诊还需进行的检查。③治疗原则和主要用药。④健康教育内容。

12. 患者,男性,40岁。反复水肿、高血压10年,乏力、头晕2年,加重5日。10年前因眼睑及下肢水肿、高血压、蛋白尿,曾按"肾炎"治疗,用药不详,症状消失后停药。近2年来常感全身乏力、头晕不适。5日前腹泻后症状加重,出现恶心、呕吐,皮肤瘙痒,尿量减少,每日不超过400ml。患者情绪不稳,拒绝看病,由家人陪送来院。查体:体温38.0℃,脉搏100次/分,呼吸22次/分,血压160/100mmHg,意识清楚,面色苍白,下肢压凹性水肿。血常规:Hb 50g/L,RBC 1.2×10¹²/L,WBC 5.0×10⁹/L;尿常规:尿蛋白(++),颗粒管型(+);血尿素氮30mmol/L,血肌酐445μmol/L。

讨论:①临床诊断。②护理要点。③健康指导内容。

13. 患者,女性,20岁,未婚。低热、乏力、齿龈出血月余。1个多月前出现低热、倦怠、晨起刷牙时牙龈出血,四肢皮肤散在出血点。1周来持续高热、抗生素治疗无效。伴严重乏力、鼻出血、食欲差,每日睡眠仅4小时左右,洗漱、穿衣等活动时感体力难以支持。查体:贫血貌,全身皮肤见散在出血点及瘀斑,巩膜无黄染。咽充血,扁桃体有脓苔覆盖,齿龈黏膜糜烂、出血,浅表淋巴结肿大,胸骨下端压痛,肝脾均为肋下1cm。患者精神高度紧张、惊恐,非常在意医护人员的言行和家属的表情变化。血液检查:血红蛋白50g/L,血白细胞14×10⁹/L,血片中发现幼稚淋巴细胞,血小板22×10⁹/L;骨髓增生极度活跃,淋巴细胞所占比例明显增多,以原始细胞及早幼细胞为主,幼红细胞和巨核细胞减少。

讨论:①最可能的临床诊断。②护理计划及健康教育计划。

14. 患者,女性,30岁。全身乏力、心慌、怕热已年余。某医院诊断为"甲亢"。治疗病情好转后自行停药。半年来上述症状又复出现,心率增快,大便次数增多,体重明显下降。查体:情绪激动,目光炯炯有神,甲状腺Ⅱ度肿大,质软,局部可闻及杂音,心率120次/分。

讨论:健康教育内容。

15. 患者,男性,50岁。发现体重减轻半年余,平时食量较大,多尿,多饮。既往"身体健康",较肥胖。查体:血压160/92mmHg,心肺未发现异常,腹部稍膨隆。尿糖(++),血糖8.5mmol/L。心电图示T波低平,X线示左心室肥大。

讨论:①临床诊断。②健康教育计划。

16. 女性,33岁。面部红斑6个月,伴口腔溃疡,严重脱发。某医院诊断为"系统性红斑狼疮"后经常哭泣,整日忧心忡忡,担心今后的生活和工作,不愿同事和亲朋好友到医院探视。

讨论:健康教育内容。

17. 患者,男性,66岁。头痛伴右侧肢体活动不灵4小时。今晨6时左右醒来时感到头痛及左侧肢体活动不灵,伴呕吐1次。以"急性脑血管病"收入神经科病房。有烟酒嗜好,喜甜食。查体:体温37℃,脉搏80次/分,呼吸20次/分,血压160/90mmHg。意识清楚,双侧瞳孔等大等圆,光反射存在,右侧鼻唇沟浅,伸舌偏右,右侧肢体肌力1级,巴宾斯基征(+)。心肺正常,腹软。血常规:WBC 9.0×10⁹/L,N 0.68;血脂:CHO 6.1mmol/L,TG 2.3mmol/L,HDL 1.6mmol/L;CT示右侧颞叶、顶叶、基底节区密度减低。

讨论:①临床诊断。②急性期的护理措施。③健康指导内容。

18. 患者,男性,40岁。2周前出现低热、疲乏、恶心、食欲减退,3日来上述症状明显加重,不思饮食,尿呈浓茶色,伴尿少、牙龈出血,皮肤瘙痒。有烟酒嗜好,有乙型肝炎病史10年。查体:意识清楚,体温37.5℃,脉搏92次/分,呼吸22次/分,血压120/70mmHg。巩膜及全身皮肤黄染,皮肤可见瘀斑,未见肝掌、蜘蛛痣,两肺呼吸音稍粗,心率92次/分,节律规则,腹部明显膨隆,肝脾触诊不满意,腹部移动性浊音阳性,双下肢压陷性水肿。血常规:红细胞 $3.5×10^{12}$/L,白细胞 $2.5×10^9$/L,血小板 $55×10^9$/L。肝功能:血清总胆红素 $331.8μmol$/L,ALT 120U/L;肝炎病毒标志物:HBsAg(+),HBeAg(+),抗-HBc(+)。

讨论:①临床诊断。②主要护理措施。③健康指导内容。

19. 患者,女,8岁。因突起畏寒、高热,呕吐 3 次,呼之不应伴持续抽搐 1 小时,于 8 月 7 日急诊入院。查体:体温 40.5℃,脉搏 130 次/分,呼吸 28 次/分,呼吸节律不整、呈双吸气,血压 90/60mmHg。深昏迷,两侧瞳孔大小不等(左侧>右侧),对光反应消失。皮肤黏膜未见瘀点、瘀斑。两肺呼吸音清晰,心率 130 次/分,节律齐,无心脏杂音。腹软无压痛,肝脾未及。颈强直,凯尔尼格征(+)。血常规:红细胞 $4.1×10^{12}$/L,白细胞 $12×10^9$/L,中性粒细胞 0.94,淋巴细胞 0.06。

讨论:①临床诊断。②主要治疗和护理措施。

20. 患者,男,10岁。高热、头痛 6 小时,伴频繁呕吐,于 2 月 10 日急诊入院。查体:体温 39.8℃,脉搏 120 次/分,呼吸 24 次/分,血压 90/60mmHg,意识清楚,精神委靡。全身散在瘀点,心、肺检查无异常,腹平软。颈强直,凯尔尼格征(+),布鲁津斯基征(+)。血白细胞 $20×10^9$/L,中性粒细胞 0.90,淋巴细胞 0.10;脑脊液检查:外观浑浊,白细胞 $1200×10^6$/L,多核细胞 0.94,单核细胞 0.06,蛋白质 0.76g/L,糖 1.4mmol/L,氯化物 92mmol/L。

讨论:①临床诊断。②主要治疗。③护理要点。

附表 常见传染病潜伏期、隔离期、观察期及处理

	潜伏期		隔离期	观察期及处理
	常见	最短~最长		
病毒性肝炎				
甲型	30日左右	15~45日	自发病之日起3周	密切接触者检疫45日,每周检查ALT1次,以便早期发现患者,观察期间可用丙种球蛋白注射(接触后1周内有效)
乙型	60~90日	45~160日	急性期最好隔离至HBsAg转阴。恢复期不转阴按HBsAg携带者处理。HBV复制标志阳性的患者,应调离接触食品、自来水或幼托工作,不能献血	急性乙型肝炎的密切接触者应医学观察45日。幼托机构发现患者后的观察期间,不办理入托、转托手续。疑诊肝炎的幼托和饮食行业人员,应暂停原工作
丙型	40日左右	15~180日	急性期隔离至病情稳定。饮食行业与幼托人员病愈后需HCVRNA阴转后方能恢复工作	同乙型肝炎
丁型	3~4周	6~12周	同乙型肝炎	同乙型肝炎
戊型	40日左右	10~75日	自发病之日起3周	医学观察60日。丙种球蛋白注射无预防效果
流行性乙型脑炎	10~14日	4~21日	隔离至体温正常	接触者不检疫
狂犬病	4~8周	5日至10年以上	病程中隔离治疗	被狂犬或狼咬伤者应进行医学观察,观察期间应注射免疫血清及狂犬疫苗
流行性出血热	7~14日	4~46日	隔离期10日	不检疫
艾滋病	15~60日	9日至10年以上	HIV感染者及患者均应隔离至病毒或P24核心蛋白从血液中消失。不能献血	密切接触者或性伴侣应医学观察2年
伤寒	8~14日	3~60日	临床症状消失后5日起间歇送粪便培养,连续2次阴性解除隔离。无培养条件时,体温正常15日解除隔离	密切接触者医学观察:伤寒23日,副伤寒15日。饮食行业人员观察期间应送粪便养1次,阴性者方可工作
副伤寒				
甲	6~10日	2~15日		
乙				
丙	1~3日			
沙门菌食物中毒	2~24小时	数小时至3日	症状消失后连续2~3次粪便培养,阴性解除隔离	同食者医学观察1~2日

续表

	潜伏期		隔离期	观察期及处理
	常见	最短~最长		
细菌性痢疾	1~3 日	数小时至7 日	急性期症状消失,粪便检查阴性后,连续次粪便培养阴性者解除隔离	医学观察 7 日,饮食行业人员观察期间应送粪便培养 1 次,阴性者解除隔离
霍乱	1~3 日	数小时至6 日	腹泻停止后 2 日,隔日送粪便培养 1 次,连续 3 次阴性解除隔离	密切接触者或疑似患者应检疫 5 日,并连续送粪便培养 3 次,若阴性可解除隔离观察
流行性脑脊髓膜炎	2~3 日	1~7 日	症状消失后 3 日,但不少于发病后 1 周	医学观察 7 日,密切接触的儿童可服磺胺或利福平预防
钩端螺旋体病	10 日左右	2~28 日	隔离至治愈	密切接触者不检疫。有疫水接触者医学观察 2 周,观察期间可注射青霉素做预防性治疗
疟疾				
间日疟	13~15 日	2 日至 1 年	病愈后原虫检查阴性可解除隔离	不检疫
三日疟	21~30 日	14~45 日		
恶性疟	7~21 日	7~15 日		
卵型疟	13~15 日			
阿米巴痢疾	7~14 日	4 日至 1 年	症状消失后连续 3 次粪便检查,未找到滋养体或包囊时可解除隔离	接触者不隔离。从事饮食行业的人员发现本病时,其他人员应做粪便检查,发现滋养体或包囊时应调离饮食工作岗位

参 考 文 献

陆再英,钟南山 . 2009. 内科学 . 第 7 版 . 北京:人民卫生出版社

夏泉源 . 2004. 内科护理学 . 北京:人民卫生出版社

杨绍基,任红 . 2008. 传染病学 . 第 7 版 . 北京:人民卫生出版社

尤黎明 . 2006. 内科护理学 . 第 4 版 . 北京:人民卫生出版社

张小来,李君,马淑贤 . 2007. 内科护理学.北京:科学出版社

内科护理学教学大纲

一、课程性质和任务

　　《内科护理学》是护理专业的一门主干专业课程,是临床各科护理的基础。主要内容包括内科常见病护理的基本理论、基本知识和基本技能,主要任务是使学生树立"以人的健康为中心"的护理理念,能运用护理程序,对内科常见病患者实施整体护理,为护理对象提供减轻痛苦、促进康复、预防疾病、保持健康的服务。

二、课程的教学目标

（一）知识教学目标

　　1. 了解内科常见病的基本医学知识,包括疾病概念、病因病理、发病机制、诱发因素。

　　2. 熟悉内科常见病的辅助检查和健康教育。

　　3. 掌握内科常见病的临床表现和治疗要点及内科常见急危重症的抢救原则。

　　4. 了解内科常见病的护理诊断,熟练掌握内科常见疾病患者的护理措施。

（二）能力培养目标

　　1. 具有对内科常见病患者实施整体护理的能力。

　　2. 具有对内科常见病患者的病情进行观察、监护和初步分析的能力,对内科常见急危重症患者进行初步应急处理和抢救配合的能力,以及向个体、家庭、社区开展健康教育的能力。

　　3. 具有实施内科常用诊疗护理操作技术的护理能力。

（三）素质教育目标

　　1. 树立全心全意为患者服务的思想,以高度责任心和爱心关心、爱护、尊重患者。

　　2. 养成自觉按照护理程序思维方式,认真热情、积极主动地实施整体护理的工作意识。

　　3. 培养刻苦勤奋的学习态度、理论联系实际的学习风气、严谨求实的工作作风、团结协作的团队精神、稳定良好的心理素质,在学习和实训中培养良好的敬业精神、职业道德和环境适应能力、创新意识。

三、教学内容和要求

教学内容	了解	熟悉	掌握	熟练掌握	教学活动参考	教学内容	了解	熟悉	掌握	熟练掌握	教学活动参考
一、绪论					课堂讲授	（四）内科护士的素质要求			√		
（一）内科护理学的进展	√					二、呼吸系统疾病患者的护理					课堂讲授 多媒体演示 病例讨论
（二）内科护理学的内容			√			（一）常见症状的护理					
（三）内科护理学的学习要求		√				1. 咳嗽、咳痰			√		技能实训
						2. 咯血			√		

444

续表

教学内容	了解	熟悉	掌握	熟练掌握	教学活动参考
3. 肺源性呼吸困难			√		临床见习
4. 胸痛			√		
(二)急性呼吸道感染患者的护理					
1. 概述	√				
2. 护理评估					
(1)健康史	√				
(2)临床表现			√		
(3)辅助检查	√				
3. 治疗要点	√				
4. 主要护理诊断及合作性问题	√				
5. 护理措施				√	
(三)支气管哮喘患者的护理					
1. 概述	√				
2. 护理评估					
(1)健康史	√				
(2)临床表现			√		
(3)辅助检查	√				
3. 治疗要点			√		
4. 主要护理诊断及合作性问题	√				
5. 护理措施				√	
(四)慢性支气管炎、慢性阻塞性肺疾病患者的护理					
1. 慢性支气管炎患者的护理					
(1)概述	√				
(2)护理评估					
1)健康史	√				
2)临床表现				√	
3)辅助检查	√				
(3)治疗要点	√				
(4)主要护理诊断及合作性问题	√				
(5)护理措施				√	

教学内容	了解	熟悉	掌握	熟练掌握	教学活动参考
(6)健康教育				√	
2. 慢性阻塞性肺疾病患者的护理					
(1)概述	√				
(2)护理评估					
1)健康史	√				
2)临床表现				√	
3)辅助检查			√		
(3)治疗要点	√				
(4)主要护理诊断及合作性问题	√				
(5)护理措施				√	
(6)健康教育				√	
(五)慢性肺源性心脏病患者的护理					
1. 概述	√				
2. 护理评估					
(1)健康史	√				
(2)临床表现				√	
(3)辅助检查			√		
3. 治疗要点			√		
4. 主要护理诊断及合作性问题	√				
5. 护理措施				√	
6. 健康教育		√			
(六)支气管扩张患者的护理					
1. 概述	√				
2. 护理评估					
(1)健康史	√				
(2)临床表现				√	
(3)辅助检查			√		
3. 治疗要点			√		
4. 主要护理诊断及合作性问题	√				
5. 护理措施				√	
附:体位引流术的护理					
(七)肺炎患者的护理					
1. 概述(分类)			√		
2. 护理评估					

教学内容	教学要求				教学活动参考
	了解	熟悉	掌握	熟练掌握	
(1)健康史	✓				
(2)临床表现			✓		
(3)辅助检查	✓				
3. 治疗要点			✓		
4. 主要护理诊断及合作性问题	✓				
5. 护理措施				✓	
(八)肺结核患者的护理					
1. 概述(临床类型)		✓			
2. 护理评估					
(1)健康史	✓				
(2)临床表现			✓		
(3)辅助检查			✓		
3. 治疗要点				✓	
4. 主要护理诊断及合作性问题	✓				
5. 护理措施				✓	
6. 健康教育		✓			
附:胸腔穿刺术的护理					
(九)原发性支气管肺癌患者的护理					
1. 概述(分类)			✓		
2. 护理评估					
(1)健康史	✓				
(2)临床表现			✓		
(3)辅助检查	✓				
3. 治疗要点	✓				
4. 主要护理诊断及合作性问题	✓				
5. 护理措施				✓	
6. 健康教育		✓			
附:纤维支气管镜检查术的护理					
(十)自发性气胸患者的护理				✓	
1. 概述	✓				
2. 护理评估					
(1)健康史	✓				
(2)临床表现				✓	
(3)辅助检查				✓	
3. 治疗要点				✓	

教学内容	教学要求				教学活动参考
	了解	熟悉	掌握	熟练掌握	
4. 主要护理诊断及合作性问题	✓				
5. 护理措施				✓	
附:胸腔闭式引流术的护理					
(十一)慢性呼吸衰竭患者的护理					
1. 概述			✓		
2. 护理评估					
(1)健康史			✓		
(2)临床表现			✓		
(3)辅助检查			✓		
3. 治疗要点	✓				
4. 主要护理诊断及合作性问题	✓				
5. 护理措施				✓	
附:动脉血气分析术的护理					
(十二)急性呼吸窘迫综合征患者的护理					
1. 概述	✓				
2. 护理评估					
(1)健康史	✓				
(2)临床表现			✓		
(3)辅助检查			✓		
3. 治疗要点			✓		
4. 主要护理诊断及合作性问题	✓				
5. 护理措施				✓	
三、循环系统疾病患者的护理					课堂讲授
(一)常见症状的护理					多媒体演示
1. 心源性呼吸困难				✓	病例讨论
2. 心前区疼痛				✓	技能实训
3. 心悸				✓	临床见习
4. 心源性水肿				✓	
5. 心源性晕厥			✓		
(二)心力衰竭患者的护理					
1. 慢性心力衰竭患者的护理					

续表

教学内容	教学要求				教学活动参考	教学内容	教学要求				教学活动参考
	了解	熟悉	掌握	熟练掌握			了解	熟悉	掌握	熟练掌握	
(1) 概述	✓					(3) 并发症			✓		
(2) 护理评估						3. 治疗要点	✓				
1) 健康史	✓					4. 主要护理诊断及合作性问题	✓				
2) 临床表现			✓			5. 护理措施				✓	
3) 心功能分级			✓			6. 健康教育		✓			
4) 辅助检查	✓					(五) 冠状动脉粥样硬化性心脏病患者的护理	✓				
(3) 治疗要点				✓		1. 概述(临床类型)	✓				
(4) 主要护理诊断及合作性问题	✓					2. 心绞痛患者的护理				✓	
(5) 护理措施				✓		(1) 概述		✓			
(6) 健康教育		✓				(2) 护理评估					
2. 急性心力衰竭患者的护理						1) 健康史	✓				
(1) 概述			✓			2) 临床表现				✓	
(2) 护理评估						3) 辅助检查	✓				
1) 健康史			✓			(3) 治疗要点				✓	
2) 临床表现				✓		(4) 主要护理诊断及合作性问题	✓				
3) 辅助检查	✓					(5) 护理措施				✓	
(3) 主要护理诊断及合作性问题	✓					(6) 健康教育				✓	
(4) 治疗要点及护理				✓		3. 心肌梗死患者的护理					
(三) 心律失常患者的护理						(1) 概述	✓				
1. 窦性心律失常	✓					(2) 护理评估	✓				
2. 期前收缩			✓			1) 健康史					
3. 阵发性心动过速			✓			2) 临床表现				✓	
4. 心房颤动		✓				3) 辅助检查				✓	
5. 心室颤动		✓				(3) 治疗要点				✓	
6. 房室传导阻滞		✓				(4) 主要护理诊断及合作性问题	✓				
7. 主要护理诊断及合作性问题	✓					(5) 护理措施				✓	
8. 护理措施				✓		(6) 健康教育		✓			
附:心脏电复律术的护理;人工心脏起搏术的护理						附:心血管介入性诊治的护理					
(四) 心脏瓣膜病患者的护理						(六) 病毒性心肌炎患者的护理					
1. 概述	✓					1. 概述	✓				
2. 护理评估						2. 护理评估					
(1) 健康史	✓					(1) 健康史	✓				
(2) 常见临床类型及临床表现			✓			(2) 临床表现			✓		

续表

教学内容	教学要求				教学活动参考
	了解	熟悉	掌握	熟练掌握	
(3)辅助检查	✓				
3. 治疗要点	✓				
4. 主要护理诊断及合作性问题	✓				
5. 护理措施				✓	
6. 健康教育		✓			
(七)原发性高血压患者的护理					
1. 概述	✓				
2. 护理评估			✓		
(1)健康史	✓				
(2)临床表现			✓		
(3)辅助检查		✓			
3. 治疗要点			✓		
4. 主要护理诊断及合作性问题	✓				
5. 护理措施			✓		
6. 健康教育		✓			
四、消化系统疾病患者的护理					课堂讲授 多媒体演示 病例讨论 技能实训 临床见习
(一)常见症状的护理					
1. 恶心呕吐			✓		
2. 腹泻			✓		
3. 呕血和黑便			✓		
4. 黄疸			✓		
(二)胃炎患者的护理					
1. 急性胃炎患者的护理					
(1)概述		✓			
(2)护理评估					
1)健康史	✓				
2)临床表现			✓		
3)辅助检查	✓				
(3)治疗要点			✓		
(4)主要护理诊断及合作性问题	✓				
(5)护理措施			✓		
(6)健康教育		✓			
2. 慢性胃炎患者的护理					

教学内容	教学要求				教学活动参考
	了解	熟悉	掌握	熟练掌握	
(1)概述		✓			
(2)护理评估					
1)健康史	✓				
2)临床表现		✓			
3)辅助检查		✓			
(3)治疗要点	✓				
(4)主要护理诊断及合作性问题	✓				
(5)护理措施				✓	
(6)健康教育				✓	
(三)消化性溃疡患者的护理					
1. 概述			✓		
2. 护理评估					
(1)健康史	✓				
(2)临床表现			✓		
(3)辅助检查		✓			
3. 治疗要点				✓	
4. 主要护理诊断及合作性问题	✓				
5. 护理措施				✓	
6. 健康教育		✓			
附:胃、十二指肠镜检查术的护理					
(四)溃疡性结肠炎患者的护理					
1. 概述	✓				
2. 护理评估					
(1)健康史	✓				
(2)临床表现			✓		
(3)辅助检查			✓		
3. 治疗要点	✓				
4. 主要护理诊断及合作性问题	✓				
5. 护理措施			✓		
附:结肠镜检查术的护理					
(五)肝硬化患者的护理					
1. 概述				✓	
2. 护理评估					
(1)健康史	✓				

教学内容	教学要求				教学活动参考	教学内容	教学要求				教学活动参考
	了解	熟悉	掌握	熟练掌握			了解	熟悉	掌握	熟练掌握	
(2)临床表现				√		4. 主要护理诊断及合作性问题	√				
(3)辅助检查			√			5. 护理措施				√	
3. 治疗要点			√			6. 健康教育		√			
4. 主要护理诊断及合作性问题	√					(九)结核性腹膜炎患者的护理					
5. 护理措施				√		1. 概述			√		
6. 健康教育		√				2. 护理评估					
附:肝穿刺活组织检查术的护理;腹腔穿刺术的护理						(1)健康史	√				
(六)原发性肝癌患者的护理						(2)临床表现				√	
1. 概述			√			(3)辅助检查			√		
2. 护理评估						3. 治疗要点			√		
(1)健康史	√					4. 主要护理诊断及合作性问题	√				
(2)临床表现				√		5. 护理措施				√	
(3)辅助检查			√			(十)上消化道出血患者的护理					
3. 治疗要点			√			1. 概述				√	
4. 主要护理诊断及合作性问题	√					2. 护理评估					
5. 护理措施				√		(1)健康史	√				
(七)肝性脑病患者的护理						(2)临床表现				√	
1. 概述			√			(3)辅助检查				√	
2. 护理评估						3. 治疗要点			√		
(1)健康史	√					4. 主要护理诊断及合作性问题	√				
(2)临床表现			√			5. 护理措施				√	
(3)辅助检查			√			6. 健康教育		√			
3. 治疗要点	√					附:三腔二囊管压迫止血术的护理					
4. 主要护理诊断及合作性问题	√					五、泌尿系统疾病患者的护理					课堂讲授
5. 护理措施				√		(一)常见症状的					多媒体演示
6. 健康教育		√				1. 肾性水肿				√	病例讨论
(八)急性胰腺炎患者的护理						2. 尿路刺激征				√	技能实训
1. 概述			√			3. 其他症状			√		临床见习
2. 护理评估						(二)慢性肾小球肾炎患者的护理					
(1)健康史	√					1. 概述	√				
(2)临床表现			√			2. 护理评估					
(3)辅助检查			√			(1)健康史			√		
3. 治疗要点	√					(2)临床表现				√	

续表

教学内容	了解	熟悉	掌握	熟练掌握	教学活动参考	教学内容	了解	熟悉	掌握	熟练掌握	教学活动参考
(3)辅助检查			✓			(4)主要护理诊断及合作性问题	✓				
3. 治疗要点			✓			(5)护理措施	✓				
4. 主要护理诊断及合作性问题	✓					2. 慢性肾衰竭患者的护理					
5. 护理措施				✓		(1)概述	✓				
6. 健康教育			✓			(2)护理评估					
附:肾穿刺术的护理						1)健康史		✓			
(三)原发性肾病综合征患者的护理						2)临床表现		✓			
1. 概述	✓					3)辅助检查	✓				
2. 护理评估						(3)治疗要点			✓		
(1)健康史	✓					(4)主要护理诊断及合作性问题	✓				
(2)临床表现		✓				(5)护理措施				✓	
(3)辅助检查		✓				附:血液净化疗法的护理					
3. 治疗要点			✓			六、血液系统疾病患者的护理					课堂讲授
4. 主要护理诊断及合作性问题	✓					(一)常见症状的护理					多媒体演示
5. 护理措施				✓		1. 贫血				✓	病例讨论
6. 健康教育		✓				2. 出血倾向				✓	技能实训
(四)尿路感染患者的护理						3. 继发感染				✓	临床见习
1. 概述	✓					(二)贫血患者的护理 概述(分类)					
2. 护理评估						1. 缺铁性贫血患者的护理					
(1)健康史			✓			(1)概述(铁代谢)				✓	
(2)临床表现			✓			(2)护理评估					
(3)辅助检查			✓			1)健康史	✓				
3. 治疗要点				✓		2)临床表现				✓	
4. 主要护理诊断及合作性问题	✓					3)辅助检查			✓		
5. 护理措施				✓		4)治疗要点				✓	
6. 健康教育		✓				(4)主要护理诊断及合作性问题	✓				
(五)肾衰竭患者的护理						(5)护理措施				✓	
1. 急性肾衰竭患者						2. 再生障碍性贫血患者的护理					
(1)概述	✓					(1)概述			✓		
(2)护理评估						(2)护理评估					
1)健康史	✓					1)健康史	✓				
2)临床表现		✓				2)临床表现				✓	
3)辅助检查	✓					3)辅助检查			✓		
(3)治疗要点		✓				(3)治疗要点			✓		

续表

教学内容	了解	熟悉	掌握	熟练掌握	教学活动参考	教学内容	了解	熟悉	掌握	熟练掌握	教学活动参考
（4）主要护理诊断及合作性问题	✓					3. 弥散性血管内凝血患者的护理					
（5）护理措施				✓		（1）概述	✓				
附:骨髓穿刺术的护理						（2）护理评估					
3. 溶血性贫血患者的护理						1）健康史	✓				
（1）概述		✓				2）临床表现			✓		
（2）护理评估						3）辅助检查			✓		
1）健康史	✓					（3）治疗要点			✓		
2）临床表现			✓			（4）主要护理诊断及合作性问题	✓				
3）辅助检查	✓					（5）护理措施				✓	
（3）治疗要点			✓			（四）白血病患者的护理					
（4）主要护理诊断及合作性问题	✓					1. 概述	✓				
（5）护理措施				✓		2. 急性白血病患者的护理					
（三）出血性疾病患者的护理						（1）概述	✓				
1. 过敏性紫癜患者的护理						（2）护理评估					
（1）概述	✓					1）健康史	✓				
（2）护理评估						2）临床表现			✓		
1）健康史	✓					3）辅助检查			✓		
2）临床表现			✓			（3）治疗要点			✓		
3）辅助检查	✓					（4）主要护理诊断及合作性问题	✓				
（3）治疗要点			✓			（5）护理措施			✓		
（4）主要护理诊断及合作性问题	✓					（6）健康教育		✓			
（5）护理措施				✓		3. 慢性白血病患者的护理					
（6）健康教育		✓				（1）概述	✓				
2. 特发性血小板减少性紫癜患者的护理						（2）护理评估					
（1）概述	✓					1）健康史	✓				
（2）护理评估						2）临床表现			✓		
1）健康史	✓					3）辅助检查			✓		
2）临床表现			✓			（3）治疗要点			✓		
3）辅助检查	✓					（4）主要护理诊断及合作性问题	✓				
（3）治疗要点			✓			（5）护理措施			✓		
（4）主要护理诊断及合作性问题	✓					附:造血干细胞移植术的护理					
（5）护理措施			✓			（五）淋巴瘤患者的护理					
（6）健康教育		✓				1. 概述	✓				
						2. 护理评估					

续表

教学内容	教学要求				教学活动参考	教学内容	教学要求				教学活动参考
	了解	熟悉	掌握	熟练掌握			了解	熟悉	掌握	熟练掌握	
(1)健康史	√					3. 治疗要点	√				
(2)临床表现			√			4. 主要护理诊断及合作性问题	√				
(3)辅助检查			√			5. 护理措施				√	
3. 治疗要点			√			(五)糖尿病患者的护理					
4. 主要护理诊断及合作性问题	√					1. 概述			√		
5. 护理措施			√			2. 护理评估					
七、内分泌与代谢性疾病患者的护理					课堂讲授	(1)健康史	√				
(一)常见症状的护理					多媒体演示	(2)临床表现			√		
1. 色素沉着	√				病例讨论	(3)辅助检查			√		
2. 身材矮小		√			技能实训	3. 治疗要点			√		
3. 消瘦			√		临床见习	4. 主要护理诊断及合作性问题	√				
4. 肥胖			√			5. 护理措施				√	
(二)腺垂体功能减退症患者的护理						6. 健康教育				√	
1. 概述	√					八、风湿性疾病患者的护理					课堂讲授
2. 护理评估						(一)常见症状的护理					多媒体演示
(1)健康史	√					1. 关节疼痛、肿胀	√				病例讨论
(2)临床表现			√			2. 关节僵硬、功能障碍	√				技能实训
(3)辅助检查			√			3. 皮肤损害	√				临床见习
3. 治疗要点			√			(二)类风湿关节炎患者的护理					
4. 主要护理诊断及合作性问题	√					1. 概述	√				
5. 护理措施			√			2. 护理评估					
(三)甲状腺疾病患者的护理						(1)健康史	√				
1. 概述			√			(2)临床表现			√		
2. 护理评估						(3)辅助检查			√		
(1)健康史	√					3. 治疗要点	√				
(2)临床表现			√			4. 主要护理诊断及合作性问题	√				
(3)辅助检查			√			5. 护理措施				√	
3. 治疗要点			√			(三)系统性红斑狼疮患者的护理					
4. 主要护理诊断及合作性问题	√					1. 概述			√		
5. 护理措施				√		2. 护理评估			√		
(四)库欣综合征患者的护理						3. 治疗要点			√		
1. 概述	√					4. 主要护理诊断及合作性问题	√				
2. 护理评估						5. 护理措施				√	
(1)健康史	√					九、神经系统疾病患者的护理					课堂讲授
(2)临床表现			√								
(3)辅助检查	√										

续表

教学内容	教学要求				教学活动参考	教学内容	教学要求				教学活动参考
	了解	熟悉	掌握	熟练掌握			了解	熟悉	掌握	熟练掌握	
（一）常见症状的护理					多媒体演示	（2）护理评估					
1. 头痛			√		病例讨论	1）健康史	√				
2. 感觉障碍			√		技能实训	2）临床表现			√		
3. 瘫痪				√	临床见习	3）辅助检查			√		
4. 意识障碍				√		（3）治疗要点			√		
（二）周围神经疾病患者的护理						（4）主要护理诊断及合作性问题	√				
1. 概述	√					（5）护理措施				√	
2. 护理评估						5. 脑出血患者的护理					
（1）健康史	√					（1）概述			√		
（2）临床表现			√			（2）护理评估					
（3）辅助检查			√			1）健康史	√				
3. 治疗要点			√			2）临床表现			√		
4. 主要护理诊断及合作性问题	√					3）辅助检查			√		
5. 护理措施			√			（3）治疗要点			√		
（三）脑血管疾病患者的护理						（4）主要护理诊断及合作性问题	√				
1. 概述			√			（5）护理措施				√	
2. 短暂性脑缺血发作患者的护理						6. 蛛网膜下隙出血患者的护理					
（1）概述			√			（1）概述			√		
（2）护理评估						（2）护理评估					
1）健康史	√					1）健康史	√				
2）临床表现			√			2）临床表现			√		
3）辅助检查			√			3）辅助检查			√		
（3）治疗要点			√			（3）治疗要点			√		
（4）主要护理诊断及合作性问题	√					（4）主要护理诊断及合作性问题	√				
（5）护理措施				√		（5）护理措施				√	
3. 脑血栓形成患者的护理						（四）帕金森病患者的护理					
（1）概述			√			1. 概述		√			
（2）护理评估						2. 护理评估					
1）健康史	√					（1）健康史		√			
2）临床表现			√			（2）临床表现			√		
3）辅助检查			√			（3）辅助检查	√				
（3）治疗要点			√			3. 治疗要点	√				
（4）主要护理诊断及合作性问题	√					4. 主要护理诊断及合作性问题	√				
（5）护理措施				√		5. 护理措施			√		
4. 脑栓塞患者的护理											
（1）概述			√								

教学内容	教学要求				教学活动参考	教学内容	教学要求				教学活动参考
	了解	熟悉	掌握	熟练掌握			了解	熟悉	掌握	熟练掌握	
(五)癫痫患者的护理						4. 主要护理诊断及合作性问题	√				
1. 概述			√			5. 护理措施				√	
2. 护理评估						6. 预防措施				√	
(1)健康史			√			(四)艾滋病患者的护理					
(2)临床表现			√			1. 概述	√				
(3)辅助检查	√					2. 护理评估					
3. 治疗要点		√				(1)流行病学资料		√			
4. 主要护理诊断及合作性问题	√					(2)临床表现			√		
5. 护理措施				√		(3)辅助检查		√			
十、传染病患者的护理					课堂讲授	3. 治疗要点			√		
(一)总论					多媒体演示	4. 主要护理诊断及合作性问题	√				
1. 感染与免疫			√		病例讨论	5. 护理措施				√	
2. 传染病的流行过程			√		技能实训	6. 预防措施				√	
3. 传染病的基本特征和临床特点			√		临床见习	(五)狂犬病患者的护理					
4. 传染病的诊断和防治		√				1. 概述		√			
5. 传染病区的护理管理和隔离消毒			√			2. 护理评估					
6. 传染病的护理			√			(1)流行病学资料			√		
(二)病毒性肝炎患者的护理						(2)临床表现			√		
1. 概述	√					(3)辅助检查	√				
2. 护理评估						3. 治疗要点				√	
(1)流行病学资料			√			4. 主要护理诊断及合作性问题				√	
(2)临床表现			√			5. 护理措施				√	
(3)辅助检查		√				6. 预防措施				√	
3. 治疗要点			√			(六)肾综合征出血热患者的护理					
4. 主要护理诊断及合作性问题	√					1. 概述	√				
5. 护理措施				√		2. 护理评估					
6. 预防措施				√		(1)流行病学资料			√		
(三)流行性乙型脑炎患者的护理						(2)临床表现			√		
1. 概述	√					(3)辅助检查		√			
2. 护理评估						3. 治疗要点			√		
(1)流行病学资料		√				4. 主要护理诊断及合作性问题	√				
(2)临床表现			√			5. 护理措施				√	
(3)辅助检查		√				6. 预防措施				√	
3. 治疗要点			√			(七)传染性非典型肺炎患者的护理					
						1. 概述	√				

续表

教学内容	了解	熟悉	掌握	熟练掌握	教学活动参考	教学内容	了解	熟悉	掌握	熟练掌握	教学活动参考
2. 护理评估						5. 护理措施				✓	
(1)流行病学资料			✓			6. 预防措施				✓	
(2)临床表现			✓			(十一)霍乱患者的护理					
(3)辅助检查		✓				1. 概述	✓				
3. 治疗要点			✓			2. 护理评估					
4. 主要护理诊断及合作性问题	✓					(1)流行病学资料				✓	
5. 护理措施				✓		(2)临床表现				✓	
6. 预防措施				✓		(3)辅助检查			✓		
(八)人感染高致病性禽流感患者的护理						3. 治疗要点				✓	
1. 概述	✓					4. 主要护理诊断及合作性问题	✓				
2. 护理评估						5. 护理措施				✓	
(1)流行病学资料			✓			6. 预防措施				✓	
(2)临床表现			✓			(十二)钩端螺旋体病患者的护理					
(3)辅助检查		✓				1. 概述	✓				
3. 治疗要点			✓			2. 护理评估					
4. 主要护理诊断及合作性问题	✓					(1)流行病学资料				✓	
5. 护理措施				✓		(2)临床表现				✓	
6. 预防措施				✓		(3)辅助检查			✓		
(九)伤寒患者的护理						4. 治疗要点				✓	
1. 概述	✓					5. 主要护理诊断及合作性问题	✓				
2. 护理评估						6. 护理措施				✓	
(1)流行病学资料			✓			7. 预防措施				✓	
(2)临床表现			✓			(十三)疟疾患者的护理					
(3)辅助检查		✓				1. 概述	✓				
4. 治疗要点				✓		2. 护理评估					
5. 主要护理诊断及合作性问题	✓					(1)流行病学资料				✓	
6. 护理措施				✓		(2)临床表现				✓	
7. 预防措施				✓		(3)辅助检查			✓		
(十)流行性脑脊髓膜炎患者的护理						4. 治疗要点	✓				
1. 概述	✓					5. 主要护理诊断及	✓				
2. 护理评估		✓				6. 护理措施				✓	
(1)流行病学资料			✓			7. 预防措施				✓	
(2)临床表现			✓			(十四)日本血吸虫病患者的护理					
(3)辅助检查	✓					1. 概述	✓		✓		
3. 治疗要点			✓			2. 护理评估					
4. 主要护理诊断及合作性问题	✓					(1)流行病学资料			✓		
						(2)临床表现			✓		

续表

教学内容	教学要求				教学活动参考	教学内容	教学要求				教学活动参考
	了解	熟悉	掌握	熟练掌握			了解	熟悉	掌握	熟练掌握	
（3）辅助检查		√				6. 护理措施				√	
4. 治疗要点			√			7. 预防措施				√	
5. 主要护理诊断及合作性问题	√					附：常见传染病潜伏期、隔离期和观察期					

四、教学大纲说明

（一）本大纲的应用范围和使用方法

1. 本大纲供全国高等职业技术教育护理学专业用，总学时 198 学时，其中理论 138 学时，实践 60 学时，理论与实践教学学时比例为 2.2∶1。

2. 本大纲对知识的教学要求分为四个层次：①了解：能记住知识的内容。②熟悉：能领会概念的含义和理解知识的内容。③掌握：能深刻认识、分析知识的联系和区别。④熟练掌握：能灵活地综合运用知识和解决临床护理问题。

3. 本大纲对实践的教学要求分为两个层次：①学会：在老师指导下，能正确地进行护理操作，能收集患者资料、列出护理诊断、制订护理措施。②掌握：能独立正确地进行护理操作，能运用护理程序对患者实施整体护理。

（二）教学建议

1. 本课程的教学分为课堂教学、实训（或临床见习）和教学实习三个环节：①课堂教学，注重理论联系实际，积极采用现代化的教育手段，组织师生互动，以启迪学生思维、加深对教学内容的理解。②实训，可采用实训室实训和临床课间见习（或集中临床见习）2 种方式，配合课堂教学进行病例讨论、护理查房、内科常用诊疗技术实训或见习，训练动手能力、分析能力和人际沟通能力。③教学实习，在临床老师的指导下，通过实施对内科患者的整体护理，将所学的理论、知识和技能运用于实践之中，培养实际工作能力、护士素质和专业形象。

2. 通过提问、作业、讨论、测验、技能考核、护理病历书写及考试对学生的认知、能力及态度进行综合评价。

（三）学时分配建议

单元	学时		
	理论	实践	合计
一、绪论	2	0	2
二、呼吸系统疾病患者的护理	22	10	32
三、循环系统疾病患者的护理	22	10	32
四、消化系统疾病患者的护理	20	8	28
五、泌尿系统疾病患者的护理	10	6	16
六、血液系统疾病患者的护理	14	6	20
七、内分泌与代谢性疾病患者的护理	12	4	16
八、风湿性疾病患者的护理	4	2	6
九、神经系统疾病患者的护理	12	6	18
十、传染病患者的护理	18	6	24
机动	2	2	4
合计	138	60	198

目标检测参考答案

第2章

1. C　2. A　3. A　4. B　5. B　6. E　7. E
8. D　9. A　10. A　11. B　12. B　13. C
14. C　15. B　16. A　17. B　18. D　19. B
20. B　21. E　22. A　23. B　24. E　25. B
26. A　27. D　28. E　29. A　30. D　31. D
32. A　33. A　34. D　35. C　36. B　37. A
38. E　39. C　40. B　41. D　42. E　43. D
44. D　45. B　46. E　47. B　48. E　49. A
50. E　51. D　52. C　53. E　54. A　55. E
56. C　57. C　58. A　59. D　60. C　61. D
62. C　63. B　64. E　65. A　66. B　67. D
68. A　69. A　70. D　71. C　72. C　73. E
74. C　75. A　76. C　77. B　78. D　79. E
80. A　81. D　82. C　83. C　84. B　85. E
86. C　87. B　88. C　89. A　90. C　91. B
92. D　93. B　94. D　95. E　96. A　97. C
98. A　99. C　100. A

第3章

1. C　2. A　3. E　4. C　5. A　6. E　7. B
8. A　9. D　10. C　11. D　12. A　13. A
14. C　15. D　16. A　17. E　18. B　19. A
20. B　21. E　22. E　23. C　24. B　25. C
26. B　27. D　28. E　29. A　30. C　31. B
32. D　33. B　34. D　35. B　36. E　37. A
38. B　39. B　40. B　41. A　42. E　43. B
44. C　45. B　46. A　47. E　48. D　49. B
50. B　51. A　52. D　53. E　54. E　55. C
56. A　57. B　58. E　59. A　60. D　61. A
62. E　63. C　64. E　65. E　66. B　67. E
68. C　69. E　70. C　71. D　72. C　73. E
74. E　75. E　76. D　77. A　78. C　79. C　80. A

第4章

1. B　2. C　3. A　4. C　5. E　6. A　7. D
8. B　9. E　10. D　11. D　12. B　13. A
14. B　15. D　16. E　17. C　18. C　19. C

20. A　21. A　22. E　23. B　24. B　25. A
26. C　27. B　28. C　29. E　30. D　31. C
32. D　33. B　34. B　35. C　36. D　37. A
38. B　39. C　40. E　41. D　42. A　43. E
44. C　45. C　46. B　47. B　48. E　49. D
50. E　51. C　52. C　53. B　54. C　55. C
56. E　57. B　58. E　59. E　60. A　61. A
62. D　63. D　64. B　65. E　66. C　67. D
68. B　69. A　70. D

第5章

1. A　2. E　3. C　4. B　5. B　6. D　7. E
8. A　9. C　10. B　11. A　12. C　13. E
14. B　15. A　16. C　17. C　18. A　19. B
20. B　21. E　22. A　23. C　24. A　25. E
26. C　27. C　28. E　29. B　30. E　31. C
32. A　33. C　34. D　35. A　36. D　37. C
38. D　39. D　40. A

第6章

1. D　2. E　3. D　4. C　5. A　6. C　7. D
8. D　9. B　10. D　11. A　12. C　13. E
14. A　15. C　16. B　17. D　18. C　19. E
20. D　21. C　22. A　23. E　24. B　25. A
26. D　27. C　28. D　29. E　30. A　31. A
32. C　33. B　34. E　35. D　36. E　37. C
38. B　39. A　40. C　41. B　42. A　43. C
44. D　45. C　46. E　47. B　48. D　49. E
50. B

第7章

1. D　2. B　3. D　4. C　5. C　6. A　7. C　8. B
9. B　10. E　11. E　12. B　13. A　14. A
15. B　16. D　17. B　18. C　19. A　20. A
21. B　22. E　23. A　24. A　25. E　26. D
27. D　28. B　29. C　30. A　31. E　32. B
33. D　34. E　35. E　36. D　37. E　38. A
39. E　40. D　41. A　42. E　43. B　44. C
45. A　46. C　47. B　48. D　49. B　50. D

第 8 章

1. E 2. B 3. C 4. E 5. A 6. E 7. D
8. B 9. A 10. C 11. A 12. C 13. B
14. C 15. D

第 9 章

1. C 2. B 3. D 4. A 5. B 6. A 7. C
8. A 9. C 10. D 11. B 12. A 13. E
14. C 15. E 16. D 17. D 18. B 19. E
20. D 21. B 22. A 23. E 24. D 25. C
26. E 27. D 28. A 29. E 30. D 31. B
32. D 33. C 34. A 35. B

第 10 章

1. D 2. E 3. B 4. D 5. C 6. C 7. E

8. A 9. A 10. C 11. D 12. A 13. C
14. A 15. A 16. D 17. B 18. D 19. D
20. B 21. C 22. B 23. D 24. C 25. E
26. E 27. B 28. D 29. C 30. D 31. E
32. B 33. A 34. D 35. A 36. C 37. D
38. D 39. A 40. E 41. E 42. C 43. B
44. E 45. C 46. E 47. A 48. D 49. D
50. B 51. A 52. C 53. A 54. B 55. D
56. A 57. A 58. C 59. C 60. D 61. E
62. C 63. D 64. A 65. E 66. A 67. C
68. D 69. B 70. D 71. C 72. D 73. A
74. A 75. B 76. A 77. C 78. D 79. C 80. A